TRAITÉ

DE L'ART DES

ACCOUCHEMENTS

PAR

S. TARNIER

Professeur à la Faculté de médecine de Paris, Chirurgien en chef de la Maternité
Membre de l'Académie de médecine, etc.

ET

P. BUDIN

Professeur agrégé à la Faculté de médecine de Paris
Accoucheur de la Charité, etc.

TOME DEUXIÈME

PATHOLOGIE DE LA GROSSESSE

Avec **66** figures intercalées dans le texte

PARIS

G. STEINHEIL, LIBRAIRE-ÉDITEUR

2, RUE CASIMIR-DELAVIGNE, 2

1886

TRAITÉ

DE L'ART DES

ACCOUCHEMENTS

HAVRE. — IMPRIMERIE DU COMMERCE, 3, RUE DE LA BOURSE

TRAITÉ

DE L'ART DES

ACCOUCHEMENTS

HUITIÈME SECTION

PATHOLOGIE DE LA GROSSESSE

Quoique soumise à des lois particulières qui déterminent dans tout l'organisme de nombreuses modifications (voyez Tome I, Section III), la grossesse est un état physiologique, et bon nombre de femmes ne se portent jamais aussi bien que pendant la gestation ; c'est donc à tort, nous l'avons déjà fait remarquer, qu'on a pu dire que la grossesse est une maladie de neuf mois (voyez Tome I, page 242). Cependant la femme enceinte n'est à l'abri d'aucun traumatisme, il n'y a pour elle aucune immunité contre les maladies qui frappent l'espèce humaine ; elle est même sujette à de nombreuses indispositions, et les affections dont elle est atteinte prennent quelquefois, par le fait de la gestation, une importance plus grande que dans toute autre circonstance ; de plus, elle est exposée à un certain nombre d'états morbides qui lui sont propres. On pourrait donc, à propos des maladies de la femme enceinte, passer en revue toute la pathologie, mais une pareille entreprise nous entraînerait au delà de notre but ; aussi nous bornerons-nous à étudier, d'une part, les états pathologiques qui ont une influence évidente sur la grossesse ou qui, par réciproque, sont notablement modifiés par elle, et, d'autre part, ceux qui sont propres à la femme enceinte.

Dans cette étude, nous tâcherons de n'omettre aucun fait important sans tomber dans des détails inutiles ; nous chercherons, au contraire, à être concis et, pour atteindre ce but, nous avons pensé qu'il convenait de mettre en tête de chaque article ou de chaque paragraphe un index bibliographique qui permettra au lecteur de recourir, s'il le désire, aux travaux originaux. Cet index établi par ordre chronologique et pouvant en quelque sorte servir d'historique sera scrupuleusement exact et aussi succinct que possible, car nous n'y introduirons aucune indication de seconde main, et nous en écarterons les publications dont la lecture serait, à notre avis, sans grand profit.

On est fort embarrassé, quand on essaie de classer méthodiquement les maladies de la femme enceinte, d'autant que plusieurs d'entre elles, quoique afférentes à la grossesse, comme l'éclampsie, par exemple, ont au moins autant d'importance au point de vue du travail de l'accouchement, et qu'il y a un grand intérêt clinique à les étudier avec la dystocie. Suivant en cela l'exemple de la plupart de nos devanciers, nous avons renvoyé à la dystocie (Section IX) l'étude de plusieurs de ces maladies. Mais pour faciliter les recherches du lecteur, une table alphabétique indiquera d'une façon précise la place occupée dans ce livre par la description de toutes les maladies que nous y aurons étudiées.

<hr>

CHAPITRE PREMIER

TRAUMATISME, OPÉRATIONS, TUMEURS

Dans ce chapitre, nous résumerons brièvement ce qui est relatif au traumatisme et aux tumeurs chez la femme enceinte, et nous dirons quelle part il convient de faire à l'intervention ou à l'abstention chirurgicale.

Pendant la gestation, le globe utérin est d'autant plus exposé aux différents traumatismes que la grossesse est plus avancée : Tantôt l'utérus se déchire sous l'influence d'un choc ou d'une pression, et même spontanément ; tantôt il est blessé accidentellement, ou intéressé pendant une opération chirurgicale. Mais tous ces traumatismes rentrent dans la description des ruptures ou des déchirures de l'utérus et nous y renvoyons le lecteur (voyez Dystocie). Nous ne nous occuperons donc ici que des différents traumatismes qui n'atteignent pas le globe utérin, et nous consacrerons aux fractures un paragraphe spécial.

Quant au traumatisme du fœtus pendant la vie intra-utérine, on le trouvera décrit plus loin, au chapitre XVIII.

§ 1. — Traumatisme et opérations chez la femme enceinte.

Bibliographie. — BÉRARD. Bull. de la Société anatomique, t. XV, p. 47, 1840. — VALETTE (de Lyon). De la grossesse considérée comme contre-indication des grandes opérations (1864) et Clinique chirurgicale 1875, p. 674-696. — VERNEUIL. Congrès médical international de Paris, 1867, p. 287. — Gazette hebdomadaire, 1870, p. 198. — Congrès de Genève, 1877. — Revue mensuelle, 1877, n° 7, p. 493 à 513 et n° 8, p. 568 à 623. — E. PETIT. De la grossesse dans ses rapports avec le traumatisme. Th. Paris, 1870. — Société de Médecine de Lyon, décembre 1871, *in* Lyon médical, n° du 18 février 1872, p. 255-58. — Bulletins de la Société de Chirurgie, 1872, p. 117 à 120. — CORNILLON. Des accidents des plaies pendant la grossesse et l'état puerpéral. Th. Paris, 1872. — MASSOT. De l'influence du traumatisme sur la grossesse. Th. Paris, 1873. — CORRADI. Dell'Ostetricia in Italia, p. 974, 1874. — MEISSNER. Archiv für Gynækologie, Bd. V, p. 160. — COHNSTEIN. Volkmann's Sammlung, n° 59. — GUÉNIOT. Grossesse et traumatisme. Bulletins et Mémoires de la Société de Chirurgie de Paris, 1876. — BELIN. Archives de Tocologie, 1878, p. 488. — COREY. Centralblatt für Gynækologie, 1879, p. 380. — WINCKEL. Centralblatt für Gynæk., 1882, p. 110. — BILLROTH. Centralblatt für Gynækologie, 1882, p. 396. — P. MUNDÉ. American Journal of Obstetrics, 1882, p. 912 et suivantes. — VERNEUIL. Encyc. chirurg., t. I, 1883. — TOURMENTE. Th. de Paris, 1883. — CH. MEGRAT. — Annales de Gynécologie, t. XX, p. 269, 1883. — MATTHEW D. MANN. Transactions of the Americ. Gynec. Society, vol. VII, p. 340, 1883. — Société de Chirurgie, 16 Juillet 1884.

Lorsqu'un traumatisme accidentel survient chez une femme enceinte, ou qu'une opération est pratiquée pendant la grossesse, quelles sont les conséquences qui peuvent en résulter? Ces questions ont été dans ces dernières années, particulièrement en France, l'objet de nombreux mémoires et de longues discussions. En 1840, Bérard attirait pour la première fois devant la Société anatomique l'attention sur les accidents qui peuvent compliquer les opérations pendant la grossesse. Cette question fut plus tard (1864) étudiée par Valette, de Lyon, dans un travail dont la principale conclusion était ainsi formulée : Les grandes opérations peuvent être très bien supportées par les femmes enceintes. En 1867, puis en 1870, le même sujet fut traité par Verneuil qui montra quels accidents, aussi graves qu'imprévus, peuvent être la conséquence des opérations pratiquées sur les femmes grosses, et en opposition avec Valette il disait : « A moins d'urgence extrême il ne faut soumettre les femmes enceintes à aucune opération si minime qu'elle soit, surtout si l'action chirurgicale porte sur la sphère génitale. » La Société de médecine de Lyon (1871), la Société de Chirurgie (1872 et 1876) avec Verneuil, Tarnier, Depaul, Blot, Trélat, Le Fort, Guéniot, etc., le Congrès de Genève (1877) ont discuté cette question; elle a été également traitée par J. Cornillon (1872), par Massot, un défenseur des idées de Valette, par Meissner, Cohnstein (1873), Winckel, Billroth, P. Mundé (1882), etc.

Traumatisme accidentel. — Il faut distinguer dans les traumatismes : ceux qui sont simples et siègent sur les diverses parties du corps en dehors des organes génitaux, ceux qui portent sur la zone génitale, et ceux qui sont suivis de complications.

Les traumatismes simples, même lorsqu'ils sont considérables, peuvent ne pas être suivis d'avortement : on a vu chez des femmes enceintes la grossesse continuer régulièrement son cours après des chutes d'un lieu élevé, malgré l'existence de fractures, malgré des plaies pénétrantes de l'abdomen par un coup de couteau (Belin), un coup de fourche, un coup de corne (Corey), etc. La guérison, à la suite de ces traumatismes, est survenue sans présenter en général rien de particulier.

Les traumatismes portant sur la zone génitale peuvent n'être pas suivis d'accidents, mais ils exposent davantage aux hémorrhagies et à l'expulsion prématurée du produit de conception. Nous verrons plus tard que, par suite des modifications survenues dans l'appareil circulatoire, les lésions atteignant les membres inférieurs ne sont pas non plus, en général, sans gravité (voyez Varices, chap. VI).

Mais si des complications surviennent à la suite du traumatisme (érysipèle, lymphangite, phlegmon, etc.), l'avortement est fréquemment observé.

Opérations. — Il en est à peu près de même pour le traumatisme chirurgical : toutes sortes d'opérations ont été pratiquées pendant la grossesse ; on a pu amputer le col de l'utérus sans inconvénient chez des femmes dont l'état de gravidité avait été ou soupçonné ou reconnu (voyez *Cancer*) ; on a pratiqué avec succès l'ovariotomie, on a même enlevé des fibromes développés sur la paroi de l'utérus (Schrœder), sans que la grossesse fût troublée ; cependant, on a vu aussi des opérations considérées comme très bénignes et ne portant pas sur la zone génitale déterminer l'avortement et des accidents mortels. Là encore les complications, les accidents inflammatoires jouent un rôle très grand. Cohnstein dit que, si, après les opérations chirurgicales ou les traumatismes accidentels, la grossesse arrive à terme plus souvent qu'elle n'est interrompue (54,5 0/0), il existe cependant quelques circonstances qui paraissent favoriser l'avortement, ce sont certaines époques de la grossesse, le siège de l'opération, les difficultés opératoires et l'étendue de la plaie, les grossesses multiples.

1º *Époque de la grossesse.* — Au troisième et au quatrième mois, l'avortement prédominerait ; au cinquième, au sixième et surtout au septième mois, la grossesse continuerait le plus souvent ; au huitième mois on a vu assez fréquemment l'expulsion prématurée du produit de conception et moins souvent au neuvième mois. L'opinion qui veut que plus la grossesse est avancée moins les opérations sont dangereuses, aurait donc besoin d'un correctif.

2º *Siège de l'opération.* — Le siège de l'opération a une notable importance ; ainsi, sur 100 opérations suivies 45 fois d'avortement, on trouve que 32 fois cet avortement a été produit par des opérations portant sur la vessie et les organes génitaux. Mann a d'ailleurs récemment insisté sur les dangers que font courir à la femme enceinte les opérations pratiquées sur le vagin et sur le rectum.

3º *Difficultés opératoires, étendue de la plaie.* — Les difficultés opératoires et l'étendue de la plaie agissent aussi en favorisant l'interruption de la grossesse.

4° *Grossesses multiples*. — Enfin, on aurait noté la fréquence beaucoup plus grande de l'avortement dans les cas de grossesse multiple.

Conclusions. — Etant donné des faits et des résultats si divers, les uns heureux, les autres malheureux, il est certain qu'en ce qui concerne le traumatisme et les opérations, on ne doit pas porter un pronostic fatalement grave, mais il faut s'efforcer d'éloigner toute complication, tout accident inflammatoire, et grâce aux procédés antiseptiques ce résultat est aujourd'hui plus facilement obtenu qu'autrefois. En ce qui concerne les interventions chirurgicales, il est prudent de se rattacher à la conclusion de Verneuil, acceptée par la plupart des membres de la Société de Chirurgie : A moins d'urgence extrême, il ne faut soumettre les femmes enceintes à aucune opération si minime qu'elle soit, surtout si l'action chirurgicale porte sur la zone génitale ou sur les membres inférieurs. Si donc il n'y a pas urgence, si la vie de la femme n'est pas en danger, on devra attendre non seulement que l'accouchement soit terminé, mais que la période puerpérale soit passée, et celle-ci peut être considérée comme ayant une durée de trois mois *au minimum*, puisque l'involution utérine n'est complète qu'après ce délai (voyez Tome I, page 754). S'il est absolument nécessaire d'intervenir (voir pour les cas particuliers les articles *cancer du col, kystes de l'ovaire, tumeurs fibreuses, hernies*, etc.) on devra prendre toutes les précautions antiseptiques possibles pour qu'aucune complication ne survienne, car les complications paraissent être souvent la cause de l'expulsion prématurée du produit de conception.

§ 2. — Des fractures pendant la grossesse.

Bibliographie. — FABRICE DE HILDEN. Opera, 1682, cent. V, observat. 87 ; cent. VI, observat. 68. — MAURICEAU, Paris 1721, t. II, observat. 242, p. 198. — ED. ALANSON, de Liverpool. Medical observat. and inqu. by a Society of Phys. London, 1772, t. IV, observat. 37, p. 410. — LEPIEZ. Observ. relative à l'influence de la grossesse sur le travail de consolidation des os ; Journal de chir. de Malgaigne, t. III, 1845, p. 61. — MALGAIGNE. Traité des fractures, 1847. — DUPUY. Journal de médecine. Bordeaux, 1853, p. 139. — GURLT. Handbuch der Lehre von den Knochenbrüchen. Berlin, 1862. — OLLIER. Traité expérimental et clinique de la régénération des os et de la production artificielle du tissu osseux. Paris 1867, t. I, p. 229. — PERRIN. Article Cal ; Dictionnaire encyclopédique, 1re série, t. XI, p. 586.

On trouve dans la science un assez grand nombre d'observations de fractures chez les femmes enceintes, sans que la grossesse ait été troublée, sans que la consolidation des os ait été retardée ; aussi la plupart des auteurs, parmi lesquels nous citerons Mauriceau, Gurlt, Malgaigne, Perrin, pensent-ils que la grossesse n'a aucune influence sur la formation du cal. Cette opinion a même été corroborée par les recherches expérimentales d'Ollier sur les animaux, mais elle nous paraît trop absolue, et nous nous rangerons du côté des contradicteurs.

En effet, aux nombreuses observations de fractures dans lesquelles la for mation du cal a été régulière, on peut opposer quelques cas dans lesquels il n'y a pas eu de consolidation. On ne manque pas, il est vrai, d'objecter que ce défaut de consolidation n'est pas particulier aux femmes enceintes, qu'on l'observe au contraire chez d'autres blessés et que par conséquent il ne prouve rien. A cela, nous répondrons que dans plusieurs observations (Fabrice de Hilden, Alanson, Lepiez, Dupuy, etc.), la consolidation ne s'est point faite tant que la grossesse a duré et qu'elle s'est opérée régulièrement aussitôt après l'accouchement. Ces derniers faits nous semblent démonstratifs; aussi nous partageons l'avis de Cazeaux quand il dit que la grossesse peut suspendre le travail de consolidation des fractures : « Alanson cite un cas curieux : une femme se fractura le tibia au second mois de la grossesse; pendant les sept mois qui suivirent, la consolidation ne fit aucun progrès. Neuf semaines après l'accouchement, le cal avait assez de solidité pour qu'elle pût se promener. Ce qui démontre qu'aucun vice de constitution ne pouvait être invoqué pour retarder ainsi la guérison de cette fracture, c'est que, trois mois avant la grossesse, cette femme avait été promptement guérie d'une fracture de cuisse. Mon ami le Dr Fournier cite trois cas analogues empruntés à la clinique de Dupuytren; dans tous les trois, la consolidation ne fit aucun progrès avant l'accouchement et fut complète très promptement après. » (Cazeaux, 7e édition, p. 447).

§ 3. — Tumeurs diverses.

Bibliographie. — *Molluscum.* — Budin. Revue photographique des Hôpitaux, 1872. p. 213 et 215 — De Castro Jobim. Des tumeurs bénignes pendant la grossesse et de leur traitement. Th. Paris, 1881. — P. Mundé. Amer. Journ. of Obst. 1882, t. XV, p. 913.

Epulis. — P. Bar. Annales de Gynécologie, 1881, t. XVI, p. 81. — E. Grassi. Annales de Gynécologie, 1881, t. XVI, p. 213.

Tumeurs fibro-plastiques. — Tarnier. Bulletins de la Société de Chirurgie, Mars 1872. — Neugebauer. Prager Vierteljahrs. Bd. II, p. 59, 1877.

Tumeurs des paupières. — Koechling. Horn's Archiv 1835, septembre, octobre. — Winckel. Monatsch. f. Geburtskunde, Bd. XIX, p. 261.

Tumeurs anévrysmales. — Heine. Schmidt's Jahrbücher, 1870, p. 69. — Léon Labbé. Bulletins de la Société de Chirurgie, 1872, p. 105-119 et 496.

Parmi les tumeurs qu'on observe chez la femme enceinte, on pourrait distinguer celles qui existaient avant la fécondation de celles qui naissent pendant la gestation et sous son influence, mais il est à remarquer que l'action de la grossesse est à peu près la même sur les unes et sur les autres, et qu'elles donnent généralement lieu aux mêmes indications pour la conduite à tenir.

Lorsque chez une femme il existe une ou plusieurs tumeurs, il n'est pas rare de les voir s'accroître sous l'influence de la grossesse, surtout lorsqu'elles sont de nature vasculaire.

Nous verrons plus tard ce que peuvent devenir les fibromes de l'utérus, les kystes de l'ovaire et les végétations ; mais outre ces tumeurs qui se développent aux dépens des organes génitaux ou dans leur voisinage (voyez chapitres XIII, XIV et XV), celles qui ont leur siège en d'autres parties de l'organisme peuvent aussi subir des modifications importantes.

Budin a rapporté l'observation d'une femme chez laquelle un molluscum de la fesse avait acquis pendant la grossesse un volume presque double de celui qu'il présentait auparavant. Jobim a cité le cas d'une femme parvenue à l'époque de la ménopause et chez laquelle il existait un molluscum du sein : deux fois le développement anormal de ce molluscum lui fit penser qu'elle était devenue enceinte, alors qu'elle ne pouvait pas se fonder sur la disparition des règles. Bar et Grassi ont signalé des épulis, Tarnier et Neugebauer des tumeurs fibro-plastiques, Kœchling et Winckel des tumeurs des paupières, Heine et Léon Labbé des tumeurs anévrysmales qui pendant la gestation ont pris un développement considérable et parfois même inquiétant.

Pronostic et Traitement. — Les tumeurs, qui s'hypertrophient ou qui naissent sous l'influence de la grossesse, diminuent souvent ou disparaissent même après l'accouchement ; celles qui existaient avant la gestation, reviennent quelquefois à leurs dimensions primitives. Il faut donc savoir attendre et s'abstenir de toute intervention chirurgicale, à moins d'indication pressante.

Lorsqu'une jeune fille est atteinte d'une tumeur de la zone génitale, le médecin est quelquefois interrogé par la famille pour savoir si le mariage et une grossesse n'auraient pas d'inconvénient. La question est souvent embarrassante ; cependant, dans un cas de ce genre, où il s'agissait d'une énorme tumeur érectile veineuse de la fesse et du haut de la cuisse, Tarnier déconseilla nettement le mariage en se fondant sur le siège de la tumeur et sur sa nature, car les veines de la zone génitale et des membres inférieurs, ont une grande tendance à s'hypertrophier et à se dilater pendant la grossesse (voyez T. I, p. 250). Nous avons récemment observé un fait clinique qui corrobore cette manière de voir.

§ 4. — Hypertrophie et inflammation de la glande thyroïde.

Bibliographie. — J.-L. PETIT. Traité des maladies chirurgicales. Paris, 1770, t. I, p. 225. — D'OUTREPONT. Gemeins-deutsche Zeitschr. f. Geburtskunde, Bd. III, p. 445, 1828. — N. GUILLOT. Arch.gén.méd. 5ᵐᵉ série,t. XVI, p. 513, 1860.— HECKER. Monatssch. f. Geburtsk. Bd. XXVII, p. 169, 1866. — TARNIER et CAZEAUX. 8ᵉ édit. 1870, p. 450. — A. OLLIVIER. Arch. gén. de méd., 1873. — LAWSON TAIT. The obstetrical Journal, 1875, p. 203. — J. VEIT. Berliner Klin. Wochensch., 1877, p. 417. — PASTRIOT. Etude sur le goître dépendant de la grossesse et de l'accouchement. Thèse de Paris, 1876. — Edw. JENKS. Amer. Journal of Obstetrics, 1881, p. 1. — HORWITZ. Petersburger med. Zeitsch. n. f. III, p. 472. — H. W. FREUND. Die Beziehungen der Schilddrüse zu den weiblichen Geschlechtsorganen, Inaug. Dissertatio, Strasb., 1882.

Parmi les tumeurs développées en dehors des organes génitaux, celles qui ont le plus attiré l'attention, sont les tumeurs de la glande thyroïde. On avait signalé depuis longtemps l'augmentation du corps thyroïde chez les femmes qui accouchaient, augmentation récemment mesurée par H. W. Freund, mais on la considérait comme la conséquence des efforts faits pendant le travail ; il n'est pas rare cependant de voir la glande thyroïde s'hypertrophier pendant la grossesse. Habituellement cette hypertrophie est peu considérable et ne produit aucune gêne ; toutefois quelques femmes se plaignent de voir leur cou grossir et se déformer. Cette augmentation de volume du corps thyroïde peut diminuer après l'accouchement, mais il est exceptionnel qu'elle disparaisse complètement. Aux renseignements que nous possédions déjà, Lawson Tait en a ajouté d'autres qu'il a recueillis à Birmingham : Sur douze observations, le goître est toujours, excepté dans un cas, apparu après une ou plusieurs grossesses ; tantôt il persistait après la délivrance, tantôt il disparaissait et reparaissait en augmentant toujours de volume dans les grossesses suivantes. Lawson Tait aurait remarqué une tendance aux hémorrhagies utérines après l'accouchement et, dans beaucoup de cas, il y aurait eu des fausses couches consécutives au développement du goître. J. Veit aurait vu une mère goîtreuse donner naissance successivement à deux enfants atteints de goître.

L'hypertrophie du corps thyroïde peut, dans quelques cas fort rares, déterminer des accidents plus graves. Natalis Guillot a montré que l'hypertrophie pouvait continuer après l'accouchement, et, dans deux cas qu'il a rapportés, les malades ont fini par succomber. C'est pendant la grossesse même que Tarnier a vu des accidents de suffocation survenir comme conséquence d'une véritable hypertrophie aiguë. « En 1861, dit-il, j'ai observé le fait suivant à l'hôpital des Cliniques. Une primipare, goîtreuse depuis longtemps, vit la tumeur du cou faire de rapides progrès pendant sa grossesse. Au sixième mois, la respiration devint très difficile et de véritables accès de suffocation l'amenèrent à l'hôpital. Les accidents étaient si menaçants à la fin du huitième qu'on fut obligé de provoquer l'accouchement prématuré. Quelques heures après l'accouchement, la malade mourut dans un accès de suffocation. Mon ami le Docteur Tillaux, alors prosecteur de la Faculté, voulut bien se charger de la dissection de la tumeur et constata que la glande thyroïde hypertrophiée comprimait la trachée. » D'Outrepont, Hecker, ont rapporté des faits du même genre. Horwitz (de Saint-Pétersbourg) a vu une femme mourir subitement au huitième mois de la grossesse ; Freund a dû, au huitième mois également, provoquer l'accouchement. D'autres fois, le corps thyroïde hypertrophié s'enflamme et donne lieu à un abcès qui suppure pendant longtemps (Tarnier).

Lorsque l'hypertrophie est chronique, simple, et ne détermine pas d'accidents, il n'y a pas à intervenir. Lawson Tait dit que les hémorrhagies ont été diminuées par l'emploi de sels de potassium, chlorate de potasse et surtout bromure de potassium. Dans le cas où il y aurait menace de suffocation par développement rapide de la tumeur, l'accouchement prématuré artificiel ou l'avortement provoqué serait indiqué, et même la question de l'opportunité de la trachéotomie s'imposerait.

§ 5. — Goître exophthalmique.

Bibliographie. — Trousseau. Union méd., 1860, t. viii, p. 437 et Clinique médicale, t. II, p. 526 et suiv., 3ᵉ édition, 1862. — Charcot. Gazette hebd., 1862, p. 563. — Corlieu. Gazette des Hôpitaux, 1863, p. 125. — F. Benicke. Zeitsch. f. Geb. u. Gyn. Bd. I, p. 40, 1877. — H.-W. Freund, Inaug. Dissertatio, Strasb., 1882.

D'après quelques observations, la grossesse semblerait avoir sur la maladie de Basedow une action absolument différente de celle qu'elle exerce sur le goître. Parlant d'une femme qu'il avait vue en consultation avec le professeur Trousseau, M. Charcot écrivait (1862) : « Nous fondant en outre sur nos observations personnelles, nous laissâmes entrevoir que le développement d'une grossesse n'était pas à redouter dans les circonstances actuelles ; qu'il était même désirable et aurait vraisemblablement pour effet d'aider puissamment à l'action des remèdes. »

La malade devint en effet enceinte et dès le début de la grossesse, coïncidant avec elle, on nota une amélioration « véritablement surprenante ». La grossesse parvint à son terme sans encombre et, pendant les cinq derniers mois de sa durée, l'amendement qui s'était prononcé au début se maintint. L'accouchement n'a rien présenté de particulier ; les suites de couches ont été heureuses et la santé a continué à se raffermir.

Tarnier a vu deux faits analogues ; dans l'un d'eux il s'agissait d'une dame russe, névropathe et rhumatisante, soignée par Charcot et Féré, et sur laquelle il a pris la note suivante : Mᵐᵉ de P. est depuis longtemps atteinte de goître exophthalmique qui a diminué pendant le cours de quatre grossesses antérieures. Aujourd'hui Mᵐᵉ de P. est enceinte pour la cinquième fois ; la grossesse actuelle est de 7 mois, et le goître exophthalmique a encore notablement diminué, mais il est survenu un œdème considérable avec albuminurie. Œdème et albuminurie ont d'ailleurs été heureusement traités par le régime lacté (mai 1884).

Cependant il n'en serait pas toujours ainsi, car à propos d'une malade qu'il a vue en mai 1866, Trousseau dit : « Chez cette dame, qui était atteinte d'une maladie de Graves extrêmement bien caractérisée, il y avait cela de remarquable que les accidents avaient commencé le premier mois de la grossesse et avaient été croissant durant la gestation. Après l'accouchement seulement, l'amélioration a commencé sous l'influence du fer et de la digitale. » Chez une femme vue par F. Benicke la grossesse avait déterminé une aggravation de symptômes.

Tout récemment enfin, Freund a rapporté une observation prise à la Clinique de Strasbourg : il s'agissait d'une femme de trente ans, enceinte pour la troisième fois ; le goître avait apparu pendant la première grossesse, il n'avait donné lieu à aucun autre symptôme et avait disparu cinq semaines après l'accouchement. Dans la deuxième grossesse on n'avait rien noté de semblable. Dans la troisième grossesse l'état avait été normal jusqu'au septième mois, époque où étaient survenus de très forts battements de cœur et des sensations de faiblesse. Le goître augmenta, la circonférence du cou mesurait 40 centimètres, la respiration devint difficile et l'exophthalmie notable ; les battements du cœur étaient au nombre de 108 par minute, la mamelle gauche était soulevée. Pendant le travail, les phénomènes s'accentuèrent encore, les battements du cœur furent plus fréquents, la circonférence du cou atteignit 43 centimètres. Il y eut 44 à 45 respirations par minute, les globes oculaires firent une saillie plus marquée. L'accouchement fut rapide et normal ; le troisième jour après la délivrance la malade était à peine reconnaissable, le goître avait diminué, il n'y avait plus d'exophthalmie, les battements du cœur étaient seulement encore un peu accélérés.

Si donc, dans certains faits, la grossesse a eu sur la maladie de Basedow une action favorable, il faut ne pas oublier qu'il est loin d'en être constamment ainsi.

CHAPITRE II

MALADIES GÉNÉRALES ET FÉBRILES

Les maladies générales et fébriles qui surviennent pendant la grossesse, indépendamment des risques qu'elles font courir à la femme enceinte, peuvent encore mettre en danger la vie du fœtus contenu dans la cavité utérine et provoquer l'avortement ou l'accouchement prématuré. Pour bien comprendre ces faits, à côté des diverses altérations du sang et de l'empoisonnement qui peuvent dans certains cas être transmis de la mère au fœtus, il faut faire intervenir un phénomène qui paraît jouer un grand rôle et sur lequel on a dans ces derniers temps appelé l'attention, c'est l'élévation de la température, l'hyperthermie, que nous allons décrire.

ARTICLE PREMIER

INFLUENCE DE L'HYPERTHERMIE MATERNELLE SUR LE FOETUS

Bibliographie. — Hohl. Die Geburtshülfliche Exploration, t. I, p. 85 à 90. Halle, 1833.
— Hueter. Monatss. f. Geburts., Bd. XVIII, Supplementheft, p. 23 à 67, 1861. —
Fiedler. Archiv der Heilkunde, p. 265 à 270, 1862. — Kaminski. Deutsche Klinik,
1866, p. 424. — Winckel. Pathologie der Geburt, p. 196, 1869. — Max Runge. Archiv
für Gynækologie, Bd. XII, p. 16 à 38 et Bd. XIII, p. 123 à 149. — Max Runge. Volkmann's Sammlung, n° 174, 1879. — Vincent. Influence de la température de la
mère sur la vie du fœtus. Th. Paris, 1881. — Doléris et Doré. Soc. de Biologie,
Séance du 21 Juillet 1883. — Doré. Archives de tocologie, 1884, p. 141 et 243. —
Runge. Archiv f. Gynækologie, Bd. XXV, H. 1, 1884.

On sait, d'une part, que la mère communique sa chaleur au fœtus, et que
celui-ci, en vertu de sa chaleur propre, a une température supérieure de
quelques dixièmes de degré à celle de la température maternelle (voyez
t. I, p. 426 et 427). Il résulte, d'autre part, des recherches de Hohl, de
Fiedler, de Winckel, de Hüter, etc., que dans tous les cas où la température
de la mère s'élève, les battements du cœur fœtal deviennent plus fréquents
(voyez t. I, p. 507).

Kaminski, en observant des femmes atteintes de fièvre typhoïde pendant
leur grossesse et dont la température dépassait 40°, a noté, chez le
produit de conception, les phénomènes morbides suivants : 1° il y avait
une accélération très marquée des battements du cœur fœtal, accélération qui
était proportionnelle le plus souvent à l'augmentation de la température chez
la mère ; 2° le fœtus exécutait des mouvements répétés. Une température de
42° à 42°5 était absolument mortelle pour l'enfant lorsqu'elle persistait pendant quelque temps ; le danger paraissait commencer pour lui à 40° et augmentait au fur et à mesure que la température s'élevait. — Max Runge a fait
sur les animaux des expériences qui lui ont permis de confirmer les résultats
de Kaminski : il a montré, par exemple, que chez des lapines pleines mises
dans une étuve chauffée de 60 à 80 degrés centigrades, les petits meurent
lorsque la température vaginale de la mère est de 41° 5. La mort arrive avec
d'autant plus de certitude et d'autant plus rapidement que cette température
agit plus longtemps et s'élève davantage. Aussi Max Runge pense-t-il que les
dangers courus par l'enfant dans les cas de maladies infectieuses aiguës
tiennent moins à l'infection elle-même qu'aux autres modifications de l'organisme maternel consécutives à cette infection.

Les expériences de Runge ont été critiquées par Doléris et Doré qui reprochent à cet auteur de n'avoir pas reproduit les conditions ordinaires de la fièvre avec ses rémissions et ses exacerbations. Aux expériences de Runge ils opposent d'ailleurs celles qu'ils ont eux-mêmes entreprises. Il semble résulter de leurs recherches que si les températures élevées par le *surchauffage brusque et prolongé* sont rapidement mortelles et tuent la mère et le fœtus, il n'en est pas de même lorsque l'on procède autrement : « Une température de 41°,5 à 42°, disent-ils, ne détermine chez les animaux en expérience aucun phénomène morbide grave et n'entraîne jamais la mort du fœtus. Une température de 43 degrés obtenue par un surchauffage lent et progressif maintenu pendant peu de temps, de façon à ce qu'elle ne puisse s'élever davantage, n'entraîne pas non plus de résultats fâcheux au double point de vue de la marche de la grossesse et de la vitalité du fœtus. »

Runge a entrepris de nouvelles recherches. Il reconnaît que le fœtus peut s'adapter comme la mère à une haute température amenée lentement, tandis que cette même température produite rapidement eût été mortelle. Le danger ne serait donc pas tant dans l'élévation elle-même de la température que dans la rapidité de l'ascension de la courbe.

Cependant, on doit veiller à ce que la température chez les animaux en expérience ne dépasse pas pendant longtemps 42° et quelques dixièmes, sinon on voit les jeunes succomber alors que l'existence de la mère n'est nullement compromise. Les fœtus ne meurent pas tous en même temps, et la résistance de chacun paraît différente.

Ajoutons que les observations de Kaminski ont été corroborées par celles de Vincent, et nous croyons avoir eu l'occasion d'en vérifier la justesse en clinique. Nous pensons donc que l'hyperthermie, ainsi que nous l'avons déjà dit (t. I, p. 507), est d'autant plus redoutable pour l'enfant, que la température de la mère est plus élevée. Aussi, pour nous, cette hyperthermie a une certaine importance dans presque toutes les affections fébriles parmi lesquelles nous étudierons tout d'abord les fièvres éruptives, la fièvre typhoïde, le typhus, les fièvres intermittentes et la fièvre propre aux femmes enceintes.

ARTICLE II

FIÈVRES ÉRUPTIVES

Nous passerons successivement en revue la variole, la rougeole et la scarlatine.

§ 1. — Variole et Varioloïde.

Bibliographie. — William TURNBULL. Memoirs of the medical Society of London, 1795, t. IV, p. 365 à 367. — SERRES. Considérations nouvelles sur la variole, etc. Gazette médicale, 1832, p. 78. — CHAIGNEAU. De l'influence de la variole sur la grossesse. Th. Paris, 1847. — CHARCOT. Comptes rendus de la Société de Biologie, 1851, p. 39 et 1853, p. 88. — DEPAUL. Comptes rendus de la Société de Biologie, 1853, p. 91. — BOURGEOIS. Mémoires de l'Académie de Médecine, 1861, p. 399. — HERVIEUX. Gazette des Hôpitaux, numéros des 19 et 26 mai 1864 et Traité des maladies puerpérales, p. 1085. — CHANTREUIL. Gazette des Hôpitaux, 1870, p. 173. — MADGE. Obstetrical Transactions. London, vol. III, p. 173. — BARNES. Obstetrical Transactions, vol. IX, p. 1083. — LAURENS. De la variole du fœtus. Th. Paris, 1870. — SEDGWICK. Medical Times, 1871, I, p. 186. — LOTH MAYER. Beitræge zur Geburtshülfe, Bd. II, p. 186. — CORRADI. Dell'Ostetricia in Italia, 1874, p. 951. — V. M. WELCH. Philadelphia medical Times, 25 mai 1878 et Centralblatt für Gynækologie, 1878, p. 531. — JOBARD. Influence de la variole sur la grossesse et le produit de conception. Th. Paris, 1880. — BARTHÉLEMY. Annales de Gynécologie, t. XVI, p. 85. — DESNOS. Société médicale des Hôpitaux, 1871. — UNDERHILL. British medical Journal, 1874, p. 811. — L. H. PETIT. Union médicale, 26 Déc. 1882, p. 1057. — R. and F. BARNES. System of Obst., p. 470. London, 1884. *Vaccination*. — BOLLINGER. Volkmann's Sammlung, nº 116. — G. RIDGEN. British medical Journal, 1877, t. I, p. 229. — BURCKHARD. Deutsches Archiv für Klinisch Medicin, Bd. XXIV. — BEHM. Zeitschrift für Geb., 1882, Bd. VIII, p. 1. — TRUZZI. Gazzetta degl Ospitali, août 1882. — J. CHAMBRELENT. Thèse de Bordeaux, 1882. — STRAUS et CHAMBERLAND. Archives de Physiologie, 1883, t. I, p. 436.

La grossesse paraît augmenter la gravité du pronostic dans les fièvres éruptives : c'est là un point que Loth Mayer a particulièrement mis en lumière pour la variole. Après avoir prouvé que pour cette affection, la mortalité est plus grande dans le sexe féminin que dans le sexe masculin, il montre que ce sont la grossesse et les suites de couches qui influencent et expliquent cette mortalité. Il importe cependant d'établir tout d'abord des distinctions entre la varioloïde et la variole.

La varioloïde est bénigne pour la mère, chez laquelle elle ne paraît avoir jamais amené de terminaison fatale ; le plus souvent aussi elle permet à la grossesse de continuer son cours, cependant Loth Mayer a noté quatre avortements sur trente-sept cas et Welch un chiffre plus considérable : treize avortements sur vingt-six observations.

La variole peut être discrète ou confluente : lorsqu'elle est discrète, l'expulsion prématurée du produit de conception n'est pas rare, mais on observe habituellement la guérison de la mère, même dans les cas où l'avortement se produit. — La variole confluente serait au contraire beaucoup plus grave : Serres a vu 23 fois l'avortement sur 27 cas de variole confluente ; Welch 14 fois sur 20. — Corradi insiste sur ce fait qu'il existe cependant une différence suivant les épidémies, et pour preuve il cite Esterle qui, sur 15 femmes prises de variole même assez grave, n'en a vu qu'une seule avorter et mourir, tandis que dans l'épidémie observée à Milan en 1870-71-72 presque toutes les femmes enceintes avortèrent, et l'on n'en put sauver que 5 sur 17.

La forme qui est de beaucoup la plus grave, est la forme hémorrhagique ;

elle semble presque fatalement mortelle (Loth Mayer 13 morts sur 13 cas). Elle surviendrait surtout lorsque l'avortement aurait eu lieu au début de la fièvre éruptive. Dans ces cas, comme dans ceux de variole confluente, il peut arriver que la femme succombe avant qu'il y ait eu expulsion du fœtus, et celui-ci a été trouvé mort lorsqu'on a pratiqué l'opération césarienne (Vallorta cité par Corradi).

Si les dangers courus par la mère sont sérieux, ceux auxquels est exposé le fœtus le sont plus encore. Considérons d'abord, en ce qui le concerne, les cas dans lesquels il y a avortement et où il succombe fatalement ; nous étudierons ensuite ceux dans lesquels la grossesse continue son cours.

L'avortement peut avoir lieu aux différents stades de la maladie : il surviendrait le plus souvent aux périodes d'invasion et surtout de suppuration ; telle n'est pas cependant l'opinion de Welch qui sur 27 cas l'a noté 18 fois à la période d'éruption. Au contraire, il est rare à la période de dessiccation ou après la guérison ; il est probable que l'avortement qui survient alors, doit s'expliquer par l'expulsion tardive d'un fœtus mort depuis quelque temps.

L'âge de la grossesse n'est pas non plus sans influence : c'est à partir du troisième mois qu'on a observé le plus souvent l'avortement et il a d'autant plus de tendance à survenir que la grossesse est plus avancée (Loth Mayer).

Les causes qui ont été invoquées pour expliquer l'expulsion prématurée du produit de conception sont multiples. Gariel (cité par Cazeaux) faisait jouer un rôle à l'intensité des douleurs lombaires. Serres insistait sur la métrorrhagie ; mais on peut se demander avec Barthélemy, si cette dernière ne doit pas être plutôt considérée comme un symptôme que comme une cause de l'avortement. On a également émis l'opinion que les altérations subies par le sang maternel pouvaient expliquer l'apparition des contractions utérines. — L'une des causes de l'avortement et de l'accouchement prématuré est évidemment la mort du fœtus qui peut être due à l'élévation de la température maternelle (voyez page 11), à la dyscrasie infectieuse de la mère et à la variole du produit de conception lui-même.

Variole et vaccine du fœtus pendant la vie intra-utérine. — Le plus habituellement le fœtus, lorsqu'il est expulsé, n'offre aucune trace de variole ; cependant, il n'en est pas toujours ainsi, et l'on ne compte plus aujourd'hui les faits ou l'enfant a présenté des pustules. Dans les cas de grossesse gémellaire, on a vu tantôt l'un des fœtus seulement, tantôt les deux fœtus être varioleux (Madge). Charcot a même cité un fait où la mère ayant eu la varioloïde expulsa beaucoup plus tard un fœtus mort et macéré qui présentait de nombreuses pustules de variole.

Dans d'autres faits paraissant plus bizarres encore, le fœtus seul a été atteint de variole pendant la vie intra-utérine, alors que la mère n'en avait présenté aucun symptôme ; parmi les observations de ce genre, citons celle qui a été rapportée par Chaigneau : Une femme était employée comme fille de salle dans un service de varioleux ; elle expulsa entre le septième et le huitième mois un enfant mort qui présentait des pustules de variole ; elle n'avait pas eu elle-même la variole. Chantreuil, dans un cas de grossesse gémellaire, a vu l'avortement survenir à cinq mois et demi : l'un des fœtus était atteint de variole congénitale ; l'autre fœtus n'en offrait aucune trace et il n'y avait pas eu de variole chez la mère. Cette variole congénitale est presque inévitablement mortelle.

L'éruption fœtale est en général discrète, très rarement confluente. Les pustules n'ont pas les mêmes caractères que si elles se développaient à l'air libre ; elles ne présentent jamais de croûtes. Cependant, on a signalé quelquefois des cicatrices caractéristiques (Depaul). Elles offrent le même aspect que les pustules qui viennent sur les muqueuses ; ces différences tiennent à ce qu'elles sont incessamment baignées par le liquide amniotique (Chaigneau). Charcot en a donné dans un cas la description anatomique : Les pustules avant l'ablation de l'épiderme étaient presque toutes ombiliquées, bien dessinées et d'une couleur d'un blanc mat. En détachant l'épiderme, on détachait avec lui le disque pseudo-membraneux et on trouvait toujours dans l'épaisseur du derme, une ulcération arrondie, taillée à pic, plus ou moins profonde et plus ou moins étendue en surface. Les plus grandes de ces ulcérations avaient environ de 4 à 5 millimètres de diamètre ; quelques-unes intéressaient toute l'épaisseur du derme et l'on voyait dans leur fond le tissu graisseux sous-cutané ou même les muscles superficiels ; dans d'autres, le tissu graisseux était séparé de l'ulcération par une fine membrane transparente qui en formait le fond.

Parfois il n'y a pas avortement, la femme guérit de sa variole et la grossesse continue. Le plus souvent, cette grossesse arrive sans encombre jusqu'à terme, mais dans certains cas rares, des accidents au premier abord inexplicables apparaissent tardivement : Une femme observée par Charcot avait eu la varioloïde ; l'évolution des pustules depuis l'apparition des papules jusqu'à la chûte des croûtes s'était faite à peu près en cinq jours ; quinze jours plus tard elle entra à l'hôpital. Sa face était plombée, ses yeux étaient entourés d'un cercle brun, elle se trouvait dans un état de langueur extrême ; la station debout et la marche provoquaient l'apparition de douleurs dans les reins et dans le bas-ventre. Le soir, la peau était chaude et il y avait des frissons erratiques, le pouls montait à 90 ou 100. Puis, une amélioration survint, la malade allait quitter l'hôpital lorsqu'elle avorta. Le fœtus âgé de cinq mois environ était mort depuis plusieurs jours, il était recouvert de pustules de variole isolées ou réunies en plaques. Depaul et Budin ont vu à la Clinique les mêmes symptômes généraux survenir chez une femme qui avait eu la variole quelque temps auparavant : au moment de l'entrée de cette femme à l'hôpital le fœtus était vivant, et rien ne permettait d'expliquer l'état grave de la malade. Elle guérit cependant, et quelques semaines plus tard elle expulsa un fœtus macéré qui était couvert de pustules varioliques.

Mais l'inoculation de la variole à une femme enceinte, pourrait-elle déterminer chez le fœtus, pendant la vie intra-utérine, une éruption analogue à celle qui surviendrait chez la mère ? On serait autorisé à le penser d'après ce qui est rapporté (1795) par Turnbull : Une femme est inoculée au septième mois de sa grossesse ; neuf jours après le début de l'éruption, elle fait une chute à la suite de laquelle on ne constate plus les mouvements actifs du fœtus. Elle expulse plus tard un enfant mort, couvert d'une grande quantité de pustules saillantes et en état de suppuration. Turnbull trempa une lancette dans le pus de ces pustules et inocula deux enfants, dont l'un âgé de trois ans. Une éruption apparut, se développa normalement, et les enfants revinrent à la santé dans les délais ordinaires. Bien que ces résultats parussent concluants, dans le but de les confirmer, Turnbull prit sur celui de ces sujets qui était âgé de trois ans du liquide des pustules qu'il inocula à trois autres enfants. Il eut le même succès et l'éruption évolua de la même manière.

Autre question : Lorsque chez une femme atteinte de variole pendant sa grossesse, celle-ci arrive à terme et qu'un enfant vivant est expulsé sans présenter de pustules, cet enfant est-il capable de contracter la variole ou peut-il être vacciné avec succès? Desnos a vu une femme qui eut vers la fin de sa grossesse une variole grave ; pendant la période de dessiccation elle accoucha à terme d'un enfant très bien portant qui ne présentait aucune trace d'éruption. La mère et l'enfant restèrent pendant un mois dans la salle des varioleux : trois fois on essaya de vacciner l'enfant, ce fut toujours sans succès. On a voulu en conclure que l'enfant né d'une femme ayant eu la variole pendant sa grossesse, ne pouvait contracter ni la variole, ni la vaccine; mais de nombreux faits rapportés par G. Ridgen, Jobard, etc., montrent qu'il n'en est pas toujours ainsi, car ces observateurs ont pu vacciner avec succès des enfants nés de mères qui avaient eu la varioloïde ou la variole pendant leur grossesse.

Vaccine. — Il en est de même à la suite de la vaccination pratiquée chez la femme enceinte. Underhill avait revacciné une femme au huitième mois de sa grossesse, elle eut de belles pustules. Six semaines plus tard, elle accoucha. Lorsque l'enfant eut trois et quatre mois on essaya deux fois de le vacciner ; chaque fois on échoua. Underhill et après lui Bollinger en tirèrent cette conclusion que la vaccination de la femme enceinte peut, lorsqu'elle réussit, rendre l'enfant inapte à être inoculé par le vaccin.

Quelques expériences de Burckhard lui donnèrent des résultats à peu près analogues à ceux d'Underhill et de Bollinger sans qu'il se crût toutefois auto risé à conclure.

De nouveaux faits publiés par Behm et par Truzzi ont rappelé l'attention sur cette question. Behm a vacciné trente-trois enfants dont les mères avaient été revaccinées avec succès pendant la grossesse, vingt-cinq fois la vaccination a complètement réussi : dans quelques cas la mère avait eu de huit à douze pustules, l'enfant en eut autant. Si donc la vaccination fœtale, pendant la vie intra-utérine, est possible, par l'intermédiaire de la mère, elle doit être rare.

Les expériences de Chambrelent (de Bordeaux), celles de I. Straus et de Chamberland, faites à propos du choléra des poules et du charbon permettent de comprendre par analogie la plupart de ces faits. Le placenta, comme on l'avait cru d'abord, ne constitue pas un filtre parfait, empêchant le passage des bactéries; il le permet au contraire, bien que dans des proportions limi-

Le fœtus peut donc tantôt être atteint par la même maladie que la mère, tantôt subir une véritable vaccination intra-utérine, ou bien encore rester complètement indemne.

Prophylaxie. — De tous ces faits il résulte qu'on doit conseiller la vaccination ou la revaccination des femmes enceintes, surtout lorsqu'il existe une épidémie. La variole en effet, affection sérieuse par elle-même, est encore plus grave lorsqu'elle survient pendant la grossesse, car elle détermine souvent, nous l'avons vu, l'expulsion prématurée du fœtus et la mort de la femme.

Il faut vacciner les enfants nouveau-nés, même quand la mère a été vaccinée ou revaccinée avec succès ou qu'elle a eu la variole pendant la grossesse.

De plus, quand la variole éclate dans une maison habitée par une femme enceinte, il faut en éloigner celle-ci le plus promptement possible, aussi bien dans son intérêt que dans celui de son enfant.

§ 2. — Rougeole.

Bibliographie. — BOURGEOIS. Mémoires de l'Académie de Médecine, 1861, p. 400. — GAUTIER (de Genève). Annales de Gynécologie, t. XI, p. 321. Il cite 11 observations avec les indications bibliographiques. — UNDERHILL. The Obstetrical Journal, vol. VIII, 1880, p. 385. — JACQUEMIER. Manuel des accouchements, t. I, p. 437.

La rougeole n'est pas fréquente pendant la grossesse, cependant un certain nombre d'observations en ont été rapportées. Bourgeois dit en avoir vu quinze cas ; Gautier en a recueilli onze autres dans les auteurs: Jacquemier, Cazeaux, Grisolle, Bleynie, Underhill, etc, en ont rapporté en détail des exemples personnels, ou y ont fait allusion.

Bourgeois a vu huit femmes sur quinze avorter ou accoucher avant terme ; chez les sept autres la grossesse n'a pas été entravée dans sa marche. Parmi les onze cas rassemblés par Gautier, quatre sont survenus avant les derniers mois et il y a eu avortement. Underhill montre de plus que parfois les dangers courus par la mère ont été très grands (Bourgeois, Robert Bruce) ; deux fois même on a vu celle-ci succomber (Kunze, Bleynie). Les auteurs sont donc d'accord pour reconnaître que la rougeole est une affection grave chez la femme enceinte.

Quant au fœtus, il a souvent présenté des taches morbilleuses au moment de sa naissance ou peu de jours après. Aussi s'est-on demandé si l'enfant d'une femme ayant eu la rougeole pendant sa grossesse, devait être considéré comme réfractaire à cette maladie pour l'avenir. Deux faits signalés l'un par Bohn et l'autre par Gautier montrent qu'il n'en est rien et que l'enfant pourra plus tard contracter cette affection.

Tarnier a observé le fait suivant : une jeune femme, à la fin de sa grossesse, alla passer une soirée dans une famille dont les enfants venaient d'avoir la rougeole. Quatre jours après son accouchement elle fut prise d'une fièvre intense qu'on ne savait à quelle cause rapporter, quand une éruption rubéolique vint l'expliquer. Le nouveau-né fut atteint à son tour et devint très gravement malade. Heureusement la mère et l'enfant guérirent.

De ce qui précède, il résulte qu'une femme enceinte n'ayant pas eu la rougeole, doit éviter avec le plus grand soin toutes les occasions qui pourraient l'exposer à la contagion de cette maladie, et changer momentanément de demeure, si la maison qu'elle habite est contaminée.

§ 3. — Scarlatine.

Bibliographie. — HERVIEUX. Traité des maladies puerpérales, p. 1077. — BRAXTON HICKS. Obstetrical Transactions, vol. XII, p. 44. — OLSHAUSEN. Archiv für Gynækologie, Bd. IX, p. 169. — PUECH. Annales de Gynécologie, t. V, p. 465. — P. MUNDÉ. American Journal of Obstetrics, 1882, t. XV, p. 894. — LE DIBERDER. Scarlatine et Grossesse. Union médicale, 1883, t. II, p. 1044 à 1045.

La scarlatine paraît être la fièvre éruptive qui survient le plus rarement pendant la grossesse. Olshausen en a compté sept observations rapportées par les auteurs (Dance, Koch, Hervieux, Cremen, Hardy et Braxton Hicks, 2 cas). Cinq fois il y aurait eu avortement et trois fois la mère aurait succombé. Puech en a cité un autre exemple chez une femme enceinte de sept mois : l'accouchement prématuré eut lieu au sixième jour, la maladie se termina par la guérison.

A côté de la rareté de cette affection pendant la grossesse, il est un fait qui, dans ces dernières années, a frappé la plupart des observateurs, c'est l'apparition fréquente de l'éruption de la scarlatine dans les premiers jours qui suivent la délivrance. De la statistique d'Olshausen, il résulte en effet que : 8 fois la scarlatine est apparue aussitôt après l'accouchement ; 62 fois le premier et le deuxième jour ; 27 fois le troisième jour et 22 fois après le troisième jour.

Hervieux pense que beaucoup de faits de scarlatine survenus pendant la grossesse ont dû échapper parce que la maladie a donné lieu à l'accouchement prématuré. « Voici en effet, dit-il, ce qui arrive dans nombre de cas : une femme en travail se présente à l'hôpital, y accouche au terme de huit mois ou de huit mois et demi, elle est atteinte le même jour d'une éruption scarlatineuse. Eh bien, soit inattention, soit faute de renseignements suffisants, on néglige la question de savoir si l'accouchement n'a pas été avancé par l'explosion des symptômes de la période dite prodromique, et on ne voit dans ce fait qu'une scarlatine développée après l'accouchement, tandis qu'il s'agissait d'une scarlatine *ante partum*. »

Mais que l'opinion d'Hervieux relativement à l'accouchement prématuré soit exacte ou non, il n'en est pas moins réel que la femme exposée à contracter la scarlatine pendant toute la durée de sa grossesse, la verrait très rarement éclater avant le huitième ou le neuvième mois.

. Braxton Hicks a donné une autre explication ; il a rapporté des observations de femmes qui avaient soigné leurs enfants malades de la scarlatine plusieurs semaines ou plusieurs mois avant leur accouchement et chez lesquelles la maladie ne s'est manifestée que dans les premiers jours qui ont suivi la délivrance. Il pense qu'il y a eu, dans ces cas, incubation prolongée, et que la maladie a éclaté à propos et à la suite du travail de la parturition : il cite comme exemple analogue ce fait de Paget qui a vu chez un enfant la fièvre survenir et la rougeole apparaître à l'occasion d'une opération de taille.

Olshausen insiste de son côté sur l'importance de l'explication proposée par Braxton Hicks ; il rappelle que Montgomery a cité pour la fièvre typhoïde des faits comparables aux précédents ; on en observe de semblables pour certaines maladies, où les symptômes de l'affection n'apparaissent parfois que longtemps après qu'on s'est exposé à l'empoisonnement, les fièvres intermittentes par exemple (voyez plus loin, art. IV).

Ajoutons que Paget (1) a vu également la scarlatine se manifester dans les quelques jours qui suivaient une opération chirurgicale, et qu'en France, Verneuil a montré des accès de goutte éclatant à l'occasion d'un traumatisme. L'origine de plus d'un cas obscur de scarlatine pourra donc être désormais trouvée, si l'on prend en considération avec Braxton Hicks la possibilité d'une longue incubation. Cette explication jette d'autre part un nouveau jour sur la scarlatine des suites de couches qui a été et est encore l'objet de si nombreuses discussions.

La prudence commande, eu égard à la scarlatine, les mêmes précautions prophylactiques que pour la variole et la rougeole (voyez les §§ 1 et 2).

ARTICLE III

FIÈVRE TYPHOIDE ET TYPHUS

Bibliographie. — *Fièvre typhoïde.* — SCHMIDT. Scanzoni Beitræge zur Geburtskunde, 1853, Bd. I, p. 31, notes intéressantes pour l'historique.— BOURGEOIS. Mémoires de l'Académie de Médecine, 1861, p. 398. — FIEDLER. Archiv der Heilkunde, 1862, p. 265. — HECKER. Monatsschrift f. Geb., 1866, Bd. XXVII, p. 423. — KAMINSKI. Deutsche Klinik 1866, p. 424. — ZUELZER. Monatsschrift f. Geb., 1868, Bd. XXXI, p. 419. — MURCHISON. Traité de la fièvre typhoïde, 1878, traduit par Lutaud, p. 194. — CORRADI. Dell'Ostetricia in Italia, 1874, p. 955. — DUGUYOT. Thèse de Paris, 1879. — MAX RUNGE. Volkmann's Sammlung, n° 174, 1879. — GUSSEROW. Berliner Klinische Wochenschrift, 1880, p. 237. — BARATTE. Th. Paris, 1882. — ROUSSEAU. Th. Paris, 1882. — MARTINET. Union médicale, 1884, t. I, p. 590, 601 et 645.

Fièvre typhoïde chez le nouveau-né. — CHARCELLAY. Archives générales de Médecine, 1840, t. IX, p. 65.— MANZINI. Comptes rendus de l'Académie des Sciences, t. II,

____

(1) Sir James PAGET. Leçons de Clinique chirurgicale. Traduction de L.-H. Petit, p. 440.

1841, p. 1034. — Weiss. Allgem. Wien. medic. Zeitg, 1862, p. 329. — Max Runge. Loco citato, p. 1373.

Typhus. — Zuelzer. Loc. cit. — Corradi. Loc. cit.

Rokitansky croyait que la grossesse constitue une immunité « presque absolue » contre la fièvre typhoïde ; mais cette opinion n'est plus aujourd'hui acceptée par personne. En effet, de nombreuses observations sont venues démontrer que les femmes enceintes peuvent être, comme les autres, atteintes par la fièvre typhoïde, et cela aussi bien dans les six premiers mois que dans les trois derniers mois de la gestation. Mais à défaut d'une immunité presque absolue, existe-t-il du moins une immunité relative ? Les chiffres donnés par les auteurs ne nous paraissent pas concluants.

La fièvre typhoïde, quand elle se déclare pendant la grossesse, détermine souvent l'expulsion prématurée du produit de conception : dans les deux tiers des cas environ selon Duguyot (40 fois sur 62 cas). Zuelzer et Kaminski, dont les observations ne sont pas comprises dans la statistique de Duguyot, sont arrivés à un chiffre à peu près semblable (14 sur 24 et 54 sur 87). Cette expulsion du produit de la conception surviendrait d'autant plus souvent que la grossesse serait plus avancée (Duguyot) ; elle n'entraînerait ni recrudescence, ni retour de la fièvre. L'élévation de la température (voyez Hyperthermie), l'altération du sang et la gêne respiratoire chez la mère sont le plus habituellement considérées comme les causes de l'expulsion du fœtus.

L'avortement et l'accouchement prématuré peuvent avoir lieu à toutes les périodes de la maladie. On les a souvent notés dans le cours du second septenaire ; Martinet les a observés dans le troisième et parfois même au début de la convalescence.

Quelques auteurs avaient pensé que des métrorrhagies survenaient alors assez fréquemment et avaient une influence favorable sur l'état de la mère, mais Kaminski ne croit pas qu'aucune de ces deux opinions soit fondée. Il n'a vu, sur des femmes enceintes de sept à neuf mois, que deux hémorrhagies sur trente-deux cas, ce qui est une proportion peu considérable. Les hémorrhagies observées sont d'ailleurs survenues le plus souvent dans les six premiers mois de la grossesse, mais on peut se demander si ces hémorrhagies ont été la cause de l'avortement ou si elles n'en ont pas été simplement le symptôme. Ajoutons qu'au lieu d'une amélioration elles ont déterminé un état de prostration et une diminution de l'impulsion cardiaque chez la mère.

D'une façon générale on ne peut pas dire cependant que l'état d'une femme atteinte de fièvre typhoïde se trouve beaucoup aggravé par ce fait que chez elle il existe une grossesse. Pour Duguyot, en effet, la mortalité serait de un sur dix. Mais il est évident, d'après les chiffres cités plus haut, que l'existence de l'enfant est grandement mise en péril : s'il y a avortement, le fœtus n'est pas viable ; s'il y a accouchement prématuré, il meurt presque constamment ; il en résulte que dans les deux tiers des cas au moins le produit de conception succombe. Parfois cependant, la grossesse continue son cours, et le fœtus est expulsé vivant et à terme.

L'enfant peut-il, au moment de la naissance, être atteint de fièvre typhoïde ? C'est un point qui est encore discuté malgré les observations de Charcellay, Manzini, Weiss, etc.

Le traitement de la fièvre typhoïde ne paraît pas devoir subir de modifications parce que l'affection existe chez une femme enceinte. — Gusserow dit avoir obtenu les meilleurs résultats de l'emploi des bains froids chez les femmes grosses et même en travail. — Rousseau a cependant montré qu'il fallait, sauf dans les cas très graves, prendre garde d'avoir recours à des médicaments qui peuvent par eux-mêmes favoriser l'avortement, tels que l'ergotine, le sulfate de quinine et le salicylate de soude.

Typhus. — On possède moins de documents relatifs à l'influence du typhus sur la grossesse. Zuelzer pense que le typhus à pétéchies aurait une action beaucoup moins marquée sur la marche de la gestation que la fièvre typhoïde. Cependant Corradi cite une épidémie de 1783 qui envahit la plus grande partie de la basse Lombardie, du Piémont et de la Ligurie : les femmes enceintes avortèrent toutes ou presque toutes aux environs du septième jour, et les fœtus étaient morts ; néanmoins les femmes guérissaient habituellement. Ces faits, ainsi que le remarque Corradi, contredisent l'opinion de Zuelzer.

ARTICLE IV

FIÈVRES INTERMITTENTES

Bibliographie. — *Fièvres intermittentes pendant la grossesse.* — Duboué. De l'Impaludisme, 1867. — Ritter. Virchow's Archiv, XXXIX, p. 14, 1867. — Mendel. Monatssch. f. Geb. Bd. XXXII, p. 1-81, 1868. — Barnes. Transactions of the american gynecological Society, t. I, p. 144. — Burdel. Annales de gynécologie, t. V, p. 321, 1876. — E. Goth. Zeitsch. f. Geb. u. Gyn. Bd. VI, p. 17. — Bompiani. Annali di Ostetricia, t. VI, p. 42, 46 et suiv., 1884.

Fièvres intermittentes pendant l'accouchement et les suites de couches. — Cuzzi. Annali di Ostetricia, t. II, p. 552. — Billon. Thèse de Paris, 1882. — Bureau. Revue de médecine et de chirurgie, t. IV, p. 214, 1880. — F. Barker. American journal of Obstetrics, t. XIII, p. 271, 1880. — P. Mundé. American journal of Obstet., t. XV, p. 906, 1882.

Fièvres intermittentes chez le nouveau-né. — Ch. Leroux, qui donne des renseignements bibliographiques nombreux. Revue de médecine, 1882, juillet, p. 561. — Burdel. Annales de gynécologie, t. VIII, p. 31, 1877. — Bazin. Gazette des hôpitaux, 1871, p. 286. — Verneuil. Revue de médecine, 1882, Août, p. 641.

Du sulfate de quinine pendant la grossesse. — Petitjean. Revue médicale, octobre, 1845. — Monteverdi. In nuova Liguria medica, analysé dans Gazette médicale de Paris, 1872, p. 90. — Duboué. Union médicale, 1871, p. 544, octobre et Annales de gynécologie, t. II, p. 286, 1874. — Chiara. Ann. de gynécologie, t. II, p. 237, 1874. — Burdel. Annales de gynécologie, t. I, p. 437, t. II, p. 30, 106 et 363, 1874. — Henry F. Campbell. American gynecological Transactions, t. V, p. 293. — F. Barker. Idem, t. V, p. 337. — Howard. Idem, t. V, p. 345. — L. Bonfils. Th. de Paris, 1885.

La grossesse ne préserve pas complètement les femmes de la fièvre intermittente, comme on l'avait cru à tort ; c'est là un fait démontré aujourd'hui par de nombreuses observations. Cependant Burdel et d'autres auteurs disent que les cas de fièvre intermittente observés pendant le grossesse sont relativement peu fréquents. Les femmes jouiraient donc, tout au moins, d'une immunité relative.

Lorsque les accès surviennent, ils offrent en général leurs caractères ordinaires; mais, de plus, la grossesse est mise en péril, car on voit souvent survenir l'expulsion prématurée du produit de conception. Goth, en particulier, dit l'avoir observée dix-neuf fois sur quarante-six cas, c'est-à-dire dans une proportion de plus de quarante et un sur cent; or, comme cet auteur a pris le soin d'éliminer toutes les observations qui pouvaient être discutées, en supposant qu'il y ait eu des erreurs, ce chiffre (19 sur 46), fait-il remarquer, est si considérable que l'action de la fièvre intermittente ne saurait être douteuse. Sur ces dix-neuf cas, l'expulsion avant terme étant survenue cinq fois avant la fin du sixième mois, et quatorze fois après le commencement du septième, Goth en tire la conclusion suivante : Dans cette affection l'accouchement prématuré est plus fréquent que l'avortement et le danger augmente avec l'âge de la grossesse. Les faits observés par Bompiani à Rome, confirment absolument cette opinion. — Ainsi que dans les autres maladies infectieuses, on a invoqué pour expliquer l'interruption de la grossesse, l'élévation de la température (voyez Hyperthermie), l'anémie profonde de la mère et l'infection du fœtus lui-même.

Outre les cas simples de fièvre intermittente, Burdel a observé deux fois à la fin de la gestation, un peu avant l'accouchement, une névrose cardiaque tellurique de forme pernicieuse. Dans ces deux cas, la femme arrivée près du terme était haletante, oppressée ; son pouls était très faible, d'une fréquence telle qu'on ne pouvait le compter, et ressemblait à une corde vibrante ; du côté du cœur, les battements étaient sourds, précipités, en rapport avec l'état du pouls ; le cœur semblait plutôt frémir que battre ; la peau était moite, l'intelligence lucide. Dans un des cas la femme succomba, dans l'autre, grâce à l'emploi du sulfate de quinine à haute dose, on réussit à la sauver et elle accoucha à terme d'un enfant vivant.

Si des accès de fièvre intermittente existent au moment même de l'accouchement, que devient le travail d'une part, que devient la fièvre d'autre part? Goth a noté une énergie moindre des contractions utérines pendant la période de dilatation ; la durée de cette période serait donc plus longue, quelquefois même elle serait plus que doublée. Cette faiblesse des contractions, quoique moins marquée pendant la période d'expulsion, existe cependant, car il a fallu intervenir souvent, appliquer le forceps, décoller le placenta au moment de la délivrance, etc. — Quant aux accès de fièvre, Ritter avait pensé qu'ils se trouvaient arrêtés par l'accouchement, et il avait attribué ce résultat à la perte de sang qui a lieu pendant la délivrance, mais Goth ne partage pas complètement cette manière de voir.

Les suites de couches semblent être, au contraire, pour la plupart des auteurs, une cause déterminante de l'apparition des accès. En effet, beaucoup de femmes ayant eu autrefois des fièvres intermittentes, et restant tout à fait bien portantes pendant leur grossesse, sont de nouveau atteintes d'accès de fièvre lorsqu'elles sont délivrées. A ce point de vue, une des observations les plus caractéristiques est celle qui a été rapportée par Duboué : une femme, née en Sologne, mais habitant Paris, ayant eu quatre grossesses et des accès de fièvre intermittente après chacun de ses accouchements, appela Duboué, alors interne à la Salpêtrière, non pour avoir son avis sur son état, mais simplement pour qu'il lui prescrivît du sulfate de quinine. — Cuzzi, Billon, se fondant sur les opinions de Verneuil et de Paget, invoquent le traumatisme de l'accouchement pour expliquer le réveil de l'infection palustre.

Un frisson qui éclate pendant les suites de couches est toujours très inquiétant. Toutefois, si on ne trouve nulle part, ni dans les organes génitaux, ni dans l'abdomen, ni du côté des seins, une lésion qui puisse expliquer ce frisson, on doit penser à la possibilité d'une fièvre intermittente, non seulement chez les femmes qui ont ressenti antérieurement les atteintes de cette maladie, mais encore chez celles qui, sans avoir eu de fièvre, ont été simplement exposées à l'empoisonnement paludéen ou tellurique, car la fièvre peut n'apparaître que plusieurs mois après cet empoisonnement. Tarnier a vu une fièvre intermittente avec frisson survenir chez deux nouvelles accouchées qui avaient habité Rome où elles n'avaient cependant pas été malades et dont elles étaient parties depuis plusieurs mois. Dans ces deux cas, le sulfate de quinine arrêta brusquement les accidents. Budin a été appelé pour voir, à Paris, la femme d'un de ses confrères qui, deux semaines après son accouchement, avait été prise d'accès de fièvre : les fenêtres de sa chambre donnaient sur l'emplacement d'une cité qui venait d'être démolie et où on faisait de grands travaux de terrassement. Le transport dans une autre partie de la ville et l'emploi du sulfate de quinine suffirent pour faire disparaître les accès.

Du reste, le pronostic des suites de couches ne serait nullement aggravé par l'irruption de la fièvre paludéenne, car sur quatre-vingt-dix cas observés, il n'y aurait pas eu de décès (Billon).

Si le pronostic n'est en général pas inquiétant pour la mère, il n'en est pas de même pour l'enfant : à la suite de l'expulsion prématurée (voyez plus haut), presque tous les fœtus succombent ; quant à ceux qui arrivent à terme, ils seraient moins bien développés, et leur poids moyen serait pour Goth de 2,936 grammes, c'est-à-dire de plus de trois cents grammes au-dessous du poids ordinaire. Ce résultat est-il la conséquence de l'état d'anémie dans lequel se trouve la mère, ou bien le fœtus contenu dans la cavité utérine serait-il lui-même soumis à l'infection ? La réponse ne serait pas douteuse pour un assez grand nombre de médecins qui auraient constaté chez des fœtus, avant la naissance, des symptômes indiquant des accès de fièvre intermittente coïncidant ou non avec ceux de la mère. On aurait aussi noté chez des enfants nés d'une mère impaludée, tantôt des accès de fièvre véritablement caractéristiques, tantôt une hypertrophie congénitale de la rate. Et cependant, un observateur qui a beaucoup étudié ces questions, Burdel, affirme que l'intoxication paludéenne n'atteint pas le fœtus dans l'utérus. Il n'a pas observé un seul cas d'enfant nouveau-né apportant en naissant la fièvre palustre dont la mère était malade avant l'accouchement ; il n'a jamais vu non plus d'enfants nouveau-nés être atteints de ces accidents, avant quatre ou six mois ; les mères peuvent présenter les signes de la cachexie la plus profonde et les enfants rester roses et bien portants. Il ne croit donc pas à l'impaludisme du nouveau-né.

Aussi, en présence de ces opinions contradictoires, tout en inclinant vers la probabilité de l'intoxication chez le nouveau-né, Ch. Leroux qui a résumé et discuté les différents faits rapportés par les auteurs, se croit-il obligé de faire des réserves et il conclut en disant « qu'aujourd'hui il est encore impossible d'affirmer nettement l'existence d'un paludisme congénital et de fixer le rôle que peut jouer l'hérédité dans l'étiologie du paludisme infantile. Les observations ne sont ni assez nombreuses, ni assez probantes. »

Traitement. — Si la fièvre intermittente existe pendant la grossesse, l'accouchement ou les suites de couches, quelle conduite doit-on tenir ? Peut-on et doit-on administrer du sulfate de quinine ? Rayer, Petitjean, Monteverdi et un certain nombre d'autres auteurs ont insisté sur la propriété qu'aurait le sulfate de quinine de provoquer l'avortement. Son emploi chez les femmes atteintes de fièvre intermittente pendant la grossesse pourrait donc être dangereux et il faudrait le rejeter ou n'y avoir recours qu'avec de grandes précautions, à des doses assez faibles.

D'autres observateurs sont d'un avis absolument opposé. Burdel, après de longues hésitations, en est arrivé à nier l'action du sulfate de quinine sur l'utérus ; pour cet auteur, la quinine, à doses ordinaires, n'aurait pas de propriétés sensiblement actives et spéciales sur l'utérus, mais à doses massives elle serait toxique et pourrait troubler l'économie toute entière. Pour élucider cette question, Tarnier, en 1873, donna du sulfate de quinine à quatre femmes dont le bassin était rétréci et chez lesquelles il voulait provoquer l'accouchement prématuré : Voici le résumé de ces observations qui ont été recueillies par Pinard : Deux femmes prirent du sulfate de quinine à dose massive pendant deux jours (4 grammes par jour pour chaque femme) ; chacune des deux autres prit pendant huit jours consécutifs un gramme de sulfate de quinine par jour. Cette médication n'eut aucune influence sur la marche de la grossesse ni sur la vie du fœtus. H.-F. Campbell, F. Barker, Howard, Bompiani, etc., ne croient pas non plus à l'influence abortive du sulfate de quinine, mais c'est Chiara qui paraît avoir fait les expériences les plus concluantes. Ses recherches ont porté sur quarante femmes enceintes et bien portantes, enceintes et malades, en travail, etc. Les résultats ont été absolument négatifs, si bien que pour lui le sulfate de quinine n'est nullement un abortif, et ce médicament ne serait même pas un ocytocique ou du moins ne mériterait comme tel aucune confiance. On pourrait donc le donner sans crainte dans la fièvre intermittente, il constituerait alors, en arrêtant la fièvre, le meilleur prophylactique de l'avortement ou de l'accouchement prématuré.

Il est enfin une troisième opinion, intermédiaire pour ainsi dire aux deux autres : Duboué, qui croit à l'action du sulfate de quinine sur l'utérus, pense en même temps que, dans les cas de fièvre intermittente, ce médicament produit sur le système nerveux une sédation qui est favorable chez la femme enceinte. En outre, la tolérance de la femme pour la quinine est d'autant plus grande, dit-il, que l'affection palustre est plus ancienne et plus grave ; la femme enceinte bénéficie de cette tolérance : avec soixante-quinze centigrammes ou un gramme de sulfate de quinine chez une femme qui est menacée de faire une fausse couche, on empêche en général l'avortement ; il faut savoir cependant que la même dose administrée à une femme qui est très sensible au sulfate de quinine peut dépasser le but et la faire avorter, mais ce cas est rare ; si, d'autre part, on donne du sulfate de quinine à une femme chez laquelle on a cru à tort à une affection palustre, on peut avoir, suivant la susceptibilité de la malade, ou de simples contractions utérines ou des contractions qui amènent l'avortement. — Quelques faits récemment observés par Tarnier (voyez p. 26) viennent à l'appui de cette opinion et sont en contradiction avec ceux que cet accoucheur avait recueillis en 1873 et que nous avons signalés plus haut.

La conclusion à laquelle on arrive est donc celle-ci : il faut donner du sulfate de quinine à la femme enceinte atteinte d'accès de fièvre intermittente, mais on doit procéder avec ménagement, surtout au début, de façon à essayer sa susceptibilité.

Si on se trouvait en présence d'un de ces faits rares de névrose cardiaque tellurique de forme pernicieuse, le danger que court la femme est tel qu'il faut d'emblée avoir recours à de hautes doses de sulfate de quinine ; on peut même le donner en injections sous-cutanées, comme l'a fait Burdel avec succès.

Pendant l'accouchement le sulfate de quinine n'offre aucun danger : en effet, les auteurs qui le considèrent comme déterminant des contractions utérines ont noté que ces contractions sont intermittentes comme celles de l'accouchement normal et non pas continues et par cela même dangereuses comme celles que provoque le seigle ergoté.

Dangers courus par l'enfant qui tette une nourrice prenant du sulfate de quinine. — Mais lorsque la femme allaite, peut-elle, sans danger pour l'enfant, prendre du sulfate de quinine ? Burdel qui ne croit ni à l'impaludisme congénital, ni à celui des premiers mois de la vie extra-utérine, affirme avoir vu la mort survenir chez des nouveau-nés qui avaient bu du lait quinisé : sur soixante-sept observations, cinq enfants auraient succombé à l'âge de sept, neuf, douze et quinze jours ; dix-sept autres ont été plus ou moins gravement indisposés et ont eu des vomissements et de la diarrhée cholériforme ; d'autre part Goth, tout en pensant qu'on peut laisser les femmes continuer l'allaitement dans les cas légers, conseille de l'interrompre dans les cas graves, car bien des accès rebelles au traitement pendant la lactation, disparaissent au contraire, dès que la mère cesse de nourrir. On pourrait d'après Burdel diminuer beaucoup les chances d'accident en prenant les deux précautions suivantes : 1° En donnant de préférence la quinine au moment des repas plutôt que quand l'estomac est à jeun, car dans ce dernier cas l'absorption est beaucoup plus rapide et la quinine passe plus vite dans le lait ; 2° En faisant vider artificiellement le sein de la mère trois heures environ après l'administration du médicament ; de la sorte l'enfant ne prend pas le lait qui, étant le plus chargé de sulfate de quinine, se trouve être surtout dangereux. — Toujours est-il que les médecins ne doivent pas oublier les risques que l'on fait courir à l'enfant quand on donne du sulfate de quinine à la mère pendant l'allaitement.

ARTICLE V

FIÈVRE PROPRE AUX FEMMES ENCEINTES

Bibliographie. — BURNS. Traité des accouchements, traduction française, p. 162. — JACQUEMIER. Manuel des accouchements, t. I, p. 344. — GRISOLLE. Traité de pathologie interne, 9ᵉ édition, t. I, p. 185, article fièvre hectique. — CHARCOT. Communication orale.

Burns désigne sous le nom de *fièvre de grossesse* un état fébrile particulier qu'il décrit dans les termes suivants : « Dans beaucoup de cas le pouls s'accélère bientôt après la conception, et la chaleur de la peau est en même temps augmentée, surtout le soir. Dans les derniers mois de la grossesse, les symptômes fébriles sont dans quelques cas très fatigants, le pouls est constamment fréquent, mais le soir il est plus accéléré tandis que la peau devient chaude et la femme agitée. Elle ne peut dormir, mais elle remue sans cesse jusqu'au point du jour où elle prend un court sommeil qui la rafraîchit à peine, souvent accompagné d'une transpiration partielle. Le matin, on trouve les symptômes fébriles calmés, mais l'après-midi ils reviennent et la nuit suivante se passe aussi mal que la précédente. Cet état s'accompagne en outre de maigreur et les traits deviennent plus saillants que dans la grossesse ordinaire ; mais il est étonnant de voir comme les forces se maintiennent en dépit de l'insomnie et du malaise que cause cette maladie, car elle se joint quelquefois à une chaleur insupportable vers les parties de la génération ». Pour Jacquemier, cet état fébrile qui peut persister pendant une grande partie de la durée de la grossesse et même quelquefois jusqu'à la fin, cesserait le plus ordinairement du quatrième au cinquième mois. Dans un cas observé par Grisolle, les accidents n'ont cessé qu'après l'expulsion d'un fœtus de sept mois. La femme amaigrie, minée par la fièvre et par des sueurs nocturnes a pu recouvrer les apparences de la santé la plus florissante. Charcot a vu un fait analogue, la fièvre n'a cessé qu'après l'accouchement qui eut lieu à terme.

C'est surtout avec l'état fébrile qui accompagne la phtisie pulmonaire qu'on a pu confondre cette fièvre des femmes enceintes. « Dans deux cas de ce genre qui se sont offerts à mon observation, dit Jacquemier, il y avait en outre de la toux, et malgré l'absence des signes positifs ce n'est que longtemps après l'accouchement que j'ai été convaincu que les symptômes observés ne devaient pas être attribués à la présence des tubercules dans le poumon. »

Burns fait encore allusion à une autre espèce de fièvre affectant les femmes vers le milieu de leur grossesse. Elle surviendrait subitement « comme le paroxysme d'une douleur, » elle prendrait la forme d'une fièvre hectique ; la langue serait sèche et chargée, il y aurait une soif considérable et de la constipation. Quelquefois il surviendrait une toux et des vomissements pénibles ; cette maladie très tenace se terminerait souvent par l'avortement. Pour Burns cette affection semblerait naître des intestins et aurait une grande analogie avec la fièvre rémittente des enfants. Tarnier a vu un fait analogue chez une primipare atteinte de fièvre continue avec forte exacerbation revenant chaque jour, à la même heure, dans l'après-midi. Comme la malade avait habité un pays marécageux, Tarnier pensa qu'il s'agissait d'une fièvre rémittente et il conseilla le sulfate de quinine. Les premières doses du médicament restant inefficaces, une dose plus considérable (un gramme) fut administrée. Celle-ci fut suivie d'avortement (voyez p. 24) et l'expulsion de l'œuf amena brusquement la cessation complète des accidents fébriles.

Dans deux autres cas, Tarnier croit avoir vu la fièvre de la grossesse simuler une fièvre typhoïde. Dans la première observation, une jeune femme, primipare, fut prise, au troisième mois de sa grossesse, d'une fièvre qui fut considérée par le médecin de la famille comme une fièvre typhoïde : fréquence du pouls, augmentation de la température oscillant entre 38 et 40 degrés, inappétence, rougeur de la langue, absence de sommeil, rêvasseries, amaigrissement rapide. Les accidents s'amendèrent pendant la quatrième semaine, puis il y eut une rechute. Au bout de six semaines la malade entrait enfin en convalescence et elle accoucha à terme d'un enfant vivant, atteint d'un pied-bot. Pendant toute la durée de la maladie les taches rosées lenticulaires recherchées avec le plus grand soin firent complètement défaut ; il n'y eut ni météorisme, ni diarrhée. L'absence de ces taches et l'ensemble indécis des symptômes observés laissèrent Tarnier persuadé qu'il n'y avait pas eu là de fièvre typhoïde mais une fièvre de grossesse. — Dans une autre observation, une jeune primipare, enceinte de quatre mois, fut prise tout à coup de violentes douleurs dans la région rénale droite. Cette douleur diminua rapidement et disparut, mais son apparition avait été accompagnée d'un état fébrile qui persista pendant trois semaines : pouls fréquent, température élevée, perte de l'appétit, langue rouge, absence de sommeil, céphalalgie, amaigrissement rapide, urine normale sans traces d'albumine. Il n'y eut aucune tache rosée lenticulaire, pas de diarrhée et l'intelligence resta parfaitement intacte. Les médecins de la famille diagnostiquèrent une fièvre typhoïde à marche un peu anormale, mais Tarnier, sans opposer de dénégation formelle, resta convaincu qu'il n'y avait eu qu'une fièvre de grossesse simulant une fièvre typhoïde. D'ailleurs la malade guérit ; la seconde moitié de sa grossesse fut excellente et elle accoucha à terme d'un enfant bien portant.

Les états fébriles que nous venons de décrire sous le nom de *fièvre propre aux femmes enceintes* sont peut-être multiples et n'offrent pas de symptômes caractéristiques. Ils ont été confondus avec la fièvre produite par la phtisie pulmonaire, la fièvre rémittente, la fièvre typhoïde ; on pourrait donc mettre en doute leur existence comme entité morbide. Pour nous, nous croyons à leur réalité, mais nous pensons qu'ils sont encore mal connus, mal classés, parce qu'ils ont été peu étudiés. Au lieu de les passer sous silence, nous appelons sur eux l'attention, dans l'espérance que leur symptomatologie, leur diagnostic, leur pronostic et leur traitement seront élucidés avec le temps et de nouvelles observations.

CHAPITRE III

MALADIES GÉNÉRALES NON FÉBRILES

Dans ce chapitre nous décrirons seulement le choléra, l'empoisonnement saturnin, l'intoxication par le tabac, la syphilis.

ARTICLE PREMIER

CHOLÉRA

Bibliographie. — DEVILLIERS. Bulletins de l'Académie, 16 juillet 1850. — BOUCHUT. Gazette médicale, 1849, p. 794. — DRASCHE. Die epidemische Cholera, 1860. — BAGINSKY. Deutsche Klinik, 1866, p. 345.—HENNIG. Monatssch. für Geburtsk., Bd. XXII, p. 27, 1868. — WEBER. Allgem. medicin. central Zeitung, 1871, nos 3 et 4, p. 25 et 37.— SLAVJANSKI. Archiv für Gynæk., Bd. IV, p. 285, 1872.—CORRADI. Dell'Ostetricia in Italia, p. 957, 1874.

Une femme enceinte ou récemment accouchée est aussi exposée que les autres à contracter le choléra, ainsi que le prouvent les faits nombreux observés par Bouchut, Drasche, Baginsky, Hennig, Weber, etc. Le choléra n'est en général pas modifié dans ses symptômes et dans sa marche parce que la femme est enceinte, mais la grossesse est très souvent troublée et interrompue. Cette interruption a été vue par Bouchut 25 fois sur 52 cas, et parmi ces 25 cas, seize femmes ont guéri, les autres ont succombé ; de plus, dans un certain nombre d'autres faits (21) recueillis par le même auteur, la mort est arrivée trop rapidement pour que l'avortement ait pu avoir lieu (voir le tableau placé plus loin). C'est surtout dans la seconde moitié de la grossesse qu'on a observé l'expulsion du produit de conception, cependant Bouchut et Baginsky l'ont notée au troisième et au quatrième mois.

Nous ne signalerons que pour mémoire l'opinion de Bouchut qui pense que la cause de l'avortement est toute mécanique et que les crampes, généralisées jusque dans les parois du ventre et au diaphragme, sont tellement violentes que la contraction musculaire pressant l'utérus de toutes parts favorise et détermine l'expulsion de son produit, et cette autre opinion que l'avortement est réflexe parce qu'il est provoqué par la présence d'un enfant mort excitant les contractions de l'utérus par l'intermédiaire du système nerveux. Cazeaux croit que l'asphyxie est l'unique cause ou du moins la plus ordinaire de la mort du fœtus. Pour ce dernier auteur, la stagnation du sang, sa coagulation dans les vaisseaux doit suspendre la circulation utéro-placentaire, et celle-ci étant interrompue, le fœtus, privé des éléments de respiration qu'il y puisait, doit succomber assez promptement.

On sait que chez les femmes cholériques il se fait quelquefois, par les organes génitaux externes, des écoulements sanguins auxquels on a donné le nom de pseudo-menstruation ; Slavjanski a cherché si ces écoulements n'étaient pas la manifestation d'altérations pathologiques, et à l'autopsie de femmes qui n'étaient pas enceintes il a trouvé presque constamment des lésions du côté de l'utérus. La muqueuse utérine est épaissie, molle, elle offre des extravasats sanguins de différentes dimensions et les vaisseaux sont gorgés à tel point qu'on peut suivre leurs divisions à l'œil nu. D'autres fois l'extravasation siégeait dans les couches profondes de la muqueuse à la limite de la tunique musculaire ; dans ces derniers cas la muqueuse était le plus souvent intacte, dans les autres elle était parfois détachée et pendait librement dans la cavité utérine. Au microscope le tissu de la muqueuse était infiltré de cellules rondes : l'épithélium de la surface avait ses cellules gonflées, troubles, leur noyau n'était plus visible, souvent même on ne reconnaissait plus les limites des cellules. Lorsqu'il y avait des épanchements sanguins on pouvait aussi ne plus distinguer la disposition topographique des glandes. — Ce sont précisément des lésions analogues que Slavjanski a rencontrées dans l'utérus gravide : la caduque utérine était très épaissie, molle, d'un violet sombre ; elle présentait des épanchements sanguins pouvant atteindre jusqu'à un centimètre et demi de diamètre. La caduque ovulaire de son côté était épaissie, mais d'une façon moins marquée, elle offrait de rares extravasats sanguins qui ne dépassaient pas les dimensions d'un grain de chènevis. Il existait donc une véritable endométrite aiguë et hémorrhagique de la caduque. Du côté de l'œuf lui-même on trouvait aussi des modifications : l'épithélium qui recouvrait les villosités était altéré de telle sorte que par places on ne trouvait plus un épithélium à proprement parler, mais une masse formée de petits noyaux. Le rôle physiologique important que cet épithélium joue pour la respiration du fœtus, pour l'échange des matériaux entre la mère et l'enfant, permet de comprendre comment ses modifications morbides sont nuisibles à la respiration intra-utérine. Slavjanski considère ces altérations pathologiques comme constituant une des causes les plus importantes parmi celles qui peuvent amener la mort du fœtus.

Si le choléra atteint une femme qui est arrivée au terme de sa grossesse, cette maladie peut quelquefois déterminer l'apparition subite du travail (Hennig). Pour Baginsky, le travail étant déclaré, les douleurs sont ralenties dans le plus grand nombre des cas et la durée de l'accouchement est plus longue.

Après l'expulsion du fœtus, l'utérus continue à se contracter d'une façon régulière, la délivrance ne présentant en général rien d'anormal ; deux fois seulement Baginsky a vu une légère hémorrhagie. Lorsque les femmes ont guéri, l'involution de l'utérus n'a pas été troublée.

Le choléra ne paraît pas être aggravé par l'état de grossesse et même par l'avortement. Sur cinquante-deux cas Bouchut a vu trente fois la mort de la mère survenir. C'est le choléra qui domine la scène et il accomplit toutes ses périodes sans être modifié le moins du monde (Bouchut, Baginsky) ; cependant Hennig a vu deux fois la maladie cesser aussitôt après l'expulsion du produit de conception.

Quant à la grossesse, les chiffres que nous donnons dans le tableau ci-dessous indiquent combien souvent elle est mise en péril : six fois seulement sur cinquante-deux, dans les faits recueillis par Bouchut, elle a pu continuer son cours, la femme ayant guéri et n'ayant pas avorté. — Rien n'autorise à penser que le fœtus est lui-même atteint du choléra dans la cavité utérine.

TABLEAU

AUTEURS	NOMBRE DES CAS DE CHOLÉRA	AVEC AVORTEMENT	GUÉRISON	MORT	SANS AVORTEMENT	GUÉRISON	MORT
Bouchut	52	25	16	9	27	6	21
Baginsky....	23	10	3	7	13	6	7

Quelle conduite tenir dans des circonstances aussi graves ? On ne s'est en général occupé que de soigner le choléra sans tenir compte de la grossesse, cependant Baginsky recommande, lorsqu'il y a travail, de terminer l'accouchement aussitôt que possible : on pourrait même appliquer le forceps ou faire l'extraction un peu avant que la dilatation ne fût tout à fait complète.

Devilliers, se fondant sur une observation qui lui paraissait favorable, a conseillé de provoquer l'avortement ou l'accouchement prématuré. Cazeaux, Baginsky, Hennig, etc., sont unanimes à rejeter cette proposition ; il n'est d'abord pas prouvé que l'expulsion du fœtus ait une influence heureuse sur le choléra ; de plus, la marche généralement rapide de la maladie ne permettrait pas de tirer de l'avortement le bénéfice que Devilliers en espérait.

ARTICLE II

INTOXICATION SATURNINE

Bibliographie. — Constantin PAUL. Archives générales de médecine, 5e série, t. XV, 1860, p. 513 ; Comptes rendus de la Société de Biologie, 1861, p. 4 et Thèse de Paris, 1861. — ROQUE. Thèse de Paris, 1873. — RENAUT. Thèse d'agrégation de Paris, 1875. — RENNERT. Arch. f. Gyn., Bd. XVIII, p. 109, 1881.

L'intoxication saturnine, alors même qu'elle est légère et ne se révèle que par le liséré bleuâtre des gencives, soit chez le père, soit surtout chez la mère, est désastreuse pour le produit de la conception. Ce fait a été bien mis en lumière par Constantin Paul qui, le premier, a étudié les effets de cet empoisonnement pendant la gestation. Il avait observé, en 1859, une femme ayant eu trois grossesses heureuses et trois enfants bien portants avant de s'exposer à l'intoxication saturnine, et qui depuis, sur dix grossesses, avait eu huit fausses couches, un enfant mort-né et un seul enfant venu à terme et mort à cinq mois. Constantin Paul pensa que cette mortalité portant sur dix enfants pouvait être attribuée au plomb, et cette femme lui apprit que ses compagnes d'atelier faisaient presque toutes des fausses couches ou ne pouvaient pas élever leurs enfants. C'est alors qu'il entreprit des recherches sur ce sujet. Ses travaux ont démontré que l'intoxication saturnine lente détermine chez les personnes qui y sont exposées un état chronique sous l'influence duquel le produit de la conception ne peut pas se développer régulièrement et meurt le plus souvent pendant la vie intra-utérine. Quand par hasard l'enfant naît vivant, presque toujours il succombe pendant les trois premières années.

Cet auteur a classé les observations qu'il a prises en diverses séries :

1° Dans une première, il constate que chez les femmes exposées à des accidents saturnins plus ou moins sérieux, la grossesse est très compromise ainsi que la vie de l'enfant lorsqu'il naît vivant. Quatre femmes fournissent ensemble un total de quinze grossesses, dans lesquelles il y avait eu dix avortements, deux accouchements prématurés, un mort-né, un mort dans les vingt-quatre heures, un seul vivant.

2° Dans une seconde, il montre que les femmes qui ont eu des couches heureuses avant de s'exposer à l'influence du plomb, ont vu depuis le produit de conception en subir les atteintes. Cinq femmes avaient eu neuf enfants à terme, avant de s'exposer à l'intoxication saturnine ; elles n'avaient eu auparavant ni fausse couche ni autre accident de grossesse. Elles ont eu ensuite trente-six nouvelles grossesses ; vingt-neuf enfants sont morts avant l'accouchement, et sur les sept venus au monde vivants, quatre sont morts dès la première année ; deux seulement restent vivants sur trente-six, l'un est chétif, mal portant, l'autre n'est encore que dans sa troisième année.

3° Une femme exposée à l'intoxication saturnine devient cinq fois enceinte et fait cinq fausses couches. Elle quitte sa profession, devient enceinte et met au monde un enfant vivant et bien portant.

4° Une quatrième série d'observations montre que, si une femme vient à quitter et à reprendre les travaux qui l'exposent à l'intoxication saturnine, on retrouve chez elle la même alternance dans le succès des grossesses.

5° Lorsque c'est le père seul qui a été exposé à l'influence du plomb, la mère restant indemne, des accidents analogues surviennent, mais ils sont un peu moins graves. Sur trente-deux grossesses, douze enfants sont morts avant terme ; sur vingt enfants venus au monde vivants, huit sont morts dans la première année, quatre dans la deuxième, cinq dans la troisième, un seul au delà de ce terme. Sur les deux qui restent vivants pour les trente-deux grossesses l'un est âgé de vingt ans et l'autre de vingt et un mois.

6° Enfin, dans la dernière série d'observations, C. Paul montre que pour les cas où l'influence du plomb sur les parents a été moindre, le résultat a été moins désavantageux pour les enfants. Il arrive, en résumé, aux chiffres suivants :

64 avortements prématurés ;
4 accouchements prématurés ;
5 enfants mort-nés ;
20 enfants morts dans la 1re année ;
8   id.   2° id.
7   id.   3° id.
1 enfant mort après la 3° année ;
14 enfants sont vivants, dont 10 seulement ont dépassé l'âge de 3 ans.

Les recherches de Roque et de Rennert confirment cette opinion que l'intoxication saturnine du père ou de la mère et surtout des deux est grave pour les enfants.

Roque, par des observations prises à Bicêtre et à la Salpêtrière a montré qu'il existe des cas nombreux d'idiotie, d'imbécillité et d'épilepsie chez des enfants nés de parents saturnins non alcooliques ; lorsque le père et la mère sont saturnins tous les deux, l'influence héréditaire est encore plus marquée ; dans une de ses observations, le père ayant changé d'état et ayant guéri a eu par la suite des enfants sains et bien portants. Rennert a rapporté l'histoire de 11 familles qu'il divise en 3 groupes :

1er Groupe, comprenant 2 familles : le père et la mère sont atteints par l'intoxication saturnine :

19 enfants, parmi lesquels on compte 1 mort-né ; 17 macrocéphales dont 13 succombent.

2° Groupe, comprenant 4 familles : la mère seule est atteinte :

27 enfants, parmi lesquels on compte : 6 morts-nés ; 17 macrocéphales, dont 3 succombent. Des 4 autres enfants non macrocéphales, 2 meurent.

3° Groupe, comprenant 5 familles : la mère est saine :

33 enfants : pas de mort-né ; 19 macrocéphales, dont 12 meurent. Parmi les 14 autres enfants non macrocéphales 2 succombèrent.

En résumé, dans le premier Groupe, 94 0/0 des enfants ont été atteints ; dans le deuxième Groupe, 92 0/0, et dans le troisième Groupe 63 0/0.

Il y aurait donc des degrés dans la gravité du pronostic, suivant que les deux parents à la fois, ou la mère seule, ou le père seul, sont atteints d'intoxication saturnine.

La nocivité de cette intoxication étant ainsi démontrée, la conduite à tenir en découle tout naturellement ; non seulement il faudra soigner les parents atteints, mais s'ils veulent avoir des enfants qui arrivent à terme, qui aient des chances de vivre et de rester indemnes d'accidents cérébraux, ils devront changer de profession. La mère ne s'exposera autant que possible à devenir enceinte que si tous les symptômes d'empoisonnement saturnin ont disparu chez elle et chez le père depuis quelque temps.

ARTICLE III

INTOXICATION PAR LE TABAC

Bibliographie. — Kostial. Wochenbl. der Gesellsch. der Aerzte in Wien, nᵒˢ 34, 35 à 41 (analysé *in* Annales d'hygiène publique, II' série, t. XXXVI, p. 470 à 472). — Brochard. Journal de la Société contre l'abus du tabac, 1878, nᵒ 7, p. 189. — Decaisne, Revue d'hygiène, t. II, p. 37, 1880.—Delaunay. *Ibid.*, p. 35 et 224.—Thévenot. *Ibid.*, p. 219. — Goyard. *Ibid.*, p. 226. — Ygonin. Lyon médical, p. 397, 1880. — Piasecki. Revue d'hygiène, t. III, p. 910, 1881.

Les ouvrières qui travaillent le tabac sont-elles exposées, lorsqu'elles deviennent enceintes, à des accidents qu'on puisse imputer à leur profession? Les avis sont partagés : D'une part, Kostial dit avoir souvent remarqué l'avortement chez les ouvrières d'Yglau ; Brochard, Decaisne, Delaunay, Quinquaud, Goyard, etc., sont convaincus que les ouvrières des manufactures de tabacs sont plus sujettes aux fausses couches que les autres femmes; Jacquemart, cité par Goyard, a constaté, sur 100 ouvrières des tabacs devenues grosses, 45 avortements ou accouchements prématurés. D'autre part, Thévenot ne croit pas cette opinion fondée et pense que de nouvelles recherches sont nécessaires (1880).

Depuis la discussion qui s'était engagée sur ce sujet à la Société de médecine publique et d'hygiène professionnelle de Paris, deux mémoires ont été publiés, l'un par le Dᴿ Hygonin, de Lyon, l'autre par le Dᴿ Piasecki, du Havre. Ce dernier même, afin d'éviter toute cause d'erreur, n'a fait porter ses observations que sur les femmes mariées, et il en a interrogé cent quatre-vingt-huit; il n'a noté chez elles que quarante-sept fausses couches contre trois cent soixante-seize grossesses normales, pendant leur séjour à la manufacture. En somme, pour ces deux derniers auteurs, le tabac n'aurait aucune mauvaise influence sur la grossesse, et les ouvrières qui le travaillent ne feraient pas plus de fausses couches que les femmes appartenant à toute autre profession.

Il est difficile de se faire une opinion en présence d'assertions aussi diamétralement opposées et qui pourraient paraître inexplicables si l'on ne savait que l'intoxication par le tabac varie beaucoup suivant le travail spécial auquel sont occupées les différentes catégories d'ouvrières.

Mais il est un point sur lequel tous les auteurs sont d'accord, c'est la mortalité considérable des nouveau-nés. Sur 506 enfants, nés en trois ans dans les manufactures d'Yglau, Kostial a pu en suivre 453, parmi lesquels il a noté 11 morts-nés et 206 décès, dont 181 durant la première année. Jacquemart (loco cit.) sur 55 enfants nés vivants a inscrit 15 décès, survenus quelques heures ou quelques jours après la naissance. Piasecki, de son côté, a constaté 223 morts sur 376 naissances. Faut-il chercher, avec lui, dans la mauvaise hygiène, dans l'emploi du biberon, etc., la cause de cette mortalité excessive, ou faut-il admettre avec Kostial que le lait fourni par les mères qui travaillent au tabac est nicotisé et particulièrement nuisible aux nourrissons ? C'est une question encore à résoudre. En effet, bien que Stoltz ait été un jour frappé de l'odeur de tabac répandue par le liquide amniotique, et que Ruef (cité par Decaisne) ait signalé l'existence de la nicotine dans ce liquide; bien que Schneider l'ait constatée dans l'urine, lorsque les ouvrières présentent certains accidents, en réalité la présence de la nicotine dans le lait n'a pas encore été démontrée chimiquement (Thévenot).

Quoi qu'il en soit, il résulte des enquêtes faites par Delaunay, Quinquaud, Goyard, etc., que les nourrissons des ouvrières en tabac sont très difficiles à élever et meurent en plus grand nombre que les autres enfants ; qu'ils ne s'endorment pas après avoir teté, mais qu'ils ont des coliques, des selles couleur vert-de-gris et même de petites convulsions; leur teint est terreux, particulier; leur caractère est irritable ; en général, ils sont plus petits, plus chétifs; ils supportent très mal la dentition et résistent moins bien aux maladies.

ARTICLE IV

SYPHILIS

Bibliographie. — P. DIDAY. Traité de la Syphilis des enfants nouveau-nés. Paris, 1854. — A. FOURNIER. Leçons sur la Syphilis chez la femme. Paris, 1873. — LANGLEBERT. La Syphilis dans ses rapports avec le mariage. Paris, 1873. — A. FOURNIER. Syphilis et mariage. Paris, 1880. — P. DIDAY. Le Péril vénérien dans les familles. Paris, 1881. — H. BLAISE. Sur l'hérédité syphilitique. Thèse d'agrégation. Paris, 1883. — J. HUTCHINSON. The Brit. med. journal, février 1886, p. 239.

Grossesse. — COFFIN. Thèse de Paris, 1851. — CULLERIER. Mémoires de la Société de chirurgie, 1851, t. IV, p. 230. — CHARRIER. Arch. génér. de médecine, 1862, t. II. — MIREUR. Thèse de Paris, 1866. — SIGMUND. Wiener medicin. Presse, 1873, n° 1. — MORET. Thèse de Paris, 1875. — DIDAY. Syphilis par conception, Ann. de dermatologie, p. 161, 1876-77. — HUTCHINSON. Medic. Times and Gaz. 1877. — MEWIS. Ueber Schwangerschaft, Geburt u. Wochenbett Syphilitischer. Zeitschrift f. Geb. u. Gyn., Bd. IV, p. 10, 1879. — L. V. VADJA. Centralb. f. Gynæk., 1880, p. 360. — MANGIAGALLI. Anuali di Ostetricia, vol. V, p. 65, 1883. — NEUMANN. Wiener med. Presse, n° 29 et 30, 1885.

Accouchement et suites de couches. — MEWIS. Loco citato. — WINCKEL. *In* Mewis. — CHIARLEONI. Ann. de gynéc., t. I, p. 481. — MESNARD (Elise). De l'influence de quelques lésions syphilitiques du col de l'utérus sur l'accouchement. Thèse inaugurale. Paris, 1884. — FASOLA. Annali di Ostetricia, 1884, p. 482 à 510. — SACRESTE. De l'hyperthermie syphilitique *post partum*. Thèse inaugurale. Paris, 1885. — MERCIER. Contributions à l'étude des rapports de la puerpéralité et de la syphilis, et en particulier de la fièvre syphilitique pendant les suites de couches. Thèse inaugurale. Paris, 1886.

*Anatomie pathologique.—Œuf.—*ŒDMANNSON. Syphilitische Veraenderungen der Placenta u. der Nabelgefæsse. Résumé in Arch. f. Gyn., Bd. I, p. 513, 1870.—FRÆNKEL. Arch. f. Gyn., V Bd., p. 1. — HENNIG. Arch. f. Gynæk., Bd. VI, p. 141. — A. MACDONALD. British med. Journ., août 1875, p. 234. — DE SINÉTY. Archives de tocologie, 1878, p. 60. — DUCHAMP. Thèse d'agrégation. Paris, 1883.

Nouveau-né. — VIDAL. De la Syphilis congénitale. Th. d'agrégation. Paris, 1860. — CORNIL. Leçons sur la Syphilis, 1879. Paris. — BERTIN. Traité des maladies vénériennes du nouveau-né, 1810. — DEPAUL. Bulletins de la Société anatomique, 1837. — DEPAUL. Archives générales de médecine, 1851, t. XXIV, p. 486. Bulletin de l'Académie de médecine, 1851. Discussion. — P. DUBOIS. Gazette médicale de Paris, 1850, 20ᵉ année, p. 392. — GUBLER. Gazette médicale, 1852, p. 262, etc. — A. BONNARDOT. Du pemphigus syphilitique des nouveau-nés. Thèse inaugurale. Strasbourg, 1863. — PARROT. Comptes rendus de la Société de biologie, 1872, p. 224. — BÆRENSPRUNG. Die hereditære Syphilis. Berlin, 1864. — HUTINEL. Revue mensuelle de médecine et de chirurgie, t. II, p. 107, 1878. — SIMPSON. Clinique obstétricale, trad. par Chantreuil, p. 102. — PARROT. Comptes rendus de la Société de biologie, 1872, p. 74, 119, 172. Revue mensuelle de médecine et de chirurgie, t. I, p. 665, 1877. Société de chirurgie, 1883, *in* la Semaine médicale, p. 89. — Celso PELLIZZARI et A. TAFANI. Archivio della Scuola d'Anatomia patologica di Firenze, vol. I. — P. BAR. Thèse de Paris, 1881. — FOURNIER. Syphilis héréditaire tardive. France médicale, 1882-1883. — KASSOWITZ. Jahrb. f. Kindhlkde., Bd. XXI., h. 1 et 2.

Traitement. — DEPAUL. Bulletins de la Société de chirurgie, 1867, p. 231. — WEBER. Allgem. med. Centralzeitung, 1875, p. 10. — VOSS. Petersburg. med. Wochensch. 1876, nᵒ 23. — FOURNIER. Nourrices et nourrissons syphilitiques. Union médicale, 1877. — C. PELLIZZARI. Della transmissione accidentale della Sifilide, *in* Giornale delle malattie veneree et della pelle, 1882. — PARROT. Bulletin de l'Académie de médecine. Paris, 1882.

S'il est un certain nombre de femmes syphilitiques chez lesquelles la grossesse évolue sans rien présenter de particulier, il en est beaucoup d'autres à propos desquelles on peut dire, avec Fournier, que « la grossesse complique la vérole ». Elle la complique en ce qui concerne l'état général, car elle lui ajoute « son anémie propre, son influence débilitante » ; elle la complique en ce qui concerne l'état local, en raison des conditions physiologiques particulières dans lesquelles se trouvent les organes génitaux. « L'état congestif anormal de la vulve pendant la grossesse est pour ces accidents une cause d'appel et d'entretien. Les papules muqueuses par exemple ne se bornent pas à être très communes chez les femmes enceintes ; elles se développent sur elles avec une exubérance singulière, prennent rapidement la forme bourgeonnante, végétante, hypertrophique et arrivent souvent à constituer de nombreuses tumeurs qui envahissent et déforment la vulve. De plus, elles sont toujours rebelles, bien plus rebelles que d'habitude et se résorbent plus difficilement, plus lentement qu'elles n'ont coutume de le faire en toute autre circonstance. De même, et pour une raison identique, les syphilides de forme ulcéreuse sont assez fréquentes chez les femmes grosses. Livides, violacées, creuses et rendues plus creuses encore par la turgescence vasculaire des parties, elles persistent en général plus ou moins longtemps et tendent souvent à progresser. On a même parfois toutes les peines du monde à en obtenir la cicatrisation avant l'accouchement » (Fournier).

Si la syphilis se trouve ainsi modifiée et aggravée par la grossesse, la grossesse de son côté se trouve-t-elle modifiée par la syphilis ? On peut répondre par l'affirmative pour la grande majorité des cas, mais il existe des différences suivant que l'affection vient de l'homme ou de la femme, suivant l'époque à laquelle la syphilis a été contractée, suivant qu'elle a été traitée ou non traitée, etc. Nous allons étudier successivement ces différents points.

L'infection pouvant être transmise par le père seul, par la mère seule, ou par les deux réunis.

Transmission par le père. — Le père étant seul syphilitique peut-il donner directement la syphilis à l'enfant ? Ou encore, un individu syphilitique peut-il engendrer des enfants syphilitiques sans avoir, au préalable, infecté sa femme soit avant la conception, soit pendant la grossesse ? Cullerier, Notta, Follin, Charrier, Mireur, Langlebert, Corry, Wolf, etc., affirment n'avoir pas observé de syphilis congénitale sans que la mère ait été elle-même préalablement infectée. Au contraire Trousseau, Depaul, Diday, Hutchinson, Fournier, etc., admettent le pouvoir syphiligène du père et en citent des exemples dont la plupart semblent probants. Il n'en est pas moins vrai que l'influence paternelle est beaucoup moins active que l'influence maternelle, car Fournier conclut en disant : « Etant donné d'une part un mari syphilitique et d'autre part une femme saine, il y a toutes chances pour que l'enfant issu de ce couple naisse exempt de syphilis ». Diday pense que plus la syphilis vieillit chez un homme, plus son pouvoir de transmissibilité héréditaire diminue, et l'existence d'une lésion syphilitique ne dénoterait chez le sujet qui la porte l'aptitude à infecter sa progéniture que si cette lésion est contagieuse et curable par le mercure.

Transmission par la mère. — L'influence de la mère n'est mise en doute par personne, même lorsqu'elle est seule syphilitique ; mais la mère a pu être contaminée soit avant la grossesse, soit au moment de la conception, soit alors qu'elle était déjà enceinte.

Dans les deux premiers cas, tout le monde est d'accord, l'infection peut avoir lieu. Il n'en est pas toujours de même dans le dernier : quelques auteurs ont en effet pensé que la transmission de la syphilis n'était plus possible à partir du sixième ou du septième mois de la grossesse. L'explication de ce fait serait, pour Mangiagalli, dans la durée de la seconde incubation ou période de temps qui s'écoule entre l'accident primitif et l'apparition des manifestations générales. On devrait donc dire que le fœtus est indemne de la syphilis quand il naît dans la période de la seconde incubation. De là, Mangiagalli conclut que pour éviter au fœtus d'être atteint de la syphilis, on pourrait être autorisé à provoquer l'accouchement prématuré pendant cette seconde incubation, lorsqu'on aurait des chances d'obtenir un enfant viable ; mais la proposition du professeur italien n'est pas admissible, car des faits rapportés par Hutchinson et Vadja ont montré que la mère infectée, même après le septième mois, pouvait transmettre à l'enfant la syphilis héréditaire.

Plus récemment cette question de la transmissibilité de la syphilis par la mère au fœtus pendant la grossesse a été reprise par Neumann et les nouveaux faits qu'il a publiés sont très intéressants ; en effet, cet auteur ayant observé vingt femmes devenues syphilitiques pendant leur grossesse, a vu cinq d'entre elles donner le jour à des enfants syphilitiques, tandis que les quinze autres nouveau-nés n'ont présenté aucun signe de syphilis ; or, les mères des petits syphilitiques avaient été contaminées, deux au quatrième mois, une au troisième, une au septième et une au huitième mois de la grossesse ; pour les femmes dont les enfants paraissaient indemnes, la contamination avait eu lieu à des époques variant entre le premier et le huitième mois. On peut juger par ces faits combien ces questions sont loin d'être définitivement résolues et combien il y a encore d'inconnues qui échappent à l'observation.

Dans d'autres cas, la véritable source de l'infection de la mère serait son enfant. La mère saine jusque-là deviendrait syphilitique pendant la grossesse et de par la grossesse : il existerait ce que Diday a appelé la syphilis par conception. Il se fonde pour l'admettre sur ce que, chez ces femmes, on ne peut jamais trouver l'accident initial de la syphilis, le chancre ; sur ce que, après avoir vécu des mois et des années avec leur mari sans avoir été infectées, elles n'ont eu la syphilis qu'après être devenues enceintes. Si une femme enceinte contractant la syphilis pendant sa grossesse peut la communiquer au fœtus, il faut admettre, avec Hutchinson, que c'est par le sang que la contagion doit se faire, par la circulation utéro-placentaire. Si d'autre part l'on admet que le père ayant seul la syphilis peut la communiquer à l'enfant, il faudra bien admettre encore que cet enfant, syphilitique par son père, peut lui aussi, par le sang, par la circulation utéro-placentaire, contaminer sa mère. Telle serait la syphilis par conception, la syphilis par choc en retour; l'homme pourrait donc infecter la femme de deux façons, comme mari ou comme père de l'enfant qu'elle porte.

Transmission par le père et par la mère. — Si le père et la mère sont tous deux syphilitiques, l'enfant a les plus grandes chances d'être lui-même syphilitique. Cependant si la syphilis de l'enfant est alors très probable, elle n'est pas fatale.

Avortement et accouchement prématuré dus à la syphilis. — Les sources d'infection étant connues, voyons ce que peut devenir la grossesse quand il y a syphilis? L'avortement et l'accouchement prématuré sont très fréquents chez les femmes syphilitiques. Parmi les chiffres donnés par les auteurs, nous choisirons ceux de Fournier : « Dans l'espace de quelques années 97 femmes en état de grossesse ont été admises à Lourcine. Sur ce nombre, 44 sont sorties de l'hôpital encore enceintes et nous ignorons ce qui est advenu de leur grossesse ultérieurement. Mais ce que nous savons c'est que sur un chiffre de 53 femmes syphilitiques dont la grossesse s'est terminée sous nos yeux : 17 ont avorté à différents termes ; 8 ont accouché prématurément ; 28 sont accouchées à terme. Ainsi, sur 53 grossesses, 28 seulement sont arrivées à terme et 25 (25, remarquez bien ce chiffre, *près de la moitié !*) se sont terminées soit par accouchement prématuré, soit par avortement. »

Cependant il faut tenir grand compte des conditions spéciales à chaque cas particulier : lorsque le père et la mère sont malades avant la conception et que la syphilis est de date récente, les dangers d'avortement et d'accouchement prématuré sont très grands. Lorsque la syphilis a été contractée pendant la grossesse, l'avortement serait beaucoup plus rare et les risques d'expulsion avant terme seraient d'autant moindres que la syphilis surviendrait à une époque plus éloignée de la conception ; mais l'enfant n'en est pas moins exposé aux autres accidents qui peuvent survenir après sa naissance. D'autre part, si le père est seul malade, si sa syphilis est ancienne et sur-

tout si elle a été traitée, la grossesse a plus de chances pour évoluer régulièrement et l'enfant court moins de risques d'être infecté. On a pu, dans
un certain nombre de cas de grossesses successives, suivre la diminution
de la puissance d'infection soit avec le temps, soit à la suite du traitement.

Du travail de l'accouchement chez les syphilitiques. — L'accouchement
offre-t-il une marche spéciale chez les femmes syphilitiques? Certains auteurs
ont signalé, il est vrai, une diminution d'intensité des contractions utérines
et l'épuisement de la mère ; toutefois, ce sont là des remarques peu probantes, et il serait difficile avec elles, ainsi que le fait remarquer Mewis, de
prouver l'influence fâcheuse de la syphilis sur l'accouchement, même en
s'appuyant sur de nombreuses statistiques.

Mais dans ces dernières années, quelques observateurs ont publié des faits
dans lesquels un état particulier du segment inférieur de l'utérus, une sorte
d'induration scléreuse des tissus, avait rendu l'accouchement laborieux et
avait nécessité une intervention opératoire (voyez Dystocie). En outre,
l'œdème des grandes et des petites lèvres décrit par Fournier favoriserait la
déchirure de ces parties au moment de la sortie du fœtus (Fasola).

Si les manifestations syphilitiques observées chez la mère sont inoculables,
l'enfant peut-il être contaminé pendant l'accouchement au moment où il traverse les organes génitaux? Assurément, cette contamination est possible,
mais elle doit être très rare ; dans ce cas, l'accident initial pour le nouveau-né
serait le chancre.

Des suites de couches chez les syphilitiques. — Les suites de couches
ne présenteraient rien de bien particulier; cependant Sacreste et Mercier
auraient constaté une fièvre syphilitique liée à la puerpéralité, mais leur assertion manque de preuves suffisantes. Winckel a en outre signalé une prédisposition des accouchées syphilitiques aux inflammations péri-utérines
et cette observation aurait été confirmée par Mewis. Ce que l'on a noté
d'une façon générale, c'est la disparition plus facile et plus rapide, surtout
dans la région génitale, des accidents syphilitiques chez la mère lorsqu'il en
existe encore au moment de l'accouchement.

Syphilis fœtale. — Si la syphilis complique en général la grossesse en ce
qui concerne la mère, elle est beaucoup plus grave encore pour l'enfant. En
effet, indépendamment de l'avortement et de l'accouchement prématuré qui
le menacent, il peut, lorsque la grossesse arrive jusqu'à terme, naître avec des
accidents syphilitiques. D'autres fois, il est sain en apparence, mais les éruptions syphilitiques surviennent chez lui plus ou moins rapidement après sa
naissance. Diday, dans une statistique fondée sur 158 cas empruntés à différents observateurs, a vu que ces accidents étaient survenus

Avant un mois révolu depuis la naissance, chez................ 86
  — deux   écoulés id.   —   —.................. 45
  — trois   —   id.   —   —............... 15
  — quatre   —   id.   —   —............. 7
Du cinquième mois à deux ans, chez 5

La syphilis héréditaire se manifeste donc presque constamment avant la fin du quatrième mois (voyez plus bas ce qui est relatif à la syphilis héréditaire tardive).

Dans certains cas les enfants naissent vivants, non syphilitiques, mais remarquables par leur débilité native. « Ils viennent au monde petits, singulièrement chétifs et malingres, pauvrement constitués, ridés et comme ratatinés, rabougris, « vieillots » d'aspect, suivant l'expression consacrée. On dirait de petits vieillards en miniature avec une peau trop large pour les contenir sur divers points » (Fournier).

Pour Fournier encore, certains enfants naissent avec un développement moyen, mais ils meurent subitement, d'une façon inexplicable : chez d'autres la résistance vitale est inférieure à la moyenne normale et ils sont emportés par des affections qui n'auraient pas amené la mort d'autres enfants. Quelques-uns sembleraient prédisposés à des affections du système nerveux, à la méningite, ou bien ils seraient arriérés, imbéciles, idiots ; parfois encore on trouverait l'hydrocéphalie. Enfin Fournier soupçonne fort que la syphilis peut servir d'origine à de nombreux désordres organiques ou fonctionnels, tels que malformations congénitales, arrêts et lenteurs ou déviations de développement, et devenir le point de départ d'accidents plus éloignés sur lesquels il a insisté récemment en les désignant sous le nom de *syphilis héréditaire tardive*.

Enfin quelques enfants peuvent naître bien portants et rester tels, mais ce fait n'est pas très fréquent. Coffin n'aurait vu à Lourcine qu'un seul enfant survivre sur 28 grossesses. Le Pileur a trouvé 295 morts sur 414 grossesses, c'est-à-dire presque trois morts sur quatre naissances. Quant à Fournier, sur les femmes syphilitiques observées en ville, dans la clientèle privée, il a noté plus de 2 cas de mort sur 3 naissances (58 morts sur 85) et à l'hôpital un seul enfant survivant sur 7 à 8 grossesses (145 sur 167). Les enfants qui échappent à l'infection et à ses suites graves sont donc relativement très peu nombreux.

Ajoutons qu'il paraît vraisemblable qu'un enfant, né d'une mère syphilitique, devrait être réfractaire à la syphilis par contamination ; pourtant Arming, cité par Neumann, a vu un nouveau-né infecté par le contact de sa mère peu de temps après sa naissance, et Neumann lui-même dit qu'un des quinze enfants indemnes dont nous avons parlé plus haut (p. 36), présenta, à l'âge de sept mois, un chancre ombilical et des syphilides secondaires. Fournier, il est vrai, n'a jamais vu de cas semblables.

A. — ALTÉRATIONS DE L'ŒUF. — Le pronostic de la syphilis étant particulièrement grave pour l'enfant, on a cherché quelles lésions existaient non seulement sur le fœtus lui-même mais encore sur l'œuf.

Altérations du placenta. — Un certain nombre d'auteurs avaient déjà signalé des altérations du côté du placenta lorsque les fœtus étaient atteints de syphilis ; on avait même pensé à l'existence d'une endométrite syphilitique amenant des adhérences du placenta. Œdmannson avait encore, outre une hypertrophie considérable des villosités et la dégénérescence fibreuse de leur tissu, décrit une altération calcaire de la tunique interne des vaisseaux du cordon avec thrombose dans les vaisseaux collatéraux ; mais c'est surtout Frænkel qui vint affirmer qu'il existait un placenta syphilitique possédant des caractères spéciaux, caractères qu'on ne rencontrerait que dans les cas de syphilis fœtale congénitale ou héréditaire : Si la syphilis est d'origine paternelle, le placenta est dégénéré, mais ce sont surtout les villosités du placenta fœtal qui sont atteintes par la lésion ; les cellules des villosités et l'épithélium qui revêt les villosités se remplissent de granulations nombreuses en même temps que les parois des vaisseaux s'hypertrophient ; il en résulte une oblitération des canaux sanguins. Lorsqu'au contraire c'est la mère qui est syphilitique, les altérations peuvent porter sur le placenta maternel ; il peut y avoir endométrite placentaire ou gommeuse. Ces lésions pourraient être différentes suivant que la syphilis aurait été contractée avant ou après la conception. Hennig et Macdonald ont confirmé la description de Frænkel ; mais de Sinéty, quoiqu'il ait constaté, dans un certain nombre de cas de syphilis, des altérations du placenta consistant dans l'hypertrophie des villosités qui avaient doublé ou triplé de volume, dans leur dégénérescence fibreuse assez avancée par places pour que l'on ne reconnût pas de traces des vaisseaux, et dans la présence d'îlots caséeux, n'ose encore affirmer que ces lésions soient caractéristiques de la syphilis et qu'on les rencontre uniquement dans cette affection. A l'occasion d'une communication faite par Hervieux sur ce sujet à l'Académie de médecine, Depaul et Tarnier ont aussi formulé des réserves ; la question n'est donc pas encore résolue.

Hydramnios syphilitique. — On a aussi noté, comme existant fréquemment dans les cas de syphilis, l'exagération de la quantité du liquide amniotique ou hydramnios : cette hydramnios (voyez chap. XVI) serait souvent la conséquence de lésions des vaisseaux ombilicaux ou d'altérations du foie.

B. — Lésions syphilitiques chez le fœtus. — Quant au fœtus syphilitique lui-même, nous avons vu qu'il pouvait naître mort ou vivant. Dans ce dernier cas, il peut même sembler bien portant, et ce n'est qu'après plusieurs semaines ou plusieurs mois que surviennent des accidents parmi lesquels nous signalerons le coryza spécifique, les syphilides cutanées, les plaques muqueuses de la bouche et de l'anus, les fissures des lèvres, des ulcérations asymétriques à contours irréguliers siégeant sur les bords de la langue, sur les arcades alvéolaires, à la face interne des joues et sur le voile du palais. Mais ces lésions appartiennent à la pathologie infantile et nous n'avons pas à les décrire. Ici, nous ne nous occuperons que des altérations syphilitiques qui existent en général au moment de l'accouchement, bien que celles-ci puissent quelquefois n'apparaître que plusieurs jours ou quelques semaines après la naissance.

Pemphigus de la paume des mains et de la plante des pieds. — L'enfant peut offrir, en venant au monde ou très peu de jours après, une éruption bulleuse qui siège principalement à la plante des pieds ou à la paume des mains : c'est le pemphigus syphilitique. Il existe une teinte violacée de la peau circonscrite à ces deux régions ; puis des vésicules apparaissent, grossissent et forment des bulles ; ces vésicules contiennent d'abord un liquide citrin ou trouble, qui devient ensuite plus jaune, plus foncé, quelquefois même lactescent. Ces bulles se déchirent et laissent à leur place une tache entourée d'une collerette épidermique ou des érosions arrondies. Toutes ces lésions et leurs différentes phases existent au moment de la naissance ou se développent dans les jours qui suivent, sous l'œil même de l'observateur. Ce pemphigus est presque toujours caractéristique de la syphilis héréditaire ; mais il n'en est pas de même pour le pemphigus siégeant sur les autres parties du corps.

Altérations du thymus. — P. Dubois, en 1850, a signalé le premier l'altération syphilitique du thymus. Cet organe paraît sain à l'extérieur, mais en le pressant, après l'avoir incisé, on en fait sortir une substance demi-liquide, d'un blanc jaunâtre, qui ressemble à du pus. Ce suc est différent du fluide de couleur blanche, opaline, transparente que le thymus contient normalement pendant la plus grande partie de la vie fœtale.

Lésions du poumon. — Depaul, en 1851, a décrit, chez les enfants atteints de syphilis, une lésion du parenchyme pulmonaire caractérisée par des noyaux indurés variables en nombre et en volume, d'une consistance analogue à celle du foie et siégeant tantôt à la surface, tantôt dans la profondeur de l'organe. A une période plus avancée, les noyaux indurés se ramollissent, et si on fait une incision on trouve à leur centre une cavité qui renferme un liquide d'aspect séro-purulent.

Altérations du foie. — En 1852, Gubler a signalé chez les nouveau-nés syphilitiques une altération particulière du foie. Cet organe est hypertrophié, il présente à sa surface des épaississements de la capsule de Glisson ; le tissu hépatique est dur, plus élastique qu'à l'état normal. Si on en coupe un fragment et qu'on le laisse tomber, il rebondit sur le sol. Il présente la couleur jaune et la semi-transparence de la pierre à fusil. On voit en outre répandus dans son parenchyme des petits grains blanchâtres que Gubler a comparés à des grains de semoule. « L'examen histologique, dit Cornil, a montré qu'ils sont constitués par une accumulation de cellules embryonnaires dans les espaces qui séparent les lobules hépatiques. Cette néoplasie siège tout autour des ramuscules de la veine porte qui, par suite, présentent aussi dans leur tunique externe des cellules de nouvelle formation et dont la paroi est épaissie ».

Rate syphilitique. — Parrot a montré (1872) que la rate est hypertrophiée dans la syphilis héréditaire : du cinquième au dixième jour par exemple, au lieu de 7 grammes qui est son poids habituel, la rate pèse en moyenne 38 grammes. Pour Bar, cette hypertrophie serait la conséquence d'un trouble circulatoire dans le système de la veine porte ; chez les enfants morts et macérés, elle reste assez nette et constitue quelquefois la seule lésion apparente. Le tissu de la rate est plus dur qu'à l'état normal, à la surface il y a un exsudat récent constituant une néo-membrane analogue à celle d'une plèvre enflammée, cette phlegmasie reste limitée à l'enveloppe du viscère.

Capsules surrénales syphilitiques. — Les capsules surrénales, suivant Bærensprung, peuvent être également le siège d'altérations qui portent à la fois sur leur enveloppe et sur leur parenchyme : leur enveloppe est enflammée et épaissie ; dans le parenchyme on observe de petites taches ou des noyaux demi-transparents qui sont constitués par des îlots de cellules embryonnaires de la même façon que les petits grains du foie chez les mêmes sujets (Cornil).

Testicules syphilitiques. — Hutinel a étudié avec soin les lésions syphilitiques du testicule chez les jeunes enfants, lésions qui avaient déjà été indiquées par quelques auteurs. [Elles consistent en petits grains ou amas de cellules embryonnaires rondes disposées dans le tissu conjonctif autour des artérioles qui viennent de l'albuginée. D'abord exclusivement périvasculaire cette lésion peut devenir plus grave, plus profonde, et tous les éléments du testicule peuvent être atteints. L'organe, dans ce dernier cas, présente une sclérose diffuse dont le résultat est l'atrophie des tubes séminifères.

Péritonite syphilitique. — Enfin, Simpson étudiant les causes de la péritonite fœtale a vu que parfois on pouvait invoquer l'infection syphilitique. Ces faits semblent aujourd'hui bien confirmés et dans ces cas les enfants naissent avec le ventre volumineux; le péritoine contient du liquide citrin ou sanguinolent au milieu duquel nagent presque toujours des flocons blanchâtres; des fausses membranes de dimension, d'épaisseur et de consistance variables adhèrent plus ou moins intimement aux viscères abdominaux. D'autres fois, la péritonite syphilitique n'éclate que quelques jours après la naissance. Presque toujours elle est suivie d'une mort rapide.

La péritonite chez le fœtus et surtout chez le nouveau-né reconnaît assurément différentes causes parmi lesquelles nous signalerons principalement le traumatisme, la phlébite de la veine ombilicale et l'entérite; mais souvent aussi elle est due à la syphilis. Pour Lorain, la péritonite du fœtus est due à la fièvre puerpérale qui l'atteindrait pendant la vie intra-utérine; mais il est probable que dans les cas enregistrés par cet auteur, l'origine syphilitique de la maladie a été méconnue, car aujourd'hui la fièvre puerpérale a presque disparu de nos hôpitaux et cependant nous continuons à y observer, à peu près aussi souvent que par le passé, des péritonites fœtales.

Lésions des os. — Non seulement un certain nombre d'organes thoraciques ou abdominaux, mais les os eux-mêmes peuvent être le siège d'altérations syphilitiques sur lesquelles Parrot a tout particulièrement insisté dans ces dernières années en les décrivant d'une façon très précise. Il reconnaît trois types spéciaux qu'il « a désignés sous les noms de : type des ostéophytes durs ou d'altération chondro-calcaire; type d'atrophie gélatiniforme; enfin type spongoïde, qui ne serait autre que le rachitisme. Dans le premier type, les os sont déformés; on y rencontre des nodosités, des ostéophytes, quelquefois assez étendus pour doubler le volume de l'os. Ces lésions sont surtout marquées sur la face interne du tibia, la face postérieure de l'humérus. Elles débutent entre la première et la sixième semaine de l'existence. Passé ce moment, le développement de ces lésions est impossible, et la diathèse se manifeste par une altération gélatiniforme, portant surtout sur le tissu périphérique de la diaphyse qui prend une coloration variant du rouge cerise au jaune. Sur les os du crâne, cette dégénérescence produit des atrophies et des perforations; sur les os des membres, c'est surtout par des fractures qu'elle révèle son existence. Le troisième type est caractérisé par ce fait, que les os

longs qui avaient commencé à devenir malades pendant la période gélatiniforme revêtent, surtout au voisinage du cartilage, l'aspect spongoïde connu
depuis les travaux de J. Guérin. Quand on examine ces os, on voit qu'ils
ne diffèrent pas des os rachitiques ».

Résumé.—Jetant un coup d'œil d'ensemble sur la syphilis héréditaire, Parrot
fait remarquer que dans tous les organes frappés par cette affection « c'est la
charpente conjonctive qui est essentiellement et primitivement atteinte et
cela à la surface du corps comme dans sa profondeur. Si le travail morbide
est porté à son maximum de fréquence et d'intensité dans les os, c'est qu'en
eux le tissu conjonctif se présente avec la plus grande simplicité, ces organes
n'étant en réalité qu'une trame conjonctive pétrifiée. Il est vrai que ces
lésions du tissu conjonctif ne sont pas toujours seules, mais les autres
n'existent jamais sans elles et leur sont toujours subordonnées. Ainsi dans la
syphilis héréditaire, le tissu conjonctif tend à prendre la place de tous les
autres ou à se développer au milieu d'eux en masses plus ou moins compactes, il est le foyer du travail morbide et la maladie est une hypersclérose
généralisée ».

Conduite à tenir et traitement. — Étant donnés les accidents qui peuvent
être la conséquence de la syphilis, il y a lieu de se demander quelle conduite
doit tenir le médecin. Il peut se trouver en présence d'un certain nombre de
situations différentes qui ont été examinées en détail par les auteurs et tout
particulièrement par le professeur A. Fournier.

La femme peut être *enceinte* ou elle peut être *accouchée*.

A. — *Femme enceinte.* — Lorsque la femme est *enceinte* et présente des
accidents syphilitiques, il faut la traiter quel que soit l'âge de la grossesse.
Le mercure et l'iodure de potassium, malgré quelques affirmations contraires,
peuvent être vraiment efficaces; c'est donc au traitement mercuriel et ioduré
qu'il faut avoir recours.

Si la mère est saine ou paraît telle, si le père a seul des manifestations
syphilitiques, faut-il encore imposer à la mère un traitement mercuriel ou
ioduré ? Comme il n'est pas certain que l'enfant soit infecté, on peut s'abstenir
tout au moins pendant la première grossesse, mais il n'en serait pas de même,
nous le verrons, dans les grossesses ultérieures, si des accidents imputables
à la syphilis survenaient.

B. — *Femme accouchée.* — *Allaitement.* — La question de l'allaitement
soulève un certain nombre de difficultés, nous allons passer successivement
en revue les différents cas en présence desquels on peut se trouver.

Mère et enfant syphilitiques. — Si la mère et l'enfant sont syphilitiques, la
réponse n'est pas douteuse : la mère doit allaiter elle-même.

Si la mère n'a pas de lait ou si elle ne peut allaiter pour d'autres raisons,
que doit-on faire ?

L'allaitement par une nourrice syphilitique est rationnel, il a réussi dans
un certain nombre de cas, mais il soulève souvent dans les familles des difficultés et des objections d'ordre moral.

A défaut de l'allaitement par la mère ou par une nourrice syphilitique, on peut avoir recours à l'allaitement direct par la femelle d'un animal, une ânesse par exemple, ainsi que Parrot l'a fait avec succès, ou à l'allaitement artificiel par du lait d'ânesse, de vache ou de chèvre.

Jamais le médecin ne doit consentir à confier un enfant syphilitique à une nourrice saine, car ce serait l'exposer à être contaminée, et si, appelé dans une famille, il trouve un enfant syphilitique allaité par une nourrice encore saine, il doit, sans compter en aucune façon sur les bouts de sein protecteurs qui ont été conseillés, défendre la continuation de cet allaitement, alors même qu'il est énergiquement demandé par la famille, alors même qu'il est accepté par la nourrice ; il doit s'y opposer pour le présent et pour l'avenir, car les manifestations éteintes peuvent réapparaître à un moment donné. Si le médecin agit autrement, il peut assumer une grande responsabilité (Jugement de la cour de Dijon, le 14 mai 1868) (1).

Si la famille ne voulait pas consentir à suivre les conseils du médecin, ce dernier, tout en ne dénonçant pas à la nourrice la maladie dont est atteint l'enfant et en ne violant pas le secret professionnel, doit, dit le professeur Fournier :

« 1° Formuler par écrit le traitement et l'hygiène qu'il conseille pour l'enfant ;

« 2° Ajouter au-dessous de cette formule : « Impossibilité absolue de continuer l'allaitement par la nourrice », dater, signer, puis en se retirant remettre au père la prescription et lui rappeler en quelques mots la situation. »

En agissant ainsi, le médecin, qui d'ailleurs fera bien d'emporter le double de son ordonnance, dégage nettement sa responsabilité relativement aux accidents qui pourraient survenir.

Mère syphilitique. — *Enfant paraissant sain.* — Si la mère a des accidents syphilitiques et si l'enfant paraît sain, que faut-il faire ? L'enfant paraît sain au moment de sa naissance, mais il est peut-être syphilitique et n'aura que plus tard des manifestations extérieures ; on ne doit donc pas pour la raison exposée ci-dessus le confier à une nourrice étrangère. La mère l'allaitera ou bien on aura recours soit à une femelle d'animal, soit à l'allaitement artificiel.

Si sa mère le nourrit, n'y a-t-il pas à craindre qu'elle lui transmette la syphilis ? Le professeur Fournier affirme « qu'un enfant né sain, bien qu'issu de parents syphilitiques n'a jamais pris la syphilis en tetant sa mère. Quant à moi, dit-il, je déclare n'avoir rien vu de semblable, je déclare ne pas connaître un seul exemple d'une mère ayant engendré un enfant sain, et l'infectant ensuite en lui servant de nourrice. » La syphilis ne saurait donc être

____

(1) Considérant que le médecin est comme tout citoyen, *responsable du dommage* causé par son imprudence, sa légèreté ou son impéritie notoire, en un mot par sa faute personnelle ; — qu'ainsi le médecin qui, sciemment, laisse ignorer à une nourrice les dangers auxquels l'expose l'allaitement d'un enfant atteint de la syphilis congénitale, peut être déclaré RESPONSABLE *du préjudice causé par sa* RÉTICENCE ; — qu'il ne saurait prétendre qu'appelé à donner ses soins à l'enfant seul, il n'avait pas à se préoccuper du danger que peut courir la nourrice ; qu'un pareil système, qui blesse les lois de la morale, ne peut être invoqué contre une nourrice à laquelle la situation même impose une confiance nécessaire dans le médecin choisi par la famille de l'enfant, etc. (Sirey, 1869, 11, 12).

communiquée à l'enfant par le lait? Une expérience de Voss (voyez Tome I, p. 868) avait, il est vrai, fait craindre la possibilité de cet accident, car le lait d'une femme syphilitique injecté à trois autres femmes aurait, chez l'une d'entre elles, déterminé des accidents, et la syphilis se serait déclarée après la formation d'un abcès au niveau de la piqûre; mais un fait très curieux suivi avec soin par Tarnier montre que le lait d'une femme syphilitique donné à un enfant qui est sain, ne lui communique pas la syphilis. Voici ce fait auquel nous avons fait déjà allusion (voyez Tome I, p. 867).

Une femme saine accouche d'un enfant bien portant qu'elle allaite avec succès. Peu de temps après, une de ses voisines accouche d'un enfant atteint de syphilis, et comme elle n'a pas de lait, la première femme, mue par un sentiment très honorable de charité, allaite cet enfant malade en même temps que le sien; mais elle prend le soin de donner toujours l'un des seins à son propre enfant, tandis que l'autre sein est exclusivement réservé au nourisson d'emprunt. Bientôt sur l'aréole du sein teté par le petit malade se montre une ulcération syphilitique, suivie de roséole. Cette femme vint à la consultation de la Maternité et fut soumise à un traitement spécifique. Elle guérit rapidement et son enfant ne fut pas contaminé. Tarnier l'a revue plusieurs fois pendant le traitement et après la guérison.

Si le lait lui-même ne transmet pas la syphilis à l'enfant, il ne faut pas oublier que ce dernier peut contracter la vérole de plusieurs autres manières, notamment lorsque le mamelon est malade ; les faits de nourrices prenant la syphilis d'un nourrisson et la communiquant ensuite à leur propre enfant sont malheureusement trop nombreux.

Mère saine. — Enfant syphilitique. — Si la mère étant saine ou paraissant saine, l'enfant naît ou devient syphilitique par hérédité, quelle conduite faut-il tenir? Les exemples de ce genre sont rares, on en a cependant signalé quelques-uns. Quelque étrange que cela paraisse, la mère peut allaiter son enfant sans courir de risques, car il ne lui communiquera pas la syphilis; c'est ce qu'on a désigné sous le nom de *loi de Colles* du nom de l'auteur anglais qui l'a signalée en 1837. Hutchinson a émis à ce propos une théorie qui offre un grand intérêt, surtout en présence des opinions qui règnent à l'époque actuelle sur les vaccinations. La loi de Colles ne peut être expliquée que si on accepte l'infection de la mère : comme on n'en trouve aucun symptôme, il faut donc admettre, pense Hutchinson, que la syphilis est chez la mère une syphilis d'une nature particulière, une syphilis mitigée, adoucie; elle ne se manifeste par aucun signe extérieur, mais elle a infecté l'organisme de la mère assez profondément pour le rendre réfractaire à une nouvelle contamination.

Traitement de l'enfant. — Lorsqu'un nouveau-né est syphilitique, on peut le traiter soit directement, soit indirectement ou par les deux procédés à la fois. Directement, en faisant des frictions avec l'onguent mercuriel, dont on emploie chaque fois une quantité ayant à peu près le volume d'un gros pois et en pratiquant ces frictions dans la région de l'aisselle, de l'aine ou sur la face interne des cuisses ; en lui faisant boire à petites doses de la liqueur de

Van Swieten, 20 gouttes par jour en quatre fois, c'est-à-dire 5 gouttes chaque fois, dans du lait ; plus tard en lui donnant 20 ou 30 centigrammes d'iodure de potassium par jour, en deux doses, ou du sirop de Gibert (un quart ou une demi-cuillerée à café par jour, en quatre ou cinq fois).

Indirectement, en administrant ces médicaments soit à la nourrice, soit à l'animal qui fournit le lait avec lequel on alimente l'enfant. Mais comme on ne sait pas encore exactement quelles sont les substances qui passent dans le lait et en quelle quantité on peut les y rencontrer, le traitement direct doit être préféré, surtout dans les cas graves.

Il n'est pas inutile de rappeler que l'enfant lui-même est souvent une cause de syphilis accidentelle ; il faut donc recommander aux personnes qui l'entourent d'éviter tout ce qui pourrait les exposer à la contagion.

Reste enfin le traitement préventif auquel on doit avoir recours dans certains cas : Une femme ayant eu plusieurs grossesses terminées par des fausses couches ou par l'expulsion d'enfants morts, si on trouve chez les parents ou seulement chez le père ou chez la mère des traces de syphilis, il ne faut pas hésiter à les soumettre l'un et l'autre à un traitement antisyphilitique. Si même on ne trouvait aucun signe de cette affection, soit parce qu'elle ne serait pas avouée, soit parce qu'elle aurait échappé aux parents eux-mêmes, on fera bien d'administrer quand même l'iodure de potassium. Cette médication a été un certain nombre de fois suivie de succès. (Voyez pour la stérilité, T. I, p. 174).

CHAPITRE IV

TROUBLES DE L'APPAREIL DIGESTIF

Pendant la grossesse, les troubles de la digestion sont nombreux, et le professeur Pajot les range sous les trois chefs suivants : exaltation, diminution, perversion. Nous avons déjà parlé (Tome I, p. 244) de l'augmentation de l'appétit chez les femmes enceintes ; ici nous étudierons successivement le ptyalisme, la gingivite, l'odontalgie, l'inappétence, les dégoûts, le pica, la soif exagérée, le pyrosis, les vomissements, la constipation, la diarrhée, les hernies, l'ictère, les coliques hépatiques.

ARTICLE PREMIER

PTYALISME ; GINGIVITE ; ODONTALGIE

Chez les femmes enceintes les organes qui entourent la cavité buccale présentent souvent des lésions ou des modifications parmi lesquelles nous avons déjà signalé les épulis (voyez page 7). Il nous reste à étudier le ptyalisme, la gingivite, l'odontalgie.

§ 1. — Ptyalisme.

Bibliographie. — MONTGOMERY. Signs and Symptoms of Pregnancy, 2ᵉ édition, p. 98. — T. SKINNER. Obstetrical Transactions, vol. IX, p. 117, 1868. — ARCHER FARR. Obstetr. Transactions of London, vol. XV, p. 222, 1874. — R. BARNES. Transactions of the American gynecological Society, vol. I, p. 145. — CHARPENTIER. Traité d'accouchements, tom. I, p. 658.

Tantôt le ptyalisme est simple, tantôt il fait partie des symptômes offerts par les femmes atteintes de vomissements graves (voyez chap. IV, art. III). Ici nous ne nous occuperons que de la première de ces deux variétés.

Le *ptyalisme simple* ou sécrétion salivaire exagérée peut survenir sans autre cause que la grossesse. C'est une maladie qui, sans être commune, n'est pas très rare ; mais comme elle n'a aucune gravité, on l'observe bien plus souvent dans la clientèle particulière que dans les hôpitaux.

Quand le ptyalisme est peu marqué, il se traduit seulement par quelques envies de cracher. Mais il n'en est pas toujours ainsi, et presque toujours les malades crachent ou bavent abondamment. — Montgomery raconte qu'il a soigné une dame qui imbibait de salive trois douzaines de mouchoirs par jour. L'écoulement de la salive hors de la bouche était continu, sauf pendant les repas et pendant une courte période de temps après qu'elle avait cessé de manger. La nuit, bien que la sécrétion fut moins abondante, cette dame était obligée de recouvrir son oreiller d'un drap. — Quelquefois les malades trouvant les mouchoirs insuffisants pour recevoir la salive, ont recours à des serviettes. — Barnes a connu une dame qui venait à sa consultation tenant à la main un vase d'une capacité d'un demi-litre environ, qu'elle remplissait plusieurs fois par jour. Tarnier a vu plusieurs faits du même genre dans lesquels les malades ne pouvaient faire une visite qu'un crachoir à la main ou dissimulé dans un foulard ou un petit sac.

Dans la plupart des cas, le ptyalisme ne survient qu'une fois chez la même femme, tantôt à la première grossesse, tantôt à l'une des grossesses suivantes. Cependant il peut se reproduire dans plusieurs grossesses successives ; nous en avons vu quelques exemples et Charpentier en rapporte un cas tiré de sa clientèle personnelle.

La salive excrétée n'a ni odeur ni saveur particulière ; elle n'est point acide ; les malades lui trouvent simplement un goût fade et éprouvent du dégoût ou ressentent des nausées, quand elles veulent s'astreindre à l'avaler.

Le ptyalisme débute ordinairement quelques jours ou quelques semaines après la fécondation, sa durée est très variable ; il cesse habituellement vers le quatrième mois de la grossesse, mais parfois il dure beaucoup plus longtemps et même jusqu'au terme de la gestation. Il disparaît alors brusquement, quelques heures après l'accouchement ou dans les deux ou trois jours qui suivent. Cependant on le voit quelquefois, bien que rarement, persister après la délivrance, pendant des semaines, des mois et même des années. La malade de Montgomery, qui avait eu de la salivation pendant plusieurs grossesses, n'en fut, à l'une d'elles, débarrassée que nombre de semaines après l'accouchement, alors que par un traitement tonique et le séjour à la campagne, elle eut rétabli sa santé générale. — Tarnier a vu la salivation continuer, chez une primipare pendant plus d'une année, chez une multipare pendant plus de deux années après l'accouchement. Dans ces deux derniers cas, un certain nombre de médecins avaient été consultés ; tous les traitements conseillés par eux avaient échoué, et la salivation disparut spontanément.

L'apparition du ptyalisme simple chez une femme jeune et bien portante, doit faire soupçonner une grossesse. Montgomery rapporte l'histoire d'une femme qui, atteinte de salivation, accusait son médecin de lui avoir fait prendre trop de calomel ; aucun des médecins qui la virent ne fit le diagnostic exact ; on finit cependant par reconnaître qu'elle était enceinte et contrairement à ce qu'elle croyait, elle n'avait pas pris de calomel. — Chez une dame qui n'avait pas eu d'enfants depuis plus de vingt ans, et qui se plaignait de disparition des règles et d'accidents nerveux, l'existence d'un ptyalisme simple permit à Tarnier d'établir le diagnostic de grossesse ; mais il s'agissait d'une grossesse tubaire, et au troisième mois la malade mourut d'une hémorrhagie interne produite par la rupture de la trompe.

Chez quelques femmes atteintes de métrite chronique accompagnée de dyspepsie, il existe un certain degré de salivation exagérée, mais pour ne pas confondre celle-ci avec le ptyalisme de la grossesse, il suffira d'examiner attentivement l'appareil génital. — Quant à la salivation avec stomatite mercurielle, les commémoratifs, l'état des gencives, la fétidité de l'haleine, permettront d'éviter toute erreur. — Nous ne croyons pas qu'une méprise ait eu lieu chez une femme soumise à un traitement par le jaborandi, mais il faut y songer.

Le ptyalisme des femmes enceintes n'a aucune gravité ; il constitue plutôt une incommodité fort désagréable qu'une maladie. Cependant, quand l'écoulement salivaire est très abondant et dure longtemps, il peut en résulter de mauvaises digestions et un certain degré d'affaiblissement général.

Traitement. — Souvent on a conseillé aux femmes atteintes de ptyalisme, de mettre dans leur bouche de petits morceaux de sucre candi, des pastilles de gomme ou de réglisse, de petits fragments de glace, et d'avaler leur salive. Mais bientôt le dégoût et des nausées surviennent et les femmes refusent de continuer l'emploi de ce traitement palliatif. — On a encore recommandé l'emploi des gargarismes astringents, à l'alun ou au chlorate de potasse; mais tous ces topiques sont inefficaces. — On peut employer l'atropine à la dose d'un milligramme en pilule, ou d'un demi-milligramme seulement en injection hypodermique. — Chez la multipare qui salivait encore deux ans après son accouchement et dont nous avons parlé plus haut, Tarnier constatant une notable hypertrophie de l'utérus, conseilla l'application de pointes de feu sur le col, dans l'espérance de modifier l'utérus et d'influencer par contre-coup la salivation. Plusieurs cautérisations furent faites sans aucune utilité.

Il est fort heureux que le ptyalisme de la grossesse disparaisse spontanément, car en réalité tous les traitements rationnels ou empiriques qui ont été employés, ont complètement échoué.

§ 2. — Gingivite.

Bibliographie. — A. et D. PINARD. Bulletin général de thérapeutique, t. XCII, p. 157, 1877. — DIDSBURY. Thèse de Paris, 1883. — CRUET. Le Progrès Médical, 1884, p. 768.

Pour A. et D. Pinard, les gencives chez un grand nombre de femmes enceintes sont le siège de phénomènes morbides plus ou moins accusés ; elles sont rouges, tuméfiées; la saillie du bord libre, de leur bord interdentaire surtout exagère l'aspect festonné normal et recouvre une partie de chaque dent. La moindre pression exercée au niveau de la tuméfaction détermine de petites hémorrhagies. Les dents peuvent même perdre leur solidité, devenir mobiles et être spontanément expulsées de leur loge alvéolaire. Pour ces auteurs qui ont observé dans un milieu hospitalier, la gingivite des femmes enceintes serait fréquente, car ils l'ont rencontrée 45 fois sur 75 femmes. Disdbury l'aurait, dans les mêmes conditions, notée dans la moitié des cas seulement (27 fois sur 50). Les grossesses antérieures et le mauvais état général paraissent jouer le plus grand rôle comme cause occasionnelle. Cette gingivite débute vers le quatrième mois, rarement plus tôt. Elle disparaît un ou deux mois après l'accouchement, surtout chez les femmes qui ne nourrissent pas ; elle peut persister chez les femmes qui allaitent.

Il faut, en commençant le traitement, nettoyer la bouche si cela est nécessaire et retirer le tartre qui est autour des dents. On peut faire des badigeonnages sur les gencives avec une solution d'iode plus ou moins concentrée ou avec du glycérolé de tannin. Le chlorate de potasse en lavage, à la dose de 8 grammes, pour 30 grammes de miel rosat et 200 grammes d'eau peut aussi être utile. Le traitement qui a le mieux réussi est le suivant : on nettoie d'abord la bouche en faisant usage d'un instrument dont l'extrémité enveloppée d'un bourrelet d'ouate sert de petite éponge ; puis on applique tous les jours ou tous les deux jours sur le bord libre et malade des gencives une solution composée par parties égales d'hydrate de chloral et d'alcoolat de cochléaria.

§ 3. — Odontalgie.

Bibliographie. — PLAYFAIR. Traité d'accouchements traduit par Vermeil, p. 244. — LINDNER. Archiv für Gynæk. Bd. XVI, p. 312. — E. KIRK.Centralb. f. Gynæk. 1880, p. 401. — SEWILL. Obstet. Gaz., Cincinnati, 1883, p. 87 et 88. — GALIPPE. Recherches sur les propriétés physiques et chimiques des dents. Paris, 1855, p. 21 et 29.

L'odontalgie est l'une des névralgies qui affecte le plus souvent les femmes enceintes. La douleur occupe habituellement la mâchoire inférieure, tantôt d'un seul côté, tantôt des deux côtés à la fois. On observe ordinairement l'odontalgie pendant la première moitié de la grossesse ; elle débute assez souvent peu de temps après la conception, dont elle est quelquefois le premier signe. Elle cesse communément du quatrième au sixième mois.

Dans tous les cas d'odontalgie il ne s'agit pas toujours et uniquement de névralgie, car parfois la carie dentaire est la cause de la douleur. Il faut donc examiner avec soin la cavité buccale afin de faire un diagnostic exact. La fréquence des altérations des dents pendant la grossesse s'expliquerait, suivant Kirk, par les emprunts qui sont faits à l'organisme maternel pour la formation du tissu osseux du fœtus, emprunts démontrés par les analyses de Donné (1) et de Barlemont (2). Galippe a démontré de son côté que la grossesse a pour effet de diminuer la densité des dents, c'est-à-dire de leur faire perdre une notable proportion de leurs éléments minéraux, de les rendre par conséquent plus aptes à la carie. Les femmes enceintes ont de plus la salivation fréquemment acide, ce qui constitue une nouvelle cause de carie qui s'ajoute à la précédente.

S'il y a névralgie, il faut s'assurer qu'il n'existe pas de constipation, dans ce cas on devrait commencer par la combattre à l'aide de purgatifs légers. Lindner recommande beaucoup l'emploi du chloral administré en potion le soir ; il réussirait bien, même à petites doses. Les opiacés peuvent aussi être donnés à l'intérieur. S'il y a des accès et des rémissions nettement marqués, s'il y a de véritables intermittences, l'emploi du sulfate de quinine à petites doses est indiqué.

Quand l'odontalgie reconnaît pour cause la carie dentaire, il faut conseiller d'avoir recours au pansement ou à l'oblitération définitive, bien que celle-ci ait été accusée de manquer de solidité quand elle est faite pendant la grossesse. La plupart des auteurs redoutent l'avulsion des dents pendant la gros-

____

(1) DONNÉ. Acad. des Sciences, 1844, t. XII, p. 954.
(2) BARLEMONT. Essais sur certaines modifications de la nutrition pendant la grossesse. Paris, 1870.

sesse, ils craignent les hémorrhagies buccales et même l'avortement. Playfair considère ces craintes comme exagérées et Lindner dit avoir bien souvent arraché des dents chez des femmes enceintes sans avoir jamais vu d'inconvénient en résulter.

ARTICLE II

INAPPÉTENCE. — DÉGOUT — PICA. — SOIF EXAGÉRÉE. — PYROSIS.

Bibliographie. — P. Dubois et Pajot. Traité des accouchements, p. 504. — Esterle cité par A. Corradi. Dell'Ostetricia in Italia, p. 931.

Les troubles de la digestion stomacale sont nombreux et se présentent sous des formes diverses.

Inappétence. Dégoût. Pica. — L'inappétence ou anorexie se manifeste surtout au début de la grossesse. Parfois, il s'y joint un dégoût très prononcé pour certains aliments, en particulier pour les viandes.

Dans d'autres cas, l'appétit devient bizarre, dépravé. « Beaucoup de femmes enceintes, disent les professeurs P. Dubois et Pajot, ressentent une vive appétence pour les aliments fortement épicés, les mets salés, saurés, les végétaux acides, les fruits verts, le vinaigre, certaines boissons alcooliques ou des produits alimentaires qui ne sont point du pays qu'elles habitent ou de la saison dans laquelle on se trouve.

« Quelques-unes sont sollicitées par un désir violent d'ingérer des substances qui se broient sous les dents avec plus ou moins de facilité, telles que grains de café, de poivre, sucre, etc., et même des matières qui ne sont point alimentaires, charbon, pierre tendre, craie, badigeon des murs, etc. (Pica, Malacia). » Nous avons connu une dame qui, tous les jours, mangeait un petit sac de farine pincée par pincée.

On peut essayer de stimuler l'appétit en faisant prendre quelques préparation amères (quassia amara, quinquina), ou quatre ou cinq gouttes de teinture de Baumé. Mais rien ne vaut l'exercice en plein air, surtout les promenades à pied avant le déjeuner et le dîner.

Soif exagérée. — On a cité quelques cas dans lesquels la soif était devenue vive et exagérée. Esterle a vu une femme enceinte de six mois ayant une soif telle qu'elle buvait douze à quinze litres d'eau pure par jour : l'appétit manquait complètement, il y avait de l'œdème des membres inférieurs et des grandes lèvres, ainsi que de l'ascite. Les urines étaient abondantes, il existait de la diarrhée. Dans une autre grossesse la même femme eut une soif semblable dont elle ne fut débarrassée qu'après l'accouchement. Dans chaque cas le fœtus déjà mort ou mourant fut expulsé au septième mois.

Pyrosis. — Parfois les femmes ont des aigreurs et du pyrosis, elles éprouvent une sensation de brûlure spéciale qui s'étend de l'œsophage jusqu'à l'estomac. Une alimentation composée surtout de laitage, d'œufs, de viandes blanches, de légumes et la suppression absolue du vin comme boisson peuvent amener la diminution ou la disparition du pyrosis ; on réussit quelquefois en faisant boire des eaux minérales alcalines, et principalement les eaux de Vichy ou de Vals prises par demi-verre un quart d'heure avant chaque repas et chaque fois que le pyrosis se manifeste, de jour ou de nuit. La magnésie, le bicarbonate de potasse, le sous-nitrate de bismuth, l'eau de chaux médicinale sont souvent utiles ; il en est de même du bicarbonate de soude qui, mélangé avec de l'eau de Seltz, est plus facilement pris. L'opium réussit aussi quelquefois très bien.

ARTICLE III

NAUSÉES ET VOMISSEMENTS

Les vomissements sont très fréquents chez les femmes enceintes ; mais il faut distinguer les vomissements simples des vomissements graves ou incoercibles.

§ 1. — Nausées et Vomissements simples.

Bibliographie. — MONTGOMERY. Signs and Symptoms of Pregnancy, 2ᵉ édition, p. 95. — Paul DUBOIS et PAJOT et les divers traités d'accouchements.

Parmi les troubles du tube digestif qu'on observe le plus communément pendant la grossesse, il faut signaler les nausées et les vomissements simples. Chez quelques femmes il n'existe que des nausées qui surviennent soit le matin, soit après le repas ; elles ne sont pas suivies d'efforts d'expulsion des substances contenues dans l'estomac, mais elles n'en mettent pas moins la femme dans un état désagréable et pénible. Ces nausées disparaissent en général vers le quatrième ou le cinquième mois.

Habituellement surviennent des vomissements ; mais ils ne faut pas croire qu'ils se produisent dans tous les cas, car Tarnier a constaté sur un grand nombre d'observations que la moitié des femmes environ en étaient exemptes. D'ailleurs les variétés individuelles sont ici extrêmement nombreuses : telle femme vomira une fois ou deux seulement pendant toute la durée de sa grossesse ; telle autre vomira plusieurs fois par jour.

Quand les vomissements ont lieu, ils se produisent le plus souvent le matin, lorsque la femme s'éveille et remue dans son lit, ou dès qu'elle quitte le décubitus horizontal. Ce sont alors des mucosités plus ou moins visqueuses qui sont rejetées, mucosités incolores ou contenant de la bile qui leur communique une teinte jaune verdâtre et une saveur amère ; parfois on y voit quelque stries de sang provenant de la rupture d'un vaisseau capillaire du pharynx causée par de violents efforts. D'autres fois c'est après les différents repas de la journée ou après l'un des repas seulement qu'ils apparaissent. Quelques femmes ressentent des nausées pendant le repas lui-même, elles quittent la table, rejettent les aliments qu'elles avaient pris et peuvent immédiatement se remettre à manger sans être exposées à vomir de nouveau. D'autres femmes ont, après le repas, des nausées qui persistent, et ce n'est qu'après plusieurs heures de souffrance qu'elles vomissent des aliments qui n'ont subi qu'un commencement de digestion ; parfois certains aliments sont seuls rejetés, les autres sont conservés.

Il est des malades qui vomissent toutes les fois que, dans l'intervalle des repas, une substance quelconque, solide ou liquide, est introduite dans l'estomac ; parfois même l'odeur des aliments suffit pour provoquer des nausées.

Tantôt les vomissements sont faciles, et ne font pas beaucoup souffrir la femme, tantôt au contraire l'état nauséeux qui les précède, les efforts qui les accompagnent sont très fatigants ; des douleurs au niveau de la région épigastrique et des douleurs abdominales persistent parfois pendant quelque temps.

Les nausées et les vomissements des femmes enceintes peuvent apparaître dès les premiers jours de la grossesse, quelquefois ils surviendraient immédiatement après la conception. Une malade citée par Montgomery se maria le lundi, les vomissements commencèrent le samedi et l'époque de l'accouchement vint confirmer l'opinion qu'elle était devenue enceinte immédiatement après son mariage. Le plus souvent ils apparaissent à la fin du premier mois, au moment où la première époque des règles fait défaut ; mais ils peuvent ne se produire que plus tard, au deuxième, au troisième ou au quatrième mois ; en général ils durent six semaines, deux mois, quelquefois davantage, mais il est rare qu'ils persistent pendant toute la gestation, le plus ordinairement les femmes en sont débarrassées au commencement du quatrième mois. Quelquefois ils diminuent peu à peu, d'autres fois ils cessent brusquement sans cause connue ou bien à la suite d'une émotion morale vive ou d'une indisposition. Chez quelques personnes ils reparaissent dans les derniers temps de la grossesse ; on les attribue alors à une cause mécanique, à la pression de l'estomac par le globe utérin remontant jusqu'à la région épigastrique, mais rien n'est moins démontré.

Bien des causes ont été invoquées pour expliquer ces nausées et ces vomissements, telles sont la pression centrifuge subie par le corps de l'utérus qui se laisse difficilement distendré, l'existence de flexions à l'union du col avec le corps de l'utérus, les ulcérations sur le col, etc. Aucune d'elles ne saurait être satisfaisante pour tous les cas, on est donc en droit d'invoquer les sympathies étroites qui existent entre l'utérus et l'estomac, ainsi qu'on l'observe souvent dans les maladies de l'utérus, et tout le monde sait que chez quelques femmes le toucher vaginal provoque des nausées. Du reste ces vomissements ne se reproduisent pas fatalement dans des grossesses successives ; quelquefois ce n'est qu'à la seconde ou à la troisième gestation qu'ils surviennent, ou s'ils avaient existé après une première fécondation ils peuvent ne point reparaître pendant le cours des grossesses suivantes.

Les vomissements simples n'altèrent habituellement pas la santé générale ; il est même surprenant de voir des femmes qui, ayant des nausées et des vomissements continuels et semblant ne conserver que peu d'aliments, arrivent à terme sans encombre et mettent au monde des enfants vivants et bien développés.

Traitement. — On trouvera au paragraphe suivant la liste de la plupart des médicaments employés pour combattre les vomissements incoercibles ; en parcourant cette liste et en choisissant les plus usités de ces médicaments on aura tous les renseignements nécessaires pour instituer le traitement des vomissements simples que nous venons de décrire.

§ 2. — Vomissements graves ou incoercibles.

Bibliographie. — PIPELET. Mémoires de l'Académie de chir., 1768, t. IV, 1re partie. p. 191. — DANCE. Archives générales de médecine, 1827, t. XIX, p. 245. — P. DUBOIS. Leçons résumées par LABORIE. Union médicale, 1848, p. 465. — BENNETT. Traité de l'inflammation de l'utérus, trad. p. ARAN, 1850, p. 145. — P. DUBOIS. Bulletins de l'Académie de médecine, 1852, t. XVII, p. 468, 493, 557 et suiv. — CLERTAN. Journal des médecins praticiens, 1853, t. XXIV, p. 267. — TROUSSEAU. Courrier médical, 1854. — BRIAU. Gazette hebdomadaire, 1856, 18 juillet, p. 514 et 515. — CLAY. Gazette hebdomadaire, 1857, p. 812. — ULRICH. Monatschr. f. Geburstk., 1858, Bd. XI, p. 92. — DEPAUL. De l'oblitération complète du col de l'utérus. Paris, 1860, p. 8. — GUÉNIOT. Thèse d'agrég. Paris, 1863. — ANQUETIN. Revue médicale, 1865, t. II, p. 205 et suiv. — GIORDANO. Union médicale, 1865, 2e série, t. XXVII et XXVIII. — CAZEAUX. Traité d'accouchement, 1870, 8e édition, p. 460 et TARNIER. Ibid., p. 463. — GRAILY HEWITT. Obstetrical Transactions, vol. XIII, p. 103, 1871. — GIMBERT (de Cannes). Bulletin général de thérapeutique, t. LXXXI, p. 461, 1871. — SIMPSON. Selected Obstetrical Works, 1871, p. 95. — S. IFFLA. Bulletin général de thérapeutique, 1871, t. LXXXI, p. 526. — MUNRO. Glasgow medical Journal, Aug. 1872. — MC CLINTOCK. Obstetrical Journ. of London, 1873, vol. I, p. 12, à 138, et Dublin Journ. of medical Sc., mai 1873. — SIMMONS. London medical Record. june 1, 1874. — FÉRÉOL. Annales de gynéc., 1874, t. I, p. 174 à 183. — GUBLER. Bulletin génér. de thérapeutique, 1874, t. LXXXVII, p. 358. — COPEMAN. British med. Journ., 15 m: i 1875. — W. L. RICHARDSON. Amer. gynec. Transactions, 1877, t. I, p. 246 à 254. — DUBOUÉ. Archives de tocologie, 1877, t. IV, p. 513. — SEMMOLA. Gaz. méd. Ital.-Lomb. n° 6, 1878. — LUBELSKI. Bullet. Acad. méd. Belg., t. XII, p. 76, 1878. — DUJARDIN-BEAUMETZ. Bullet. gén. de thérapeutique, 1878, t. ICIV, p. 332. — H. F. CAMPBELL. Amer. gynec. Transactions, 1878, vol. III, p. 268 à 298. — MC LEAN FORMAN. New-York med. Journ., 1878, t. XXVIII, p. 173. — COPEMAN. British med. Journ., 28 sept. 1878, p. 460. — MARCOU. Th. de Paris, 1878. — MURILLO. London med. Record, 15 février 1878. — DUKES. British med. Journ., 23 février, 1878. — PINARD, Annales de gynéc., 1880, t. XIII, p. 980. — CONRAD. Corresp. Blatt f. Schweizer Aerzte, 1879, n° 23, p. 716. — WELPONER. Wiener medic. Wochensch., 1880, n° 21. — BOEHM. Allgem. Wiener med. Zeitung, 1881. p. 7. — BAILLY. Arch. de tocologie, 1881, p. 39. — STOCKER. Corr. Blatt. f. Schweiz. Ærzte, 1881, p. 526. — AHLFELD. Arch. f. Gyn., Bd XVIII, p. 310. — GRAILY HEWITT. The Diseases of Women, 4e édition, 1882, p. 353 et suiv. — W. S. LUSK. Midwifery, 1882. p. 119. — HORWITZ. Zeitsch. f. Geb. und. Gyn., 1883, Bd IX, p. 110. — CALDERINI. Osservatore, Gaz. delle Cliniche, 1882. — MATTHEWS DUNCAN. St-Barthol. Hosp. Rep., 1883, p. 121 à 126. — WASSILY SUTUGIN (de St-Pétersbourg). Hyperemesis Gravidarum, brochure. Berlin 1883. — W.-J. BROCK. Glasgow med. Journ, march 1883. —. FISCHEL Prag. med.

Wochen, nᵒˢ 3 et 4, 1884.—WEISS, Prag. med. Wochensch, 1884, nᵒ 51.— GRAILY HEWITT. Trans. of the Obstet. Society of London, vol. XXVI, p. 273 à 324, 1885 — CHARPENTIER. Arch. de Tocologie, p. 498 à 518, 1885.

Dans quelques cas, les vomissements au lieu d'être simples et de rester dans les limites que nous venons de décrire dans le paragraphe précédent, deviennent si fréquents, se montrent si tenaces, qu'ils acquièrent une gravité toute particulière et qu'ils peuvent déterminer la mort. Ils reçoivent alors le nom de *vomissements graves* ou *incoercibles*.

Ces vomissements n'ont été, en réalité, bien étudiés que depuis les leçons de Paul Dubois publiées partiellement par Laborie en 1848, et depuis la discussion qui eut lieu, en 1852, à l'Académie de médecine de Paris, à propos de l'avortement provoqué.

Symptômes. — Les symptômes de cette maladie ont une évolution particulière et présentent trois périodes distinctes qui ont été très bien précisées par Paul Dubois. La première période est caractérisée par un amaigrissement considérable ; la seconde, par la fièvre ; la troisième, par des accidents cérébraux et la mort.

A. — *Première période.* — *Amaigrissement.* — Le début des vomissements incoercibles est rarement tout à fait brusque. Presque toujours ils succèdent d'une manière insensible aux vomissements simples et il est souvent difficile de dire à quel moment ceux-ci finissent et ceux-là commencent.

L'époque à laquelle ils se manifestent est très variable. En général ils débutent dans les premiers mois de la grossesse, mais parfois aussi dans la deuxième moitié de la gestation. Sur 43 cas relevés dans la thèse de M. Guéniot, neuf fois les vomissements se manifestèrent dès les premières semaines de la grossesse, 15 fois au bout du premier mois, 9 fois de 1 à 2 mois, 5 fois de 2 à 3 mois, 1 fois de 3 à 4 mois, 2 fois de 4 à 5 mois, et enfin 2 fois de 6 à 7 mois. Mais le début indiqué dans les chiffres précédents est celui des premiers vomissements, c'est-à-dire des vomissements encore à la période de bénignité. Quant à l'époque où se manifeste la transition des vomissements simples en vomissements graves, nous allons voir qu'il est souvent impossible de la préciser.

En effet, les vomissements incoercibles ne présentent d'abord par eux-mêmes rien de bien caractéristique. Toutefois, ils se répètent avec une persistance et une fréquence telles que la nutrition est bientôt compromise. Tantôt il surviennent immédiatement après l'ingestion des aliments, d'une boisson quelconque, même d'une petite quantité d'eau ; tantôt ces substances séjournent un certain temps dans l'estomac avant leur expulsion. Dans certains cas les aliments et les boissons sont vomis en totalité ; d'autres fois une certaine partie des matières ingérées est tolérée et digérée, tandis que le reste est rejeté. Ce sont là des nuances dont il faut tenir compte, car elles ont de l'influence sur la marche plus ou moins rapide de la maladie.

Les matières vomies sont constituées par des mucosités, des glaires, de la bile ou des aliments, suivant que l'estomac était plein ou vide. Ces matières sont le plus souvent très acides et quelquefois mêlées de filets de sang. Ajoutons à ces symptômes un dégoût, une aversion des plus prononcées pour toute espèce d'aliments ; c'est une répugnance tellement invincible que rien ne peut la surmonter.

Bientôt apparaissent les phénomènes graves qui proviennent du manque de nutrition : affaiblissement, altération des traits, amaigrissement notable. Une femme pesée par Budin à la Clinique diminua de 6,250 grammes en 21 jours. En même temps, les urines deviennent rares, de couleur foncée, et présentent une odeur forte. Certains phénomènes accessoires peuvent encore compliquer la situation, le ptyalisme, par exemple, avec fréquents crachotements d'une salive visqueuse, qui a quelquefois une saveur tantôt fade, tantôt acide ou nauséabonde. Ce ptyalisme est relaté dans plusieurs des observations qui ont été publiées et nous l'avons observé nous-mêmes un certain nombre de fois.

La première période est caractérisée par l'amaigrissement ; elle ne s'accompagne pas de fièvre. A peine observe-t-on un peu d'accélération du pouls le soir et un peu de sueur pendant la nuit ; c'est là un fait qui mérite d'attirer l'attention, car cette accélération constitue le trait dominant de la deuxième période.

B. — *Deuxième période.* — *Fièvre.* — Les phénomènes observés pendant la première période deviennent plus graves ; les vomissements sont plus fréquents et plus violents ; l'amaigrissement fait de nouveaux progrès et devient effrayant ; la peau est terreuse ; les traits sont altérés et les yeux excavés ; les malades sont tellement affaiblies qu'elles ne quittent plus leur lit. Bientôt la bouche se sèche, la muqueuse rougit et les dents sont parfois fuligineuses. Une soif vive se déclare. Quelquefois l'haleine prend un caractère d'acidité et de fétidité. Cette acidité et cette fétidité, dit Chomel, sont telles qu'on en est frappé en entrant dans la chambre de la malade. Il est rare, en réalité, de rencontrer cette odeur ; mais on l'observe dans les cas où il existe simultanément de la stomatite, surtout si celle-ci est ulcéro-membraneuse ou gangréneuse. Tel est le tableau des accidents observés lorsque la deuxième période est très avancée.

En même temps, et cela est très important, le pouls devient fréquent et bat de 100 à 140 fois par minute ; aussi cette période est, dit-on, caractérisée par de la fièvre. Mais cette expression est-elle irréprochable ? Elle l'était du temps de Paul Dubois où la thermométrie n'était pas employée. Des observations récentes, celles de Sutugin, en particulier, montrent qu'il n'y a pas ou qu'il n'y a que peu d'élévation de température ; chez une femme, vue par Budin à la Clinique et chez laquelle le professeur Depaul provoqua l'avortement, la température ne dépassa jamais 37° 5. Souvent la respiration s'accélère, il y a de 28 à 36 respirations par minute. (Sutugin, Horwitz.)

Sutugin en 1878, dans un travail publié en russe, a le premier appelé l'attention sur des modifications très intéressantes qui existent du côté de l'excrétion urinaire. La quantité d'urine diminue d'une manière notable et arrive dans certains cas à n'être que de 240 centimètres cubes par jour. Cette urine est acide, concentrée et répand une mauvaise odeur ; on y trouve de l'albumine et des cylindres ; lorsqu'on la chauffe, on voit parfois l'albumine se prendre en gelée, formant une sorte de caillot. Si l'état de la malade vient à s'améliorer, la quantité d'urine augmente progressivement, l'albumine et les cylindres diminuent. Il y aurait donc, entre l'état général et les modifications de l'urine un rapport très net. Pour Sutugin, la présence de l'albumine et des cylindres dans l'urine n'aggraverait pas le pronostic, car ils disparaissent au fur et à mesure que l'alimentation devient possible. Il y aurait donc, et c'est là un parallèle que Sutugin a cherché à poursuivre, une grande analogie entre les symptômes qui existent chez les femmes qui ont des vomissements incoercibles et ceux qui ont été observés sur les animaux chez lesquels on étudiait l'inanition.

On ne trouve pas toujours réunis tous les symptômes que nous venons de retracer dans ce tableau descriptif ; en effet, quelques-uns d'entre eux peuvent ou manquer ou n'être que peu accusés, mais jamais l'accélération caractéristique du pouls ne fait défaut.

C. — *Troisième période. — Accidents cérébraux. — Mort.* — Ici les phénomènes se transforment. Bientôt, en effet, on observe des syncopes et divers accidents cérébraux. La voix s'altère, le malade éprouve des troubles de la vue, de l'ouïe, ou se plaint de douleurs névralgiques parfois intolérables ; des hallucinations se produisent et, dans plusieurs cas, nous avons vu se manifester un léger strabisme. Puis on voit apparaître du délire et du coma. Survient enfin la mort. Ici encore on constate des symptômes analogues à ceux qui ont été observés lorsqu'il y a mort par inanition.

Pendant que les phénomènes nerveux apparaissent, presque toujours les vomissements diminuent ou cessent complètement. Quelques malades tolèrent alors une certaine quantité d'aliments ou de boisson sans paraître en être incommodées. Ce changement est très remarqué par les membres de la famille et les comble de joie, mais ce n'est là qu'un calme trompeur et le médecin expérimenté doit savoir que c'est le prélude de la mort. Afin de ne pas se laisser induire en erreur par ce mieux apparent, on remarquera qu'indépendamment du développement des accidents nerveux, que le pouls bat souvent de 120 à 140 fois par minute.

Mais que devient la température ? Nous avons dit que les symptômes généraux qui accompagnent les vomissements incoercibles ressemblent beaucoup à ceux qu'on observe dans les cas de mort par inanition. Or, dans trois faits recueillis par Hanot (1), et dans lesquels il s'agissait de cancer de l'estomac avec mort par une véritable inanition, cet auteur a noté dans la période ultime de la maladie, un notable abaissement de température. N'en serait-il pas de même dans les vomissements incoercibles ?

D. — *Complications.* — Parmi les complications qui peuvent aggraver encore la maladie, il faut noter le muguet, la diarrhée et l'ictère que nous

(1) Hanot. Le Progrès médical. Paris, 1875, p. 6.

avons observés plusieurs fois et que nous décrirons plus loin. (Voyez articles IV et V.)

Marche. Durée. Terminaison. — Les vomissements graves ont une marche irrégulière ; ils présentent souvent des rémissions plus ou moins complètes. Tantôt ces rémissions sont en quelque sorte spontanées, tantôt elles se produisent à la suite de circonstances presque insignifiantes. Un changement d'habitudes, un voyage, le choix d'un nouvel aliment, l'emploi d'un nouveau médicament, et nombre d'autres éventualités semblables, au milieu desquelles il faut placer au premier rang les émotions morales, suffisent quelquefois à amener une amélioration momentanée ou même la rémission passagère des accidents. De là des espérances qui, malheureusement, sont presque toujours déçues par le retour plus ou moins rapide de la maladie. Cependant, dans quelques cas, l'amélioration s'affirme et la guérison est définitive. Cette guérison peut se produire progressivement, mais elle survient quelquefois brusquement, inopinément, sans cause appréciable ou sous une influence peu importante en apparence. En voici un exemple raconté par P. Dubois (juin 1849) et rapporté par Cazeaux : « Une jeune dame allemande, enceinte de deux mois et demi, n'avait pas cessé, depuis la première quinzaine de sa grossesse, d'être tourmentée par les vomissements les plus opiniâtres. Depuis six semaines surtout, cette malheureuse vomissait à chaque instant, et la moindre cuillerée de liquide sollicitait les contractions les plus énergiques de l'estomac. Elle était d'une maigreur et d'une faiblesse excessives, avait une haleine d'une fétidité repoussante ; en un mot, elle offrait des symptômes si graves, que M. Dubois, appelé en consultation, voulut avoir encore l'avis de M. Chomel. Tous deux portèrent un pronostic désespéré, et quittèrent la malade en pensant qu'elle n'avait plus que quelques jours à vivre. Quelques lotions froides furent seulement conseillées ; mais le médecin ordinaire, effrayé de sa faiblesse extrême, se contenta de quelques légères aspersions. Le surlendemain de la consultation, la malade fut prise de dévoiement très intense, et, à partir de ce moment, les vomissements cessèrent pour ne plus se reproduire. A dater de ce moment, la pauvre agonisante put prendre et garder quelques aliments ; leur quantité, augmentée peu à peu, rétablit promptement ses forces, et cette femme, après avoir été si près d'une mort que deux hommes aussi expérimentés avaient crue inévitable, jouit aujourd'hui d'une santé parfaite et touche au mi-terme d'une grossesse dont tout fait espérer l'heureuse terminaison ». (Cazeaux, huitième édition, p. 470.)

Dans le fait précédent, la guérison est survenue sans autre cause appréciable qu'une diarrhée spontanée; d'autres fois elle se produit après une émotion morale. « J'en ai, écrit encore Cazeaux, observé un exemple remarquable : Une jeune dame, enceinte de deux mois et demi, était depuis trois semaines tourmentée par des vomissements tellement opiniâtres qu'elle ne pouvait, disait-elle, rien garder et que la moindre gorgée de liquide les provoquait. Plusieurs moyens avaient été employés sans succès. Tout à coup, son mari tombe malade, et sa vie est en quelques heures gravement compromise par tous les symptômes d'un étranglement intestinal. A dater de ce moment, les vomissements de la jeune femme cessèrent, et depuis elle n'a plus éprouvé le moindre trouble dans les fonctions digestives.» (Cazeaux, huitième édition, p. 460.)

D'autres fois, enfin, la guérison coïncide avec l'apparition d'une maladie intercurrente. Trousseau a vu les vomissements incoercibles arrêtés par une variole. — Dans une observation publiée par Mc Lean Forman, la disparition des vomissements coïncida avec le développement d'une parotidite aiguë à laquelle du reste la femme succomba sept jours plus tard.

La mort du produit de conception ou son expulsion prématurée amène ordinairement la cessation des accidents, et les malades guérissent. Paul Dubois a cité un certain nombre de faits de ce genre. Cependant quelquefois les vomissements continuent après la mort du fœtus et même après son expulsion par avortement ou par accouchement prématuré, et les femmes succombent. Il ne faut pas l'oublier quand il s'agit d'établir le pronostic.

La marche ordinaire de cette maladie est progressive, quoique lente, et la durée de chacune des deux premières périodes est si variable, qu'il est le plus souvent impossible de la préciser. Quant à la troisième période elle est relativement courte, les femmes meurent au bout de quelques jours ou d'une semaine.

La terminaison est souvent fatale et survient après deux ou trois mois : si dans les cas réunis par M. Guéniot on prend ceux où l'on n'est pas intervenu pour provoquer l'avortement ou l'accouchement prématuré, on voit que sur 86 femmes, 51 ont guéri, et 35 ont succombé. Les vomissements incoercibles abandonnés à eux-mêmes ou traités seulement par les moyens médicaux sont donc très graves. L'existence de certaines complications ou d'états pathologiques antérieurs contribue du reste parfois à cette gravité : nous avons indiqué déjà le ptyalisme, la stomatite ulcéro-membraneuse, il faut y ajouter le muguet, la diarrhée, l'ictère, l'albuminurie, la tuberculose pulmonaire, etc., qui constituent pour les malades de nouvelles causes d'affaiblissement.

Lorsque la guérison survient, tantôt la grossesse continue son cours (31 fois sur 51, Guéniot) ; tantôt, au contraire, il y a d'abord expulsion spontanée du produit de conception, puis guérison (20 fois sur 51).

Causes. Anatomie pathologique. — Les vomissements incoercibles se montrent aussi bien chez les multipares que chez les primipares. Il est rare qu'ils se reproduisent plusieurs fois chez la même femme ; cependant Tarnier en a vu deux exemples : dans le premier, une dame, déjà mère de plusieurs enfants, eut deux grossesses avec vomissements incoercibles qui ne se terminèrent que par l'avortement provoqué ; dans le second, il s'agissait d'une russe qu'on fit avorter dans quatre grossesses successives pour remédier à des vomissements incoercibles des plus graves.

Tantôt ils se produisent pendant une grossesse simple, tantôt pendant une grossesse gémellaire.

Malgré la publication d'un assez grand nombre de faits de vomissements incoercibles, on est encore bien peu fixé sur les causes précises qui peuvent déterminer leur apparition. La cause générale prédisposante qui domine toutes les autres est évidemment la grossesse, mais on a pensé qu'il pouvait exister en outre des causes efficientes ayant une action plus directement appréciable. Parmi ces causes il faut noter la constipation dont on ne tient pas toujours un compte suffisant ; on doit encore y ranger la distension et les déplacements de l'utérus, ou les altérations pathologiques de cet organe et de ses annexes, enfin toutes les affections pouvant amener par elles-mêmes des vomissements. La grossesse coïncidant avec ces divers états morbides donnerait à ces vomissements le caractère incoercible.

Mc Clintock insiste beaucoup sur la distension exagérée que subissent les fibres nerveuses de l'utérus ; il rappelle plusieurs observations où la simple ponction des membranes et l'écoulement du liquide amniotique a suffi pour amener la cessation de vomissements, bien que l'expulsion de l'œuf n'ait eu lieu qu'un certain nombre de jours plus tard. Mais voici un autre fait qui peut jeter quelques doutes sur l'opinion de Mc Clintock : chez une multipare dont nous avons déjà parlé plus haut et qui, pour la quatrième fois, était atteinte de vomissements incoercibles dans quatre grossesses successives, Tarnier se décida à provoquer l'avortement au deuxième mois de la gestation. Un petit ballon de caoutchouc fut introduit dans l'utérus ; pendant son introduction il s'écoula une cuillerée de sang, mais les membranes ne furent pas perforées et cependant les vomissements cessèrent instantanément, car l'opération était à peine terminée que la malade demandait un verre de lait qu'elle pouvait digérer, alors que dans les jours précédents, tous les aliments et toutes les boissons étaient immédiatement rejetés. L'avortement se fit quelques jours après.

Cazeaux a beaucoup insisté sur l'influence possible de la rétroversion et de l'antéversion ; il rapporte, à ce propos, une observation de Briau dans laquelle les vomissements disparurent après la réduction d'une rétroversion. Pour Graily Hewitt les vomissements graves apparaîtraient surtout lorsqu'il existe des flexions de l'utérus : la compression subie par les filets nerveux au lieu même de la flexion serait la cause des nausées et des vomissements : il rappelle en faveur de son opinion les cas d'antéflexion d'Ulrich et de Munro. En même temps que l'antéflexion signalée par Cazeaux et dont Tarnier a plusieurs fois constaté l'existence, ce dernier a aussi trouvé une sorte de tension ou plutôt de contracture qui envahit le fond du vagin et les ligaments larges, si bien que l'utérus est absolument immobilisé dans sa direction vicieuse.

Tout récemment, devant la Société obstétricale de Londres, Graily Hewitt est revenu, en la complétant, sur l'opinion qu'il avait déjà exprimée. Pour lui, les vomissements incoercibles sont dûs à ce que certaines causes s'opposent à l'expansion de l'utérus gravide ; ces causes seraient au nombre de deux : 1° l'incarcération de l'utérus, suite d'une flexion ou d'une version de l'organe ; 2° la dureté ou la rigidité de l'orifice interne ou du col de l'utérus. Dans la longue discussion qui a suivi, les membres de la Société ont combattu sa manière de voir.

Bennett a invoqué l'existence d'ulcérations au niveau du col de l'utérus : dans un fait rapporté par Clay la sensibilité du col était telle que, s'il était

atteint par le doigt qui pratiquait le toucher vaginal, des vomissements survenaient immédiatement. Horwitz a signalé dans un cas la coïncidence d'une
inflammation étendue du tissu cellulaire péri-utérin et dans un autre l'existence d'une grossesse extra-utérine.

Dance aurait trouvé du pus entre le placenta et l'utérus, et des concrétions
pseudo-membraneuses à la surface externe des membranes de l'œuf; Chomel aurait également noté dans un cas des plaques de pus concret disséminées en plusieurs points sur la face externe de la caduque ; mais ces deux
derniers faits peuvent être mis en doute quant à la nature de ce qui a été pris
pour du pus.

Dans bon nombre d'autopsies, on n'a rien trouvé d'anormal du côté des
organes génitaux, mais il existait dans le tube digestif ou dans d'autres
appareils des altérations qui pouvaient être considérées comme le point de
départ des vomissements ; signalons du côté de l'estomac : des inflammations phlegmoneuses (Horwitz), du ramollissement, des ulcérations, des tumeurs cancéreuses ou hypertrophiques (Depaul, Féréol, Ahlfeld et une observation inédite de Tarnier). Citons encore : les hernies épigastriques ou autres
(Pipelet) ; la présence de calculs dans la vésicule biliaire, le cancer du foie
(Horrocks) ; la péritonite tuberculeuse (Cazeaux) ou cancéreuse, etc.

Aussi, ne peut-on en réalité décrire l'anatomie pathologique des vomissements incoercibles : si l'on trouve dans quelques cas de véritables altérations
dans certains organes, ces altérations n'ont rien de constant. Souvent, on
ne constate aucune lésion, c'est ce qui est arrivé chez une femme morte,
à la Pitié, dont Tarnier a fait l'autopsie avec le plus grand soin : les organes
génitaux, l'encéphale, tous les visères abdominaux et thoraciques étaient
parfaitement sains.

Diagnostic. — Le diagnostic des vomissements incoercibles comprend
l'étude de plusieurs points : Une femme étant prise de vomissements que rien
ne peut calmer, ces vomissements sont-ils dûs à l'existence d'une grossesse ?
En effet, chez une femme atteinte d'un kyste de l'ovaire, Boehm a observé
des vomissements incoercibles semblables à ceux qui existent parfois pendant
la grossesse ; on ponctionna le kyste et les vomissements cessèrent. La constatation des signes de la grossesse, la disparition des règles, les modifications
du côté des seins, l'augmentation du corps de l'utérus, etc., permettront d'arriver au diagnostic.

Les vomissements ont-ils les caractères des vomissements simples de la
grossesse ou s'agit-il de la première période des vomissements graves ? Cette
question est souvent très embarrassante, quelquefois insoluble ; pour y
répondre, il faut savoir attendre qu'on soit éclairé par la marche de la maladie.
Souvent, nous avons été appelés en consultation pour des faits semblables, dans
lesquels le diagnostic des vomissements incoercibles avait été porté et dans
lesquels on nous pressait de provoquer l'avortement, alors qu'il s'agissait de
vomissements simples. Mais ceux-ci sont quelquefois si fréquents et si fatigants que les malades maigrissent notablement et se laissent aller au désespoir
d'autant plus facilement, qu'autour d'elles, les membres de la famille sont affolés.

En interrogeant avec soin les malades, en multipliant et en précisant les questions qu'on leur adresse, on finit par apprendre, ou que l'un des repas de la journée est toléré, alors que tous les autres sont rejetés, ou que les vomissements quoique très fréquents et survenant après chaque repas sont partiels en ce sens qu'une notable partie des matières ingérées n'est pas vomie. D'ailleurs, dans ces cas, l'amaigrissement quoique évident n'est pas considérable et le pouls reste normal. On devra donc faire patienter les malades en leur persuadant qu'il s'agit de vomissements simples, sauf à revenir plus tard sur ce diagnostic. Mais si l'amaigrissement fait de nouveaux progrès, si tous les aliments sont rejetés, ou si l'estomac n'en garde seulement qu'une partie insignifiante, on portera le diagnostic de vomissements graves.

A la seconde période, le diagnostic est plus facile. Les malades, en effet, sont très amaigries, très affaiblies, et ne quittent guère leur lit. De plus, le pouls devient fréquent et en quelque sorte caractéristique.

Quant à la troisième période, son diagnostic sera relativement facile, si l'on note bien les accidents nerveux et si l'on ne se laisse pas tromper par l'amélioration apparente qui résulte de la diminution ou de l'arrêt des vomissements.

Quand le diagnostic n'est pas douteux, il faut encore rechercher si les vomissements ne sont pas dus à une autre cause que la grossesse elle-même, à des altérations de l'utérus, de l'estomac, et particulièrement à un cancer, à des lésions de l'intestin, du foie, du péritoine, de l'encéphale, etc. La grossesse ne viendrait alors que donner pour ainsi dire un coup de fouet à ces vomissements et les rendre plus graves ou incoercibles.

Il faut enfin bien établir le diagnostic de la période à laquelle ces vomissements sont arrivés, car ce diagnostic est important pour permettre de bien régler la conduite à tenir.

Pronostic. — Le pronostic des vomissements incoercibles est grave. Sur 118 faits rassemblés par M. Guéniot, 72 fois la maladie s'est terminée par la guérison et 46 fois par la mort. Ces faits se répartissent de la façon suivante:

Guérisons

Dans des cas tous très graves et après un traitement extrêmement variable.	31
A la suite de l'avortement spontané, dans des cas également tous très graves.	20
Après avortement ou accouchement provoqué dans des cas plus ou moins désespérés.	21

Morts

Sans avortement.	28
Après avortement ou accouchement prématuré spontané.	7
Après avortement provoqué.	11

Il est vrai de dire que, dans ce tableau de mortalité, M. Guéniot a réuni toutes les observations qu'il a pu rassembler, et parmi elles il s'en trouve quelques-unes où la mort a été produite évidemment par une maladie autre que les vomissements incoercibles proprement dits.

Les vomissements incoercibles sont graves dès leur première période, car malgré tous les traitements employés, malgré l'avortement, nul ne peut savoir s'ils pourront être arrêtés d'une manière certaine. Il est cependant sans exemple que la mort soit survenue dans cette période.

Le pronostic devient beaucoup plus grave quand les vomissements sont arrivés à la deuxième période. La mort, il est vrai, survient rarement dans cette période ; cependant Tarnier l'a observée chez deux femmes très affaiblies, qui succombèrent sans avoir présenté ni fétidité de l'haleine, ni accidents cérébraux; ce sont là des cas très exceptionnels assurément, mais il faut néanmoins en tenir compte. Ce qui fait surtout la gravité de cette période, c'est qu'elle constitue un acheminement, parfois rapide, vers la troisième période qui entraînera presque fatalement la mort. Aussi, quand on est à la deuxième période, le médecin doit laisser voir à la famille toutes ses craintes et de lui faire comprendre qu'il sera peut-être obligé de provoquer l'avortement ; il fera cependant de grandes réserves et dira que la guérison est, sinon probable, du moins possible et que parfois même elle survient dans des cas en apparence désespérés.

A la troisième période, la mort est presque inévitable, même quand on provoque l'avortement, et nous ne connaissons que deux faits exceptionnels de guérison, dont nous parlerons plus loin (voyez page 70). Il ne faudra donc pas se laisser tromper par la rémission qui se produit alors dans les vomissements. On se rappellera aussi que les troubles cérébraux qui marquent cette phase de la maladie sont très variables. Deux femmes observées par Tarnier n'ont présenté qu'un peu d'hébétude et un léger strabisme, sans autres troubles nerveux, si bien qu'avant de poser le diagnostic définitif on put croire à une fièvre typhoïde ou à une tumeur cérébrale.

Le pronostic est encore plus grave pour le fœtus. Bien qu'en général il continue à vivre malgré l'état d'amaigrissement dans lequel se trouve la mère, il n'en est pas moins vrai que son existence est très compromise, soit parce que la mère elle-même succombe, soit parce qu'il est expulsé avant l'époque de la viabilité.

Traitement. — Le traitement des vomissements incoercibles comprend le traitement médical et le traitement obstétrical.

A. — *Traitement médical.* — Un simple changement d'habitation a suffi quelquefois pour arrêter les vomissements ; Tarnier en a vu un exemple remarquable : une dame habitant la campagne fut, à sa première grossesse, prise de vomissements graves avec syncopes ; ces syncopes et ces vomissements devenaient incessants dès qu'elle se déplaçait et il lui était impossible de supporter une promenade en voiture. Heureusement une rivière navigable passait près de son habitation ; on la mit sur une barque et on la transporta à quelques lieues plus loin. Les vomissements s'arrêtèrent et elle accoucha à terme.

Les médications qui ont été conseillées contre les vomissements sont excessivement nombreuses; comme ces vomissements cessent parfois spontanément, toutes ont pu sembler réussir, et comme d'autre part ils persistent parfois quoi qu'on en fasse, toutes ont pu être considérées comme inefficaces. Nous allons passer en revue celles qui ont joui d'un certain succès ou qui paraissent les plus rationnelles, en commençant par les plus simples à appliquer.

Tout d'abord, on essaiera de nourrir les femmes avec les aliments les plus variés, dans l'espérance d'en trouver au moins un qui sera toléré par l'estomac, et quelquefois ce sont les plus lourds, le pâté, le jambon, etc., qui passent le mieux ; mais on s'adressera de préférence à ceux qui sont froids ou très chauds. C'est en suivant le même ordre d'idées qu'on recommandera les boissons glacées et l'ingestion de petits morceaux de glace, ou des potages très chauds.

Dans les cas les plus simples, on conseille aux malades de prendre après le repas dans une infusion aromatique (tilleul, feuilles d'oranger, menthe poivrée, thé, etc.), une cuillerée ou deux d'eau-de-vie, de kirsch ou de liqueur. Cazeaux dit même que les alcooliques portés jusqu'à un certain degré d'ivresse peuvent être employés avec succès et que Rayer en a retiré de grands avantages.

L'éther sulfurique peut aussi rendre quelques services, soit qu'on l'administre avec de l'eau sucrée, soit qu'on le donne sous forme de perles ou de capsules.

Citons ensuite les opiacés : l'extrait aqueux thébaïque en pilules de 2 à 5 centigrammes quelque temps avant le repas, le laudanum en lavement, les injections sous-cutanées de morphine, le chlorhydrate de morphine en poudre mis sur le derme dénudé après l'application d'un vésicatoire volant à l'épigastre, ont parfois réussi.

On aura aussi recours au sous-nitrate de bismuth, aux alcalins et à l'eau minérale de Vichy ou de Vals (voyez pyrosis, p. 52). Il en est de même de la pepsine et de ses nombreuses préparations.

Simmons (de Yokohama) et William L. Richardson ont employé avec succès les lavements de chloral, mais dans quelques cas ce moyen ne nous a donné aucun résultat. Dans ces derniers temps on a conseillé l'administration par la bouche d'une solution de cocaïne qui est prise par petites cuillerées (Weiss).

D'autres fois, c'est aux excitants de la digestion qu'on a recours : les boissons gazeuses, les boissons alcooliques, celles qui jouissent de ces deux propriétés comme le vin de Champagne, surtout quand il est frappé, peuvent être très bien tolérées et réussir.

On est encore autorisé à employer la potion anti-émétique de Rivière, mais nous ne lui accordons pas une bien grande confiance.

Un certain nombre de médecins, parmi lesquels nous citerons Lusk, se louent beaucoup de la teinture de noix vomique à la dose de cinq à dix gouttes avant le repas. C'est assurément un bon médicament, bien que son administration soit loin d'être toujours suivie de succès.

Le lavage de l'estomac et le gavage constituent aussi un moyen rationnel que l'on pourra employer avec avantage bien qu'ils aient échoué entre nos mains.

Si l'intestin fonctionne mal, s'il y a une constipation opiniâtre, les purgatifs sous diverses formes peuvent être d'une grande utilité. « Un fait fort remarquable, dit Cazeaux, et qui n'a pas assez fixé l'attention des observateurs, c'est la constipation très opiniâtre dont sont affectées les malades. Elles sont parfois huit, dix et même quinze jours sans aller à la garde-robe, le fait m'avait beaucoup frappé, et j'avais pensé que peut-être cette constipation n'était pas sans influence sur la persistance des vomissements. J'avais donc cherché à la vaincre, mais redoutant, chez une femme affaiblie et enceinte, l'action des vomitifs ou purgatifs drastiques, j'avais été trop prudent dans mes premiers essais. Depuis, encouragé par les observations de quelques praticiens et surtout de M. Forgue (d'Etampes), j'ai été beaucoup plus hardi, et n'ai eu qu'à m'en applaudir. — M. Forgue, médecin à Etampes, a adressé à l'Académie de médecine un mémoire dans lequel il vante beaucoup l'action des vomitifs et des purgatifs ; seulement il insiste beaucoup sur un traitement dit *préparatoire*, et qui consiste à faire prendre, pendant deux ou trois jours, à la malade, une tisane d'orge miellée, dans chaque litre de laquelle il ajoute six grammes de sulfate de potasse ; soir et matin, il fait donner un lavement avec une forte décoction de mercuriale. Lorsqu'il a obtenu quelques selles, il administre une bouteille d'eau de Sedlitz, dans laquelle il fait ajouter un décigramme de tartre stibié, puis continue pendant plusieurs jours un purgatif. — M. Forgue cite cinq cas de succès par sa méthode. — J'ai voulu essayer cette méthode et j'avoue qu'il m'a toujours été impossible de vaincre la répugnance de la malade et de lui faire avaler une quantité suffisante de la tisane formulée par M. Forgue (deux litres en vingt-quatre heures). Aussi ai-je l'habitude de donner immédiatement le vomitif lorsque l'état saburral de la langue me semble l'indiquer ; mais cela est rare. Dans la plupart des cas, j'administre tout de suite la scammonée (50 centigrammes) avec du jalap (1 gramme), enveloppés dans du pain à chanter. Quelquefois le premier paquet est vomi ; j'en fais prendre immédiatement un second, parfois même un troisième, si le vomissement se reproduit. Le plus souvent la seconde ou la troisième dose sont gardées, et les effets purgatifs qu'elles déterminent sont suivis d'un soulagement notable. » (Cazeaux, huitième édition, pages 466 et 467.)

Il est un certain nombre de médications empiriques auxquelles on a eu recours : — La teinture d'iode, 30 gouttes, dans une potion de 240 grammes dont on prend une cuillerée toutes les heures, et l'iodure de potassium, 50 centigrammes à un gramme par jour, ont été administrés avec quelques succès à l'intérieur. — Gimbert (de Cannes) a réussi en donnant six, huit et dix grammes de bromure de potassium en lavement. — Woillez s'est contenté de badigeonner le pharynx avec une solution au tiers de la même substance. — Simpson a recommandé l'oxalate de cérium en pilules à la dose de cinq à dix centigrammes. J. Watt Black, qui a réuni une partie des œuvres de Simpson, dit que dans les dernières années de sa vie, cet accoucheur avait l'habitude d'administrer des doses trois à quatre fois plus considérables de ce sel. Conrad (de Berne), a donné, en vingt-quatre heures de 20 à 30 centigrammes d'oxalate de cérium en prises additionnées de sucre de lait; les nausées et les vomissements ont disparu avec une rapidité surprenante et d'une façon durable. L'administration de l'oxalate de cérium est cependant souvent suivie d'insuccès, Budin l'a vu échouer complètement à la Clinique. — Bar déclare avoir obtenu d'excellents résultats du valérianate de cérium, sel plus pur que l'oxalate. Il le donne à la dose de 20 à 25 centigrammes par jour en quatre ou cinq pilules. Lorsque les vomissements ont diminué, il continue l'emploi du sel pendant deux semaines à la dose de 0,05 centigrammes par jour. (Communication orale.) — Gubler a conseillé le valérianate de caféine en capsules de 10 centigrammes ; on peut donner jusqu'à dix capsules par jour. — Duboüé (de Pau) a vu réussir le tannin en pilules à la dose de 20 centigrammes par jour. — Pinard a eu recours avec succès aux inhalations d'oxygène : des faits rapportés par Hayem et démontrant l'heureuse action de l'oxygène sur les vomissements des chlorotiques, l'avaient conduit à essayer ce gaz dans un cas où beaucoup d'autres moyens avaient déjà échoué. Mais son emploi ne réussit pas toujours, Sutugin l'a même vu dans un cas aggraver les vomissements.

Topiques. — Dans certaines circonstances ce sont des médications locales ou topiques, qui ont été couronnées de succès : les unes étaient destinées à agir au niveau de la région épigastique, les autres ont consisté dans le traitement d'une affection de l'utérus considérée comme la cause probable des vomissements.

Parmi les premières, citons l'emploi de l'électricité (Iffla, Semmola) dont l'efficacité est bien loin d'être constante ; citons encore l'application de sangsues au creux épigastrique et des pulvérisations d'éther faites au même point, pendant cinq minutes, avec l'appareil de Richardson, immédiatement avant le repas (Lubelski, Dujardin-Beaumetz). Une fois, nous avons réussi en appliquant en permanence, sur la même région, un sac de caoutchouc rempli de glace et séparé de la peau par une flanelle destinée à empêcher la mortification du derme ; mais ce succès a été, entre nos mains, suivi de nombreux échecs.

Chapman a recommandé l'application, le long de la colonne vertébrale, au niveau de la région dorso-lombaire, d'un sac de caoutchouc de forme allongée et rempli de glace (Bailly). Le sac doit être appliqué un quart d'heure avant le repas et rester en place pendant toute la durée de la digestion stomacale. Cette application a pour but de faire congestionner la muqueuse de l'estomac par l'entremise des nerfs vaso-moteurs et de favoriser ainsi la digestion. Mais on se tromperait si l'on croyait que la réussite est certaine, car nous avons vu des insuccès.

On aura encore recours à la méthode révulsive au niveau de la région épigastrique, et l'on y appliquera tantôt des vésicatoires volants, tantôt de nombreuses pointes de feu avec le petit cautère de l'appareil du docteur Paquelin.

L'extrait de belladone porté sur le col de l'utérus, a donné quelques succès et nous en avons enregistré un en plaçant au fond du vagin un tampon d'ouate imbibée de glycérolé de belladone. Voici ce que Cazeaux dit à propos de ce médicament : « Bretonneau conduit à essayer la belladone par la pensée que les vomissements pourraient tenir à la rigidité utérine, a réussi à calmer des vomissements très graves par des frictions faites sur le ventre avec une solution concentrée de belladone. — Dans un cas très grave, où les vomissements avaient résisté à tous les moyens, même à l'emploi du procédé de Bretonneau, et dans lequel la pauvre malade semblait devoir succomber très prochainement, j'eus la pensée de porter le médicament jusqu'au fond du vagin : à l'aide du spéculum, j'introduisis un pinceau fortement chargé d'extrait mou de belladone et j'en barbouillai le col et le segment inférieur de l'utérus, ainsi que les parois vaginales ; à dater de ce moment une amélioration marquée se manifesta, et après avoir répété quatre jours de suite les mêmes onctions, j'eus la satisfaction de voir la malade se rétablir. — Je dois ajouter que dans un autre cas, le même moyen échoua complètement ; mais l'insuccès me paraît devoir être attribué au procédé. En effet, à l'aide du pinceau dont je m'étais d'abord servi, les onctions sont faites difficilement, et on ne laisse ainsi quelquefois qu'une trop faible portion des médicaments. Aussi, depuis longtemps déjà, j'aime mieux recouvrir d'extrait de belladone un tampon de charpie ou d'ouate, et le porter, à l'aide du spéculum, jusque sur le col, et l'y laisser : le même pansement se renouvelle soir et matin. Il ne faut pas se laisser effrayer par les premiers symptômes d'intoxication, tels que dilatation des pupilles, chaleur à la gorge, légères hallucinations, car c'est alors seulement que les effets du médicament se font sentir : mais il faut surveiller attentivement la malade, et retirer le tampon si ces symptômes prenaient plus de gravité. J'ai réussi trois fois par cette méthode. » (Cazeaux, huitième édition, p. 466.)

Clertan (de Dijon) et Clay ont obtenu la cessation des vomissements en appliquant des sangsues sur le col.

Lorsqu'il existe de la leucorrhée et des ulcérations du col de l'utérus, l'emploi du nitrate d'argent a pu réussir entre les mains de plusieurs médecins. Welponer a publié de nouveaux faits de guérison : il a fait usage non du crayon, mais d'une solution de nitrate d'argent à 10 pour 100 ; le spéculum étant placé, il versait le liquide qu'il laissait agir pendant cinq minutes sur la portion vaginale du col. Ajoutons que dans quelques-uns des cas publiés par Welponer, il n'y avait pas d'érosion de la muqueuse cervicale.

Lavements alimentaires. — Si les malades sont très affaiblies et ne conservent pas les matières solides ou liquides introduites dans l'estomac, on devra soutenir leurs forces par des lavements alimentaires, pendant qu'on essaiera les diverses médications que nous venons de passer en revue. Pour cela, on fait d'abord administrer un lavement évacuant, avant le lavement nutritif. Celui-ci sera composé le plus souvent de bouillon et de vin, par parties égales ; on y ajoutera quelques gouttes de laudanum, afin que ce mélange soit mieux toléré par l'intestin. Pour la même raison, mieux vaut n'employer que du bouillon non salé, et n'administrer qu'un quart de lavement.

D'autres fois, on remplace le bouillon par des peptones. On peut encore faire usage de lait, d'œufs, de sang défibriné, etc. A l'étranger, on préfère, en général, la préparation de Leubé : 150 grammes de viande et 50 grammes de pancréas de bœuf ou de porc; le tout est haché menu et mélangé avec 100 grammes d'eau chaude, jusqu'à ce qu'on ait obtenu une bouillie. On n'administre pas plus de 80 à 100 grammes de cette préparation à la fois, et on laisse un intervalle d'au moins quatre heures entre chaque lavement.

B. — *Traitement obstétrical.* — Le traitement obstétrical comprend la réduction des déplacements de l'utérus, la dilatation du col, l'accouchement prématuré artificiel et l'avortement provoqué.

Réduction des déplacements de l'utérus. — Dans les cas où l'on constate un déplacement de l'utérus (voyez p. 60), on procédera d'abord à la réduction manuelle de ce déplacement, puisque cette manœuvre a quelquefois suffi pour amener la guérison (Briau, Cazeaux, Graily Hewitt.)

Dilatation du col. — Nous dirons bientôt que pour faire cesser les vomissements incoercibles, on est quelquefois obligé de provoquer l'accouchement et l'avortement. Les procédés, à l'aide desquels on mène à bien cette opération, déterminent presque toujours un degré plus ou moins grand de dilatation immédiate du col; or, il est arrivé quelquefois qu'après des tentatives de ce genre avec dilatation du canal cervical, la grossesse a continué son cours, et les vomissements se sont arrêtés. C'est ce que P. Dubois avait déjà observé en 1861 : chez une femme qui avait des vomissements incoercibles, l'état général était tel qu'on se décida à provoquer l'avortement et qu'après l'introduction deux fois répétée de la sonde utérine, on craignit pour sa vie. Cependant les vomissements cessèrent et elle se rétablit. Au bout de six jours seulement, elle expulsa un œuf entier sur lequel on remarquait les parties qui avaient été décollées et celles qui étaient restées adhérentés.

Il y a quelques années, en 1875, Copeman (de Norwich) rapporta qu'ayant voulu provoquer le travail pour des vomissements incoercibles, il commença par dilater le col avec le doigt. Les vomissements cessèrent et la grossesse continua. Cet accoucheur frappé du succès qu'il avait obtenu, a érigé cette dilatation en méthode curative, et il a publié un certain nombre d'observations dans lesquelles la dilatation du canal cervical avec le doigt a suffi pour déterminer la cessation des vomissements, sans que cette manœuvre ait été suivie d'avortement. D'autres cas du même genre ont été publiés depuis par Dukes, Murillo, Calderini, etc. Ce dernier avait employé les douches chaudes et la laminaire pour provoquer l'accouchement.

Cependant il y a eu quelques insuccès et Charpentier (t. I, p. 624) en a éprouvé un. Tarnier a lui-même mis en pratique le procédé de Copeman sans réussir. Quoi qu'il en soit, on pourrait, si l'état général de la malade le permettait, essayer d'abord le procédé de Copeman, et s'il échouait, recourir ensuite aux méthodes qui déterminent sûrement l'expulsion du produit de conception.

Accouchement prématuré et avortement provoqués. — Si tous les moyens précédents échouent, on est obligé d'en arriver à une intervention plus active. L'observation ayant démontré que l'avortement et l'accouchement spontanés avaient été souvent suivis de guérison chez les femmes atteintes de vomissements incoercibles, les médecins se demandèrent si, dans un cas semblable, on ne devait pas provoquer l'avortement ou l'accouchement (voyez *Opérations*), et la question est aujourd'hui résolue par l'affirmative. M. Guéniot a pu réunir dans sa thèse 32 faits d'opérations de ce genre. Sur ces 32 faits 21 se terminèrent par la guérison et 11 par la mort. Parmi les 21 succès on compte 15 cas d'avortement et 6 cas d'accouchement prématuré. Mc Clintock de son côté a réuni 36 observations qui ne semblent pas pouvoir être discutées et dans lesquelles on a provoqué l'avortement : 27 fois la guérison a suivi l'opération, 9 fois les femmes ont succombé et parmi ces 9 cas, 5 fois l'intervention avait été trop tardive.

La conclusion est donc que l'avortement provoqué comme l'accouchement prématuré offre une ressource précieuse dans les cas de vomissements incoercibles. Il n'en reste pas moins vrai qu'il a le grand désavantage de sacrifier à coup sûr la vie de l'enfant. Avant d'entreprendre une pareille opération, on devra donc avoir mûrement réfléchi, être convaincu qu'il n'y a pas d'autre ressource pour sauver la vie de la mère ; on devra enfin s'entourer autant que possible de l'avis de plusieurs confrères et rédiger une consultation écrite dont on fera usage si, comme cela est arrivé, une dénonciation, envoyée au commissaire de police et dénaturant les faits, accusait le médecin d'avoir agi dans un but criminel.

Reste encore une question très difficile : à quel moment est-il indiqué de provoquer l'avortement ? Jamais le médecin n'a de problème plus embarrassant à résoudre. On redoute en effet, d'une part, de trop temporiser et d'être surpris par la période des accidents cérébraux qui serait à peu près fatalement mortelle ; on craint, d'autre part, de proposer l'avortement, alors que la guérison peut, contre toute vraisemblance et par hasard, survenir et donner ainsi un démenti au pronostic grave que l'on avait porté. Aux faits de ce genre que nous avons déjà indiqués (voyez pages 58 et 59), nous ajouterons les suivants, observés par le professeur P. Dubois et rapportés par Cazeaux : « Dans deux autres cas, racontés par ce professeur avec une louable franchise, il avait cru devoir proposer l'avortement. Les femmes se refusèrent à l'opération et arrivèrent bien portantes au terme de leur grossesse ». (Cazeaux, huitième édition, p. 470.)

Une grande prudence s'impose donc au médecin ; mais il ne faut pas pécher par une timidité excessive, car lorsqu'on hésite trop, on finit par être surpris par la troisième période. Pour tracer la meilleure règle de conduite à tenir, nous ne pouvons mieux faire que de reproduire l'opinion exprimée en 1852 par Paul Dubois devant l'Académie de médecine : « Les opérations que j'ai pratiquées, dit-il, permettent déjà de poser une première règle. C'est de ne jamais provoquer l'avortement dans les cas de vomissements opiniâtres lorsque les phénomènes qui caractérisent la dernière période de la maladie se sont manifestés.

« J'ai à peine besoin de dire qu'à cette première règle la raison en ajoute une seconde, c'est celle de s'abstenir également, mais pour motif un contraire lorsque les vomissements, quoique violents et répétés, n'ont cependant pas pour résultat le rejet de toutes les substances alimentaires, lorsque la malade déjà amaigrie et affaiblie ne l'est pas encore assez pour être obligée de garder le lit; lorsque le malaise et la souffrance n'ont pas encore provoqué une réaction fébrile intense et continue; lorsqu'enfin les moyens variés et nombreux dont l'expérience a démontré l'efficacité dans quelques cas n'ont pas encore été tous employés sans succès.

« La provocation de l'avortement dans le premier cas, aurait le grave inconvénient de ne pas sauver les malades, de précipiter peut-être leur fin et de compromettre l'art. Elle aurait, dans le second le tort non moins grave de sacrifier une grossesse qui aurait pu parvenir heureusement à son terme.

« C'est donc dans la période intermédiaire aux deux précédentes que l'avortement peut être provoqué, dans cette période que caractérisent: 1° des vomissements presque incessants par lesquels toutes les substances alimentaires, quelquefois même la moindre quantité d'eau pure, sont infailliblement rejetées; 2° un amaigrissement et une faiblesse qui condamnent la malade au repos le plus absolu; 3° des syncopes qui résultent des moindres mouvements ou de l'émotion même la plus légère; 4° une altération profonde des traits; 5° une réaction fébrile forte et continue; 6° une acidité excessive de l'haleine; enfin l'insuccès de toutes les médications qui ont été essayées. Mais dans cette période même dont la durée est variable, et pendant laquelle apparaissent successivement les phénomènes divers que je viens de rappeler, il faut encore choisir le moment opportun. Ce moment me paraît arrivé lorsque l'impuissance des médications les mieux indiquées ayant été reconnue, on voit la fièvre persister au même degré et l'affaiblissement et la maigreur de la malade faire des progrès sensibles. L'accoucheur déclare alors la convenance de l'avortement provoqué, laissant à la famille, éclairée et consultée par lui, le soin de décider en dernier ressort. » (P. Dubois.)

La conduite si nettement indiquée par P. Dubois doit être exactement suivie, nous ne ferons de réserves que sur un seul point: si, lorsqu'il est appelé, le médecin se trouve en présence d'une malade parvenue au début de la troisième période, il pourra intervenir quand même, au risque de pratiquer une opération inutile parce qu'elle aura été trop tardive. Tarnier et Pinard ont, en effet, réussi chacun une fois, alors qu'ils avaient considéré l'état de la femme comme désespéré. Voici le résumé du fait observé par Tarnier: une multipare à laquelle nous avons déjà fait allusion parce qu'elle eut des vomissements incoercibles pendant le cours de deux grossesses successives (voyez page 59), fut à la seconde de ces grossesses atteinte de vomissements graves que rien n'arrêta, et Tarnier se voyait acculé à la nécessité de provoquer sans retard l'avortement, quand l'un de ses confrères se fit fort d'obtenir la guérison par l'électricité. Mais celle-ci fut vainement employée, soir et matin, pendant trois jours, au bout desquels la malade fut prise, pendant la nuit, d'hallucinations et de subdélirium. On se hâta de provoquer l'avortement et la guérison eut lieu.

Dans un cas désespéré, Sutugin sur le conseil du professeur Krassowsky pratiqua la transfusion dans l'espoir de relever les forces de la malade et de pouvoir provoquer l'avortement ; 300 centimètres cubes de sang défibriné furent injectés, mais l'état général de la femme ne fut pas modifié et elle succomba le même jour.

Pour provoquer l'avortement et l'accouchement prématuré, différents procédés opératoires peuvent être mis en pratique ; nous les indiquerons et nous discuterons leur valeur respective quand nous étudierons les opérations obstétricales (voyez *Opérations*).

ARTICLE IV

CONSTIPATION. — DIARRHÉE. — HERNIES

La constipation et la diarrhée sont fréquentes en dehors de la grossesse ; mais elles présentent chez les femmes enceintes quelques particularités que nous devons signaler, nous dirons aussi quelques mots des hernies.

§ 3. — Constipation.

Bibliographie. — CAPURON. Traité des maladies de femmes. Paris 1812, p. 367. — CALDANI et TARGIONI, cités par CORRADI. Dell'Ostetricia in Italia, p. 932. — J. MATTHEWS DUNCAN. Clinical Lectures on Diseases of Women ; 2e édition, p. 89 et suiv.

La constipation est très fréquente à toutes les périodes de la grossesse ; elle est quelquefois passagère, d'autres fois habituelle. Le plus souvent elle cède facilement, mais il n'est pas rare qu'elle soit opiniâtre. Dans quelques cas, elle se termine par une débâcle, de telle sorte qu'on observe alternativement la constipation et la diarrhée. Le flux diarrhéique peut même se produire sans entraîner au dehors les matières fécales durcies qui remplissent l'S iliaque ou le côlon. Matthews Duncan fait encore remarquer que l'accumulation des fèces dans l'intestin peut persister malgré l'existence de selles régulières en apparence.

Lorsque la constipation est opiniâtre, il peut en résulter de l'anorexie, du ballonnement du ventre, des pesanteurs et des douleurs abdominales, de la fièvre, des vomissements, des hémorrhoïdes, de la congestion utérine, un peu d'écoulement sanguin et des menaces d'avortement.

Quelquefois elle est rebelle au traitement employé et se prolonge outre mesure. Capuron a vu une femme qui resta trois mois sans aller à la garde-robe. Caldani rapporte l'observation d'une jeune femme qui n'eût pas de selles pendant soixante-cinq jours ; elle avorta d'un fœtus de trois mois et eût ensuite une diarrhée grave qui amena la mort.

Contre la constipation des femmes enceintes, on aura recours aux moyens ordinaires. Dans les cas légers, on recommandera aux femmes d'augmenter la quantité des aliments végétaux, de manger du pain grossier, ou d'avaler au commencement de chaque repas une grande cuillerée de graine de lin. D'autres fois on préfère l'emploi des lavements simples ou laxatifs, pris chaque jour et à la même heure. Parmi les lavements laxatifs les plus usités, nous citerons ceux dans lesquels on fait entrer de l'huile, deux cuillerées de glycérine, 80 grammes de miel simple ou de miel de mercuriale, une cuillerée de sel de cuisine, etc. Si les lavements sont insuffisants, on donnera le matin au réveil et le soir au moment du coucher, soit une cuillerée de magnésie calcinée, soit un verre d'eau purgative (Pullna, Birmenstorff, Hunyadi-Janos, etc.), ou un demi-verre d'eau ordinaire dans laquelle on aura fait fondre une cuillerée à café d'un sel purgatif. Quelquefois un verre d'eau pure suffit. Une pilule de podophylle, trois ou quatre capsules d'huile de ricin, prises le matin à jeun ou le soir après la digestion, constituent encore d'excellents médicaments. Il en est de même de la poudre de rhubarbe, à la dose de 60 ou 80 centigrammes, administrée au commencement de l'un des repas de la journée.

Si tous ces moyens sont insuffisants, on fera intervenir les divers purgatifs connus en thérapeutique, en évitant cependant, autant que possible, ceux dont l'action est drastique.

D'ailleurs, toutes les pharmacies sont abondamment pourvues de médicaments spéciaux inventés contre la constipation et qui, parfois, sont réellement utiles.

Targioni cite l'observation d'une dame florentine atteinte d'une constipation opiniâtre déterminant de la fièvre et des douleurs abdominales, chez laquelle l'emploi du mercure métallique à doses répétées fut couronné de succès. Elle guérit et la grossesse alla jusqu'à terme.

Dans quelques cas rares, les matières fécales distendant le gros intestin sont tellement dures, qu'on est obligé de les enlever avec une curette.

§ 2. — Diarrhée et Dysenterie.

Bibliographie. — Lizé (du Mans). Union médicale, 1863, p. 575. — Tarnier. Notes ajoutées à Cazeaux. 8° édition, p. 473. — Joulin. Traité d'accouchements, p. 1128. — Esterle, cité par Corradi, Dell'Ostetricia in Italia, p. 931.

La diarrhée s'observe aussi chez les femmes enceintes et plus communément qu'on ne paraît le croire. Elle présente d'ailleurs diverses formes et tient à différentes causes. Parfois la diarrhée se manifeste si près du moment de la conception qu'elle en constitue le premier symptôme; chez d'autres femmes, elle n'apparaît que dans les derniers jours de la grossesse et annonce un accouchement prochain. Quelquefois la diarrhée, nous l'avons déjà dit dans le paragraphe précédent, est la suite forcée de la constipation qu'elle fait disparaître, elles alternent l'une avec l'autre ; cependant les matières dures peuvent rester accumulées dans l'intestin bien que l'irritation produite par leur présence ait déterminé de la diarrhée.

« Par exception, dit Tarnier, une diarrhée grave peut survenir dans le cours de la grossesse sans que rien puisse l'expliquer. A l'abondance et à la fréquence des selles, se joint du ténesme anal : les malades maigrissent, s'affaiblissent ; la bouche devient sèche et la fièvre apparaît. Quelques cas sont rebelles à tout traitement ; ils peuvent alors provoquer l'avortement ou l'accouchement prématuré. Cette maladie, qui mériterait le nom de diarrhée incoercible, peut, dans les circonstances que nous venons d'indiquer, devenir mortelle pour la mère, soit avant, soit après l'accouchement. » Tarnier a vu deux faits de ce genre ; Joulin en a rapporté un complètement analogue, la femme accoucha avant terme d'un enfant vivant, mais elle succomba au bout de quelques jours. Budin a observé à la Clinique une femme qui était arrivée au terme de sa grossesse quand elle se présenta à l'hôpital : elle avait une diarrhée que rien ne pouvait arrêter, elle était pâle, amaigrie, très affaiblie. L'accouchement eut lieu, la diarrhée persista et la femme succomba quelques jours plus tard ; à l'autopsie on ne trouva aucune lésion qui pût expliquer la mort. Dans un cas de diarrhée incoercible, Lizé (du Mans) a provoqué l'accouchement prématuré ; le fœtus âgé de sept mois succomba plus tard, la mère guérit.

Que devient la grossesse, lorsqu'il existe une épidémie de dysenterie ? Esterle pendant une épidémie de « diarrhée et de dysenterie » qui régna en 1857, constata que beaucoup de femmes enceintes furent atteintes : aucune n'avorta et aucun enfant ne parut avoir souffert de la maladie de sa mère.

§ 3. — Hernies.

Bibliographie. — JOHN (Paul). Gazette médicale de Paris, 1837, p. 666. — ARNISON Bull. génér. de Thérapeut., t. LXXVIII, 1870, p. 472 à 475. — THOMAS (de Tours). Gaz. des hôpitaux, 1872, p. 787. — BONAFOS (de Perpignan). Thèse de Massot, observ. LXXXI. Paris 1873. — DESGRANGES, cité par VALETTE. Clin. chirg. 1875, p. 687. — GIORDANO. In Corradi, Dell'Ostetricia in Italia, p. 932. — COHNSTEIN. Volkmann's Sammlung, n° 59, p. 476 et 477 (indications bibliographiques).

Les considérations relatives aux hernies pendant la grossesse sont différentes, suivant qu'il s'agit de hernies ombilicales ou de hernies inguinales et crurales.

Les hernies ombilicales augmentent ou se produisent souvent pendant la grossesse, ce qu'on explique facilement par la distension de la ligne blanche et de l'anneau ombilical ; aussi sont-elles plus fréquentes chez les multipares que chez les primipares ; mais, pour la même raison, elles s'étranglent rarement. Cependant, la science a enregistré quelques rares exemples d'étranglement, parmi lesquels se trouve celui du docteur Arnison qui opéra avec succès une hernie ombilicale chez une femme enceinte de cinq mois. — Mais la hernie ne se produit souvent qu'après l'accouchement.

Quand il existe une hernie ombilicale chez une femme enceinte, on doit lui faire porter une ceinture abdominale avec large pelote contentive. Pendant l'accouchement on veillera à ce que cette pelote ne se déplace pas et, si besoin en était, on maintiendrait la hernie avec la main.

Les choses se passent différemment quand il s'agit d'une hernie inguinale ou crurale. Ici, en effet, il n'est pas rare de voir la hernie disparaître pendant la grossesse ; cela s'explique aisément, car à moins d'adhérences péritonéales très fortes, le paquet intestinal est refoulé en haut par l'utérus gravide. Aussi les faits d'étranglement herniaire sont-ils exceptionnels chez la femme enceinte et se produisent-ils le plus souvent dans les premiers mois de la grossesse. Nous citerons celui de Desgranges (hernie inguinale) chez une femme enceinte de 3 mois qui avorta 15 jours après l'opération ; celui de Bonafos (hernie crurale) dont l'opérée enceinte de 5 mois fit une fausse couche deux mois plus tard, et celui de Thomas (de Tours) : hernie crurale chez une femme enceinte de 2 mois 1/2, opération, péritonite, avortement, mort. — On trouvera d'ailleurs indiqués dans le travail de Cohnstein la plupart des faits publiés sur ce sujet.

Dans tous les cas d'étranglement, il faut d'abord chercher à opérer la réduction, car elle n'est pas plus difficile que dans les conditions ordinaires : les tentatives de réduction auraient réussi 7 fois sur 10. Corradi rapporte, cependant, qu'à la Clinique de Turin, le professeur Giordano eut à soigner une femme qui, depuis neuf jours présentait les symptômes d'une hernie étranglée. Les moyens habituels ayant échoué, il provoqua l'accouchement ; le résultat fut heureux pour la mère et l'enfant qui furent sauvés tous deux. Cohnstein s'élève contre cette manière de faire qui en général ne porte pas remède à l'étranglement herniaire ; il conseille d'avoir recours à la herniotomie qui, sur 11 cas de femmes enceintes de 3 à 6 mois, aurait été suivie de succès dans une proportion de 63,6 pour 100.

Pendant l'accouchement, on doit veiller à ce que ces hernies ne se reproduisent pas, et, si elles reparaissent, il faut les maintenir soit avec la main, soit avec un bandage bien appliqué.

ARTICLE V

MALADIES DU FOIE

§ 1. — Ictère.

Bibliographie. — *Ictère simple.* — C. BRAUN. Allgem. Wiener Mediz. Zeituug 1863, p. 273, 281 et 289. — CARADEC. Arch. gén. de méd., 1863, t. I, p. 289. — SPIEGELBERG. Lehrbuch der Geburtsh. 1878, p. 261. — PETER. Clinique méd., 1879, t. II, p. 601. — C. BRAUN. Lehrbuch der Gynæk., 1881, p. 847. — J. W. UNDERHILL. Transactions of the

Amer. Gynec. Soc., 1881, t. VI, p. 341 à 351. — J. Matthews Duncan. Diseases of Women, 2ᵉ éd., 1883, p. 275. — Queirel. Académie de médecine, séance du 11 Décembre 1883.

Ictère épidémique. — Kerksig. Journal d'Hufeland, t. VII, 1799, p. 94 à 109. — Carpentier. Revue médico-chirurgicale, 1854, p. 268 à 270. — Douillé. Thèse de Montpellier, 1861. — Saint-Vel. Gaz. des Hôp., 20 nov. 1862, p. 538. — Bardinet. Union méd., 1863, 2ᵉ série, t. XX, p. 242 à 260. — Meunier. Thèse de Paris, 1872. — Ch. E. Smith. Northwestern Medic. and Surgical Journal, June 1874, cité par J.-W. Underhill, *loc. citato.*

Ictère grave. — Ozanam. Th. de Paris, 1849. — Spæth. Wienermediz. Wochenschrift, 1854. — Montgomery. Dublin Hosp. Gaz., 1857, p. 83. — Voillez. Soc. méd. des Hôp., 1862, p. 197. — Zander. Monatschrift f. Geb., 1863, Bd. XXI, p. 89. — Virchow. Monatsch. f. Geb., 1863, Bd. XXI, p. 90. — Martin. Monatsch. f. Geb., 1863, Bd. XXI, p. 93. — Mann. Ann. de la Charité de Berlin, 1863, II Heft, p. 109. — Hecker. Monatsch. f. Geb., 1863, Bd. XXI, p. 210. — Frerichs. Traité pratique des maladies du foie, trad. franç. 2ᵉ édit., 1866, p. 261. — Davidson. Monatsch. f. Geb., déc. 1867, p. 452. — Dupré. Ueber Icterus gravis. Dissert. inaug., Strasbourg, 1873. — Monks. Obstet. Journal of London, 1876, t. IV, p. 468. — Decaudin. Th. de Paris, 1877, p. 71 et suiv. — Hébert. Th. de Paris, 1878. — Parish. Amer. Journal of Obst., 1881, p. 688.

On peut distinguer pendant la grossesse trois variétés d'ictère : 1° l'ictère simple ; 2° l'ictère épidémique ; 3° l'ictère grave.

Ictère simple. — L'ictère simple peut être observé à toutes les époques de la gestation, il évolue en général et se termine sans rien présenter par lui-même de particulier, mais il n'en est pas de même de la grossesse qui est assez souvent interrompue dans son cours. Parfois, le produit de conception est vivant, mais son expulsion paraît être la conséquence directe de l'ictère ; d'autres fois, au contraire, le fœtus succombe d'abord et l'avortement ou l'accouchement prématuré ne semblent survenir que secondairement. On trouve quelquefois les membranes, le liquide amniotique et le fœtus plus ou moins fortement teintés par la matière colorante de la bile.

L'ictère simple n'est pas très fréquent, C. Braun l'a noté 18 fois sur 28,000 accouchements. Il reconnaît les mêmes causes qu'en dehors de la grossesse, le catarrhe gastro-duodénal, l'obstruction des voies biliaires, etc. Mais il est probable qu'il existe un ictère appartenant en propre aux femmes enceintes et Tarnier a observé une femme qui, dans le cours de plusieurs grossesses successives, fut prise d'ictère et accoucha prématurément. Peter dit : « Il y a un ictère des femmes grosses, et quel est cet ictère, s'il vous plaît, sinon le fait de la congestion du foie. L'ictère vient traduire par l'exagération même du phénomène, le fait physiologique de l'hyperémie. » Peter invoque à l'appui de son opinion la dégénérescence graisseuse du foie démontrée d'abord par Tarnier et Vulpian et plus récemment par de Sinéty. On ne saurait, en effet, admettre sans discussion que l'utérus gravide très développé ou le gros intestin rempli de matières puissent exercer au niveau de la face inférieure du foie une compression suffisante pour qu'il en résulte un obstacle à l'écoulement de la bile et la production d'un ictère.

Le pronostic de l'ictère simple est en général bénin pour la femme, qui guérit pour ainsi dire constamment ; l'existence du produit de conception se trouve au contraire compromise, puisque dans un certain nombre de cas on observe sa mort ou son expulsion prématurée. Cependant, malgré cette bénignité du pronostic pour la mère, il faut dans tous les cas de jaunisse faire des réserves, car la maladie qui paraissait n'être au début qu'un ictère simple peut parfois, comme nous le verrons plus loin, se transformer en ictère grave.

Ictère épidémique. — On a relaté un certain nombre d'épidémies d'ictère dans lesquelles les femmes enceintes ont été plus ou moins gravement atteintes. La première est celle de Lüdenscheid (1794) dont nous devons la relation à Kerksig : sur 70 malades ordinaires, il ne nota qu'un seul cas de mort ; sur cinq femmes enceintes, 2 continuèrent leur grossesse, 3 avortèrent et 2 d'entre elles furent prises deux jours après l'expulsion du fœtus de fièvre, de délire, puis de stupeur ; elles succombèrent l'une le quatrième et l'autre le cinquième jour.

La deuxième épidémie est celle de Roubaix (1852) ; le Dr Carpentier vit quatre fois la mort suivre de près un accouchement prématuré de sept à huit mois. Toutes les femmes qui accouchèrent dans le cours de la maladie succombèrent.

Une troisième épidémie a été observée à Saint-Pierre de la Martinique en 1858 ; la relation nous en a été donnée par les Drs Douillé et Saint-Vel. Il existe quelques différences entre les renseignements fournis par ces deux observateurs. Voici la description de M. Saint-Vel : « La terminaison fut presque constamment heureuse en dehors de la condition de grossesse. Les seules victimes furent des femmes et parmi elles on compta trois jeunes femmes qui n'étaient pas enceintes et une vieille fille de soixante-trois ans. Il n'y eut qu'une forme grave, toujours la même, toujours mortelle, la forme comateuse.

« Sur trente femmes enceintes atteintes d'ictère à Saint-Pierre, dix seulement arrivèrent au terme de la grossesse sans autres symptômes que ceux de l'ictère essentiel. Les vingt autres succombèrent dans le coma après l'avortement ou l'accouchement prématuré.

« Dans les cas les plus graves chez les femmes enceintes, l'ictère suivit toujours la même marche. Il se présenta constamment comme un ictère essentiel souvent léger, jusqu'au moment où se déclarèrent l'avortement ou l'accouchement prématuré. Ces accidents ne préexistèrent jamais à l'ictère. C'était ordinairement après quinze jours, plus rarement après trois semaines de durée, que ce dernier les provoquait. Jusqu'à l'invasion du coma, les symptômes n'offraient rien de grave, rien de particulier. Le coma précédait ou suivait de quelques heures l'avortement ou l'accouchement. Il ne se montra dans deux cas que trois jours après. Presque tous les enfants venus au monde dans ces conditions étaient mort-nés ; quelques-uns vécurent un petit nombre d'heures ; un seul a survécu et vit encore maintenant. Aucun ne présenta de coloration ictérique. »

Bardinet a rapporté une épidémie qu'il a observée à Limoges en 1859-1860. « Cette épidémie, dit-il, n'a pas seulement porté sur les femmes enceintes, elle a aussi frappé le reste de la population. Mais elle a exercé sur les femmes enceintes une action particulière ; elle a présenté chez elles une gravité exceptionnelle qui formait un contraste des plus frappants avec sa bénignité à peu près absolue chez les autres malades. » Bardinet a observé 13 femmes enceintes, chez 5 d'entre elles l'ictère n'a exercé aucune influence appréciable, la grossesse a continué son cours et s'est terminée par un accouchement heureux ; chez 5 autres l'ictère a été suivi d'avortement et d'accouchement prématuré, chez les trois dernières, enfin, il a pris le caractère d'ictère grave et déterminé des accidents ataxiques et comateux qui ont entraîné rapidement la mort.

Meunier a vu à la Maternité et à la Clinique d'accouchement de Paris en 1871-1872, une autre épidémie d'ictère. Il rapporte seize observations : 13 fois la femme était enceinte, 1 fois l'ictère existait chez la femme apportée en travail et 2 fois l'ictère est apparu après l'accouchement. Sur les 13 femmes enceintes, 10 ont avorté ou accouché prématurément, chez 2 la grossesse a continué son cours, la treizième était à peu près à terme lorsque l'ictère et l'accouchement sont survenus. Sur les 16 femmes, 14 ont guéri, 2 ont succombé à des accidents d'ictère grave.

Enfin, pendant l'année 1873, Ch. E. Smith a vu à Saint-Paul chez des femmes enceintes, 9 cas d'ictère, survenant tous à quelques semaines d'intervalle. Toutes ces femmes avortèrent sauf une ; cette dernière était enceinte de deux mois, elle guérit. Les 8 autres femmes étaient entre le cinquième et le huitième mois de leur grossesse : 5 guérirent, 3 succombèrent dans le coma.

Ces différentes épidémies ne sont évidemment pas toutes comparables entre elles ; on voit cependant que l'ictère épidémique a été très souvent suivi de l'expulsion du produit de conception et que dans beaucoup de cas, au lieu de rester simple et bénin, l'ictère a pris la forme grave.

Ictère grave. — Les auteurs s'accordent pour reconnaître que la grossesse est une des causes principales de l'ictère grave. Frerichs, sur 31 cas d'ictère grave, a trouvé 22 femmes et parmi elles 11 étaient enceintes. En dehors des épidémies, l'ictère grave n'est cependant observé que très rarement. Spæth ne l'a vu que deux fois sur 33,000 femmes enceintes et C. Braun 1 fois sur 28,000 ; aussi, en dehors de celles publiées par Frerichs, ne trouve-t-on en général que des observations isolées.

On sait combien peut être variable le tableau clinique de l'ictère grave, nous nous bornerons à en rappeler les principaux traits.

Symptômes. — Rarement l'ictère est grave dès le début; le plus souvent il existe d'abord un ictère simple qui semble évoluer régulièrement, d'autres fois la jaunisse a amené l'avortement ou l'accouchement prématuré, et c'est après l'expulsion du fœtus qu'apparaissent les symptômes de l'ictère grave. Il y a de la céphalalgie persistante, puis des nausées et des vomissements : tantôt le pouls reste calme, régulier, la température est normale, tantôt au contraire, il y a des phénomènes fébriles, la langue est sèche, la malade a du délire parfois bruyant, agité, le plus souvent calme, tranquille, mais continu et persistant. En même temps, il y a des contractions fibrillaires, des soubresauts du côté des muscles ; puis apparaissent de la somnolence, de la stupeur et de véritables symptômes typhoïdes.

La teinte ictérique de la peau augmente peu d'intensité, la pression exercée sur la région hépatique est douloureuse ; la sécrétion urinaire peut continuer à être normale, parfois elle est moins abondante et on constate qu'il y a une diminution plus ou moins considérable dans l'élimination de l'urée. Brouardel (1), à la suite d'analyses répétées, est arrivé à cette conclusion générale que la quantité d'urée éliminée dans les vingt-quatre heures dépend directement de l'intégrité des cellules hépatiques. Dans un cas très malheureux qu'il a observé avec Tarnier, l'ictère grave avait succédé chez une femme enceinte à un ictère bénin en apparence, l'excrétion urinaire était presque nulle, et l'urine contenait très peu d'urée, à peine 4 grammes sur 1000. Duncan a noté également cette diminution de l'urée.

Chez quelques femmes on note des pétéchies, des ecchymoses sous-cutanées; C. Braun a vu des épanchements sanguins de la grosseur du poing dans l'intérieur des gaînes aponévrotiques des muscles de la cuisse et dans les muscles pectoraux; Duncan a observé des hématémèses; d'autres fois c'est au moment de la délivrance qu'on a vu survenir des métrorrhagies qui jusquelà avaient fait défaut, et Tarnier en a observé deux exemples.

L'état général va en s'aggravant; on note quelquefois des convulsions, ce qui a fait dire qu'il y avait de l'éclampsie cholémique; puis arrivent successivement la somnolence, la stupeur, le coma et la mort.

La marche de la maladie est continue, la disparition des symptômes et la guérison sont tout à fait exceptionnelles, et c'est rapidement, en quelques jours au plus, que la malade est emportée.

A l'autopsie on a trouvé dans un certain nombre de cas l'atrophie jaune aiguë du foie; les cellules hépatiques atteintes primitivement peuvent être plus ou moins détruites et ne sont représentées que par un détritus granulo-graisseux. Dupré pense au contraire avec Winiwarter qu'il existe d'abord des lésions du tissu conjonctif, lésions qui agissent consécutivement sur les cellules du foie.

Lorsque les femmes ont succombé à l'ictère, on n'a pas toujours trouvé les lésions de l'atrophie jaune aiguë. Virchow avait émis l'opinion, que dans les cas graves et mortels d'ictère chez les femmes enceintes, il existait une maladie des reins et que c'était à cette affection rénale que les symptômes nerveux devaient surtout être rapportés. Braun dit avoir rencontré les lésions de la maladie de Bright chronique dans l'ictère grave, et Decaudin a signalé, dans un certain nombre d'observations rapportées par les auteurs, la coïncidence des lésions du foie et des lésions des reins. On comprend en effet que, les fonctions du foie étant troublées et les reins ne jouant plus leur rôle excréteur, des symptômes graves puissent rapidement survenir.

Nous n'insisterons pas sur le diagnostic de l'ictère grave chez les femmes enceintes. Rappelons que Montgomery a vu une femme grosse succomber avec de l'ictère et de l'ascite, il y avait en même temps hydramnios et le diagnostic de la grossesse était très difficile à faire. L'autopsie montra qu'il s'agissait d'une cirrhose. Martin a rapporté l'observation d'une femme mourant avec

(1) Brouardel. Archives de physiologie, 1876, p. 373.

de l'ictère et chez laquelle il pratiqua l'opération césarienne pour essayer d'extraire l'enfant vivant : la malade s'était empoisonnée avec du phosphore.

Le pronostic de l'ictère grave pendant la grossesse est presque constamment fatal pour la mère et pour l'enfant; le fœtus peut cependant avoir été expulsé vivant et l'ictère n'être devenu grave que plus tard, mais le fait est exceptionnel. Du reste, pour que l'enfant puisse être sauvé, il faut qu'il y ait non pas avortement, mais accouchement prématuré.

Traitement de l'ictère. — Le traitement de l'ictère simple et celui de l'ictère grave n'offre pendant la grossesse rien de particulier : on aura recours aux médications généralement prescrites.

S'il y avait une épidémie d'ictère, il faudrait conseiller aux femmes de changer de résidence, car, on l'a vu, l'ictère outre qu'il détermine souvent l'expulsion du fœtus, prend parfois la forme grave.

On s'est demandé si, dans certains cas d'ictère, on ne devrait pas provoquer l'avortement ou l'accouchement prématuré ; Caradec en particulier a émis cette opinion. La plupart des auteurs sont opposés à cette conduite : en effet, lorsque l'ictère débute, on ne peut savoir s'il restera bénin, ce qui est le cas le plus habituel, ou s'il deviendra grave. Si l'ictère doit rester simple, provoquer l'avortement ou l'accouchement prématuré, ce serait faire une opération inutile pour la mère et généralement funeste pour l'enfant. Si au contraire l'ictère est devenu grave, il est trop tard pour intervenir et la tentative d'avortement ou d'accouchement prématuré qui demande un certain temps pour être mise à exécution, a peu de chances d'être suivie de succès. Nous pouvons cependant citer deux professeurs étrangers qui acceptent cette intervention. Dans les cas où l'ictère est très intense et dure depuis longtemps, si le fœtus est vivant et viable et si les battements du cœur se ralentissent d'une façon notable de telle sorte que sa mort soit à craindre, C. Braun pense qu'il peut être permis d'avoir recours à l'accouchement prématuré artificiel. Duncan, de son côté, dit qu'on peut parfois provoquer l'évacuation de l'utérus dans l'intérêt de la mère. « J'ai vu, dit-il, la guérison survenir chez une femme malade depuis longtemps, lorsque au troisième mois de la grossesse, on provoqua l'avortement : elle était amaurotique, presque sans pouls, son état semblait désespéré. » On comprend combien l'indication de cette intervention est, en général, difficile à préciser.

§ 2. — Coliques hépatiques.

Bibliographie. — WILLEMIN. Des coliques hépatiques et de leur traitement par les eaux de Vichy, 1862. — DURAND-FARDEL. Traité des maladies chroniques, 1868, t. II, p. 273. CH. BOUCHARD. Maladies par ralentissement de la nutrition, p. 85 et 86. — HENRI HUCHARD. Union médicale, 1882 et Archives de tocologie, 1882, p. 265. — J. CYR. Annales de gynécologie, 1883, p. 241. — BERLINE-HÉRING. Thèse de Paris, 1883.

Les modifications que la grossesse apporte dans l'organisme favorisent chez la femme l'apparition des coliques hépatiques : c'est un fait que les observations de Willemin, de Durand-Fardel, de Cyr et celles réunies par Huchard, semblent démontrer d'une façon indiscutable. « J'ai vu, dit Durand-Fardel, la colique hépatique se montrer pour la première fois pendant le cours de la grossesse ou après l'accouchement, un trop grand nombre de fois pour qu'il n'y ait pas là autre chose qu'une simple coïncidence. » Sur 51 observations dont le Dr Cyr donne le résumé, 11 fois la crise de colique hépatique a éclaté pendant la grossesse; 40 fois c'est après l'expulsion du fœtus qu'elle est survenue, 4 fois après une fausse couche et 36 fois à la suite d'un accouchement à terme; dans les deux tiers de ces cas (22 fois sur 36) c'est dans le mois qui a suivi l'accouchement que les coliques sont survenues.

Il est difficile d'expliquer d'une façon très précise comment la grossesse prédispose à la formation de calculs biliaires et aux coliques hépatiques. On a invoqué la compression que peuvent subir les voies biliaires et le foie; mais alors la colique hépatique ne devrait apparaître qu'à la fin de la gestation, et il n'en est pas ainsi. Huchard avait pensé que les coliques hépatiques de la grossesse et de l'accouchement étaient plus fréquentes chez les femmes du monde que chez celles du peuple, parce que chez les premières, le genre d'alimentation et d'existence, l'oisiveté et le repos prolongé sont des conditions favorables à leur production ; mais les observations de Cyr montrent que les coliques hépatiques de la grossesse sont loin d'être rares chez les femmes pauvres et dans la pratique hospitalière. La diathèse arthritique dont la grossesse et l'état puerpéral réveillent les manifestations (Huchard) et la tendance aux pléthores viscérales ont été également invoquées.

Il importe de savoir que les coliques hépatiques peuvent survenir assez fréquemment pendant la gestation, afin d'éviter toute erreur de diagnostic. On les a, en effet, quelquefois confondues avec une péritonite. Tarnier en a vu un exemple, et le ventre de la malade avait été couvert de sangsues et de vésicatoires ; l'erreur sera facilement évitée si l'on prend en considération le siège précis de la douleur et l'état du pouls. On a encore confondu la colique hépatique avec un début de travail : mais, l'absence de contractions utérines au moment des douleurs ressenties par la malade, l'absence de glaires et de modifications du côté du col, puis le siège de la douleur dans l'hypochondre droit, son apparition subite avec ses irradiations dans l'épaule, permettront d'établir le diagnostic.

Le siège exact de la douleur, ses irradiations vers la partie inférieure de l'abdomen, l'absence d'ictère pendant les jours qui suivront, établiront la distinction entre les coliques néphrétiques et les coliques hépatiques.

Après l'accouchement, la lenteur du pouls, l'absence de chaleur du côté de la peau, le défaut de sensibilité de la partie inférieure de l'abdomen, différencieront la colique hépatique et la péritonite.

Les coliques hépatiques influencent peu le pronostic de la grossesse. « Excepté dans les cas, dit le Dr Cyr, où il se produit de l'ictère, ce qui est toujours une complication sérieuse, les coliques hépatiques ne nous ont point paru compromettre la marche de la gestation ». Il faut bien savoir cependant que, dans certains cas, des symptômes de cholécystite et d'angiocholite sont survenus et qu'ils ont été accompagnés d'élévation considérable de températature, parfois continue, parfois intermittente, d'augmentation de volume de la vésicule biliaire, etc. La vie des femmes est alors compromise, quelquefois même elles succombent : ce sont là des faits rares, cependant nous en avons vu quelques exemples.

Lorsque les coliques hépatiques surviennent pendant la grossesse, il faut commencer par calmer les douleurs : pratiquer une injection sous-cutanée de morphine ou faire respirer du chloroforme par intermittences lorsque les douleurs sont trop vives, tels sont les procédés les plus efficaces. Il faut ensuite, à l'aide d'un régime alimentaire et d'un traitement hygiénique appropriés, combattre les dispositions de la malade à la lithiase biliaire. L'état de la grossesse est-il ou n'est-il pas une contre-indication pour un traitement à Vichy ? « Tandis que M. Willemin proclame l'innocuité de la cure pendant la grossesse, M. Sénac au contraire (communication orale), donne le conseil de prendre les plus grandes précautions, de n'user qu'avec modération du traitement hydro-minéral et de proscrire surtout les pratiques externes qui ont pu, dans certains cas, provoquer une fausse couche ou un accouchement prématuré ». (Huchard.)

Ici doit être posée la question suivante : Une nourrice atteinte de colique hépatique peut-elle, sans inconvénient pour son nourrisson, aller passer une saison aux eaux de Vichy ? Tarnier, en s'appuyant sur plusieurs observations personnelles et inédites, n'hésite pas à répondre par l'affirmative.

CHAPITRE V

MALADIES DE L'APPAREIL RESPIRATOIRE

Nous étudierons dans ce chapitre la dyspnée, la toux, la bronchite, la grippe, la pneumonie, le pleurésie et la tuberculose pulmonaire.

§ 1. — Dyspnée. Toux. Bronchite. Grippe.

Bibliographie. — Lussana. Annali universali di Medicina, 1862, CLXXIX, p. 600. — Grisolle. Traité de la pneumonie, 1864, 2ᵉ édit., p. 468. — Jacquemier. Article Avortement in Dict. encyclopédique des sc. méd., t. VII, p. 548 — Cazeaux. Traité d'accouchements, 7ᵉ édit., p. 434 à 472, 1867. — P. Regnard. Th. de Paris, 1879, p. 182. — P. Bar. Annales de gynécologie, 1880, t. XIV, p. 423. — Charpentier. Traité d'accouchements, 1883, t. I, p. 628.

Dyspnée. — Quelques femmes éprouvent dans le cours de la grossesse, surtout à la fin, un certain degré de dyspnée. Celle-ci peut même devenir très grave. Lussana en a rapporté un exemple : une femme qui était déjà accouchée fut prise pendant une seconde grossesse d'accidents de suffocation; elle accoucha prématurément et la dyspnée disparut. Il en fut de même pendant sa troisième et sa quatrième gestation. Devenue enceinte une cinquième fois, le dyspnée fut si grave qu'on dut provoquer l'avortement au quatrième mois. A sa sixième grossesse, les mêmes accidents reparurent dès le début ; on essaya pour la sauver de déterminer l'avortement au deuxième mois, mais elle succomba avant l'expulsion de l'embryon.

Comment expliquer le dyspnée des femmes enceintes, lorsqu'il n'existe aucune des affections pulmonaires décrites ci-après, aucune lésion du cœur, aucune altération du sang (voyez chapitre VI)? On l'attribue généralement au développement de l'utérus qui refoulerait le diaphragme et gênerait son abaissement. Cette explication est exacte dans les cas où l'utérus prend un développement excessif, ainsi qu'on l'observe quelquefois dans la grossesse gémellaire et dans l'hydropisie de l'amnios (voyez *Hydramnios*); mais lorsque l'utérus est normalement distendu, son volume n'est pas assez considérable pour expliquer la dyspnée qui existe parfois dans les derniers temps de la grossesse, à plus forte raison au début de la gestation. Regnard et Bar ont même démontré par des tracés que c'est principalement grâce au diaphragme que se fait l'inspiration chez les femmes enceintes bien portantes, et il en est de même pendant les accès de dyspnée : on les voit alors utiliser tous leurs muscles inspirateurs, mais c'est surtout le diaphragme qui agit le plus énergiquement (Bar). Il faut donc chercher une autre explication, et nous croyons qu'on peut la trouver tantôt dans la congestion des poumons, tantôt dans leur œdème ou dans l'urémie.

La congestion pulmonaire n'est pas très commune ; on l'observe cependant quelquefois, même pendant les premiers mois de la grossesse, surtout chez les femmes dont les veines sont très gonflées. Elle est très tenace et s'accompagne de toux et de dyspnée. Nous l'avons vu résister à tous les traitements médicamenteux et disparaître rapidement après une saignée du bras. Charpentier en aurait observé deux cas terminés par la mort, et dans les deux faits l'autopsie n'aurait révélé que de la congestion et de l'apoplexie pulmonaire sans lésion cardiaque.

L'œdème des poumons est quelquefois observé chez les femmes atteintes d'œdème simple généralisé, et surtout chez celles qui de plus ont de l'albuminurie ; il se produit alors de la gêne respiratoire et de la dyspnée à des degrés variables et celle-ci peut être extrême. C'est ce que Tarnier a observé dans un cas : il fut appelé en consultation près d'une jeune femme ayant de la dyspnée depuis plusieurs jours, et chez laquelle le travail de l'accouchement marchait très lentement. Cette malade était debout et respirait très difficilement ; il y avait de l'œdème généralisé et l'urine contenait de l'albumine. Il s'agissait d'une grossesse gémellaire et le premier enfant fut extrait par une application de forceps, le second par la version. La délivrance fut simple ; à peine était-elle terminée que la malade mourut subitement. Mais on peut se demander si, dans ce fait, la dyspnée était causée par la grossesse gémellaire, par l'œdème pulmonaire ou par l'urémie puisque les urines était albumineuses.

La dyspnée, en effet, peut encore dépendre de l'empoisonnement urémique que nous décrirons plus tard (voyez chapitre VIII).

Le traitement de la dyspnée sera différent suivant qu'elle sera produite par la congestion pulmonaire, l'œdème ou l'urémie. — La saignée du bras peut être utile dans ces trois variétés de dyspnée ; mais elle sera surtout efficace quand il y a de la congestion des poumons et dans ce dernier cas nous conseillons d'y avoir recours. — La dyspnée est-elle causée par de l'œdème simple, on emploiera les purgatifs et le régime lacté qui agit comme diurétique. Ces moyens ont pour but de diminuer la surcharge circulatoire. — Quand il y a urémie, on en est réduit au régime lacté, car les purgatifs pourraient avoir l'inconvénient de congestionner les reins et d'augmenter l'albuminurie. — Enfin, dans le cas de dyspnée extrême, on peut se poser la question de l'opportunité de l'avortement ou de l'accouchement prématuré.

Toux. Bronchite. — La toux pendant la grossesse est beaucoup plus tenace qu'en d'autres circonstances ; elle est même considérée comme dangereuse en raison des secousses violentes qu'elle détermine quelquefois et qui pourraient amener l'avortement. Mais cet accident est loin d'être fréquent : Grisolle, en effet, a observé douze cas de bronchite intense chez des femmes enceintes, parmi lesquelles quatre avaient une toux continuelle que rien ne pouvait calmer, et qui a persisté pendant un mois sans troubler le cours de la grossesse.

« La toux, dit Cazeaux, a parfois un caractère spasmodique, quelque chose qui, sauf l'altération de la voix, lui donne une ressemblance avec la coqueluche. » Il ajoute que dans ces derniers cas il s'est très bien trouvé des bains répétés deux ou trois jours de suite. Dans des faits analogues, Tarnier n'a eu qu'à se louer de l'emploi du bromure de potassium à la dose de deux ou trois grammes par jour.

Grippe. — N'ayant pas de remarques personnelles à faire sur ce sujet, nous rapporterons les opinions de Jacquemier et de Cazeaux. Le premier de ces auteurs s'exprime ainsi : « Les épidémies de grippe, qui n'épargnent pas les femmes grosses, n'ont pas en général leur influence bien marquée sur le cours de la grossesse. Néanmoins, lorsque la maladie s'accompagne de fièvre intense, de quintes de toux pénibles et fréquentes, l'accouchement prématuré se déclare assez souvent ; il est plus rare, à moins d'une prédisposition très marquée, de voir survenir l'avortement. Les secousses de la toux semblent, plus que l'état fébrile, provoquer le travail en excitant directement les contractions utérines, ou quelquefois un commencement de perte, car lorsque la grossesse est déjà avancée, les enfants naissent généralement vivants. »

Voici maintenant l'opinion de Cazeaux : « J'ai vu, dit-il, un assez grand nombre d'avortements être la conséquence soit de la maladie elle-même, soit des quintes violentes dont les malades étaient tourmentées. »

§ 2. — Pneumonie.

Bibliographie. — MAURICEAU. Observ. sur la grossesse, t. II, obs. CDLXXII, p. 391.— THIRION (de Namur). Journal de médec. de Bruxelles, 1844, p. 97. — BOURGEOIS. Mémoires de l'Académie de Médecine, 1861, p. 404. — GRISOLLE. Archives génér. de médecine, 4ᵉ série, t. XXII, 1850, p. 41. Traité de la pneumonie, 2ᵉ édition, Paris, 1864. — VERRIER. Académie de médecine, séance du 24 octobre 1865. — GUSSEROW. Monatsch. f. Geb. Bd. XXXII, p. 87, 1868. — CHATELAIN. Journal de médecine de Bruxelles, 1870, t. 50, p. 430, 516 et t. 51, p. 11. — MATTON. Journ. de méd. de Bruxelles, 1872, t. 54, p. 412. — MARCHANT. Journ. de méd. de Bruxelles, Juin, 1872. — WERNICH. Beitræge z. Geb. u. Gyn., Bd. II, p. 247, 1873 et Bd. III, p. 56, 1874. — FASBENDER. Beitræge z. Geb. u. Gyn., Bd. III, p. 49, 1874. — RICAU. Thèse de Paris, 1874. — BERGESIO. Annali di Ostetricia, t. I, p. 209, 1879. — COLI. Inaug. Dissert. Bologna, 1885.

La pneumonie, affection plus rare chez la femme que chez l'homme, peut survenir pendant la grossesse qu'elle complique parfois gravement. Les observations assez nombreuses qui ont été publiées depuis vingt ans, particulièrement en France, en Belgique et en Allemagne, ont permis aux auteurs d'arriver à un certain nombre de conclusions, qui ressortent des faits eux-mêmes et que nous allons résumer :

La pneumonie exerce une influence notable sur la marche de la grossesse, qui est souvent interrompue. Sur 43 observations réunies dans un tableau de Ricau, 21 fois, c'est-à-dire dans près de la moitié des faits, il y eut expulsion du fœtus. Si on pousse plus loin l'analyse, on voit que dans 28 cas la femme n'avait pas dépassé le sixième mois et sur ces 28 cas, 11 fois il y eut avortement, 17 fois la grossesse a continué son cours. Dans les 15 autres faits, au contraire, la femme était enceinte de plus de six mois, et 10 fois, c'est-à-dire dans les deux tiers des cas, il y a eu accouchement prématuré.

Donc, dans les cas de pneumonie chez la femme enceinte, *plus la grossesse approche de son terme, plus l'expulsion du fœtus est probable* (Chatelain, Matton, Wernich, Ricau). Cette expulsion serait due non pas à la toux, mais à l'intensité de la fièvre avec hyperthermie et à la gêne de la respiration qui déterminent une accumulation d'acide carbonique dans le sang ; on sait, en effet, que Brown-Séquard explique la contraction des fibres musculaires par l'action de l'acide carbonique (voyez Tome I, page 228). La femme, bien que cela soit rare, peut aussi succomber sans que le fœtus ait été expulsé. Il existe deux faits de ce genre, l'un dû à Valsalva, l'autre à Ricau : l'opération césarienne, pratiquée chaque fois *post mortem*, ne donna qu'un fœtus mort.

D'autre part, la grossesse elle-même exerce une certaine influence sur la marche de la maladie : la pneumonie est aggravée, et elle présente souvent des symptômes d'une intensité considérable. Le phénomène dominant est la gêne respiratoire, la dyspnée est plus grande que ne le comporte l'étendue de l'inflammation pulmonaire. Cette dyspnée serait due, non pas seulement à la diminution du champ de l'hématose, conséquence de l'altération des poumons, à l'existence d'un point de côté et à la fièvre qui donnerait lieu à la production d'une quantité plus grande d'acide carbonique, mais aussi aux modifications qui existaient déjà du côté du sang par le fait même de la grossesse (Ricau).

La pneumonie pendant la grossesse est donc une affection grave pour la mère, plus grave encore pour le produit de la conception.

Relativement à la mère, si on analyse les 43 faits réunis par Ricau et déjà indiqués plus haut, on trouve 5 cas de mort sur les 28 femmes qui n'avaient pas dépassé le sixième mois de la grossesse, et 7 cas de mort sur les 15 femmes enceintes de plus de 180 jours. La mortalité totale est donc de 12 sur 43, et le pronostic est plus grave dans les trois derniers mois de la grossesse (7 morts sur 15 cas), que dans les six premiers (5 morts sur 28 cas). On peut donc dire : *Plus la grossesse avance et plus le pronostic est grave pour la mère* (Chatelain, Matton, Wernich, Ricau).

Les observations et les chiffres démontrent qu'il en est de même pour l'enfant. Son expulsion est en effet beaucoup plus fréquente après qu'avant le sixième mois ; dans les 43 mêmes faits, elle est survenue 10 fois sur 15 pendant les trois derniers mois, et 11 fois sur 28 pendant les 6 premiers. Et comme la plupart des enfants nés, même à l'époque où l'on aurait pu les considérer comme viables, ont succombé, on voit que *plus la grossesse avance, plus le pronostic est grave pour l'enfant.*

Si presque tous les auteurs sont d'accord sur les points qui précèdent, il en est un à propos duquel leur opinion diffère : lorsque, sous l'influence de la pneumonie, il y a eu avortement ou accouchement prématuré, que se produit-il dans l'état général de la femme ?

Deux choses peuvent arriver : Ou bien il y a une amélioration très notable et la malade entre en convalescence ; ou la fièvre redouble, la dyspnée persiste, devient plus intense, la lésion pulmonaire semble s'étendre et la femme succombe.

Mais de ces deux terminaisons laquelle est plus fréquente ?

Bourgeois, Grisolle, Chatelain, Ricau pensent que l'expulsion du fœtus favorise la prompte résolution de la phlegmasie. L'avortement ou l'accouchement prématuré donneraient habituellement lieu à une détente de tous les symptômes et favoriseraient la bonne terminaison de la maladie.

Matton, Wernich, Bergesio professent une opinion absolument contraire ; à leur avis, souvent l'on verrait succomber la femme après l'avortement ou l'accouchement prématuré survenus comme conséquences de la pneumonie : Matton dit que dans 18 cas où la grossesse a été interrompue 9 femmes sont mortes, tandis que dans 20 cas où elle a continué une seule femme a succombé.

La solution de cette question offrirait cependant un grand intérêt au point de vue du traitement ; si, en effet, l'expulsion du fœtus favorisait la résolution de la pneumonie, on pourrait être autorisé dans les cas de phlegmasie grave du poumon à conseiller l'avortement ou l'accouchement prématuré ; si, au contraire, cette expulsion était habituellement suivie de la mort de la mère, il faudrait rejeter absolument ces opérations.

Il est malheureusement très difficile d'arriver à une conclusion rigoureuse. Evidemment les chiffres rapportés par Matton ont une certaine éloquence, mais on peut se demander si, dans les cas de pneumonie auxquels il fait allusion, l'expulsion du fœtus n'a pas eu lieu surtout parce que l'état de la malade était très grave.

Traitement. — La plupart des auteurs s'accordent à dire que la pneumonie chez la femme enceinte doit être traitée comme si la grossesse n'existait pas. La saignée paraît, surtout chez les malades pléthoriques, avoir rendu de grands services et elle a été beaucoup recommandée. Le tartre stibié, le kermès, la digitale ont été également conseillés : le tartre stibié aurait même une certaine action sur l'utérus, il exciterait la contractilité de ses fibres musculaires et favoriserait l'expulsion du fœtus. On pourrait le prescrire à la dose de 10 à 30 centigrammes au début, et même à celle de 40 à 60 centigrammes si l'état général de la femme devenait grave (Ricau).

Si la femme atteinte de pneumonie était en travail et si l'expulsion du fœtus se faisait attendre, il faudrait, dans l'intérêt de la mère, hâter autant que possible la terminaison de l'accouchement.

Lorsque la pneumonie est grave, peut-on conseiller l'avortement provoqué ou l'accouchement prématuré artificiel? C'est là, nous l'avons vu, une question qui est encore théoriquement en discussion. Cliniquement nous ne connaissons que l'observation de Thirion (de Namur) qui, dans un cas désespéré de pleuro-pneumonie, a provoqué l'avortement à 6 mois et demi; la femme a guéri.

Une objection d'une certaine importance peut être faite, c'est que la provocation de l'avortement ou de l'accouchement prématuré nécessite un temps assez long pendant lequel la femme peut succomber.

§ 3. — Pleurésie.

Bibliographie. — 'MONNERET. Gazette des Hôpitaux, 1842, p. 603. — GARNIER. Union médic., 1860, vol. V, série 2, p. 63. — COHNSTEIN. Volkmann'Sammlung, n° 59, p. 491, 1873. — FISCHL. Prag. Vierteljahr., 1875, XXXII, 4. — VERNEUIL. Société de chirurgie, 17 mai 1876, p. 386. — LÉOPOLD. Archiv f. Gynæk., Bd. XI, p. 284, 1877 et Archiv f. Gyn., Bd. XIV, p. 303. — RÉVILLON. Gaz. des Hôpit., 1878, p. 641. — CHATELAIN. Journ. de méd. de Bruxelles, 1878. — BARATGIN. Thèse de Paris, 1880. — PETER, HUTINEL, etc. Société de thérapeutique, Paris médical, 1881, p. 15. — W.-J. BEATY. Edinb. med. Journal, Sept. 1882. — GRAUX. Union médicale, 1883, t. II, p. 738 et 745. — P. LE GENDRE. Union méd., novembre 1884, p. 879 et Nouv. Arch. d'obst., 1886, n° 2. — HERVIEUX. Bulletin de l'Acad. de méd., Paris, 1886, p. 327.

La pleurésie, si l'on en juge d'après les observations publiées, ne semble pas être très fréquente chez la femme enceinte. Lorsqu'elle apparaît pendant la grossesse, cette dernière ne subit en général aucune modification et elle continue presque constamment sans interruption ; cependant, dans quelques cas où la pleurésie avait débuté dans les derniers temps de la gestation, l'époque de l'accouchement a été parfois avancée.

Quant à la pleurésie elle-même, elle a évolué sans paraître modifiée ; elle a présenté les mêmes symptômes et les mêmes variétés que dans les conditions ordinaires ; le plus souvent simple, elle peut être double ; l'épanchement peu considérable dans certains cas est très abondant dans d'autres et a nécessité la thoracentèse. Le liquide n'a jamais été purulent d'emblée, et l'est rarement devenu après la ponction.

Dans les cas rares où l'expulsion du fœtus est survenue, la dyspnée a diminué ; quant à l'épanchement, il n'a rien offert de particulier dans son évolution, sauf peut-être dans un cas d'Hutinel où le liquide pleurétique s'est résorbé rapidement.

Le pronostic de la pleurésie n'acquiert donc, en général, pas de gravité plus grande par le fait de la grossesse ; contrairement au pronostic de la pneumonie, il n'est, dans le plus grand nombre des cas, défavorable ni pour la mère, ni pour l'enfant. Pour compléter cet exposé nous ajouterons que tout récemment Hervieux, après avoir rappelé que la pleurésie avait été considérée par quelques observateurs comme l'une des manifestations de l'empoisonnement puerpéral, déclarait qu'il avait autrefois vu pendant la durée de quelques épidemies puerpérales, des femmes enceintes être atteintes de pleurésie avant l'accouchement.

Traitement. — Le traitement de la pleurésie chez la femme enceinte est le même que celui de la pleurésie non compliquée de grossesse ; on se contentera de tenir compte des contre-indications générales fournies par l'état de gestation.

Si la femme atteinte de pleurésie était en travail, si la respiration et les efforts d'expulsion étaient gênés, il faudrait terminer l'accouchement aussitôt que possible.

Si, pendant la grossesse, l'épanchement était considérable, si le cœur était déplacé, etc., on devrait, comme chez une malade non enceinte, avoir recours à la thoracentèse : on agirait de même pendant les suites de couches, on pourrait même au besoin répéter la thoracentèse (Graux). Si l'épanchement était devenu purulent, il faudrait pratiquer l'opération de l'empyème. Etant donnés les faits observés jusqu'ici et les résultats obtenus grâce aux opérations que nous venons de mentionner, il ne paraît pas rationnel, même dans les cas les plus graves, de conseiller la provocation de l'avortement ou de l'accouchement prématuré.

§ 4. — Tuberculose pulmonaire.

Bibliographie. — Huguier. Soc. anatom., 5ᵉ an., p. 1, mars, 1830. — Hervieux. Union méd., 1847, p. 38. — Robert. Union méd., 1847, p. 140. — Grisolle. Bull. de l'Acad. méd., 2 octobre 1849, et Arch. gén. de méd., janvier 1850. — Dubreuilh (de Bordeaux), rapport de Grisolle. Bull. de l'Acad. de méd., t. XVII, p. 14 à 25, 1851. —

HECKER et BUHL. Klinik der Geb., 1861, t. I, p. 182. — GUÉNIOT in PACULL. Th. de Paris, 1865, p. 21. — CARESME. Th. de Paris, 1866. — HÉRARD et CORNIL. Traité de la phthisie, 1867. — PUTÉGNAT. Journal de méd. de Bruxelles, vol. L, p. 221, 1870. — STEHBERGER. Arch. f. Gynæk., 1870, Bd. I, p. 465 à 469. — LEBERT. Arch. für Gynæk., 1872, Bd. IV, 457. — PIDOUX. Traité de la phthisie, 1873. — ORTEGA. Th. de Paris, 1876. — BUDIN. Le Progrès médical, 1876, p. 169. — PETER. Clinique méd., 1879, t. II, p. 124 et 500. — BERGESIO. Annali di Ostetricia, t. I, 1879. — LEOPOLD. Arch. f. Gynæk., 1879, Bd. XIV, p. 299 à 302. — GAULARD. Th. d'agrég. Paris, 1880. — LANDOUZY ET MARTIN. Revue de médecine, 1885, p. 1014 à 1032. — LANDOUZY ET QUEYRAT. Soc. médic. des hôpitaux, 1886.

Les anciens auteurs (Cullen, Bordeu, Dugès, etc.) croyaient que la grossesse s'opposait au développement de la phthisie pulmonaire ou en ralentissait l'évolution. Pour eux, la grossesse jouait momentanément un rôle suspensif, car après l'accouchement la tuberculose reprenait sa marche, et subissait même une certaine recrudescence. Mais de nombreux travaux ont surabondamment démontré que la grossesse n'exerce sur la tuberculose aucune action salutaire. Au contraire, la grossesse accélère la marche de la tuberculose : telle est aujourd'hui l'opinion presque universellement acceptée. Cette accélération serait continue, ou bien il faudrait diviser la grossesse en deux périodes (Pidoux) : la première, qui s'étendrait de la conception jusqu'au milieu de la gestation et même un peu plus tôt, et pendant laquelle la grossesse suspendrait les symptômes de la phthisie ; la seconde, qui s'étendrait du quatrième mois au plus tard jusqu'à l'accouchement et pendant laquelle les tubercules pulmonaires évolueraient rapidement. Le professeur Peter admet également que l'aggravation se produit surtout à partir du cinquième mois : « C'est-à-dire que, à l'époque où l'enfant devenu plus gros, demande une plus grande masse de sang maternel, alors apparaît chez la mère une série d'accidents qui s'aggravent, à mesure qu'augmentent le volume de l'enfant et ses besoins corrélatifs ».

Nous allons entrer dans quelques détails et étudier successivement : 1° l'influence de la grossesse et de l'état puerpéral sur la marche de la tuberculose ; 2° l'influence de la phthisie sur la grossesse.

1° *Influence de la grossesse et de l'état puerpéral sur la marche de la tuberculose.* — Gaulard résumant admirablement dans sa thèse d'agrégation les différents points de la question a démontré que l'opinion de Cullen n'était pas fondée ; dans l'immense majorité des cas au contraire, comme l'ont indiqué Grisolle, Stoltz, Dubreuilh, Caresme, Ortéga, etc., la grossesse aggrave la tuberculose pulmonaire ; il en est de même de l'état puerpéral et de l'allaitement, et Gaulard a réuni un assez grand nombre d'observations qui viennent confirmer cette dernière manière de voir.

Dans une première série de faits (32 cas), la phthisie existait avant la grossesse, l'aggravation a été pour ainsi dire constante. Dans une seconde série, la tuberculose a pris naissance à une période plus ou moins avancée de la gestation, elle s'est notablement aggravée jusqu'à terme. Enfin dans une troisième série, la phthisie ne s'est déclarée que plus ou moins longtemps après l'accouchement, mais il semble hors de doute que l'état puerpéral a encore joué là, pour la production de la tuberculose, un rôle important.

La grossesse et l'état puerpéral aggravent donc la tuberculose, et celle-ci, la statistique le prouve, marche plus vite chez les femmes enceintes que chez les autres femmes : sur treize malades observées jusqu'à la fin par Grisolle, la durée de la tuberculose pulmonaire, au lieu d'être de seize à dix-huit mois, a été en moyenne de neuf mois et demi.

Lebert dans une statistique personnelle qui portait sur 25 cas, est arrivé à des résultats analogues : « Les différents phénomènes de l'activité sexuelle chez la femme, dit-il, aggravent notablement la tuberculose et hâtent la terminaison fatale ». C'est une nouvelle preuve, ajoutée aux précédentes, de la mauvaise influence de la grossesse et de l'état puerpéral sur la marche de la tuberculose.

Notons enfin que, dans certains cas, des hémoptysies foudroyantes sont survenues et ont nécessité l'opération césarienne *post mortem* (Huguier, Guéniot, Budin).

L'influence fâcheuse de la grossesse peut s'expliquer par l'état d'anémie dans lequel elle plonge la femme. En effet, sans amoindrir en quoi que ce soit l'importance de la théorie microbienne, on peut dire que l'hérédité et la débilitation de l'organisme paraissent être les principales causes de la tuberculisation ; or la grossesse, par elle-même et par les complications qui peuvent l'accompagner, est une cause puissante d'affaiblissement. Si les grossesses se répètent l'anémie sera encore exagérée.

L'accouchement et les suites de couches, avec leurs fatigues, avec l'écoulement lochial, avec les hémorrhagies qu'ils peuvent déterminer, aggravent aussi la tuberculose pulmonaire ; on voit des femmes qui, après avoir paru rester dans un état stationnaire, s'éteignent rapidement quelques jours après l'accouchement. Gaulard fait remarquer que, dans ces cas, la maladie s'est certainement aggravée sous l'influence de la grossesse, mais, dit-il, il est impossible de nier que la parturition ait contribué à précipiter la terminaison fatale.

L'allaitement agit aussi, pour les mêmes raisons, d'une façon fâcheuse. Chez un certain nombre de femmes tuberculeuses, la sécrétion lactée est peu abondante ou ne dure que pendant un temps limité ; chez celles qui peuvent nourrir, les faits démontrent que la lactation, par les fatigues qu'elle impose, par l'anémie qu'elle détermine, peut avoir l'influence la plus désastreuse. Nous en avons vu plusieurs exemples ; aussi, avons-nous pris pour règle de ne jamais permettre à une femme d'allaiter son enfant, lorsque par hérédité elle est prédisposée à la tuberculose.

2° *Influence de la phthisie sur la grossesse.* — Si une femme tuberculeuse devient enceinte, la grossesse se développera-t-elle normalement et régulièrement, sera-t-elle, au contraire, troublée ou interrompue par l'existence de l'affection pulmonaire ? Les faits de Bourgeois, ceux rapportés par Ortéga démontrent que bien souvent la grossesse ne va pas jusqu'à terme, et se termine par un avortement ou par un accouchement prématuré : quinze femmes, dit Ortéga, qui présentaient des signes de phthisie plus ou moins avancée quand elles sont devenues enceintes, ont eu ensemble vingt grossesses, dont dix se sont terminées à terme; il y a eu deux avortements et huit accouchements prématurés, ces derniers ont donné seulement deux enfants viables.

Ainsi la tuberculose de la mère est funeste au produit de conception. Même dans les cas où la grossesse arrive à terme, l'enfant naît le plus souvent petit et chétif; parfois cependant il est bien développé et bien portant, mais il n'est pas rare de le voir succomber dans les mois ou les années qui suivent. Aussi Peter a-t-il pu résumer en ces termes, ce qui survient pour le produit de conception : « La grossesse n'est pas seulement funeste à la mère, elle l'est encore à l'enfant auquel une de ces trois choses peut arriver : ou il vient au monde prématurément, fœtus ou mort-né, sa mère ne lui fournissant qu'incomplètement les matériaux de sa nutrition ; ou il naît au septième mois, enfant petit et souffreteux, qui meurt au bout de quelques jours, par impuissance de vivre ; ou enfin, il vient à terme pour succomber quelques mois plus tard, le plus habituellement à des convulsions qui sont celles de la méningite tuberculeuse. On ne voit guère l'enfant fournir une carrière plus longue que si la mère était peu tuberculeuse encore ou le père exceptionnellement robuste. »

Ce qui paraissait du moins indiscutable jusqu'ici, c'est que les parents phthisiques pouvaient engendrer non pas des tuberculeux, car les recherches les plus attentives ne permettaient pas de constater sur le fœtus au moment de sa naissance des lésions tuberculeuses, mais des enfants tuberculisables. Landouzy et Martin, dans des séries d'expériences, ont cherché à voir si à côté de cette hérédité du terrain, il n'y aurait pas réellement une hérédité plus directe « l'hérédité de la graine ». Or, en inoculant à des cobayes soit des morceaux de fœtus sur lesquels on ne trouvait aucune lésion tuberculeuse mais qui étaient nés d'une mère qui succombait à la tuberculose, soit des morceaux de placenta venant d'une femme phthisique, ou du sperme recueilli sur un cobaye tuberculeux, Landouzy et Martin ont obtenu des résultats positifs ; toutes ces substances ont tuberculisé les terrains sur lesquels elles avaient été transplantées, elles ont amené la mort par tuberculose des animaux sur lesquels les expériences avaient été faites. Si, disent ces auteurs, les fœtus humains qui ont servi aux inoculations ont pu transmettre la tuberculose, c'est qu'ils étaient eux-mêmes tuberculeux, c'est donc qu'ils étaient porteurs de la graine infectante. L'hérédité tuberculeuse directe, en nature, se trouverait ainsi démontrée. Des faits cliniques récemment publiés par Landouzy et Queyrat paraissent confirmer cette opinion.

Résumé. — L'influence exercée par la grossesse et l'état puerpéral est évidente : dans l'immense majorité des cas la tuberculose pulmonaire a été aggravée. D'autre part, la tuberculose pulmonaire elle-même agit d'une manière défavorable sur la grossesse et le produit de conception, l'avortement et l'accouchement prématuré étant souvent observés chez les femmes phthisiques, et l'enfant succombant dans un grand nombre de cas plus ou moins longtemps après sa naissance.

Cependant, ce pronostic fâcheux ne doit pas être, en pratique, porté d'une façon trop absolue. De même que des enfants de femmes phthisiques peuvent naître bien portants et continuer à jouir d'une bonne santé, de même l'on a vu des femmes atteintes de tuberculose pulmonaire chez lesquelles la grossesse a semblé n'avoir eu aucune action fâcheuse. Ce ne sont là cependant que des exceptions qui ne sauraient infirmer la règle générale.

Règle de conduite. — De ce qui précède, on peut tirer les conclusions suivantes : Toutes les fois qu'on se trouve en présence d'une jeune fille de constitution délicate, qui a des phthisiques dans sa famille et qui, à une époque antérieure, a eu des symptômes de tuberculisation pulmonaire, une hémoptysie par exemple, il faut déconseiller le mariage, surtout si elle est âgée de moins de trente ans, car c'est entre vingt et trente ans, d'après les chiffres de Lebert, que la tuberculose évolue le plus facilement sous l'influence de la gestation. Si la femme est mariée, il faut déconseiller la grossesse, et surtout les grossesses répétées. Si la femme vient d'accoucher, il faut déconseiller l'allaitement.

Il est enfin une autre question qui a été posée. Si, chez une femme phthisique, arrivée à une époque de la grossesse où le fœtus est viable, on voit que la mort va survenir, ne pourrait-on pas provoquer l'accouchement prématuré ? Cette opération a été pratiquée par Stehberger et Léopold. L'utilité d'une intervention est fort douteuse en pareil cas. Elle ne pourra pour la mère, dont elle trouble les derniers jours, que retarder la terminaison fatale, et encore ce résultat n'est-il pas assuré. Quant à l'enfant, son existence est souvent compromise lorsqu'il naît d'une phthisique aussi avancée. En s'en tenant à l'expectation, si la mère mourait sans être accouchée, on aurait la ressource de l'opération césarienne ou de l'accouchement forcé *post mortem;* faire naître l'enfant plus tôt par l'accouchement prématuré serait augmenter bien peu les chances qu'il a de survivre.

CHAPITRE VI

MALADIES DE L'APPAREIL CIRCULATOIRE

Parmi les maladies de l'appareil circulatoire qu'on observe pendant la grossesse, nous étudierons d'abord celles qui existent du côté du cœur et des vaisseaux, puis celles qui semblent être plus directement la conséquence des modifications du sang.

ARTICLE PREMIER

MALADIES DU COEUR

Bibliographie. — LARCHER, in Mémoire de MENIÈRE. Arch. gén. de Méd., 1828, t. XVI
p. 521-2 et Arch. de Médec., 1859, p. 291. — DUCREST, in Mém. de BEAU. Arch. gén. de
Méd., 1846, 4° série, t. X, p. 28. — PEACOCK. Reynold's System of Med.; 1877, vol. IV,
p. 5. — VIRCHOW. Monatssch. f. Geb., Bd. II, p. 409, 1858. — CHARCOT et VULPIAN. Soc.
de Biol., 1861, 3° série, t. III, p. 205. — BLOT, Comptes-rendus de l'Acad. des Sc. de
Paris, 1862, p. 43, 44. — DECORNIÈRE. Th. de Paris, 1863. — GRISOLLE, in Th. de DECOR-
NIÈRE, 1863. — MAREY. Circulation du sang, p. 546, 1863. — DE CRISTOFORIS MALACHIA.
Annali univ. di Medic., 1863, t. 185, p. 49. — SPIEGELBERG. Monatssch. f. Geburtsk., 1866,
Bd. XXVIII, p. 439. — A. OLLIVIER. Soc. de Biologie, 1868, 4° série, t. V, p. 195 et 1869,
5° série, t. I, p. 129. — HERVIEUX. Traité des maladies puerpérales, 1870. — SIMPSON. Selected
obstet Works, 1871, p. 523. — SPIEGELBERG. Arch. f. Gynæk., 1871, Bd. II, p. 236. — LEBERT.
Arch. f. Gynæk., Bd. III, p. 38, 1872. — PETER. Union méd., 1872, p. 278 à 285 et 319 à
322. — AHLFELD. Arch. f. Gynæk., 1872, Bd. IV, p. 157 à 166. — A. OLLIVIER. Arch.
gén. de Méd., 1873. — BUDIN. Le Progrès médical, 1873, p. 217. — MAHOMED. Medico-
Chirurg. Transactions. London, vol. LVII, p. 233, 1874. — RAVET. Th. de Paris, 1874.
— LIOUVILLE. Bullet. de la Soc. Anat., 1874, p. 181. — SEUVRE. France médicale,
7 mars 1874. — DUROZIEZ. Arch. de Tocologie, 1875. — FANCOURT BARNES. Obstet. Transactions, vol. XVI, p. 263, 1875. — FRITSCH. Arch. f. Gyn., 1875, Bd. VIII, p. 373 à 401
et Arch. f. Gyn., 1876, Bd. X, p. 270 à 292. — LAHS. Arch. f. Gyn., 1876, Bd. IX, p. 306
à 311. — BERTHIOT. Th. de Paris, 1876. — MARTY. Th. de Paris, 1876. — CASANOVA. Th.
de Paris, 1876. — C. GERHARD, cité par Lœhlein. — LŒHLEIN. Zeitsch. f. Geburtshülfe u.
Frauenkr., Bd. I, p. 482, 1876. — MEYBURG. Arch. f. Gynæk., 1877, Bd. XII, p. 114 à 131
avec 66 tracés sphygmogr. — PETER. Clin. méd., 1877, t. I, p. 178 à 199. — CHIARA.
L'Anno clinico, 1877, in Osservatore di Torino, 1878. — MACDONALD. The Bearings of
chronic Diseases of the Heart. London, 1878. — GRASSI. L'Imparziale, 1879, p. 68 à 72. —
SÆNGER. Arch. f. Gyn., Bd. XIV, p. 410. — L. BERGESIO. Annali di Ostetricia, vol. I, 1869.
— JERZYKOWSKI. Analysé in Jahresbericht, 1880, p. 373. — PORAK. Thèse d'agrégation.
Paris, 1880. — BAUMEL. Montpellier médical, Juin, 1880, t. XLIV, p. 511. — A. HERRGOTT.
Ann. de gynéc., vol. XIV, p. 41, 1880. — RÉMY. Th. de Nancy, 1880. — LETULLE. Arch.
de Tocologie, 1881, p. 155. — COURRÉJOL. Thèse de Paris, 1881. — MANGIAGALLI. Il Quin-
quennio, p. 42, 1882. — PETER. Traité des maladies du cœur, 1883, p. 580. — G. WESS-
NER. Chronische Herzkrankheiten und Puerperium. Inaug. Dissert. Bern, 1884.

Nous l'avons déjà vu (T. I, p. 245), il existe pendant la grossesse des modifications profondes du côté de l'appareil circulatoire. La masse totale du
sang augmente surtout pendant la deuxième moitié de la gestation, le sang
lui-même subit des changements dans sa composition ou pour mieux dire dans
la proportion de ses divers éléments, le système artériel et le système veineux
sont modifiés, le cœur est hypertrophié. Nous ne reviendrons que sur ce dernier point.

Des recherches qu'il avait faites à la Maternité en 1826 et 1827, Larcher
avait conclu que chez la femme enceinte le ventricule gauche subissait une
hypertrophie physiologique (voyez Tome I, p. 248). Ducrest et plus tard Peacok
ont confirmé ce résultat en mesurant directement toute l'épaisseur des parois
ventriculaires.

Blot par des pesées très intéressantes (voy. T. I, p. 249) est arrivé aux ré-

sultats suivants : chez les femmes mortes en couches le poids moyen du cœur
est de 291 gr. 85; tandis que chez les femmes mortes sans être enceintes
le cœur ne pèse que de 220 à 230 grammes. — Duroziez a cherché
dans la percussion de nouvelles preuves, et il a trouvé que la matité cardiaque
est beaucoup plus grande chez les femmes à la fin de la grossesse, et cette
matité diminue progressivement pendant les jours qui suivent l'accouchement,
sauf chez les femmes qui allaitent. Letulle a constaté également l'augmentation, dans le sens transversal, de la matité précordiale ; de plus, le choc de
la pointe du cœur est refoulé vers la gauche et porté vers le creux axillaire ;
mais, se fondant sur l'existence du reflux veineux jugulaire, Letulle pense que
l'hypertrophie physiologique du cœur gauche, quand elle existe, se combine
fréquemment avec la dilatation du cœur droit pour augmenter le volume de
l'organe. Cette dilatation du cœur droit avait déjà été invoquée par de Cristoforis
Malachia.

Gerhard, puis Löhlein ont nié l'existence de l'hypertrophie du cœur, mais
leurs recherches ne sont pas probantes, car sur 9 femmes mortes, la plupart
de rupture utérine, Löhlein a trouvé que le poids du cœur est en moyenne de
245 gr. ; or, non seulement ce poids est un peu plus considérable que celui
du cœur de la femme en dehors de l'état puerpéral, mais Löhlein a cru devoir
éliminer de son travail 6 observations de femmes mortes d'éclampsie, chez
lesquelles la moyenne du poids du cœur a été semblable à celle trouvée par
les auteurs français, car elle était de 300 gr. Macdonald à Edimbourg, Bergesio à Turin, ont, de leur côté, noté l'hypertrophie du cœur dans les autopsies
de femmes enceintes ou de femmes récemment accouchées auxquelles ils
avaient assisté.

Quoi qu'il en soit, malgré l'opinion contraire formulée par Löhlein, on
peut dire que l'hypertrophie du cœur, indiquée par Larcher, est généralement
admise.

Cette hypertrophie est la conséquence de l'augmentation de la masse totale
du sang qui doit fournir les éléments d'une nouvelle circulation, la circulation
utéro-placentaire. Il en résulte aussi du côté des vaisseaux une tension artérielle plus considérable ; les recherches sphygmographiques de Blot et de
Marey, celles de Mahomed, de Meyburg, de Macdonald, de Fancourt Barnes
ont montré que pendant la grossesse, la tension artérielle est augmentée.
Après l'accouchement, la tension artérielle est moindre que pendant la grossesse, mais pour les différents auteurs, sauf pour Meyburg, elle reste encore
supérieure à la tension normale jusqu'au 10e jour environ. La distension de
l'appareil veineux, l'apparition des varices et de l'œdème, la congestion et la
mauvaise nutrition de certains organes, leur dégénérescence graisseuse
seraient la conséquence de cet état spécial dans lequel se trouve l'appareil
circulatoire.

Ces principaux faits de physiologie étant rappelés, il est permis de se
demander : 1o si des maladies du cœur ne peuvent pas survenir par le fait
même de la grossesse ; 2o si les maladies du cœur ayant débuté avant la
grossesse sont modifiées par elle.

§ 1. — **Maladies du cœur produites par la grossesse.**

Il n'est pas douteux que la grossesse ne puisse être directement invoquée comme déterminant l'apparition de certaines affections du cœur. Ainsi, l'hypertrophie cardiaque, qui se produit sous l'influence de la gestation, pourrait parfois devenir *permanente* (Ollivier) si plusieurs grossesses se succédaient à de courts intervalles, mais elles n'amèneraient d'accidents qu'après un temps assez long. Cette assertion aurait cependant besoin d'être prouvée par de nouveaux faits absolument démonstratifs.

Myocardite. — On a noté du côté du myocarde, deux sortes d'altérations distinctes ; ou bien il peut y avoir une véritable inflammation du muscle cardiaque, une myocardite ; ou bien il surviendrait une dégénérescence graisseuse des fibres de cet organe.

La myocardite aiguë serait très rare, cependant Spiegelberg en a rapporté une observation qui paraît très nette ; 3 jours après l'accouchement il y eut rupture du ventricule gauche et mort.

Quant à la dégénérescence graisseuse, elle a été souvent invoquée pour expliquer la mort subite survenue dans les jours qui suivent l'accouchement.

Endocardite. — Deux formes différentes d'endocardite peuvent se développer sous l'influence de la grossesse, l'endocardite aiguë et l'endocardite subaiguë ou chronique.

A. *Endocardite aiguë.* — L'endocardite puerpérale aiguë, connue depuis les travaux de Simpson, Virchow, Charcot, Vulpian, Hervieux, Decornière, etc., peut être observée non seulement pendant les suites de couches, mais encore, bien que plus rarement, pendant la grossesse ; quelques faits rapportés par Grisolle, Lebert, Liouville sont particulièrement démonstratifs. Les lésions, qui existent alors, sont tantôt des ulcérations, tantôt des végétations. Les ulcérations peuvent atteindre, soit les parois des cavités cardiaques, soit les valvules qu'on a trouvées parfois complètement perforées. Les végétations sont plus ou moins considérables, plus ou moins pédiculées et peuvent avoir la forme globuleuse ou la forme verruqueuse. Dans certains cas, ces deux ordres d'altérations produisent, d'une part, l'insuffisance ou le rétrécissement de l'un ou de l'autre des orifices cardiaques ; d'autre part, lorsque des fragments de tissu plus ou moins considérables se détachent et sont emportés dans le torrent circulatoire, il en résulte des embolies, des infarctus, des foyers purulents dans les différents organes de l'économie, la rate, les reins, les intestins, le cerveau, les poumons, etc. L'endocardite puerpérale aiguë donne alors lieu à tous les symptômes attribués à l'endocardite ulcéreuse ou végétante. Du côté du cœur, on a des signes locaux plus ou moins nets ; quant aux autres symptômes ils peuvent varier suivant les organes atteints par les embolies : il y a, par exemple, de la paralysie et de l'aphasie dans les cas d'embolies cérébrales ; le plus souvent ce sont des symptômes typhoïdes ou d'infection purulente qui sont observés.

B. *Endocardite subaiguë et chronique*. — Ollivier a surtout insisté sur cette forme d'endocardite, qui peut survenir uniquement sous l'influence de la grossesse et celle-ci doit en être considérée comme la véritable cause. Cette endocardite qu'il appelle *endocardite de la grossesse* peut être chronique d'emblée ou succéder à une inflammation subaiguë ou même aiguë de l'endocarde. Si elle succède à la forme subaiguë ou aiguë, les symptômes sont en général assez accusés pour qu'on puisse les reconnaître pendant le cours de la gestation. Si elle est chronique d'emblée, « la marche est lente, insidieuse, et la lésion cardiaque passe souvent inaperçue du médecin, surtout si ce dernier n'est pas prévenu de la possibilité d'une semblable complication. Les palpitations, la gêne respiratoire sont si habituellement rapportées à la grossesse ou à la chlorose qu'elles ne commandent pas l'attention. Arrivée à une certaine période de son évolution, à une époque déjà bien éloignée de son début et de la cause qui l'a produite, l'endocardite puerpérale chronique se comporte comme les affections valvulaires anciennes d'origine rhumatismale, et rien à ce moment, à part l'étiologie, ne peut distinguer ces deux affections l'une de l'autre. Elles sont caractérisées par des lésions anatomiques absolument identiques » (Ollivier).

§ 2. — Maladies du cœur existant avant la grossesse.

Lorsqu'il existe une affection cardiaque chez une femme qui devient enceinte, quelles peuvent être les conséquences de la coexistence de la grossesse et de la maladie du cœur ? Nous aurons à envisager successivement : 1º l'influence que la grossesse, l'accouchement et les suites de couches peuvent avoir sur la maladie du cœur; 2º l'action inverse, c'est-à-dire l'influence que peut avoir la maladie du cœur sur la marche de la grossesse, sur l'accouchement et sur les suites de couches.

Influence de la grossesse, de l'accouchement et des suites de couches sur les maladies du cœur. — La grossesse, l'accouchement et les suites de couches peuvent, chez une femme atteinte d'affection cardiaque, être le point de départ d'une série d'accidents que nous allons successivement étudier.

A. *Influence de la grossesse*. — Le cœur, ou du moins son ventricule gauche s'hypertrophiant pendant la grossesse, on comprend ce qui peut en résulter de périls pour une femme atteinte d'affection cardiaque, et la pathogénie des accidents pulmonaires qui en résultent a été bien mise en lumière par le professeur Peter. Soit, par exemple, une insuffisance mitrale : « Sous l'influence de la *contraction du ventricule* devenue *plus énergique*, l'insuffisance mitrale s'aggrave, car le sang rétrograde alors du ventricule dans l'oreillette gauche, à travers l'hiatus de l'insuffisance et sous une plus forte pression, puisque le ventricule est hypertrophié, et en plus grande quantité, puisqu'il en circule davantage. De sorte que, de proche en proche (de l'oreillette gauche dans les veines pulmonaires et de celles-ci dans les vaisseaux capillaires de l'hématose), il se produit une stase sanguine dans tout le système de la circulation pulmonaire par excès de pression rétroactive et surabondance de liquide, à la *pléthore pulmonaire physiologique* de la grossesse s'ajoutant la *pléthore pulmonaire morbide récurrente* de l'insuffisance mitrale ; d'où il suit que les accidents pulmonaires, qui chez la femme grosse dont le cœur est sain ne dépassent jamais certaines limites, peuvent prendre et prennent de graves proportions chez celles dont le cœur est malade» (Peter).

De là les bronchites contractées plus aisément, bronchites congestives qui ont une tendance à persister pendant longtemps, à se généraliser et à devenir capillaires. Ces bronchites peuvent parfois prendre les proportions du catarrhe suffocant, et si des vaisseaux viennent à se rompre l'hémoptysie complique le catarrhe. C'est du troisième au cinquième mois de la grossesse que ces accidents seraient le plus souvent observés (Peter), et ils pourraient se reproduire chez la même femme durant plusieurs grossesses successives.

D'autres fois la congestion pulmonaire s'accompagne d'une bronchorrée abondante. Les malades rejettent des quantités notables de crachats spumeux ou teintés de sang.

Mais les troubles ne restent pas limités à la petite circulation ; la circulation générale est aussi atteinte, de là des congestions viscérales amenant des épistaxis, des hématémèses, qui sont plus rares que les hémoptysies, et la persistance d'un écoulement sanguin par les organes génitaux pendant les premiers temps de la grossesse. De là aussi des congestions viscérales du foie et du tube gastro-intestinal et des troubles de la digestion qui en sont la conséquence ; de là des congestions rénales, qui déterminent la présence de l'albumine dans les urines ; de là encore l'infiltration du tissu cellulaire, de l'œdème des membres inférieurs et des parois abdominales, des épanchements dans les cavités séreuses, dans la cavité péritonéale et dans la plèvre qui peuvent mettre en grand danger les jours de la femme. Plus la grossesse est avancée, plus l'apparition de ces accidents est fréquente ; c'est donc surtout dans la seconde moitié de la gestation qu'on les observe. En outre, plus les grossesses se renouvellent chez une même femme, plus les complications ont de la tendance à se reproduire et à devenir graves.

Rappelons enfin que par suite de la mauvaise nutrition qui résulte des troubles vasculaires, les tissus du cœur subissent la dégénérescence graisseuse, de là des syncopes et quelquefois la mort subite pendant la grossesse.

Lorsqu'une affection cardiaque existe avant la grossesse, il peut, sous l'influence de la gestation, survenir des récidives, de nouvelles poussées d'endocardite végétante ou ulcéreuse avec leurs accidents, les embolies, les infarctus que nous avons signalés plus haut.

Si enfin la grossesse est compliquée au lieu d'être simple, s'il y a une grossesse gémellaire, de l'hydramnios, des tumeurs abdominales ou des déviations de la colonne vertébrale (par rachitisme, par mal de Pott, etc.), les obstacles qui peuvent en résulter pour la respiration, soit par distension exagérée de l'abdomen, soit par rétrécissement de la cavité thoracique, rendent plus graves les accidents qui sont la conséquence des maladies du cœur.

Ainsi donc, lorsqu'une lésion cardiaque existe chez une femme, la production d'une grossesse peut déterminer des accidents nombreux et graves ; il faut bien savoir cependant que ceux-ci ne surviennent pas fatalement et certaines malades ont pu devenir enceintes plusieurs fois de suite sans qu'on ait observé chez elles la moindre complication.

B. *Influence de l'accouchement.* — Au moment de l'accouchement la circulation générale semble devenir plus active, de plus la femme fait des efforts quelquefois considérables. Il n'y a donc pas lieu de s'étonner que l'asystolie soit parfois plus marquée pendant le travail, que les syncopes et la mort subite aient pu être observées avant que la femme soit accouchée. Bien que rare, cette terminaison n'en a pas moins été notée dans plusieurs cas.

C. *Influence des suites de couches.* — On pourrait supposer qu'aussitôt après l'expulsion du fœtus, l'exagération de fonction qui avait été imposée au cœur cessant, tout va rentrer dans l'ordre. C'est en effet ce qui arrive dans un certain nombre de cas et on peut dire avec Peter qu'alors l'accouchement n'est pas seulement une délivrance maternelle mais que c'est encore une délivrance cardiaque.

Cependant il n'en est pas toujours ainsi. Les accidents peuvent persister et les femmes succomber ; parfois il y a mort subite, dans d'autres cas au contraire ce n'est qu'au bout de quelques heures, de quelques jours ou plus tardivement que la mort survient.

On a cherché à expliquer de plusieurs manières cette terminaison fatale. Spiegelberg a invoqué la diminution subite de la pression aortique. La cessation de la circulation utéro-placentaire et la rétraction de l'organe gestateur déterminant le passage d'une plus grande quantité de sang dans les veines, il en résulterait une augmentation de la tension veineuse et de la tension dans le cœur droit. Ce nouvel assaut du côté du cœur déjà si troublé déterminerait ou augmenterait l'asystolie et amènerait la mort.

Fritsch a invoqué une tout autre explication : l'utérus ne contenant plus de fœtus, la pression abdominale serait moins grande, tous les vaisseaux de l'abdomen, veines, sinus, etc., se rempliraient de sang ; il en résulterait un vide dans le cœur droit déjà dilaté et les accidents les plus graves de l'asystolie.

Löhlein se fondant sur cette idée que pendant toute la grossesse la cavité thoracique a été diminuée, croit qu'aussitôt après l'accouchement il y a agrandissement de cette cavité. De là une sorte de vide et un appel du sang qui arrive en trop grande quantité dans le cœur et les poumons, de là aussi l'asystolie et la mort rapide. Après les recherches de Dohrn, Regnard, Bar, etc. on sait (voyez Tome I, page 251), ce qu'il faut penser de cette diminution de la cavité thoracique pendant la grossesse.

Macdonald n'accepte aucune des explications mécaniques invoquées par Spiegelberg, Fritsch et Löhlein. Pour lui, si la mort arrive après l'accouchement, cela tient à ce que le cœur a été très fatigué déjà par la grossesse et a subi la dégénérescence graisseuse, et à ce que, comme l'ont démontré les recherches sphygmographiques, la tension vasculaire, après l'accouchement, continue encore pendant quelques jours à être plus élevée que dans les conditions normales.

Influence des maladies du cœur sur la grossesse, l'accouchement, les suites de couches et le produit de la conception. — Si l'état puerpéral aggrave parfois singulièrement la marche des maladies du cœur, on peut dire que les maladies du cœur ont de leur côté une grande influence sur la marche de la grossesse, de l'accouchement et des suites de couches, et sur l'enfant.

A. *Influence des maladies du cœur sur la grossesse.* — Après avoir publié l'observation d'une femme atteinte d'affection cardiaque et chez laquelle trois avortements étaient survenus successivement, Budin faisait dans le *Progrès médical* du 18 octobre 1873 les réflexions suivantes : « En présence du fait qui précède et de quelques autres que nous rapporterons plus tard, n'est-il pas permis de se demander si les affections cardiaques n'ont pas à leur tour une action réciproque sur le développement de la grossesse et si dans certains cas, rares sans aucun doute, elles ne sont pas la cause de l'avortement et de l'accouchement prématuré ? » Mais quelques jours auparavant, le 11 octobre 1873, Duroziez avait fait à la Société de médecine de Paris une communication sur le même sujet, communication qui ne fut publiée en détail qu'en 1875 dans les *Archives de Tocologie*. Se fondant sur des faits nombreux qu'il avait suivis depuis plusieurs années, il était arrivé à cette conclusion que dans les cas de maladies du cœur les fausses couches sont fréquentes, la priorité lui appartient donc ; le professeur Peter a émis la même idée au Congrès de Norwich (1874), et les nombreux cas publiés depuis par Berthiot, Marty, Seuvre, Budin, Chiara, Mangiagalli, Jerzykowski, etc., ont démontré que l'avortement et l'accouchement prématuré sont souvent la conséquence de l'existence d'une maladie du cœur. Porak prend, dans les tableaux qu'il a publiés, « les observations où il y a des renseignements suffisants sur les accouchements, ne tient compte que de ceux qui ont eu lieu depuis que les accidents cardiaques ou une cause importante de lésion du cœur ont été notés », et il obtient les résultats suivants sur 214 accouchements :

126 accouchements à terme......................	58,87 p. 0/0
88 terminaisons de la grossesse avant terme.......	41,12 p. 0/0

Total. 214

Les accouchements avant terme se décomposaient ainsi :

28 fois, expulsion du fœtus avant terme (époque non indiquée).		
7 avortements à 2 mois.		
2	—	à 3 —
7	—	à 4 —
6	—	à 5 —
8 accouchements prématurés à 6 mois.		
19	—	— à 7 —
8	—	— à 8 —
6	—	— à 9 —

Total.... 88

L'influence des maladies du cœur sur la terminaison prématurée de la grossesse est donc surabondamment démontrée. Mais par quel mécanisme survient cette expulsion avant terme du produit de conception ? On n'est pas encore bien fixé, malgré les explications proposées par quelques auteurs.

B. *Influence sur l'accouchement et les suites de couches.* — Qu'il y ait avortement, accouchement prématuré ou accouchement à terme, les hémorrhagies ne sont pas rares au moment de l'expulsion du fœtus. Elles sont parfois abondantes et peuvent faire courir à la femme de grands dangers. Il en est de même pendant les suites de couches, on les a observées quelques heures et même plusieurs jours après la délivrance.

C. *Influence sur le produit de la conception.* — Certaines parties de l'œuf, le placenta et le fœtus paraissent aussi subir l'influence de l'affection cardiaque maternelle. Dans plusieurs cas on a noté une dégénérescence fibro-graisseuse ou des adhérences anormales du placenta. Il serait intéressant de savoir s'il y a seulement eu coïncidence ou relation de cause à effet entre les maladies du cœur et ces complications.

Quant aux enfants ils sont parfois expulsés morts. Si dans beaucoup de cas, lorsqu'ils viennent vivants, ils sont bien développés et bien constitués, il n'est pas rare de les voir naître petits et chétifs quoiqu'ils soient à terme. Pour Duroziez, et il appuie son opinion sur un certain nombre de faits, les enfants nés de femmes atteintes de maladies du cœur mourraient souvent en bas âge.

Pronostic. — Il résulte de ce qui précède que le pronostic dans les cas de grossesse compliquée d'affection cardiaque peut être assez grave. D'une part la grossesse est souvent interrompue ; l'accouchement et les suites de couches sont troublés par des complications. D'autre part, l'affection du cœur elle-même s'exagère et l'on voit survenir des phénomènes plus ou moins menaçants d'asystolie.

Mais parmi les affections cardiaques quelles sont celles qu'on doit le plus redouter ? En analysant les faits particuliers et en les groupant, les auteurs (Berthiot, Marty, Porak, Macdonald, Courréjol) sont arrivés à des conclusions qui ne diffèrent guère dans leurs points essentiels. Il faut distinguer pour le cœur gauche, les lésions de l'orifice mitral, celles de l'orifice aortique et les lésions complexes. Porak a réuni dans un tableau le résultat des différentes observations ; Courréjol n'a fait que reproduire ce tableau et l'a complété en y ajoutant les données fournies par quelques observations nouvelles insérées dans sa thèse. Voici le tableau qu'avait constitué Porak :

	NOMBRE D'OBSERVATIONS	TROUBLES PULMONAIRES	TROUBLES ASYS-TOLIQUES	EXPULSION DU FŒTUS AVANT TERME	AGGRAVATION AUX GROSSESSES SUCCESSIVES	MORT
		p. 100	p. 100	p. 100	p. 100	p. 100
Lésions aortiques.....	13	5 — 19,23	3 — 11,52	6 — 25 »	6 — 66,66	3 — 23,07
Insuffisance mitrale...	22	15 — 23,80	1 — 1,58	31 — 50,82	11 — 66,66	3 — 13,66
Rétrécissement mitral.	13	6 — 17,64	5 — 14,70	9 — 30 »	8 — 70,50	8 — 61,50
Rétrécissement et insuffisance de l'orifice mitral	22	9 — 15,82	3 — 5,26	22 — 42,30	8 — 72,72	10 — 45,45
Lésions complexes.....	22	3 — 8,33	8 — 22,22	21 — 43,75	12 — 85,70	11 — 50 »

On voit donc que les lésions aortiques peuvent déterminer l'expulsion prématurée du fœtus; la mort de la mère est arrivée 3 fois sur 13 observations, c'est-à-dire dans une proportion de 23,07 pour 100.

Les lésions diverses de l'orifice mitral doivent être nettement distinguées les unes des autres. En effet tandis que l'insuffisance pure n'amène qu'une mortalité de 13,66 pour 100, le rétrécissement mitral serait de toutes les affections cardiaques la plus redoutable pendant la grossesse, puisque 8 femmes sur 13 auraient succombé, ce qui donne pour 100 une mortalité de 61,5.

Pour cet orifice, le rétrécissement et l'insuffisance combinés, tout en étant très inquiétants en ce qui concerne la mère, seraient cependant un peu moins redoutables que le rétrécissement pur, car ils donnent une mortalité de 45,45 pour 100.

Bien que ces chiffres soient fondés sur la réunion d'un certain nombre d'observations, il faut bien savoir qu'ils n'ont qu'une valeur essentiellement relative. D'abord, beaucoup de cas de lésions du cœur ne donnent lieu à aucune complication pendant la grossesse, passent inaperçus ou ne sont pas publiés; pour notre compte, nous en avons vu un assez grand nombre. D'autre part, on sait combien il est difficile souvent de préciser s'il y a rétrécissement pur de l'orifice mitral, ou insuffisance pure, ou rétrécissement et insuffisance combinés.

Nous manquons de données suffisantes pour dire quel est le pronostic dans les cas de lésions du cœur droit. On trouve cependant dans Robert Lee une observation d'avortement et de mort dans un cas de lésion de l'orifice tricuspide.

Campbell a vu une femme mourir subitement à 7 mois 1/2 de sa 3e grossesse ; les deux premières avaient été normales. A l'autopsie on trouva une persistance du trou de Botal.

On ne sait que peu de choses également sur l'influence que peut avoir la péricardite. Dans un cas rapporté par Sänger, une femme, arrivée près du terme, succomba et on trouva des adhérences anciennes et complètes du côté du péricarde. Mais il y avait eu aussi une hémorrhagie par les organes génitaux ; l'observation est donc trop complexe pour qu'on puisse en tirer des conclusions. Chez une femme morte subitement à la Charité de Paris, six heures après l'accouchement, on a trouvé à l'autopsie une symphyse cardiaque complète.

Traitement. — Le traitement des maladies du cœur dans leurs rapports avec la grossesse comprend le traitement préventif, le traitement médical et le traitement obstétrical.

A. *Traitement préventif.* — Lorsque chez une jeune fille il existe une maladie du cœur doit-on déconseiller le mariage ?

En présence des complications graves auxquelles la grossesse peut donner lieu, presque tous les auteurs répondent par l'affirmative ; mais il faudra évidemment tenir compte de la variété de lésion qui existe. D'après les chiffres rapportés plus haut, c'est surtout dans les cas de rétrécissement mitral, dans ceux de rétrécissement et d'insuffisance mitrale combinés et dans les lésions complexes qu'il faudra se rappeler les dangers auxquels sont exposées les cardiopathes qui deviennent enceintes. Cependant il faut ne se prononcer qu'avec prudence et ne pas tomber dans l'exagération, car, nous le répétons, nous avons vu bon nombre de femmes atteintes d'une maladie de cœur mener à bien et sans inconvénients leur grossesse.

Si la femme est mariée, elle devra éviter les grossesses successives, même si elle a déjà pu mener à terme et sans encombre une ou plusieurs gestations.

Une femme chez laquelle existent des lésions cardiaques, si elle devient enceinte, devra pendant toute la durée de sa grossesse observer les règles d'une hygiène sévère ; il lui faudra éviter les émotions et les fatigues ; elle fera en sorte de ne pas s'exposer à contracter d'affections pulmonaires.

Aussitôt après l'accouchement, les mêmes précautions continueront à être prises, car les complications peuvent n'apparaître que tardivement après la délivrance. Il faut en particulier que la mère renonce à l'allaitement qui pourrait être pour elle une nouvelle source de fatigues et de dangers.

B. *Traitement médical.* — Quand chez une femme atteinte de maladie du cœur, les accidents survenant pendant la grossesse sont de médiocre intensité, peu graves en un mot, l'emploi de moyens médicaux peut être suffisant pour combattre les complications.

Le repos au lit, dans la situation horizontale, l'emploi de la digitale en macération ou en sirop, l'usage du lait, des diurétiques légers, etc., pourront permettre de rétablir l'équilibre interrompu. Dans certains cas, surtout lorsqu'il y a des accidents pulmonaires graves, du catarrhe suffocant, la saignée, comme Peter l'a montré, rend presque instantanément les plus grands services.

C. *Traitement obstétrical.* — Mais si les accidents deviennent tels que la vie de la femme soit menacée, si surtout la maladie du cœur se complique d'hydramnios, de grossesse gémellaire, d'albuminurie, etc., il n'est pas douteux qu'on puisse avoir recours à l'avortement provoqué ou à l'accouchement prématuré artificiel.

Avant d'interrompre la grossesse, il faut, autant que possible, attendre que le fœtus soit viable. Mais, si le danger était imminent, il faudrait s'efforcer de sauver au moins l'une des deux existences en provoquant l'avortement.

Dans le cas où la grossesse a dépassé le 6me et surtout le 7me mois, l'accouchement prématuré artificiel peut donner l'espoir de sauver et la mère et le produit de conception ; il ne faut pas oublier cependant combien le fœtus est en général chétif dans ces cas, il ne faut pas oublier non plus qu'on a vu parfois les accidents persister même après la délivrance et les femmes succomber dans les heures ou dans les jours qui l'ont suivie.

Si l'on n'a pas à provoquer l'expulsion prématurée du fœtus, mais si la femme atteinte de maladie du cœur entre spontanément en travail, soit à terme, soit avant terme, il faudra l'empêcher de faire des efforts et hâter autant que possible l'accouchement, surtout s'il y a des complications. L'emploi du forceps ou la version peuvent donc se trouver indiqués.

Bien que la plupart des auteurs déconseillent l'emploi du chloroforme lorsqu'il existe une affection cardiaque, Macdonald n'a pas hésité à y avoir recours pendant l'accouchement chez des cardiopathes; il en a obtenu d'excellents résultats et il pense que « bien administré le chloroforme ne peut être qu'utile dans tous les cas. » On sait, du reste, qu'en chirurgie J. Lucas-Championnière a, dans ces dernières années, protesté contre cette proscription du chloroforme lorsqu'il y a une maladie du cœur.

Si la femme mourait subitement sans être accouchée, il faudrait essayer de sauver l'enfant, soit en pratiquant l'opération césarienne, soit en en faisant l'extraction par les voies naturelles, si l'orifice utérin était perméable. Dans un cas de ce genre, où l'on avait été obligé de provoquer l'accouchement prématuré, la malade mourut pendant le travail ; mais le col étant dilatable, Tarnier put faire la version et parvint à ranimer l'enfant.

ARTICLE II

VARICES

Bibliographie. — PEU. La Pratique des accouchements, 1694, p. 610. — LEVRET. L'Art des accouchements, 1766, 3ᵉ édit., p. 224. — BRIQUET. Arch. gén. de médecine, 1825, t. VII, p. 2. — CHAUSSIER, in BRIQUET. Loco citato, p. 216. — MURAT. Acad. méd., 12 juil. 1826. — CRAMER. The Dublin Journ. of. med. Sc., 1841, p. 504. — FROMENTIN-DUPEUX. Thèse de Paris, 1841. — VERNEUIL. Gaz. méd., 1855, p. 524. — BRYANT. Medic. Times and Gaz., 13 août 1859. — VERNEUIL. Gaz. hebd., 1861, p. 421. — BLOT. Bull. de la Soc. de chirurgie, 1862 p. 134. — Mc CLINTOCK. Diseases of Women, 1863. — DEPAUL, in LESGUILLONS. Th. de Paris, 1869. — TARNIER, in CAZEAUX, 1870, 8ᵉ édit., p. 482. — SIMPSON. The Diseases of Women, 1872, p. 139. — SEUVRE. Bull. de la Soc. anat., 1873, p. 300. — G. MURRAY. The obstet. Journal, 1873, t. I, p. 11 à 18. — RUGE. Beit. zur Geburtsk. u. Gynæk., 1874, Bd. III, p. 7. — A. MARTIN. Beitr. zur Geb. u. Gynæk., 1874, Bd. III, p. 11. — FORDYCE BARKER. The puerperal Diseases, 1874, p. 33. — ROBERT BARNES. British med. Journ., 13 nov. 1875, p. 603. — FANCOURT BARNES. Obstet. Transactions, 1875, t. XVI, p. 263 à 274. — OTTO ALBERTS. Zur Casuistik der Behandlung von Varicen Schwangerer, etc. Iéna, 1875. — P. RICHARD. Thèse de Paris, 1876. — POLAILLON. Gaz. obstét., oct. 1876. — WINCKEL. Berichte und Studien. 1876, Bd. II, p. 234. — DURET. Arch. gén. de médecine, 1879. t. II, p. 641 à 665 et 1880, p. 60 et 191. — BUDIN. Thèse d'agrégation, 1880. — FATIN. Thèse de Paris, 1880. — THÉVENOT, in BUDIN. 1880, Thèse d'agrég., p. 144. — CAZIN. Arch. de tocologie, 1881. — QUEIREL. Annales de gynécologie, 1881, t. XV, p. 275. — RIVET. Le Progrès médical, 1883, p. 861.

Les varices peuvent être, pendant la grossesse, rencontrées sur diverses parties du corps, notamment aux membres inférieurs, aux organes génitaux externes et internes, au rectum et à l'anus, où elles méritent une description spéciale.

Quant aux varices des parois abdominales, des seins et du tronc, elles sont beaucoup moins importantes, et il nous paraît inutile de les décrire.

§ 1. — Varices des membres inférieurs.

Les varices des membres inférieurs, les plus communes de toutes, ont été divisées en superficielles et profondes.

A. *Varices superficielles.* — L'aspect de ces varices diffère beaucoup suivant le degré de dilatation des veines. Quelquefois il n'existe que des varices capillaires qui siègent tantôt sur la face dorsale du pied, au-dessous ou en arrière des malléoles, surtout de la malléole externe, tantôt sur la partie inférieure de la jambe. On voit alors sur ces régions des marbrures, des taches bleuâtres qu'on pourrait au premier abord prendre pour de véritables ecchymoses. Dans d'autres cas, ces varices des veinules superficielles sont tellement à fleur de peau qu'elles forment des taches rouges semblables à des nœvi.

On trouve chez certaines femmes une disposition analogue à la surface externe et antérieure de la cuisse; en ces points cependant, les veinules étant moins rapprochées et plus volumineuses on n'a pas absolument les mêmes taches, mais plutôt des varices étoilées. Chez d'autres femmes, on aperçoit d'assez longues veinules presque rectilignes et rouges ou d'un bleu rougeâtre.

Le plus souvent on observe la dilatation des vaisseaux d'un calibre beaucoup plus considérable, ce sont les saphènes ou plutôt les collatérales des saphènes qui forment alors des veines très apparentes sous la peau qu'on peut faire glisser sur elles; elles présentent souvent des réseaux à mailles losangiques dont le grand axe est dirigé de haut en bas. D'autres fois, ce sont les veines des régions fessières qui sont dilatées.

Au lieu de cette dilatation simple, les veines augmentent quelquefois de longueur, se contournent et forment des varices serpentines, des flexuosités qui présentent çà et là des nodosités et des renflements en forme d'ampoule. Si les flexuosités, les nodosités et les renflements ampullaires sont nombreux, il en résulte une véritable tumeur variqueuse qui a été comparée à une tête de méduse.

Tantôt les parois des veines ont conservé leur souplesse et leur épaisseur ordinaires, et la peau glisse sur elles comme à l'état normal; tantôt ces parois sont indurées ou au contraire amincies par place et adhèrent à la peau qui parfois est elle-même très peu épaisse. Il en résulte alors qu'une couche de tissu excessivement mince sépare à peine le sang veineux de l'extérieur. En général, les tissus voisins sont épaissis, comme infiltrés, si bien que, si on appuie en ce point avec la pulpe de l'index, on a la sensation d'un véritable canal veineux creusé dans l'épaisseur des tissus indurés.

Chez quelques femmes enfin il existe un dépôt de pigment le long des veines variqueuses soit à la jambe, soit à la cuisse; elles forment alors des lignes brunes plus ou moins foncées.

Le membre, dans son ensemble, a en général augmenté de volume, soit qu'il existe un œdème concomitant, soit qu'il n'existe pas d'œdème appréciable à la pression, mais plutôt un épaississement des tissus.

Chez un certain nombre de femmes on note de la pesanteur dans les membres atteints de varices, elles éprouvent de la gêne lorsqu'elles veulent marcher, et parfois une véritable parésie : des picotements, des fourmillements et même une douleur obtuse ont été également observés. Tous ces phénomènes peuvent sinon disparaître complètement, du moins diminuer beaucoup, lorsque les malades conservent pendant un certain temps le repos dans la situation horizontale.

Le mode d'apparition et de développement des varices est aussi excessivement variable. Le plus souvent c'est après plusieurs grossesses qu'on les constate, elles augmentent au fur et à mesure qu'avance la grossesse pendant laquelle elles se sont développées. Parfois c'est pendant la première gestation au cinquième ou au sixième mois qu'on les voit survenir; chez d'autres femmes elles apparaissent dès qu'il y a eu fécondation, un mois après le début de la première grossesse. Les varices reparaissent en général dans les grossesses ultérieures, elles deviennent de plus en plus volumineuses et s'étendent chaque fois davantage ; lorsqu'elles surviennent dès le début de la gestation, elles constituent alors un véritable signe de gravidité qui, pour certaines femmes, a une grande valeur.

On a noté aussi certaines bizarreries : des femmes qui avaient eu des varices dans le cours d'une première grossesse ne les ont pas vu reparaître dans leurs grossesses subséquentes, et chez certaines personnes les varices des membres inférieurs existant avant toute fécondation, n'ont subi aucune augmentation de volume pendant la gestation.

La durée des varices, lorsqu'elles se sont développées à la suite de la fécondation, est subordonnée à la durée de la grossesse; elles disparaissent en général complètement ou diminuent tout au moins considérablement de volume après l'accouchement, soit immédiatement, soit dans les quelques jours qui suivent.

Chez quelques femmes cependant, elles diminuent deux ou trois-semaines, et même six semaines avant la parturition, bien que le fœtus continue à se développer.

Lorsque, pendant la grossesse, le fœtus vient à succomber et continue à séjourner dans la cavité utérine, les varices s'affaissent (Budin, Rivet). Pendant l'accouchement les varices des membres inférieurs nous ont paru présenter peu de modifications. Cazin dit cependant les avoir vues quelquefois se gonfler et devenir turgescentes pendant les efforts, sans qu'il en soit résulté d'accidents.

B. *Varices profondes.* — Le professeur Verneuil a démontré que, loin d'être rares comme on le croyait, les varices profondes sont plus communes que les varices sous-cutanées. Ce sont en effet les veines profondes qui sont d'abord atteintes de dilatation et d'insuffisance valvulaire et ces deux modifications se propagent de là aux branches sus-aponévrotiques. Il en résulte « qu'on peut trouver la dilatation des veines inter ou intra-musculaires sans que les vaisseaux superficiels soient atteints, mais lorsque les premières sont encore seules dilatées, il est presque certain que, dans un délai plus ou moins long, les dernières à leur tour s'amplifieront, deviendront serpentines et paraîtront alors sous la peau. » Le professeur Verneuil pense que ce mode de développement s'applique aux varices de la femme enceinte. Il a déposé au musée Dupuytren une pièce (n° 356) recueillie sur une femme morte de suites de couches et qui confirme cette opinion.

Les varices profondes donnent lieu à des symptômes particuliers. Les malades se fatiguent plus vite dans la marche et au bout d'un temps très court elles sont obligées de s'arrêter quelques instants. Le membre affecté semble extrêmement lourd. A cette sensation de pesanteur s'ajoute un engourdissement notable, puis le mollet est le siège de douleurs analogues à des crampes accompagnées de picotements. La douleur cesse habituellement dans la position horizontale, quelquefois assez rapidement, quelquefois progressivement ; souvent elle ne se manifeste qu'à la suite d'une marche un peu prolongée et est insignifiante ou nulle, quand la personne qui en est affectée se livre seulement à des exercices peu fatigants. Il peut y avoir, non à proprement parler de l'œdème, mais une sorte d'induration des tissus qui cèdent peu sous la pression du doigt ; quand un seul membre est atteint, on note cependant qu'il est plus volumineux que celui du côté opposé. Il y aurait enfin une différence de température appréciable à la main et au thermomètre ; elle est plus élevée de quelques dixièmes de degré du côté malade. Dans l'observation d'une dame qui avait eu, après un premier accouchement, une phlegmatia alba dolens du côté gauche et qui était de nouveau enceinte, Budin a trouvé la plupart des symptômes attribués par Verneuil à la présence des varices profondes.

Fréquence. — Les varices sont fréquentes pendant la grossesse, mais les chiffres donnés par les auteurs varient beaucoup. Lesguillons n'avait rencontré les varices qu'une fois sur 20. Cazin a trouvé une proportion un peu plus forte. Budin, qui a pris indistinctement à la Clinique et à la Maternité les observations de 300 femmes, assure qu'il a rencontré dans un tiers des cas les dilatations veineuses chez les femmes enceintes appartenant à la classe ouvrière.

Les varices qu'on observe le plus habituellement sont les varices des membres inférieurs ; les varices des organes génitaux externes sont beaucoup plus rares ; quant aux hémorrhoïdes elles sont également peu fréquentes ; mais tandis que les varices des organes génitaux ne se rencontrent guère sans qu'il y ait des varices des membres inférieurs, les hémorrhoïdes semblent être absolument indépendantes de ces dernières (voyez p. 113).

Causes. — L'âge a peu d'action sur le développement des varices ; le nombre des grossesses a, au contraire, une influence assez marquée. Les varices existeraient :

22,5 fois sur 100 chez les primipares,

44,5   —   —   multipares (Budin).

Les auteurs s'accordent, en général, pour regarder certaines professions comme favorisant l'apparition des varices ; ce sont celles où les femmes doivent se tenir debout qui agiraient le plus. Budin a trouvé les varices :

Chez les blanchisseuses, dans la moitié des cas ;

Chez les cuisinières, dans les 2/5 des cas environ ;

Chez les lingères, dans 1/5 des cas seulement.

Pathogénie. — En dehors des causes prédisposantes et des diverses conditions que nous venons d'étudier, on a cherché à expliquer de différentes façons la formation des varices chez la femme enceinte. Les principales causes invoquées sont :

1° des causes mécaniques ; 2° les modifications survenues dans la qualité et la quantité du sang pendant la grossesse ; 3° les modifications du système nerveux sous l'influence de la gravidité.

1° *Causes mécaniques.* — Parmi les causes mécaniques, il faut citer l'action de la pesanteur qui mettrait obstacle au retour du sang veineux et déterminerait par pression excentrique la dilatation des vaisseaux superficiels du membre.

Depuis Mauriceau, la compression a été regardée par un très grand nombre d'auteurs comme expliquant l'apparition des varices chez la femme enceinte ; l'utérus, en se développant dans la cavité abdominale, exercerait une pression sur les vaisseaux iliaques et gênerait la circulation veineuse. Lorsque chez certaines femmes les dilatations veineuses apparaissent à la fin du premier mois, il est impossible alors d'admettre la compression exercée par l'utérus qui n'est que peu augmenté de volume.

2° *Modifications du sang.* — Les auteurs modernes ont invoqué les modifications de quantité et de qualité qui se produisent dans le sang pendant la grossesse. Ils ont fait appel à la pléthore séreuse, à la polyémie séreuse qui déterminerait une augmentation dans la tension vasculaire générale. Nous ferons remarquer que la polyémie séreuse et l'hypertrophie du cœur ne peuvent agir que comme causes prédisposantes, sans quoi on trouverait des varices sur toutes les parties du corps, aussi bien aux membres supérieurs qu'aux membres inférieurs, ce qui n'est pas.

3° *Modifications du système nerveux.* — Aux modifications survenues du côté de l'appareil circulatoire, un certain nombre d'auteurs ajoutent pour expliquer l'apparition des varices, celles qui sous l'influence de la grossesse existent du côté du système nerveux.

Robert Barnes et, après lui, Fancourt Barnes admettent que pendant la grossesse il y a une augmentation de l'influx nerveux qui agit sur l'appareil circulatoire tout entier, et qui, s'ajoutant aux causes ci-dessus énoncées, favorise l'augmentation de la tension vasculaire.

On le voit, des causes diverses ont été invoquées pour expliquer l'apparition des varices chez la femme enceinte ; il est probable qu'en réalité ces causes sont multiples et qu'elles ont une action plus ou moins marquée suivant les sujets et suivant les circonstances : dans l'état actuel de la science, il serait bien difficile de dire ce qui, dans chaque cas particulier, appartient à chacune d'elles.

Complications. — Lorsque des varices existent pendant la grossesse, on voit parfois survenir des complications, dont les unes sont sans gravité, tandis que les autres peuvent être le point de départ d'accidents très sérieux qui mettent les jours de la femme en danger ; ces diverses complications sont l'œdème, l'eczéma, les ulcères variqueux, la thrombose, la phlébite, la rupture des veines et les hémorrhagies.

Œdème. — L'œdème n'est pas aussi fréquent qu'on pourrait le penser tout d'abord, il diminue par le repos dans la situation horizontale et s'accroît au contraire quand la malade reste pendant un certain temps dans la situation verticale.

L'œdème qui accompagne les varices superficielles doit être bien distingué de l'augmentation de volume de la jambe qui existe lorsqu'il y a des varices profondes. Dans les deux cas, la fatigue augmente le volume du membre inférieur ; mais, tandis que dans l'œdème causé par les varices superficielles la pression exercée sur le pied et sur la face interne du tibia laisse une empreinte plus ou moins marquée, elle peut n'en pas laisser dans les cas de varices profondes ; de plus, tandis que dans l'œdème des varices superficielles le pied est la partie qui la première augmente de volume, dans le cas de varices profondes, l'exagération des diamètres peut ne porter que sur la jambe et en particulier sur le mollet. Enfin la résistance à la pression du doigt est bien plus grande dans les cas de varices profondes que dans les cas d'œdème.

Eczéma. — Chez certaines femmes on voit survenir des vésicules d'eczéma ; celles-ci causent des démangeaisons, les malades se grattent, ce qui amène un certain degré de destruction de la peau. Cet eczéma est en général de l'eczéma simple, il a la forme subaiguë ou chronique, il disparaît après l'accouchement pour reparaître parfois dans les grossesses ultérieures. Une coloration brune de la peau peut persister longtemps après la délivrance.

Ulcères variqueux. — Les ulcères variqueux sont rares chez la femme enceinte (2 fois sur 47 cas, Lesguillons) ; c'est surtout chez les femmes qui ont eu beaucoup d'enfants et qui par le fait de leur profession peuvent voir leurs varices persister après la gestation que ces ulcères auraient de la tendance à survenir. Un érysipèle du membre inférieur peut quelquefois reconnaître comme point de départ une ulcération variqueuse.

Thrombose. — Pendant la grossesse, il est assez rare que les veines devenues variqueuses soient le siège de thromboses simples assez considérables pour oblitérer totalement la lumière du vaisseau malade.

Phlébite. — La phlébite aiguë est plus fréquemment rencontrée. A la suite d'un coup, d'une chute, sans qu'il soit possible de trouver une cause précise, la malade accuse une douleur assez vive en un point où auparavant on avait pu constater la présence de varices. Cette douleur est exagérée et rendue plus vive par la pression et les mouvements.

A l'examen du membre malade, on voit, si la veine enflammée est superficielle, une tumeur œdémateuse plus ou moins étendue, le plus souvent rouge, présentant une élévation parfois assez marquée de la température locale, et donnant à la palpation la sensation d'une masse indurée à bords plus ou moins bien limités mais adhérant assez intimement aux parties profondes. En même temps, il y a des symptômes généraux ; le pouls devient fréquent, la peau est chaude et la langue sale.

Plus tard, on peut voir la peau s'amincir, une ouverture se former et du pus s'écouler de la plaie. En un mot tout se passe comme dans le cas de phlegmon limité.

Généralement tout s'arrête là ; néanmoins on conçoit facilement que cette phlébite d'abord limitée et à marche lente puisse devenir la source d'accidents de la plus haute gravité, l'infection purulente par exemple, et l'embolie ; mais nous devons le reconnaître ce sont là des faits exceptionnels, car nous n'avons rencontré dans les auteurs aucune observation d'infection purulente et nous ne connaissons qu'un seul cas d'embolie survenue dans ces conditions pendant la grossesse (Seuvre).

Rupture. — Lorsqu'un certain nombre de conditions favorables existent, une rupture peut survenir soit spontanément, sans cause appréciable, sous la simple action de la pression intra-vasculaire et de la fatigue qui augmente cette pression, soit à la suite d'un effort, soit à la suite de contusions ou de grattages. Les malades sont habituellement prévenues parce qu'elles éprouvent la sensation d'un liquide chaud qui s'écoule; en regardant elles s'aperçoivent que ce liquide est du sang pur.

En général l'hémorrhagie est très abondante, elle va même jusqu'à déterminer des syncopes et la mort, si on ne donne pas à la femme les soins nécessaires. Cette hémorrhagie se fait souvent par un trou qui devient presque imperceptible lorsque l'écoulement s'est arrêté. Chez une femme qui venait de succomber, M. Polaillon trouva au niveau de la malléole interne une petite plaie circulaire par laquelle s'était produite l'hémorrhagie. C'est en effet au niveau ou au-dessus de la malléole interne que se trouve pour ainsi dire le lieu d'élection. Ajoutons que c'est le plus souvent chez des femmes âgées et multipares qu'on a observé ces ruptures et ces hémorrhagies. Lorsque l'hémorrhagie est arrêtée, la femme guérit et en général la grossesse continue son cours et arrive à terme. On a vu cependant, bien qu'exceptionnellement, l'enfant succomber et l'accouchement prématuré avoir lieu quelque temps après l'accident.

Pronostic. — Les varices qui existent pendant la grossesse sont regardées et étaient surtout regardées par quelques anciens auteurs (J.-L. Petit, Boyer), comme une maladie relativement bénigne. Dans beaucoup de cas, elles n'offrent par leur présence que peu ou pas d'inconvénients.

Chez certaines femmes cependant, qui sont obligées de travailler debout, elles déterminent une gêne et des douleurs qui leur rendent presque impossible l'exercice de leur profession.

Les ruptures des varices sont particulièrement graves, car l'hémorrhagie qui en est la conséquence est souvent abondante et parfois difficile à arrêter.

Traitement. — Les varices des membres inférieurs disparaissent en général ou diminuent considérablement après l'accouchement. Il est évident qu'on ne cherchera guère à obtenir leur cure radicale ; c'est donc surtout aux moyens préventifs et aux moyens palliatifs qu'il faut avoir recours.

Les femmes enceintes, qui en sont atteintes, doivent éviter toute fatigue, la situation verticale longtemps prolongée, les marches, la danse, etc., etc. Elles devront supprimer toute compression qui pourrait amener une gêne de la circulation en retour. S'il existe de l'œdème, de la difficulté pour la marche, de la douleur, le membre sera placé dans la position horizontale et les accidents diminueront.

La compression a été conseillée depuis longtemps (Levret). Elle a cependant été l'objet de certaines critiques; Chaussier, P. Dubois, Depaul ont pensé qu'elle pouvait déterminer quelques accidents, des menaces d'avortement, des hémorrhagies utérines et pulmonaires. Ces accidents doivent être exceptionnels, car ils sont bien rarement signalés et pour notre part nous ne les avons jamais observés; on fera donc usage de bas lacés remontant suivant les cas jusqu'au-dessus du genou ou jusqu'à la racine de la cuisse.

Dans ces dernières années, on a fait des injections sous-cutanées d'une solution aqueuse d'ergot de seigle (Ruge, A. Martin) et des injections d'alcool dans le tissu cellulaire qui entoure la veine variqueuse (Fatin). Ces procédés sont douloureux, dangereux et le plus souvent inutiles chez la femme enceinte, puisqu'on observe une diminution considérable et parfois même la disparition complète des varices après l'accouchement. On devra s'en tenir au traitement palliatif et en particulier à la compression.

Lorsque des complications surviennent, on doit leur opposer un traitement approprié, surtout s'il y a hémorrhagie ou phlébite.

Dans les cas d'œdème ou d'ulcère, le repos, la position et la compression semblent encore être les moyens les plus efficaces; les malades devront éviter de se gratter au niveau des surfaces variqueuses.

Si une hémorrhagie arrivait, il faudrait placer le membre dans la position horizontale et s'efforcer d'arrêter l'écoulement du sang en exerçant une compression directe sur la plaie soit avec le doigt, soit avec de l'amadou ou un autre corps propre à établir la compression locale. Cette compression doit être exercée pendant un certain temps et continuée à l'aide d'un bandage.

Dans un cas où, malgré l'emploi d'une compression énergique et d'autres moyens l'hémorrhagie continuait, M. Cazin a eu recours avec succès à un procédé qui avait déjà été employé par Erichsen : il a passé une épingle sous la veine et plaçant sur elle un morceau de sonde en gomme élastique, il a fait la ligature. Ce procédé a été complètement efficace et il n'en est résulté pour la malade aucun inconvénient.

Quant au traitement de la phlébite, il ne présentera rien de particulier ; la malade gardera le repos absolu, la jambe sera élevée et placée sur un coussin pour favoriser la circulation en retour, des cataplasmes seront mis sur le point malade, et on évitera avec grand soin tout massage, tout palper même qui pourrait amener la fragmentation du caillot et déterminer une embolie.

2. — Varices des organes génitaux.

S'il est une région au niveau de laquelle on doit s'attendre à voir pendant la grossesse les vaisseaux se développer d'une façon exagérée, c'est évidemment la région génitale. Les veines peuvent se dilater et former des varices soit au niveau du col de l'utérus, soit au niveau des ligaments larges ou des ligaments ronds, soit au niveau du vagin et de la vulve.

Les varices du col de l'utérus sont très rares, il en existe cependant quelques observations. Pendant la grossesse, elles ont pu donner lieu à un écoulement sanguin plus ou moins abondant et plus ou moins continu. Au toucher, on constate une tuméfaction mollasse, dépressible ; l'examen au spéculum permet de faire un diagnostic certain. Pendant l'accouchement ces varices peuvent se rompre et donner lieu à une hémorrhagie soit avant, soit après la sortie du fœtus. Si l'écoulement de sang est abondant, il faut pendant le travail avoir recours au perchlorure de fer appliqué sur la rupture et, si cela ne suffit pas, au tamponnement.

Les varices des *ligaments larges* et celles des *ligaments ronds*, démontrées anatomiquement, n'ont que peu d'intérêt pratique ; on cite cependant quelques cas où elles se seraient rompues.

Les varices de la *vulve* et du *vagin* sont au contraire beaucoup plus fréquentes et plus importantes à étudier. Au niveau de la vulve on les observe le plus souvent d'un seul côté, entre la grande et la petite lèvre, et c'est en écartant ces parties qu'on les voit distinctement ; les veines sont quelquefois seulement dilatées, souvent elles sont sinueuses, contournées sur elles-mêmes, parfois elles ont une forme en tire-bouchon, ou même elles constituent de véritables paquets variqueux et des ampoules à parois si minces qu'il semble que leur rupture est imminente, mais heureusement cette rupture est rare, même pendant les efforts de l'accouchement.

De ce siège de prédilection, elles se prolongent en différents sens ; en dedans, elles peuvent se continuer avec des varices du vagin, surtout chez les multipares. Le plus souvent, elles atteignent le clitoris où on les trouve développées entre le capuchon et le gland de cet organe ; elles se prolongent parfois en haut jusque sur le mont de Vénus ; en dehors elles peuvent se continuer sur la grande lèvre et même au delà.

Les varices siègent souvent sur un seul côté de la vulve, parfois elles existent des deux côtés en même temps. En général, elles coïncident avec des varices des membres inférieurs ; parfois cependant, mais exceptionnellement, on peut en rencontrer à la vulve sans qu'il y en ait sur les jambes ou les cuissses. Il n'y a donc pas de relation absolue entre les dilatations veineuses de ces différentes parties du corps.

Quand il y a des varices du vagin, elles forment des saillies violacées plus ou moins marquées, soit sur la paroi antérieure, soit sur les parois latérales ou même sur la paroi postérieure du canal, saillies qu'on aperçoit en écartant les petites lèvres ; comme les parois du vagin sont molles et dépressibles ainsi que les dilatations veineuses, on pourrait avoir quelque difficulté à reconnaître ces dernières par le toucher seul. A un degré plus avancé, il existe des bourrelets, des nodosités qui sont alors très facilement appréciables au toucher. Le spéculum de Sims, manié avec prudence, permettrait de mieux constater jusqu'à quelle profondeur elles s'étendent.

Les femmes qui sont atteintes de varices de la vulve et du vagin ont souvent du prurit, des démangeaisons et des envies irrésistibles de se gratter ; elles éprouvent parfois de la pesanteur, de la gêne et des tiraillements au niveau des organes génitaux externes. Quelques-unes ont même, comme une malade signalée par Barnes, une sensation de corps étranger au niveau de la vulve. Ces sensations s'exagèrent lorsque les femmes restent pendant un certain temps dans la situation verticale, en même temps il y a parfois de la leucorrhée.

Les varices de la vulve et du vagin, peuvent se rompre pendant la grossesse ou pendant l'accouchement.

Pendant la grossesse la rupture arrive tantôt spontanément, sans cause appréciable, tantôt à la suite d'une cause déterminante bien nette : ou bien la malade a éprouvé des démangeaisons très vives et des grattages répétés ont amené la déchirure d'une veine (Depaul); ou bien, c'est pendant une chute sur les organes génitaux que des varices se sont rompues. Tarnier a rapporté un fait de ce genre : « Une femme enceinte, d'ailleurs bien portante, avait quelques varices à la vulve. Un soir, en se couchant, elle voulut, en jouant avec les autres femmes du dortoir, sauter sur son lit. Elle retomba en arrière et se trouva, dans sa chute, assise sur une chaise dont le bord avait frappé contre la vulve. Une hémorrhagie survint; on crut à une insertion vicieuse du placenta. Une sage-femme fit le tamponnement : l'hémorrhagie s'arrêta. M. Tarnier, alors chef de Clinique, fut appelé; il conseilla de laisser le tampon en place. Quelques heures plus tard, la malade eut envie d'uriner; on enleva une partie du tampon et on pratiqua le cathétérisme. Une nouvelle hémorrhagie survint et quelques instants après la femme succombait.

« A l'autopsie, on trouva pour toute lésion une plaie contuse d'un centimètre de longueur, qui était située sur la face externe de la petite lèvre du côté gauche. Une injection d'eau fut alors poussée dans la veine iliaque primitive. On put s'assurer que le liquide sortait avec abondance et rapidité par la petite plaie dont il vient d'être parlé.

« Aussitôt après l'accident, si la cause de l'hémorrhagie avait été reconnue, une compression faite directement sur la plaie aurait à coup sûr arrêté l'écoulement du sang. »

Dans certains cas même, c'est pendant les rapports sexuels que les varices se rompent, une des observations les plus caractéristiques est celle qui a été rapportée par Cramer :

« Le 2 janvier 1840, tard dans la soirée, la femme d'un boucher fut trouvée, par des personnes qui habitaient la même maison qu'elle, étendue sur le plancher de sa chambre, baignant dans son sang. Elle était mourante. Le propriétaire de la maison avait vu monter chez elle un homme, qui n'était plus là. Le médecin appelé la trouva morte lorsqu'il arriva. Un agent de police prit des renseignements, on rechercha le visiteur soupçonné et il fut arrêté.

Dans la soirée de l'événement, le visiteur ci-dessus mentionné avait eu des rapports sexuels avec cette femme ; avant que le coït ne fut terminé, elle s'était écriée « retirez-vous ! retirez-vous ! » ; en même temps, il sentit un liquide chaud qui coulait sur lui, il la porta dans sa chambre et l'y abandonna. Ses gémissements réveillèrent un de ses enfants qui appela des voisins, ceux-ci appelèrent à leur tour immédiatement le mari qui était chez le marchand de vin, et ils envoyèrent chercher un médecin. Trois quarts d'heure ne s'étaient pas écoulés depuis le moment où elle avait reçu la visite de cet individu que la femme était morte. »

A l'autopsie on trouva « en écartant les lèvres, une plaie sous le clitoris au voisinage de la petite lèvre gauche ; elle avait environ 25 millimètres de longueur, s'étendait de haut en bas, d'avant en arrière et était située sur une veine aplatie ; un œuf de moineau eût pu être placé dans l'intérieur de la cavité ainsi formée. Dans l'intérieur et autour de cette cavité, il y avait du sang liquide. »

Dans tous ces faits, l'hémorrhagie présente une gravité extrême puisque sur 9 cas que Budin a réunis, sept fois la femme a succombé rapidement.

Pendant l'accouchement, les varices peuvent également se rompre. Si, la veine se déchirant, la muqueuse reste intacte le sang s'épanche dans le tissu conjonctif et il se produit une tumeur sanguine à laquelle on a donné le nom de *thrombus* (voyez Dystocie). Si la muqueuse elle-même est déchirée, une hémorrhagie survient avant ou après l'expulsion de l'enfant.

Traitement. — Si les varices des organes génitaux sont très développées, on recommandera à la femme certaines précautions : elle devra avec grand soin éviter les traumatismes au niveau de ces régions et les rapports sexuels pourront même être déconseillés. S'il y a de la gêne ou de la pesanteur, les malades seront presque toujours soulagées par le repos dans la situation horizontale, par une compression douce établie au moyen d'un bandage en forme de T (Tarnier). Pendant le travail, la femme devra rester couchée et éviter autant que possible de faire des efforts.

Si une hémorrhagie survenait pendant la grossesse, il faudrait exercer une compression locale sur l'ouverture de la veine et la prolonger pendant un temps suffisant ; la compression locale faite avec le doigt serait préférable au tamponnement vaginal.

La conduite serait la même pendant le travail, jusqu'à ce que la dilatation fût complète : si cependant la compression digitale ne réussissait pas à arrêter l'hémorrhagie, il faudrait employer des pinces à forcipressure, ou avoir recours au tampon. L'orifice utérin étant suffisamment dilaté, si l'hémorrhagie survenait ou continuait, il faudrait terminer l'accouchement le plus vite possible. Après l'accouchement, c'est encore à la compression locale qu'il faut avoir recours.

§ 3. — Varices de l'anus et du rectum.

Les varices de l'anus et du rectum peuvent être observées pendant la grossesse et pendant l'accouchement ; tantôt elles ne sont pas apparentes et constituent des hémorrhoïdes internes ; tantôt au contraire elles font une saillie plus ou moins marquée à l'extérieur et forment ce qu'on appelle des hémorrhoïdes externes.

Les hémorrhoïdes sont-elles fréquentes pendant la grossesse ? Budin et Richard disent ne les avoir observées qu'assez rarement à l'hôpital (18 fois sur 300 femmes, Budin). Pour Cazin et Laroyenne elles seraient au contraire beaucoup plus fréquentes et le premier de ces auteurs fait remarquer avec raison que cette différence dépend du milieu dans lequel on est placé pour observer.

Parmi les causes des hémorrhoïdes pendant la grossesse, il faut citer au premier rang la constipation et les efforts faits pour aller à la garde-robe. — Un certain nombre de femmes, n'ayant jamais eu de varices de l'anus et du rectum, ont lorsqu'elles sont enceintes, une constipation opiniâtre ; des hémorrhoïdes surviennent alors qui disparaissent avec la constipation. D'autres malades ayant déjà eu des hémorrhoïdes dans une grossesse antérieure ou à la suite de leur accouchement, les voient reparaître sous l'influence de la constipation.

Lorsque les hémorrhoïdes se produisent, les femmes éprouvent des démangeaisons, puis de la douleur et de la chaleur, accompagnées de tuméfaction au pourtour de l'orifice anal. Si la congestion persiste, les douleurs, la chaleur et la tuméfaction augmentent ; il peut même y avoir de la fièvre ; la marche, la station assise, la station debout sont impossibles. Les douleurs sont surtout vives au moment des garde-robes, il y a alors des épreintes, du ténesme, qui parfois font beaucoup souffrir les patientes.

Des vaisseaux peuvent se rompre et des hémorrhagies survenir, soit quand il y a des hémorrhoïdes externes, ce qui est le cas le plus habituel, soit même lorsqu'il existe des hémorrhoïdes internes.

Pendant l'accouchement, la pression exercée par la tête et les efforts que fait la femme au moment de la période d'expulsion expliquent l'apparition des hémorrhoïdes. Si au moment de la sortie du fœtus, une déchirure étendue du périnée survenait, un vaisseau hémorrhoïdaire pourrait être rompu et une hémorrhagie grave en être la conséquence. — Mais, c'est surtout dans les jours qui suivent la délivrance qu'on voit les hémorrhoïdes former un bourrelet considérable, rouge, œdémateux, étranglé par le sphincter, bourrelet qui ne se réduit qu'avec difficulté.

Traitement. — Il faut dans les cas d'hémorrhoïdes pendant la grossesse combattre avec soin la constipation par des lavements et des purgatifs légers. Si le bourrelet hémorrhoïdal était considérable, le repos, les bains, les cataplasmes presque froids, les lavages à l'eau tiède et de préférence avec une solution à saturation d'acide borique, au besoin la réduction pourraient en amener la disparition. Rarement on sera obligé d'avoir recours à la dilatation chirurgicale du sphincter anal conseillée par le professeur Verneuil. Les autres opérations devront être rejetées.

Pendant le travail, si une rupture du périnée menaçait ou survenait, on veillerait à ce qu'elle ne s'étendît pas jusqu'aux veines dilatées ; l'incision conseillée par Tarnier et qui partant de la ligne médiane serait dirigée obliquement vers l'un des côtés permettrait d'éviter cet accident.

ARTICLE III

ANÉMIE PERNICIEUSE PROGRESSIVE DES FEMMES ENCEINTES

Bibliographie. — GUSSEROW. Archiv f. Gynæk., Bd. II, p. 218 à 235, 1871. — QUINCKE. Volkmann's Sammlung, 1876, n° 100. — IMMERMANN. Ziemssen's Handbuch, XIII, I, p. 615. 1875. — RICKLIN. Thèse de Paris, 1877. — R. LÉPINE. Revue mensuelle de méd. et de chir., 1877, t. I, p. 59 et 124. — QUINQUAUD. Union médicale, 16 décembre 1879, p. 952. — BATUT. Thèse de Paris, 1879. — MANGIAGALLI. Il Quinquennio, 1882, p. 51 à 54. — VALSUANI. Memorie dell' Istituto lombardo, 1869, cité par Chiara. — CHIARA. Notes ajoutées à la traduction italienne de Cazeaux, p. 966, 1883.

En 1871, Gusserow appela l'attention sur une affection grave, sur une anémie ayant une marche particulière qu'il avait observée à Zurich chez cinq femmes enceintes : toutes avaient succombé. — Depuis cette époque, un certain nombre de travaux ont été publiés sur ce sujet : l'affection a été observée non-seulement chez des femmes enceintes, mais encore chez des femmes en dehors de l'état puerpéral et même chez des hommes ; le cadre de la maladie s'est élargi. — Bien que la dénomination d'anémie pernicieuse progressive doive, suivant quelques auteurs, être rejetée (Ricklin) elle est généralement acceptée et le professeur Lépine (de Lyon) pense qu'on peut admettre les variétés suivantes : 1° l'anémie progressive splénique et médullaire ; 2° l'anémie progressive gastro-intestinale, et 3° l'*anémie progressive gravide*.

Pendant la grossesse il existe certainement chez la femme un état d'anémie dont l'intensité est plus ou moins variable ; ce fait, ceux de cachexie séreuse rapportés par Lasserré, par Stoltz et ses élèves, ceux désignés par Lebert sous le nom de chlorose puerpérale aiguë, ceux d'anémie grave survenant pendant les suites de couches après des hémorrhagies utérines doivent-ils être rangés dans une seule et même catégorie, comme tend à le faire Batut ? Jusqu'à plus ample informé nous ne le pensons pas ; de nouvelles recherches doivent évidemment être poursuivies, qui permettront d'arriver à une conclusion, mais nous nous en tiendrons aujourd'hui à l'exposé des faits qui ont été signalés par Gusserow, par Chiara, et par quelques autres observateurs.

Causes. — Les causes de l'anémie pernicieuse progressive ne sont pas réellement connues ; Gusserow s'est demandé s'il n'y avait pas une raison à invoquer dans les conditions spéciales où peuvent se trouver les femmes à Zurich, il n'a rien trouvé ; du reste l'une de ses malades venait d'Alsace. Tarnier a cependant observé un cas d'anémie grave chez une femme enceinte qui travaillait dans une boyauderie, au milieu d'une atmosphère chaude, humide et malsaine, et toutes les compagnes de travail de cette malade étaient plus ou moins cachectiques. Cette femme succomba quelques jours après son accouchement. — La multiparité, les grossesses se succédant coup sur coup paraissent aussi jouer un grand rôle dans la production de la maladie.

Symptômes. — La femme enceinte déjà affaiblie et anémiée par le fait de la grossesse voit sa débilité s'accroître ; ses téguments se décolorent ; elle a des palpitations, de la dyspnée dès qu'elle se fatigue ou dès qu'elle exécute des mouvements. Le pannicule adipeux est généralement conservé, parfois il y a un peu d'œdème. Gusserow n'a jamais observé d'hémorrhagies. Les forces digestives sont parfois troublées, de la diarrhée peut survenir. Dans certains cas même il y a de la fièvre.

Si on examine le sang, on y trouve une diminution considérable du chiffre des globules rouges ; le nombre des globules blancs, proportionné à celui des hématies, ne paraît pas modifié.

Marche. — La marche de l'affection est régulièrement continue et progressive ; elle va en s'aggravant quels que soient les moyens de traitement employés. Les femmes atteintes de cette maladie ont accouché prématurément, vers la fin du huitième mois et elles ont succombé, soit quelques heures, soit quelques jours plus tard.

La durée de l'affection n'est en général pas longue, les malades sont emportées en quelques semaines de maladie.

Anatomie pathologique. — L'examen anatomique n'a donné que peu de renseignements, on a noté de la pâleur des téguments et des muqueuses, et de la décoloration du sang. La masse charnue du cœur avait une coloration jaune, indiquant sa dégénérescence graisseuse. Les ganglions mésentériques étaient plus volumineux qu'à l'état normal, mais Gusserow pense que ces lésions étaient consécutives et non primitives. La rate était normale.

Diagnostic. — La gravité des symptômes et la marche de l'anémie progressive permettent de la distinguer de l'anémie simple ; l'état du sang, dans lequel il n'existe pas plus de globules blancs qu'à l'état normal relativement au nombre des globules rouges, établira la distinction avec la leucémie. Dans les hydropisies de la grossesse, l'infiltration plus ou moins étendue du tissu cellulaire et la marche de l'affection, dans l'œdème avec albuminurie, l'examen des urines, faciliteront le diagnostic.

Pronostic. — L'anémie pernicieuse progressive est une affection très grave, les malades de Gusserow ont toutes succombé ; il paraît en avoir été de même de celles de Valsuani. Ce dernier auteur aurait décrit dès 1869, sous le nom de cachexie puerpérale, la maladie exposée plus tard par Gusserow et Immermann. Si on confronte, dit Chiara, la symptomatologie, la marche, la terminaison, les résultats de l'anatomie pathologique de la cachexie décrite par Valsuani avec la description donnée par Immermann de l'anémie pernicieuse progressive, on voit qu'il y a plus que de l'analogie, qu'il y a identité de la forme.

Le pronostic n'est pas moins grave pour le fœtus, sa mort précède en général celle de la mère.

Traitement. — Tous les moyens auxquels on a eu recours pour essayer d'arrêter l'anémie pernicieuse progressive ont échoué; l'art a été impuissant jusqu'ici. Dans cette situation, ne doit-on pas avoir recours à l'accouchement prématuré ou à l'avortement provoqué ? Valsuani et Immermann y sont opposés, Gusserow et Chiara conseillent au contraire ce moyen comme le seul qui puisse permettre de sauver les jours de la femme. Gusserow ajoute que la transfusion du sang serait utile, et qu'elle serait surtout indiquée immédiatement avant ou aussitôt après l'accouchement. Mais à quel moment faudrait-il avoir recours à l'accouchement prématuré ? Si la forme de la maladie est nettement caractérisée, si la femme est enceinte de plus de sept mois, si la cachexie va se précipitant, Chiara dit qu'il faut se hâter d'intervenir. Evidemment, fait-il remarquer, on pourra, en agissant ainsi, être accusé d'avoir confondu l'anémie simple avec l'anémie progressive, d'avoir interrompu une grossesse qui aurait pu peut-être se terminer heureusement à terme ; mais étant donnée la gravité extrême des faits jusqu'ici observés, étant donné qu'il s'agit le plus souvent de multipares, que l'enfant a toutes les chances de succomber avant la mère, Chiara conseille de provoquer de bonne heure l'accouchement prématuré et même l'avortement comme dans les cas de vomissements incoercibles. Il a, en agissant ainsi, réussi à sauver une femme qui était parvenue à sept mois et demi de grossesse.

Cette question de l'époque de l'intervention est évidemment grave et très difficile à juger.

ARTICLE IV

HÉMOPHILIE ET PURPURA

Bibliographie. — Kehrer. Arch. f. Gynæk., Bd. X, p. 201 à 237. (Bibliographie). — Puech. Annales de gynécologie, t. XVI, p. 265 à 280. — E. Schumann. Diss. inaug. Berlin, 1883. — Kezmarszky. Klinische Mittheilungen, p. 178-179, 1884.

Lorsqu'une femme hémophile devient enceinte est-elle exposée à des accidents graves ? Bien que des observations n'aient pas encore été publiées en très grand nombre, la réponse ne paraît pas douteuse. Les faits de Heyfelder, de Grandidier, de Kehrer, montrent que chez un certain nombre de femmes, il y a eu avortement et parfois même des avortements successifs ; des pertes de sang, allant jusqu'à mettre les jours de la malade en grand danger, ont souvent compliqué ces avortements.

Lorsque l'accouchement a eu lieu à terme, des hémorrhagies très abondantes et quelquefois même mortelles sont survenues au moment de la délivrance ou pendant les suites des couches. Mais il ne faut pas confondre ces hémorrhagies par hémophilie avec celles qui existent chez les albuminuriques, et sur lesquelles H. Blot a attiré l'attention (voyez Albuminurie). L'examen des urines empêchera d'ailleurs toute confusion.

L'hémophilie pendant la grossesse est donc très inquiétante et elle rend le pronostic grave ; il en est de même lorsqu'il y a du purpura. Puech en a rapporté deux faits : les femmes ont accouché prématurément et ont succombé l'une pendant l'accouchement et l'autre deux jours après la délivrance.

Le *traitement* de l'hémophilie a donné peu de résultats favorables pendant la grossesse, et Kehrer a noté l'inutilité des préparations ferrugineuses, même continuées pendant un certain temps (observation 3). Si au moment de l'avortement ou de l'accouchement il survient une hémorrhagie utérine, on doit avoir recours aux moyens généralement conseillés (voyez Traitement des Hémorrhagies) ; le tamponnement sera particulièrement indiqué. Puech dit qu'il n'a pas eu recours aux injections sous-cutanées d'ergotine parce que, dans un cas de purpura terminé fatalement, deux piqûres, s'étant rouvertes, avaient donné lieu à une hémorrhagie et avaient nécessité l'emploi du thermo-cautère.

L'état spécial de la circulation pendant la grossesse semble favoriser les hémorrhagies chez les hémophiles et chez un certain nombre d'entre elles les accidents graves ont disparu après l'avortement ; Kehrer s'est fondé sur ces observations pour provoquer, dans un cas, l'expulsion du fœtus, et la malade qui était enceinte de huit semaines a guéri. Il pense donc que, si des hémorrhagies multiples surviennent pendant la grossesse, si l'anémie devient profonde, il ne faut pas retarder trop longtemps la provocation de l'avortement ou de l'accouchement prématuré. On ne saurait surveiller trop attentivement la femme au moment de la délivrance et pendant les suites de couches.

CHAPITRE VII

ŒDÈME. — HYDROPISIE DES CAVITÉS SÉREUSES

Bibliographie. — A. Scarpa. Mémoire sur la grosesse compliquée d'ascite, traduit de l'italien et publié en 1844, dans le Journ. des connaissances médico-chir., p. 133. — Langstaff. Médico-chirurgical Transactions, vol. XII, 1823, p. 372 ; et Arch. gén. de méd., t. VIII, 1825, p. 267 à 269. — Ollivier (d'Angers). Archives de médecine, t. VI, 1re série, 1824, p. 178 à 192. — Baudelocque (neveu). Traité de la péritonite puerpérale, Paris, 1830. — Velpeau. Traité d'accouchement, Tom. II, p. 178, Paris, 1835. — Lasserre. Gazette médic. de Paris, 1843, p. 749 et 769. — Thiery. Thèse de Strasbourg, 1845. — Devilliers et Regnauld. Arch. génér. de Méd.. 1848, p. 145. — Cazeaux. Revue médicale, 1851, p. 553. — Lauth. Thèse de Strasbourg, 1852. — Lebert. Gazette médicale de Paris, 1854, p. 787. — Chalot. Thèse de Paris, 1858. — De Cristoforis Malachia. Annali univ. di medic., t. 185, p. 49, 1863. — Tanner. The Signs and Diseases of pregnancy, 2ᵉ édition, p. 151, 1867. — Haemers. Thèse de Paris, 1870. — Eug. Petit. Thèse de Paris, 1870. — Loehlein. Beitræge zur Geburts. Bd II, p. 118, 1873. — Cohnstein. Volkmann's Sammlung, n° 52. 1873, p. 490. — Pastorello, cité par Corradi, Dell' Ostetricia in Italia, 1874, p. 942. — Gaulard. Considérations sur l'œdème vulvaire. Epinal, 1881. — H. Bigot. Gaz. des Hôp., 1884, p. 901 et 924.

Assez souvent on observe l'œdème pendant la grossesse, c'est-à-dire l'infiltration du tissu conjonctif par de la sérosité; d'autres fois le liquide s'épanche dans les cavités séreuses et en particulier dans le péritoine où il produit l'ascite. Etudions ces différentes sortes d'hydropisie.

§ 1. — Œdème simple.

On doit, avec Devilliers et Regnauld, distinguer l'œdème simple de celui qui est produit par l'albuminurie. Nous ne nous occuperons ici que du premier; le second sera étudié plus loin (voyez Albuminurie).

Causes. — Les causes des infiltrations séreuses qu'on observe pendant la grossesse ont été divisées en causes générales et en causes locales. Le sang, pendant la grossesse, présente des changements dans sa composition : D'une façon absolue sa quantité augmente, de là une tension vasculaire plus grande que démontrent les tracés sphygmographiques; mais, suivant Devilliers et Regnauld, ce serait moins à la réplétion du système circulatoire qu'il faudrait attribuer l'infiltration séreuse, qu'aux modifications que la grossesse détermine dans le liquide sanguin (voyez Tome I, p. 245).

Si l'œdème est parfois constaté chez les femmes qui ont une santé florissante, il n'en est pas moins vrai qu'on le rencontre principalement chez celles qui sont exposées aux privations, aux fatigues, aux affections morales tristes, à toutes les causes qui peuvent amener la misère physiologique.

Parmi les causes locales pouvant expliquer l'œdème observé le plus fréquemment, c'est-à-dire l'œdème des membres inférieurs et des organes génitaux, l'augmentation de volume de l'utérus a été surtout invoquée. En se développant dans la cavité abdominale, l'utérus exercerait une compression sur les vaisseaux qui passent au niveau du détroit supérieur et notamment sur les veines : de là une gêne de la circulation en retour et l'œdème ; celui-ci serait souvent plus marqué du côté où s'inclinerait l'utérus. Et ce qui démontrerait l'influence de cette cause, c'est la fréquence plus grande de l'œdème lorsqu'il y a une exagération de volume de l'utérus, dans l'hydramnios ou dans les grossesses multiples, par exemple, ou lorsqu'une tumeur abdominale vient ajouter son volume à celui de l'utérus gravide.

Ces causes générales et locales qui favorisent l'apparition de l'œdème du tissu cellulaire sous-cutané agissent également pour produire l'épanchement dans les cavités séreuses et l'infiltration des organes splanchniques, mais c'est surtout lorsqu'il existe des affections des appareils centraux de la circulation et de la respiration que l'œdème se généralise à ce degré. On dit alors qu'il y a *anasarque*.

Symptômes. — En général, l'œdème est sous-cutané et survient sans qu'aucun signe précède son apparition ; cependant Devilliers et Regnauld ont noté, dans certains cas, des douleurs assez vives des membres inférieurs, coïncidant avec de la céphalalgie, des palpitations et des étouffements.

C'est habituellement par les extrémités inférieures que débute l'œdème, tantôt par l'une d'entre elles, tantôt par les deux ; d'abord limité aux pieds et au pourtour des malléoles, il peut s'étendre aux jambes, aux genoux, aux cuisses et aux organes génitaux externes. La paroi abdominale, la région lombaire, quelquefois même les parties supérieures du tronc, les membres supérieurs, le cou et la face sont envahis et il en résulte une bouffissure analogue à celle qu'on rencontre dans les cas d'œdème causé par l'albuminurie.

L'infiltration du tissu conjonctif se produit surtout pendant les derniers mois de la grossesse. Dans presque la moitié des cas on l'observe du septième au neuvième mois ; elle est très rare dans les trois premiers mois.

L'œdème peut revêtir deux aspects principaux : ou bien, ce qui est le cas le plus fréquent, la sérosité n'occupe que le tissu cellulaire sous-cutané, de sorte que le derme conserve sa conformation normale, et l'impression faite avec le doigt disparaît rapidement ; ou bien, le derme est lui-même envahi, distendu outre mesure, et il en résulte un poli, une transparence, une pâleur particulière de la peau (Devilliers et Regnauld).

Il peut y avoir des oscillations diverses, au début surtout : l'œdème diminue par le repos dans la situation horizontale, le matin il est moins considérable que le soir ; parfois il disparaît d'un côté et augmente de l'autre. Puis l'œdème devient beaucoup plus accentué et persistant. Le volume des membres inférieurs arrive parfois à être tel que la station debout est absolument impossible ; outre la gêne des mouvements musculaires, il y a des douleurs, des picotements, une sensation de brûlure et de tension, les organes génitaux externes peuvent être eux-mêmes envahis et les grandes lèvres tuméfiées forment deux masses qui maintiennent les cuisses écartées l'une de l'autre.

L'œdème de la grossesse se développe en général lentement, progressivement, parfois cependant il a une marche rapide, aiguë, il prend en quelques semaines un grand accroissement.

Bien que cela ait été observé, il est rare que parvenue à un semblable degré l'infiltration du tissu cellulaire cesse avant l'accouchement, elle augmente au contraire jusqu'à ce moment; mais dans la grande majorité des cas, dès que l'utérus est désempli et que les conditions particulières dans lesquelles se trouvait l'appareil circulatoire ont cessé, l'œdème disparaît. Parfois cependant il n'en est rien, surtout si la femme est anémique, affaiblie et dans cet état particulier auquel Baudelocque neveu, Lasserre et surtout Stoltz et ses élèves ont donné le nom de *cachexie séreuse*. Cet état peut, en effet, persister après l'expulsion du fœtus ; quelquefois même il apparaît seulement pendant les suites de couches. Quant à cet œdème se joint celui des organes splanchniques et un épanchement dans les cavités séreuses, le pronostic se trouve singulièrement aggravé.

Diagnostic. — Le diagnostic de l'œdème simple est facile : l'absence de douleur, l'augmentation de volume des parties, leur pâleur et la dépression qu'y laisse le doigt, constituent pour ainsi dire des signes caractéristiques. On ne pourrait guère confondre l'œdème simple qu'avec celui qui accompagne la plegmatia alba dolens ou l'albuminurie. Mais dans la première de ces deux dernières maladies, il y a de la douleur localisée; dans la seconde, l'urine contient de l'albumine.

Pronostic. — Si l'œdème de la grossesse est simple, le pronostic est en général bénin. Disons cependant que l'infiltration des organes génitaux et du périnée en favorise la déchirure.

Pendant les suites de couches, la guérison de l'œdème survient le plus souvent très vite, mais le pronostic devrait être réservé si l'infiltration séreuse ne disparaissait pas au bout de quelques jours, et surtout si on la voyait apparaître seulement à cette époque. Dans le cas où il y a infiltration des organes splanchniques, le pronostic est beaucoup plus grave que dans l'œdème simple; la grossesse et même la vie de la mère peuvent alors être compromises. Les risques d'accouchement prématuré aggravent aussi le pronostic pour l'enfant qui, d'ailleurs, succombe parfois avant d'être expulsé.

Traitement. — Ce sont les causes de l'œdème qu'il faut s'efforcer de faire cesser si l'on veut obtenir sa guérison. Aussi Cazeaux, qui dans l'étiologie de cette maladie fait jouer un grand rôle à l'anémie, proscrit-il la saignée et recommande-t-il l'emploi des ferrugineux et des toniques pour modifier favorablement l'état du sang. Comme moyens propres à faciliter la résorption des liquides infiltrés, il indique les laxatifs doux, les diurétiques, les frictions sèches et même les bains de vapeur, si la malade les supporte sans menace de congestion cérébrale. Pour nous, nous accordons beaucoup plus de confiance au régime lacté qui nous a souvent donné d'excellents résultats.

Le repos dans la position horizontale pourra au début s'opposer momentanément à l'augmentation de l'œdème des membres inférieurs et de la vulve.

Si cet œdème persiste et s'accroît, si la marche et la station debout deviennent impossibles, peut-on avoir recours aux scarifications, aux mouchetures, aux piqûres, qui ont été si souvent conseillées? Beaucoup d'auteurs déclarent les avoir pratiquées sans inconvénients, mais il n'en est pas toujours ainsi ; les mouchetures, comme l'a rappelé Gaulard, prédisposent à l'avortement et à la gangrène, ce qui s'explique par le peu de vitalité des tissus infiltrés ; elles ne devront donc être pratiquées que lorsqu'il y aura urgence, et l'on préférera les piqûres faites avec une grosse aiguille de couture aux mouchetures faites avec la lancette, car celles-ci sont plus souvent suivies d'accidents.

Si l'infiltration œdémateuse envahit les poumons, l'encéphale, etc., une saignée du bras peut, dans un cas pressant, être momentanément utile. On insistera surtout sur les purgatifs et les diurétiques, alors, bien entendu, qu'il n'y aura aucune complication de néphrite, ni d'albuminurie. Enfin, si les accidents persistent et mettent en danger la vie de la malade, on est autorisé à provoquer l'accouchement prématuré.

§ 2. — Hydropisie des cavités séreuses. Ascite.

L'hydropisie des cavités séreuses, quand elle se produit, apparaît ordinairement à la suite de l'œdème ; elle reconnaît les mêmes causes, mais elle est beaucoup moins fréquente. Cette hydropisie peut cependant se montrer avant l'œdème, ou du moins avant que celui-ci ait acquis quelque importance.

Quand de la sérosité s'épanche dans le péritoine, les plèvres, le péricarde, elle détermine les mêmes symptômes, entraîne le même pronostic, réclame le même traitement que si la femme n'était pas enceinte. Il faut cependant ajouter que la maladie acquiert plus de gravité par le fait de la grossesse, et que, dans certains cas menaçants pour la vie des malades, le médecin aura à examiner s'il n'y a pas lieu de provoquer l'accouchement prématuré.

Ascite. — Parmi ces hydropisies, c'est l'ascite qui a été le plus fréquemment observée : elle survient surtout lorsqu'il existe des troubles du côté de l'appareil central de la circulation ou dans les cas de cirrhose du foie (Löhlein). L'ascite débute, en général, vers le cinquième ou le sixième mois de la grossesse, quelquefois plus tard ; tantôt elle apparaît d'emblée, tantôt au contraire il existait déjà de l'infiltration du tissu cellulaire sous-cutané et de la paroi abdominale, dont la peau est distendue et luisante. Le ventre présente, en général, un volume qui n'est pas en rapport avec l'âge de la grossesse, mais plus considérable qu'il ne devrait être ; sa forme est élargie et évasée, au lieu d'être convexe sur la ligne médiane. Dans certains cas, surtout chez les multipares, la peau de l'ombilic est soulevée et forme une tumeur lisse, arrondie, quelquefois translucide, ayant parfois le volume d'un petit œuf de poule.

La percussion de l'abdomen fournit une matité un peu différente de celle qu'on obtiendrait chez une femme qui ne serait pas enceinte. On le comprendra facilement, si l'on se rappelle que l'utérus est habituellement, pendant la seconde moitié de la grossesse, en rapport avec la plus grande partie de la paroi abdominale, et que l'intestin grêle est refoulé en haut et à gauche. (voyez Tome I, p. 497).

La fluctuation est ordinairement évidente, si on la cherche dans l'un des flancs ; elle peut au contraire manquer, si on essaie d'envoyer le flot d'un côté à l'autre du ventre, par la raison bien simple que l'utérus gravide forme un écran. Cependant, quand l'épanchement est abondant, une couche de liquide s'interpose entre l'utérus et la paroi abdominale antérieure ; on peut s'en assurer en déprimant brusquement celle-ci, car alors le liquide se déplace jusqu'à ce que les doigts, qui ont pour ainsi dire conscience de ce déplacement, soient arrêtés par l'utérus. On comprend que dans ce cas, la fluctuation puisse être sentie d'un côté à l'autre de l'abdomen.

L'ascite fait que les résultats fournis par le palper abdominal sont moins nets : la forme et le volume de la matrice sont beaucoup plus difficiles à apprécier ; il en est de même des parties fœtales. Quelquefois il est presque impossible de sentir l'utérus à moins qu'il ne se contracte. Toutes ces difficultés s'expliquent d'ailleurs très bien par la présence du liquide épanché. De plus, la femme ne perçoit que d'une façon obscure ou même ne sent pas les mouvements actifs du fœtus (voyez Tome I, page 495). Enfin le liquide ascitique amoindrit les résultats de l'auscultation et peut empêcher l'accoucheur d'entendre les bruits du cœur fœtal.

On comprend donc que l'ascite puisse obscurcir le diagnostic d'une grossesse ; aussi quand il y a doute, il faut prolonger l'examen, le faire avec le plus grand soin, et combiner le palper abdominal et le toucher vaginal. Malgré ces précautions, on a quelquefois, chez les femmes enceintes, confondu l'ascite avec l'hydramnios ou un kyste de l'ovaire, mais nous dirons plus tard quels sont les symptômes différentiels de ces maladies (voyez Hydramnios et Kystes de l'ovaire).

Si la quantité de liquide accumulé dans la cavité péritonéale est considérable, la respiration devient pénible et la malade doit rester constamment assise dans son lit ou sur un fauteuil ; l'hématose se fait incomplètement ; il y a une insomnie presque continuelle ; les fonctions du tube digestif s'accomplissent mal ; delà tout un ensemble de phénomènes amenant de l'affaiblissement, des menaces de suffocation, des syncopes.

L'ascite n'est pas du reste toujours simple, elle peut être accompagnée d'œdème généralisé et d'infiltration des organes centraux ; de plus, elle peut coïncider avec une augmentation exagérée du volume de l'utérus, avec l'existence d'une grossesse gémellaire ou de l'hydramnios. Ces conditions aggravent encore l'état général.

La marche de l'ascite est habituellement progressive : si l'on n'intervient pas et si l'épanchement continue à augmenter, l'asphyxie et la mort peuvent survenir ; parfois cependant des contractions utérines apparaissent et l'accouchement prématuré a lieu. Après l'expulsion du fœtus on note une amélioration considérable. Dans d'autres cas, l'ascite persiste et s'aggrave au point d'amener la mort (Löhlein).

Nous n'avons pas à dire ici quel est le traitement médical de l'ascite de la grossesse, car il est soumis aux règles ordinaires de la pathologie et de la thérapeutique. Mais lorsque l'épanchement est considérable et que des accidents graves menacent la vie de la femme, l'opportunité d'une intervention chirurgicale doit être discutée et sera quelquefois résolue par l'affirmative. Doit-on alors préférer l'accouchement prématuré provoqué ou la paracentèse ? Tandis que l'accouchement provoqué nécessite un certain nombre d'heures et fait courir des risques à l'enfant qui, expulsé avant terme, voit ses chances de viabilité diminuer, la ponction de l'abdomen au contraire amène un soulagement immédiat, elle n'est pas douloureuse, permet à la grossesse de continuer son cours et par conséquent est favorable aux intérêts du fœtus. Ajoutons que la paracentèse n'est pas dangereuse pour la femme, surtout si on a soin de prendre toutes les précautions antiseptiques nécessaires, et qu'elle a déjà été suivie de succès dans un certain nombre de cas.

Il importe de choisir le lieu où la ponction sera faite : il faut éviter de la pratiquer en une région telle qu'on puisse risquer de léser l'utérus avec la pointe du trocart ; de plus il ne faut pas que le globe utérin puisse venir ensuite s'appliquer sur l'ouverture de la canule, ce qui mettrait obstacle à la sortie du liquide. Scarpa enfonça son trocart entre le sommet du côté externe du muscle droit et le bord inférieur des fausses côtes de l'hypochondre gauche, là où il avait surtout constaté la fluctuation ; la femme guérit.

Dans un cas, où la peau de l'ombilic distendue formait une tumeur considérable à parois minces, Ollivier (d'Angers) pratiqua sur elle une ponction avec la lancette. Le liquide de l'ascite jaillit et l'écoulement de sérosité persista pendant 12 jours, le treizième la plaie était fermée. Le liquide s'étant reproduit insensiblement, les accidents se renouvelèrent. Une seconde ponction, semblable à la première, fut pratiquée avec succès, et deux jours après la femme accoucha d'un enfant vivant. La sérosité suinta quelques jours par la petite plaie qui se cicatrisa promptement, et bientôt la guérison fut complète. — Outre que la présence de cette tumeur ombilicale n'est pas habituelle, la ponction avec le trocart nous paraît préférable.

Velpeau dit qu'il eut l'occasion de voir une femme atteinte d'ascite, et à laquelle on fit plusieurs fois la paracentèse pendant la grossesse. La malade n'en accoucha pas moins à terme.

Cependant, si la ponction avait été déjà pratiquée une ou plusieurs fois, et si le liquide s'était reproduit rapidement, au lieu d'avoir de nouveau recours à la paracentèse qui est une cause d'affaiblissement pour la femme, peut-être vaudrait-il mieux préférer la provocation de l'accouchement prématuré.

C'est aussi à l'accouchement prématuré artificiel qu'on pourrait, de préférence, avoir recours si, dans un cas grave, en même temps que l'ascite, il y avait une hydropisie de l'amnios.

CHAPITRE VIII

MALADIES DE L'APPAREIL URINAIRE

De nombreuses maladies peuvent atteindre l'appareil urinaire de la femme enceinte et quelques-unes d'entre elles ont une telle importance qu'elles doivent être étudiées avec le plus grand soin. — Nous décrirons successivement l'albuminurie, l'urémie, le diabète et divers troubles de la miction : incontinence et rétention d'urine, vessie irritable et cystite.

ARTICLE PREMIER

DE L'ALBUMINURIE PENDANT LA GROSSESSE, L'ACCOUCHEMENT ET LES SUITES DE COUCHES

Bibliographie. — Cotugno. Naples 1764, Vieune, 1770. — Blackall. Obs. on the nature and cure of Dropsies, 1818. — Bright. Reports of med. cases, 1827-1831. — Gregory. Edin. med. and surg. J., t. 36, p. 315, et t. 37, p. 54, 1831. — J. A. Wilson. Lond. med. Gaz., 1833, t. XI, p. 777 à 779. — Osborne. On dropsies connected with suppressed perspiration and coagulated urine, Londres, 1835. — Elliotson. Clin. lect. on dropsy, Lond. med. Gaz., t. VII, 1831. — Martin Solon. De l'albuminurie, Paris, 1838. — Rayer. Traité des maladies des reins, 1840. — Devilliers et Regnauld. Arch. gén. de méd., 1848. — Blot. Th. de Paris, 1849. — Frerichs. Die Bright'sche Nierenkrankheit und deren Behandlung, Brunswick, 1851. — Litzmann. Deutsche Klinik, 1851, 1852 et 1855. — Imbert-Gourbeyre. Mém. de l'Acad. de méd., 1854. — Abeille. Traité des maladies à urines albumineuses et sucrées, Paris, 1863. — Jaccoud. Art. Albuminurie, Nouv. dict., 1864. — Gubler. Art. Albuminurie, Dict. de Dechambre, 1864. — Cazeaux et Tarnier, 8e édit., 1870. — Spiegelberg. Arch. f. Gyn., Bd. I, p. 383 à 391, 1870, et Lehrb. f. Geburt., 1878. — Rosenstein. Die Pathologie und Therapie der Nierenkrankheiten, 1870, 2e édit. — Kaltenbach. Ueber Albuminurie und Erkrankungen der Harnorgane in der Hartpflanzungsperiode, Arch. f. Gyn., 1872. — Levison. Th. de Copenhague, 1873. — Ollivier. Arch. gén. de méd., p. 155, 1874. — Fordyce Barker. The puerp. diseases, p. 65 à 79, 1874. — Charrier. Ann. de Gyn., t. I, p. 56, 1874. — Charcot. Leçons sur les maladies des reins, Paris, 1877. — Cohen. Arch. f. Gyn., Bd. VII, p. 107 à 125, 1875. — Tarnier. Prog. méd., 1875. — Ch.-H. Petit. Recherches sur l'albuminurie des femmes enceintes. Th. de Paris, 1876. — Martin. Lond. med. Record, 15 fév. 1877. — Molas. Th. de Paris, 1877. — Mac Lane. Am. J. of Obst., t. XI, p. 794 à 796, 1878. — Huerbringer. Berl. Klin. Woch., 1878. — J.-W. Runeberg, Nordiskt med. Ark., Bd. IX, t. 3 et 4, 1877 (anal. p. Thomas, in Rev. Hayem, p. 90 à 95, 1878). — Chantreuil. Cliniques, 1878. — Richardson. Americ. Gynecol. Trans., vol. III,

p. 178, 1879. — Cornil. J. de l'Anatomie, 1879. — Hypolitte. Th. de Nancy, 1879. — Lœhlein. Zeit. f. Geb., Bd. IV, p. 88 à 113, 1879. — Marcacci. Anal. in Gaz. Hebd., p. 256, 1879. — Gottwalt, Zeit. f. Physiol. Chemie, Bd. IV, p. 423 à 436, 1880. — Mœricke. Zeit. f. Geb., Bd. V, p. 1 à 21, 1880. — Semmola. Revue mensuelle, mars 1880. — Estelle. Th. de Lyon, 1880. — Faveret. Th. de Lyon, 1880. — Léon Dumas. Thèse de concours, Paris, 1880. — Galabin. Brit. med. J., t. II, p. 697, 1880. — Mayor. Th. de Paris, 1880. — Bouchard, Soc. de biol., nov. 1880. — Masini. Th. de Conc., Firenze, 1880. — Cassin. Recherches cliniques sur l'Albuminurie de la grossesse, 1880. — Hofmeier. Zeit. f. Geb. u. Gyn., Bd. III, p. 259. — Schauta. Arch. f. Gyn., Bd. XVIII, p. 263 à 292, 1881. — Leyden. Zeit. f. Klin. Med., Bd. II, p. 171 à 191, 1881, — Rodet. Gaz. méd. de Lyon, 23 avril 1882. — Flaichlen, Zeit. f. Geb., Bd. VIII, p. 354 à 404, 1882. — Braun. Allg. Wiener med. Zeitung, n° 21, 1882. — Breus. Arch. f. Gyn., Bd. XIX, p. 219 à 232, 1882. — Brault. Journal de l'Anatomie, 1882 (voy. Cornil). — Capitan. Th. de Paris, 1883. — Mangiagalli. Il Quinquennio, p. 255, 1882. — Charpentier. Traité d'accouchements, t. I, p. 662, 1883. — Doléris. Soc. biol., 21 juillet 1883 et Arch. de Toc., p. 562, 1883. — Negri. Ann. di Ostet., p. 441, 1883. — Felsenreich. Wien. med. Blatt, 1883. — Cornil et Brault. Etudes sur la pathologie du rein, 1884. — Bartel's. Les maladies des reins, trad. franç., Paris, 1884. — Lépine. Notes ajoutées à la trad. de Bartels, Paris, 1884. — Halbertsma. Volkmann's Sammlung, n° 212 et Congrès de Copenhague, 1884. — Ingerslev. Congrès de Copenhague, 1884. — P. Bar. Congrès de Copenhague, 1884. — Doléris et Pouey. Soc. de biol., 1885 et Arch. de Toc., p. 739, 1885. — Hubert (de Louvain). Traité d'acc., 2° vol., 1886.

La maladie appelée *albuminurie* est caractérisée par la présence de l'albumine dans l'urine, sous la condition que l'albumine appartienne réellement à l'urine et ne provienne pas de son mélange à des matières albumineuses sorties des voies génitales au moment de la miction. Aussi, toutes les fois que l'on voudra rechercher si l'urine contient de l'albumine, on devra, pour éviter ce mélange, recueillir cette urine avec une sonde irréprochable au point de vue de la propreté.

Cela étant dit, les pathologistes sont d'accord pour distinguer avec soin les cas dans lesquels l'albuminurie est due à une affection des reins eux-mêmes, de ceux dans lesquels il faut l'attribuer à une lésion des voies urinaires situées au-dessous des glandes rénales.

Il peut donc y avoir une *albuminurie vraie*, c'est-à-dire due à un trouble de la sécrétion rénale, et une *pseudo* ou *fausse albuminurie* due à ce que, la glande rénale étant intacte, l'urine s'est chargée d'albumine en parcourant les uretères, la vessie ou l'urèthre.

La dernière de ces deux albuminuries n'offrant que peu d'intérêt pour les accoucheurs, nous ne parlerons ici que de l'albuminurie vraie.

Les anciens médecins ne connaissaient pas l'albuminurie de la grossesse ; sans doute, ils savaient que fréquemment les femmes éclamptiques présentent de l'œdème, mais ils paraissent avoir tenu peu de compte des travaux de Cotugno sur les relations qui existent entre l'anasarque et l'albuminurie.

Blackall, le premier peut-être, signala en 1818 la présence de l'albumine dans l'urine des femmes enceintes ; mais il faut arriver à Rayer (1840) pour trouver des recherches sérieuses sur l'albuminurie pendant la grossesse. Cet auteur s'attacha non-seulement à préciser le diagnostic et à montrer qu'il ne fallait pas confondre avec l'albuminurie le mélange à l'urine de liquides venus du vagin, mais il chercha à déterminer les conditions qui, pendant la gestation, peuvent amener l'albuminurie (compression des veines émulgentes par l'utérus gravide, congestion rénale, puis néphrite). Depuis la publication des recherches de Rayer, les travaux se sont multipliés : accoucheurs, médecins, anatomo-pathologistes, ont étudié l'albuminurie des femmes enceintes et on trouvera dans la thèse de L. Dumas l'exposé des travaux les plus importants qui ont été écrits sur ce sujet.

Mais quelle est la cause de cette albuminurie? Sur ce point les discussions furent nombreuses et elles sont encore loin d'être terminées aujourd'hui.

On sait quel était l'état de la science quand parut le traité de Rayer, en 1840. Les recherches de Bright (1827), contrôlées par Grégory (1831) et Osborne (1835), avaient démontré la présence de lésions rénales dans certains cas d'albuminurie compliquée d'hydropisie. Pour ces auteurs, la lésion rénale paraissait primitive et si l'albumine passait dans l'urine, c'était toujours une lésion du rein qu'il fallait en accuser, lésion dont il restait à déterminer la nature histologique. Cependant les observations cliniques ne tardèrent pas à parler contre cet exclusivisme.

En effet, Elliotson avait observé des faits d'albuminurie avec hydropisie, dans lesquels une guérison sans retour avait été obtenue, et le mémoire de H. Blot (1849) avait démontré que le plus souvent l'albuminurie des femmes enceintes disparaissait après l'accouchement sans laisser de traces. Dans ces cas, il n'y avait donc pas eu maladie de Bright, et il fallait chercher une autre cause à l'albuminurie.

Pour expliquer ces derniers faits on a imaginé un certain nombre de théories basées sur l'état du sang chez la femme enceinte et sur la pression à laquelle ce liquide se trouve soumis dans les vaisseaux du rein; nous reviendrons plus loin avec détails sur ces points (voyez *Pathogénie*).

Dans ces dernières années une étude plus attentive des faits cliniques a montré qu'il convenait de reprendre au point de vue critique toutes les théories qui avaient été édifiées pour expliquer la pathogénie de l'albuminurie. Ces recherches ont eu déjà pour résultat une connaissance plus précise du symptôme albuminurie envisagé d'une façon générale (analyse des urines, recherches expérimentales sur le passage de l'albumine à travers le filtre rénal, etc.), et dès aujourd'hui on peut prévoir que les progrès réalisés trouveront d'heureuses applications à l'albuminurie des femmes enceintes.

Ces progrès ont agrandi le sujet, et l'on peut, au point de vue de l'obstétrique, établir dans l'étude de l'albuminurie les quatre catégories suivantes :

1° Albuminurie antérieure à la fécondation et continuant à évoluer pendant la grossesse ;

2° Albuminurie naissant pendant le cours de la gestation ;

3° Albuminurie n'apparaissant que pendant le travail de l'accouchement ;

4° Albuminurie ne se produisant que pendant les suites de couches.

Nous consacrerons à ces catégories quatre paragraphes distincts, en commençant, à cause de son importance, par l'albuminurie qui naît pendant le cours de la gestation.

§ 1. — De l'albuminurie pendant la grossesse.

L'albuminurie qui apparaît pendant la grossesse présente trois variétés que nous allons rapidement indiquer.

1° *Albuminurie gravidique*. — Sous le nom d'albuminurie gravidique, on entend celle qui apparaît chez les femmes enceintes sans qu'on puisse, pour expliquer sa production, trouver d'autre cause que la grossesse elle-même et les modifications qu'elle imprime à l'organisme maternel ; presque toujours cette albuminurie une fois produite persiste jusqu'à la fin de la gestation, avec ou sans lésion du rein, et disparaît le plus souvent quelques heures ou quelques jours après l'accouchement ; il semble donc légitime d'admettre qu'elle est uniquement due à la grossesse et de l'appeler, par conséquent, albuminurie gravidique.

2° *Albuminurie transitoire*. — A côté de l'albuminurie précédente, nous croyons qu'il faut signaler la possibilité d'une albuminurie appelée *transitoire* par les physiologistes et les pathologistes de notre temps. Voici en quoi elle consiste : une personne qui aura absorbé une grande quantité d'œufs non cuits, qui se sera livrée à un travail musculaire considérable, qui aura éprouvé une grande fatigue, etc., pourra devenir momentanément albuminurique. Dans ces cas, l'albumine n'existe qu'en petite quantité dans les urines, ne produit aucun trouble dans la santé générale, dure à peine quelques jours et disparaît définitivement ; delà son nom *d'albuminurie transitoire*. Hâtons-nous de dire que cette albuminurie n'a pas encore été suffisamment étudiée chez la femme enceinte. Mais pourquoi celle-ci en serait-elle exempte ? Il ne nous paraît donc pas douteux qu'il faille interpréter de cette façon un certain nombre de cas dans lesquels on a trouvé momentanément (pendant plusieurs heures ou plusieurs jours) une légère quantité d'albumine dans les urines. Nous ignorons complètement si l'état de gestation imprime à cette albuminurie une allure spéciale ; toutefois, il nous paraît probable qu'une albuminurie qui aurait été transitoire chez une autre personne pourra, chez une femme enceinte, se transformer en albuminurie gravidique.

3° *Albuminurie par néphrite indépendante de la grossesse*. — Quelquefois, mais par exception, l'albuminurie sera produite par une néphrite survenue chez une femme enceinte, mais non par le fait de la grossesse elle-même. Ici, la lésion rénale est indépendante de la gestation et reconnaît des causes variées : froid, scarlatine, impaludisme, troubles circulatoires d'origine cardiaque, etc. Il faut se garder de confondre, comme l'ont fait la plupart des auteurs, cette albuminurie avec celle qui est d'origine exclusivement gravidique. Budin a vu avec le professeur Brouardel une néphrite *à frigore* survenir au septième mois de la grossesse chez une primipare ; il y eut de la fièvre, des douleurs de reins, des menaces d'accouchement prématuré et une grande quantité d'albumine dans l'urine. Tous les symptômes s'amendèrent, au bout de quelques jours l'albuminurie disparut même complètement et la femme accoucha à terme d'un magnifique garçon. Dans une grossesse ultérieure on ne vit pas l'albumine reparaître dans l'urine.

Nous n'avons presque rien à ajouter à ce que nous venons de dire de l'albuminurie transitoire et de l'albuminurie par néphrite survenue pendant la grossesse. La description qui va suivre s'applique donc à peu près uniquement à *l'albuminurie gravidique*.

Fréquence. — On a cherché à déterminer d'une façon précise le degré de fréquence de l'albuminurie chez les femmes enceintes.

Les statistiques qui ont été publiées pour élucider ce point sont sans doute fort intéressantes, mais il est une condition qui vicie singulièrement quelques-unes d'entre elles : c'est que chez des femmes dont l'urine n'a jamais cessé d'être normale pendant toute la durée de la gestation, l'albuminurie peut apparaître pendant l'accouchement. La plupart des auteurs n'ayant pas suffisamment tenu compte de ce fait, n'ayant pas toujours distingué l'albuminurie de la grossesse et l'albuminurie du travail, et souvent même n'ayant analysé les urines que pendant l'accouchement, il en résulte que leurs statistiques ne peuvent être que partiellement utilisées. Nous les laisserons donc de côté en ce qui concerne la fréquence de l'albuminurie de la grossesse proprement dite, et nous nous contenterons de rapporter les résultats publiés récemment par Negri puis par Doléris et Pouey. Negri a observé 63 femmes enceintes; trois d'entre elles étaient albuminuriques avant l'accouchement, 60 ne l'étaient pas. Chez les trois premières, on vit l'albuminurie augmenter pendant l'accouchement; parmi les 60 autres, 20 devinrent albuminuriques pendant le travail. — De leur côté Doléris et Pouey n'ont trouvé qu'une albuminurique sur vingt femmes enceintes.

Aujourd'hui nous sommes donc bien loin de l'opinion de Behm qui regardait l'albuminurie comme un phénomène existant chez toute femme enceinte, de celle de Barker qui considérait l'albuminurie comme une des complications les plus habituelles de la gestation, et même de celle d'Hypolitte et de Litzmann qui estimaient que pendant la grossesse 1 femme sur 5 était albuminurique.

Étiologie. — Nous n'avons rien à ajouter à ce que nous avons dit précédemment relativement à l'albuminurie transitoire et à celle qui est produite par une néphrite née pendant la grossesse, quoique indépendante de celle-ci (voyez page 127). Mais l'étiologie de l'albuminurie gravidique se prête à quelques développements.

Tout d'abord nous ferons remarquer que l'albuminurie gravidique a été beaucoup plus souvent observée chez les primipares que chez les multipares. C'est là un fait important admis par tous les accoucheurs. Nous noterons de plus que l'albuminurie gravidique ne se développe pas avec le même degré de fréquence à toutes les époques de la grossesse. Rare dans les premiers mois, elle devient de plus en plus fréquente à mesure que la gestation approche de son terme.

Comment interpréter ces faits ? Nous verrons plus loin que, dans la pathogénie de l'albuminurie gravidique on a fait jouer un rôle important au volume de l'utérus et à la compression exercée par cet organe sur les uretères ou sur les vaisseaux des reins (artères et veines); il était dès lors rationnel d'attribuer à l'apparition ou à l'augmentation de cette compression la fréquence plus grande de l'albuminurie vers la fin de la grossesse.

On a été plus loin et on a recherché si toutes les circonstances qui tendent à augmenter le volume de l'utérus, la grossesse gémellaire et l'hydramnios par exemple, n'agissaient pas comme causes au moins prédisposantes de l'albuminurie. Mais les faits ne sont guère concluants. Tandis que Ingerslev, sur 5 femmes qui avaient des grossesses gémellaires, n'en a pas vu une seule qui fût albuminurique, Litzmann admet au contraire que dans la grossesse gémellaire l'albuminurie est la règle, et Schauta sur 337 cas de cette maladie a noté 27 grossesses doubles. Pour l'hydramnios, les chiffres ne sont pas plus probants : sur 60 femmes qui présentaient cette affection, Levison n'a trouvé que deux fois l'albuminurie.

Anatomie Pathologique. — On a beaucoup discuté et on discutera probablement encore beaucoup sur les lésions des reins dans l'albuminurie gravidique. Ces lésions sont, en effet, mal définies ; le plus souvent, du reste, nous n'avons à notre disposition pour les étudier que des pièces anatomiques provenant de cas où l'albuminurie était très grave.

Quand une femme albuminurique enceinte ou récemment accouchée succombe à la suite d'accidents éclamptiques, les reins sont toujours altérés. Les auteurs ont cru pouvoir considérer les lésions qu'ils trouvaient alors dans ces organes comme produites par l'albuminurie gravidique, mais c'est là une conclusion contestable, parce qu'on peut toujours se demander si au lieu d'appartenir à l'albuminurie gravidique, elles ne seraient pas dues à une néphrite ordinaire ou à une maladie de Bright antérieure à la grossesse.

Les lésions rénales sont d'ailleurs des plus variées : tantôt on trouve des reins contractés, arrivés au terme ultime de la lésion ; tantôt on trouve le gros rein blanc classique, le rein du mal de Bright ; tantôt enfin les reins paraissent seulement augmentés de volume, congestionnés, et à priori, on ne soupçonnerait pas la présence des lésions que nous allons décrire dans l'épithélium du glomérule, dans celui qui recouvre les tubuli et dans le tissu cellulaire interstitiel qui entoure les vaisseaux.

Quand l'altération est légère, les glomérules sont augmentés de volume, les vaisseaux sont ectasiés, mais la congestion est rarement assez intense pour qu'il y ait hémorrhagie. Le tissu conjonctif interstitiel est œdématié ; les cellules qui recouvrent les glomérules offrent de plus grandes dimensions qu'à l'état normal, elles sont en partie desquamées. La plupart d'entre elles présentent, quand on traite le rein avec l'acide osmique, des boules colloïdes qui ont été vues pour la première fois dans les cas d'albuminurie gravidique par Cornil et Bar, et elles ont été trouvées par tous les anatomo-pathologistes qui se sont occupés de cette question. Sur les tubuli contorti et sur les anses de Henle, on trouve les mêmes lésions. Celles-ci peuvent cependant, si le cas est léger, sembler limitées aux glomérules. Quand l'altération est plus accentuée, toutes les modifications des cellules épithéliales que nous venons d'étudier sont plus marquées ; la desquamation est plus étendue et les cellules plus volumineuses présentent de plus nombreux globules colloïdes.

Mais il est une altération qui semble spéciale au stade avancé de la lésion : c'est la dégénérescence graisseuse. Elle avait échappé à l'attention des anciens histologistes, car le plus souvent ils faisaient durcir les pièces anatomiques dans l'alcool et la graisse était dissoute. Elle devient très apparente quand on a recours à l'emploi de l'acide osmique ; elle a été bien vue et bien décrite par Cornil, Mayor, Leyden. Les cellules épithéliales recouvrant le glomérule semblent infiltrées par des boules graisseuses qui, sous l'action de l'acide osmique, forment des taches noires, opaques ; cela permet de les distinguer facilement des boules colloïdes que nous avons mentionnées tout à l'heure. Ces granulations graisseuses tendent à envahir les cellules épithéliales dès le début de la maladie, mais au premier stade elles sont rares, ce n'est que plus tard qu'elles deviennent réellement très nombreuses.

L'infiltration graisseuse existe également sur l'épithélium des tubuli. Enfin, le tissu conjonctif est œdémateux et dans quelques cas on l'a trouvé envahi par la graisse qui est surtout abondante près des glomérules, autour des artères.

Nous voilà bien près des lésions du mal de Bright. Dirons-nous qu'il s'agit ici d'une véritable néphrite parenchymateuse (Bartels)? Admettrons-nous avec Lépine, Leyden qu'il y a *infiltration* et non *dégénération* graisseuse et que cette modification des reins est analogue à celle du foie signalée chez les femmes enceintes par Tarnier et par de Sinéty ? Il est fort difficile d'être affirmatif. Les auteurs sont très obscurs quand ils veulent discuter la nature des lésions que nous venons de décrire. Du reste, que le rein gravidique soit simplement infiltré de graisse ou qu'il soit atteint de néphrite, peu importe ; ce qu'il ne faut pas oublier au point de vue pratique c'est que, même dans les cas où les lésions du rein ne sont pas profondes, la mort peut survenir à la suite d'accidents graves, tels que les convulsions éclamptiques. Il faut se rappeler aussi que l'albuminurie née pendant la gestation et due exclusivement à la grossesse, s'accompagne quelquefois de lésions des reins semblables à celles du mal de Bright. Dira-t-on dès lors que le rein gravidique n'est que le premier stade du rein brightique, ou pensera-t-on qu'il s'agit de deux affections différentes ? Nous ne pouvons sur ce point que faire des hypothèses.

Symptômes, marche, formes et terminaison. — On ne saurait dire assez haut que, chez bon nombre de femmes enceintes, l'albuminurie ne se révèle *par aucun autre symptôme* que la présence de l'albumine dans l'urine. De ce fait se dégage la règle suivante : *Il est utile d'examiner l'urine de toutes les femmes enceintes*, et nous dirons plus loin (voy. p. 132) comment il faut procéder à cet examen.

Nous avons vu que l'albuminurie était plus fréquente chez les primipares que chez les multipares, et qu'en général elle n'apparaissait que dans les trois derniers mois de la gestation. *Il en résulte qu'il faut faire l'examen de l'urine à partir du sixième mois de la grossesse, surtout chez les primipares.* Un seul examen serait insuffisant, parce que l'albuminurie peut se produire d'un jour à l'autre, ou disparaître momentanément, comme dans la maladie de Bright; il convient donc de le renouveler le plus fréquemment possible.

Enfin nous verrons bientôt que l'œdème chez une femme enceinte est souvent l'indice d'une albuminurie; aussi, dès qu'il se manifeste, doit-on procéder à l'examen des urines, quelle que soit l'époque de la grossesse.

Parfois l'albuminurie, nous le répétons à dessein, existe seule et n'est accompagnée d'aucun autre symptôme, d'aucune trace d'œdème et elle demeurerait ignorée si on n'avait pas le soin d'examiner les urines. Apparue à une époque variable, elle persiste presque toujours avec plus ou moins d'intensité jusqu'au moment de l'accouchement, restant isolée et bénigne; mais en général, élle devient plus grave pendant les derniers jours de la gestation, elle peut même s'accompagner d'œdème plus ou moins étendu, d'anasarque, d'urémie (voy. p. 147), de convulsions éclamptiques.

Ainsi donc, et c'est là un point qui nous paraît devoir être mis en lumière, une albuminurie d'origine gravidique, si légère qu'elle soit, peut brusquement devenir inquiétante et cela sans que la quantité d'albumine excrétée par les reins soit très considérable, sans qu'on ait trouvé dans les urines aucune modification (cylindres graisseux, par exemple) qui permette de songer à l'existence d'une lésion rénale profonde. Cette forme d'albuminurie paraît être la plus rare, bien qu'il nous soit impossible de déterminer par des chiffres son degré de fréquence.

Ordinairement l'albuminurie gravidique évolue d'une façon moins silencieuse et on ne tarde pas à voir coïncider avec elle d'autres symptômes qui appellent l'attention. Nous placerons au premier rang l'œdème. Dans les cas les plus légers, on observe du gonflement limité aux malléoles et de la bouffissure du visage. Les malades sont pâles, les paupières dont les bords sont infiltrés ont un reflet bleuâtre, les joues sont bouffies et les lèvres décolorées; les personnes de la famille croient volontiers qu'il s'agit là d'un embonpoint un peu anormal qu'elles caractérisent du nom de *mauvaise graisse*, mais, pour le médecin qui observe mieux, l'aspect général est tellement caractéristique qu'il songe immédiatement à l'albuminurie et qu'il procède à l'examen des urines.

Tout peut se borner à la bouffissure de la face et à de l'œdème des membres inférieurs, œdème qu'il est facile de reconnaître à la dépression en godet qui persiste lorsqu'on a appuyé un peu fortement avec le doigt sur les malléoles ou sur la face interne du tibia. Mais l'état des malades est quelquefois plus grave : on voit survenir de l'anasarque, des épanchements dans différentes séreuses, des troubles de la vision et des hémorrhagies dans quelques viscères; les femmes présentent en un mot tous les symptômes caractéristiques du mal de Bright. Ajoutons qu'alors l'albumine existe souvent en grande quantité dans les urines et que sous l'action des réactifs, elle se précipite en gros flocons épais. En outre les urines qui sont plus rares qu'à l'état normal, sont généralement moins riches en urée (voy. Urémie) et contiennent de nombreux cylindres que nous décrirons plus loin; dans quelques cas elles sont de couleur foncée et paraissent chargées de sang : il y a de l'hémoglobinurie.

Chez une femme albuminurique, la grossesse peut arriver à son terme sans aucun accident, ni pour la mère, ni pour l'enfant. Mais la terminaison n'est pas toujours aussi heureuse, et il faut être prévenu que l'albuminurie peut se terminer par la mort de la mère avant l'accouchement, ou par celle du fœtus. Dans ce dernier cas, en admettant même que le produit de la conception ne soit pas expulsé, presque toujours l'albuminurie diminue ou disparaît et tous les symptômes de la maladie s'amendent. C'est là un fait très curieux qui plaide contre toutes les théories mécaniques de l'albuminurie (voy. p. 138).

D'autres fois, l'albuminurie détermine l'avortement ou l'accouchement prématuré, soit que le fœtus reste vivant, soit qu'il succombe (voy. Pronostic pour l'enfant, p. 137). La grossesse peut donc ne pas arriver à son terme et à ce point de vue l'albuminurie gravidique paraît avoir des effets semblables à ceux que nous attribuerons au mal de Bright (voy. § 3).

Après l'accouchement, tantôt l'albuminurie persiste (voy. Albuminurie pendant les suites de couches, p. 146) ; tantôt, et c'est pour ainsi dire la règle, elle diminue rapidement, en quelques heures ou quelques jours. En même temps l'œdème, quand il en existait, décroît progressivement, les phénomènes généraux s'amendent, puis disparaissent et les malades semblent guéries.

Mais le sont-elles définitivement? Que deviendront ces femmes lorsqu'elles seront de nouveau enceintes ? Le plus souvent, la guérison est absolue et les grossesses ultérieures évolueront de la façon la plus régulière, sans albuminurie et sans aucun signe d'affection rénale. Malheureusement, il n'en est pas toujours ainsi : l'albuminurie dont il ne restait plus trace reparaît à chaque gestation, devenant chaque fois plus intense, s'accompagnant chaque fois de phénomènes généraux plus graves et finissant souvent par devenir permanente dans l'intervalle des grossesses. Dans ces cas, les malades peuvent succomber tardivement avec tous les symptômes du mal de Bright. Il semble donc qu'il soit resté dans les reins une prédisposition particulière, ou des lésions latentes qui après chaque fécondation donnent lieu à de nouvelles manifestations.

En résumé, l'albuminurie gravidique peut rester bénigne, mais elle peut aussi, après plusieurs grossesses, aboutir rapidement ou à la longue à une maladie de Bright.

Examen des urines albumineuses. — Nous avons vu (voy. p. 130) qu'il est indispensable d'examiner les urines de toutes les femmes enceintes, même de celles qui paraissent avoir une santé parfaite. Voyons maintenant comment l'on doit procéder à l'analyse d'une urine dans laquelle on soupçonne l'existence de l'albumine. Cette analyse est complexe et soulève plusieurs questions qu'il est important de résoudre.

A. *L'urine contient-elle de l'albumine ?* — Après avoir extrait l'urine par le cathétérisme afin d'éviter les inconvénients qui pourraient résulter de son mélange avec l'écoulement vaginal, on filtre le liquide, et on pratique son examen chimique par un des procédés suivants.

1° *Emploi de la chaleur*. — On verse l'urine dans un tube, on l'acidule avec quelques gouttes d'acide acétique et on la porte à l'ébullition. S'il existe de l'albumine, l'urine louchit, se trouble ou laisse déposer des flocons. Ces divers aspects sont en rapport avec la quantité d'albumine.

Nous avons dit qu'il fallait ajouter de l'acide acétique, en voici la raison : Certaines urines, bien qu'elles ne contiennent aucune trace d'albumine, se troublent quand on les chauffe. Ces urines renfermaient une certaine quantité d'acide carbonique qui tenait en dissolution du phosphate ou du carbonate de chaux. La chaleur chasse l'acide carbonique, et les sels terreux se précipitent. C'est pour éviter cet inconvénient qu'il faut au préalable ajouter quelques gouttes d'acide acétique.

On doit toutefois éviter d'en verser en excès parce que l'acide acétique en solution concentrée empêche la coagulation de l'albumine.

2° *Emploi de l'acide azotique*. — On recherche ordinairement l'albumine à l'aide de l'acide azotique ou nitrique. Pour cela, on verse dans le tube qui contient l'urine une certaine quantité d'acide azotique ; un précipité se forme si l'urine est albumineuse.

Il faut bien se rappeler que dans une solution peu chargée d'acide nitrique l'albumine se redissoudra et le liquide redeviendra clair. Il est donc indispensable de verser une quantité d'acide qui égale en volume le dixième environ de l'urine contenue dans le tube.

Une autre cause d'erreur peut exister : l'urine très riche en urates donne parfois lieu à un dépôt blanc d'acide urique. En chauffant légèrement, si le précipité est dû à l'acide urique il disparaîtra, tandis qu'un précipité dû à l'albumine persistera.

Il est important d'éviter un excès d'acide, car au contact de l'acide azotique concentré l'albumine jaunit, se transforme en acide xanthoprotéique et disparaît en partie.

La chaleur et l'acide nitrique ne décelant que des quantités notables d'albumine, d'autres réactifs ont été proposés comme présentant une plus grande sensibilité, l'acide picrique, par exemple, ou l'iodure de mercure et de potassium en solution acétique (réactif de Tanret).

3° *Procédé de Tanret*. — Nous employons habituellement le réactif de Tanret qui nous donne de bons résultats. On peut opérer de deux façons différentes : ou bien on met l'urine dans un tube et on verse peu à peu le réactif de Tanret, ou bien on met d'abord le réactif dans le tube, puis on fait couler l'urine goutte à goutte. S'il n'y a pas d'albumine, les liquides restent limpides; si au contraire il en existe, un trouble se produit. De ces deux manières d'opérer la dernière permet de juger plus approximativement de la quantité d'albumine par l'opacité et l'épaisseur du disque qui se forme à l'intersection des deux liquides. On n'a pas à craindre avec ce procédé l'emploi d'un excès du réactif.

La présence d'une très petite quantité de peptones ou d'alcaloïdes, celle d'urates en excès donnent également lieu à des précipités avec le réactif de Tanret; mais ces précipités se dissolvent par la chaleur ou par une addition d'alcool, tandis que celui produit par l'albumine persiste. Donc le mélange d'urine et du réactif de Tanret doit être porté à l'ébullition (1).

B. — *Quelle quantité d'albumine l'urine contient-elle ?* — La seule méthode qui permette d'arriver à une conclusion exacte est celle des pesées. Mais elle est tellement délicate qu'on a cherché des procédés plus faciles à mettre en pratique et donnant aux cliniciens des résultats approximatifs, il est vrai, mais se rapprochant assez de la vérité pour n'être pas dédaignés. Quand l'urine contient une grande quantité d'albumine, on peut recourir à la méthode des dépôts et plus spécialement au procédé préconisé par Esbach (acide picrique). Si, au contraire, l'urine est peu albumineuse, le dosage par l'opacité et notamment le procédé imaginé par Potain, dans lequel on compare le trouble du liquide à celui d'un verre dépoli, rendront des services.

C. — *Quelle est la variété d'albumine contenue dans l'urine ?* — Si on a recours au procédé classique que nous avons décrit, on ne sait qu'une chose, c'est que l'urine est albumineuse. Mais il est très rare que l'urine albumineuse ne contienne qu'une seule espèce d'albumine, on peut distinguer dans le dépôt obtenu des substances différentes : ce que l'on comprend sous le nom général d'albumine est soit de la sérine, soit de la globuline, soit un mélange de sérine et de globuline. Nous n'entrerons pas dans le détail des réactions chimiques à l'aide desquelles il est possible de reconnaître et de doser dans l'urine chacune de ces substances (voyez Lépine et Bartels), d'autant plus que la signification pathologique qu'il convient d'attribuer à la présence de telle ou telle substance dans l'urine d'une femme enceinte est encore à peu près inconnue.

D. — *Quelles sont les autres modifications présentées par l'urine ?* — Il existe toujours dans l'urine albumineuse d'autres modifications qu'il est intéressant de rechercher. On doit étudier avec soin la quantité d'urine qui est quotidiennement évacuée, afin de pouvoir évaluer à combien de grammes se monte chaque jour l'excrétion de l'albumine. On recherchera de plus si l'urine contient du sang, si elle présente des proportions anormales de sels.

Il est surtout deux choses qui devront attirer spécialement l'attention du clinicien : la quantité d'urée excrétée chaque jour et la constitution des sédiments qui, après un repos de quelques heures, viennent souvent en grande abondance s'accumuler au fond du vase contenant l'urine.

1° *Quantité d'urée excrétée chaque jour.* — Cette recherche est de la plus haute importance (voyez Urémie), car, mieux que la quantité d'urine, elle nous renseigne sur le pouvoir secréteur des reins. Mais nous renvoyons aux traités d'urologie pour la description des procédés auxquels il convient de recourir.

---

(1) Dans certaines urines, surtout dans celles qui n'ont pas été recueillies par le cathétérisme, il existe des leucocytes et des débris épithéliaux qui, en se désagrégeant, abandonnent une substance précipitable par l'acide acétique ; ces urines louchissent également quand on les chauffe, et on pourrait croire à la présence de l'albumine ; pour éviter cette erreur, qui serait aussi bien commise en employant la chaleur que le réactif de Tanret, il faut, avant tout examen, ajouter de l'acide acétique, agiter quelques instants et filtrer. C'est sur l'urine ainsi traitée qu'on opère ensuite.

2° *Constitution des sédiments.* — Cette étude fort délicate doit toujours être faite avec le microscope qui permet de reconnaître la présence de cristaux variés, de cellules épithéliales, parfois de sang et de pus, mais surtout de cylindres.

Dans l'albuminurie gravidique l'urine ne contient pas toujours des cylindres. S'il y en a, ce qui est le cas le plus habituel, il peuvent être variables quant à la forme, à l'abondance, à la constitution. Par l'emploi de l'acide osmique au centième, on reconnaît des cylindres hyalins, des cylindres fibrineux, des cylindres granulo-graisseux qui peuvent exister isolément ou se montrer simultanément; ces cylindres ne diffèrent pas de ceux qu'on rencontre dans l'albuminurie non gravidique. Souvent on ne trouve que des cylindres hyalins, parfois au contraire les cylindres granulo-graisseux prédominent. Nous dirons plus loin (voyez Diagnostic) quel parti on peut tirer de ces différences.

Diagnostic. — Les détails dans lesquels nous avons dû entrer montrent combien est complexe la question de l'albuminurie chez les femmes enceintes. Le diagnostic devra porter sur plusieurs points. Tout d'abord, on cherchera s'il y a de l'albumine dans l'urine; si sa présence est signalée, on appréciera sa quantité. On devra aussi rechercher quelles sont les autres modifications qui existent simultanément dans l'urine.

Lorsqu'on a recueilli tous ces renseignements, peut-on dire à quelle variété d'albuminurie on a affaire? La femme enceinte est-elle atteinte d'une maladie de Bright qui préexistait, ou seulement d'une albuminurie transitoire qui disparaîtra au bout de quelques jours sans laisser de traces ? S'agit-il, au contraire, d'une albuminurie gravidique ? Ces questions sont très difficiles à résoudre. On prendra en grande considération les commémoratifs, la marche de l'affection, l'état général de la malade et l'examen micrographique des urines. Il est probable qu'un jour on pourra reconnaître aisément la variété d'albumine contenue dans l'urine et remonter ainsi à la cause de l'affection, mais aujourd'hui, si l'on arrive à distinguer certaines albuminuries, on n'y parvient qu'à l'aide de procédés très délicats, et qui ont été très peu employés encore dans les cas d'albuminurie survenus pendant la grossesse.

Il est une autre question dont on doit chercher la solution. Existe-t-il une lésion rénale ? Quel est son degré de gravité ? La rétractilité de l'albumine, l'étude des cylindres contenus dans l'urine ont été considérées comme pouvant donner des renseignements utiles.

Quand on emploie l'acide nitrique pour examiner l'urine, tantôt l'albumine se précipite au fond du tube sous la forme de gros flocons, tantôt au contraire elle forme un simple nuage opalescent. Dans le premier cas, on dit que l'albumine est rétractile, dans le second cas qu'elle est non rétractile. L'albumine rétractile avait été d'abord considérée par le professeur Bouchard, comme l'indice d'une lésion rénale, l'albumine non rétractile indiquant plus spécialement une albuminurie transitoire. Mais il ne semble pas que l'expérience ait démontré l'exactitude absolue de ces propositions. On tend aujourd'hui à admettre qu'il est possible de rendre à volonté une albumine rétractile ou non rétractile en ajoutant du sel à l'urine qui la contient (Lépine, Rodet).

Certains auteurs ont cru trouver dans la présence ou l'absence des cylindres un élément de diagnostic. Mais nous savons maintenant que les cylindres granulo-graisseux ont seuls une certaine valeur, car ils indiquent que l'épithélium rénal a subi de profondes modifications. Nous avons vu cependant que pour pour bien des auteurs il y avait dans le rein gravidique infiltration et non dégénération graisseuse des éléments épithéliaux; l'existence de cylindres granulo-graisseux ne devrait donc pas avoir ici la même valeur que dans les cas de mal de Bright. Nous persisterons néanmoins à penser que leur présence en grande abondance doit être considérée comme assombrissant le pronostic. Si des malades ont parfaitement guéri bien que leurs urines eussent présenté de nombreux cylindres granulo-graisseux, il n'en faut pas moins se montrer d'autant plus réservé que les éléments épithéliaux du rein paraissent plus atteints.

Il semble aujourd'hui définitivement admis que la présence de cylindres colloïdes, hyalins, n'a aucune valeur pour le diagnostic des formes de la lésion rénale.

On ne pourra donc guère établir qu'un diagnostic de présomption, de probabilité et on devra toujours tenir grand compte des troubles généraux qui accompagnent l'albuminurie : œdème, hémorrhagies, hématurie, lésions choroïdiennes, bien qu'aucun de ces phénomènes n'ait par lui-même une valeur absolue.

Ce n'est qu'après avoir constaté l'époque de début de la maladie, sa résistance au traitement, sa persistance après l'accouchement qu'on pourra, et encore avec une certaine réserve, admettre ou rejeter l'existence d'une néphrite grave.

Pronostic. — L'albuminurie, ainsi que le prouve l'examen attentif des faits, n'est pas un phénomène physiologique mais bien un phénomène pathologique de la grossesse, dont elle rend le pronostic beaucoup moins favorable. Le plus souvent, il est vrai, l'albuminurie gravidique n'est accompagnée d'aucun accident sérieux et guérit spontanément après l'accouchement; mais toute femme atteinte d'albuminurie gravidique peut succomber étant encore enceinte, ou dans les premiers jours qui suivent l'accouchement, avec une complication viscérale, avec de l'urémie suivie ou non d'éclampsie.

Il n'est pas possible, dans l'état actuel de la science, de donner des statistiques exactes qui permettent de préciser le pronostic dans chacune des trois variétés qu'on réunit sous le terme général d'albuminurie pendant la grossesse (voyez page 127). Parmi elles, la moins grave est l'albuminurie transitoire, puis viennent l'albuminurie gravidique proprement dite et celle qui est due à une néphrite développée sous l'influence d'une cause autre que la grossesse elle-même. Pour cette dernière, le pronostic variera encore avec la cause de la néphrite (froid, maladies infectieuses, scarlatine, etc.).

Quoi qu'il en soit, l'albuminurie est grave pour la mère et pour l'enfant. Mais, nous l'avons déjà dit (page 132), la mort du fœtus est le plus souvent favorable pour la mère, et l'amélioration qui se produit alors est quelquefois attribuée à tort à la médication employée.

A. *Mère.* — Le pronostic est grave pour la mère, car si nous en croyons les statistiques, la mortalité serait assez élevée : sur 137 cas d'albuminurie rapportés par Hofmeier, l'éclampsie se montra 104 fois ; la mortalité des femmes s'éleva à 39,4 0/0. L'albuminurie serait fatale dans 32,9 0/0 des cas d'après Rosenstein ; 11 fois sur 20 d'après Devilliers. Ces chiffres que nous nous bornons à citer sont sujets à révision, car les auteurs qui les donnent paraissent avoir confondu les cas les plus disparates.

De plus, l'avortement et l'accouchement prématuré (voyez page 132) peuvent être la conséquence de l'albuminurie. Disons cependant qu'il semble que cet accident soit plus fréquent dans les cas où l'albuminurie est un symptôme de néphrite. D'après Hofmeier, en effet, sur 45 cas de néphrite on ne compta que 15 accouchements à terme et 30 accouchements avant terme, parmi lesquels 17 avortements. Mais ici encore, il faut avant tout tenir compte de l'état général de la femme, de l'étendue de la lésion rénale, de l'existence d'accès éclamptiques, etc.

B. *Fœtus*. — L'albuminurie exerce une action défavorable sur le fœtus. On a tout d'abord pensé avec Blot que, dans l'albuminurie survenant pendant la grossesse, le développement de l'enfant ne se trouvait pas influencé ; mais les recherches de cet auteur méritent d'être reprises car, le plus souvent, Blot expérimentait sur des femmes en travail. Pour Depaul, Ch.-H. Petit, Hofmeier, bien souvent le fœtus présenterait un développement au-dessous de la normale. Malheureusement, ils ont été trop peu explicites, et nous ne voyons pas qu'ils se soient attachés à distinguer les différentes variétés d'albuminurie que nous avons signalées.

Le fœtus succombe fréquemment dans l'albuminurie gravidique, surtout s'il y a eu des accès d'éclampsie. Il faut accuser : 1º les hémorrhagies placentaires ; 2º les convulsions maternelles ; 3º peut-être certains états pathologiques du fœtus. Nous ignorons quel est le degré de fréquence de ces différentes complications.

Pathogénie. — Nous traiterons seulement de l'albuminurie que nous avons qualifiée de gravidique. Pour expliquer son apparition, on a imaginé des théories d'autant plus nombreuses que le sujet était plus obscur, et elles ont été souvent défendues par les auteurs avec d'autant plus de vivacité qu'elles ne reposaient pour la plupart que sur des bases peu solides. Parmi ces théories nous n'examinerons que les plus importantes.

A. — *Théories de l'albuminurie par dyscrasie*. — Ici l'albuminurie serait la conséquence des modifications que la grossesse imprime à la composition du sang, mais les auteurs ne sont pas d'accord sur la nature des causes d'albuminurie par dyscrasie.

1º Chez les femmes enceintes, quelle que soit la cause qui les détermine, il existe d'importantes modifications du sang. La quantité d'eau augmente pendant que les globules diminuent de nombre (voyez T. I, p. 245). L'albumine pourrait, ainsi que nous allons l'exposer, survenir comme conséquence de ces modifications.

On a donc accusé l'hydrémie (Rayer) propre à la grossesse, ainsi que les variations qui se produisent dans les quantités de sels contenues dans le sang. Les injections d'eau dans les veines d'un animal sont, on le sait, suivies d'albuminurie ; or, il est certain que l'augmentation de la quantité d'eau dans le sang des femmes enceintes établit une sorte d'hydrémie physiologique, de là l'explication qui a été invoquée.

En dehors de l'hydrémie, les expériences démontrent qu'il suffit d'augmenter la proportion des substances salines contenues dans le sang, d'y injecter une solution de chlorure de sodium pour provoquer le passage de l'albumine dans les urines. De là cette opinion que les modifications dans la proportion des divers éléments du sang pendant la grossesse pourraient être une cause d'albuminurie dyscrasique.

2º Des faits nombreux démontrent que la présence dans le sang d'une quantité exagérée d'albumine détermine l'élimination de cette substance par les reins. L'expérience capitale appartient à Claude Bernard : ce savant physiologiste injectait dans la veine d'un animal une solution de blanc d'œuf et voyait aussitôt apparaître de l'albumine dans l'urine. Il répétait l'expérience avec le sérum sanguin et le même phénomène avait lieu. Si, comme l'ont fait Estelle et Faveret, sous la direction de Lépine, on injecte dans les veines d'un animal soit de la sérine, soit de la globuline en solution dans l'eau, c'est-à-dire une seule des deux matières albuminoïdes constituantes du sérum, on observe chez l'animal soit une *sérinurie*, soit une *globulinurie* (Lépine). On peut encore produire artificiellement l'albuminurie en nourrissant les animaux avec des aliments exclusivement albumineux. Toutes ces expériences prouvent qu'un excès d'albumine dans le sang est toujours suivi d'albuminurie.

Cet excès se retrouve en quelque sorte dans le sang des femmes enceintes, car on doit y considérer non pas les quantités absolues des principes constituants, mais leurs quantités *relatives* (Gubler), et nous savons (voyez T. I, p. 247) que pendant la grossesse l'albumine diminue proportionnellement moins que les globules. Il y aurait donc là, suivant Gubler, une superalbuminose relative qui expliquerait l'albuminurie.

Ce n'est pas tout : Gubler pense que pendant la grossesse le sang de la mère doit fournir au fœtus les matériaux de la nutrition, mais seulement sous une forme soluble et diffusible, puisqu'il n'y a pas d'inosculation entre les vaisseaux maternels et fœtaux. Il y a donc chez la femme enceinte une grande production de matières albuminoïdes eu égard aux besoins des deux organismes, car la mère doit élaborer de l'albumine pour deux. Or, tantôt la mère fabrique trop d'albumine, tantôt c'est le fœtus qui n'en consomme pas assez, d'autres fois ces deux circonstances existent simultanément : il en résulte alors une exagération de la quantité d'albumine dans le sang, une superalbuminose suivie d'élimination d'albumine par les urines.

3º La femme enceinte respirerait pour deux ; si on admet que vers la fin de la grossesse la capacité de la cavité thoracique est diminuée, les échanges gazeux seront gênés et l'acide carbonique s'accumulera dans le sang ; la présence en excès de ce gaz dans le sang amènera l'albuminurie. Cette théorie est complètement hypothétique et ne saurait être acceptée sans de très grandes réserves dans les cas de grossesse normale.

B. — *Théories de l'albuminurie par augmentation de la pression sanguine*.
— Les théories de l'albuminurie gravidique par augmentation de la pression
sanguine sont nombreuses et peuvent être rangées sous trois chefs principaux,
suivant que la pression sanguine se fait sentir dans tout l'organisme, dans les
artères ou dans les veines.

1º Pendant la grossesse, la masse totale du sang se trouvant augmentée
(voyez T. I, page 245), il est possible que la pression à laquelle ce liquide est soumis dans tout l'appareil de la circulation et notamment dans le système veineux soit accrue. Peter se rallie à cette opinion et pense que dans ces conditions les éléments solubles du sang transsudent facilement : il y aurait
sérumurie. L'expérience montre en effet que si on injecte dans les vaisseaux
d'un animal vivant une notable quantité d'eau on voit souvent apparaître de
l'albumine dans l'urine (voyez p. 138); ici toutefois l'albuminurie n'est plus
attribuée à l'hydrémie, mais à l'exagération de la pression sanguine.

Pour Gottwald, c'est l'augmentation de la pression sanguine qu'il faudrait
accuser; il a montré en effet que la dyalise a lieu avec d'autant plus d'activité
à travers une membrane filtrante, l'intestin de mouton par exemple, que la
pression à laquelle se trouve soumis le liquide albumineux est plus élevée. De
plus, d'après le même auteur, la sérine passe alors beaucoup plus vite que la
globuline, dans la proportion de trois à deux. Si les recherches cliniques
venaient à démontrer l'abondance plus grande de sérine dans l'urine albumineuse de la grossesse, la théorie par exagération de la pression sanguine trouverait dans ce fait un point d'appui sérieux.

2º Il y a albuminurie parce qu'il y a augmentation de l'afflux du sang
artériel. Ici nous pouvons faire une subdivision : Les uns pensent que l'afflux
du sang artériel dans les reins est accrue parce que, ces organes se trouvant situés sur le trajet du sang qui va à l'utérus, la circulation doit y être plus
active (Becquet). Les autres estiment que la pression est plus grande dans
les vaisseaux artériels du rein parce qu'il y a compression de l'aorte au-
dessous de l'émergence des artères rénales, compression qui est exercée par
l'utérus (Correnti, Molas, etc.): L'aorte serait plus facilement comprimée que
les veines émulgentes, étant données les situations respectives de ces vaisseaux
et de l'utérus aux diverses périodes de la grossesse.

Les partisans de cette théorie ont, aussi bien que ceux qui font jouer un
rôle exclusif à la compression des veines (voyez plus loin), invoqué la plus
grande fréquence de l'albuminurie chez les primipares, à la fin de la gestation,
et dans le cas de grossesse gémellaire, la rareté de l'albuminurie chez les
quadrupèdes, la diminution de ce trouble de la sécrétion urinaire quand on
place les malades dans la situation génu-pectorale, etc. On s'explique donc que
certains auteurs admettent indifféremment la compression de l'aorte et celle
des veines émulgentes comme cause de l'albuminurie (Hubert).

Mais cette théorie s'accorde-t-elle avec les faits que nous connaissons sur
la pathogénie de l'albuminurie en général ? L'application d'une ligature sur
l'aorte au-dessous des artères rénales a généralement provoqué l'apparition
d'une *légère* albuminurie; cependant Setten ne l'a jamais obtenue.

Les expériences de Runeberg lui ont même donné des résultats absolument contraires. Il a vu l'albumine dyaliser d'autant plus facilement que la pression artérielle à laquelle était soumis le liquide albumineux était moins élevée. Cette conclusion de Runeberg semble corroborée par les faits bien avérés d'albuminurie due à la diminution du calibre des artères qui se rendent aux reins, et par suite à la diminution de l'afflux du sang artériel dans ces organes.

- En résumé, l'influence de l'exagération de la pression artérielle dans les reins sur la production de l'albuminurie est encore à l'étude; d'ailleurs la réalité de cette augmentation de la pression dans les artères rénales pendant la grossesse n'est pas à l'abri de toute contestation.

3° Il y a albuminurie parce qu'il y a obstacle à la circulation du sang veineux.

Dans tous les cas où les expérimentateurs ont appliqué des ligatures sur les veines rénales, ils ont vu se produire une albuminurie très intense. Il était rationnel d'appliquer ces notions à la pathogénie de l'albuminurie gravidique; c'est ce qu'ont fait un grand nombre d'auteurs. Mais la compression des veines par l'utérus ne saurait être admise qu'à une époque avancée de la gestation : on ne peut donc expliquer ainsi l'albuminurie qui se produit avant que le fond de l'utérus ait atteint le niveau des veines rénales. L'examen anatomique de femmes mortes à la fin de la grossesse montre qu'il est bien peu admissible que l'utérus gravide puisse exercer une compression sur les veines rénales (Bartels).

Si même on admettait la compression de la veine émulgente gauche plus longue que la droite et passant au devant de l'aorte, on ne saurait guère concevoir celle de la veine rénale droite; or les auteurs ne nous paraissent pas avoir trouvé une prédominance des lésions dans le rein du côté gauche. Bien au contraire, la répartition égale des lésions dans les deux reins est l'une des particularités de l'albuminurie gravidique.

Du reste, l'hématurie est rare pendant la grossesse, et cet accident devrait être fréquent s'il y avait compression des veines émulgentes. Enfin on ne trouve pas dans les reins de la femme les lésions qui surviennent si rapidement quand il y a obstacle à la circulation veineuse (hémorrhagies interstitielles).

En somme, la compression des veines qui pourrait avoir une action réelle sur le passage de l'albumine n'est pas absolument démontrée.

C. — *Albuminurie gravidique par obstacle à l'excrétion de l'urine.* — Il est certain qu'un obstacle longtemps prolongé à l'écoulement de l'urine entraîne l'albuminurie et produit dans le rein des lésions d'abord limitées à l'épithélium, puis étendues au tissu interstitiel. La clinique montre de plus que bien des femmes atteintes de tumeurs ovariques ou utérines, notamment de cancer utérin propagé à l'uretère, meurent avec des phénomènes d'urémie. Il semble avéré que dans ces cas la filiation des accidents est la suivante : compression de l'uretère, extension de la maladie à ce canal, obstacle à l'écoulement de l'urine, albuminurie et finalement mal de Bright.

Halbertsma, qui récemment au Congrès de Copenhague a rapporté de nouvelles observations, pense qu'on peut observer ces phénomènes pendant la grossesse. Il n'est pas douteux que, chez la femme enceinte, les uretères puissent être comprimés et qu'il en résulte une gêne à l'écoulement de l'urine ; mais cette interprétation admissible pour quelques faits ne saurait être généralisée, car bien souvent l'autopsie ne permet de reconnaître aucun signe de compression des uretères.

D. — *Il y a albuminurie, parce que l'utérus réagit sur le rein par l'intermédiaire des filets nerveux qui unissent les plexus rénal et utérin.* — Les partisans de cette théorie affirment que dans tous les cas où il y a congestion utérine (période menstruelle, grossesse) le rein augmente de volume. Mais ce fait ne nous paraît pas suffisamment démontré, car il eut fallu prendre des mensurations avant et pendant ces états, ce qui n'a pas été fait.

Ils s'appuient aussi sur la réalité des albuminuries d'origine nerveuse, alors qu'il n'y a pas grossesse ; nous ne nions pas la possibilité de ces albuminuries, mais le mécanisme de leur production est tellement obscur qu'il serait imprudent d'accepter comme définitive pour l'albuminurie gravidique une théorie qui ne repose guère que sur des hypothèses. En résumé, l'albuminurie gravidique d'origine nerveuse est possible, elle n'est pas démontrée.

E. — *Albuminurie par lésions rénales.* — Quelle que soit la théorie que l'on admette pour expliquer la production de l'albuminurie pendant la grossesse, il existe toujours une modification anatomique du filtre rénal. Mais si dans un certain nombre de cas il y a tout d'abord néphrite, puis albuminurie, il faut avouer que bien souvent, il n'en est pas ainsi ; à l'autopsie, les lésions rénales qu'on observe chez certaines femmes ayant succombé à des attaques d'éclampsie sont parfois bien minimes et on pourrait les considérer comme étant la conséquence du passage de l'albumine à travers l'épithélium rénal, et non comme étant la cause de l'albuminurie.

Enfin, il est bien difficile d'admettre sans réserve qu'il y a néphrite, quand on voit l'albuminurie gravidique être parfois si passagère et guérir sans retour.

Traitement de l'albuminurie gravidique. — Nos connaissances encore fort incomplètes sur la pathogénie de l'albuminurie gravidique, l'impossibilité où nous nous trouvons, dans la plupart des cas, de déterminer la nature de cette maladie et de préciser dès le début si elle sera passagère ou permanente, doivent nous rendre fort défiants envers toute médication qui ne reposerait que sur des données théoriques et n'aurait pas obtenu la consécration de la pratique.

Or, il n'est aucun médicament qui puisse être sérieusement proposé contre l'albuminurie. Ni l'iodure de potassium, ni le tannin, n'ont donné de résultats qui méritent d'attirer l'attention ; les antiphlogistiques n'offrent que des avantages fort hypothétiques, et les révulsifs exercent pour la plupart une action fâcheuse sur les reins.

Longtemps on a pensé que la saignée, surtout la saignée générale, était un moyen excellent de lutter contre la congestion rénale. Dans les cas où il y a de la néphrite, où les malades accusent de vives douleurs dans la région des reins, la saignée locale peut être fort utile en faisant disparaître ou tout au moins en diminuant notablement l'élément douleur. Mais la saignée générale recommandée par Rayer, Lever (Guy's Hospital Reports, 1843, p. 515), Cahen (Th. de Paris, 1846), paraît devoir être définitivement abandonnée, malgré les efforts qu'ont récemment faits certains auteurs (Peter, Charpentier) pour la remettre en honneur.

On a essayé de remplacer la saignée par des purgatifs qui diminueraient la masse séreuse du sang en respectant les globules. Nous pouvons aujourd'hui comprendre pourquoi ce traitement n'a jamais donné que des résultats médiocres. Les purgatifs répétés ne sont pas sans exercer une action débilitante sur l'organisme de la femme. De plus, les médecins qui préconisent l'emploi des purgatifs pensaient que les liquides expulsés par l'intestin étaient riches en matières extractives et que la pluie intestinale pouvait être assimilée à une véritable diurèse ; mais les physiologistes ont démontré que la quantité de matières extractives éliminées dans une diarrhée abondante était infinitésimale. Nous ajouterons que dans presque tous les cas où nous avons administré un purgatif un peu énergique, nous avons vu la quantité d'albumine contenue dans l'urine augmenter momentanément. Aussi, depuis quelque temps, nous nous abstenons de tout purgatif, à moins d'urgence absolue.

Depuis que le professeur Jaccoud (1), en 1873, a attiré l'attention des médecins français sur les bienfaits du régime lacté et que Tarnier (1875) en a recommandé l'usage chez les femmes enceintes et albuminuriques, presque tous les accoucheurs conseillent ce régime et en retirent de grands avantages. Sans aucun doute, ce mode de traitement repose sur une base empirique et il semble certain que, quand nous connaîtrons mieux la pathogénie de l'albuminurie, il est des cas dans lesquels il sera inutile d'y recourir ; mais aujourd'hui, étant donné l'impossibilité où nous nous trouvons d'établir ces distinctions, le régime lacté devra toujours être prescrit.

Le régime lacté exclusif doit être employé d'emblée dans les cas graves ; mais comme il n'est pas toujours facilement toléré, Tarnier conseille d'y arriver graduellement dans les cas ordinaires. Voici comment il le formule :

1er jour	1 litre de lait	2	portions d'aliments
2e —	2 litres —	1	portion —
3e —	3 — —	1/2	— —
4e —	4 — —	0	— —

Les jours suivants, le lait est donné *ad libitum*, sans *aucun autre aliment*, sans *aucune autre boisson*. Le régime lacté, en un mot, doit être absolu ; quand il est mitigé, il reste inefficace. Nous avons été appelés un grand

____

(1) JACCOUD. Leçons de Clinique médicale faites à l'hôpital Lariboisière. Paris, 1873. 31e leçon : De la Médication lactée, pages 792 et suiv.

nombre de fois près de femmes albuminuriques chez lesquelles le lait n'avait produit aucun effet, et presque toujours nous avons appris que le régime lacté auquel elles étaient soumises était mitigé. Il nous a suffi, dans la plupart de ces cas, d'instituer rigoureusement le régime absolu pour voir les insuccès se transformer en succès.

Suivant la préférence des malades, on peut faire prendre le lait chaud ou froid, cru ou bouilli.

En général, le régime lacté est très bien supporté, surtout si le lait n'est pas trop riche en beurre. Quelquefois, il produit pendant les premiers jours un peu de diarrhée ; mais bientôt les selles se régularisent, ou même la diarrhée est remplacée par de la constipation. En même temps, les matières fécales prennent une couleur claire ou deviennent jaunes comme celles d'un enfant nouveau-né qui est allaité.

Quand l'estomac digère mal le lait, on se trouve bien de couper celui-ci avec de l'eau de Vichy ou de l'eau de chaux médicinale.

Quelques malades éprouvent une grande répugnance pour le régime lacté, ou s'en dégoûtent promptement. Il faut leur recommander de se rincer la bouche avec soin toutes les fois qu'elles auront bu, afin d'éviter que des parcelles de matières grasses séjournent entre les dents. On peut de plus ajouter au lait une substance aromatique, par exemple du café ou du kirsch. En résumé, il est très rare qu'on ne parvienne pas à faire accepter et tolérer le régime lacté, surtout si l'on a eu le soin de bien faire comprendre toute son importance.

Grâce à ce mode de traitement, l'albumine diminue notablement ou disparaît complètement ; et ce qui prouve qu'il faut réellement attribuer ce résultat au régime lacté, c'est que, si on laisse la malade revenir trop promptement à une alimentation ordinaire, l'albumine réapparaît immédiatement dans l'urine.

Non seulement le régime lacté est le meilleur traitement curatif de l'albuminurie des femmes enceintes, mais il est aussi le meilleur traitement prophylactique de l'éclampsie. Nous n'avons pas encore vu de femme enceinte, soumise à ce régime *depuis une semaine*, devenir éclamptique.

Pendant combien de temps peut-il être suivi sans inconvénients, et quelle est son influence sur l'enfant ? Nous répondrons d'un mot : Nous avons observé des femmes qui ont rigoureusement suivi le régime lacté pendant toute leur grossesse et qui sont accouchées d'enfants très vigoureux.

Nous devons cependant dire qu'il est plus efficace pour la mère que pour le fœtus, car il est loin d'empêcher toujours celui-ci de succomber par le fait de l'albuminurie maternelle. Entre autres exemples, nous pouvons citer le fait suivant : une dame, éclamptique à sa première grossesse, vit l'albuminurie se reproduire et continuer pendant les deux grossesses suivantes, malgré un régime lacté absolu. L'albumine était, il est vrai, moins abondante, grâce à ce traitement, mais elle persistait néanmoins en quantité notable, et dans ces deux grossesses, le fœtus succomba bien avant le terme de la gestation. L'accouchement et les suites de couches se terminèrent d'ailleurs d'une façon heureuse pour la mère, sans éclampsie.

Dans quelques cas, la situation des femmes albuminuriques est tellement grave qu'on ne peut pas attendre les résultats toujours un peu lents du régime lacté. Est-on dès lors autorisé à interrompre le cours de la grossesse ? Tarnier (1) n'a pas hésité à se prononcer pour l'affirmative, et aujourd'hui non seulement l'accouchement prématuré, mais encore l'avortement ont été provoqués par un certain nombre de médecins, lorsqu'ils étaient bien convaincus que la continuation de la grossesse aurait été fatale pour la mère.

§ 2. — De l'albuminurie pendant l'accouchement.

Nous avons vu que la plupart des statistiques relatives à l'albuminurie chez la femme enceinte paraissaient avoir été viciées parce qu'on n'avait pas suffisamment distingué l'albuminurie de la grossesse proprement dite de l'albuminurie apparue pendant le travail. Petit, par exemple, a trouvé de l'albuminurie 22 fois sur 105 accouchements; Ingerslev l'a vue survenir 50 fois sur 153 accouchements, c'est-à-dire dans 32 pour 100 des cas, et nous savons que Negri, sur 60 femmes qui n'étaient pas albuminuriques pendant la grossesse, a constaté que 21 le devenaient sous l'influence du travail.

Cette albuminurie du travail disparaît du reste assez vite. Ingerslev dit que dans 80 pour 100 des cas il n'y en avait plus trace quarante-huit heures après l'accouchement, et les chiffres rapportés par Negri donnent un résultat analogue. L'albuminurie du travail doit donc être rangée parmi les albuminuries *transitoires* décrites par Capitan : pour lui, elle serait probablement la conséquence de l'irritation des plexus abdominaux; on pourrait aussi invoquer comme cause les efforts qui sont faits par la femme dans la plupart des accouchements.

Le pronostic de cette albuminurie est favorable. Cependant un certain nombre de faits nous ont donné à penser qu'elle pouvait être rapidement suivie d'éclampsie; mais c'est là une opinion que nous n'exprimons que sous toutes réserves.

L'albuminurie ne semble pas exercer une influence spécialement fâcheuse sur la marche de l'accouchement. Il n'en est pas de même sur la délivrance. Les femmes albuminuriques sont singulièrement prédisposées aux hémorrhagies, ainsi que cela a été démontré par H. Blot ; mais ici encore, il importe de ne pas confondre albuminurie et néphrite. Les hémorrhagies semblent surtout devoir être redoutées chez les malades dont l'état général est gravement atteint, chez celles qui présentent une anasarque très étendue et une altération marquée de la crase du sang.

(1) CAZEAUX. Traité d'accouchements revu par Tarnier, *in* Traitement préventif de l'éclampsie. 8e édition, p. 828.

§ 3. — De l'albuminurie préexistant à la grossesse.

Si la néphrite avait avant la grossesse une marche torpide, provoquant une albuminurie légère, ne donnant lieu qu'à peu ou point d'œdème, à des troubles généraux peu marqués, on voit, sous l'action de la gestation, les lésions rénales s'accentuer, la quantité d'albumine devenir plus considérable, les phénomènes généraux s'aggraver et des symptômes d'urémie apparaître beaucoup plus vite que si la malade n'était pas devenue enceinte. La grossesse constitue donc pour le mal de Bright une complication dangereuse.

Les femmes brightiques devenues enceintes peuvent succomber pendant la grossesse ; la mort est la conséquence des modifications considérables apportées à la sécrétion rénale et des altérations de tout l'organisme. Parfois cependant elles arrivent au terme de la gestation et on observe après la délivrance un stade de répit dans la marche de la maladie ; mais trop souvent les troubles sont si profonds que les femmes succombent peu de temps après l'accouchement.

Il serait intéressant de savoir si la grossesse exerce une action aussi nuisible sur la marche de toutes les néphrites, quelle que soit leur forme anatomique. C'est là une question qui n'est pas résolue. Quoi qu'il en soit, il reste démontré que des troubles de l'organisme aussi graves que ceux que nous venons de mentionner ne sont pas sans exercer une influence très fâcheuse sur la marche de la grossesse elle-même. Nous ne pouvons ici que constater ce fait sans être en état de le préciser par des chiffres ; il n'est pas possible, en effet, d'utiliser les statistiques données par les auteurs, car elles ne font pas une distinction suffisante entre les cas d'albuminurie préexistant à la grossesse et due à un mal de Bright et ceux d'albuminurie gravidique proprement dite.

Quand le mal de Bright, ou plutôt quand les troubles de l'état général qu'il provoque ont un retentissement sur la marche de la grossesse, le produit de conception peut être atteint et succomber. L'avortement ou l'accouchement prématuré ne provoquent alors que l'expulsion d'un fœtus mort et macéré. Parfois cependant l'enfant naît vivant, mais sa faiblesse est telle que ses chances de survie se trouvent très diminuées.

En somme, la gestation aggrave le mal de Bright, et réciproquement le mal de Bright exerce sur la marche de la gestation une influence nuisible ; mais il faudrait se garder de porter un pronostic fâcheux dans tous les cas de grossesse survenant chez une femme qui a de l'albumine dans les urines. En effet, on sait aujourd'hui qu'il ne faut pas confondre l'albuminurie et la néphrite. Toutefois, quand une femme albuminurique devient enceinte, l'albuminurie s'accroît en général pendant la grossesse, car les modifications que celle-ci apporte à la crase du sang, à la pression dans les vaisseaux des reins, peut-être aussi à la nutrition, augmentent l'énergie de la cause productrice de l'albuminurie.

De toutes les albuminuries que l'on peut observer chez la femme enceinte, la plus redoutable est celle qui est due à une néphrite antérieure à la grossesse.

§ 4. — De l'albuminurie des suites de couches.

L'albuminurie qui préexistait à la grossesse, celle qui naît pendant son cours ou qui apparaît seulement au moment du travail de l'accouchement, peuvent se prolonger pendant les suites de couches. De plus, cette maladie se développe parfois chez une nouvelle accouchée qui en avait été exempte jusque-là. On peut donc, pendant les suites de couches, observer les trois catégories d'albuminurie que nous avons signalées à la page 127.

Ici, on le comprend, les symptômes, la marche et le pronostic seront différents suivant qu'il s'agira de telle ou telle autre variété d'albuminurie, et nous renvoyons le lecteur à ce que nous avons dit aux paragraphes précédents.

Habituellement, l'albuminurie diminue et disparaît rapidement pendant les suites de couches. Malheureusement, il n'en est pas toujours ainsi. Tantôt les phénomènes s'amendent, l'albumine est moins abondante dans l'urine, l'œdème et l'anasarque sont moins marqués, il y a en un mot amélioration, mais la maladie persiste et les femmes restent encore longtemps sous le coup d'une recrudescence passagère ou prolongée et même d'accidents graves. Tantôt la maladie continue à progresser, l'albuminurie persiste, les phénomènes généraux s'accentuent et la malade succombe au bout de quelques jours, de quelques semaines ou de quelques mois, avec tous les symptômes du mal de Bright; c'est le cas le plus rare.

Complications. — Pendant les suites de couches, les albuminuriques ont souvent des hémorrhagies secondaires sur lesquelles H. Blot a appelé avec raison l'attention. En outre, les malades sont, plus que les autres accouchées, exposées aux maladies puerpérales, à la gangrène, etc.

Il ne semble pas toutefois qu'il soit juste d'attribuer à l'albuminurie elle-même tous les accidents dont les femmes albuminuriques peuvent être affectées pendant les suites de couches, le plus souvent une étude attentive des phénomènes montrera qu'il convient d'accuser une application insuffisante des règles de la méthode antiseptique.

Cela dit, il ne reste pas moins vrai que la femme atteinte d'une affection rénale est, plus que toute autre, exposée aux pneumonies, aux pleurésies, à toutes les affections inflammatoires, en un mot, qui sont si fréquentes dans le cours du mal de Bright. Ici donc, la loi du professeur Verneuil sur la gravité des traumatismes chez les albuminuriques se trouve encore vraie. Enfin, il paraît certain que chez les femmes atteintes d'anasarque dont l'état général est profondément altéré, les tissus présentant une résistance et une vitalité moindres, les gangrènes par compression, par attrition seront plus fréquentes.

Evolution lointaine de l'albuminurie des suites de couches. — Quelquefois l'albuminurie, quoique très amoindrie, persiste pendant plusieurs mois et même plusieurs années et disparaît ensuite. Tarnier en a observé plusieurs exemples. Mais la guérison, dans ces cas, n'a été obtenue qu'avec des soins longtemps prolongés. Les femmes doivent revenir de temps en temps au régime lacté, à l'emploi de l'iodure de potassium ou du tannin, etc., éviter le froid, l'humidité, tout excès de fatigue et une nouvelle grossesse. Celle-ci, quand elle survient, donne une plus grande intensité à l'albuminurie et la ravive pour ainsi dire, la guérison radicale devient plus difficile et n'est obtenue que longtemps après l'accouchement. Nous pourrions en citer des exemples.

Quelques femmes conservent un peu d'albumine dans l'urine (quelques centigrammes seulement par litre) pendant plusieurs années sans que leur santé paraisse en souffrir. Mais il n'en est pas moins vrai que durant tout ce temps elles restent exposées à une aggravation.

L'albuminurie lointaine n'est pas toujours aussi bénigne. Elle peut, en effet, être accompagnée d'accidents graves; nous l'avons vu déterminer la cécité et quelquefois elle dégénère en maladie de Bright.

ARTICLE II

DE L'URÉMIE PENDANT LA GROSSESSE

Bibliographie. — TARNIER, in CAZEAUX, 7e édition, p. 493, 1867. — CHIARA. Fatti e Commenti clinici. Milano, 1878, p. 34.. — FRASCANI. Gazetta delle Cliniche, T. XIX, nos 12 et 13.

L'urémie par sa genèse et sa symptomatologie est intimement liée à l'albuminurie (voyez chapitre VIII, page 125) et à l'éclampsie. Elle paraît due à la rétention des produits de désassimilation dont l'économie est, à l'état normal, débarrassée par les reins, et se manifeste par des symptômes très divers parmi lesquels nous devons citer :

1o Les convulsions (urémie convulsive);

2o Des accidents gastro-intestinaux (urémie à forme gastro-intestinale);

3o Des troubles de la respiration caractérisés par une dyspnée souvent très intense (urémie dyspnéique);

4o Des douleurs au niveau des articulations (urémie articulaire).

Mais l'urémie convulsive et l'urémie à forme gastro-intestinale seront étudiées avec l'éclampsie dont il sera longuement question à propos de la dystocie, et nous y renvoyons le lecteur (voyez Eclampsie). Quant à l'urémie à forme articulaire, elle est très rare pendant la grossesse, et bien qu'elle ait été vue par quelques observateurs, elle n'a pas encore été, à notre connaissance, l'objet d'un description spéciale chez les femmes enceintes; nous ne pouvons donc que la signaler, sans nous y arrêter.

De toutes les formes de l'urémie nous n'avons donc à décrire ici que l'urémie dyspnéique.

Urémie dyspnéique. — Cette forme d'urémie a été observée bon nombre de fois chez la femme enceinte. La dyspnée qui la caractérise peut précéder, accompagner ou suivre des accès d'éclampsie, mais parfois elle existe seule. Le professeur Chiara a rapporté plusieurs observations de cette variété d'urémie survenue pendant la grossesse.

On sait que dans l'urémie à forme dyspnéique, telle qu'on la rencontre en dehors de la gestation, les symptômes ne sont pas toujours identiques. Tantôt, il n'y a que de la dyspnée, la respiration reste régulière et conserve son rhythme normal; à l'examen thoracique, on entend à peine le murmure respiratoire, cependant il n'existe aucune lésion pulmonaire à laquelle il soit possible d'attribuer les symptômes observés. Tantôt le rhythme de la respiration est profondément modifié, il affecte le type de Cheyne-Stokes. Parfois à entendre la respiration gênée et sifflante, on croirait qu'un obstacle siège dans le larynx; il n'en est rien cependant, et s'il existe quelque lésion de l'appareil respiratoire, elle est trop légère pour qu'on puisse lui attribuer les accidents observés. Parfois enfin la dyspnée rappelle celle de l'asthme (G. Sée).

Il est probable que, pendant la grossesse, la dyspnée urémique peut présenter les formes variées que nous venons d'indiquer. Dans l'observation qui a été publiée par Frascani, la respiration dont la fréquence était un peu augmentée était régulière; à l'auscultation on n'entendait aucun bruit anormal, et l'autopsie n'a révélé dans le poumon la présence d'aucune lésion. Dans les faits rapportés par Chiara, la dyspnée simulait à s'y méprendre celle de l'asthme.

Le *pronostic* de l'urémie dyspnéique pendant la grossesse est grave; pour Chiara cependant, il ne le serait pas plus que celui de l'éclampsie. Nous possédons encore trop peu d'exemples de cette forme d'urémie pour qu'il soit possible de formuler une conclusion sur ce point.

La *conduite à tenir* est loin d'être nettement fixée. Chiara se prononce contre la saignée dont il n'a obtenu aucun résultat favorable. Il est difficile d'accorder une grande confiance aux purgatifs, si on en juge du moins par les résultats médiocres qu'ils ont fournis dans les cas d'urémie non gravidique et par les expériences qui ont démontré combien est ordinairement faible l'élimination des matières excrémentitielles par la muqueuse intestinale.

Il paraît nettement indiqué de délivrer la malade aussitôt que possible, de provoquer artificiellement l'accouchement prématuré et de pratiquer l'extraction du fœtus dès qu'il est possible de le faire. Chiara a même, dans ce cas, eu recours avec succès à l'accouchement forcé. Le professeur italien conseille aussi, lorsque l'état général est fort grave et que les fonctions cardiaques se troublent, de faire des injections sous-cutanées d'éther sulfurique (5 à 10 grammes) avant toute intervention, de manière à relever les forces de la patiente.

Ajoutons en terminant que, pour l'urémie dyspnéique comme pour l'éclampsie, le meilleur traitement préventif sera le régime lacté dès qu'on aura constaté la présence de l'albumine dans l'urine.

ARTICLE III

DU DIABÈTE PENDANT LA GROSSESSE

Bibliographie. — LOEB. Berliner klinische Wochenschrift, 1881.— J. Matthews DUNCAN. Transactions of the Obstetrical Society of London, 1882. — John WILLIAMS. Idem. — LECORCHÉ. Ann. de Gynécolog., t. XXIV, p. 257, 1885.

On avait déjà insisté sur la relation de cause à effet qui paraît, dans certains cas, exister entre les maladies utérines et le diabète. Loeb notamment avait, chez une femme prédisposée par l'hérédité, observé un cas de grossesse compliquée de diabète, lorsque Matthews Duncan attira l'attention sur ce point. Suivant John Williams, ce diabète serait plus fréquent qu'on ne le pense.

On sait quelle importance le professeur Verneuil attache à l'étude des diathèses et quel pronostic fâcheux il porte quand il est obligé de pratiquer une opération chez un diabétique. La doctrine de ce professeur se vérifie encore chez les femmes enceintes ou récemment accouchées. Ainsi Matthews Duncan, dans 22 cas de grossesse compliquée de diabète, a vu 4 fois la mort survenir quelques jours après la délivrance ; 7 fois sur 19 grossesses l'enfant succomba à une époque variable de la vie intra-utérine ; 2 fois l'enfant naquit vivant, mais faible, et mourut quelques heures après sa naissance.

Dans deux cas que nous avons récemment observés, l'une des femmes, faiblement diabétique, accoucha à terme d'un enfant bien portant et ne présenta aucun accident ; l'autre, qui rendait 50 grammes de sucre par litre d'urine, accoucha au sixième mois de la grossesse et mourut 48 heures après.

En compulsant ses observations, M. Duncan est arrivé aux conclusions suivantes : le diabète peut apparaître pendant la grossesse et disparaître après l'accouchement, mais il peut aussi persister après la délivrance. Une grossesse survenant chez une femme diabétique guérie n'occasionne pas la réapparition fatale de la glycosurie. Enfin, chez les diabétiques, la grossesse n'est pas inévitablement interrompue avant son terme normal; cependant, on observe fréquemment l'avortement ou l'accouchement prématuré.

Lecorché est arrivé à des conclusions analogues à celles de Duncan : il insiste surtout sur la gravité du pronostic pour le produit de conception. Sur 7 enfants, l'un venu un peu avant terme est mort deux jours après sa naissance, deux autres étaient hydrocéphales. Pour Lecorché, la grossesse rend presque constamment plus sérieux le pronostic du diabète, elle semble agir comme une cause déprimante. L'accouchement amène une diminution de la glycosurie, mais ce n'est là qu'un effet transitoire, car bientôt la maladie s'aggrave tellement qu'elle peut déterminer la mort au bout de quelques mois ou même de quelques semaines.

ARTICLE IV

TROUBLES DE LA MICTION — COLIQUE NÉPHRÉTIQUE

Bibliographie. — NÆGELE. Traité d'Accouchement, 2° édit. franc., p. 587. 1880 — JACQUEMIER. Manuel des accouchements, t. I, p. 357, 1846. — SCANZONI. Lehrbuch der Geb., t. II, p. 29. — CHURCHILL. Maladies des femmes pendant la grossesse, édit. française, p. 813. — BERNARDET. Th. de Paris, 1865. — PLAYFAIR. London obstet. Transactions, t. XIII, p. 42, 1872. — R. BARNES. The Lancet, 1875, t. I, p. 5, 187 et 640. — OLSHAUSEN. Beitræge z. Geb. u. Gyn. Bd. II, 1873. — MONS. Th. de Paris, 1877. — SCHROEDER. Lehrbuch d. Geb., p. 367, 1877. — SPIEGELBERG. Lehrb. d. Geb., p. 57, 1878. — A. PUÉJAC. Gazette obstétricale, 1879. — MONOD. Annales de Gynécolog., t. XIII, p. 167-255-341, 1880. — TERRILLON. Société de Chirurgie, 10 mars 1880. Discussion : Guéniot, Guyon, Trélat, Desprès. — GUYON. Leçons cliniques sur les maladies des voies urinaires, 1881.—VOILLEMIER et LEDENTU. Traité des maladies des voies urinaires, T. II, p. 220 et 251, 1881. — BOISSARD. Des troubles de la miction, Paris, 1884. — M. HACHE. Thèse de Paris, 1884. — J. HALLIDAY CROOM. A study of the bladder during the parturition. Edinburgh, 1884.

Les troubles de la miction, pendant la grossesse, comprennent l'incontinence et la rétention d'urine, le syndrome décrit sous le nom de vessie irritable et la cystite. Nous y ajouterons la colique néphrétique.

§ 1. — Incontinence d'urine.

La plupart des traités d'accouchements signalent l'incontinence d'urine chez les femmes enceintes, soit au début, soit surtout à la fin de la grossesse.

Au début de la gestation, l'incontinence d'urine paraît le plus souvent due à l'irritabilité de la vessie (voyez plus loin). Churchill et Scanzoni ont bien étudié ce trouble de la miction, et ce dernier auteur fait remarquer que l'incontinence ainsi produite disparaît vers le quatrième mois et s'amende par le repos.

Pendant les derniers mois de la grossesse, on peut observer une réelle incontinence d'urine : à tout moment ce liquide s'écoule, et pour peu que les femmes soient enrhumées, à chaque effort de toux, l'urine s'échappe. La situation de quelques femmes devient intolérable « elle est très pénible à cause des excoriations de la vulve et des cuisses ; elles ne peuvent faire le moindre mouvement sans souffrir, et elles sont gênées par l'odeur infecte de l'urine ».

Certains auteurs attribuent ce trouble de la miction à la pression exercée sur la vessie par l'utérus, pression qui s'opposerait à l'accumulation de l'urine dans ce réservoir. D'après Spiegelberg, cette incontinence d'urine serait due à ce que la matrice, s'élevant dans la cavité abdominale, entraînerait avec elle le bas-fond de la vessie ; le col de cet organe étant tiraillé, cesserait d'y retenir l'urine. L'incontinence d'urine vraie est donc un phénomène de la fin de la grossesse, mais elle est assez rare.

Les auteurs sont muets sur le traitement qu'il convient d'instituer ; Scanzoni dit, cependant, avoir obtenu de bons résultats de l'application d'un bandage abdominal maintenant bien l'utérus.

§ 2. — Rétention d'urine.

Tous les auteurs sont d'accord pour reconnaître que la rétention d'urine est le trouble de la miction qui se produit le plus fréquemment pendant la grossesse.

Elle peut apparaître à diverses périodes. D'après Scanzoni on pourrait l'observer au début de la grossesse, quand le bassin étant très large et peu incliné, l'utérus se développerait dans la cavité pelvienne et comprimerait la vessie. La rétention d'urine ainsi produite serait généralement incomplète. Mais l'opinion de Scanzoni ne paraît pas avoir trouvé un grand nombre de partisans, et la plupart des auteurs, avec Churchill, attribuent la rétention d'urine du début de la grossesse à une contracture d'origine réflexe du col de la vessie (voy. Vessie irritable).

La rétention d'urine peut encore apparaître vers le quatrième mois de la grossesse. Elle est alors, le plus souvent, liée à la rétroversion de l'utérus gravide (voy. Rétroversion).

Enfin, la rétention d'urine s'observe aussi quelquefois pendant les deux derniers mois de la grossesse. Elle est alors généralement due à la compression exercée sur le canal de l'urèthre et le bas-fond de la vessie par la partie fœtale qui se présente et qui s'engage dans l'excavation (Schrœder, Spiegelberg); aussi peut-on, jusqu'à un certain point, considérer la rétention d'urine, survenant pendant les deux derniers mois de la grossesse, comme un indice de présentation du sommet avec engagement prononcé de la tête. Pour Olshausen cependant la compression de l'urèthre et du bas-fond de la vessie par la tête fœtale ne gênerait pas la miction ; la rétention se produirait par un mécanisme plus compliqué : le segment inférieur de l'utérus, en s'abaissant à la fin de la grossesse quand la tête s'engage dans l'excavation, entraînerait la vessie ; la partie de l'urèthre qui confine au méat étant solidement fixée, ce canal se couderait fortement ; de là viendrait l'obstacle à l'excrétion de l'urine et la rétention.

On observe quelquefois une disposition toute différente : la vessie distendue par l'urine fait saillie au-dessous de la partie fœtale. Mais alors il y avait cystocèle antérieure à la grossesse.

On peut encore expliquer la rétention en disant que l'ascension de l'utérus dans la cavité abdominale, à la fin de la grossesse, entraîne la vessie en haut, étire son col et l'urèthre, aplatit les parois de cette partie inférieure des voies urinaires, et s'oppose ainsi à l'émission de l'urine.

Qu'elle soit causée par la flexion du canal de l'urèthre, par l'ascension de la vessie et l'élongation de son col, ou par une cystocèle préexistante, il n'en est pas moins vrai que dans certains cas la rétention d'urine est due à l'engagement de la partie fœtale dans le petit bassin ; on comprend dès lors qu'elle se produise avec une fréquence relative pendant la grossesse et l'accouchement. Cette rétention ne présente rien de particulier au point de vue de la symptomatologie, mais on n'oubliera pas que les malades peuvent uriner par regorgement, et l'on se gardera de croire alors à une incontinence d'urine quand au contraire il y aura rétention.

Le diagnostic est en général facile, car par le palper abdominal on sent la vessie distendue faire une saillie très marquée, parfois même considérable au niveau de la région hypogastrique. En cas d'incertitude le cathétérisme leverait tous les doutes. Cependant il n'est pas rare de voir des médecins croire pendant le travail à une rétention d'urine qui n'existe pas ou estimer comme étant très grande la quantité d'urine contenue dans la vessie alors qu'elle est en réalité fort modérée. C'est que, pendant la grossesse et l'accouchement, le corps de l'utérus par sa situation dans l'abdomen entraîne la vessie avec lui, si bien que ce dernier réservoir se trouve reporté bien au-dessus du bord supérieur du pubis. Le corps de la vessie, repoussé en avant par le globe utérin, forme alors derrière la paroi abdominale une tumeur nettement limitée, sans prolongement apparent vers l'excavation pelvienne, et relativement élevée, même lorsque toute l'urine a été évacuée.

La rétention d'urine survenue pendant la grossesse n'est pas toujours un accident sans gravité, disparaissant avec la cause qui l'a produite et justiciable d'un simple cathétérisme ; ici en effet, aussi bien qu'en dehors de la gravidité, elle est une cause fréquente de cystite. L'inflammation de la vessie est alors tantôt attribuable à l'introduction de germes dans ce réservoir pendant le cathétérisme ; tantôt à la congestion intense qui se produit lorsqu'on a fait trop rapidement le vide dans la vessie.

Churchill donne le conseil d'appliquer un bandage abdominal maintenant bien l'utérus. Ce moyen qui, du reste, n'expose à aucun danger, ne donne généralement aucun résultat. C'est donc au cathétérisme qu'on aura recours, mais on le pratiquera suivant toutes les règles de la méthode antiseptique. Si la rétention est de date ancienne et que la quantité d'urine contenue dans la vessie soit extrêmement abondante, on se trouvera bien de ne faire d'abord qu'une évacuation partielle, puis on arrivera peu à peu à vider complètement la vessie.

Parfois ce cathétérisme est difficile à exécuter la femme étant couchée dans son lit; on devra alors la placer dans la position obstétricale et suivre l'un des procédés que nous avons déjà décrits (voyez Tome I, page 83).

La hauteur relativement considérable à laquelle la vessie se trouve habituellement placée dans la cavité abdominale pendant la grossesse et l'accouchement, fournit une indication particulière pour le choix de l'instrument avec lequel le cathétérisme sera pratiqué. En effet, il faut employer une sonde longue et souple, de préférence en caoutchouc, car l'algalie en métal dont on se sert communément pour les femmes serait trop courte, trop rigide et n'arriverait pas dans la vessie (voyez Tome I, p. 252). Scanzoni et Nægele conseillent aussi de placer, au besoin, la femme dans le décubitus génu-pectoral. Cette attitude permettrait parfois de terminer un cathétérisme qui, au premier abord, semblait impossible.

§ 3. — De la vessie irritable.

La plupart des accoucheurs signalent un trouble particulier de la miction auquel il donnent le nom de *vessie irritable* et qu'ils distinguent de la cystite. Spiegelberg, pour n'en citer qu'un seul, fait remarquer qu'au début de la grossesse « la vessie est plus irritable, les envies d'uriner plus fréquentes, la capacité vésicale moindre, parce que l'utérus appliqué sur la vessie s'oppose à une réplétion complète». Récemment Monod a de nouveau attiré l'attention sur l'irritabilité de la vessie, qu'il attribue à l'abaissement léger de l'utérus au début de la grossesse, d'où résulte un contact plus intime entre la matrice et la face postérieure du réservoir urinaire.

L'irritabilité de la vessie peut accompagner la rétention et l'incontinence que nous avons étudiées plus haut. Si l'on en croit Playfair, elle s'observerait pendant la seconde moitié de la gestation, lorsque le fœtus occupe dans l'utérus une situation transversale; puis elle disparaîtrait quand l'axe du fœtus devient longitudinal.

Traitement. — Quand la vessie irritable survient au début de la grossesse, on conseillera à la malade de rester pendant longtemps dans le décubitus dorsal. Dans cette situation, la pression exercée sur la vessie par l'utérus est amoindrie et les symptômes ne sont pas aussi pénibles; d'ailleurs les troubles occasionnés par l'irritabilité de la vessie diminuent d'intensité à mesure que la grossesse fait des progrès.

Si l'irritabilité de la vessie se manifestait à la fin de la gestation chez une femme dont le fœtus serait transversalement dirigé, on pourrait tenter la version par manœuvres externes. En cas d'insuccès, ou si l'axe du fœtus était primitivement longitudinal, on conseillerait le repos, le décubitus dorsal, les bains généraux prolongés, les bains de siège, les balsamiques, etc. Dans plusieurs cas, le camphre associé à l'extrait thébaïque nous a rendu de véritables services.

§ 4. — De la cystite.

Le froid, la blennorrhagie, etc. peuvent chez une femme enceinte, comme chez toute autre personne, déterminer l'apparition d'une cystite. C'est même à ces causes qu'il faudrait, d'après Després, attribuer la plupart des cas de cystite que les auteurs qualifient de gravidique.

Pour Spiegelberg, au contraire, la cystite survenue pendant la grossesse reconnaîtrait toujours une cause spéciale : une anomalie de position de l'utérus, une compression de l'urèthre, une pyélite; elle pourrait aussi être consécutive à la rétention d'urine, à la propagation d'une inflammation venue des urètères, etc. Sans doute bien des cystites, surtout celles qui surviennent à la fin de la grossesse, reconnaissent une telle origine ; mais il est d'autres faits observés surtout dans les premières semaines de la gestation (Terrillon, Monod) qui ne sauraient être expliqués ainsi. Ce sont des cas de cystite congestive qui méritent réellement le nom de cystite gravidique.

Bernadet, développant les idées de son maître Laugier, avait déjà insisté sur les relations intimes qui, au point de vue pathologique, existent entre l'utérus et la vessie, et sur l'acuité que prennent les symptômes de toute cystite pendant la période menstruelle. Or, pendant la grossesse, les modifications de la circulation utérine sont telles qu'elles doivent fatalement retentir sur la vessie, provoquer de la congestion vésicale et parfois même de la cystite. Tel est le mode pathogénique que Monod a bien mis en lumière.

Parfois cette congestion vésicale suffit à elle seule pour produire de la cystite ; parfois, au contraire, elle transforme seulement la vessie en un « *locus minoris resistantiæ* ». On voit alors une cause qui eut été nulle dans d'autres circonstances, le froid par exemple, comme dans l'observation nº 2 du mémoire de Monod, un excès de fatigue ou de coït comme dans les faits signalés par Guéniot, provoquer l'apparition de la cystite.

Ajoutons enfin, que la cystite congestive du début de la grossesse est loin d'être toujours précédée de rétention d'urine, car dans aucune des observations rapportées par Monod on n'a constaté cette rétention d'urine prémonitoire. « On ne peut donc, dit Monod, voir dans ces phénomènes de dysurie la conséquence d'une prétendue compression exercée sur la vessie par l'organe de la gestation en voie de développement. »

Cette cystite du début de la grossesse n'est pas très rare ; elle a été observée par Le Dentu, Guyon et les auteurs que nous avons cités plus haut; elle a été signalée aussi dans un certain nombre de traités d'accouchements.

Cependant cette affection est souvent méconnue et plus fréquente qu'on ne le croit généralement; suivant la juste remarque de Hache, cela tient à ce que « la cystite de la femme veut être cherchée, peut-être parce qu'elle est moins douloureuse que chez l'homme, mais surtout parce que les connexions intimes de la vessie avec l'utérus trompent souvent la malade et le médecin et font tout rapporter à ce dernier organe ». Citons à ce propos la statistique de Monod : Sur 124 femmes enceintes examinées au point de vue de l'intégrité des fonctions vésicales pendant la grossesse, 63 présentaient des troubles de la miction ; 37 fois ces troubles s'étaient produits à la fin de la grossesse, 26 fois ils étaient apparus au début. Chez ces 26 femmes : 11 fois il y avait seulement une fréquence exagérée de la miction, 15 fois il y avait eu douleur pendant la miction, émission d'urines troubles et parfois hématurie.

Les *symptômes* ne présentent ici rien de spécial; comme dans toute cystite, les malades se plaignent de souffrir dans le bas-ventre ; la palpation de la région hypogastrique détermine de la douleur qui s'irradie vers le périnée, la région anale et les aines, elle est augmentée par les mouvements et la marche; quelquefois il y a une légère réaction fébrile. Les envies d'uriner sont pressantes, presque continuelles ; la miction est douloureuse, surtout au moment de l'expulsion des dernières gouttes d'urine.

L'aspect de ce dernier liquide varie avec l'intensité de la maladie et sa durée. Tantôt l'urine ne présente pas d'autre anomalie qu'un nuage formé d'épithélium et de mucus; tantôt elle offre une teinte grisâtre et renferme en plus ou moins grande abondance du pus qui, par le repos, se dépose au fond du vase dans lequel elle séjourne (cystite purulente) ; tantôt enfin elle contient du sang, ce qui constitue la cystite hémorrhagique dont nous avons déjà dit quelques mots dans le fascicule paru en 1878 (voy. Tome I, p. 252).

La cystite du début de la grossesse est généralement légère ; celle qui survient un peu plus tard, surtout quand il s'y joint quelque complication comme la rétroversion, par exemple, peut prendre la forme purulente ou hémorrhagique et le pronostic devient plus sérieux. L'inflammation de la vessie chez une femme enceinte réagit quelquefois sur l'utérus, et Monod n'hésite pas à attribuer à cette cystite l'avortement qui coïncide quelquefois avec elle.

Chez les femmes enceintes, la guérison de la maladie qui nous occupe est la règle; aussi le professeur Guyon veut, avec raison, qu'au point de vue du pronostic on distingue avec soin la cystite de la grossesse de celles qui surviennent pendant l'état puerpéral et qui sont souvent fort graves.

Traitement. — Les malades éviteront toute fatigue, tout excès ; elles combattront la constipation qui est une cause de congestion du côté de tous les organes contenus dans le petit bassin. En outre, on aura recours avec avantage à l'emploi des émollients, des narcotiques, du camphre, des balsamiques en général, etc. — Dans la cystite purulente, surtout si elle est passée à l'état chronique, on se trouvera bien de faire une injection d'eau tiède pour laver la vessie, et mieux encore des injections d'une solution contenant 20 grammes d'acide borique par litre d'eau.

§ 5. — Colique néphrétique.

Nous pouvons répéter ici, du moins en partie, ce que nous avons dit de la colique hépatique. En effet, la première apparition et la reproduction de coliques néphrétiques paraissent favorisées par la grossesse et l'état puerpéral. Nous en avons vu un certain nombre d'exemples.

Dans les cas que nous avons observés, ordinairement cette colique s'est montrée tantôt pendant les premiers mois de la grossesse, tantôt pendant les suites de couches; très rarement nous l'avons vue éclater dans la deuxième moitié de la gestation.

Au point de vue de l'étiologie, à une prédisposition morbide héréditaire ou acquise, il faut ajouter la congestion des reins pendant la grossesse (voyez tome I, p. 252), et les modifications de l'urine pendant les suites de couches (voyez tome I, p. 790).

Les symptômes de cette maladie chez les femmes enceintes ou récemment accouchées, n'offrent d'ailleurs rien de spécial, et nous ne nous y arrêterons pas.

Diagnostic différentiel. — Le diagnostic différentiel n'est pas exempt de toute difficulté : Pendant la grossesse, en effet, on est exposé à confondre les douleurs de la colique néphrétique avec une menace de fausse couche; mais le siège exact de la douleur, sa recrudescence quand l'on comprime la région rénale, l'absence de contraction utérine et de modifications dans la longueur du col utérin et l'état de ses orifices, devront faire repousser l'hypothèse d'un avortement. Après l'accouchement, les douleurs et les vomissements qui se manifestent pendant une colique néphrétique, pourraient faire craindre une péritonite; mais cette dernière maladie serait accompagnée de frissons, de fréquence du pouls et d'élévation de la température, tandis que rien de semblable ne se produit pendant une colique néphrétique.

Ces différences nous ont empêché de commettre une erreur dans deux cas qui tout d'abord paraissaient embarrassants. Quant au diagnostic différentiel entre la colique néphrétique et la colique hépatique, il est quelquefois assez difficile; mais la grossesse et l'état puerpéral ne sont pour rien dans cette difficulté. On devra donc se guider d'après les données habituelles de la pathologie.

Pronostic et traitement. — Le pronostic ne présente ici rien de particulier. Il en est de même du traitement; disons seulement qu'on calmera les douleurs par quelques inhalations de chloroforme ou par des injections hypodermiques de morphine.

CHAPITRE IX

MALADIES DU SYSTÈME NERVEUX

Les maladies du système nerveux dont les femmes enceintes peuvent être atteintes sont très nombreuses, mais souvent elles n'offrent rien de particulier au point de vue de l'obstétrique ; nous n'étudierons donc que celles qui sont intimement liées à la gestation, soit par l'influence qu'elles exercent sur elle, soit par les modifications qu'elles en reçoivent. Nous passerons successivement en revue l'éclampsie pendant la grossesse, l'hystérie, l'épilepsie, la chorée, les troubles intellectuels, la paralysie, les vertiges, les éblouissements, la lipothymie, la syncope, diverses névralgies et les crampes douloureuses.

§ 1. — Éclampsie pendant la grossesse.

Par sa gravité l'éclampsie doit être placée en tête des maladies de la femme enceinte. Le plus souvent, en effet, elle éclate pendant la grossesse, plus rarement pendant l'accouchement et même après la délivrance. Mais quand elle apparaît chez une femme grosse, très habituellement elle détermine tous les phénomènes du travail de la parturition, alors même que le terme de la gestation est encore éloigné; elle devient ainsi une cause redoutable de dystocie, et pour ne pas scinder son étude, nous la décrirons avec les accidents de l'accouchement (voyez Dystocie).

§ 2. — De l'hystérie.

Bibliographie. — BURROWS. Commentaries on the Causes, Forms and Treatment of Insanity. London, 1828, p. 424. — BRACHET. Recherches sur la nature et le siège de l'hystérie et de l'hypochondrie, p. 132. — LUCAS-CHAMPIONNIÈRE. Journal de médecine et de chirurgie pratiques, 1836, p. 136. — LANDOUZY. Traité complet de l'hystérie. Paris, 1848, p. 134 et obs. — BRIQUET. Traité clinique et thérapeutique de l'hystérie. Paris, 1859. — TANNER. The Signs and Diseases of Pregnancy. London, 1867, p. 304. — LE ROLLAND. Considérations sur l'influence de la grossesse sur la marche de l'hystérie et de l'épilepsie. Th. Paris, 1879. — CH. FÉRÉ. Note pour servir à l'histoire de l'hystéro-épilepsie. Archives de neurologie, n° 9, p. 297. — E. PRITZL. Wien. mediz. Wochensch. 7 nov. 1885, n° 45.

Les opinions les plus diverses ont été émises sur les rapports de l'hystérie avec la grossesse. Certains auteurs, tels qu'Hoffmann, admettent que la grossesse exerce une heureuse influence sur l'hystérie, d'accord en cela avec Hippocrate et Galien, qui conseillaient le mariage aux hystériques ; d'autres concluent, au contraire, à l'aggravation de la névrose ; d'autres enfin pensent que les deux états ne sont nullement modifiés l'un par l'autre.

Chacune de ces opinions est trop absolue. Quand on se reporte aux observations, on arrive à la conclusion suivante, déjà formulée par Landouzy : c'est que si l'hystérie disparaît quelquefois par le fait de la grossesse (observations de Brachet, Lucas-Championnière, etc.), le plus souvent elle persiste ou s'exagère. C'est ainsi que, d'après Briquet, sur 102 hystériques, 10 seulement n'eurent pas d'attaques pendant la gestation. Girard, cité par Landouzy, a vu se produire des paroxysmes pendant six grossesses successives chez une hystérique, pendant cinq chez une autre.

L'hystérie peut apparaître pour la première fois pendant la grossesse chez une femme qui, jusqu'alors, n'en avait eu aucune manifestation ; ou bien c'est une hystérique qui était guérie depuis un certain temps et qui est reprise d'attaques pendant la gestation.

Quant à la cause qui provoque l'apparition ou l'exagération de la névrose, il faut remarquer avec Landouzy que la grossesse seule ne doit pas toujours être incriminée, car une multitude d'autres causes peuvent agir chez la femme enceinte comme en dehors de la gestation, et provoquer l'hystérie ; telles sont, par exemple, les émotions morales, etc.

Chez les femmes enceintes, on a vu l'hystérie présenter toutes les formes possibles ; ses symptômes, sa marche, ses irrégularités, le nombre et la durée des accès, n'offrent rien de particulier. Cependant, d'après Le Rolland, les hystériques seraient plus sujettes que les autres femmes à avoir des troubles intellectuels pendant la grossesse ; pour lui, la folie puerpérale serait d'ailleurs souvent une folie hystérique. D'autres auteurs ont signalé cette fâcheuse prédisposition des femmes enceintes hystériques à la manie puerpérale. Burrows a vu deux cas où l'hystérie fut suivie de folie immédiatement après l'accouchement. Gooch, cité par Tanner, a rapporté l'observation d'une femme hystérique qui, aussitôt après être accouchée d'un enfant mort-né, à sept mois de grossesse, fut prise de catalepsie et de monomanie.

Chez quelques hystériques, les douleurs de l'accouchement sont quelquefois tellement violentes que, pour les calmer, on se voit pour ainsi dire forcé de leur administrer un anesthésique, même à une période peu avancée du travail, et de les tenir pendant plusieurs heures dans une insensibilité complète. D'autres fois, au contraire, l'accouchement s'accomplit presque sans douleurs. Voilà certes deux états aussi différents que possible relativement à la douleur, et cependant on peut les observer l'un et l'autre chez la même femme à des accouchements successifs.

Les attaques d'hystérie sont rares pendant le travail de la parturition (Briquet), mais l'état hystérique persiste sans être modifié ; c'est ainsi que l'analgésie totale ou partielle, l'hémianesthésie, les points douloureux, les contractures, etc., subsistent comme avant l'apparition des douleurs. Féré a observé chez une hystérique en travail quatre attaques successives de contractures avec l'attitude du crucifiement et une perte de connaissance absolue.

Mais un fait singulier, c'est que les hystériques habituellement hypnotisables cessent de l'être pendant le travail. Des expériences concluantes ont été faites à ce sujet par Budin et Féré, dans le service du professeur Charcot, à la Salpêtrière, sur une femme hystérique. Cette malade, qu'on pouvait très facilement hypnotiser pendant sa grossesse, ne put l'être par aucun des moyens généralement employés, ni pendant toute la durée du travail, ni même pendant les vingt-cinq premières minutes qui suivirent l'expulsion du placenta. Les douleurs de l'accouchement ne peuvent être invoquées comme étant la cause du curieux phénomène de la résistance momentanée à l'hypnotisation, car précisément, dans le cas que nous venons de relater, elles furent apaisées par quelques inhalations de chloroforme. Il est intéressant de faire remarquer que le même fait s'était déjà produit chez cette malade vers le huitième mois de la grossesse, alors qu'elle avait eu des menaces d'accouchement prématuré : pendant toute la durée des contractions utérines, elle avait cessé d'être hypnotisable. Plus tard, pendant une seconde grossesse, alors qu'elle était enceinte de huit mois et demi et qu'elle affirmait ressentir des douleurs d'accouchement, la même malade fut examinée par Budin, qui ne trouva aucun des signes du travail de la parturition ; aussi fut-elle parfaitement hypnotisable. Cependant il ne faudrait pas tirer de ces faits des conclusions trop absolues, car plus récemment, Pritzl aurait réussi à hypnotiser une femme en travail : les contractions qui étaient lentes, inefficaces, devinrent régulières et l'accouchement se termina avec rapidité.

Traitement. — Tous les traitements applicables à l'hystérie, chez une femme qui n'est pas enceinte, peuvent être employés sans inconvénients pendant la grossesse. Nous avons surtout essayé l'hydrothérapie et le bromure de potassium administré à la dose de 3 ou 4 grammes par jour, et ce dernier médicament nous a parfois donné d'excellents résultats.

§ 3. — Épilepsie.

Bibliographie. — J. S. PARRY. Pregnancy and Labour in epilectic Women. Americ. Journ. of obstct., 1875, vol. VIII, p. 257 à 262. — JOHNSTON. Statistiques de Rotunda hospital *in* Dublin Journ. of med. Sc., vol. 57, p. 191 à 874. — LE ROLLAND. Considérations sur l'influence de la grossesse sur la marche de l'hystérie et de l'épilepsie. Thèse de Paris, 1879. — CHARPENTIER. Traité pratique des accouchements, 1883, t. I, p. 603. — BÉRAUD. De l'épilepsie dans ses rapports avec la grossesse et l'accouchement. Thèse de Paris, 1884.

De même que pour l'hystérie, les opinions les plus contradictoires existent au sujet de l'influence de la grossesse sur l'épilepsie. Cependant, tandis que

l'hystérie est le plus ordinairement aggravée par la gestation, l'épilepsie semblerait plutôt améliorée. Les attaques cessent ou s'espacent et deviennent moins
violentes. Cette règle souffre toutefois des exceptions, et Charpentier rapporte
l'observation d'une femme qui eut, à deux grossesses successives, des attaques
très rapprochées et très graves. Elle succomba au cinquième mois de sa seconde grossesse, après une série d'accès sub-intrants.

L'épilepsie peut quelquefois apparaître, pour la première fois, pendant la
grossesse ; dans ces conditions, il n'est pas rare de la voir cesser aussitôt
après l'accouchement, pour ne se montrer de nouveau que dans le cours de
grossesses ultérieures (Andrée, Tissot, Parry) ; mais elle peut persister après
la délivrance, ainsi que Malgaigne en a cité un exemple.

De Lamotte a signalé le fait singulier d'une femme qui, huit fois enceinte,
n'avait d'attaques d'épilepsie pendant la gestation que si le fœtus était un garçon. Van Swieten a vu un fait semblable. Nous pensons toutefois que ce sont
là de simples coïncidences auxquelles il ne faut pas attacher d'importance.

Les symptômes de l'épilepsie chez les femmes enceintes ne diffèrent en rien
de ceux qu'on observe en dehors de la grossesse. Mais il est souvent difficile,
impossible même, d'établir le diagnostic différentiel de cette maladie avec
celui de l'éclampsie, d'autant plus que les attaques d'épilepsie sont souvent
suivies d'albuminurie. Nous reviendrons plus tard sur ce diagnostic (voy.
Éclampsie).

Nous avons dit qu'au point de vue du pronostic l'épilepsie est plus souvent
améliorée qu'aggravée par la grossesse. Mais les attaques d'épilepsie peuvent
être funestes pour le fœtus, soit qu'il y ait un avortement consécutif, soit que
l'enfant succombe sans être immédiatement expulsé. Cependant la mort de
l'enfant est ici bien moins fréquente que dans l'éclampsie.

Une remarque importante à faire, c'est que les femmes épileptiques ne paraissent pas être plus disposées à l'éclampsie que les autres (Cazeaux, Parry).

Il est rare que les attaques d'épilepsie surviennent au moment du travail ;
cependant le fait peut se produire, et quelquefois, pour modérer la violence
des accès, on est obligé d'administrer du chloroforme. C'est ce que fit Parry
dans un cas de ce genre ; mais l'anesthésie lui ayant paru suspendre en même
temps le travail, il hâta la terminaison de l'accouchement en dilatant le col
avec des ballons de Barnes.

Les attaques se montrent souvent avec une certaine intensité dans les heures
qui suivent l'accouchement et, dans plusieurs cas, on a observé de la manie.

Traitement. — Le traitement de l'épilepsie chez les femmes enceintes ne
présente rien de particulier. Mais il n'est pas sans intérêt de faire remarquer
combien est peu fondée l'opinion de ceux qui pensent que les bromures alcalins
administrés à la mère sont nuisibles pour le fœtus. Dans une thèse récente, le
docteur Béraud conclut de ses observations que la bromuration, même à
grandes doses, est non seulement sans danger pour le fœtus, mais qu'elle
est bienfaisante pour la mère. En effet, chez les femmes enceintes soumises
à ce traitement, l'épilepsie diminue d'intensité, et si on n'observe pas la
cessation complète des attaques, on n'a du moins jamais vu chez elles sur-

venir l'aggravation que la grossesse détermine parfois (voy. plus haut) chez les épileptiques qui ne sont pas traitées par le bromure de potassium ou de sodium.

§ 4. — Chorée.

Bibliographie. — G. Sée. Mém. Ac. de méd. 1850, t. XIV, p. 343.— Spiegelberg. Monatsschr. f. Geburt., 1858, p. 115 à 117. — Mosler. Virch. Archiv, Bd. XXIII, p. 149 à 166, 1862. — Goodell. American Journal of Obstet., vol. III, p. 140 à 149. — Simpson. Edinb. Med. Journal, t. 21, p. 1148-49. — Barnes. Obstetrical Transact., vol. X, 1869, p. 147. — J. Russell. Medical Times and Gazette, 8 janvier. 1870, p. 30.— Fehling. Archiv. f. Gyn. Bd. VI, 1874, p. 137.— American Journ. of Obst., vol. VIII, p. 168 (Soc. Obst. de Philadelphie, 6 août 1874). — Fasbender. Berlin. Klin. Wochenschr., 3 mai 1875, n° 18, p. 242. — Richardson. Boston med. and surg. Journ. 12 juillet 1877, p. 54. — Lyman. Bost. med. and surg. Journ. 5 avril 1877, p. 420. — Edgerly. Boston med. and. surgical Journ. 1878, 7 février p. 175. — Wade. Obst. Trans., t. XXII, 1880, p. 244 à 250. — Edge. Brit. med. Journ. 1880, 3 avril, p. 516. — Ahlfeld. Arch. f. Gyn. Bd. XVIII, p. 314 et 315, 1881. — Ploss. Ibid. p. 318. — P. Mundé. Amer. Journ. of Obst., vol. p. 187. 1882. — R. et F. Barnes. Obst. med. a. Surgery, vol. I, p. 377 à 382. 1884. — Benicke. Zeitschr. f. Gyn. and Geb., Bd. IX, p. 215. 1886.

Parmi les névroses qui peuvent se montrer pendant la grossesse, la chorée est relativement rare. En 1869, Barnes n'a pu en réunir que 56 cas, et, en 1873, Fehling en a rassemblé 68, y compris ceux de Barnes.

C'est surtout lorsqu'elle a existé dans l'enfance que la chorée survient pendant la gestation, ce qui a fait dire à Barnes que la grossesse est un témoin de la guérison de la chorée.

Les conditions dans lesquelles cette névrose prend habituellement naissance se retrouvent ici ; presque toujours, les malades sont rhumatisantes, présentent une affection cardiaque, ou ont eu la scarlatine. La chlorose qui accompagne si fréquemment la grossesse, favorise encore le développement de la chorée (G. Sée). Ce n'est qu'exceptionnellement qu'elle survient pendant les suites des couches. Quant à la cause occasionnelle de la chorée, c'est souvent une émotion morale vive, une frayeur, une préoccupation d'esprit ; elle paraît plus fréquente chez les femmes non mariées, qui sont attristées par leur état de grossesse et inquiètes sur l'avenir.

La chorée s'observe plus fréquemment chez les primipares : sur 45 femmes dont le nombre des grossesses avait été noté, Barnes a trouvé 28 primipares, et Fehling 33 sur 53. Elle apparaît ordinairement pendant la première moitié de la grossesse : Barnes a noté son existence dans les 5 premiers mois, 29 fois sur 40 cas où l'âge de la gestation avait été indiqué. Fehling, sur 55 cas, a signalé 39 fois son début pendant la première moitié de la gestation ; ce n'est que rarement qu'elle se montre tout à fait au commencement ou à la fin. Barnes n'en a relevé que trois observations au premier mois et deux au neuvième.

Les symptômes de la chorée gravidique ne diffèrent en rien de ceux de la chorée ordinaire. Elle se présente avec les mêmes formes, légères ou graves.

Dans ce dernier cas, des troubles cérébraux et intellectuels sérieux l'accompagnent parfois; elle se traduit par des crises violentes avec des rémissions. Le sommeil peut être aboli, et la moindre excitation amène une agitation excessive. Un examen vaginal suffit quelquefois (Fehling, Mosler) pour provoquer une exagération des mouvements convulsifs.

Au point de vue de sa marche, la chorée persiste le plus ordinairement jusqu'au moment du travail de la parturition, et l'influence de celui-ci est, en général, la suivante : les convulsions redoublent, surtout au moment des contractions utérines; elles sont quelquefois si violentes que plusieurs personnes ont peine à maintenir les malades. Spiegelberg, Goodell, dans leurs observations, ont même noté que l'agitation revenait, pour ainsi dire, par crises au moment des contractions, et disparaissait presque complètement dans leur intervalle.

La chorée se termine ordinairement par la guérison; elle cesse après l'accouchement ou bien continue encore quelque temps pendant les suites de couches et finit par disparaître; on l'a vue toutefois persister longtemps après la délivrance. On peut la voir reparaître quand la femme devient de nouveau enceinte, chez quelques malades elle s'est ainsi reproduite à 3 et 4 grossesses consécutives.

Mais la terminaison est loin d'être toujours aussi heureuse, car la mort peut survenir par le fait de la gravité de la chorée ou des complications qu'elle entraîne. Barnes donne une mortalité de 30 pour cent, 17 morts sur 56 femmes, et Fehling a noté 19 fois la mort sur 68 cas (28 pour cent); dans 5 cas elle fut causée par une lésion du cœur, et dans 10 par des affections cérébrales telles que la manie.

Le pronostic présente donc une certaine gravité pour la mère. Quant à l'accouchement lui-même, il peut avoir lieu à terme : 25 fois sur 56 cas (Barnes), et l'enfant naît presque toujours vivant; mais il peut aussi y avoir avortement ou accouchement prématuré spontané (20 fois, Barnes). Dans les cas suivis de mort, rapportés par Barnes, 4 fois la femme succomba sans être accouchée.

Traitement. — Le traitement de la chorée gravidique est très discutable, vu les effets variables produits par les mêmes agents dans différents cas. Souvent la chorée suit son cours malgré la médication employée et ne se termine qu'après la délivrance. Le bromure de potassium, la morphine ont donné quelques bons résultats. L'hydrate de chloral a fourni une guérison rapide à Russell. Les anesthésiques en inhalations, le chloroforme surtout, calment l'agitation des malades, mais non d'une façon permanente. La strychnine, préconisée par Trousseau, a réussi à Edgerly. L'arsenic a été donné avec succès par Benicke. Le sulfate de zinc aurait amené deux fois la guérison chez une femme soignée par Prall et qui fut choréique dans deux grossesses successives. Ajoutons la médication tonique, les préparations de fer, l'arséniate de soude, etc.

Tous ces moyens restant quelquefois infructueux et l'intensité de la chorée pouvant devenir telle qu'elle mette la vie en danger, la question de l'accouchement prématuré artificiel et de l'avortement provoqué doit être discutée.

Dans un cas grave de chorée, Ahlfeld provoqua un avortement à six mois, et la malade guérit. Spiegelberg, Schröder sont partisans de ce moyen dans les mêmes circonstances.

L'accouchement prématuré peut donc devenir la seule ressource dans les chorées graves, et alors que tout traitement médical a échoué. Il n'est cependant pas nécessairement suivi de succès et Goodell (de Philadelphie) a rapporté une observation où, malgré l'emploi de ce moyen, la chorée a continué et s'est terminée par la mort. Barnes recommande de ne provoquer l'accouchement que dans les cas graves, alors surtout qu'il y a des désordres cérébraux. Il faut, autant que possible, agir à une époque où l'enfant est viable et employer une méthode simple, telle que l'introduction dans l'utérus d'une bougie ou du dilatateur de Tarnier.

Dans un cas Wade, imitant la conduite de Copeman pour les vomissements incoercibles, a eu recours à la dilatation digitale du col de l'utérus et au décollement des membranes. Trois fois il introduisit deux doigts dans le col qu'il dilata largement : la guérison eut lieu et la grossesse continua son cours.

§ 5. — Troubles intellectuels, folie.

Bibliographie. — ESQUIROL. Des maladies mentales, t. I, p. 230 à 248. Paris, 1838. — MARCÉ. Traité de la folie des femmes enceintes, des nouvelles accouchées et des nourrices. Paris, 1858. — MONTGOMERY. Signs and Symptoms of Pregnancy. London, 1863, p. 36 et suiv. — TANNER. Signs and Diseases of Pregnancy. London, 1867, p. 304. — TUKE. Edinb. med. Journ., vol. XII, p. 1083 à 1101, 1867. — A. OLIVIER. Maladies chroniques d'origine puerpérale, *in* Arch. génér. de méd., janvier 1873. — LEGRAND DU SAULLE. Traité de méd. légale, p. 224 et 342. — RIPPING. Stuttgart, 1879. — MARIANO GARCIA-RIJO. Contribution à l'étude de la folie puerpérale. Th. de Paris, 1879. — MARTIN-SCHMIDT. Analysé *in* Archives de neurologie, n° 4, p. 604, 1880-81. — G. JOHNSTON. Comptes rendus de « Rotunda Hospital » *in* Dublin Journ. of med. Sc. V. 53, p. 177; V. 57, p. 192; V. 59, p. 157 ; V. 61, p. 284.

Il est assez fréquent d'observer chez les femmes enceintes des modifications du caractère et de l'intelligence, de véritables troubles mentaux qui peuvent ou rester légers et sans importance ou, au contraire, acquérir une gravité plus ou moins considérable. On pourrait, avec Marcé, en les considérant au point de vue de leur degré d'intensité, étudier successivement les altérations peu notables de l'intelligence, les désirs bizarres, les monomanies, enfin la véritable folie puerpérale.

Troubles intellectuels. — Nous avons déjà dit quelques mots des modifications intellectuelles qui surviennent parfois pendant le cours de la grossesse (T. I, p. 254), mais nous devons y revenir ici, car elles peuvent constituer un état pathologique réel et soulever d'intéressantes questions de médecine légale.

Les changements qui surviennent dans les facultés affectives ou intellectuelles chez certaines femmes enceintes ont été signalés par tous les auteurs. Nous nous bornerons à rappeler le fait cité par Cazeaux d'une primipare chez laquelle l'amour qu'elle éprouvait pour son mari avait fait place à une antipathie qu'elle avait beaucoup de peine à surmonter. Quelquefois ce sont des changements d'humeur, c'est une tristesse invincible survenant chez une femme habituellement gaie ; ainsi, Cazeaux rapporte encore l'observation d'une femme qui fut prise, pendant les six dernières semaines de sa grossesse, d'une mélancolie profonde qui disparut aussitôt après l'accouchement. D'autres fois enfin, ce sont des fantaisies bizarres, de véritables perversions du jugement ; il serait facile d'en rapporter de nombreux exemples.

Une question médico-légale importante peut surgir à ce propos. S'il est indéniable que la grossesse a une influence manifeste dans la production de troubles mentaux, la femme peut-elle devenir réellement inconsciente au point d'accomplir des actes dont elle ne serait pas responsable ? Legrand du Saulle estime qu'il faut se montrer très réservé dans l'appréciation des faits de ce genre. De la perversion de l'intelligence ou des sentiments affectifs à la folie véritable, il y a une distance assez grande, et l'on doit éviter de se prononcer avant d'avoir examiné soigneusement les antécédents, l'état réel des facultés intellectuelles, etc. Casper a rapporté un cas très instructif à cet égard : une dame de haut rang, enceinte, surprise en flagrant délit de vol, fut condamnée pour ce fait ; on avait pourtant invoqué en sa faveur l'état de grossesse dans lequel elle se trouvait, et il pouvait rester des doutes sur sa culpabilité quand, un peu plus tard, en dehors de toute grossesse, elle commit un autre vol, pour lequel elle subit une nouvelle condamnation.

Folie pendant la grossesse. — Si les troubles intellectuels sont souvent passagers et disparaissent avec la fin de la grossesse, ils peuvent être plus prononcés et aller jusqu'à la folie. Celle-ci peut se produire pendant la grossesse, les suites de couches et l'allaitement, mais c'est chez les nouvelles accouchées qu'elle est la plus fréquente. En effet, sur 317 cas de folie puerpérale, Marcé n'en a compté que 27 remontant à la grossesse ; Tuke, dont les observations ont été recueillies à l'asile royal d'Edimbourg, donne une proportion plus considérable : 28 sur 155. Martin-Schmidt, sur un total de 283 cas de folie puerpérale, a trouvé que la moyenne des faits imputables à la grossesse était de 17,6 %.

Parmi les causes les mieux établies, il faut citer au premier rang l'hérédité que Garcia Rijo a relevée dans un tiers des cas. La folie des femmes enceintes peut survenir depuis le début de la grossesse jusqu'à la fin ; mais c'est surtout entre le septième et le huitième mois qu'on l'observe. L'âge paraît aussi avoir une certaine influence, car c'est entre 30 et 35 ans que la folie des femmes enceintes survient le plus fréquemment. Une constitution nerveuse, des émotions morales, de vives contrariétés, des frayeurs, etc. y prédisposent. Les filles-mères y seraient plus sujettes que les femmes mariées. L'alcoolisme est aussi une cause de folie chez les femmes enceintes et lui imprime un caractère particulièrement pénible.

Les récidives sont fréquentes : Montgomery a vu une dame qui eut de la

manie dans le cours de huit grossesses successives ; chez une autre, la manie
se produisit trois fois à partir du moment de la conception et persista jusqu'à
l'apparition du travail.

Le début est rarement brusque. Il y a ordinairement des prodrômes, de la
céphalalgie, des modifications du caractère, etc., puis la folie éclate et elle
peut revêtir des formes différentes : manie, mélancolie, etc.

La mélancolie est la forme la plus fréquente pendant la grossesse ; la manie,
pendant les suites de couches. Les symptômes n'offrent rien de particulier,
ce sont les mêmes que ceux qui sont propres à ces affections mentales en
dehors de la gestation. Notons toutefois que Garcia Rijo a observé, dans quelques cas, de l'inégalité pupillaire avec ou sans idées ambitieuses, comme dans
les troubles congestifs de la paralysie générale.

La marche de la maladie est d'ordinaire assez lente. Si celle-ci peut guérir
immédiatement après l'accouchement, elle se prolonge fréquemment pendant
et après les suites de couches, et persiste un temps variable et indéterminé.
D'après Ripping, le temps moyen nécessaire à la guérison est de 9 mois
environ. Dans quelques cas cependant, la maladie a une courte durée, et
Marcé a vu une dame dont chaque commencement de grossesse était marqué
par une folie passagère. La guérison est fréquente, mais la folie peut aussi
aboutir à la démence et devenir incurable.

Le pronostic varie avec la forme : celui de la manie est le plus favorable,
62 guérisons pour 100, tandis que la mélancolie ne donnerait que 33 guérisons
pour 100 (Ripping). Le pronostic est encore subordonné à l'hérédité, car l'existence d'antécédents héréditaires rend la maladie plus grave et favorise les récidives. Pour toutes ces raisons, le médecin, interrogé sur l'avenir, devra se
tenir sur une grande réserve ; en cas de guérison, il devra prévenir qu'une
rechute est à craindre s'il survient de nouvelles grossesses.

Jusqu'ici, nous avons étudié l'influence de la grossesse sur la production de
l'aliénation mentale, mais il est une proposition inverse qu'il n'est pas sans
intérêt de discuter : Quelles sont les conséquences d'une grossesse lorsqu'elle
survient chez une femme précédemment aliénée ? « La grossesse, l'accouchement, l'allaitement, dit Esquirol, sont des moyens dont la nature s'est servie
quelquefois pour terminer la folie ; je crois ces terminaisons rares ». Marcé et
Morel pensent comme Esquirol. Presque toujours, en effet, sous l'influence de
la grossesse, l'aliénation mentale revêt une gravité extrême, soit par sa forme,
soit par sa durée. On ne saurait donc trop s'élever contre l'opinion de ceux
qui conseillent une grossesse aux femmes aliénées.

Le traitement de la folie de la grossesse doit être essentiellement reconsti-
tuant. Le bromure de potassium, les narcotiques serviront à calmer l'agitation
des malades, auxquelles on prescrira aussi des distractions, un exercice modéré
en plein air. Ces femmes, ainsi que les aliénées devenues enceintes, pouvant
être prises d'impulsions subites au crime, seront attentivement et étroitement
surveillées. On ne devra pas les perdre de vue un seul instant.

Délire pendant l'accouchement. — Nous avons déjà dit (T. I, p. 689)
que le travail de l'accouchement pouvait influencer l'intelligence d'une façon

passagère et sans gravité. Montgomery dit avoir vu des femmes qui déliraient complètement au moment où la tête franchissait l'orifice utérin. Cazeaux rapporte le fait d'une jeune femme qui, après des douleurs atroces, cessa tout à coup de se plaindre, prit un air souriant et se mit à chanter à pleine voix le grand air de Lucie de Lamermoor; l'accouchement fut terminé par une application de forceps et le délire disparut. Tarnier a vu, à l'hôpital des Cliniques, une femme prise tout à coup, vers la fin du travail, d'une hallucination complète; elle voyait se dresser près de son lit un fantôme qui venait l'injurier et qu'elle s'efforçait de chasser; le délire dura à peine deux minutes; immédiatement après, l'intelligence était parfaitement saine.

Y a-t-il là une véritable folie produite par une perversion fugitive de l'intelligence et pouvant, comme l'admet Marcé, faire commettre aux femmes des actes criminels inconscients ? Cet auteur cite entre autres faits celui d'une femme en travail qui s'ouvrit le ventre pour se délivrer. Nous devons dire toutefois que les médecins légistes, et en particulier Tardieu, Legrand du Saulle, sans nier aucunement les troubles psychiques, font d'expresses réserves à propos des crimes, des infanticides commis par certaines femmes pendant ou immédiatement après l'accouchement. Ils n'admettent guère un délire instantané qui ne durerait que pendant le temps du crime et disparaîtrait ensuite. Aussi, quand de pareils actes se produisent, les femmes doivent-elles être examinées avec le plus grand soin. Tardieu pense qu'il faut en rechercher la cause ailleurs que dans l'influence exclusive du travail lui-même; il s'agit souvent ou d'un crime véritable et conscient, ou de folie hystérique, de mélancolie avec hallucinations, etc.

Quoi qu'il en soit, cette folie transitoire qui survient ainsi pendant l'accouchement est, sans nul doute, causée par un excès de douleur. Malgré sa gravité apparente, ce délire n'a pas en général de suites sérieuses, si l'on a soin de prévenir, par une surveillance attentive, les actes fâcheux auxquels les malades pourraient être entraînées; il cède spontanément, et bien rarement il se transforme en manie de longue durée. Le rôle du médecin est facile à tracer : dans les cas ordinaires, on laisse faire la nature; si le travail se prolonge, on termine l'accouchement par une application de forceps. Plus tard, les antispasmodiques et une sage expectation viendront à bout d'un accident qui, par lui-même, n'offre rien de grave.

Manie puerpérale. — Nous ne terminerons pas ce sujet sans dire quelques mots de la folie des nouvelles accouchées et des nourrices qu'on décrit habituellement sous le nom de *manie puerpérale*. Parmi les causes qui prédisposent à cette maladie, il faut citer l'hérédité, les grossesses nombreuses, l'âge avancé des femmes en couches, les accès antérieurs de folie, l'éclampsie et le rétablissement de la menstruation ou *retour de couches*.

Le plus habituellement cette folie se développe soit pendant les premiers jours qui suivent l'accouchement, soit à l'époque du retour de couches. Le début de la maladie est quelquefois subit; mais souvent il est précédé par une accélération du pouls, de la chaleur à la peau, de la sécheresse de la langue, de la soif et par tout l'appareil symptomatique des pyrexies. Les différentes formes de l'aliénation mentale sont loin d'être ici également fréquentes ; au premier rang il faut placer la manie, puis la mélancolie et la folie partielle. La manie des nouvelles accouchées peut se terminer par la guérison, l'incurabilité et dans quelques cas rares par la mort. De toutes les terminaisons la plus fréquente est la guérison qui représente environ les deux tiers du nombre total des malades. On cite des observations où cette terminaison heureuse s'est opérée en moins de trois jours ; le plus souvent elle survient dans le premier mois qui suit le début de la maladie, d'autres fois dans les six premiers mois seulement ; enfin elle peut se faire attendre un an, deux ans et plus. Le pronostic est plus favorable dans la monomanie et la mélancolie que dans la manie.

Un grand nombre de médicaments ont été vantés contre la folie puerpérale : les bains tièdes, quelques purgatifs et les narcotiques, tels sont les moyens les plus efficaces même au début de la maladie. Avant tout, on devra surveiller les malades, sans les perdre de vue un seul instant ; leurs enfants seront éloignés (Marcé).

§ 6. — Paralysies.

Bibliographie. — MENTÈRE. Arch. méd. 1828, première série, t. XVI. — IMBERT-GOUBEYRE. Des paralysies puerpérales, Mém. Ac. de méd. 1861, t. XXV, 1 à 76. — JACCOUD. Des paraplégies. Paris, 1864. — MARINGE. Des paralysies puerpérales. Th. Paris, 1867. — BIANCHI. Th. Paris, 1867. — TANNER. Signs and Dis. of Pregnancy. London, 1867. — CHARPENTIER. Contribution à l'étude des paralysies puerpérales. Paris, 1872. — BIRKEROD (Obs. comm. par Lange), Hospit. Tidende, 2 R. II, 38, 1875. — DARCY. De l'hémiplégie puerpérale. Th. Paris, 1877. — F. CHURCHILL. Traité pratique des maladies des femmes (trad. Leblond), 1881. — BENICKE. Zeitschrift für Gyn. und Geb. Bd. I, p. 28-33.

Les femmes enceintes n'échappent à aucune des causes qui peuvent produire la paralysie dans les conditions ordinaires ; elles y sont même plus prédisposées que les autres femmes de leur âge. C'est là un fait qui a été mis hors de doute par les recherches de Churchill et d'Imbert-Goubeyre.

Ces paralysies peuvent survenir pendant la grossesse, ou bien elles existaient déjà antérieurement ; elles peuvent aussi n'apparaître que pendant le travail ou même après l'accouchement. Celles qui appartiennent à l'accouchement et aux suites de couches sont les plus fréquentes. Nous ne nous occuperons que de celles qui existent pendant la gestation et le travail.

Sur 34 observations de paralysie puerpérale rassemblées par Churchill et empruntées à divers auteurs ou recueillies par lui, il y en a 22 qui se rapportent à la grossesse. Ces 22 faits comprennent 12 hémiplégies, 1 paraplégie, 4 paralysies faciales, 2 amauroses et 3 surdités. La proportion des hémiplégies est donc la plus considérable. C'est ce qui ressort également des chiffres donnés par Charpentier qui a réuni 149 faits de paralysies de la grossesse et des suites de couches. Dans ce nombre il y a 57 hémiplégies dont 19 pendant la grossesse, et 25 paraplégies dont 5 gravidiques.

Quand on analyse toutes ces observations, on voit que la paralysie peut survenir à toutes les époques de la grossesse ; cependant, c'est surtout dans les derniers mois que les femmes sont le plus exposées à cet accident.

Il est souvent difficile de faire la part exacte de l'influence que la grossesse exerce sur la production de la paralysie. En exposant brièvement l'état de la science, nous n'avons en vue que les paralysies gravidiques; aussi nous tâcherons de ne pas nous laisser entraîner dans le domaine général de la pathologie interne.

Les causes de ces paralysies sont multiples. Notons d'abord l'apoplexie cérébrale; Menière a pu réunir plusieurs observations de ce genre, et, plus tard, P. Dubois, étudiant cette question dans une leçon clinique, concluait que de nombreux exemples d'apoplexie cérébrale prouvent qu'il y a quelque rapport entre cet accident et le gravidisme (Tarnier, *in* Cazeaux). Cette apoplexie cérébrale n'est pas très rare chez les femmes enceintes, quelle que soit la cause qu'on admette pour expliquer sa production : qu'on invoque avec Menière la pléthore et l'hypertrophie du cœur, ou qu'on incrimine l'albuminurie comme le veut Imbert-Goubeyre.

Pour Churchill et Imbert-Goubeyre, l'albuminurie seule ou l'albuminurie accompagnée d'éclampsie seraient à peu près les seules causes qui déterminent les paralysies puerpérales : suivant eux, l'amaurose, la surdité, l'hémiplégie, ne reconnaîtraient presque jamais d'autre cause. Ils admettent qu'il s'agit dans ces cas de paralysies urémiques. Nous aurons à revenir à propos de l'éclampsie sur ces différentes théories et sur la pathogénie encore obscure des manifestations diverses de cette maladie : nous nous bornons donc à signaler ici l'existence possible des paralysies liées à l'albuminurie et à l'éclampsie, sans autre discussion.

Après l'hémorrhagie cérébrale et l'albuminurie, il faut ranger au nombre des causes des paralysies survenant pendant la grossesse, l'anémie, l'hystérie, une action réflexe dont le point de départ serait dans l'utérus et retentirait sur la moelle, le rhumatisme, les affections du cœur et les troubles gravido-cardiaques, etc. Nous reviendrons sur cette étiologie en étudiant les différentes formes de paralysie.

Les causes des paralysies puerpérales sont donc diverses et nombreuses, leur mode de terminaison varie également ; le pronostic et le traitement devront par conséquent être modifiés suivant les cas. Dans la médication à instituer, on suivra les règles ordinaires de la pathologie.

1º *Amaurose.* — Les troubles de la vue sont fréquents dans l'albuminurie. Ils varient en intensité, depuis l'amblyopie la plus légère jusqu'à la cécité la plus complète. Ce symptôme se rencontre ordinairement sur les deux yeux; deux fois pourtant Imbert-Goubeyre l'a vu porter sur un seul œil. Ordinairement fugace et temporaire, l'amaurose peut devenir quelquefois permanente et incurable. Elle peut être le symptôme initial qui attire l'attention du médecin sur la possibilité d'une albuminurie ; elle a une valeur prodromique de la plus haute importance dans le diagnostic de l'éclampsie. Elle peut survenir avant, pendant et après l'accouchement, et se reproduire dans plusieurs grossesses successives. Quand on examine les yeux avec l'ophthalmoscope, tantôt la rétine paraît saine, tantôt on y remarque des altérations, ou quelque épanchement sanguin ; c'est là un renseignement dont on tiendra compte dans le pronostic à établir.

2º *Surdité*. — La surdité puerpérale est plus rare que l'amaurose ; comme celle-ci, elle est liée à l'albuminurie. Cette surdité est habituellement incomplète ; elle est presque toujours précédée de bourdonnements d'oreilles. Comme l'amaurose, elle peut être intermittente, permanente, périodique, uni ou bilatérale, se convertir en exaltation du sens de l'ouïe, se combiner avec d'autres symptômes albuminuriques ou exister seule, quoiqu'elle accompagne de préférence l'amaurose. Nous verrons plus loin (voy. Eclampsie) que les bourdonnements d'oreilles et la surdité précèdent et annoncent souvent l'attaque d'éclampsie.

3º *Paralysies faciales*. — A côté de l'amaurose et de la surdité, on peut placer la paralysie de la troisième et de la septième paire, mais elle est beaucoup plus rare.

4º *Hémiplégie*. — Nous avons dit que l'hémiplégie est fréquente pendant la grossesse. Imbert-Goubeyre en a réuni un grand nombre d'exemples dans son mémoire. Quelquefois, elle est produite par une apoplexie cérébrale ; d'autres fois, l'autopsie n'a montré aucune lésion des centres nerveux, et dans de nombreux exemples la guérison rapide et définitive des malades semble indiquer qu'il n'y avait aucune lésion grave du cerveau ou de la moelle épinière. L'albuminurie seule et souvent l'éclampsie ont été observées avec l'hémiplégie ; aussi Imbert-Goubeyre n'hésite-t-il pas, comme nous l'avons vu, à faire de l'urémie la cause ordinaire de cette paralysie.

L'hémiplégie peut dépendre quelquefois aussi de l'anémie. C'est à cette cause que se rattache l'observation suivante de Tarnier : Une jeune dame présenta dans les premiers mois de sa grossesse une hémiplégie incomplète qui fut caractérisée seulement par de la faiblesse et de l'engourdissement. Les accidents furent d'ailleurs de courte durée, et bientôt la guérison fut complète. En l'absence de toute autre cause appréciable, cette hémiplégie parut liée à un état chlorotique bien accusé.

Chez les hystériques les paralysies ne sont pas rares. Quand chez une femme enceinte on observera quelques phénomènes propres à l'hystérie, il sera rationnel de rattacher la paralysie à la névrose préexistante.

L'hémiplégie peut se montrer dans plusieurs grossesses successives. Lever cite le cas d'une femme qui devint quatre fois hémiplégique dès le début de la gestation : elle guérissait aussitôt après l'accouchement.

Nous ne voulons point insister sur la marche, la durée, la terminaison de l'hémiplégie qui peut survenir pendant la grossesse, car tout dépend de la cause qui lui a donné naissance. Tantôt débutant brusquement, comme dans les cas de lésion organique, tantôt s'établissant lentement, graduellement et accompagnée de prodrômes tels que de la céphalalgie, des vertiges, des troubles de la vue comme dans l'albuminurie, l'hémiplégie peut être légère, fugitive, ou au contraire permanente, guérir avec l'accouchement, ou un peu après, ou rester incurable. Cependant d'une façon générale, le pronostic est plutôt favorable, ce qui tient évidemment à ce que parmi les causes qui lui donnent naissance les lésions organiques graves sont heureusement les plus rares. C'est ce qui ressort en particulier des statistiques de Churchill, Darcy, Charpentier. Ce que nous avons dit plus haut à propos du pronostic et du traitement des paralysies en général nous dispense d'y revenir ici.

5° *Paraplégies.* — Moins fréquentes que l'hémiplégie, sans être cependant très rares, les paraplégies observées pendant la grossesse se produisent sous l'influence de causes multiples; parmi elles nous retrouvons celles que nous avons énumérées plus haut, les lésions organiques, l'albuminurie, etc. C'est surtout à propos de ces paralysies qu'on a souvent invoqué l'action réflexe; leur point de départ serait, d'après Romberg, dans une excitation ou un état morbide des organes génitaux. Pour Jaccoud, elles surviendraient par épuisement du système nerveux.

La paraplégie peut encore être produite par une pression mécanique de la tête du fœtus sur les nerfs de l'excavation. Cette cause doit être très rare pendant la grossesse; elle a été plus souvent invoquée pendant le travail et après l'accouchement, surtout quand ce dernier avait été laborieux ou accompagné d'hémorrhagie; une intervention obstétricale, une application de forceps peut encore produire la paralysie d'un ou des deux membres inférieurs. Ce sont là de véritables paralysies traumatiques qui ont été bien étudiées par Bianchi, Lefèvre, etc. Nous n'y insisterons pas ici.

Enfin les causes de la paraplégie peuvent être multiples, l'observation suivante en est un exemple : Une jeune dame, primipare, présentant un œdème généralisé, eut un accouchement laborieux qui ne put être terminé que par une application de forceps. Le périnée fut largement déchiré et une hémorrhagie extrêmement abondante survint pendant la délivrance. Les suites de couches furent entravées par une phlegmatia alba dolens double, par un épanchement pleurétique et par une ascite. Tarnier, qui soigna cette malade avec le D\u02b3 Siredey, s'assura à plusieurs reprises que les urines n'étaient pas albumineuses. Pendant la convalescence, on s'aperçut en levant la malade qu'elle était paraplégique. Ce ne fut qu'au bout de plusieurs mois que la marche devint possible à l'aide d'une canne. Puis, tout à coup, la paraplégie redevint complète : cette aggravation coïncidait avec le début d'une nouvelle grossesse. La paralysie persista pendant toute la durée de la gestation et pendant plusieurs mois après l'accouchement sans amélioration; elle disparut enfin sous l'influence de la strychnine et de l'électricité, et la guérison est depuis longtemps complète. Dans cette observation, on est en droit de rapporter le début de la paralysie soit à la compression exercée par la tête du fœtus pendant le premier accouchement, soit à l'hémorrhagie qui compliqua la délivrance, et l'on peut expliquer par l'action réflexe la recrudescence des accidents pendant une deuxième grossesse.

Nous ne voulons point nous arrêter à décrire les symptômes bien connus des paraplégies. Disons seulement que le mode de début varie suivant la cause, que la motilité peut être atteinte plus ou moins profondément, que les troubles de la sensibilité sont aussi très variés : ainsi, tantôt il existera de l'analgésie, tantôt il y aura des crampes, des fourmillements dans les membres paralysés, tantôt on observera de l'anesthésie douloureuse comme dans les cas de myélite. Les fonctions de la vessie et du rectum seront intéressées à des degrés très divers. La sensibilité des parois abdominales pourra être abolie ; la mère ne sentira plus alors les mouvements du fœtus.

Au moment du travail, chez les paraplégiques, il y a ordinairement peu de perception des douleurs de l'accouchement ; celui-ci peut même se faire sans que la femme en ait connaissance : Scanzoni, Chaussier, Maringe en ont rapporté des exemples. Farre a signalé l'observation d'une femme paralytique qui accoucha sans en avoir conscience; on trouva plus tard l'enfant mort dans son lit. Dans un cas rapporté par Benicke, une femme devenue paraplégique dès le début de sa dixième grossesse, accoucha à terme tout d'un coup, sans ressentir la moindre douleur, et sans s'en apercevoir : ce furent les cris de l'enfant qui l'avertirent de son accouchement. Dans tous ces cas, la contraction utérine avait donc été normale. Après l'accouchement l'utérus revient sur lui-même, et il n'y a ordinairement pas d'hémorrhagie.

On a cherché à expliquer ces faits de différentes façons. Le centre des mouvements de l'utérus dans la moelle ne serait pas lésé : telle est la raison donnée par Lange à propos d'une observation de Birkerod relativement à une femme enceinte, atteinte de fracture de la colonne vertébrale au niveau de la 5e ou 6e vertèbre dorsale, et qui, devenue paraplégique, accoucha sans en avoir conscience. Lange admet que, dans ce cas comme dans ceux de Chaussier et de Maringe, la lésion siégeait au-dessus du centre spinal des réflexes utérins. Goltz a formulé une autre hypothèse à la suite de ses expériences avec Frensberg : c'est sur toute la hauteur de la moelle dorsale qu'il place le centre des réflexes utérins.

Le pronostic de ces paraplégies doit évidemment varier beaucoup, suivant la cause qui les a déterminées. Celles qui sont d'ordre réflexe guérissent habituellement au bout d'un temps plus ou moins long après l'accouchement. Lorsqu'il s'agit d'une paraplégie due à une lésion organique des centres nerveux, il y a ordinairement une aggravation produite par la grossesse et le travail, ainsi que l'ont remarqué Benicke, Siebold, Hecker. La mort survient souvent dans ces cas peu de temps après la délivrance.

Le pronostic de l'accouchement lui-même mérite quelque considération. La façon inopinée et soudaine dont peut se faire l'expulsion du fœtus en l'absence de toute sensation perçue par la mère, les expose tous deux à des dangers qu'on s'efforcera de prévenir en surveillant avec grand soin les femmes paraplégiques à la fin de leur grossesse.

§ 7. — Eblouissements, vertiges, lipothymies, syncopes.

Ces différents états reconnaissent des causes diverses. Le plus souvent ils paraissent dépendre d'une grande susceptibilité nerveuse créée par la grossesse et exaltée par la chlorose. Quelquefois aussi les vertiges et les éblouissements accompagnent l'albuminurie et précèdent l'éclampsie ; il est probable qu'ils sont alors liés à l'urémie (voyez *Albuminurie, Urémie, Éclampsie).*

La lipothymie et la syncope (voyez T. I, p. 254) sont encore plus fréquentes que les vertiges et les éblouissements. Certaines femmes, surtout lorsqu'elles sont délicates et nerveuses, tombent en syncope sous l'influence de la cause la plus légère : mauvaise digestion, corset trop serré, émotion morale, odeur désagréable, etc. Tantôt la syncope est brusque, tantôt elle est précédée de baillements. « Bientôt, dit Cazeaux, les extrémités se refroidissent, la face pâlit et se couvre d'une sueur froide; les fonctions des sens et les facultés intellectuelles sont presque complètement abolies, le pouls et la respiration presque nuls. »

La syncope est en général de courte durée, et malgré l'état effrayant en apparence dans lequel elle plonge les malades et qui alarme vivement les familles, le pronostic est très bénin. Le traitement est des plus simples; voici en quoi il consiste : placer les femmes dans la position horizontale avec la tête basse ; desserrer les vêtements ; projeter au visage quelques gouttes d'eau froide ou vinaigrée, etc. Comme moyen de prévenir le retour de la syncope, on pourra con-eiller soit une infusion aromatique et stimulante, soit un peu d'eau-de-vie ou de liqueur alcoolique dont le choix sera déterminé par le goût des malades.

§ 8. — Névralgies et crampes douloureuses.

On observe souvent pendant la grossesse différentes formes de céphalalgie et des migraines opiniâtres. D'autres névralgies, dont le siège est très variable, peuvent aussi se manifester avec leurs symptômes ordinaires ; elles sont justiciables de la thérapeutique habituellement usitée en pareils cas.

L'odontalgie est l'une des névralgies qui affectent le plus fréquemment les femmes enceintes, mais nous l'avons précédemment décrite (voyez T. II, p. 50); nous n'avons donc pas à y revenir.

Chez les femmes enceintes, la sensibilité de la peau est quelquefois augmentée au point que le contact le plus léger devient douloureux; d'autres fois ce sont des chaleurs violentes qui se font sentir aux pieds et aux mains, ou bien encore une sensation de froid que rien ne peut dissiper (Jacquemier).

Un grand nombre de femmes enceintes se plaignent de douleurs abdominales, inguinales et lombaires. C'est particulièrement dans les derniers temps de la gestation que se manifestent ces douleurs qui sont presque toujours avivées par la contraction des muscles de l'abdomen, par la moindre pression, par les mouvements du fœtus, lorsque ceux-ci sont assez énergiques pour heurter et soulever la paroi abdominale.

On a attribué ces douleurs au tiraillement des ligaments larges ou des ligaments ronds, à la compression des nerfs lombaires, à la distension de l'utérus, à l'engorgement et à la dilatation des vaisseaux utéro-pelviens. Tarnier, dans les notes qu'il a ajoutées au traité d'accouchement de Cazeaux, a particulièrement appelé l'attention sur l'étude de ces douleurs qui, d'après lui, dépendent très souvent d'une névralgie des rameaux cutanés émanés des branches collatérales du plexus lombaire. Pour s'en convaincre, il suffit d'explorer attentivement la peau de ces régions, soit en la frottant rudement avec l'extrémité de l'ongle, d'un crayon ou d'une petite tige rigide quelconque, soit en la soulevant en forme de pli que l'on serre graduellement entre les doigts; on exercera aussi une pression sur le pourtour de la crête iliaque, en suivant le trajet de la branche abdomino-génitale supérieure. Toutes ces manœuvres qui ne portent que sur la peau, sans atteindre les viscères plus profondément situés, sont très douloureuses en cas de névralgie cutanée.

Quand on se borne, au contraire, à interroger les malades ou à palper le ventre en le déprimant avec les mains, on risque fort d'être mal renseigné, parce que l'on comprime du même coup la peau et les viscères sous-jacents, et l'on est exposé à croire à une douleur viscérale profonde, alors que la peau seule est atteinte. C'est une erreur qui est commise chaque jour, et que l'on évitera si l'on veut se donner la peine de faire l'exploration que nous avons indiquée et que nous ne saurions trop recommander.

Les zônes principales où siège cette névralgie sont les points lombaires, iliaques, hypogastriques et inguinaux ; mais la douleur peut exister sur une partie quelconque de la peau des parois de l'abdomen et occuper une place plus ou moins étendue ; tantôt limitée à un point circonscrit, elle envahit quelquefois toute une moitié de la paroi abdominale ; il est rare qu'on l'observe des deux côtés en même temps au même degré d'intensité.

Les narcotiques appliqués localement constituent le traitement par excellence de ces douleurs névralgiques. Tarnier a presque toujours réussi avec de très petits vésicatoires qu'on saupoudrait ensuite avec du chlorhydrate de morphine. Les injections sous-cutanées d'une solution de ce sel sont aussi parfaitement indiquées ; il n'en résulte aucun inconvénient pour la marche de la grossesse, ni pour la mère, ni pour l'enfant. Depuis quelques années nous avons retiré de très grands avantages de l'ignipuncture superficielle pratiquée sur la peau avec un thermo-cautère.

Ce que nous venons d'écrire s'applique spécialement aux névralgies abdominales des femmes enceintes, mais nous ne quitterons pas ce sujet sans dire que cette névralgie cutanée est aussi extrêmement fréquente chez les nouvelles accouchées. Au lieu d'être alors l'élément pathologique principal, elle est presque toujours symptomatique d'une lésion des organes contenus dans le bassin. Son étude n'en est pas moins fort importante, car on apprécie d'ordinaire le degré d'une inflammation par l'acuité des douleurs qu'elle provoque. Dans ces cas, si l'on soulève la peau avec précaution entre deux doigts, et si on serre le pli cutané ainsi formé, on trouve souvent que la douleur siège en partie dans la peau, et non dans l'utérus ou ses annexes. Le médecin sera ainsi mieux renseigné, car une métro-ovarite légère peut être accompagnée par une névralgie cutanée violente, plus effrayante que grave.

La névralgie lombo-abdominale symptomatique d'une métro-ovarite ou d'une métro-péritonite nous aide aussi à comprendre certains faits qui, sans elle, seraient inexplicables. Supposons une nouvelle accouchée atteinte de métrite ; on palpe l'utérus, et, en déprimant les parois de l'abdomen, on constate à plusieurs reprises et avec soin que la douleur se fait sentir au niveau du fond de l'organe. Dans ce cas, la médication consiste souvent en une application de sangsues posées directement sur le point douloureux et, disons-le, cette application est presque toujours suivie de soulagement. Pareil résultat n'est-il pas surprenant? Comment imaginer qu'une émission sanguine pratiquée sur la peau de l'abdomen, au voisinage de l'ombilic, puisse retentir directement sur le fond de l'utérus, alors que le péritoine empêche toute communication vasculaire entre ces deux parties? Nous nous inclinons devant les faits, mais selon nous, les piqûres de sangsues, quand elles soulagent, s'adressent à la névralgie cutanée symptomatique de la métrite, sans avoir aucune influence sur l'engorgement vasculaire de l'utérus. On obtiendrait le même résultat à l'aide d'un vésicatoire pansé avec un sel de morphine. Tarnier a recueilli plusieurs observations qui viennent à l'appui de ce que nous venons de dire sur le rôle de la névralgie abdominale pendant la grossesse et les maladies des nouvelles accouchées.

Crampes douloureuses.— Il arrive parfois que les femmes ressentent, vers le terme de la grossesse, des fourmillements, des engourdissements et des crampes douloureuses dans les cuisses et les jambes. Ces crampes (voyez tome I, page 689), ordinairement limitées à un seul membre inférieur, peuvent tenir à la compression exercée par la tête du fœtus sur les nerfs lombaires et sacrés, ainsi que cela s'observe fréquemment pendant le travail de l'accouchement. Mais elles se produisent aussi chez les femmes enceintes pendant le repos, la nuit, dans la station horizontale ; dans ce cas, on les a considérées comme réflexes d'une irritation viscérale, partie de l'intestin ou de l'utérus.

Quoi qu'il en soit, le meilleur moyen de prévenir le retour de ces crampes est d'entretenir la liberté du ventre, de calmer l'irritabilité de l'utérus par les bains, les opiacés, etc. Mais au moment où surviennent les crampes douloureuses, que peut-on faire pour soulager les malades? On massera les muscles contracturés; on pratiquera sur eux des frictions vigoureuses; on étendra fortement la jambe, le pied et les orteils, si la crampe siège dans les muscles fléchisseurs ; on les fléchira au contraire, si ce sont les muscles extenseurs qui sont contracturés. Ces manœuvres réussissent assez souvent et quelques femmes arrivent instinctivement au même but, en marchant vivement dès que la crampe apparaît.

CHAPITRE X

MALADIES DE LA PEAU

Bibliographie. — JEANNIN. Gaz. hebdomadaire, 1868, p. 738 à 740. — HARDY. Leçons sur les maladies de la peau. Paris, 1868. — CAZEAUX et TARNIER, 8ᵉ édition, p. 510. — HEBRA. Wien. med. Wochensch., 1872, n° 48. — L. DUNCAN BULKLEY. Americ. Journ. of Obstet., t. VI, p. 580, 1874. (Bibliographie.) — SLOCUM. New-York Med. Record, 1875. — CURTIS SMITH. Americ. Journ. of Obstet., t. IX, p. 633-635, 1876. — LIVEING. The Lancet, 1878, t. I, p. 783. — VRAIN. Th. de Paris, 1878. — MC LANE. Am. Journ. of Obst., t. XI, p. 792, 1878. — OSWALD. A peculiar skin eruption occurring during pregnancy, The Lancet, June 10, 1882, p. 951. — HEBRA et KAPOSI. Trad. de Besnier et Doyen. Paris, 1881. vol. II, p. 49. — DUHRING. Traduct. de Barthélemy et Colson. Paris, 1883. — L. A. DUHRING. The med. News, 19 july et 22 novemb. 1884. — WARDWELL. Americ. Journ. of Med. Sciences. Vol. LXXXVII, p. 349, 1884. — HOFMEIER. Centralb. f. Gyn., 1884, p. 492. — KALTENBACH. Centralb. f. Gyn., 1884, p. 689. — RUNGE. Centralb. f. Gyn., 1884, p. 761. — GUSSEROW. Arch. f. Gyn. Bd. XXV., H. 2. — L. A. DUHRING. Americ. Journ. of medic. Sciences, octobre 1884. — STRATZ. Centralb. f. Gyn. 1885, p. 216. — P. DUCHEIN. De l'Erysipèle pendant la grossesse. Th. de Bordeaux, 1885.

Les maladies de la peau chez la femme enceinte sont multiples et variées. On rencontre pendant la grossesse *toutes* les dermatoses qui peuvent atteindre la femme en dehors de la gestation, mais les éruptions cutanées, quelles qu'elles soient, sont plus accentuées, plus intenses et plus tenaces que dans les conditions habituelles.

Le fait clinique capital, dominant, est donc l'exagération des symptômes de toute dermatose sous l'influence de la gestation. Pendant la grossesse, la peau se défend mal et devient un milieu favorable, un terrain de prédilection où se développent les parasites cutanés et où se font sentir les influences diathésiques. Dans certains cas même, c'est la grossesse qui semble, au point de vue pathogénique, être la cause principale de la maladie cutanée.

Dans un premier groupe, nous passerons rapidement en revue les affections cutanées coexistant avec la grossesse.

Un second groupe comprendra les troubles trophiques de la peau: poils, pigment, etc.

Le troisième groupe sera réservé aux affections que jusqu'ici on considère comme spéciales à la grossesse.

ARTICLE PREMIER

AFFECTIONS CUTANÉES COEXISTANT AVEC LA GROSSESSE

Dans le groupe des maladies cutanées coexistant avec la grossesse, nous rangerons : 1° les affections de nature parasitaire; 2° les dermatoses de cause infectieuse; 3° les dermatoses de cause diathésique.

§ 1. — Affections cutanées de nature parasitaire.

Le nombre des maladies parasitaires de la peau va chaque jour s'accroissant grâce aux progrès de la science, mais il en est peu qui offrent un réel intérêt au point de vue de la grossesse; nous dirons cependant quelques mots de la gale, de la phthiriase et du pityriasis versicolor.

Gale et phthiriase.— Les lésions dues à la présence des parasites semblent s'accentuer pendant la grossesse. La gale, notamment, se développe rapidement chez les femmes enceintes et chez les nourrices dont les seins sont toujours largement atteints. Dans ces conditions, la gale devient très vite pustuleuse, en outre, elle est ainsi que la phthiriase et les affections prurigineuses en général, suivie d'une pigmentation beaucoup plus marquée et plus étendue chez la femme enceinte qu'en dehors de la grossesse. Consécutivement à la gale et longtemps après sa guérison, il peut persister chez la femme grosse ou nourrice un eczéma symétrique des seins, lequel permet presque toujours de faire, ainsi que Hardy l'a démontré, le diagnostic rétrospectif. L'application de caoutchouc rendra de grands services contre cet eczéma, parfois très rebelle.

Pityriasis versicolor.— Le pityriasis versicolor encore appelé aujourd'hui *crasse parasitaire* et jadis *taches hépatiques, chloasma des femmes enceintes,* se présente sous la forme de taches qui ressemblent aux éphélides (voy. plus loin), mais dans le pityriasis les taches sont légèrement saillantes au-dessus du niveau de la peau restée saine, et l'épiderme s'enlève sous forme de petites squames, soit spontanément, soit à l'aide du grattage et notamment par un coup d'ongle ainsi que l'a montré Besnier. Elles sont accompagnées constamment chez la femme grosse de démangeaisons qui sont d'ailleurs peu vives. Les caractères que nous venons d'indiquer suffisent pour faire distinguer le pityriasis versicolor des éphélides dans lesquelles on ne trouve ni saillie, ni desquamation, ni prurit. Le pityriasis étant une maladie parasitaire, le microscope devient un nouveau moyen de diagnostic en montrant dans les squames de nombreuses spores disposées en grappes au milieu des tubes de mycelium.

Ce qui démoutre l'influence de la grossesse sur le pityriasis versicolor, c'est qu'il diminue ordinairement après l'accouchement, ou qu'il disparaît plus facilement que pendant la gestation. Cependant, dans quelques cas, on le voit persister et même opposer une très grande résistance aux moyens thérapeutiques (Hardy). Cette ténacité ou cette recrudescence sont dues à ce que une plaque de microsporon furfur restée intacte s'est remise à végéter.

Le traitement est simple : les eaux sulfureuses sous forme de lotions et de douches, les pommades soufrées suffisent le plus souvent. On réussit également, si la tache est très limitée, avec un badigeonnage à la teinture d'iode, et si elle est très étendue, en faisant des lotions avec une solution chaude de sublimé corrosif :

      Sublimé corrosif......................   50 centigrammes.
      Alcool................................   10 grammes.
      Eau distillée.........................   150   —

et surtout avec 2 ou 3 frictions au savon noir. Ce dernier procédé constitue le moyen curatif par excellence pour la plupart des cas de pityriasis.

§ 2. — Dermatoses de cause infectieuse.

Les maladies infectieuses qui ont une localisation cutanée ont déjà été étudiées (voy. rougeole, variole, scarlatine, syphilis et même tuberculose). A propos de cette dernière, rappelons un cas de lupus du nez observé par Barthélemy et Budin. Les tubercules lupeux s'étaient prodigieusement développés pendant la grossesse; ils avaient leurs caractères de mollesse, de transparence, de coloration jaune sucre d'orge et présentaient le volume de petits pois. Quand l'accouchement fut arrivé, les tubercules ne tardèrent pas à s'affaisser spontanément et la malade, dont le moulage a été fait et déposé au musée de l'hôpital Saint-Louis, a été guérie par Besnier, dans l'espace de quelques mois, au moyen de fines pointes de feu. — Nous ne reviendrons pas sur les maladies infectieuses à détermination cutanée décrites précédemment (voyez Tome II, p. 13 à 19), mais nous dirons ici quelques mots de l'érysipèle.

Érysipèle. — Doit-on considérer l'érysipèle comme une maladie générale, une inflammation de la peau ou de ses lymphatiques, une dermite infectieuse? C'est là une question de pathologie générale qui est encore en litige. Toujours est-il que l'érysipèle a une grande importance au point de vue de la gestation et que dans l'état actuel de nos connaissances, on est en droit de le considérer comme une maladie infectieuse.

L'érysipèle a surtout été observé pendant les derniers mois de la grossesse; il peut être ambulant et s'étendre successivement sur les différentes parties du corps; la forme phlegmoneuse est rare. Cette affection s'accompagnerait souvent, en moyenne dans les quarante-huit heures qui suivent son apparition, de l'expulsion prématurée du produit de conception. Sur 25 cas relevés dans les auteurs, Wardwell l'aurait trouvée notée 24 fois; mais cette proportion n'est certainement pas en rapport exact avec les faits, elle est exagérée.

On redoute beaucoup, chez les femmes qui sont atteintes d'érysipèle, le développement d'accidents puerpéraux pendant les suites de couches; dans les 25 cas rassemblés par Wardwell, la mort est survenue 5 fois. Cependant, si on a recours à une antisepsie sévère, les complications sont moins à craindre, et les suites de couches peuvent être normales comme le montrent les faits publiés par Hofmeier, Kaltenbach, Ruge et Gusserow.

On s'est demandé si les femmes qui venaient d'être atteintes d'érysipèle pouvaient, sans danger, allaiter leurs enfants; quelques unes l'ont fait sans inconvénient, mais dans une observation publiée par Scholefield, bien que la mère fût guérie depuis quatre jours, le nouveau-né contracta un érysipèle du pouce qui envahit le bras ainsi que le reste du corps et amena la mort.

L'érysipèle dont la mère est atteinte peut-il être transmis au fœtus contenu dans la cavité de l'utérus? Kaltenbach a posé récemment cette question sans pouvoir la résoudre : un enfant venu à terme, treize jours après la cessation de la fièvre qui, chez la mère, avait accompagné un érysipèle, présentait le jour même de sa naissance une desquamation étendue de la peau; mais ni dans les lambeaux épidermiques, ni dans le placenta on ne put trouver le coccus de l'érysipèle. Runge a publié un fait analogue. Mais ces observations ne sont pas concluantes, d'autant plus que la desquamation de la peau chez le fœtus pendant la vie intra-utérine peut se produire sans cause appréciable, ainsi que nous l'avons indiqué (voy. Tome I, p. 831).

§ 3. — Dermatoses de cause diathésique.

D'une façon générale sous l'influence de la grossesse les caractères de presque toutes les dermatoses sont exagérés, et cela est surtout vrai pour l'acné, le psoriasis et l'eczéma.

Acné rosacea. — Chez une de ses malades, Duncan Bulkley a vu une acné rosacea se développer à chaque grossesse autour de la bouche et sur le menton. Budin a noté un fait du même genre, et Barthélemy a observé une femme ayant eu 7 grossesses et qui 6 fois eut, pendant qu'elle était enceinte, le nez déformé par l'acné rosacea. La maladie résistait à tous les traitements pendant la grossesse et guérissait spontanément quelque temps après la délivrance (communication orale).

Psoriasis. — Duncan Bulkley signale encore l'influence de la grossesse sur le psoriasis : une de ses clientes a, depuis sa première grossesse, du psoriasis qui s'aggrave chaque fois qu'elle redevient enceinte; il cite aussi le docteur Henry qui a vu 3 cas de psoriasis survenir pendant la gestation.

Eczéma. — Le développement de l'eczéma ou son retour chez des femmes qui en ont déjà été malades peut aussi être favorisé par la grossesse ; les seins, les parties voisines des organes génitaux, les mains, les pieds sont les parties le plus fréquemment atteintes. Souvent l'eczéma résiste à tout traitement, et ne disparaît qu'après l'accouchement.

ARTICLE II

TROUBLES TROPHIQUES DÉVELOPPÉS SUR LA PEAU SOUS L'INFLUENCE DE LA GROSSESSE

Sous l'influence de la grossesse un certain nombre de modifications surviennent du côté de la peau, telles sont les vergetures, le dépôt de pigment, etc. (voy. T. I, p. 235, 237 et p. 254). On a vu parfois, mais exceptionnellement, le pigment apparaître par plaques sur les différentes parties du corps. Mc Lane a rapporté l'observation d'une dame chez laquelle des taches ayant de 2 à 13 centimètres carrés de surface et répandues sur tout le corps lui donnaient un aspect tel que cette dame n'osait pas sortir. Les plus larges taches étaient sur le cou, le dos et les cuisses : en ces points leur coloration analogue à celle d'une négresse contrastait d'une façon remarquable avec sa peau de blonde. Quelquefois aussi, on a vu le système pileux se développer d'une manière anormale. Slocum cite l'exemple d'une femme qui, à trois reprises, vit apparaître chez elle, dès le début de la grossesse, de la barbe sur les parties latérales de la figure et au menton.

Ephélides. — Pendant la grossesse, la peau présente souvent des taches jaunâtres connues sous le nom d'*éphélides*, de *chloasma calorique* ou *solaire*. On leur donne vulgairement le nom de *masque* lorsqu'elles existent sur le front, les joues, le menton. Le visage est leur siège de prédilection, surtout le front ; elles sont plus ou moins étendues, presque toujours symétriques ; elles ne s'avancent jamais jusqu'à l'implantation des cheveux dont elles sont toujours séparées par une bordure où la peau est restée saine. La lumière semble être l'une des conditions principales de leur développement et l'ombre portée par les cheveux suffirait à l'arrêter.

Les éphélides ne font aucune saillie sur la peau et ne sont accompagnées ni de prurit, ni de desquamation. Elles sont représentées par de petites taches roussâtres, miliaires ou lenticulaires, qui peuvent se fusionner avec les taches voisines et former de vastes plaques tapissant uniformément des régions entières ; elles sont uniquement constituées par une accumulation de pigment en un point circonscrit.

Il est des cas intéressants où les éphélides confluentes au visage, au cou, sur les bras (surtout à la face externe) viennent se confondre sur la poitrine et sur le tronc avec le pityriasis versicolor (voyez plus haut) qui, sous l'influence de la grossesse, s'est développé en grandes plaques jaunâtres, couleur café au lait. Ces dernières sont facilement reconnaissables par leurs caractères distinctifs : prurit, desquamation spontanée et au coup d'ongle, etc.

Les éphélides se développent souvent chez les femmes au moment de la menstruation et surtout pendant la grossesse; elles disparaissent habituellement après l'accouchement, mais il n'en est pas toujours ainsi au grand désespoir des personnes qui en sont atteintes. Lorsqu'elles persistent, un traitement particulier qui aura pour résultat d'enflammer légèrement la peau et de provoquer une desquamation plus rapide est souvent suivi de succès. Le professeur Hardy conseille des lotions répétées deux fois par jour avec la solution suivante :

> Eau distillée.............. 125 grammes.
> Sublimé.................. 0,50 centigrammes.
> Sulfate de zinc.. .... 3 grammes.
> Acétate de plomb........ 2 grammes.
> Alcool q. s. pour dissoudre le sublimé.

En cas d'insuccès, on peut conseiller avec avantage les douches sulfureuses et particulièrement les eaux minérales de Luchon et de Barèges en douches locales chaudes sur les parties affectées.

ARTICLE III

AFFECTIONS CUTANÉES SPÉCIALES A LA GROSSESSE

Parmi les dermatoses que l'on peut considérer comme propres à la grossesse, nous rangerons le prurit généralisé, l'herpès gestationis et l'impétigo herpétiforme.

Prurit généralisé. — Indépendamment du prurit vulvaire que nous étudierons avec les maladies de l'appareil génital, on observe quelquefois chez les femmes enceintes du prurit généralisé, ne s'accompagnant d'aucune lésion cutanée apparente. « Maslieurat-Lagemart a publié l'observation fort curieuse d'une dame qui, dans huit grossesses successives, éprouva des démangeaisons assez fortes pour déterminer des accouchements prématurés. Ces démangeaisons qui quatre fois ont débuté au sixième mois, deux fois à huit mois et demi, deux fois dans le septième, se manifestaient presque instantanément sur toute l'étendue de la peau : les jambes, les cuisses, les parties génitales, tout le tronc, le cou, la face, le cuir chevelu, rien n'y fut soustrait, si ce n'est d'abord la paume des mains qu'elles envahirent plus tard ; elles avaient une intensité telle que la pauvre malade exerçait des frottements assez forts pour déchirer la peau. A peine accouchée, elle n'en ressentit plus la moindre atteinte. Pendant toute leur durée, la peau conserva sa transparence, sa couleur et sa blancheur naturelle (Cazeaux) ». Tous les traitements échouèrent.

Cazeaux, Hebra, Bulkley, ont vu aussi des faits de prurit généralisé, mais ils étaient moins graves. Chez trois femmes observées par Cazeaux, les démangeaisons ont cédé assez promptement aux bains alcalins (150 grammes de carbonate de potasse dans un grand bain). On recommande aujourd'hui le chlorhydrate de cocaïne en solution à 20 0/0.

Herpès gestationis. — Duncan Bulkley a appelé l'attention sur une affection rare qu'il désigne sous ce nom ; elle surviendrait pendant la grossesse et disparaîtrait après la délivrance. Il en a observé personnellement un cas qui s'est présenté chez la même femme dans deux grossesses successives, et il en a recueilli, dans les auteurs, huit autres observations qui sont toutes semblables, bien que la maladie qualifiée par les uns du nom d'herpès ait reçu des autres celui de pemphigus. L'éruption débute, en général, par les extrémités des membres, envahit le tronc et ne couvre que très rarement la tête : cette éruption est constituée par des plaques rouges sur lesquelles apparaissent des pustules, puis des vésicules du volume d'un pois à celui d'une noisette ou d'une noix. Ces vésicules se développent par groupes, sont remplies d'un liquide séreux d'abord, puis muco-purulent ; bientôt il y a une croûte épaisse et, à sa chute, la peau présente, pendant un certain temps, un aspect bleu foncé. Cette éruption s'accompagne de cuissons, de démangeaisons si vives que les malades ne peuvent dormir : il en résulte de la fièvre, de l'amaigrissement, une débilitation générale. Quant à l'enfant, il naît vivant et semble n'avoir pas souffert. Cette maladie reparaît le plus souvent dans les grossesses qui suivent. Aucun traitement n'a été efficace dans la majorité des cas, et l'éruption a disparu spontanément après l'accouchement. Duncan Bulkley cependant, paraît avoir réussi en faisant usage de lotions alcalines et en ordonnant à l'intérieur des toniques : fer, quinquina, huile de foie de morue, etc.

Le diagnostic doit être fait avec la variété bulleuse de l'érythème polymorphe qui a été si bien décrit par Hebra. Cette dernière affection survient en dehors de toute grossesse, mais chez des sujets intoxiqués par une substance ou par un médicament quelconque.

Impétigo herpétiforme. — Hebra a désigné sous ce nom une affection particulière qui survient chez les femmes enceintes ou récemment accouchées et offre beaucoup de gravité, puisque sur 5 femmes qu'il a observées, 4 ont succombé. On voit apparaître, dans les derniers mois de la grossesse, des pustules serrées les unes contre les autres, disposées par groupes, ayant le volume de têtes d'épingle et se remplissant d'un liquide qui devient peu à peu jaune verdâtre. Elles occupent le pli de l'aine, l'ombilic, les seins, le creux de l'aisselle et ultérieurement beaucoup d'autres points. Ces pustules se dessèchent et forment une croûte d'un brun sale. Autour de cette croûte apparaissent immédiatement, disposées en cercle, de nouvelles pustules analogues aux premières, et qui, en se desséchant, augmentent l'étendue de la croûte centrale. Les cercles voisins finissent par se rejoindre et, au bout de trois ou quatre mois, la surface entière de la peau est envahie par la maladie. La fièvre est continue, rémittente, accompagnée de frissons qui signalent chaque éruption nouvelle. L'état général devient mauvais, la langue se sèche et la mort arrive. L'accouchement n'a en rien modifié la maladie, ni empêché la terminaison fatale. A l'autopsie, on n'a rien trouvé qui pût expliquer la mort (Hebra et Kaposi).

Cette dermatose, qui a été très étudiée dans ces derniers temps par Duhring, semble être très rare en France. Aussi les dermatologistes français ne l'admettent pas sans réserve, et, frappés de la disproportion entre la bénignité de la lésion de la peau et la gravité de l'état général, ils se demandent si l'affection cutanée n'est pas le symptôme d'une maladie générale infectieuse ou septicémique. La question appelle de nouvelles recherches.

<hr>

CHAPITRE XI

MALADIES DES MAMELLES

§ 1. — Hypertrophie mammaire.

Bibliographie. — ROUSSEAU. Revue de thérapeutique médico-chir., 1856, p. 596. — C. ESTERLE. Annali univ. di medic., t. CLXII, p. 153 à 169, 1857.— LABARRAQUE. Etude sur l'hypertrophie générale de la glande mammaire. Th. de Paris, 1875. — BENOIT et MONTEILS. Montpellier médical, juin 1877, p. 481 à 497. — PORRO. Gaz. med. Ital. Lombardia, 1880, série VIII, t. 2, p. 259 et 299. — CHIARA. L'Osservatore, 10 août 1880, n° 32. — MONOD. Bull. de la Soc. de chir., 10 août et 5 octobre 1881. — ROMEC. De l'hypertrophie générale de la glande mammaire pendant la grossesse. Th. Paris, 1881, (Bibliographie).

Lorsque nous avons décrit les modifications imprimées par la grossesse à la glande mammaire, nous avons signalé le gonflement des seins, leur augmentation de volume et de poids. Cet accroissement physiologique vient-il à s'exagérer, il peut en résulter une véritable hypertrophie ; alors se trouve créé un état morbide qui disparaît ordinairement après l'accouchement, mais qui parfois s'accompagne de symptômes graves et attire l'attention du médecin.

Connue depuis longtemps en dehors de l'état de gestation, l'hypertrophie des mamelles a été surtout bien étudiée par Velpeau. Cet auteur n'attachait toutefois que peu d'importance à celle qui peut se produire pendant la grossesse, car il dit dans son Traité (p. 210) « qu'étant transitoire, l'hypertrophie qui survient à certaines femmes enceintes mérite à peine d'être mentionnée ». C'est là un jugement trop absolu ; en effet il existe dans la science un certain nombre d'observations fort remarquables d'hypertrophie mammaire gravidique ; plusieurs d'entre elles ont soulevé de graves questions de thérapeutique. Cette maladie constitue donc un chapitre intéressant de la pathologie de la grossesse.

Au point de vue anatomo-pathologique, l'affection désignée sous le nom d'hypertrophie générale de la glande mammaire a, de nos jours, donné lieu à des discussions histologiques dans lesquelles nous ne voulons pas entrer ; nous renvoyons pour leur étude aux ouvrages spéciaux. Nous dirons seulement, en ce qui concerne la grossesse, que tout plaide en faveur d'une hypertrophie vraie, dans laquelle tous les éléments de la mamelle seraient accrus sans subir d'altération dans leur structure ; il y aurait une augmentation en masse de tout l'organe, une sorte d'hypertrophie physiologique pouvant atteindre un degré considérable.

Nous ne savons rien de net sur les causes de cette affection pendant la grossesse. Lorsqu'elle survient chez des femmes dont l'utérus est à l'état de vacuité, elle se lie habituellement à des troubles particuliers de la menstruation, à l'aménorrhée, à la dysménorrhée, à une suppression brusque des règles. Il est presque impossible d'invoquer les mêmes causes pendant la gestation, car l'absence de tout écoulement sanguin étant, à peu de choses près, une loi générale chez les femmes enceintes, presque toutes devraient être atteintes d'hypertrophie pathologique des mamelles, si cette maladie naissait sous l'influence de la suspension des règles. — Evidemment il y a, en dehors de l'action de la grossesse elle-même, des prédispositions individuelles dont il faut tenir compte ; nous en donnerons pour preuve ce fait que l'hypertrophie mammaire s'est développée parfois chez des femmes enceintes qui avaient déjà les seins d'un volume anormal avant la conception (obs. de Jordens, de Rousseau, rapportées par Romec).

Ajoutons que chaque grossesse peut être l'occasion d'une nouvelle hypertrophie qui cède après l'accouchement. La thèse de Romec renferme plusieurs observations de Van Swieten, d'Iverg, de Palmuth, de Jordens, etc., où l'apparition de la maladie est signalée chez la même femme à plusieurs grossesses successives. L'intéressante observation de Monod en est encore un exemple.

Cependant l'influence de la grossesse est parfois toute contraire ; c'est ainsi que Benoît et Monteils ont signalé le fait singulier d'une jeune femme chez laquelle une hypertrophie mammaire datant de l'âge de 14 ans 1/2, diminua graduellement à partir de la première grossesse et disparut complètement après la troisième.

L'hypertrophie mammaire gravidique apparaît ordinairement dès les premiers mois de la gestation. Au début, c'est une simple augmentation de volume des seins ; on se borne à dire que la femme prend de la gorge (Velpeau) ; à ce moment, la mamelle est volumineuse, dure, ferme, comme collée au thorax, et on ne peut arriver à la déplacer par le palper qu'assez difficilement et en masse : la main sent des lobes glandulaires hypertrophiés à travers une épaisse couche de tissu graisseux. De nombreuses veines sous-cutanées attestent par leur développement anormal le surcroît d'activité fonctionnelle qui existe du côté de la glande. — Les deux seins ne sont pas toujours pris, ou ne le sont pas toujours également : un seul peut être affecté, l'autre restant normal, ou l'un des deux est notablement moins hyper-trophié. L'accroissement de l'organe fait des progrès rapides, mais celui-ci ne garde pas longtemps sa consistance dure et sa forme hémisphérique ; bientôt, la mamelle s'affaisse sous le poids considérable de sa masse, elle se déforme, se pédiculise peu à peu, et prend alors un aspect tout spécial. Le mamelon est effacé, l'aréole élargie ; la glande devenue énorme et pendante recouvre l'abdomen, elle peut même descendre au-devant des cuisses et jusqu'aux genoux. L'hypertrophie devient quelquefois telle que le poids des mamelles égale presque celui du corps entier ; dans le cas rapporté par Rousseau, chaque mamelle mesurait environ 70 centimètres de longeur et 90 de circon-férence. La peau distendue se couvre de vergetures, elle s'enflamme parfois par endroits ; il n'est pas rare de voir survenir alors des érythèmes, des poussées érysipélateuses, des plaques de gangrène, des abcès.

De pareilles modifications ne peuvent s'accomplir sans entraîner avec elles tout un cortège de symptômes fonctionnels et généraux plus ou moins graves. Au début, les malades éprouvent une sensation incommode de lourdeur dans les seins, une gêne particulière dans les mouvements des bras ; mais ordi-nairement elles n'accusent pas de douleurs véritables ; celles-ci n'apparaissent guère qu'à la longue et par suite de l'augmentation progressive de la glande.

L'existence d'une quantité notable de lait peut être constatée par la pres-sion du mamelon. Si l'on pratique la succion artificielle, on peut même voir la sécrétion lactée s'établir ; c'est ce qui eut lieu pour la malade de Monod, chez laquelle, à partir du 5e mois, on put recueillir 150 à 200 gr. de lait par jour. A mesure que l'hypertrophie fait des progrès, les désordres fonc-tionnels s'accentuent ; la gêne apportée à l'accomplissement de tous les mou-vements, le tiraillement constant de la peau, la compression des parties voisi-nes déterminent des souffrances continuelles. La marche d'abord difficile est de plus en plus pénible, et devient même quelquefois impossible. La respira-tion est gênée ; il y a de l'oppression et de la dyspnée ; la voix peut prendre un timbre rauque (Romec). La diminution et la perte de l'appétit, l'affaiblis-sement et la prostration des forces, l'anxiété de leur esprit plongent parfois les malades dans une sorte de cachexie qui aggrave beaucoup leur situation.

L'influence de la maladie sur la grossesse elle-même est variable ; elle dépend du degré de l'hypertrophie et de son retentissement sur l'état gé-néral. Le fœtus peut succomber dans la cavité utérine. Le plus souvent il y a accouchement prématuré. Enfin, la grossesse peut aller à terme, mais habi-tuellement les enfants sont alors petits et chétifs.

Pendant les suites de couches la sécrétion du lait s'établit comme dans l'état normal, quand elle n'est pas déjà apparue pendant la grossesse. Malheureusement, le volume considérable des seins et l'effacement du mamelon s'opposent à l'allaitement. Le lait continue alors de couler pendant un certain temps : cinq semaines dans les observations de Jordens et d'Esterle. Puis la sécrétion s'arrête, et la mamelle qui avait déjà commencé à diminuer aussitôt après l'accouchement, revient peu à peu à son volume normal. Dans quelques cas cependant, l'allaitement est possible : la malade dont l'observation a été communiquée par Monod à la Société de chirurgie avait déjà eu, à une grossesse antérieure, de l'hypertrophie des seins ; elle avait commencé à perdre du lait vers le 9e mois ; elle put néanmoins nourrir son enfant pendant un an, et après le sevrage, tout rentra dans l'ordre.

L'hypertrophie mammaire des femmes enceintes persiste pendant toute la durée de la grossesse, mais après l'accouchement elle disparaît presque toujours par résolution. Aussi le pronostic relatif à la mère n'a-t-il de gravité qu'en raison des accidents qui peuvent survenir pendant la gestation et qui soulèvent parfois de délicates questions d'intervention. — Quant aux enfants, nous avons dit (voyez plus haut) qu'ils se ressentent assez souvent des conditions défavorables au milieu desquelles évolue la grossesse, et que parfois ils succombent pendant la vie intra-utérine. En résumé, le pronostic est plus grave pour l'enfant que pour la mère.

Au début de la maladie, le traitement consistera à soutenir les seins à l'aide d'un bandage ou d'un corset spécial. A ce moyen, qui procure aux femmes un soulagement immédiat, on pourra joindre les frictions avec une pommade résolutive, l'application du froid en permanence sur la mamelle ; mais on en retirera rarement un résultat favorable.

Nous ne croyons pas qu'on doive avoir recours, pour tenter d'enrayer la marche de l'hypertrophie, aux saignées locales, sangsues et scarifications, ni aux injections parenchymateuses ou aux cautérisations. Ce sont là des moyens qui ne peuvent être employés qu'en dehors de la gestation. Nous en dirons autant, et à plus forte raison, de l'ablation des glandes mammaires qui doit être absolument bannie de la thérapeutique pendant la grossesse. M. Guéniot a préconisé l'iodure de potassium à la dose de 0,60 centigrammes par jour, et la compression. Le traitement iodé n'a pas toujours donné des résultats satisfaisants, comme en témoigne une observation consignée dans la thèse de Labarraque. Quant à la compression, elle est difficile à maintenir, et souvent mal supportée par les malades. La succion des mamelles, qui a été employée dans quelques cas et en particulier dans celui de Monod, ne paraît pas avoir réussi à modifier l'état des seins : on pourrait plutôt craindre d'activer encore par ce moyen le processus hypertrophique.

Lorsque les mamelles sont énormes, qu'il existe des troubles fonctionnels très accentués et des symptômes généraux graves, amaigrissement, fièvre hectique, cachexie, on peut poser la question de l'accouchement prématuré artificiel, puisque l'hypertrophie cesse et disparaît après l'expulsion du fœtus. Cette question a été discutée par les accoucheurs italiens.

En 1857, Esterle avait, dans un cas de ce genre, pensé qu'on devait interrompre la grossesse par un accouchement prématuré. Porro émit, en 1880, une opinion analogue à propros d'une femme enceinte de cinq mois et demi, qui alla ensuite consulter Chiara. Ce dernier, qui ignorait l'avis donné par Porro, provoqua l'avortement et la malade, après l'évacuation de l'utérus, guérit rapidement.

En résumé, on ne doit compter sur aucun traitement pour enrayer la marche de la maladie pendant la grossesse. Mais l'expectation simple, le soin de soutenir les mamelles pendant toute la gestation, le repos, sont des moyens palliatifs qui, dans bon nombre de cas, ont suffi pour conduire les malades au terme de leur grossesse.

Si des complications survenaient, on leur opposerait un traitement approprié. Enfin la marche de l'hypertrophie et l'état général de la femme indiqueront si l'on doit avoir recours à l'avortement provoqué ou à l'accouchement prématuré artificiel ; mais on ne se décidera à pratiquer ces opérations que dans les cas les plus graves et lorsque la vie des malades paraîtra sérieusement menacée.

§ 2. — Abcès du sein pendant la grossesse.

Bibliographie. — VELPEAU. Traité des maladies du sein. Paris, 1858 (2e édit.), p. 90, 154. — VELPEAU. Clin. chirurg., t. II, p. 152. — LEFEBVRE. Des abcès du sein. Th. Paris, 1856 (obs. XIX). — GILLETTE. Ann. gynéc., t. V, p. 59. — COHNSTEIN. Volkmann's Samml. klin. Vortr., 1873, n° 59, p. 471. — FRANQUET. De l'influence de la grossesse sur le développement et l'évolution des abcès du sein. Th. Paris, 1880. — RICARD. Etude sur certains abcès du sein pendant la grossesse. Th. Paris, 1880.

Tous les auteurs s'accordent à reconnaître que les abcès du sein sont rares pendant la grossesse. Sur 292 faits relevés par Velpeau dans son Traité, nous n'en avons trouvé que 15 qui aient été observés chez des femmes enceintes.

On peut invoquer, avec Franquet, comme causes prédisposantes de ces abcès, l'hyperémie physiologique de la mamelle pendant la gestation et la leucocytose temporaire créée par la grossesse. Mais ces conditions doivent surtout agir pour entretenir la chronicité de l'abcès une fois qu'il s'est produit.

Quoi qu'il en soit, il est des cas où il est impossible de découvrir une cause occasionnelle évidente. Dans d'autres, il y a eu nettement un traumatisme, une contusion. Les excoriations du mamelon ou de l'aréole peuvent être aussi le point de départ de lymphangites et d'abcès. Lefebvre a rapporté l'observation d'une femme enceinte chez laquelle un abcès du sein fut causé par l'écorchure d'un simple bouton. Labat a vu à la Maternité, chez une femme scrofuleuse, des crevasses du sein développées sous l'influence du froid et de la malpropreté, s'enflammer à la suite du grattage, et devenir l'origine d'un abcès. Ricard, qui rappelle ces faits, a publié une intéressante observation d'abcès du sein consécutif à des érosions du mamelon provoquées par la gale. Quant à nous, les quelques faits d'abcès du sein que nous avons observés pendant la grossesse, nous font penser que l'eczéma du mamelon et de son aréole en est la cause la plus fréquente.

D'après Gillette, les femmes dont les mamelles sont volumineuses et pendantes, seraient plus sujettes à ces abcès. Cet auteur, qui en a rapporté deux cas, a émis l'opinion que l'affection se développe plutôt à la fin de la grossesse ; mais les observations font mention d'époques très variables. Ainsi, Velpeau rapporte un fait où l'abcès apparut au bout de la 6e semaine. Dans d'autres cas, c'est vers le milieu de la gestation ou au 6e mois qu'il s'est produit. Il n'y a donc rien de constant à cet égard.

Nous n'avons pas à décrire ici les symptômes, qui ne diffèrent en rien de ceux qu'on observe en dehors de l'état de gestation. Tantôt les abcès sont sous-cutanés, tantôt ils sont glandulaires ; les sous-mammaires sont beaucoup plus rares, Velpeau en cite un seul cas ; nous en avons observé un autre chez une primipare, remarquable par sa haute taille, son énorme corpulence et son lymphatisme. Dans ce dernier fait, l'abcès contenait plus d'un litre de pus qui fut évacué par un coup de bistouri ; la guérison fut rapide et terminée avant l'accouchement. En général, une seule mamelle est atteinte ; cependant on a vu les deux seins être simultanément le siège d'abcès.

Ces abcès ont peu de tendance à guérir tant que la femme est enceinte ; habituellement la suppuration continue, ou du moins de petites fistules restent intarissables jusqu'au moment de l'accouchement. Une fois celui-ci terminé, il est rare que la suppuration persiste et le plus souvent la cicatrisation s'opère rapidement.

Toutefois, il peut se faire aussi qu'un phlegmon ouvert pendant la grossesse et qui semblait guéri, se reproduise pendant les suites de couches et donne naissance à un nouvel abcès.

Les complications sont peu à craindre ; Velpeau a cependant signalé un cas où une pleurésie suraiguë emporta la malade. Dans une autre observation, chez une femme qui avait eu pendant sa grossesse des abcès multiples du sein, la suppuration devint très abondante à la fin du 9e mois, une infiltration générale se développa dans les derniers jours, et la mort arriva quarante-huit heures après un accouchement parfaitement normal.

Le traitement de ces abcès du sein ne diffère en rien de celui auquel on a recours en dehors de la gestation. L'usage d'un bandage suspenseur de la mamelle a été conseillé comme moyen prophylactique.

L'abcès une fois produit, l'incision suivie d'une légère compression constitue le meilleur procédé à employer. On a quelquefois recommandé d'attendre l'ouverture spontanée de la collection purulente, mais par l'incision on évite à la patiente des douleurs prolongées.

Ajoutons que cette incision n'offre aucun danger, si l'on a le soin de s'entourer de toutes les précautions antiseptiques aujourd'hui en usage. Quant à l'influence de l'opération sur la grossesse elle-même, elle paraît nulle : Cohnstein affirme que jamais l'accouchement prématuré ne survient dans ces conditions, et nous n'en avons trouvé aucun fait publié jusqu'à présent.

Des questions assez délicates surgissent au moment où la lactation s'établit : Si l'abcès est complètement guéri, la femme peut habituellement donner, sans inconvénient, le sein au nouveau-né ; cependant, lorsque l'abcès a été sous-aréolaire, la succion du mamelon est quelquefois difficile, par suite de la rétraction que celui-ci a subie ; parfois même la difficulté est telle que l'allaitement est impossible ; cependant quelques femmes continuent à nourrir avec la mamelle restée saine et Maygrier (communication orale) a observé récemment un fait de ce genre.

Quand l'abcès n'est pas complètement fermé, mais qu'il marche d'une façon évidente vers la guérison, Velpeau conseillait d'avoir recours à une pompe tire-lait pour faciliter l'établissement de la sécrétion lactée, et même de mettre de temps en temps l'enfant au sein, du côté malade. Le même auteur fait cependant de grandes réserves sur la continuation possible de l'allaitement dans ces conditions, et nous partageons complètement sa manière de voir : l'activité glandulaire qui se développe sous l'influence des succions peut, en effet, exposer les femmes à une nouvelle poussée inflammatoire et à une recrudescence des accidents. Il y aura donc lieu de procéder par tâtonnements, et l'on devra supprimer franchement l'allaitement, quand la guérison ne surviendra pas rapidement.

§ 3. — Tumeurs du sein.

Bibliographie. — Cadiat. Ann. gynéc., t. I, p. 371. — Cras. Bull. Soc. chir., 1877, p. 13. — Cruveilhier. Id., p. 153. — Savory. British med. journal, 1878, p. 358. — Wilson. Id., p. 474. — Goulden. Id., p. 560. — Horne. Id., p. 662.

Nous n'avons, à propos de la coïncidence des tumeurs du sein avec la grossesse, que peu de chose à ajouter à ce que nous avons dit des tumeurs en général considérées dans leurs rapports avec la gestation.

Sous l'influence de la grossesse, les tumeurs du sein subissent d'ordinaire un accroissement qui peut être considérable, qu'elles soient bénignes ou malignes. Cras a rapporté à la Société de chirurgie l'observation d'une femme atteinte, depuis longtemps, d'un fibro-adénome du sein qui augmenta énormément pendant une grossesse, car la tumeur enlevée deux mois après l'accouchement pesait encore 6 kil. 800 grammes. Le cancer du sein s'observe rarement chez les femmes enceintes ; mais lorsque la grossesse survient chez une femme atteinte de carcinome du sein, la marche de la maladie est habituellement très activée. Si la tumeur était petite, elle s'accroît très vite et s'ulcère souvent ; en même temps, les ganglions s'infiltrent et il se fait une généralisation rapide. Dans un fait de Wilson, la maladie fit de tels progrès qu'on agita la question de l'accouchement prématuré provoqué ;

mais l'état de la femme était devenu si grave qu'on n'osa point le tenter, et la malade succomba au huitième mois, avec des noyaux cancéreux dans le foie.

Il est d'autres cas où le cancer apparaît pour la première fois pendant la grossesse, comme dans les observations de Savory et de Horne. La grossesse semble être alors la cause déterminante de l'apparition et de l'évolution rapide de la diathèse sur un terrain qui y était prédisposé, le plus souvent par hérédité.

En présence d'une marche aussi prompte et des accidents graves qui en résultent, on est en droit d'enlever, dès le début de la grossesse, les tumeurs du sein de nature maligne, surtout si elles sont petites, bien circonscrites, et si l'état général est satisfaisant. Polaillon a fait une fois cette opération avec succès : la grossesse a continué son cours.

Nous ne voulons pas insister davantage sur le traitement, et nous rappellerons seulement que dans les cas de tumeur bénigne, on ne devra généralement pas se départir de la règle de conduite que nous avons indiquée au chapitre *Traumatisme et grossesse*, auquel nous renvoyons le lecteur.

CHAPITRE XII

MALADIES DE LA VULVE ET DU VAGIN

Les anomalies et les altérations pathologiques de la vulve et du vagin, telles que les vices de conformation congénitaux ou acquis, peuvent devenir des obstacles à l'accouchement. C'est pour cette raison que nous les étudierons avec la Dystocie. Nous ne décrirons ici que le prurit vulvaire, la leucorrhée et la vaginite granuleuse, les végétations, les abcès et les tumeurs.

§ 1. — Prurit vulvaire.

Bibliographie. — MEIGS. Females and their diseases, p. 78. — MASLIEURAT-LAGÉMARD. Gaz. méd., 1848, p. 204. - CAZEAUX et TARNIER. Traité d'accouchement, 1867. — GUÉNEAU DE MUSSY. Clin. méd. Paris, 1875, t. II, p. 309. — CHURCHILL. Traité des maladies des femmes, 3e édition, 1881, p. 66. — CHARPENTIER. Traité des Accouchements. T. I. p. 808.

Le prurit vulvaire n'est pas une maladie spéciale aux femmes enceintes, mais on le rencontre assez souvent pendant la grossesse. Sous ce nom, on désigne une affection caractérisée par une démangeaison vive, irrésistible, qui se développe sur les parties génitales externes, aux grandes et petites lèvres, et qui s'étend même souvent jusqu'à l'entrée du vagin.

Cette démangeaison pousse les malades à se gratter, et comme cette action est suivie de soulagement, il en résulte une sorte de masturbation. A l'examen des parties affectées, on ne trouve souvent aucune altération appréciable ; quelquefois, on constate de la rougeur ; d'autres fois, il y a un suintement et des ulcérations superficielles qui rappellent l'eczéma. Dans quelques cas, les parties sont rouges, excoriées, saignantes, tant les frottements ont été répétés. Cazeaux a vu, chez une malade, la face interne des grandes et des petites lèvres tuméfiée, et l'une des petites lèvres avait au moins le double de sa longueur normale.

Le prurit peut devenir tellement insupportable qu'il détermine chez les femmes une surexcitation nerveuse qui compromet la grossesse ; un avortement ou un accouchement prématuré en est parfois la conséquence. Charpentier dit avoir vu un prurit vulvaire considérable, survenu dès le début de la gestation, déterminer un avortement à deux mois et demi. Cette affection peut se reproduire à plusieurs grossesses, à des époques différentes et avec une intensité variable. La malade de Charpentier fut atteinte de nouveau à une grossesse suivante, mais cette fois le prurit céda rapidement aux moyens employés, et l'accouchement eut lieu à terme.

Le plus souvent, le prurit vulvaire disparaît aussitôt après l'accouchement. Cependant, dans quelques cas, il persiste pendant les suites de couches. La douleur devient alors très violente, d'après Churchill, car elle s'augmente par le fait de l'attrition que les parties ont subie.

Un grand nombre de moyens ont été préconisés pour guérir le prurit vulvaire ; le plus simple consiste à faire plusieurs fois par jour, sur les organes génitaux externes, des lotions avec de l'eau très chaude ; ce simple lavage peut suffire à calmer d'abord, puis à faire disparaître les démangeaisons. Les bains fréquents, le repos quand la marche exaspère les souffrances, seront des adjuvants utiles. Dans les cas plus rebelles, on peut dire que les malades présentent, à l'égard du traitement, des susceptibilités très différentes. Quelquefois un moyen très simple réussit là où beaucoup d'autres ont échoué. C'est ainsi que Guéneau de Mussy a retiré d'excellents effets de cataplasmes faits avec de la fécule de riz et de l'infusion d'aconit.

Une simple plaque de caoutchouc peut suffire lorsqu'il y a eczéma vulvaire. Nous ne ferons que signaler l'emploi des solutions de tannin, d'alun, d'acétate de plomb, d'acide phénique à 2 0/0, d'hydrate de chloral, de bromure de potassium, de borax, etc., toutes plus ou moins efficaces.

Meigs a donné la formule suivante, dont il s'est servi avec de bons résultats :

Biborate de soude................ 15 gr.

Eau de roses.................... 120   »

Sulfate de morphine............ 0,15 centigr.

Guéneau de Mussy a, plusieurs fois, employé avec succès la préparation que voici :

> Glycérolé d'amidon.............. 40 gr.
> Calomel à la vapeur.............. 1 ou 2 gr.

Dans les cas très tenaces, Dubois conseillait de cautériser la muqueuse vulvaire, sur toute sa surface, avec le crayon de nitrate d'argent. Cette cautérisation a le grave inconvénient d'être atrocement douloureuse, et presque toujours, après une amélioration passagère, la maladie se reproduit. Tarnier, au contraire, a presque constamment réussi avec une solution de sublimé qu'il formule ainsi :

> Deutochlorure de mercure........ 2 gr.
> Alcool......................... 10 »
> Eau de roses.................. 40 »
> Eau distillée................., 450 »

Ce liquide est employé pur, en lotions que l'on répète matin et soir de la manière suivante : Après avoir fait un lavage avec de l'eau tiède ordinaire, pour débarrasser la vulve des mucosités qui la recouvrent, et après avoir bien essuyé les parties avec un linge fin, les malades imbibent une petite éponge avec quelques grammes du liquide médicamenteux et la promènent rapidement sur toute la surface des organes qui sont le siège de la démangeaison, de manière à les bien humecter. Presque toujours une cuisson, une sensation de brûlure assez forte est produite par l'application de ce médicament, et pour se soulager, les malades devront se laver pendant quelques minutes avec de l'eau fraîche. Les lotions deviennent rapidement de moins en moins douloureuses. La guérison est ordinairement rapide. C'est à ce moyen que nous accordons la préférence.

§ 2. — Leucorrhée. — Vaginite.

Bibliographie. — DEVILLE. Vaginite granuleuse. Arch. gén. de méd., 1844, série IV, t. 5, p. 305 à 320 et 417 à 449. — CAZEAUX et TARNIER. Traité d'accouchement. Paris, 1867, p. 516. — WINCKEL. Arch. für Gyn. Bd. II, p. 406. — EPPINGER. Viertel Jahresschrift für prakt. Heilk. Bd. 120, p. 33. Prag., 1873. — NÆCKE. Arch f. Gyn. Bd. IX, p. 461. — CHENEVIÈRE. Id. Bd. XI, p. 351. — ZWEIFEL. Id. Bd. XII, p. 39. — SPIEGELBERG. Lehrbuch der Geb., 1878, p 303 et 304. — ENGEL. Centralbl. f. Gyn., 1879, n° 4. — LONGHENA ARNOLDO. Annali di Ostetricia, t. I, p. 443. — RICHARDSON. Boston med. and surg. Journal, 1881, 20 janvier, p. 64. — LEBEDEFF. Arch. f. Gyn. Bd. XVIII, p. 132.

Les femmes enceintes sont assez fréquemment atteintes de leucorrhée. Cet écoulement vaginal survient surtout dans les derniers mois de la grossesse ; quelquefois très abondant, il est ordinairement blanc ; d'autres fois il est jaune verdâtre, purulent ou même sanguinolent, et donne souvent aux linges qu'il tache une roideur d'empois et une odeur désagréable.

Dans quelques cas, à la leucorrhée vient se joindre une véritable inflammation de la muqueuse vaginale ou *vaginite simple*. Les femmes éprouvent alors une chaleur douloureuse dans le vagin dont la muqueuse est rouge, gonflée, et laisse suinter un écoulement leucorrhéique qui, par son contact irritant, peut déterminer, sur les parties génitales externes et le haut des cuisses, de l'érythème, du gonflement œdémateux, de l'œdème, des pustules et des excoriations. Toutes ces lésions produisent des démangeaisons, des cuissons et des douleurs parfois très pénibles. Parfois aussi, l'urèthre participe à l'inflammation, et les femmes ressentent de la brûlure sur le trajet de ce canal.

En même temps que la leucorrhée et la vaginite simple, il n'est pas rare de constater dans le vagin la présence de saillies granuleuses, parfois très nombreuses, et caractérisant ce qu'on appelle la *vaginite granuleuse*. Sur un relevé de 336 femmes enceintes, Longhena a observé 36 fois cette vaginite granuleuse, ce qui donne une proportion de 9.33 0/0. Les femmes enceintes pour la première fois y sont plus sujettes que les autres. Sur 40 observations réunies par Engel, il y avait 33 primipares; dans les 36 cas de Longhena, on en compte 29. Chez les femmes atteintes de cette affection, on constate, par le toucher, que le vagin est couvert de petites granulations arrondies, de volume variable, formant relief sous le doigt, et qui sont constituées par l'hypertrophie des papilles de la muqueuse. En appliquant un spéculum, on voit distinctement ces saillies; mais l'emploi de cet instrument est alors douloureux et inutile, car l'introduction du doigt suffit pour établir le diagnostic : au premier degré de la maladie, la muqueuse est comme chagrinée et râpeuse; à un degré plus avancé, on sent les granulations tantôt grosses comme des grains de millet ou de chènevis, tantôt plus volumineuses encore. Ces granulations sont ordinairement disséminées sur la moitié antérieure du vagin, mais parfois on les trouve plus profondément et jusque dans les culs-de-sac vaginaux.

A côté de la vaginite granuleuse, nous devons signaler une affection décrite pour la première fois par Winckel, et qui a été, depuis son travail, l'objet de recherches assez nombreuses en Allemagne et en Russie. Winckel lui avait donné le nom de *colpohyperplasie cystique ;* on la désigne encore par les termes de *vaginite emphysémateuse,* kystes gazeux du vagin, etc. Cette singulière affection est caractérisée par l'existence dans le vagin de petites tumeurs molles, d'un volume variant depuis la grosseur d'une tête d'épingle jusqu'à celle d'une noisette. Elles sont parfois isolées, souvent réunies par groupes de quatre à dix ; elles peuvent occuper toute la hauteur du vagin, jusqu'au voisinage du col ; elles donnent au doigt une sensation particulière, un peu élastique, et le spéculum permet de constater qu'elles diffèrent absolument par leur aspect des granulations dont nous venons de parler. Lorsqu'on vient à piquer une de ces petites saillies, elle éclate, quelquefois avec un bruit parfaitement perceptible, et s'affaisse immédiatement. L'affaissement porte dans certains cas sur tout un groupe de vésicules (Chenevière).

De même que la vaginite granuleuse, ces sortes de kystes existent avec une leucorrhée souvent très intense.

Leur nature a été très diversement appréciée, et le mécanisme par lequel se produit le gaz qui est contenu dans leur intérieur n'est pas encore connu.

Sans nous arrêter à toutes les opinions qui ont été émises, nous dirons simplement que ces kystes gazeux ont été tour à tour considérés comme des follicules (Winckel) ou des glandes oblitérées (Zweifel), comme des espaces lymphatiques dilatés (Spiegelberg), comme le résultat d'un emphysème produit par la pénétration de l'air extérieur à travers des fentes de la muqueuse vaginale (Näcke, Eppinger), etc. Lebedeff, dans un mémoire récent où il rapporte deux observations nouvelles, a critiqué toutes ces opinions. Il fait d'abord remarquer que cette affection, qu'il a observée aussi en dehors de la grossesse, existe particulièrement chez les femmes dont la circulation vaginale est très gênée, qui ont des varices des membres inférieurs, de la vulve et du vagin. Dans ces conditions, l'examen histologique lui a permis de reconnaître au niveau de chacune des petites tumeurs gazeuses, des thromboses veineuses, et des infiltrations sanguines dans la muqueuse, par suite de l'émigration des éléments du sang hors des veines dilatées. Il pense que ce sont ces foyers sanguins qui, en se résorbant, déterminent la formation d'une cavité, où s'accumule un gaz qui provient de la destruction des matériaux du sang.

Pendant la grossesse, la leucorrhée et la vaginite n'ont aucune gravité; cependant elles sont habituellement tenaces; quelquefois même elles persistent après les suites de couches, de telle sorte qu'à ce moment on est obligé de leur opposer un traitement régulier. Mais il faut savoir que pendant l'accouchement ces maladies servent parfois de point de départ à des accidents graves; du pus peut, en effet, pénétrer soit dans les vaisseaux lymphatiques de la femme en travail, soit dans les yeux de l'enfant, et engendrer ainsi une lymphangite septique chez la mère, une ophthalmie purulente chez le nouveau-né. Aussi est-il prudent, chez les femmes atteintes de leucorrhée abondante et de vaginite, de faire pendant toute la durée du travail de nombreuses injections vaginales antiseptiques.

La vaginite granuleuse et la vaginite emphysémateuse n'offrent pas de gravité particulière ; on peut même dire qu'en général elles disparaissent après l'accouchement. Cependant Lebedeff a vu un cas où les kystes gazeux du vagin se sont reproduits pendant les suites de couches.

Le traitement de la leucorrhée et de la vaginite pendant la grossesse réclame, avant tout, de grands soins de propreté. C'est dire que les bains, les lotions d'eau simple ou émollientes, les injections vaginales faites soit avec des liquides légèrement astringents, soit avec des préparations antiseptiques, et renouvelées plusieurs fois par jour, seront de la plus grande utilité. Après avoir échoué avec les différents liquides que nous venons d'énumérer, nous avons quelquefois réussi en prescrivant des injections faites avec une décoction de têtes de pavots.

On devra toutefois faire toutes ces injections avec de grands ménagements, en évitant de projeter le liquide sur le col, afin de ne pas éveiller les contractions utérines et produire ainsi des menaces d'avortement ou d'accouchement prématuré.

Lorsqu'il y aura de l'inflammation de la vulve, on isolera les parties à l'aide de linges fins pour empêcher tout frottement, et l'on prescrira les divers topiques que l'on emploie habituellement dans des conditions analogues. Nous avons en mémoire un cas dans lequel la vaginite et la leucorrhée avaient déterminé une vive inflammation de toute la vulve qui était rouge, gonflée et couverte de pustules. Toutes les injections et tous les topiques dont nous venons de parler restant inefficaces, nous nous décidâmes à prescrire des lotions de sublimé corrosif (1 gramme de sublimé, 10 grammes d'alcool et 250 grammes d'eau distillée), et la guérison fut si rapide qu'elle nous fit penser que la maladie était due à la présence d'un microbe dont nous n'avons pas d'ailleurs cherché à constater l'existence.

« Pourrait-on sans inconvénients, dit Tarnier, appliquer dans le vagin des tampons d'ouate ? Pareil moyen ne provoquerait-il pas l'avortement ou l'accouchement prématuré ? Dans le service que je dirige momentanément (1867) à Lourcine, j'ai trouvé un assez grand nombre de femmes enceintes atteintes de vaginite et de leucorrhée abondante, et chez toutes il était d'usage habituel dans le service d'appliquer des tampons d'ouate et d'alun, malgré la grossesse. J'ai continué ces applications comme par le passé, non sans quelque appréhension ; cependant jusqu'ici je n'ai observé aucun accident. » Nous n'avons rien à objecter à l'opinion émise dans les lignes que nous venons de citer, nous ajouterons seulement que les tampons d'ouate devront être peu serrés, de moyen volume, et qu'on ne les emploira qu'avec de grandes précautions, en observant attentivement l'effet produit, et en tenant compte de la susceptibilité particulière de chaque malade, afin de parer aux moindres menaces d'accouchement prématuré ou d'avortement.

§ 3. — Végétations.

Bibliographie. — THIBIERGE. Arch. de médecine, 1856, t. 7, p. 573 à 584. — CHASSAIGNAC. Traité de l'écrasement linéaire, 1856, p. 493, et Traité des opérations chirurgicales, Tom. II, p. 904. — ANCELET. Des végétations vulvo-anales chez la femme enceinte. Paris, Savy, 1860. — CAZEAUX et TARNIER. Traité d'accouchement, 1867, p. 517.

Les parties externes de la génération, surtout chez les femmes atteintes de blennorrhée, de vaginite ou de catarrhe utérin, se recouvrent souvent de végétations qui ont longtemps été regardées à tort comme des productions syphilitiques. Ces végétations paraissent presque toujours liées à l'existence d'un écoulement chez les femmes qui ne sont pas enceintes ; mais la grossesse favorise aussi leur développement : ce fait a été mis hors de doute par le mémoire de Thibierge.

Les végétations des femmes enceintes apparaissent à toutes les époques de la grossesse. Elles sont constituées par des houppes de couleur rosée, pédiculées à leur point d'attache, et renflées en forme de choux-fleurs. Leur nombre et leur volume sont singulièrement variables.

Elles restent disséminées ou se groupent pour former des masses volumineuses : elles peuvent acquérir la dimension du poing et même des deux
poings. La muqueuse vulvaire est leur siège de prédilection; on les voit
aussi se développer sur la face externe des grandes lèvres, dans le sillon
interfessier, la région anale, les plis génito-cruraux ; quelquefois même
elles s'implantent sur les parois du vagin ou sur le museau de tanche.

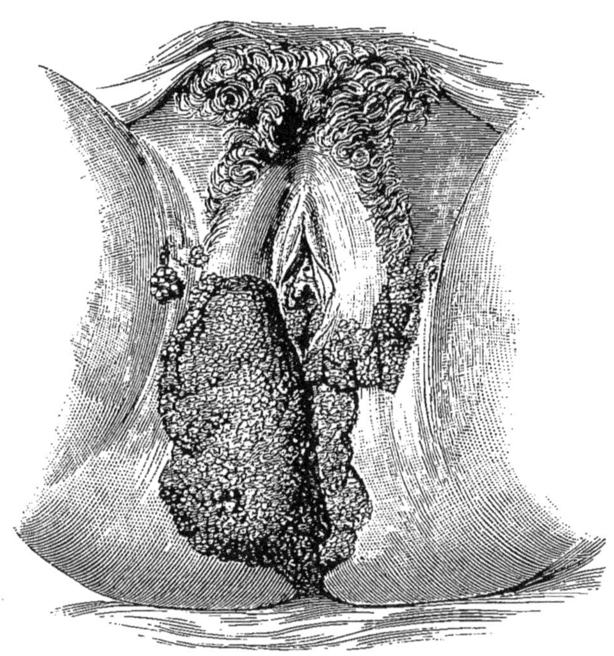

Fig. 1. — Végétations de la vulve (Tarnier).

Chez une primipare affectée, vers le sixième mois de sa grossesse, d'une
leucorrhée très abondante, Richardson a constaté l'existence de végétations
vaginales depuis l'orifice vulvaire jusqu'au col : les culs-de-sac en étaient
remplis, et le col, qui en était recouvert, se trouvait perdu au milieu de leur
masse et difficile à reconnaître. Budin, chez une femme enceinte atteinte
d'un catarrhe vaginal, a pu reconnaître par le toucher et par l'examen au
spéculum, la présence de végétations nombreuses, non seulement dans le
vagin et dans ses culs-de-sac, mais jusque sur le museau de tanche : celles
qui siégeaient sur le col avaient le volume de la moitié d'un pois.

Ces végétations s'accompagnent de prurit, d'une assez vive douleur,
d'écoulement; elles répandent une odeur fort désagréable, mais elles n'ont,
en réalité, aucune gravité et n'apportent aucun obstacle à l'accouchement,
malgré un développement excessif. Dans la plupart des cas, elles guérissent

spontanément après la délivrance; leur pédicule se dessèche alors, et elles tombent comme un fruit mûr. Une terminaison aussi favorable n'est pas constante, et l'on peut être obligé d'en faire l'extirpation après les suites de couches.

Un de leurs caractères est de repulluler, quoi qu'on fasse, pendant la gestation. D'après Thibierge, un traitement local appliqué chez la femme enceinte peut faire disparaître des végétations peu volumineuses et peu nombreuses; dans les conditions opposées, la récidive est presque assurée.

Durant la grossesse, on pourra chercher à réprimer leur développement par des moyens locaux. Tarnier recommande dans ses cours l'emploi d'une solution aqueuse de tannin, assez concentrée pour offrir une consistance sirupeuse : des badigeonnages répétés de cette solution amènent la diminution des tumeurs, et font disparaître leur mauvaise odeur. On pourra encore essayer de détruire les végétations à l'aide d'alun, d'acide azotique, de nitrate acide de mercure appliqué avec précaution et goutte à goutte. Des ligatures multiples placées sur le pédicule des végétations ont réussi entre les mains de Chassaignac. Mais on devra s'abstenir de toute tentative d'excision ou même d'écrasement linéaire, car on s'exposerait à des hémorrhagies très difficiles à arrêter. Nous avons déjà parlé du danger des opérations dans la sphère génitale chez la femme enceinte et chez la nouvelle accouchée, c'est dire que si la maladie persiste, on devra attendre que l'involution utérine soit absolument terminée avant d'entreprendre l'ablation des tumeurs.

§ 4. — Abcès. — Tumeurs.

Bibliographie. — VERNEUIL. Gazette hebdomadaire, 1870, p. 198. — Eugène PETIT. Thèse de Paris, 1870, p. 115 et suiv. — TARNIER. Bull. de la Soc. de chirurgie, 1872, 3ᵉ série. t, I, p. 98-107. — DOHRN. Berlin. Klin. Wochens. 1876, n° 25, p. 362.— MAGNIN. J. de méd. et de chir. pratiq. de Paris, XLVIII, p. 119, 1877. — SIMPSON. Obstetr. Journal vol. VII, p. 34, 1879-80. — GRESLOU. Arch. de Tocologie, Juillet 1882, p. 439.

Les organes génitaux externes peuvent être le siège d'abcès qui paraissent se développer uniquement sous l'influence de la grossesse. C'est ainsi qu'on a rapporté des observations d'abcès des grandes lèvres, de phlegmons et d'abcès périvaginaux chez des femmes enceintes. Quelquefois ces abcès se reproduisent à plusieurs reprises. Greslou a vu une femme qui eut, pendant sa grossesse, sept abcès au niveau de la grande lèvre gauche. Peut-être s'agissait-il là d'un abcès de la glande vulvo-vaginale.

On pourra laisser ces abcès s'ouvrir spontanément, ou bien on les ponctionnera; la grossesse suit généralement son cours sans accidents; cependant Verneuil a observé une hémorrhagie veineuse et la malade mourut avec une collection purulente du petit bassin et de la fosse iliaque. Les pansements antiseptiques sont de rigueur.

Tumeurs. — Il n'est pas rare d'observer chez les femmes enceintes des tumeurs de la vulve ou du vagin. Nous aurons à y revenir avec la dystocie. Nous dirons seulement ici que ces tumeurs s'accroissent généralement beaucoup pendant la grossesse, et qu'elles peuvent, dans quelques cas, nécessiter par leur marche rapide une intervention avant l'accouchement. Dohrn a extirpé ainsi une tumeur fibreuse de la grande lèvre chez une femme enceinte, et la grossesse continua son cours ; l'opération lui avait semblé être nécessitée par l'augmentation du fibrome et par les douleurs dont il était devenu le siège. Cependant, toutes les fois qu'on pourra s'abstenir et attendre, cette conduite sera préférable. Tarnier a communiqué à la Société de chirurgie, en 1872, l'observation d'une femme qui portait une tumeur fibro-plastique des grandes lèvres : pendant les premiers mois de la grossesse, cette tumeur acquit le volume d'une tête de fœtus à terme. Il attendit néanmoins la fin de la grossesse, jugeant l'opération dangereuse : la femme accoucha à terme sans difficulté; la tumeur diminua considérablement après les suites de couches, et elle fut enlevée ultérieurement.

Quant au *cancer* des voies génitales, nous aurons également à en parler à propos de la dystocie. Nous ne faisons que signaler la gravité des tumeurs cancéreuses de la vulve et du vagin qui prennent généralement une grande extension si la malade devient enceinte; leur marche peut devenir si rapide qu'elle entraîne un dénouement fatal pendant le cours de la gestation. Dans les cas moins graves, la femme peut avorter ou accoucher prématurément; rarement elle va à terme, et dans ce dernier cas, la vitalité de l'enfant reste encore très compromise.

CHAPITRE XIII

MALFORMATIONS UTÉRINES DANS LEURS RAPPORTS AVEC LA GROSSESSE

Bibliographie. — KUSSMAUL. Von dem Mangel, der Verkümmerung und Verdopplung der Gebærmutter, Würzburg, 1859 (Bibliogr. et Obs.). — LEFORT. Des vices de conformation de l'utérus et du vagin, Th. d'agrég. Paris, 1863. — W. TURNER. Edinb. med. Journ., mai 1866, vol. XI, p. 971. — L. FUERST. Monatsschr. für Geb., 1867, Bd XXX, p. 97. — SCHATZ. Arch. f. Gyn., 1871, Bd. II, p. 289. — MUELLER. Arch. f. Gyn., 1873, Bd. V, p. 132 — MOLDENHAUER. Arch. f. Gyn., 1874, Bd. VI, p. 142. — Idem. Arch. f. Gyn., 1875, Bd. VII, p 175. — P. BUDIN. Le Progrès médical, 4 mars 1876, et Obstétrique et Gynécologie, p. 339. — BORINSKI. Arch. f. Gyn., 1876, Bd. X, p. 145. — SCHROEDER. Berlin. Klin. Woch., 1877, n° 8, p. 109. — BENICKÉ. Zeitschr. für Geb. und Gyn., 1877, Bd. I, p. 366. — POLAILLON. Ann. de Gyn., sept. 1877, t. VIII, p. 161. —

N. Ssotschawa. Travail russe, analysé in Centr. für Gyn., 1878, p. 406. — C. Ruge. Zeitschr. für Geb. und Gyn., 1878, Bd. II, p. 27. — Meunier-Quéaux. D'une anomalie rare dans la conformation de la matrice, Th. Paris, 1879. — Mekus. Centralbl. für Gyn., 1880, n° 13, p. 294. — P. Cassin. Arch. de Tocologie, déc. 1880, p. 753. — Courty. Traité pratique des maladies de l'utérus, 3e éd., 1881, p. 91 et suiv. — Salin. Centr. f. Gyn., 1881, n° 9, p. 221. — Werth. Arch. f. Gyn., 1881, Bd. XVII, p. 281. — L. Grinew. Aus der Gebæranstalt., etc., Medizinische Bericht f. die Jahre 1873-76, Saint-Pétersbourg, 1881. — A. Farges. Contribution à l'étude de la dystocie dans les cas de malformation utérine. Th. Paris, 1882. — G. Calderini. Bollettino delle Scienze mediche di Bologna. Serie VI, vol. IX. — Maschka. Centr. f. Gyn., 1883, n° 14, p. 231. — Henderson. Glasg. med. Iourn, april 1883. — Kaltenbach. Arch. für Gyn., 1883, Bd. XXII, p. 172. — Saenger. Centr. für Gyn., 1883, n° 20, p. 324. — De Sinéty. Traité pratique de Gynécologie, 2e éd., 1884, p. 307 et suiv. — Mangiagalli. Annali di Ostetricia, fév.-mars 1884, p. 159. — Teller. Amer. Journ. of Obst. février 1884, p. 142 — Sourice. Etude sur quelques malformations utérines. Th. Paris, 1884. — J. W. Taylor. Brit. med. Journ., p. 56, 12 janvier 1884. — Dirner. Arch. für Gyn., 1884, Bd. XII, p. 463. — P. Ruge. Zeitschr. für Geb. und Gyn., 1884, Bd. X, p. 141. — Secheyron. Ann. de Gyn., juin 1884, t. XXI, p. 441. — Wiener. Arch. f. Gyn., Bd. XXVI, p. 234, 1885. — H. Campbell Pope. Transact. of the obstet. Soc. of London, vol. XXVIII, p. 70, 1886.

En décrivant l'évolution des canaux de Müller et le mode de formation de l'utérus et du vagin (T. I, p. 315), nous avons montré comment les anomalies qu'on rencontre dans les organes génitaux s'expliquent facilement par un arrêt de développement ou par un trouble survenu dans cette évolution (voyez aussi *Tératologie*, T. II, chap. XX). Nous allons revenir en quelques mots sur ce sujet, en ne nous occupant bien entendu que des vices de conformation de l'utérus qui sont compatibles avec la grossesse.

L'utérus est formé par la réunion des canaux de Müller, leur soudure et la disparition de bas en haut de la cloison qui les sépare (Tome I, p. 315). Or, si un des canaux subit une atrophie ou un arrêt de développement, il en résultera un utérus réduit à une de ses moitiés : *uterus unicornis*. — Mais, si cet arrêt de développement n'est pas complet, il y aura formation, du côté correspondant, d'une corne utérine rudimentaire plus ou moins développée, qui communiquera ou non avec l'autre corne. C'est là une variété très intéressante en obstétrique; Kussmaul, Fürst, l'ont considérée comme un utérus unicorne avec une corne rudimentaire, mais Turner, Ruge, Sänger font remarquer qu'il s'agit en réalité d'un utérus bicorne, dont l'une des cornes, moins développée que l'autre, est restée rudimentaire. Cette distinction n'offre d'ailleurs aucune importance au point de vue clinique.

Les deux canaux de Müller peuvent suivre parallèlement la même évolution, mais qu'une anomalie survienne, soit dans leur mode de réunion, soit dans la résorption de leurs parois accolées, et on assistera à la formation de toutes les variétés d'utérus double.

Les canaux de Müller restent-ils indépendants dans toute leur hauteur, on aura deux vagins et deux utérus séparés et absolument distincts : *uterus didelphis diductus*. S'ils ne s'unissent que dans leur partie inférieure, et s'il n'y a qu'un col, les deux corps étant séparés, l'utérus est *duplex ;* s'il y a réunion des deux cols et de la partie inférieure des deux corps, l'utérus est *bicornis.*

Si, les canaux de Müller une fois soudés, et la forme de l'utérus normal acquise, il reste une cloison dans toute la hauteur, l'utérus sera *septus, bilo-*

cularis, bipartitus, et le vagin pourra être double ou simple ; cette cloison disparaît-elle en partie inférieurement, il en résultera un utérus *subseptus*.

Dans des cas beaucoup plus rares, et que Kölliker (1) a expliqués embryologiquement par un mécanisme que nous ne pouvons indiquer ici, la cloison peut persister seulement dans le vagin et au niveau du col de l'utérus : on a alors un vagin double et deux cols, le corps de l'utérus restant uniloculaire. Plus rarement encore, la division demeure limitée au col de l'utérus seul : utérus *biforis* (Observ. de Meunier-Quéaux, de Mekus, de Budin).

Ces données étant établies, nous allons étudier successivement la grossesse et l'accouchement dans l'utérus unicorne, dans l'utérus pourvu d'une corne rudimentaire, enfin dans les diverses formes d'utérus double.

§ 1. — Grossesse dans un utérus unicorne.

L'utérus unicorne peut acquérir les dimensions de l'utérus normal, la forme seule est différente ; il n'y a donc rien d'étonnant à ce qu'une grossesse puisse y évoluer en toute liberté. Il existe, en effet, un certain nombre d'observations dans lesquelles des femmes atteintes de ce vice de conformation sont devenues plusieurs fois enceintes, ont eu des grossesses régulières, et des accouchements à terme. Chaussier a signalé un cas de grossesse double ayant évolué normalement dans un utérus unicorne (Fig. 2) : la femme succomba après son dixième accouchement, et on put reconnaître l'anomalie utérine.

Le diagnostic de la grossesse dans un utérus unicorne est entouré des plus grandes difficultés chez la femme qui n'est pas enceinte. On a donné comme signes de cette malformation le peu de développement du col, l'inclinaison latérale du corps de l'utérus, sa forme en fuseau. Mais la grossesse enlève à l'organe tous ces caractères ; à mesure qu'elle progresse, l'utérus se redresse, devient globuleux, et le diagnostic est rendu impossible. Ce n'est généralement qu'à l'autopsie qu'on a pu reconnaître l'existence de cette anomalie, méconnue ou simplement soupçonnée pendant la vie.

§ 2. — Grossesse dans un utérus dont une des cornes est rudimentaire.

Dans les utérus qui présentent cette disposition, la grossesse peut avoir lieu ou dans la corne principale ou dans la corne accessoire.

A. — Lorsque c'est la corne principale qui est occupée par le fœtus, les choses

(1) Voy. Kœlliker. Embryologie, 2ᵉ éd. Traduction A. Schneider, 1882, p 1031.

se passent d'ordinaire comme dans le cas précédent. Toutefois, l'utérus peut se rompre par suite du défaut de résistance de son fond au voisinage de la corne accessoire. Moldenhauer a vu, à la fin de la grossesse, une déchirure du fond de l'utérus qui ne reconnaissait pas d'autre cause. Cette disposition peut aussi entraver l'accouchement d'une façon singulière : la corne accessoire vient, pendant le travail, s'interposer entre le fœtus et l'entrée du bassin qu'elle obstrue en partie. Müller a rapporté l'observation d'une femme mul-

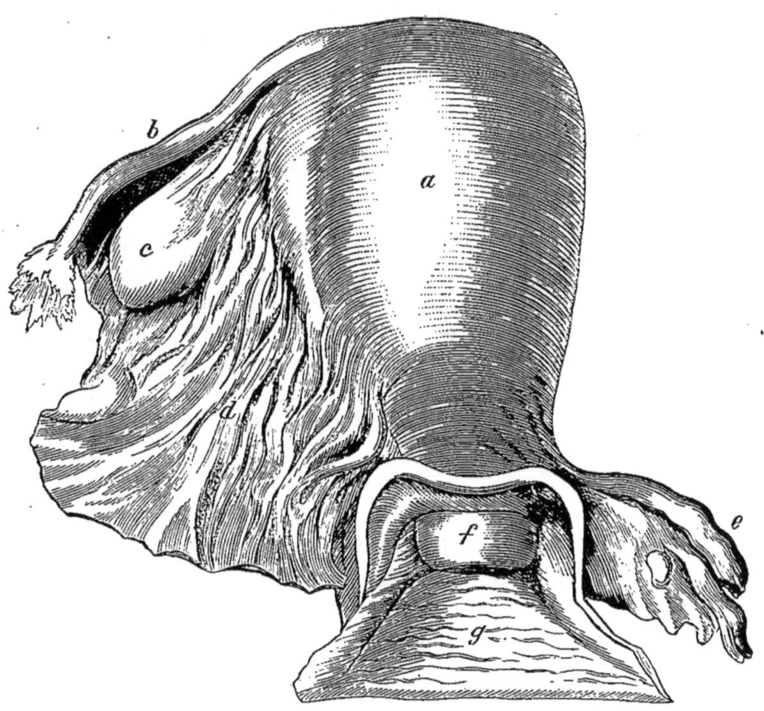

Fig. 2. — Utérus unicorne droit en état puerpéral (cas de Chaussier).

a, Corps de l'utérus unicorne. — b, Trompe droite. — c, Ovaire droit. — d, Ligament rond droit. — e, Ligament rond, Trompes et Ovaires du côté gauche. — f, Col. — g, Vagin.

tipare qu'il assista à deux reprises : chaque fois, une tumeur vint mettre obstacle à l'accouchement qui fut très pénible et se termina par la mort de l'enfant ; l'existence de deux vagins et d'autres particularités permirent à Müller de reconnaître que la tumeur était constituée par une corne rudimentaire. Un fait du même genre a été signalé par Borinski dans un utérus bicorne : l'enfant se présentait par le siège, et la corne vide descendit dans le bassin en même temps que la tête dernière ; on dut terminer l'accouchement par une céphalotripsie. La femme ayant succombé, l'autopsie a donné à l'observation de Borinski la consécration anatomique qui manque à celle de Müller.

B. — Quand la grossesse se produit dans la corne rudimentaire, elle y évolue différemment suivant que cette corne s'ouvre ou non dans l'autre cavité utérine. S'il y a communication large et si la corne, bien que petite, est suffisamment développée, la grossesse peut suivre son cours normal, et l'accouchement avoir lieu à terme ; quelquefois cependant l'expulsion du fœtus a lieu avant terme. Il n'en est plus de même s'il n'y a pas de communication entre les deux parties de l'utérus, ou si cette communication est très étroite : la grossesse présente alors une marche analogue à celle de la variété tubaire de la grossesse extra-utérine.

Mais d'abord, comment expliquer cette absence de communication entre les deux cornes utérines? Le plus souvent, en effet, il existe un *cordon plein*, de volume et de longueur variables, qui relie la corne rudimentaire à sa voisine. Kussmaul avait supposé que la communication existait antérieurement à la gestation, et que le canal s'oblitérait pendant le cours de la grossesse. Mais il est prouvé aujourd'hui qu'il s'agit là d'une atrésie congénitale; suivant le degré d'atrophie ou d'arrêt de développement, les deux cornes sont reliées par un canal dont la lumière peut être large, ou au contraire très étroite, ou par un pédicule dans l'intérieur duquel il est absolument impossible de découvrir même au microscope la moindre trace de cavité.

La corne rudimentaire forme donc une sorte de sac absolument isolé ; elle est pourvue ordinairement d'annexes normaux, trompe et ovaire : elle a la structure ordinaire de l'utérus, et sa muqueuse peut être le siège d'un écoulement menstruel ; le sang épanché ne trouvant pas d'issue donne alors lieu à un hématomètre latéral. On s'est naturellement demandé comment une corne ainsi séparée du reste de l'utérus pouvait devenir gravide. Les recherches modernes faites sur la migration de l'ovule (voy. T. I, p. 135) et sur celle du sperme sont venues donner la clef du mécanisme par lequel ont lieu, dans ces circonstances, la fécondation et la grossesse.

Supposons, pour fixer les idées, que la corne rudimentaire soit à droite. Deux faits peuvent se présenter : ou bien c'est l'ovaire droit qui contient le corps jaune de la grossesse ; ou, au contraire, ce corps jaune siège dans l'ovaire gauche. Dans le premier cas, les spermatozoïdes arrivés par la trompe gauche ont été, par migration intra-péritonéale, amenés au contact de l'ovaire droit : là, ils ont fécondé un ovule qui, recueilli par la trompe correspondante, a pénétré dans la corne droite qui est rudimentaire. Dans le second cas, il y a eu également une migration intra-péritonéale, mais une migration de l'ovule qui, fécondé à sa sortie de l'ovaire gauche, a été porté dans la trompe droite et est descendu dans la corne accessoire. Un fait fort intéressant, qui a été publié par Bruzzi (1), a montré que cette transmigration péritonéale de l'ovule pouvait être obtenue expérimentalement.

Voyons comment va évoluer une grossesse survenue dans ces conditions.

(1) Bruzzi. Annali di Ostetricia, t. VI, p. 623, 1884.

Parfois, elle s'accompagne de vomissements et de phénomènes douloureux ; mais souvent aussi la femme reste très bien portante ; elle perçoit les mouvements actifs du fœtus plus haut que d'habitude.

Ajoutons que la corne vide participe à l'hypertrophie de la corne gravide, qu'il se forme dans son intérieur une caduque, et dans son col un bouchon gélatineux. Aussi, est-il possible, par le palper abdominal, de trouver deux tumeurs, dont l'une beaucoup plus volumineuse que l'autre, est la corne gravide.

Le plus ordinairement, les parois du sac qui contient l'œuf ne pouvant subir une distension très considérable, se rompent entre le 3e et le 6e mois, plus souvent vers le 4e et le 5e. La rupture a lieu dans le point le moins résistant, c'est-à-dire au voisinage de la trompe : le fœtus fait alors irruption dans la cavité abdominale, et comme dans les cas de grossesse tubaire terminés par rupture du sac fœtal, presque toujours la femme succombe rapidement par hémorrhagie ou par péritonite.

Toutefois, cette terminaison fatale n'est pas une règle absolue. La mort du fœtus peut d'ailleurs venir mettre un terme à l'accroissement continu du sac et aux dangers de rupture. Dans quelques cas rares cependant, la corne gravide a pu se laisser distendre jusqu'à une époque avancée et même jusqu'à la fin de la grossesse. Lorsque l'enfant est resté vivant jusqu'à terme, on peut voir survenir un faux travail (obs. de Turner, de Salin), puis les battements du cœur cessent, et il succombe. Les modifications que subit alors le fœtus mort dans la cavité qui le contient sont les mêmes que celles qui se passent dans un sac fœtal extra-utérin (voy. Grossesse extra-utérine). Quand il se transforme en lithopædion, il reste à l'état de corps étranger, sans déterminer d'accidents. Un des cas les plus curieux est celui de Pfeffinger et Fritz, cité par Kussmaul ; le fœtus était mort à 5 mois de grossesse, et la rétention dura trente ans environ.

Le diagnostic de la grossesse dans une corne rudimentaire est extrêmement difficile. Deux fois, c'est en faisant une autopsie médico-légale qu'on a reconnu la cause de la mort : pour l'une des femmes on avait cru à un empoisonnement (Maschka) ; pour l'autre, on avait accusé le mari qui, cinq jours auparavant, avait maltraité sa femme (Kaltenbach). Les symptômes sont tellement semblables à ceux d'une grossesse tubaire que, presque toujours, c'est à celle-ci que l'on songe tout d'abord.

Le diagnostic peut même passer inaperçu sur le cadavre, et plusieurs fois, sur la table d'autopsie, on a pris à première vue pour des grossesses tubaires des cas de grossesses dans une corne rudimentaire (Turner). Toutefois, un examen attentif des pièces permettra d'éviter cette erreur ; il suffira, en effet, de rechercher avec soin le siège de la trompe et du ligament rond par rapport au sac rompu. Dans la grossesse tubaire, la longueur de la trompe a diminué considérablement, ou est devenue presque nulle ; le ligament rond est situé à *la partie interne* du sac fœtal. Quand il s'agit, au contraire, d'une corne gravide rompue, la trompe a toute sa longueur, et l'on trouve son insertion ainsi que celle du ligament rond à *la partie externe du sac* (Fig. 3).

Le pronostic, on le conçoit, est de la plus haute gravité. Sänger a divisé tous les faits connus jusqu'en 1882 en deux catégories : ceux qui ont évolué sans intervention, et ceux où il y a eu opération. Le premier groupe renferme les observations recueillies par Kussmaul, Fürst et Turner, et les trois cas de Chiari, C. Ruge et Maschka; il comprend 23 faits. Dans 20, la mort eut lieu par rupture du sac fœtal; dans 3, il y eut formation d'un lithopædion. Le second groupe comprend les cas opérés. Ils sont au nombre de cinq : un de Kœberlé (1865) qui fit, par la laparatomie, l'extraction d'un fœtus de 7 mois, mort depuis 22 mois dans une corne rudimentaire, la malade guérit; un de

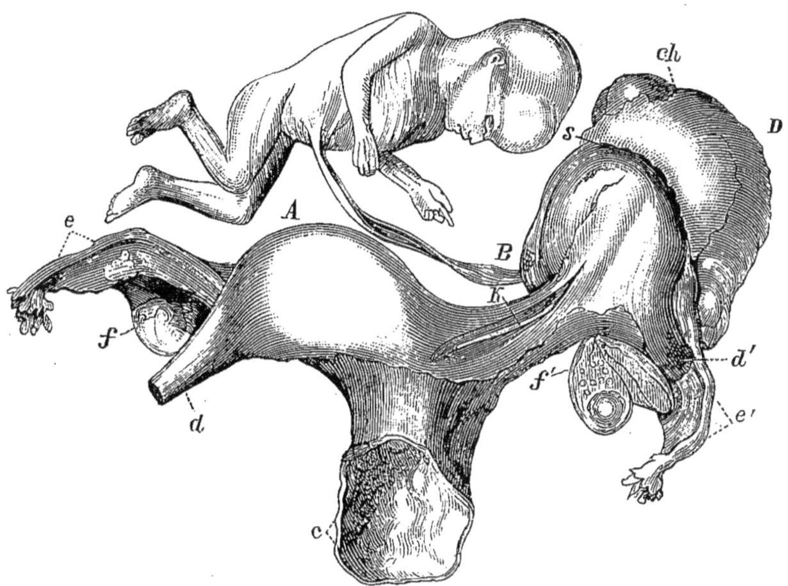

Fig. 3. — Grossesse dans la corne rudimentaire gauche d'un utérus bicorne (Jaensch)

A, Corne droite. — B, Corne gauche gravide. — D, Placenta. — s, Sillon entre B et D. — k, Canal qui se trouve entre les deux cavités A et B. — c, Vagin. — ch, Chorion. — d, d' Ligaments ronds. — e, e', Trompes. — f, f', Ovaires.

Salin (1880), qui coupa le pédicule rattachant la corne gravide à l'autre partie de l'utérus et enleva la tumeur, la femme guérit également; un de Werth (1881), dans lequel Litzmann fit, mais sans succès, une opération analogue. Dans toutes ces observations, le diagnostic resté incertain ne fut établi que pendant ou après l'opération. Le 4e cas est celui de Sänger (1882), qui fit le diagnostic, pratiqua la gastrotomie, et enleva la corne gravide avec ses annexes : la grossesse était arrivée au 7e mois, et le fœtus avait succombé depuis 9 semaines. La femme guérit, et, par la suite, elle redevint enceinte. Dans le 5e fait, observé par Wiener, le diagnostic ne fut pas établi nettement. La femme était arrivée au terme de sa grossesse et avait eu des phénomènes de faux travail. Elle fut opérée plusieurs semaines après la mort du fœtus et guérit. En résumé, sur ces cinq cas d'opération, il y eut 4 succès.

Ce que nous venons de dire nous dispense d'insister sur le traitement. La mortalité est si grande lorsqu'on n'intervient pas (20 sur 23) qu'on devrait recourir à la gastrotomie dans les cas où le diagnostic aurait pu être fait. Comme le remarque Mangiagalli, c'est non pas l'ouverture simple de la corne gravide qu'il faut pratiquer, mais son amputation et celle de ses annexes (ovaire, trompe) ; on fait donc une sorte d'opération de Porro partielle. On évite ainsi à la femme les dangers d'une nouvelle grossesse dans la corne rudimentaire ou d'un hématomètre. Evidemment, il vaudrait mieux aussi, comme l'indique Sänger, opérer avant le sixième mois, pour prévenir une rupture du sac, mais une grosse difficulté persiste, c'est celle du diagnostic qui ne pourrait guère être établi avant six mois de gestation que par une laparatomie exploratrice (Léopold).

§ 3. — Grossesse dans les utérus doubles.

En règle générale, la grossesse est possible et évolue d'une façon normale dans toutes les variétés d'utérus double. Elle peut se répéter un grand nombre de fois, et Teller a vu une femme qui eut neuf grossesses, dont une gémellaire, dans un utérus bicorne. La grossesse double peut en effet s'observer, soit que les deux fœtus occupent la même moitié de l'utérus, soit qu'ils se développent séparément dans chacune de ses divisions. Ces faits s'expliquent facilement quand le vagin est simple ; mais quand il est double, il faut admettre qu'il y a eu fécondation par chaque vagin, ou que les deux vagins communiquent ensemble par une ouverture de la cloison qui les sépare. Si les deux fœtus sont parfois du même âge, il n'en est pas toujours ainsi. Fürst a rapporté, d'après Schultze et Paris, deux cas d'utérus et de vagin doubles avec grossesse double : dans ces deux cas, les jumeaux furent expulsés à plusieurs mois d'intervalle. Une observation plus probante est celle de Ssotschawa : une femme, ayant deux utérus et deux vagins, expulsa un embryon de un mois environ, et trois jours plus tard un second embryon de trois mois. Ces faits permettraient de comprendre la possibilité de la superfœtation dans les utérus simples, en démontrant que l'ovulation persiste parfois alors que la femme est enceinte.

Le plus souvent la grossesse est simple, mais elle présente quelques particularités. L'utérus vide acquiert toujours un notable développement, sa muqueuse et son tissu musculaire s'hypertrophient. Dans un cas décrit par Budin, la muqueuse « présentait des masses lobulées d'un gris rosé, formant en certains points de véritables polypes, masses dues à l'hypertrophie de la muqueuse (Fig. 4); sur la coupe, en effet, elle offrait par places jusqu'à 7 et 8 millimètres de hauteur. Cette muqueuse était surtout épaisse au niveau du fond de l'organe, son épaisseur diminuait au fur et à mesure qu'on descendait vers le col ; à une certaine distance au-dessus de l'orifice cervical interne elle semblait s'arrêter tant elle était devenue mince. Il était facile avec le dos d'un scalpel de séparer cette muqueuse du tissu musculaire de l'utérus. »

Le ventre présente un développement inégal, car la moitié vide de l'utérus reste toujours beaucoup moins volumineuse que l'autre (Fig. 5 et 6). Toutefois cette apparence inégale et bilobée n'existe pas toujours : Benicke a rapporté une observation où l'utérus vide, caché derrière l'autre, était impossible à découvrir par le palper ; le cathétérisme seul permit, en pénétrant profondément dans son intérieur, de déterminer sa situation exacte.

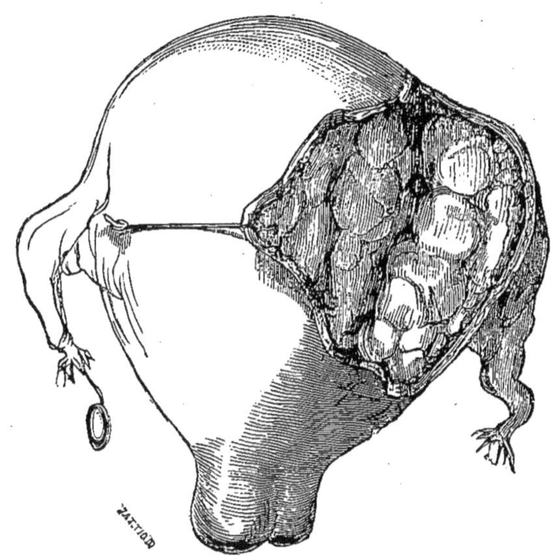

FIG. 4. — Utérus globularis bipartitus (P. Budin).

L'utérus gravide, le droit, est supposé fermé. L'utérus non gravide, le gauche, a été ouvert et on voit l'hypertrophie de la muqueuse qui offre des saillies mamelonnées.

Dans les cas où l'utérus est globularis on peut n'en rien sentir ni même, l'utérus étant à découvert, n'en rien voir à l'extérieur. C'est ainsi que dans l'observation rapportée par Budin et où la section césarienne avait été pratiquée, l'opérateur ne soupçonnant pas l'existence d'un utérus double fit une incision longeant la cloison de séparation et faillit pénétrer dans la cavité de l'utérus vide.

Il y a parfois des hémorrhagies pendant le cours de la gestation et même des règles véritables peuvent persister. Henderson a vu une femme qui fut menstruée pendant toute la durée de sa première grossesse, et qui perdit ensuite irrégulièrement du sang à plusieurs autres grossesses. Elle avait un utérus double, et ce fait semble encore venir à l'appui de la persistance de la fonction ovarique chez la femme enceinte. En tout cas, Henderson recommande avec raison, lorsque les règles persistent pendant la grossesse, de rechercher s'il n'y a pas un utérus double.

La gestation va ordinairement à terme; cependant des avortements peuvent se produire, et quelquefois ils se répètent d'une façon continue. Bayard, cité par Kussmaul, a observé ainsi, chez une femme ayant un utérus bicorne, quatorze avortements consécutifs.

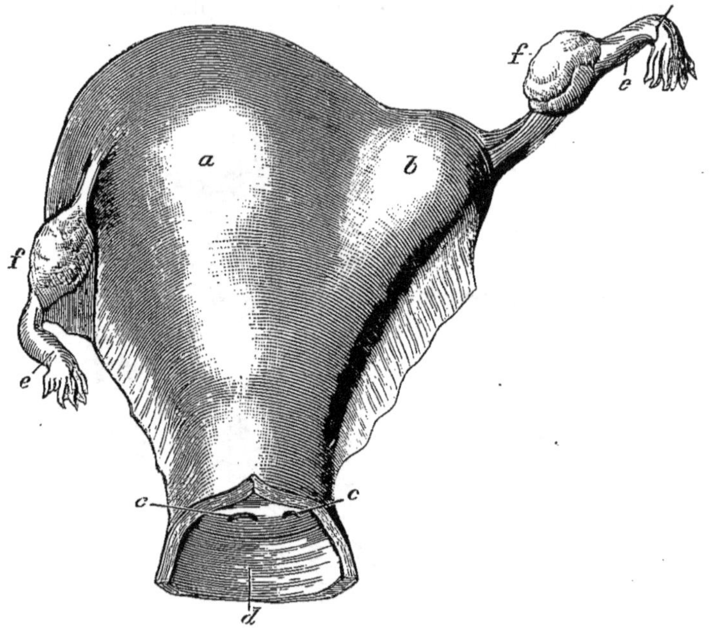

FIG. 5. — Utérus double, vu par sa face postérieure (Cruveilhier).

a, Cavité où était développé l'œuf. — *b*, Cavité vide. — *c, c*, Cols. — *d*, Vagin. — *e, e*, Trompes. — *f, f*, Ovaires.

Le diagnostic est souvent très difficile. D'après Kussmaul lorsqu'on trouve, chez une femme enceinte, deux vagins, deux cols, et une forte inclinaison latérale de l'utérus gravide, on a de très fortes présomptions en faveur d'un utérus double.

Le cathétérisme est un précieux moyen d'investigation qui rendrait de grands services pour indiquer si la cavité utérine est elle-même simple ou double, mais il doit être proscrit pendant la grossesse. Une erreur commise quelquefois consiste à méconnaître la présence d'une cloison longitudinale du vagin : c'est ainsi qu'on a pu voir deux observateurs dont l'un affirmait qu'une femme était en travail, alors que l'autre le niait formellement, parce que chacun d'eux avait pratiqué le toucher par un vagin différent (Kussmaul). Une autre fois, bien que la femme eut des symptômes de travail, deux médecins cherchaient en vain des modifications du col et n'en trouvaient point. Ils pratiquaient le toucher par le vagin qui correspondait à l'utérus vide (J.-W. Taylor).

Lorsqu'il n'existe qu'un seul vagin et un seul col et que l'utérus a deux cornes bien distinctes, la forme spéciale que prend l'organe, surtout pendant le travail, pourra faire soupçonner l'anomalie. Schatz fait remarquer en effet

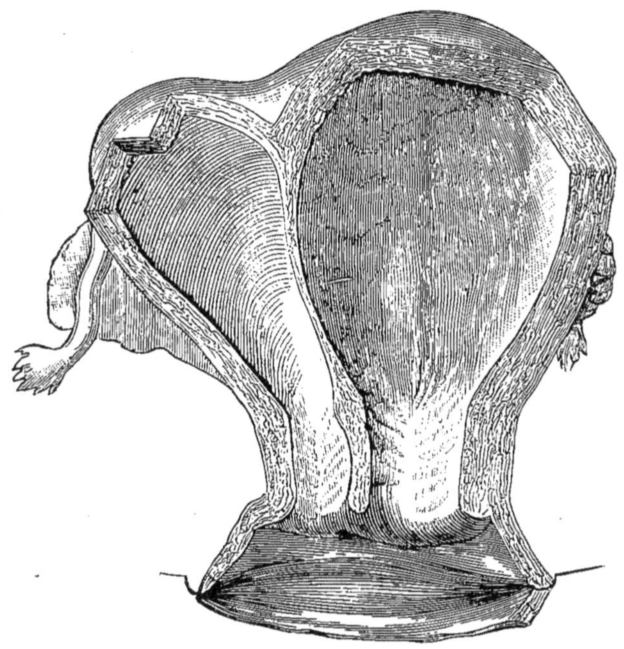

Fig. 6. — Utérus double (Cruveilhier).

Une section a enlevé la paroi antérieure pour montrer la disposition des deux cavités.

que, pendant l'accouchement, la corne gravide très volumineuse a une forme de fuseau, tandis que l'autre, beaucoup plus petite, subissant un mouvement d'élévation analogue à l'ascension des tumeurs fibreuses, vient faire saillie au-dessus du détroit supérieur, et devient ainsi accessible au palper. Le ligament rond qui en part et qu'on peut sentir à la palpation, empêchera de la confondre avec un fibrome.

Lorsque dans un utérus bicorne, dont les deux moitiés sont libres et non soudées, les deux cornes seront gravides, on les verra former pendant le travail deux masses isolées, se contractant sous la main, et le diagnostic deviendra facile. Toutefois, Kussmaul signale, dans ce cas, une confusion possible avec une grossesse tubaire double, ou avec une grossesse dans un utérus normal compliquée d'une grossesse tubaire.

Enfin, quand l'utérus double a une forme globuleuse et qu'il est *unicollis*, la cloison n'intéressant que le corps de l'organe, on comprend combien il est difficile de reconnaître cette anomalie qui passe le plus souvent inaperçue. Presque toujours, c'est seulement pendant l'accouchement, ou immédiatement après, que la main introduite dans la matrice peut constater que le corps de l'utérus est séparé en deux moitiés. A l'appui de ce que nous venons de dire nous rapporterons brièvement trois faits récemment observés par Tarnier.

Dans un premier cas vu en ville, une primipare examinée au huitième mois de la grossesse présentait un globe utérin incliné vers la droite. Sur le côté gauche de ce globe, et faisant corps avec lui, se trouvait une tumeur ovoïde à grand diamètre vertical, dont l'extrémité supérieure remontait au niveau de l'ombilic, tandis que son extrémité inférieure descendait jusqu'à la marge de l'excavation pelvienne. L'épaisseur de cette tumeur était de 4 centimètres environ vers la partie médiane et moindre à ses deux extrémités ; sa consistance était ferme. Le diagnostic resta en suspens. L'accouchement eut lieu près du terme de la grossesse et l'enfant qui se présentait par le sommet dut être extrait par une application du forceps. Immédiatement après l'accouchement, la main introduite dans les parties génitales reconnut l'existence d'une cloison épaisse qui descendait jusqu'à l'orifice interne du col de l'utérus et séparait la cavité utérine en deux moitiés. Quelques mois plus tard, cette dame redevint enceinte, mais la grossesse s'était produite dans la moitié gauche de l'utérus, tandis que la moitié droite restée vide formait une tumeur analogue à celle qui avait été observée à gauche dans la grossesse précédente. Cette fois Tarnier, éclairé par ce qu'il avait observé au premier accouchement, put facilement établir le diagnostic. L'accouchement eut lieu au huitième mois de la grossesse et se termina par une présentation de l'extrémité pelvienne (mode des fesses) qui nécessita une extraction manuelle.

Peu de temps après, en 1884, une femme multipare admise à la Maternité, à la fin de sa grossesse, présentait accolée au globe utérin une tumeur analogue à celle de l'observation précédente. La similitude des faits permit ici d'établir le diagnostic avant de pratiquer le toucher qui fit reconnaître deux vagins, deux cols et une cloison médiane de l'utérus. L'accouchement se termina spontanément avec déchirure de la cloison utérine et vaginale. La femme sortit guérie. Ce diagnostic fut vérifié après la naissance de l'enfant.

Voici une troisième observation dans laquelle le diagnostic fut porté au début du travail de l'accouchement. Il s'agit encore d'une femme multipare admise à la Maternité ayant eu trois accouchements antérieurs, dont deux gémellaires. Le travail marchait lentement ; il n'y avait qu'un vagin et qu'un col. Celui-ci, largement entr'ouvert, gardait une grande longueur ; aucune partie fœtale n'était accessible. En portant le doigt aussi profondément que possible dans la cavité utérine située au-dessus du col, on trouvait une tumeur arrondie, très volumineuse, qui ne présentait aucun des caractères distinctifs d'une partie fœtale. En contournant cette tumeur, Tarnier finit par trouver vers la gauche, au-dessus et près de l'orifice interne du col, une ouverture qui conduisait directement sur la tête fœtale contenue dans une autre cavité utérine. Il s'agissait d'un utérus cloisonné où le fœtus occupait la moitié gauche et refoulait la cloison médiane, de telle sorte que celle-ci faisait saillie du côté de la moitié vide. En pratiquant le toucher, le doigt pénétrait d'abord dans la moitié vide et y sentait la tumeur formée par la tête fœtale coiffée par la cloison médiane refoulée comme nous venons de le dire. L'accouchement eut lieu spontanément et la femme sortit guérie.

La forme de certains utérus doubles semble influer manifestement sur la présentation du fœtus. Schatz a relevé dix présentations du tronc sur 23 accouchements, dans des utérus bicornes dont les deux cavités communiquaient largement ensemble. Polaillon a, dans une observation, attribué une implantation vicieuse du placenta sur le col et une présentation de l'épaule à la forme de l'utérus qui était cordiforme avec éperon saillant au fond de sa cavité. Ces présentations du tronc ont une gravité d'autant plus grande, que la version par manœuvres externes est rendue très difficile ou impossible par la disposition même de l'utérus.

L'accouchement présente souvent une marche spéciale. Si le col qui correspond à l'utérus vide subit, en général, peu de changements sous l'action des contractions utérines, on l'aurait cependant vu s'effacer et subir un commencement de dilatation, en même temps que l'autre orifice s'ouvre pour livrer passage au fœtus (Kussmaul, Moldenhauer).

Le travail est ordinairement pénible, et l'accouchement souvent difficile. Tantôt il n'y a qu'une simple lenteur due à l'obstacle formé par la cloison, dans un utérus septus, par exemple : cette cloison peut se laisser refouler sans se rompre, ou elle se déchire et donne lieu à une hémorrhagie quelquefois grave.

Dans les cas où l'utérus ne présente d'autre anomalie qu'un col double, l'accouchement peut se terminer spontanément, comme dans l'observation de Meunier-Quéaux et dans un fait vu par Budin à la Charité, ou bien on peut être obligé, comme l'a fait Mekus, de sectionner le pont qui sépare les deux cols pour que l'accouchement devienne facile.

Tantôt, il y a véritablement dystocie : la lenteur du travail, l'irrégularité des douleurs, la résistance exagérée d'une cloison vaginale, etc. obligent le médecin à intervenir pour terminer l'accouchement, soit en sectionnant la cloison vaginale, soit en faisant une application de forceps, une version, ou même une embryotomie. Sur une statistique de 15 cas de malformations de l'utérus observés à la Maternité de Saint-Pétersbourg, Grinew a relevé 6 interventions, dont trois applications de forceps, deux extractions par le siège et une craniotomie.

Parmi les accidents graves qui peuvent survenir, nous signalerons la rupture utérine. Depaul en a publié un cas, et tout récemment Bar et Secheyron ont observé la rupture d'un utérus bifide.

Au moment de la délivrance, des complications peuvent encore se produire. Grinew a signalé un fait où le placenta sortit le premier, et le fœtus ensuite : il s'agissait d'un utérus bicorne, dont une corne contenait le placenta et l'autre le fœtus. Une hémorrhagie qui se produit pendant la délivrance indique ordinairement que le placenta est inséré sur la cloison, celle-ci ne prenant qu'une part très peu active à la contraction de l'utérus. On peut être obligé alors de pratiquer la délivrance artificielle.

Les interventions auxquelles il faut avoir recours fréquemment dans les diverses variétés d'utérus double nous expliquent pourquoi les suites de couches sont souvent traversées par des phénomènes pathologiques. Sur les 15 cas de Grinew, huit femmes furent malades après l'accouchement, et cinq autres succombèrent.

Rapportons en terminant un cas curieux de traitement préventif publié par Ruge. Il avait reconnu l'existence d'un utérus septus chez une femme qui, devenue deux fois enceinte, avait expulsé avant terme des fœtus qui ne purent vivre. Il demanda à Schrœder de faire la section de la cloison qui séparait les deux cavités utérines. L'opération fut pratiquée avec des ciseaux et ne donna lieu à aucune hémorrhagie. La femme devenue de nouveau enceinte accoucha cette fois à terme et sans difficulté.

CHAPITRE XIV

MALADIES DE L'UTÉRUS

Les états pathologiques qui peuvent exister du côté de l'utérus, pendant la grossesse, sont nombreux et très importants à connaître. Nous passerons successivement en revue les douleurs utérines et le rhumatisme utérin, les granulations et les ulcérations du col, le prolapsus de l'utérus et l'allongement hypertrophique ou œdémateux du col, la rétroversion, l'antéversion, les hernies, les tumeurs et les polypes de l'utérus, les métrorrhagies. Mais la muqueuse utérine servant à former l'une des membranes ovulaires, nous renverrons la description de l'endométrite à l'étude des maladies de l'œuf.

ARTICLE PREMIER

DOULEURS UTÉRINES. — RHUMATISME UTÉRIN

La grossesse s'accompagne, chez certaines femmes, de douleurs qui siègent dans les parois abdominales, les régions lombaire et inguinale, la partie interne des cuisses (voy. p. 172) ; d'autres fois, elles semblent localisées aux parois utérines elles-mêmes ou aux annexes de l'utérus.

§ 1. — Douleurs utérines.

Bibliographie. — Chailly-Honoré. Traité d'accouchements, 5e édit., 1867, p. 569. — Cazeaux et Tarnier, 8e édit., p. 519, 1870. — P. Budin. Le Progrès médical, 1er mars 1879, et Obstétrique et Gynécologie, p. 383. — Chaignot. Thèse de Paris, 1879.

Le globe utérin lui-même est parfois le siège de douleurs qui peuvent être très vives, et dont il est bien difficile de déterminer la cause et la nature. Dans certains cas, elles sont liées à un spasme partiel de la paroi musculaire de l'utérus, ou bien à une métrite ; dans d'autres cas, il n'existe rien de semblable, et la douleur reste difficile à expliquer. Cependant, on remarquera qu'elle s'exagère surtout à l'occasion de pressions sur le ventre, d'efforts de toux, de fatigues, de mouvements brusques du fœtus. Tantôt circonscrites à un point de la matrice, tantôt l'envahissant tout entière, ces douleurs sont ou continues, ou intermittentes, et présentent des paroxysmes. Lorsque le corps tout entier de l'utérus est douloureux, on le trouve souvent dur et contracturé.

Ces douleurs utérines seront différenciées de la névralgie abdomino-génitale (voy. p. 172) et des douleurs ovariques qui existent parfois chez les femmes à la fin de la grossesse, et qui ont été étudiées par Budin, puis par Chaignot. Il est rare que ces dernières apparaissent spontanément, elles sont ordinairement provoquées par la pression, n'ont qu'une durée passagère et sont nettement localisées. Elles siègent le plus souvent à gauche et ont leur lieu d'élection aux environs d'une ligne qui va de l'ombilic à l'épine iliaque antérieure et supérieure. On parvient aussi dans certaines conditions, lorsqu'un plan résistant, formé par le dos du fœtus ou par l'utérus qui se contracte, existe en arrière de l'ovaire, à sentir cet organe qui roule sous le doigt. Au-dessous de lui on trouve le ligament rond.

Pour calmer les douleurs utérines dont le pronostic est bénin, et qui ne s'accompagnent ordinairement ni d'effacement du col, ni de menaces d'accouchement prématuré, les moyens qu'il convient d'employer sont : le repos, les applications locales émollientes et narcotiques, les grands bains, les lavements laudanisés.

Chez quelques femmes, l'utérus présente une sensibilité particulière, qui s'exagère surtout par les mouvements actifs du fœtus. Lorsque ces mouvements sont très vifs et répétés, ils peuvent devenir la cause de troubles nerveux assez graves, et, en particulier, d'une insomnie très fatigante. Cazeaux a vu une dame qui, par suite des mouvements désordonnés de son enfant, fut complètement privée de sommeil pendant le huitième et le neuvième mois de sa grossesse ; elle accoucha cependant à terme.

Les mouvements du fœtus étant, a-t-on dit (voyez Tome I, p. 496), activés par le froid, on a pensé que, pour faire cesser les douleurs provoquées par ces mouvements, il conviendrait de conseiller l'application d'ouate chaude ou d'une ceinture de flanelle sur le ventre.

§ 2. — Rhumatisme utérin.

Bibliographie. — Wigand. Ueber die Ursachen der Nachgeburtszœgerungen. Hambourg, 1803. — Salaté. Thèse de Strasbourg, 1838.— Dezeimeris. L'Expérience, 1839, t. 3, p. 320 à 325, 385 à 390, et t. 4, p. 388.— Luroth. Ibid., t. 4, p. 88 à 92.— Gigon. Ibid., p. 385 à 388. — Taylor. American Journ. of med. Sciences, vol. X, juillet 1845, p. 45 à 56. — Gautier. Du rhumatisme de l'utérus. Genève, 1858 (Bibliographie). — A. Meissner. Monatsschr. f. Geb., 1861, Bd. XVIII, p. 39. — Pigeolet. Du rhumatisme utérin. Bruxelles, 1868. — Cazeaux. Traité d'accouchements, 8e édition, p. 523. 1870. — Spiegelberg. Lehrb. der Geb., 1878, p. 300. — Braun. Lehrh. der gesam. Gynæk. Vienne, 1881, p. 404.

Existe-t-il un rhumatisme utérin ? A cette question, un certain nombre d'auteurs ont répondu par l'affirmative, depuis Wigand qui a donné le premier une description de cette maladie jusqu'à Gautier (de Genève), qui en a fait le sujet d'un travail consciencieux, et Cazeaux qui lui a consacré un long paragraphe. D'autres auteurs, tels que Spiegelberg, Braun, nient le rhumatisme et pensent que les symptômes observés en pareil cas sont le fait d'une endométrite ou d'une métrite.

Ce qui est certain, c'est que chez des femmes rhumatisantes on peut observer, pendant le cours de la grossesse, des manifestations douloureuses du côté de l'utérus très analogues à celles que nous avons précédemment décrites (p. 172) : ces douleurs sont-elles le fait de névralgies ou du rhumatisme ? Pour nous, nous ne connaissons pas de cas probants qui nous permettent d'affirmer l'existence d'un véritable rhumatisme utérin, et nous pensons que, sous cette désignation, on a englobé des phénomènes douloureux de divers ordres : névralgies abdominales, utérines, contractions spasmodiques de l'utérus, etc. Ce que nous avons dit précédemment de ces névralgies nous dispense d'y revenir, et nous ne nous arrêterons pas davantage à la description clinique d'une affection dont l'existence ne nous paraît pas suffisamment démontrée.

ARTICLE II

GRANULATIONS ET ULCÉRATIONS DU COL DE L'UTÉRUS

Bibliographie. — Costilhes. Th. de Paris, 1843. — Boys de Loury et Costilhes. Gaz. méd. de Paris, 1845, p. 368 et suiv. — Bennett. Traité pratique de l'inflammation de l'utérus, trad. Aran, 1850, p. 456. — Coffin. Th. de Paris, 1851. — Lieven. Würzburg med. Zeitschr., 1864, p. 177 à 200. — Joulin. Traité complet d'accouchements, 1867, p. 1164. — Cazeaux et Tarnier. Traité d'accouchements, 1870, p. 450. — Nieberding. Ueber Ectropium und Risse am Halse der Schwangeren und puerperalen Gebærmutter. Würzburg, 1879. — Spiegelberg. Lehrb. der Geb., 1882, p. 283.

Le col de l'utérus peut être, chez la femme enceinte, le siège de lésions et d'ulcérations diverses. Nous laisserons de côté celles qui tiennent à un état constitutionnel ou diathésique tel que la syphilis ou le cancer, et nous n'aurons en vue que les ulcérations simples du col.

Leur existence pendant la grossesse n'est pas douteuse, et il suffit, pour s'en convaincre, de soumettre, ainsi que l'a fait Cazeaux, un grand nombre de femmes enceintes à un examen au spéculum. Lieven et plus récemment Nieberding se sont livrés à des recherches précises sur la fréquence des lésions du col pendant la gestation. Nieberding est arrivé aux conclusions suivantes : il n'a trouvé le col sain que chez 10 primipares sur 38 et chez 15 multipares sur 42. La proportion des femmes enceintes ayant un col exempt de lésions est donc, suivant lui : pour les primipares, de 26 sur cent, et pour les multipares de 36 0/0.

Mais il y a lieu de distinguer entre ces lésions du col : celles qui préexistaient à la grossesse, et qui ont d'ordinaire une métrite pour origine, et celles qui appartiennent en propre à la grossesse durant laquelle elles se développent.

Les ulcérations d'ancienne date subissent des modifications dues à l'hyperémie de l'organe gestateur. L'examen avec le spéculum montre alors une ulcération occupant, sur une étendue variable, l'une des lèvres du col ou les deux : tout autour la muqueuse est d'un rouge foncé ; l'ulcération elle-même a une teinte violacée, lie de vin ; son aspect est souvent fongueux ; elle saigne très facilement. Parfois même elle a une tendance à creuser les lèvres du col, comme l'a signalé Richet. Il existe en même temps une leucorrhée plus ou moins abondante.

Les lésions du col propres à la grossesse ont des caractères différents des précédentes. On les observe surtout à la fin de la grossesse, et elles disparaissent un certain temps après l'accouchement.

Cazeaux avait déjà attiré l'attention sur elles et les décrivait ainsi : « Dans le dernier tiers de la grossesse, chez les primipares, le col offre rarement des traces d'ulcérations; mais il est assez ordinaire, sur les bords de cet orifice, de voir une série de granulations d'un rouge cerise, de véritables bourgeons charnus, dont le volume varie depuis celui d'un très gros pois jusqu'à celui d'une tête d'épingle. Ces espèces de végétations saignent au moindre conctact de la ouate dont on se sert pour les éponger. » Chez les multipares, l'orifice du col plus large se laisse dilater, et l'on voit dans sa cavité « une série souvent ininterrompue de saillies fongueuses, séparées par des enfoncements plus ou moins profonds... C'est plus particulièrement dans ces sillons qu'on aperçoit souvent des ulcérations; elles gagnent quelquefois en étendue de manière à envahir une surface assez considérable : elles sont alors facilement appréciables, mais le plus souvent elles sont cachées dans le fond des anfractuosités, et, pour les voir, il faut déplisser pour ainsi dire le col, en ouvrant beaucoup le spéculum. »

Quant au mode de développement de ces ulcérations, Cazeaux l'attribue à la congestion exagérée dont l'utérus est le siège à la fin de la grossesse.

Nieberding donne de ces ulcérations une description un peu différente de celle de Cazeaux. Pour lui, ce ne sont pas des ulcérations véritables, mais des érosions ou des fissures ordinairement superficielles; la muqueuse cervicale est saine autour d'elles. Il fait jouer, dans la production de ces érosions, un grand rôle à l'ectropion de la muqueuse cervicale. En examinant les femmes enceintes dont le col présentait ces érosions, il a trouvé de l'ectropion 28 fois chez 28 primipares, et 23 fois chez 27 multipares. Ce sont les modifications du col pendant la grossesse, son ramollissement, la faible résistance de son orifice externe, qui favorisent le renversement en dehors de la muqueuse cervicale hypertrophiée. Puis, surtout chez les primipares, la distension subie par le segment inférieur de l'utérus amènerait au niveau de cette muqueuse de petites déchirures superficielles qui deviennent visibles par le fait de l'ectropion. Nieberding admet ainsi, contrairement à Cazeaux, une plus grande fréquence des érosions du col chez les primipares.

Quelle est l'influence des ulcérations du col sur la marche de la grossesse? Il est certain que les lésions développées dans les derniers mois, ulcérations, érosions, fissures, ectropion, n'exercent habituellement aucune action fàcheuse sur la gestation.

Quant aux ulcérations des premiers mois, leur pronostic a été très diversement interprété. Cazeaux, qui résume cette discussion, rappelle l'opinion de Boys de Loury, Costilhes, Coffin, Bennett, qui faisaient de ces ulcérations une des causes les plus ordinaires des fausses couches : il oppose à ces auteurs l'avis d'Huguier, Gosselin, Danyau, Cloquet, etc., auxquels il a entendu proclamer l'innocuité de ces lésions. Pour lui, il ne conclut à un pronostic fàcheux que si l'ulcération préexistait à la grossesse, et si elle offre l'aspect fongueux, cratériforme décrit par Richet. Encore y a-t-il lieu de se demander si l'avortement, lorsqu'il se produit, n'est pas une simple coïncidence (Joulin), ou « si la syphilis n'a pas été la cause principale des accidents, ou si enfin l'introduction répétée du spéculum, les cautérisations plus ou moins nombreuses qui ont été pratiquées n'ont pas eu la plus grande part dans l'étiologie de cet avortement » (Cazeaux).

Lorsque les ulcérations du col sont peu marquées, le traitement est nul. Mais quand il s'agit de lésions profondes, s'accompagnant d'une leucorrhée abondante, on pourra, comme le recommande Spiegelberg, avoir recours aux injections chaudes d'eau phéniquée ou salicylée, aux bains de siège chauds ; cet auteur pense même qu'on pourrait, dans les cas rebelles, faire une cautérisation unique au fer rouge. Toutefois, les accoucheurs sont d'accord pour repousser complètement l'usage des cautérisations répétées, qui peuvent ou bien provoquer des contractions utérines et un avortement, ou bien déterminer des adhérences des lèvres du col et créer ainsi des difficultés graves au moment de l'accouchement.

ARTICLE III

PROLAPSUS DE L'UTÉRUS. — ALLONGEMENT HYPERTROPHIQUE ET ŒDÉMATEUX
DU COL.

Sous le nom de prolapsus de l'utérus, il faut entendre la descente de tout l'organe, col et corps, dont le fond s'abaisse plus ou moins, et dont le museau de tanche peut franchir l'anneau vulvaire, en entraînant le corps avec lui. Suivant le degré de l'abaissement, le prolapsus est incomplet ou complet : dans ce dernier cas, le corps est tout entier hors des organes génitaux.

Toute différente est l'affection décrite par Huguier sous le nom d'allongement hypertrophique du col, et dans laquelle le corps reste habituellement à sa place normale, tandis que le col plus ou moins allongé descend dans le vagin et vient faire saillie au dehors.

La distinction qui précède est d'autant plus nécessaire à bien établir que le terme de prolapsus est encore trop souvent aujourd'hui employé à tort pour désigner indifféremment tous les cas où le col fait hernie à travers la vulve.

Toutefois, les choses ne sont pas toujours aussi simples en pratique, et il n'est pas rare de voir ces deux états combinés : prolapsus de l'utérus et allongement du col. Il nous est impossible d'entrer dans les explications théoriques que comportent ces faits pour l'étude desquels nous renvoyons les lecteurs aux traités de gynécologie. Disons cependant que bien souvent, dans les cas de ce genre, c'est le prolapsus qui est l'affection primitive et que le col ne s'est hypertrophié que secondairement : nous reviendrons du reste sur ce point.

Enfin, il peut exister une troisième variété pathologique, sur laquelle Gué-niot a spécialement insisté ; c'est un allongement particulier du col, intimement lié à la grossesse : allongement œdémateux.

Nous étudierons donc successivement, au point de vue de leurs rapports avec la gestation :

1° Le prolapsus vrai de l'utérus ;

2° L'allongement hypertrophique du col ;

3° L'allongement œdémateux qui tantôt porte sur le col tout entier (allon-gement œdémateux de Guéniot), tantôt reste limité à l'une des lèvres de l'orifice externe.

§ 1. — Prolapsus de l'utérus.

Bibliographie. — MAURICEAU. Observations sur la grossesse et l'accouchement, t. II. Paris, 1728, p. 6, 56, 78. — PORTAL. Mém. de l'Ac. roy. de chir., t. VIII, p. 293. Paris, 1757. — HUETER. Monatssch. für Geb., 1860, Bd. XVI, p. 186 et 259 (Bibliographie). — HUSTY. Monatsch. für Geb. 1862, Bd. XX, p. 248. — GUSSEROW. Mon. f. Geb., 1863, Bd. XXI, p. 99. — NEEDON. Mon. f. Geb., 1864, Bd. XXIII, p. 222. — BRESLAU. Mon. f. Geb., 1865, Bd. XXV (supplément) p. 151. — AUBINAIS. Journ. de méd. de la Loire-Inférieure et Gaz. des hôpitaux, 1866, p. 378. — FROGÉ. Revue de thérap. méd. et chir., 1865, p. 422 à 430 (rectifications, p. 458). — CAZEAUX ET TARNIER. Traité d'accouche-ments. Paris, 1870, p. 527. — SCHRŒDER. Lehrbuch der Geburts., 6ᵉ édit. p 385, 1880. — SPIEGELBERG. Lehrb. der Geburts., 1878, p. 276. — W. WALKER. New-Orleans med. and surg. Journal. March 1879, p. 730. — SPANCKEN. Archiv f. Gyn., 1881, Bd. XVII, p. 128. — CORRADI. Memorie della Soc. med. chir. di Bologna, vol. 7, fasc. 3, p. 1259. — PERCY BOULTON. Brit. med. Journal, 11 mars 1882, p. 340. — SCHULTZE. Traité des déviations utérines, traduction Herrgott. Paris, 1884, p. 338.

Le prolapsus de l'utérus peut présenter pendant la grossesse des degrés différents. Tantôt l'organe abaissé appuie sur le plancher périnéal ou s'ap-plique à l'orifice vulvaire ; tantôt le col apparaît à la vulve et il y a prolapsus incomplet. Tantôt enfin le col et le corps sont en totalité hors des organes génitaux, le prolapsus est complet.

Le mode de production du prolapsus varie : dans le plus grand nombre des cas il existait déjà quand la femme est devenue enceinte ; parfois c'est pendant la grossesse elle-même qu'il se produit, ou au moment du travail de l'accou-chement.

Le plus habituellement, le déplacement existait au moment où la gros-sesse est survenue. On a même vu la conception se faire chez des femmes qui avaient l'utérus hors des organes génitaux ; il est certain alors que la fécondation a eu lieu directement dans l'orifice béant du col utérin ; les observations de Wimmer, Chopart, Aubinais, Spancken, Reamy ne laissent aucun doute à cet égard.

Les malades sont ordinairement des multipares ; le prolapsus existe depuis un accouchement antérieur, et résulte le plus souvent de déchirures du périnée, d'imprudences commises pendant la période des suites de couches, etc. Il est plus rare de rencontrer la chute de l'utérus chez des primipares ; Hüter a trouvé la proportion suivante : sur 37 femmes, 27 étaient multipares et 10 primipares ; chez 7 de ces dernières, il est dit que le prolapsus existait avant la grossesse.

Quand la chute de l'organe a lieu pendant la grossesse, elle peut se produire d'une façon lente, progressive, ou au contraire apparaître brusquement; il s'agit de femmes qui n'avaient pas eu la moindre trace d'abaissement ou plus souvent de malades ayant souffert antérieurement d'un prolapsus qui paraissait guéri. On a signalé comme causes la trop grande largeur du bassin, la laxité des ligaments et les dimensions exagérées de la vulve. Si la chute de l'organe est brusque, elle survient à la suite d'un traumatisme, d'un effort violent, de fatigues répétées, etc.

Le prolapsus n'apparaît quelquefois qu'au moment même de l'accouchement. Hüter, qui a réuni dans un travail important 79 observations de prolapsus pendant la grossesse et l'accouchement, en a trouvé 14 dans lesquelles l'accident est survenu pendant le travail : la cause du prolapsus réside alors dans des contractions utérines et abdominales très énergiques, au moment de la période d'expulsion, comme dans une observation de Frogé ; ou bien, c'est une application de forceps qui amène l'utérus au dehors, comme dans les faits rapportés par Wagner et Ricker.

Symptômes. — La symptomatologie du prolapsus de l'utérus gravide diffère suivant le degré d'abaissement de l'organe, celui-ci pouvant rester tout entier dans le bassin, ou faire issue à l'extérieur. Les signes physiques que révèle l'examen direct des malades sont les suivants. Quand l'utérus ne fait pas procidence au dehors, le toucher permet de reconnaître que le col est très abaissé, et plus ou moins rapproché de l'orifice vulvaire qu'il suffit souvent d'entr'ouvrir pour l'apercevoir ; les culs-de-sac ne sont plus situés aussi haut qu'à l'état normal ; si la femme fait un effort, le doigt sent une propulsion de tout l'organe. Quand le prolapsus est extérieur, on voit saillir entre les grandes lèvres une tumeur ayant la forme d'un cône à sommet inférieur, et à l'extrémité de laquelle est l'orifice externe du col utérin. Cette tumeur peut avoir un volume très variable : tantôt elle ne dépasse la vulve que de quelques centimètres, tantôt elle descend plus bas, jusqu'au milieu de la cuisse ; tantôt enfin, elle est énorme et arrive jusqu'aux genoux. Elle est formée de deux parties : l'une inférieure qui est la portion vaginale du col avec son orifice souvent entr'ouvert ; l'autre supérieure qui est constituée par le vagin plus ou moins complétement retourné sur la portion sus-vaginale du col et sur le corps de l'utérus. Il arrive parfois que tout le col est hypertrophié, allongé, surtout lorsque le prolapsus dure depuis un certain temps ; il forme alors un canal cylindrique, ordinairement perméable au doigt qui peut le parcourir dans toute sa longueur et arriver à l'orifice interne sur les membranes de l'œuf. Spancken a rapporté une observation de ce genre.

La tumeur prolabée est recouverte en haut par le vagin retourné et formée en bas par le col de l'utérus. Elle a une coloration rouge plus ou moins foncée, quelquefois violacée. Sous l'influence du contact de l'air, de l'urine, des frottements, ses parois s'épaississent, s'indurent fréquemment et se recouvrent de plaques épithéliales desséchées; elles sont excoriées, et saignantes par places.

Le col est presque toujours augmenté de volume, œdématié, déformé et se continue sans ligne de démarcation avec le reste de la tumeur, si bien qu'on aurait quelque peine à le reconnaître sans l'existence de l'orifice externe, qui lui-même est modifié dans sa forme et dont les lèvres sont fréquemment ulcérées par les frottements.

Souvent il existe en même temps un certain degré de rectocèle et de cystocèle. La vulve comprimée peut être le siège d'un œdème considérable.

Le palper abdominal révèle un abaissement variable du fond de l'utérus ; mais cet abaissement n'est pas toujours en rapport avec le volume de la tumeur extérieure, ce qui s'explique par l'hypertrophie du col que nous avons signalée plus haut.

Aussi ne doit-on pas se hâter de croire à un prolapsus complet de l'utérus gravide, alors même qu'on a sous les yeux une masse énorme descendant entre les cuisses, comme dans les observations de Py, Dufour, Husty, etc. Le prolapsus complet peut exister sans conteste pendant les 3 ou 4 premiers mois de la grossesse, étant donné le volume encore peu considérable de l'utérus. Il peut s'observer aussi à une époque plus avancée de la gestation, et le fait de Wimmer, dont parle Cazeaux, en est un exemple; dans ce cas, la femme étant morte peu après un accouchement à six mois, on trouva le fond de l'utérus au niveau du détroit inférieur; l'organe ne put être réduit à cause de son volume. Mais cette chute complète est-elle possible avec un utérus à terme ? Ainsi que le fait remarquer Hüter, les observations sont peu probantes à cet égard, car on n'y trouve jamais indiquée la hauteur du fond de l'utérus. Schröder dit qu'il n'en existe dans la science aucun cas bien constaté. Gusserow fait les mêmes réserves, et pense que le vagin ne pourrait se prêter à une extension assez grande pour permettre à l'utérus de se développer tout entier hors du bassin.

Il est probable que dans la plupart des observations publiées comme des cas de prolapsus complet à terme, il s'agissait d'une chute incomplète avec allongement du col. L'abaissement complet à la fin de la grossesse serait donc extrêmement rare ; toutefois il est bien difficile de le nier abolument en présence de certains faits exceptionnels : tel est le cas de Percy Boulton qu'on ne peut guère interpréter autrement : l'utérus prolabé descendait « comme un pis de vache jusqu'aux jarrets », et il est dit qu'au terme de la grossesse le fœtus sortit de l'utérus sans avoir traversé le bassin.

On conçoit que les troubles fonctionnels auxquels donne lieu le prolapsus et que son influence sur la grossesse varient suivant qu'il est plus ou moins accentué, et selon l'époque de la gestation à laquelle il survient. Quand l'abaissement existe dès les premiers mois, les femmes se plaignent d'une sensation de pesanteur au fondement, de douleurs irradiées, lombaires et inguinales, de ténesme anal et vésical, de dysurie. Puis, habituellement vers le quatrième ou le cinquième mois, l'utérus prolabé s'élève de lui-même au-dessus du détroit supérieur, les accidents disparaissent et la grossesse continue paisiblement son cours. Mais si cette réduction spontanée n'a pas lieu, l'utérus continuant à augmenter de volume peut s'enclaver dans le bassin ; dans ce cas, ou la grossesse se termine par un avortement, ou l'on voit survenir des accidents d'étranglement, parfois très graves, analogues à ceux qui se produisent dans la rétroversion irréductible. Hüter a rapporté deux cas de mort dans ces circonstances. Si, l'utérus faisant en grande partie saillie au dehors, la gestation poursuit son cours sans accidents d'incarcération, la situation des malades devient de plus en plus pénible. Elles souffrent d'une constipation opiniâtre et de rétention d'urine; un écoulement souvent fétide s'établit. Le poids considérable de la tumeur, ses frottements incessants contre les parties voisines, empêchent les femmes de marcher, de rester assises ; elles n'éprouvent de soulagement que couchées, les jambes écartées, et l'utérus légèrement soulevé.

Dans ces circonstances, l'accouchement peut avoir lieu prématurément; mais il n'en est pas toujours ainsi, et la grossesse peut aller à terme. Dans ce dernier cas, il est rare que l'accouchement se termine spontanément. En effet, le col plus ou moins hypertrophié et rigide ne se dilate qu'avec beaucoup de lenteur ; il est contracté autour de la partie fœtale qui se présente, et le travail peut ainsi durer fort longtemps. Quelquefois même les douleurs se suspendent complètement, surtout lorsque le prolapsus s'est produit brusquement pendant le travail, comme dans l'observation de Frogé. D'ailleurs les muscles des parois abdominales n'exerçant plus directement leur action sur l'utérus, le rôle de l'effort se trouve en partie supprimé. Aussi est-on souvent obligé d'intervenir pour délivrer les malades, si l'on ne veut voir survenir de graves accidents tels qu'une gangrène des tissus ou une déchirure du col et même du corps de la matrice. L'un des exemples les plus curieux de rupture de l'utérus survenue pendant l'accouchement, dans un cas de prolapsus, a été vu par Fasola, dont l'observation est rapportée par Corradi et par Hüter. Chez une femme en travail depuis 30 heures, l'utérus faisait complètement procidence au dehors. Au moment où la tête du fœtus se dégageait enfin, une déchirure verticale se produisit sur presque toute la hauteur de l'utérus, et une autre se fit à l'extrémité de la première, dans le sens transversal, et vers le fond de l'organe. La plaie fut lavée, après une forte hémorrhagie, et l'utérus fut réduit et maintenu à l'aide d'un pessaire. Malgré la gravité d'une pareille lésion, la femme guérit. Il est cependant permis de se demander s'il y a eu dans ce cas une véritable rupture de l'utérus ou s'il n'y a pas eu simplement une déchirure des parois vaginales renversées qui recouvraient cet organe.

Diagnostic. — Nous n'insisterons pas sur le diagnostic qu'un examen attentif permettra d'établir facilement. La simple présence de l'orifice du col au sommet de l'utérus prolabé empêchera de le confondre avec la chute du vagin, la rectocèle, la cystocèle, l'inversion utérine. Nous reviendrons plus loin sur les différences du prolapsus avec l'allongement hypertrophique du col. La seule difficulté réelle de diagnostic peut exister au début de la grossesse, alors qu'on se demande si l'organe abaissé est gravide ou non, car il ne faut pas oublier que le prolapsus suffit à lui seul pour augmenter le volume de l'utérus. Si les signes habituels de la grossesse n'étaient pas suffisamment nets, on attendrait quelque temps avant de se prononcer d'une façon définitive.

Pour apprécier le degré d'abaissement de l'utérus, on cherchera quelle est exactement la situation du fond de l'organe.

Pronostic. — Dans les cas de grossesse compliquée de prolapsus utérin, le pronostic varie suivant la marche de l'affection. En général, dans les premiers mois, l'utérus remonte de lui-même au-dessus du détroit supérieur, ou bien il peut être facilement réduit et les accidents d'enclavement sont rares.

Si, au contraire, la grossesse continue sans que l'utérus se soit élevé dans l'abdomen, l'accouchement, nous l'avons vu, offre souvent des difficultés et nécessite une intervention. Le pronostic est alors plus sérieux : sur 56 femmes arrivées à terme, Hüter a relevé un cas de mort pendant l'accouchement et 5 pendant les suites de couches.

Le pronostic serait encore plus grave pour les enfants : dans 7 cas il y eut accouchement prématuré, tous les fœtus succombèrent ; sur 33 enfants nés à terme, il y eut 19 morts.

Traitement. — Il est indiqué d'instituer dès le début de la gestation un traitement préventif chez les femmes qui ont, à l'état de vacuité, du prolapsus utérin. Pour éviter la persistance ou l'augmentation de la descente de l'utérus pendant les premiers mois de la grossesse, il est prudent, ainsi que le veut Cazeaux, de conseiller à ces femmes le repos dans la situation horizontale jusqu'après le 5e mois.

Quand le prolapsus existe pendant la grossesse, ont doit favoriser sa réduction spontanée par le repos et la suppression de tout effort. Si cette réduction n'a pas lieu, on essaiera de la produire artificiellement. Cette opération très simple réussit ordinairement dans les 4 ou 5 premiers mois ; plus tard, on pourra la tenter encore, mais avec prudence et sans insister pour ne pas amener d'accidents. Une fois la réduction obtenue, on fera garder à la malade la situation horizontale.

Si l'organe a de la tendance à faire de nouveau prolapsus au moindre mouvement, on a conseillé de mettre dans le vagin une vessie en caoutchouc distendue ou un pessaire. Beaucoup d'auteurs condamnent, il est vrai, l'emploi des pessaires pendant la grossesse et les considèrent comme pouvant déterminer un avortement ou un accouchement prématuré. Toutefois, ce moyen a été souvent employé avec succès dans les cas de prolapsus, et depuis longtemps, car Mauriceau en a rapporté deux observations. Hüter signale dans 8 cas les bons effets obtenus avec les pessaires et déclare n'avoir trouvé aucune observation de chute de l'utérus gravide où leur emploi ait déterminé l'avortement. Cet auteur établit d'ailleurs une distinction : quand l'utérus est prolabé depuis un certain temps, sa sensibilité s'émousse, il perd son irritabilité, et c'est pour cette raison qu'il peut supporter le contact du pessaire sans réagir ; il n'en est plus de même dans le prolapsus récent et l'on doit éviter d'introduire alors dans le vagin un corps étranger qui pourrait déterminer des contractions utérines. La restriction de Hüter nous paraît fort judicieuse et, dans les conditions qu'il indique, les pessaires, surtout l'anneau en caoutchouc ou l'anneau de Dumontpallier peuvent être inoffensifs, tout en empêchant le retour du prolapsus.

Lorsque de graves accidents d'enclavement éclatent, on sera en droit, si on ne peut obtenir la réduction, de provoquer sans hésitation l'avortement. Il sera bon, surtout dans les derniers mois de la grossesse quand la tumeur est irréductible, de la maintenir à l'aide d'un bandage en T.

Au moment du travail, on devra engager les femmes à ne point faire d'efforts pour ne pas ramener le prolapsus s'il a été réduit, ou pour ne pas l'augmenter s'il existe encore; pendant la période d'expulsion, on soutiendra l'utérus à chaque contraction. Quand l'accouchement traîne en longueur, quand le col reste rigide et se dilate peu, il faut surveiller avec soin l'état de l'enfant et celui de la mère, et être prêt à intervenir. On peut alors essayer de dilater lentement et progressivement le col avec plusieurs doigts introduits dans sa cavité, méthode conseillée par Mauriceau et Portal, ou avec un ballon de Barnes. Si ce moyen ne réussit pas, on peut être obligé d'avoir recours à l'incision du col. Hüter conseille avec raison de faire, non pas une incision unique, qui en s'agrandissant pourrait s'étendre très loin, mais plusieurs petites incisions sur le pourtour de l'orifice externe : l'agrandissement ainsi obtenu permet alors d'introduire le forceps, ou la main pour faire la version. Vouloir, sans incision préalable, faire l'extraction à travers un col encore rigide et non complètement dilaté, serait s'exposer, ainsi que l'a vu Stein cité par Hüter, à produire deux déchirures latérales de l'utérus au moment de la sortie du fœtus. Il faut toutefois se souvenir que les incisions ne sont pas sans danger ; aussi ne doit-on y avoir recours que dans les cas d'absolue nécessité, lorsque le col est induré et inextensible, et si l'enfant est vivant. S'il était mort, on s'efforcerait, en ayant recours à l'embryotomie, de faire sortir le fœtus sous un volume aussi petit que possible.

Après la délivrance, on réduit le prolapsus. Les femmes devront conserver longtemps le repos le plus absolu, plus tard, on leur conseillera l'usage d'un pessaire, s'il y a lieu.

§ 2. — Allongement hypertrophique du col.

Bibliographie. — Rizzoli. Clin. chirurg. et obstétr. (trad. Andreini). Paris, 1872, p. 478 et suiv. — Cleveland. Americ. Jour. of obst., t. X, p. 497. — Roger (du Havre). Dystocie par allongement hypertrophique du col de l'utérus. Paris, 1877. — Benicke. Zeitschr. f. Gyn. und Geb., Bd. II, p. 232 à 266, 1878. — Schroeder. Lehrbuch der Geburt. 6ᵉ édition, p. 384, 1880. — Martin. Zeitschr. für Gyn. und Geb., 1881, Bd. VI, p. 101 à 109. — A. Simpson. Edinb. med. Journal, march 1883, p. 769 à 778. — Howitz. (Congrès de Copenhague, 1884). Centr. für Gyn., 1884, n° 36, p. 563. — Priestley. Centr. für Gyn., 1884, n° 36, p. 563.

L'allongement hypertrophique du col n'entraîne pas fatalement la stérilité, les femmes atteintes de cette affection peuvent devenir enceintes. Nous avons donc à étudier comment se comportent la grossesse et le travail de l'accouchement dans ces conditions.

Sans nous arrêter aux trois variétés d'hypertrophie des segments vaginal, intermédiaire et sus-vaginal qu'on décrit en gynécologie, et en nous plaçant uniquement au point de vue obstétrical, nous aurons successivement en vue d'une part, les cas où la grossesse coïncide avec un allongement de la portion vaginale, d'autre part, ceux où elle est liée à l'hypertrophie sus-vaginale du col. Ce sont là, comme on le verra, deux formes cliniques bien distinctes.

1° *Hypertrophie vaginale.* — Chez les femmes atteintes de cette variété d'hypertrophie qui deviennent enceintes, la grossesse suit habituellement son cours sans rien présenter d'anormal.

Les malades accusent, comme avant la conception, une sensation de pesanteur plus ou moins marquée dans le vagin ; elles ont souvent des douleurs lombaires et abdominales, et éprouvent une gêne assez grande pendant la marche. Si l'élongation est considérable, le col peut faire hernie à la vulve sous forme d'une tumeur rouge, plus ou moins saillante. Le toucher permet de reconnaître dans le vagin la présence du segment inférieur du col, allongé, cylindrique : l'orifice externe est perméable au doigt surtout chez les multipares ; on peut alors parcourir le canal cervical jusqu'au voisinage de l'orifice interne. Les culs-de-sac du vagin ne sont pas rapprochés de la vulve, mais ont leur profondeur habituelle. Le corps de l'utérus est à sa hauteur normale, ou bien il est légèrement abaissé, comme on peut le constater en palpant le fond de l'organe.

Ces symptômes montrent qu'il est impossible de confondre l'élongation du col avec le prolapsus de l'utérus. Nous verrons plus loin en quoi elle diffère de l'allongement œdémateux du col.

L'accouchement, dans les cas d'hypertrophie vaginale, présente une physionomie particulière. Le travail est pénible : le volume et l'épaisseur du col apportent un obstacle considérable à la dilatation qui ne se fait qu'avec beaucoup de lenteur. Dans une observation de Roger (du Havre), au bout de 36 heures de travail, l'orifice utérin ne mesurait que 5 centimètres de diamètre, et le doigt parcourait encore un canal d'environ 5 centimètres de long avant d'arriver sur le vertex.

L'hypertrophie vaginale peut être une cause de prolapsus utérin pendant le travail. On conçoit, en effet, qu'étant donné d'une part la résistance du col, d'autre part l'existence à l'orifice vulvaire d'une tumeur qui détermine des efforts d'expulsion, on puisse voir se produire la chute de l'utérus. C'est là un accident heureusement rare. Houghton, cité par Hüter, en a rapporté une observation, et Mayer, à propos d'une communication de Gusserow sur le prolapsus, a signalé de nouveau la possibilité du fait à la Société obstétricale de Berlin (29 novembre 1862).

Le pronostic peut devenir sérieux pour la mère, à cause de la marche particulière de l'accouchement qui rarement se termine d'une façon spontanée. Il est grave pour l'enfant qui succombe fréquemment pendant un travail aussi prolongé.

Le traitement pendant la grossesse est presque nul. Les femmes devront autant que possible garder le repos, éviter toute fatigue et tout effort. Pendant le travail, on pourra, si la dilatation ne se fait pas, la favoriser par l'introduction des doigts ou d'un ballon de Barnes dans la cavité du col. Si l'accouchement traîne en longueur, et si la vie de l'enfant paraît compromise, on sera forcé d'avoir recours à des incisions sur le col, en usant de la même prudence que dans le cas de prolapsus; puis on fera rapidement l'extraction.

En présence des difficultés qui peuvent survenir au moment de l'accouchement, lorsque le col hypertrophié est long, épais, induré, Schrœder recommande de faire l'amputation du col au début de la gestation : il l'a pratiquée une fois avec succès au troisième mois et la grossesse a continué son cours.

2° *Hypertrophie sus-vaginale.* — La coïncidence de la gestation avec cette variété d'allongement du col est rare, et les travaux dont elle a été l'objet sont peu nombreux et de date récente. Les symptômes auxquels elle donne lieu sont pourtant des plus importants à connaître, car le diagnostic de la grossesse, surtout dans les premiers mois, est souvent difficile à établir. Martin, dans un mémoire intéressant, et Howitz, dans une communication au congrès de Copenhague (1884), ont bien mis en lumière les faits cliniques que nous allons décrire.

Lorsque la grossesse survient chez une femme atteinte d'hypertrophie sus-vaginale, le col s'élève et le corps de l'utérus est tout entier dans la cavité de l'abdomen. De l'augmentation de longueur et de volume de la portion sus-vaginale, et de cette situation élevée de l'utérus découle une symptomatologie toute spéciale.

Lorsqu'on pratique le palper, un premier fait attire l'attention, c'est l'existence d'une tumeur abdominale qui paraît beaucoup trop volumineuse pour être l'utérus, étant donné l'âge de la grossesse; cette tumeur est très mobile et on peut avec facilité la déplacer latéralement et d'avant en arrière. Aussi au premier abord peut-on méconnaître la grossesse, et croire à une tumeur telle qu'un kyste ovarique par exemple. Cette erreur est d'autant plus facile à commettre qu'elle semble confirmée par l'exploration interne.

En effet, au toucher vaginal on trouve un col dont le museau de tanche est normal; puis, au-dessus de lui, le doigt sent une masse un peu plus volumineuse, dure, allongée, qui ressemble au corps de l'utérus. Si on combine alors le palper et le toucher, on constate l'existence d'une tumeur arrondie au-dessus de ce qu'on croit être le corps utérin et on est tenté de résumer ainsi les sensations obtenues : utérus normal, non gravide, auquel est surajouté une tumeur pédiculée.

D'après Howitz, cette méprise a conduit parfois à des interventions malheureuses. Un cathétérisme utérin intempestif a déterminé l'avortement; dans un cas même, croyant à l'existence d'un kyste, on fit la laparatomie.

Mais, si on pratique l'examen avec plus de soin, on ne tarde pas à interpréter les faits autrement, et à reconnaître qu'on a bien affaire à un utérus gravide, dont le col est hypertrophié dans sa portion sus-vaginale. La tumeur abdominale a d'ailleurs la consistance spéciale de l'utérus pendant la grossesse ; on peut la sentir se contracter sous la main, et, en raison de son élévation, on y constate parfois de très bonne heure, ainsi que l'a fait remarquer Howitz, les battements du cœur du fœtus. La masse allongée qu'on trouve par le toucher au-dessus du museau de tanche, n'est donc point le corps d'un utérus à l'état de vacuité mais bien la portion sus-vaginale du col ; d'ailleurs, cette masse ne déborde pas dans les culs-de-sac, elle se continue directement avec la portion vaginale, et il suffit d'un peu d'attention pour reconnaître qu'elle est constituée par le col allongé et épaissi dans sa portion supérieure. Enfin tous les autres signes achèveront de mettre sur la voie du diagnostic.

La marche de la grossesse présenterait quelques particularités. Martin a observé chez les sept femmes dont il rapporte l'histoire des hémorrhagies utérines, un écoulement vaginal abondant, et presque toujours un affaiblissement général et une sorte d'état cachectique. Sur cinq de ces malades, deux accouchèrent prématurément, l'une avec de l'hydramnios ; les autres arrivèrent heureusement au terme de leur grossesse. Dans un cas observé par Priestley, l'accouchement fut long et très pénible, et dut être terminé par une application de forceps. Howitz a vu 12 faits : jamais les femmes n'ont présenté l'état grave signalé par Martin, et toutes sont accouchées spontanément et à terme.

Ces différences d'opinions suffisent à nous montrer que de nouvelles observations sont nécessaires pour compléter l'histoire de l'hypertrophie susvaginale du col dans ses rapports avec la grossesse.

§ 3. — Œdème et allongement œdémateux du col pendant la grossesse.

Bibliographie. — Melchiori. Gaz. med. Lomb. 1852, p. 363, cité par Corradi, p. 963. — Martin. Monatsschr. für Geb., 1862, Bd. XX, p. 203. — Scharlau. Beiträge zur Geb. und. Gyn. 1872, t. II, p. 22. — Kessler. Dorpat med. Zeitschr., t. VI, p. 103. — Guéniot. Arch. de méd., 1872, t. I, p. 402, et t. II, p. 34.

On rencontre parfois chez les femmes enceintes un allongement particulier du col, tout différent des hypertrophies dont nous venons de parler. Cette affection, qui a dû être souvent méconnue et prise pour un prolapsus ou pour un allongement hypertrophique, n'avait été signalée que dans quelques rares observations avant M. Guéniot, qui en a le premier donné une description détaillée, en s'appuyant sur des faits nouveaux, bien observés.

C'est plutôt vers la fin de la grossesse que dans les premiers mois, et quelquefois c'est pendant le travail, qu'apparaît cet état du col. Les femmes qui en sont atteintes attirent l'attention du médecin sur l'existence d'une grosseur qui vient faire saillie à la vulve, surtout pendant la marche ou pendant un effort, et qui, au contraire, disparaît ordinairement par le repos. Elles souffrent assez souvent de douleurs abdominales, lombaires ou inguinales. Elles ont de la constipation, de la dysurie, quelquefois même de la rétention d'urine.

Lorsqu'on examine la tumeur qui peut avoir le volume d'un œuf de poule, on voit qu'elle est rouge, bleuâtre, plus ou moins comprimée par l'anneau vulvaire resserré autour d'elle. On reconnaît le col, dont l'orifice est entr'ouvert, souvent exulcéré. Ce col forme un cylindre de longeur variable; le doigt trouve les culs-de-sac du vagin plus ou moins abaissés, et ce renversement du vagin s'explique par la part que prend la portion sus-vaginale du col à l'allongement. Le canal cervical mesure quelquefois 8 à 9 centimètres de longueur, comme on peut s'en assurer en introduisant le doigt indicateur dans sa cavité : on sent alors un conduit humide, sur lequel on reconnaît les inégalités de l'arbre de vie; on arrive ainsi jusqu'à l'orifice interne sur lequel reposent les membranes, en les déprimant on peut sentir une partie fœtale.

La consistance de la tumeur est molle, pâteuse, et si on la comprime quelque temps avec la main, elle diminue de volume et peut être réduite facilement dans le vagin.

Quant au corps de l'utérus, il ne présente aucune particularité, si ce n'est dans quelques cas un peu d'abaissement; mais le plus ordinairement son fond arrive à une hauteur normale pour l'époque de la grossesse.

Tous ces caractères permettent de reconnaître qu'on se trouve en présence d'un véritable œdème du col, œdème dont les causes sont encore assez mal élucidées. Cependant, on peut invoquer comme causes prédisposantes la multiparité, l'existence d'un abaissement antérieur de l'utérus, une compression mécanique exercée sur le segment inférieur de cet organe : c'est ainsi que Guéniot a vu, dans un cas, l'allongement du col survenir à six semaines de grossesse chez une femme qui avait en même temps un énorme kyste de l'ovaire. Quant aux causes occasionnelles, ce sont la marche, les efforts, etc.

La rapidité avec laquelle les accidents peuvent disparaître par le repos, la facilité avec laquelle la tumeur se reproduit sous l'influence de la moindre fatigue, sont tellement caractéristiques qu'on ne saurait songer à un allongement hypertrophique du col. Quant au prolapsus, ce n'est que lorsqu'il s'accompagne d'allongement du col qu'on pourrait le confondre avec l'affection qui nous occupe; mais toujours, dans ce cas, le fond de l'utérus est notablement abaissé, et de plus, la marche de la maladie indique que le prolapsus a été le fait primitif et que l'hypertrophie plus ou moins prononcée du col est sous sa dépendance.

L'allongement œdémateux du col a sur la marche de la grossesse une influence assez grave, car presque toujours l'accouchement se fait prématurément. Quant au travail, il s'accomplit en général d'une façon normale; sous l'influence des contractions utérines, le col œdémateux, sorti ou non des organes génitaux, se raccourcit et se dilate peu à peu.

Pendant la grossesse, le traitement consiste essentiellement dans la réduction du col œdématié. Cette réduction est facile; la femme étant couchée, on comprime d'abord doucement le col, puis on le repousse peu à peu dans le vagin. Guéniot rejette absolument l'emploi des pessaires, et conseille un simple tampon vaginal et un bandage en T pour maintenir l'organe réduit. On prescrira le repos horizontal, on veillera à la déplétion régulière de la vessie et du rectum, et on emploiera l'opium ou le laudanum contre les menaces d'accouchement prématuré.

On surveillera attentivement la marche du travail, surtout si le prolapsus du col existe à ce moment; on se tiendra prêt à parer aux accidents qui pourraient survenir, et si cela devenait nécessaire, à terminer artificiellement l'accouchement.

Après la délivrance, on fera la réduction et on soumettra les malades à un repos prolongé.

Nous croyons devoir rapprocher des faits précédents l'œdème limité aux lèvres du col qui peut survenir pendant la grossesse. C'est habituellement la lèvre antérieure qui en est le siège, et l'allongement peut alors simuler un polype ou une autre tumeur. Mais la consistance spéciale, molle, pâteuse de la partie œdématiée, sa continuité directe avec le col, sa diminution par la compression avec les doigts, permettent d'établir facilement le diagnostic.

Cet œdème peut n'être que temporaire et disparaître avant l'accouchement; ou bien il persiste jusqu'au moment du travail. Scharlau a vu un cas où la tumeur faisait hernie à la vulve ; quand l'accouchement survint, elle resta au dehors et ne put être réduite qu'après la délivrance.

Ces faits d'œdème des lèvres du col sont beaucoup plus fréquents pendant le travail que pendant le cours de la grossesse; ils peuvent alors donner lieu à des difficultés pour l'accouchement, aussi nous en occuperons-nous de nouveau à propos de la dystocie.

ARTICLE IV

RÉTROVERSION

Bibliographie. — HUNTER. Medical Observations and Inquiries, t. IV, Londres, 1771, p. 388 à 409. — J. B. BAUDELOCQUE. Diss. Anat.-chir. De utero gravido, tum antrorsum tum retrorsum verso. Th. de Paris, 1784. — BURNS. Traité d'accouchements, p. 180 à 187, traduit de l'anglais sur la 9° édit (1837) *in* Encycl. des Sc. médic., 1839. — JACQUEMIER. Manuel des accouchements, t. I, p. 393, 394, 397. 1846. — WITTICH (d'Eisenach). Neue Zeitschrift für Geburtskunde, Bd. XXIII, n° 3, p. 98 à 116, traduit *in* Gaz. méd. de Paris, 1849, p. 804.— GUICHARD (de Troyes). Gaz. méd. de Paris, 1856, p. 20.— MACLEOD. Glasgow med. Journal, janvier 1857, p. 410. — GRENSER, Monatsschr. für Geb., 1857, Bd. IX, p. 73. — NÉGRIER. Gaz. méd. de Paris, 1859, p. 429 et 441. — GODEFROY. 5° Observ. de rétroversion, Gazette des Hôpitaux, 1859, n° 54, p. 214. —

Gosselin. Gazette des hôpitaux, 1860, p. 526. — Tyler Smith. Obst. transact., 1861, v. II, p. 286 à 302. — Salmon. De la rétroversion de l'utérus pendant la grossesse. Th. agrég., Paris, 1863. — Hofmeier. Mon. f. Geb., 1863, Bd. XXII, p. 82. — Sæxinger. Mon. f. Geb., 1864, Bd. XXIV, p. 471. — R. Hardey. Obstetrical transact., 1864, v. V, p. 267. — Vignard. Journal méd. de l'ouest, octobre 1867, p. 296 à 317.— Morisani. Della retrov. dell'utero in rapporta colla gravidanza, Naples, 1867.— Hausmann. Mon. f. Geb., 1868, Bd. XXXI, p. 132. — Halbertsma. Mon. f. Geb., 1869, Bd. XXXIV, p. 414. — Haselberg. Mon. f. Geb., 1869, Bd. XXXIII, p. 1. — Schatz. Arch. f. Gyn., 1870, Bd. I, p. 469. — Philipps. Obst. transact., 1873, v. IV, p. 45. — R. Barnes. Leçons sur les opérations obstétricales (trad. Cordes), Paris, 1873, p. 227 et suiv.— Moldenhauer. Arch. f. Gyn., 1873, Bd. VI, p. 108. — De France. De la rétroversion utérine pendant la grossesse. Th. de Paris, 1874.— Cazeaux et Tarnier. Traité d'accouchem., Paris, 1874, p. 538 et suiv. — Bailly. Arch. de tocologie, 1874, p. 731. — Imlach. Obstetr. Journal of Gr. Br., 1874, V. III, p. 394. — Brandeis. Obst. Journ. of Gr. Br., 1875, t. II, p. 671. — Cullingworth. Obst. Jour. of Gr. Br., 1875, v. III, p. 88 et 815.— Edis. Id., id., p. 170.— Simon. Obst. transact., 1875, v. XVI, p. 254. — Gervis. Id., id., p. 232 et 255. — Martin. Zeitschr. f. Geburtsk. und Frauenk. 1876, Bd. I, p. 1.— Chambers. Obstetr. transact., 1876, v. XVI, p. 181. — Bernutz. Arch. de Tocologie, 1875, janvier, p. 1. — A. Bell. Arch. de Tocologie, 1875, p. 117.— Solger. Beitræge zur Geburtsh. und Gyn., 1875, Bd. IV, n° 1, p. 22 à 28.— P. Mundé. Americ. Journal of Obst. juin 1876, p. 292 à 301.— Doughty. Id. p. 561 à 572.— H. F. Campbell. Id., octobre 1876, p. 684.— Quintin. Arch. de Tocologie, octobre 1876, p. 604. — Depaul. Clin. obstétr., Paris, 1872-76, p. 369. — Godson. Obst. Journ. of Gr. Br., 1876-77, v. IV, p. 151 et 524. — Frankenhæuser. Corr.-Blatt. für Schweiz. Aerzte, 1876, n° 15, p. 456 à 458.— Massart. Assoc. franç. pour l'avancement des Sc., Cong. du Havre, 1877, p. 807. — Charles (de Liège). Des déplacements de la matrice en arrière pendant la grossesse. Bruxelles, 1878. (Ce mémoire contient 135 observations de rétroversion et de nombreuses indications bibliographiques). — Pilat. Annales de gynéc., mars 1878, t. IX, p. 161 à 171. — Zantl. Ueber Retroflexion des schwangeren Uterus, Inaug. Dissert., Munich, 1878. — Radurowicz. Wiener med. Wochenschr., 1877, n° 51, 52, et Centr. f. Gyn., 1878, p. 188. — Ducor. Th. de Paris, 1879.— Playfair. Traité d'accouchements (trad. Vermeil). Paris, 1879, p. 267.— Chantreuil. Arch. de Tocologie, décembre 1879, p. 230, 271. — Schwartz. Centr. für Gyn., 1880, p. 121. — Kleim. Ein Fall von Dissection der Harnblase. Inaug. Dissert., Berlin, 1880. — Ahlfeld. Berlin. Klin. Wochenschr., 1880, n° 36, p. 519. — Barnes. Brit. med. J., décembre 1881 et Annales de Gyn., 1882, t. XVII, p. 156. — Kroner. Centr. für Gyn., 1882, n° 49. — Stille. Centr. f. Gyn., 1882, n° 11, p. 172. — Krukenberg. Arch. für Gyn., 1882, Bd. XIX, p. 261.— W. Bain. Edinb. Med. Journ., 1883, t. II, p. 1083. — M. Duncan. Med. Times and Gaz., 1er déc. 1883, p. 624. — Skinner. Brit. med. Journ. 1883, p. 115. — Valenta. Geburts. gyn. Mitth., XIV. Memorabilien, p. 1-5, et Centralbl. f. Gyn., 1883, n° 45, p. 725. — Schultze. Traité des déviations utérines (trad. Herrgott). Paris, 1884, p. 238 et suiv.—A. Godson. Medical Society's Proceedings, vol. VII, 1884. — P. Budin. Obstétrique et gynécologie, p. 525, 1886.

De tous les déplacements de l'utérus gravide, la rétroversion est celui dont l'étude offre le plus d'importance, à cause de la gravité des accidents qu'elle peut engendrer si elle reste méconnue, ou si le traitement n'est pas institué à temps. On sait que dans la rétroversion l'utérus est renversé en arrière dans l'excavation pelvienne, de telle sorte que le fond de l'organe répond à la concavité du sacrum tandis que le col se trouve porté en avant et en haut vers la symphyse pubienne ; mais presque toujours, il existe en même temps un certain degré de rétroflexion, c'est-à-dire d'inflexion du corps de l'utérus sur le col et en arrière de celui-ci (Fig. 8).

La rétroversion de l'utérus pendant la grossesse n'est pas très fréquente, cependant presque tous les accoucheurs en ont observé plusieurs exemples.

Il existe, d'ailleurs, des degrés dans la rétroversion. Si le fond de l'utérus est immédiatement au-dessous du promontoire, en rapport avec la première, la deuxième ou la troisième pièce du sacrum, le col sera repoussé derrière la symphyse pubienne et se trouvera placé au même niveau que le fond de l'utérus ou plus bas que lui; la rétroversion est alors incomplète. — Mais la rétroversion peut être plus accentuée par suite de l'abaissement beaucoup plus considérable du corps de l'utérus qui descend vers le plancher périnéal ou arrive jusqu'à lui, tandis que le col remonte derrière ou même au-dessus de la symphyse pubienne. Celui-ci est si élevé qu'il devient très difficile à atteindre ou même qu'il est complètement inaccessible au toucher vaginal; il existe une sorte de renversement total de l'organe : la rétroversion est alors complète.

Causes. — Les causes de la rétroversion peuvent être divisées en prédisposantes et en déterminantes.

Causes prédisposantes. — C'est ordinairement du troisième au quatrième mois de la grossesse que se produit cet accident; il est rare après le cinquième mois et avant le troisième. En effet, après le cinquième mois, l'utérus est déjà trop volumineux pour basculer au-dessous du détroit supérieur; avant le troisième mois, au contraire, il est encore assez petit pour échapper à la compression des parois osseuses de l'excavation pelvienne, et si le déplacement venait à se produire momentanément, rien n'empêcherait la matrice de reprendre sa direction normale. Ici nous ferons cependant des réserves, car chez les femmes atteintes de rétroversion avant la grossesse, cette maladie persiste quelquefois après la fécondation. Nous reviendrons d'ailleurs bientôt sur ce sujet.

La rétroversion est plus commune chez les multipares que chez les primipares. Sur 79 femmes atteintes de rétroversion pendant la gestation, Charles (de Liège) a trouvé 13 primipares seulement et 66 multipares, c'est-à-dire une primipare pour cinq multipares.

Causes déterminantes. — Ainsi que le fait remarquer Baudelocque, le déplacement peut s'opérer lentement ou avoir lieu tout à coup; aussi décrit-on une rétroversion à marche lente et une rétroversion subite.

Parmi les causes de ce déplacement à marche lente, nous noterons tout d'abord une rétroversion antérieure à la grossesse, affection extrêmement commune chez les multipares. Tyler Smith a particulièrement insisté sur l'importance de cette cause et nous croyons qu'il a eu raison. Qu'arrive-t-il dans les cas de ce genre? Le plus souvent l'utérus en se développant se trouve bientôt trop à l'étroit dans l'excavation pelvienne et remonte au-dessus du détroit supérieur sans que la femme ait éprouvé aucun malaise, et le déplacement s'étant réduit spontanément passe complètement inaperçu. D'autres fois, au contraire, le déplacement persiste, surtout quand il y a des adhérences, et bientôt on observe tous les symptômes de la rétroversion à marche lente. Quand le diagnostic est porté, comment savoir si le déplacement était antérieur à la grossesse ou s'est produit après la fécondation? Cela est presque impossible, à moins que la malade n'ait été observée depuis longtemps par le même médecin.

Parmi les causes de la rétroversion lente survenue après la fécondation chez une femme jusque-là très bien portante, on a signalé : le développement plus rapide de la face postérieure de l'utérus au début de la grossesse, l'amplitude du bassin, sur laquelle a insisté Chailly, les rétrécissements du bassin et l'exagération de la courbure du sacrum chez certaines rachitiques, la pression continue que les viscères exercent sur le fond de l'utérus, et surtout l'accumulation des matières fécales dans l'S iliaque et la rétention d'urine. De nombreuses discussions ont eu lieu, il est vrai, au sujet de l'influence que la rétention d'urine peut avoir sur la rétroversion ; pour quelques-uns, en effet, cette rétention n'est qu'un symptôme et qu'une conséquence, mais non la cause de la rétroversion ; pour d'autres, la distension de la vessie, en élevant le corps de l'utérus, s'opposerait à son déplacement en arrière, loin de pouvoir le produire. D'autres enfin pensent que la rétention d'urine est la cause principale de la rétroversion à marche lente : cette dernière opinion paraît la plus admissible ; elle s'appuie d'ailleurs sur ce fait qu'il suffit souvent de sonder les femmes régulièrement pour que la rétroversion disparaisse spontanément. On admet que la distension de la vessie produit le déplacement par le mécanisme suivant : la vessie, en se remplissant de liquide, repousse le fond de l'utérus en arrière et en bas ; en même temps, le col vésical s'élève et entraîne le col de l'utérus en haut, derrière la symphyse pubienne ; ainsi se produit un mouvement de bascule qui porte le corps de l'organe en arrière.

On a encore noté d'autres causes de cet accident pendant la grossesse ; ainsi, l'influence d'un prolapsus utérin préexistant a été indiquée par Barnes et Salmon. Imlach a vu une femme atteinte de prolapsus pendant une grossesse, et de rétroversion pendant la grossesse suivante ; il a observé une autre malade qui eut, pendant le cours de la même grossesse, une rétroversion consécutive à la réduction d'un prolapsus. Il faut ajouter à ces causes le développement de tumeurs abdominales, utérines ou péri-utérines, les adhérences dues à une péritonite ancienne qui, d'après Bernutz, seraient une cause fréquente d'enclavement irréductible, etc.

Quant à la rétroversion subite, elle peut avoir pour origine un traumatisme, un coup, une chûte ; mais le plus habituellement, elle survient à la suite d'un effort violent, soit pendant un acte tel que le vomissement, la défécation, la miction, soit par le fait de porter une charge, de soulever un fardeau, etc. ; les femmes du peuple et des campagnes, plus exposées aux travaux pénibles, sont aussi plus sujettes à cette variété de rétroversion. Nous dirons enfin qu'on a encore signalé l'influence des émotions violentes, d'une vive frayeur, etc. (Hunter).

Symptômes. — Les symptômes de la maladie sont, suivant l'étiologie, ou lents ou brusques.

Dans la forme lente, le début est presque toujours *insidieux*, et nous soulignons ce mot à dessein. On observe d'abord tous les signes d'une rétroversion incomplète. Les femmes se plaignent, vers le troisième mois de la grossesse, de ressentir quelques douleurs dans le bas-ventre, des tiraillements dans les aines et les lombes, d'avoir du ténesme vésical et anal et, en même temps, de la difficulté à uriner et de la constipation. Elles éprouvent, dans le petit bassin, une sensation pénible de pesanteur, que soulage seulement le décubitus horizontal. Puis, au bout d'un temps variable, ces symptômes font place à ceux de la rétroversion complète, qui s'annonce presque toujours par de la rétention d'urine, sur laquelle nous appellerons bientôt l'attention.

Dans la forme subite, cette période prodromique manque ; l'apparition de la rétroversion est marquée par une sensation brusque de déplacement d'un organe dans le bas-ventre, accompagnée d'une douleur plus ou moins vive, et quelquefois d'une sorte de craquement.

Quel que soit le mode de début, la rétroversion complète s'annonce par des phénomènes caractéristiques, dont le plus important est la rétention d'urine.

Cette rétention peut se présenter sous différentes formes : Tantôt, les malades urinent encore, mais à leur insu la miction est incomplète, et les besoins d'uriner se répètent fréquemment ; c'est là une remarque qui a son importance, et si on interroge ces malades sur le fonctionnement de leur vessie, elles ne manquent pas de répondre qu'elles urinent abondamment parce qu'elles prennent des mictions fréquentes et incomplètes pour des émissions régulières ; il faut connaître ce fait pour ne pas se laisser tromper par de faux renseignements, d'ailleurs donnés de bonne foi. Tantôt, les malades urinent difficilement, il y a dysurie, et l'urine ne s'écoule que goutte à goutte, la vessie restant d'ailleurs toujours plus ou moins distendue. A un degré plus avancé, l'excrétion urinaire est à peu près impossible et n'est plus soumise à la volonté, mais, de temps en temps, une certaine quantité d'urine s'échappe de l'urèthre par regorgement, et les malades se croient atteintes d'incontinence d'urine. Enfin, la rétention est quelquefois complète, absolue.

Nous venons de dire que, dans certains cas, la rétention d'urine se produisait à l'insu des femmes, que d'autres fois, cette rétention était confondue avec une incontinence, à cause du regorgement ; aussi, pour ne pas se laisser tromper, le médecin doit-il non seulement s'enquérir avec très grand soin de l'état de la vessie, mais faire une exploration directe par le palper et la compléter par le cathétérisme.

Avec la rétention d'urine coïncide presque toujours une constipation opiniâtre, contre laquelle les lavements restent souvent inutiles. La sensation d'un corps volumineux appuyant sur le plancher du bassin devient telle que les femmes ne peuvent ni marcher, ni même se tenir debout. Cette sensation s'accompagne d'une douleur hypogastrique qui s'accentue de plus en plus et qui s'irradie jusque dans les membres inférieurs. On a même signalé la paraplégie produite par compression nerveuse. Un malaise général, une anxiété plus ou moins vive, parfois des vomissements et un affaiblissement notable des forces complètent la scène et obligent les malades à garder le lit.

L'existence du déplacement utérin est confirmée par les signes physiques que fournit un examen direct.

L'inspection de l'abdomen révèle la présence d'une tumeur située sur la ligne médiane, dans la région hypogastrique, et qui peut s'étendre depuis la symphyse pubienne jusqu'à l'ombilic et même au delà ; cette tumeur est

superficielle, arrondie, mate à la percussion, fluctuante ; elle devient parfois
dure sous la main qui l'explore (Tarnier), simulant ainsi un utérus gravide.
Elle est constituée par la vessie, et la quantité de liquide qui la distend peut
être de plusieurs litres, sept dans un cas de Tarnier, et même davantage.

Au toucher, on trouve l'excavation pelvienne remplie par une tumeur lisse,
de consistance souple et élastique, d'autant plus large et volumineuse que la
grossesse est plus avancée, et qui n'est autre que la face postérieure de l'utérus ;
si on suit cette face en arrière, on arrive sur le fond arrondi de l'organe
(Fig. 7 et 8) qui répond à la concavité du sacrum, et qui est plus ou moins abaissé,

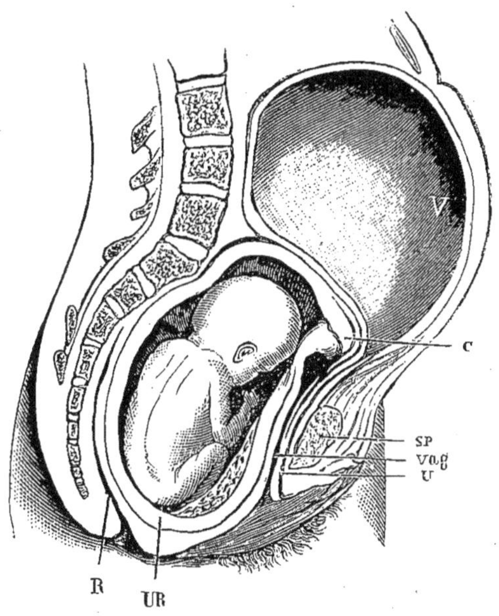

FIG. 7. — Rétroversion de l'utérus gravide (Schatz).

UR, Utérus en rétroversion. — R, Rectum. — V, Vessie. — C, Col de l'utérus. —
Vag., Vagin. — U, Urèthre. — SP, Symphyse pubienne.

suivant le degré de la rétroversion ; quelquefois même, le fond de l'utérus
descend jusqu'au périnée sur lequel il repose.

Le cul-de-sac postérieur du vagin est donc complètement effacé ; mais si
le doigt chemine en avant, le long de la tumeur qui remplit l'excavation, il
arrive dans le cul-de-sac antérieur qui est, au contraire, plus profond qu'à
l'état normal et transformé en une rigole étroite, si resserrée entre le corps
de l'utérus et le pubis qu'il est difficile d'y introduire le doigt. La paroi
antérieure du vagin est tendue, tiraillée ; le col remonté derrière la symphyse,
au fond de la rigole dont nous venons de parler, regarde en avant et en
haut ; on parvient difficilement à son orifice externe, et il n'est même pas
rare qu'on ne puisse l'atteindre.

Dans d'autres circonstances, bien que le corps de l'utérus soit très abaissé, on trouve facilement le col, qui regarde en avant et même en bas, mais qui est alors séparé du corps de la matrice par un sillon plus ou moins profond ; il y a, dans ces cas, rétroflexion en même temps que rétroversion (Fig. 8).

En combinant le palper avec le toucher, on pourrait croire que la tumeur abdominale constituée par la vessie distendue et la tumeur vaginale produite par l'utérus rétroversé n'en forment qu'une seule, car une pression exercée de haut en bas par la main qui palpe est transmise au doigt qui touche. Mais si au lieu de procéder ainsi, un aide ayant mis la main sur le côté gauche de la tumeur abdominale, on exerce sur le côté droit de la même tumeur une pression brusque et légère, l'aide perçoit la fluctuation, tandis que le doigt avec lequel on pratique en même temps le toucher vaginal ne la sent point. Il devient alors probable que les deux tumeurs abdominale et vaginale sont distinctes.

Le toucher rectal ne doit jamais être négligé ; il peut seul, en effet, permettre de parcourir la tumeur utérine dans une grande étendue, d'apprécier la hauteur à laquelle se trouve le fond de l'utérus, et les rapports de cet organe avec les parties voisines.

L'ensemble des symptômes recueillis par un premier examen ayant fait penser à l'existence d'une rétroversion de l'utérus gravide, il faut pour confirmer cette opinion vider la vessie à l'aide du cathétérisme et procéder ensuite à un second examen. En effet, après l'évacuation de l'urine la scène change. Au palper on constate que la tumeur hypogastrique a complètement disparu. A l'auscultation, si on place directement le stéthoscope au-dessus de la symphyse pubienne, l'oreille perçoit parfois, sinon les battements du cœur du fœtus qui ne s'entendent ordinairement pas à l'époque où existe la rétroversion, du moins le bruit de souffle utérin. Ce dernier peut cependant, avant tout cathétérisme vésical, être reconnu par l'auscultation vaginale, à l'aide d'un métroscope.

Les signes fournis par le toucher restent à peu près les mêmes que précédemment ; toutefois le col est devenu plus accessible et la tension des parois utérines est parfois moins grande.

Mais c'est surtout en combinant le palper et le toucher qu'on obtient le signe vraiment pathognomonique de la rétroversion de l'utérus gravide : en effet, la main qui palpe peut, en déprimant plus ou moins fortement la paroi de l'abdomen, parvenir à sentir la tumeur utérine qui est dans l'excavation pelvienne, tandis que la main qui touche appuie de bas en haut sur cette même tumeur (voyez Fig. 8). On circonscrit donc l'utérus entre les deux mains, on peut ainsi apprécier ses caractères propres, son augmentation de volume, sa consistance, sa situation exacte, et tous les doutes qui pouvaient subsister encore sur la nature de la tumeur qui remplit l'excavation sont dès lors complètement dissipés.

Ils le seront d'autant plus qu'on pourra dans quelques cas, par cet examen bimanuel, « distinguer avec beaucoup d'attention la contraction et le relâchement des parois utérines, caractéristiques de la grossesse, et différencier ainsi la tumeur de toute autre qui occuperait la même situation » (Playfair).

Tel est l'ensemble symptomatique trouvé dans la rétroversion ; mais il se modifie suivant la marche de la maladie, sa durée, les complications qui peuvent surgir, et les divers modes de terminaison.

Nous signalerons tout d'abord certains cas rares où l'utérus gravide rétroversé a pu continuer à se développer, grâce à une extension particulière de sa face antérieure : une partie de la matrice restant dans le petit bassin, la paroi antérieure de l'organe se laisse distendre peu à peu, puis dépasse le détroit supé-

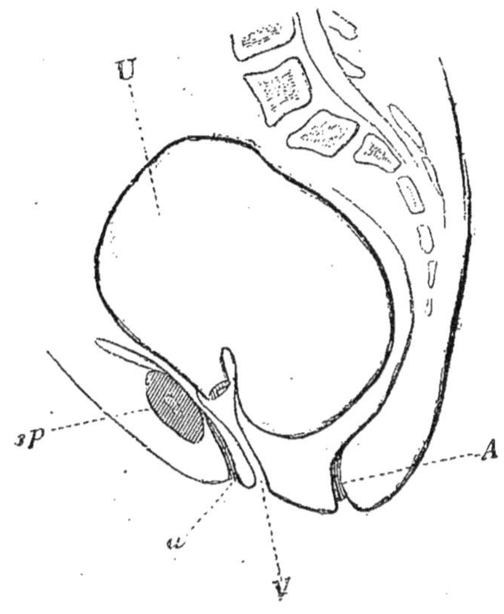

FIG. 8. — Rétroversion de l'utérus gravide.

U, Utérus. — V, Vagin. — A, Anus, — u, Urèthre. — sp, Symphyse pubienne.

rieur, et envahit la cavité abdominale. Jacquemier avait déjà signalé la possibilité de ce fait. Kiwisch, Scanzoni, Tyler Smith, Charles (de Liège), Bailly, Budin, etc., ont observé ce développement partiel de l'utérus au-dessus du détroit supérieur, dans le cours de la rétroversion (Fig. 9). Lorsque cette disposition singulière existe, on peut s'en rendre compte après avoir pratiqué le cathétérisme vésical. Quand la vessie est vidée, on sent encore par le palper une tumeur hypogastrique qui proémine plus ou moins au-dessus de la symphyse pubienne. Un examen attentif permet de s'assurer qu'il s'agit bien de l'utérus, car le palper et le toucher combinés démontrent que cette tumeur se continue directement avec celle qui plonge dans l'excavation, et que tous les mouvements imprimés à l'une se transmettent à l'autre. Que devient la grossesse dans ces conditions ? Elle peut continuer plus ou moins longtemps, suivant l'espace que le fœtus trouve pour son accroissement. Toutefois, un avortement peut en interrompre le cours, ou bien des phénomènes d'enclavement surviennent, analogues à ceux que nous décrirons plus loin, mais ils sont généralement plus tardifs que dans les cas ordinaires.

D'autres fois, la grossesse arrive à une époque avancée, et se termine par un accouchement prématuré. Enfin, il est même des cas où elle peut aller jusqu'à terme, comme Scharlau, Chantreuil, etc., en ont cité des exemples.

Malgré l'opinion de Depaul, ces faits de *rétroversion partielle*, persistant jusqu'à une époque avancée et même jusqu'au terme de la gestation, ne doivent pas être confondus avec ceux d'obliquité postérieure de l'utérus ou de développement sacciforme du segment postéro-inférieur de cet organe, qui se

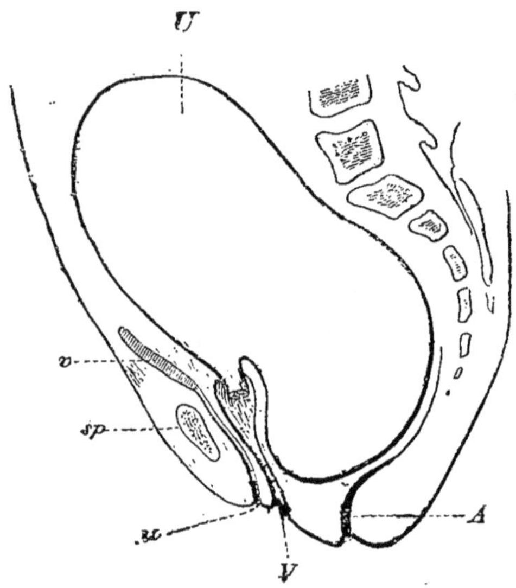

FIG. 9. — Rétroversion de l'utérus gravide.

U, Utérus. — V, Vagin. — A, Anus. — *u*, Urèthre. — *sp*, Symphyse pubienne. — *v*, Vessie.

produisent généralement à la fin de la grossesse, et en dehors de toute rétroversion antérieure. On conçoit d'ailleurs combien l'interprétation des cas de ce genre peut être difficile ; lorsqu'on les observe chez des femmes enceintes de 8 ou 9 mois, et qu'on n'a pas assisté au mode de formation du développement anormal de l'utérus. Quoi qu'il en soit, lorsque la rétroversion partielle persiste jusqu'à terme, elle se comporte cliniquement comme la dilatation sacciforme ; elle peut donner lieu, comme elle, à des difficultés spéciales au moment de l'accouchement. Nous y reviendrons à propos de la dystocie.

Marche. Terminaisons. Complications. — Nous arrivons maintenant à la marche et aux terminaisons les plus ordinaires de la rétroversion de l'utérus gravide. Le déplacement se réduit parfois spontanément : la matrice se redressant d'elle-même au-dessus du détroit supérieur, continue alors à se développer librement, et la grossesse suit son cours normal. Ce résultat heureux peut encore être obtenu par une réduction artificielle, si elle est faite avant que des accidents graves se soient déclarés.

Dans d'autres cas, soit parce que l'affection ait été méconnue, soit parce que la rétroversion est irréductible, l'utérus reste dans le petit bassin, où il continue à s'accroître ; mais bientôt, vers le 4° ou le 5e mois, par suite de cette augmentation constante dans un espace trop petit pour le contenir, l'utérus gravide s'enclave, s'incarcère dans l'excavation. La compression exercée sur la vessie, le rectum, le plancher du bassin devient alors telle que des complications de la plus haute gravité peuvent survenir.

La gêne circulatoire amène de l'œdème de la région vulvaire et des membres inférieurs ; quelquefois cet œdème se généralise à tout le corps, comme dans un cas de Quintin, où les accidents duraient depuis 17 jours, sans qu'un traitement eut été institué. Le gonflement du périnée est un signe qu'on peut observer, et sur lequel Simon et Barnes ont insisté. Repoussée par l'utérus, la sangle périnéale se distend ; l'orifice du canal s'entr'ouvre, ses bords se tuméfient : la femme a souvent alors des efforts d'expulsion, et lorsque ceux-ci sont très vigoureux, une rupture de la paroi postérieure du vagin et du périnée peut se produire assez rapidement, et le fond de l'utérus vient faire hernie au dehors : c'est ainsi que les faits se seraient passés dans la célèbre observation de Mayor, de Lausanne : une autopsie judiciaire fit conclure à cette cause de la mort. Grenser a rapporté un cas analogue, où des tractions exercées sur l'utérus favorisèrent son issue à l'extérieur.

On a vu aussi la compression produire des gangrènes avec perforation de l'utérus et du vagin, du rectum, du périnée lui-même. On a signalé l'existence de communications s'établissant ainsi entre l'utérus et le rectum, et l'expulsion du fœtus par cette voie (Guichard). On devra toutefois n'accepter qu'avec réserve les faits analogues, et les soumettre à un rigoureux contrôle, car il pourrait s'agir non de rétroversion, mais d'une grossesse extra-utérine dans le cul-de-sac de Douglas.

Parfois, des accidents inflammatoires se développent autour de l'utérus rétroversé ; une péritonite se déclare et enlève la malade (Voyez Chapitre XV).

Mais c'est surtout du côté de l'appareil urinaire que les complications sont les plus fréquentes. La vessie devient le siège d'altérations plus ou moins prononcées dues à la compression exercée sur elle et au séjour prolongé de l'urine qui s'altère dans sa cavité. Les accidents vésicaux, bien connus depuis longtemps, ont été dans ces dernières années, l'objet de recherches nouvelles. Ils varient d'intensité suivant la durée de l'enclavement de l'utérus.

Tantôt, ce sont des phénomènes de cystite légère : l'urine est trouble, muco-purulente, et contient des débris épithéliaux ; tantôt, la cystite est plus intense, l'urine est alors foncée, renferme du sang, exhale une odeur ammoniacale. Enfin, la sonde ramène parfois un liquide horriblement fétide, sanieux, parsemé de débris membraneux : il y a alors cystite gangréneuse. Dans ces cas, la sonde ne donne souvent écoulement qu'à quelques gouttes de liquide, le bec de l'instrument s'embarrassant dans des tissus sphacélés qui obturent ses orifices et qui s'opposent au passage de l'urine : la vessie reste alors constamment volumineuse, ainsi qu'on peut s'en assurer en palpant la tumeur qu'elle forme au-dessus des pubis. On a observé dans ces circonstances l'expulsion par l'urèthre de lambeaux membraneux, grisâtres, tantôt petits, tantôt plus larges et pouvant mesurer même l'étendue entière de la surface interne de la vessie (Kleim). Des examens histologiques ont démontré que ces lambeaux sont formés par la muqueuse vésicale gangrénée, qui se détache, entraînant ordinairement avec elle une portion de la couche musculaire sous-jacente. Parfois, toute l'épaisseur de la paroi vésicale est comprise dans la membrane expulsée : tels sont les faits de Frankenhæuser, de Radurowicz, de Krukenberg, etc., dans lesquels le revêtement péritonéal a été constaté nettement sur l'une des faces du lambeau.

Tous ces accidents s'accompagnent de symptômes fonctionnels et généraux plus ou moins graves : dysurie, douleurs hypogastriques, frissons, fièvre, prostration des forces, etc. Malgré l'expulsion de lambeaux caractéristiques d'une gangrène vésicale, la guérison peut avoir lieu, comme dans les observations rapportées par Vittich, Brandeis, Haussmann, Godson. Cette guérison n'est parfois obtenue qu'au prix d'infirmités ultérieures, et les femmes survivent avec une vessie rétractée, qui se dilate mal, et qui ne peut conserver l'urine que très peu de temps dans sa cavité. Mais, le plus souvent, les malades succombent avec des symptômes infectieux ou urémiques. On trouve alors à l'autopsie des lésions profondes du réservoir urinaire. La vessie est remplie par un liquide brunâtre, infect, mélangé de détritus gangréneux, parfois de caillots noirâtres (Chambers) : sa surface interne est couverte d'incrustations de sels. Dans sa cavité, on a trouvé dans quelques cas une sorte de sac plein d'une urine fétide et complètement détaché de la paroi (Schatz, Moldenhauer, M. Duncan) ; ce sac est constitué par la muqueuse nécrosée en totalité, et doublée d'une couche de fibres musculaires. On comprend l'obstacle qu'une pareille disposition doit opposer au cathétérisme pendant la vie, et combien il faut prendre de précautions : en enfonçant trop un cathéter rigide on pourrait déterminer facilement une perforation de la vessie.

Des ruptures vésicales surviennent parfois comme complication de la rétroversion. Elles peuvent se produire par des mécanismes différents. Ou bien, c'est une déchirure qui a lieu brusquement, à la suite d'un traumatisme ou du cathétérisme ; ce sont là des cas rares, cependant Ahlfeld a rapporté l'observation d'une femme dont la vessie distendue se rompit par le fait d'une chute sur le ventre, et Martin a vu un fait où une perforation vésicale fut produite par un cathétérisme maladroit. Ou bien l'altération de la muqueuse vésicale permettant à l'urine de s'infiltrer entre les différentes couches de la vessie, ce liquide rencontre des points faibles, au niveau desquels l'organe aminci se rompt au moindre effort (Schwartz) ; mais, le plus souvent, la solution de continuité est la conséquence d'une perforation gangréneuse, la vessie étant mortifiée par places dans toute son épaisseur, comme dans une observation de Bamberger.

D'après Krukenberg, qui a bien étudié ce mécanisme, plusieurs faits peuvent se produire. Si une inflammation adhésive a accolé la vessie aux organes voisins, intestin grêle, gros intestin, la cavité vésicale peut, au moment de la chute de l'eschare, rester complètement close ; sa paroi se trouvant fermée au niveau du point mortifié par le viscère adhérent ; ou bien une communication s'établit entre elle et ce viscère : Macleod, Schröder, Valenta, Krukenberg ont observé des fistules vésico-intestinales survenues ainsi. — Si, au contraire, des adhérences solides ne se sont pas formées, l'eschare cédant ou brusquement ou peu à peu à la pression de l'urine, le liquide fait irruption dans l'abdomen, et après une courte période de bien-être trompeur, une péritonite suraiguë enlève la malade.

Dans un cas de Schröder, le péritoine décollé de la vessie resta intact, malgré la destruction des fibres musculaires sous-jacentes ; il était soulevé par le liquide, et il en résultait une tumeur surajoutée au sommet de la vessie. Godson a publié une observation dans laquelle la rétroversion ayant été réduite, une eschare se détacha quelques jours plus tard au niveau du bas-fond de la vessie ; une fistule vésico-vaginale s'ensuivit. La grossesse continua son cours et alla jusqu'à terme.

Les lésions vésicales que nous venons de passer en revue peuvent avoir sur les reins un retentissement marqué ; nous nous bornerons à signaler la pyélite, la pyélo-néphrite, l'hydronéphrose, etc., dont l'existence est souvent révélée à l'autopsie.

Tels sont les graves accidents qui peuvent résulter de l'incarcération de l'utérus ; on les observe aussi lorsque le corps de l'organe continuant à se développer s'élève en partie au-dessus du détroit supérieur. Ajoutons, fait important au point de vue du pronostic, qu'ils persistent même parfois après la réduction lorsque celle-ci n'a lieu que tardivement et que des lésions irrémédiables ont eu le temps de s'établir.

L'avortement est une terminaison assez fréquente de la rétroversion. Horwitz, dans une statistique portant sur 52 femmes atteintes de cette affection, a relevé 37 avortements et 15 grossesses seulement allant à terme. Charles, qui a réuni 138 cas, a trouvé 47 avortements.

Ces fausses couches surviennent à des époques variables et par des méca-nismes différents. C'est ainsi que certaines femmes avortent plusieurs fois par le simple fait qu'une rétroversion existe dès le début de la grossesse et alors qu'il n'y a pas encore de phénomènes d'enclavement. Philipps a rap-porté l'observation d'une femme avortant ainsi six fois de suite, et menant une septième grossesse à terme, grâce à l'application d'un pessaire. D'autres fois l'avortement survient par suite des accidents d'incarcération : tantôt il a lieu alors que l'utérus est encore rétroversé ; tantôt, mais plus rarement, il se produit après le redressement spontané ou artificiel de l'organe. Sur un total de 88 faits de rétroversion où le déplacement fut réduit, Charles a noté que 11 fois il y eut avortement après la réduction. Dans d'autres cas, c'est la mort du fœtus qui, survenant à la suite des troubles de la circulation fœto-pla-centaire, est la cause de l'avortement. Toutefois le produit de conception n'est pas toujours expulsé immédiatement, et il peut être retenu un certain temps dans la cavité utérine. Ainsi s'explique, dans certaines observations curieuses, la persistance de la rétroversion jusqu'à une époque avancée de la grossesse (Eichhorn, Macleod), le volume de l'utérus restant stationnaire à partir du moment où le fœtus a succombé. Dans le cas de Macleod, la femme alla jusqu'à terme et mourut sans être délivrée ; à l'autopsie on trouva l'utérus en rétroversion, fixé dans le petit bassin, et contenant un fœtus macéré de 5 mois environ.

Pronostic. — Le pronostic de la rétroversion est en général sérieux. La rétroversion subite est plus menaçante que la rétroversion à marche lente. Dans les deux cas, elle est d'autant plus grave que la grossesse est plus avancée, et cela parce que les accidents de la maladie et les difficultés de la réduction augmentent avec le volume de l'utérus. En dehors de la cause fortuite ou lente et de l'époque de la grossesse où la rétroversion survient, son plus ou moins de gravité dépend encore de la durée de la rétention d'urine. D'après Salmon, lorsque cette rétention est complète, les accidents deviennent manifestement pressants en sept ou huit jours : si elle est incomplète, le déplacement peut persister quinze, vingt, vingt-cinq jours sans produire d'accidents graves. Krukenberg a recherché l'influence de la durée de la rétention d'urine sur la production de la gangrène vésicale, et il est arrivé aux conclusions suivantes. Quand on tarde plus de six jours, à partir du début de la rétention, à faire le cathétérisme régulier de la vessie, on observe des expulsions par l'urèthre de lambeaux sphacélés. Après dix jours écoulés sans traitement, il se produit le plus souvent une perforation gangréneuse de la vessie. Plusieurs faits que nous avons observés nous permettent d'affirmer que ces conclusions sont beaucoup trop absolues.

Lorsque l'avortement survient dans le cours de la rétroversion, son influence sur le pronostic est très variable. Sur 47 avortements, Charles a relevé 20 cas de mort. C'est qu'en effet tout dépend encore ici de la durée des accidents ; l'avortement ne peut avoir d'influence heureuse pour la femme que s'il survient ou s'il est provoqué avant que des complications graves aient eu le temps de se produire.

En fait, le pronostic de la rétroversion peut se résumer ainsi : il est d'autant plus grave que la maladie est restée plus longtemps méconnue, négligée ou mal soignée. Aussi, le diagnostic et le traitement offrent-ils la plus haute importance.

Diagnostic. — Lorsque, chez une femme enceinte de trois ou quatre mois, apparaissent d'une façon brusque ou lente des phénomènes de dysurie et de rétention d'urine, l'attention devra être immédiatement attirée sur la possibilité d'une rétroversion. Le diagnostic du déplacement sera confirmé par une étude minutieuse des symptômes que nous avons indiqués. Un examen complet est de toute nécessité. Il est bien rare qu'une sensibilité exagérée rende trop difficile ou trop pénible l'exploration de l'abdomen et des organes génitaux, dans ce cas on pourrait, suivant le conseil de Schröder, chloroformer la malade pour faire cette exploration.

Bien que la rétroversion soit, en général, facilement reconnaissable, elle peut être confondue avec un certain nombre d'autres affections. Dans quelques cas même, le diagnostic a pu être entouré de difficultés telles que des médecins expérimentés s'y sont trompés, ainsi que Charles (de Liège) en a rapporté plusieurs exemples dans son mémoire.

Le diagnostic différentiel entre la rétroversion pendant l'état de vacuité et la rétroversion pendant la grossesse est aisé, en général, si on interroge les malades sur l'époque du dernier écoulement menstruel, sur les troubles fonctionnels qui sont survenus et si on apprécie avec exactitude, par le palper et le toucher combinés, le volume de l'utérus et la résistance de cet organe à la pression du doigt.

Le prolapsus de l'utérus gravide se distinguera de la rétroversion par la situation déclive du col, par l'isolement de la tumeur au milieu du vagin et la facilité avec laquelle on obtient sa réduction, enfin, par l'absence ordinaire des symptômes d'enclavement qui surviennent dans la rétroversion.

Les fibromes utérins et les autres tumeurs de l'excavation se différencient de la rétroversion par l'absence de signes de grossesse, par la rareté de la rétention d'urine. De plus, les fibromes donnent généralement lieu à des hémorrhagies, et ils ont une consistance dure et parfois irrégulière qui ne ressemble pas à celle de l'utérus gravide ; s'il s'agit d'autres tumeurs, elles pourront être distinguées, séparées de l'utérus, qu'on trouvera dans leur voisinage, ayant ses caractères propres.

Le diagnostic sera plus difficile si la tumeur siège sur la paroi postérieure de l'utérus, ou remplit le cul-de-sac de Douglas, et si, en même temps, la femme est enceinte. Toutefois alors, indépendamment des signes physiques et spéciaux de la tumeur, la grossesse continuera ordinairement son cours sans accidents de rétention d'urine ni d'enclavement.

On ne confondra pas non plus la rétroversion avec une hématocèle rétro-utérine ; cette dernière s'accompagne de symptômes généraux et locaux qui lui sont propres, les signes de grossesse font défaut et l'utérus se trouve refoulé en masse en avant sans éprouver de mouvement de bascule ; on peut même arriver assez souvent à sentir nettement son contour au-dessus du pubis.

Mais c'est surtout entre la grossesse extra-utérine abdominale siégeant dans le cul-de-sac de Douglas et la rétroversion que le diagnostic est souvent le plus délicat. Dans les deux cas, on observe des signes de grossesse, des phénomènes douloureux, de la rétention d'urine et de la constipation, etc. Le cul-de-sac postérieur est rempli par une tumeur offrant des caractères analogues. Toutefois, dans la grossesse extra-utérine, la rétention d'urine est rarement aussi considérable que dans la rétroversion. On peut parfois sentir, à la palpation de la partie inférieure de l'abdomen, le corps de l'utérus qui se trouve en avant du kyste fœtal et, au toucher, le col plus facilement accessible est en général dévié à droite ou à gauche.

Réciproquement, on peut prendre la rétroversion pour une grossesse extra-utérine ; le diagnostic offre quelquefois des difficultés insurmontables. Nous n'en voulons pour preuve qu'une observation très remarquable rapportée par Bailly. Il s'agissait d'une femme enceinte de trois mois et demi. Il y avait rétention d'urine ; après le cathétérisme vésical, on trouvait deux tumeurs, l'une hypogastrique, l'autre pelvienne ; une sonde introduite dans l'utérus venait faire saillie à huit centimètres au-dessus du pubis. Le diagnostic de kyste fœtal extra-utérin, situé en arrière de l'utérus, fut porté par tous les médecins qui examinèrent la malade. Et cependant, peu à peu, la tumeur de l'excavation se réduisit et disparut, et on reconnut qu'il s'agissait d'un cas de rétroversion dans lequel l'utérus étant bilobé pour ainsi dire, une partie plongeait dans le petit bassin, tandis que l'autre remontait au-dessus du détroit supérieur, comme dans les faits de rétroversion partielle dont nous avons parlé plus haut. Un avortement confirma d'ailleurs l'existence de la grossesse utérine, et la femme ayant succombé, on trouva à l'autopsie des lésions inflammatoires de la vessie et des reins.

Traitement. — Lorsqu'on aura établi nettement le diagnostic de la rétroversion, on devra s'enquérir avec soin de la durée des accidents, des complications qui auront pu survenir, et instituer immédiatement un traitement approprié.

Cathétérisme et expectation. — La première indication est de mettre la femme au repos, de vider la vessie et de combattre la constipation. Mais le cathétérisme vésical est rendu quelquefois très difficile par l'élévation du méat urinaire, le tiraillement du canal de l'urèthre et son aplatissement derrière la symphyse pubienne ; on se servira alors, avec avantage, d'une sonde d'homme et surtout d'une sonde en gomme, car une sonde de femme pourrait être trop courte. Si l'on échoue dans ces tentatives de cathétérisme, on pourra essayer, par des pressions douces sur le bas-ventre, d'amener les femmes à uriner par regorgement. Dans quelques cas enfin, on pourra être obligé d'avoir recours à la ponction hypogastrique de la vessie, qu'on fera avec toutes les précautions nécessaires. De même, pour vider l'intestin, si les matières sont accumulées au-dessus du fond de l'utérus enclavé dans l'excavation, les lavements poussés dans le rectum pourront rester inefficaces : on devra alors les donner à l'aide d'une longue canule en gomme, que l'on fera pénétrer profondément au delà de l'obstacle formé par l'utérus. Si les lavements échouent, on aura recours aux purgatifs doux, et particulièrement à l'huile de ricin.

Il arrive souvent qu'après l'évacuation de l'urine, la réduction s'opère d'elle-même sans aucune manœuvre. La plupart des auteurs insistent, avec raison, sur les conséquences avantageuses du cathétérisme répété plusieurs fois dans les vingt-quatre heures pendant plusieurs jours de suite. A elle seule, cette méthode de traitement a réussi un très grand nombre de fois. Burns s'est cru ainsi autorisé à dire qu'en vidant la vessie trois ou quatre fois par jour, la rétroversion dure rarement plus d'une semaine. Toutefois, un certain nombre de médecins tels que Gervis, Godson, conseillent de ne pas se borner à cette méthode expectante, et croient que, dès le début, après avoir vidé la vessie, on doit tenter la réduction si l'on ne veut voir survenir des accidents graves du côté des voies urinaires. Nous pensons qu'on doit commencer par employer la méthode d'expectation, accompagnée d'un cathétérisme régulièrement renouvelé ; elle nous a presque toujours réussi. Mais, en même temps, le médecin surveillera attentivement l'état de l'urine, la santé générale de la femme, et se tiendra prêt à intervenir pour tenter la réduction, si celle-ci tarde trop à s'effectuer spontanément et si les symptômes deviennent menaçants.

Un grand nombre de moyens ont été préconisés pour pratiquer la réduction de l'utérus rétroversé. Tous peuvent se ramener aux trois méthodes suivantes : réduction manuelle, réduction instrumentale et réduction par la position génu-pectorale. L'avortement provoqué offre enfin une dernière ressource.

Réduction manuelle. — La réduction manuelle peut être tentée de plusieurs façons. Tantôt on l'essaie par le vagin, tantôt par le rectum, enfin on peut agir simultanément par ces deux voies.

La position à donner à la femme n'est pas sans importance, mais les auteurs sont loin d'être d'un avis unanime à cet égard. Les uns, en grand nombre, la laissent dans le décubitus dorsal ou latéral ; d'autres la placent sur le bord du lit, transversalement, dans la situation dite obstétricale ; d'autres enfin la font mettre sur les genoux et les coudes. Godefroy (de Rennes) pour éviter la pression des intestins sur l'utérus a eu la singulière idée, renouvelée probablement de certaines tentatives de réduction dans les hernies, d'adopter la position suivante : la malade appuie ses mains sur le plancher ; la partie antérieure des cuisses et des jambes, reposant sur le bord du lit, est soutenue par des aides. Il réussit ainsi à opérer la réduction dans trois cas graves.

Il est bien difficile de donner une règle générale sur la situation qu'on devra adopter. Le mieux est de procéder par tâtonnements et de faire successivement des tentatives différentes. L'emploi du chloroforme pourra être nécessaire pour éviter à la malade la douleur produite par l'introduction de la main, et aussi pour empêcher les efforts involontaires d'expulsion qui contrarieraient l'opérateur.

Pour faire la réduction manuelle par le vagin, on introduit deux ou quatre doigts ou même la main tout entière, surtout s'il s'agit d'une femme multipare. On appuie alors sur la face postérieure et le fond de l'utérus que l'on repousse lentement mais avec une certaine force en haut et en avant, en ayant soin, suivant le conseil de Capuron, de diriger l'utérus dans un des diamètres obliques du bassin, afin de lui faire franchir le détroit supérieur en évitant la saillie du promontoire. On est quelquefois obligé de renouveler ces tentatives à plusieurs reprises : lorsque la réduction a lieu, on peut entendre un bruit analogue à celui d'un ressort qui se détend. De petits craquements indiquent parfois la déchirure d'adhérences de l'utérus aux parties voisines.

La réduction manuelle par le vagin a donné lieu à quelques procédés particuliers. Désormeaux conseillait, pour mieux obtenir le mouvement de bascule de l'utérus, d'appuyer une main au-dessus du pubis pour maintenir le col en bas, tandis que l'autre main introduite dans le vagin repoussait le fond de l'utérus en sens inverse. Négrier, une fois la main introduite, recommandait de faire la réduction avec le poing fermé, et Gosselin a eu un succès par ce moyen. Vignard (de Nantes) prend un point d'appui avec le pouce de la main gauche sur le bord inférieur de la symphyse pubienne, et réduit avec quatre doigts de la même main glissés dans le vagin.

Si on opère par le rectum, on agira d'une façon analogue avec deux doigts, et on essaiera de même de faire basculer l'utérus. Amussat employait le procédé suivant : la femme étant couchée sur le dos, il introduisait deux ou trois doigts dans le rectum, plaçait le pouce dans le vagin pour déprimer fortement le périnée et faire pénétrer la main plus profondément, et se faisait même pousser le coude par un aide.

Le procédé qui consiste à réduire à la fois par le vagin et le rectum a été surtout conseillé par les médecins anglais, et constitue la méthode bimanuelle improprement appelée bipolaire. Deux doigts vont, dans le vagin, accrocher le col et l'attirent en bas, tandis que deux doigts de l'autre main repoussent, par le rectum, le fond de l'utérus en haut ; mais cette manœuvre n'est guère commode.

Aucun de ces procédés de réduction manuelle ne peut être préconisé à l'exclusion des autres. Depaul conseillait avec raison d'agir par tatonnements successifs, et pensait qu'on finissait d'ordinaire ainsi par arriver à la réduction.

Réduction instrumentale. — Lorsque la main est restée impuissante à corriger le déplacement, on peut avoir recours à la réduction instrumentale. Parmi les instruments les plus employés, nous citerons la baguette d'Evrat, sorte de baguette de tambour, dont l'extrémité est rembourrée d'ouate, de cuir doux ou de caoutchouc, et qu'on introduit dans le rectum, la spatule-levier d'Antoine Petit, le gorgeret de Rœderer, l'une des branches du forceps enveloppée de linge, etc.. De même que pour la réduction manuelle, on place la malade dans une des positions que nous avons indiquées, et on fait avec l'instrument introduit dans le rectum ou le vagin une pression lente et continue sur le fond de l'utérus. — Rappelons ici le curieux moyen employé par Massart (de Honfleur) qui réussit à réduire un utérus gravide rétroversé en appliquant sur l'abdomen une énorme ventouse, qui n'était autre qu'un vase de nuit.

Beaucoup de médecins emploient, pour obtenir la réduction, des sacs en caoutchouc, ballons à air, pessaires de Gariel, etc., qu'on remplit d'air ou d'eau, et qu'on place soit dans le vagin, soit dans le rectum. On laisse l'appareil en place pendant deux ou trois heures : la réduction a lieu parfois immédiatement ; il est rare, en tout cas, qu'elle ne se produise pas après plusieurs applications successives, car la pression continue exercée par le ballon, modifie graduellement la déviation utérine, détruit lentement les adhérences, lorsqu'elles ne sont pas trop fortes, et amène ainsi peu à peu le redressement complet de l'utérus.

Réduction par la position génu-pectorale. — Il nous reste à dire quelques mots d'une méthode de réduction très simple dont P. Mundé, Campbell en Amérique et Solger en Allemagne se sont faits les propagateurs. Elle consiste à mettre la femme non pas sur les genoux et sur les coudes comme le faisaient depuis longtemps quelques accoucheurs (Hunter) mais dans la situation génu-pectorale. La malade est placée à genoux, les cuisses doivent être perpendiculaires au lit, la partie antérieure et supérieure de la poitrine repose sur le même plan horizontal que les jambes, puis on entr'ouvre la vulve et on introduit un spéculum de Sims de façon à permettre à l'air de pénétrer dans le conduit vaginal. L'utérus exécuterait alors un mouvement de bascule et reprendrait sa situation normale. Voici par quel mécanisme cette réduction se produirait :

La femme étant dans la position génu-pectorale, le bassin se trouve beaucoup plus élevé que la poitrine et la paroi antérieure de l'abdomen ; les intestins entraînés en bas et en avant par leur propre poids tendent à faire le vide derrière eux et à attirer l'utérus et les autres organes pelviens. Mais les parois du vagin étant appliquées les unes contre les autres, la pression atmosphérique demeure la même partout, la tendance au vide ne peut se réaliser et l'utérus reste en place. Dès qu'on écarte les parois du vagin et qu'on permet à l'air de pénétrer, l'utérus aspiré en quelque sorte suit la masse intestinale dans son mouvement. P. Mundé a réussi plusieurs fois par ce moyen. Si cette méthode ne suffisait pas à elle seule, elle pourrait en tout cas constituer un adjuvant considérable au procédé de réduction manuelle.

Une fois la réduction obtenue, on devra s'efforcer d'empêcher une récidive. Quelques auteurs, comme complément de la réduction, placent dans le rectum un ballon qu'ils y laissent quelque temps. Pilat (de Lille) a rapporté une observation où, après avoir fait la réduction manuelle, il introduisit dans le rectum un pessaire Gariel qu'il laissa vingt-quatre heures en place.

Doit-on essayer de maintenir l'utérus à l'aide d'un pessaire dans le vagin, comme le voulait Baudelocque, et comme le conseillent encore plusieurs auteurs, surtout à l'étranger? Malgré l'opinion de Schultze, qui dit n'avoir jamais vu d'accidents à la suite du placement d'un pessaire au-dessous d'un utérus gravide, nous pensons qu'on doit éviter d'avoir recours à ce moyen, le pessaire par sa présence pouvant déterminer un certain degré d'irritation, provoquer des contractions utérines et peut-être même l'avortement. D'ailleurs, il suffira, pour éviter la reproduction du déplacement, de faire garder le lit et le repos aux malades pendant un certain temps ; on les engagera à s'abstenir de tout effort exagéré pour uriner ou pour aller à la garde-robe. Elles arriveront ainsi à une époque où l'utérus aura acquis un volume suffisant pour qu'une rechute ne soit plus à craindre.

Avortement provoqué. — Il arrive parfois qu'on ne peut réussir à réduire l'utérus quelle que soit la manœuvre à laquelle on ait recours. La rétroversion est irréductible, soit par le fait d'adhérences anciennes ou récentes qui empêchent l'organe de s'élever au-dessus du détroit supérieur, et qui offrent trop de résistance pour être rompues ; soit parce que la grossesse est trop avancée, et que l'utérus enclavé a atteint un volume tel qu'on ne peut plus le repousser hors de l'excavation. Dans certains cas, d'ailleurs, on ne devra même pas tenter la réduction : c'est lorsque des accidents graves durent depuis longtemps, et qu'on peut craindre, en déplaçant l'utérus, d'amener la déchirure d'un organe voisin adhérent, comme la vessie. Il ne reste alors qu'une ressource : c'est de provoquer l'avortement. Nous ne parlerons pas en effet de la symphyséotomie et de l'opération césarienne qu'on a été jusqu'à proposer pour des cas de ce genre ; mais on doit, si tous les procédés échouent et si la situation est grave, avoir recours à l'avortement.

Lorsqu'on pourra atteindre le col de l'utérus, cette opération n'offrira pas de difficulté ; on introduira par exemple une sonde dans l'utérus, on décollera ou on déchirera les membranes et on déterminera ainsi l'apparition de contractions et l'expulsion du produit de conception. Mais le col n'est pas toujours accessible, et on est alors obligé d'avoir recours à la ponction de l'utérus. Cette ponction pourra être faite par le vagin ou par le rectum. Dans un cas, Schatz dut ponctionner l'utérus d'abord et la vessie ensuite, car la rétention d'urine continuait et le cathétérisme était impossible : la malade guérit. Anthony Bell a employé la ponction aspiratrice avec un trocart capillaire, par la voie rectale. Une fois l'utérus vidé des eaux de l'amnios par la ponction, les contractions surviennent, et l'œuf ne tarde pas à être expulsé.

L'avortement n'amène pas toujours immédiatement la cessation des accidents, surtout s'il a été provoqué tardivement, et nous avons même vu, à propos du pronostic, qu'il n'empêchait pas la mort de survenir s'il existait déjà des complications graves. Aussi doit-on traiter avec grand soin ces complications, et en particulier la cystite, qui peuvent persister après l'avortement comme après la réduction. Des lavages de la vessie avec une solution tiède d'acide borique ou salicylique, de grands bains, le repos dans la situation horizontale, amèneront souvent la guérison. Cazeaux conseille les eaux thermales de Cauterets, de Barèges, de Balaruc, dans le cas où, après la réduction, il y aurait incontinence d'urine persistante, sans que les moyens simples eussent pu la faire disparaître.

ARTICLE V

ANTÉVERSION

Bibliographie. — Moreau. Traité pratique des accouchements, 1838, t. I, p. 236 et suiv. — Hueter. Monatsschr. für Geburt., Bd. XXII, p. 113, 1863 (Indications bibliographiques et observations). — Haselberg. Monatsschr. f. Geb., Bd. XXXIII, p. 6, 1869. — Cazeaux et Tarnier. Traité d'accouchements, 1874, p. 546. — Ahlfeld. Arch. f. Gyn., Bd. XIII, p. 161, 1878. — Pilat. Ann. de gyn., mars 1878, t. IX, p. 161. — Gehrung. Amer. Journ. of Obst., 1882, p. 690. — Davis. Brit. med. Journ., 29 mars 1884, p. 601. — A. de Voe. Amer. Journ. of. Obst., 1884, p. 838.

L'antéversion pendant la grossesse est plus rare et ordinairement beaucoup moins grave que la rétroversion ; les troubles fonctionnels occasionnés par ces deux maladies ont cependant de l'analogie, mais la marche et le pronostic de ces deux affections sont très différents. D'ailleurs, le toucher vaginal permet d'établir facilement le diagnostic.

L'inclinaison normale en avant que l'utérus présente pendant la grossesse peut, sous l'influence de causes diverses, s'accentuer au point de devenir véritablement pathologique. Désigné sous le nom d'antéversion, ce déplacement s'observe dès les premiers mois, ou à une époque plus avancée. Suivant qu'il a lieu dans la première ou dans la seconde moitié de la grossesse, il offre une symptomatologie différente.

Nous nous occuperons surtout ici de l'antéversion des premiers mois, qui se rapproche par beaucoup de côtés de la rétroversion que nous venons de décrire, et nous dirons seulement quelques mots de l'antéversion qui survient vers la fin de la gestation, car nous aurons à y revenir à propos de la dystocie.

Antéversion des premiers mois. — Bien que signalée moins fréquemment que la rétroversion, l'antéversion n'est pas extrêmement rare au début de la grossesse ; mais elle passe souvent inaperçue à cause du peu de gravité des symptômes auxquels elle donne lieu le plus habituellement.

D'après Hüter, il existe trois degrés du déplacement. Dans le premier, l'utérus est plus ou moins incliné en avant, sans que son fond atteigne la symphyse pubienne. Dans le second, le fond se met en rapport avec la symphyse, sans la dépasser. Dans le troisième enfin, il descend plus bas encore, et répond à la face postérieure du pubis. A ce dernier degré, il peut y avoir incarcération de l'utérus, comme dans la rétroversion complète. Cet enclavement, quoique rare, a été observé par Moreau, Hachmann, Godefroy, Hüter, Ashweel, dont le fait est relaté dans le traité de Cazeaux, Ahlfeld, Pilat, Davis, etc.

Causes. — De même que la rétroversion, le déplacement qui nous occupe peut se produire d'une façon lente ou brusque. Parmi les causes de l'antéversion lente de l'utérus gravide, nous signalerons une antéversion déjà existante, la largeur trop grande du bassin, ou sa trop grande inclinaison en avant. Dans ces derniers cas, la pression intra-abdominale intervient pour accentuer encore le déplacement.

D'après Ahlfeld, c'est surtout lorsque le bassin est agrandi dans le sens antéro-postérieur, comme dans certains rétrécissements des diamètres transverses, qu'on observe l'antéversion, et que l'utérus peut venir s'enclaver derrière la symphyse. Les tumeurs du voisinage de l'utérus, les kystes de l'ovaire, l'ascite sont encore des causes d'antéversion. Ajoutons les adhérences anciennes, qui fixent l'utérus aux organes voisins, surtout celles qui existent à la surface antérieure de l'organe. Hüter signale encore le prolapsus de la paroi antérieure du vagin et la cystocèle consécutive comme une cause d'antéversion.

La forme brusque résulte d'un effort, d'un traumatisme, d'une chute. Dans une observation de Moreau, la femme était accroupie et faisait effort pour ouvrir un tiroir lorsque le déplacement se produisit. Dans un cas de Hüter, l'antéversion eut lieu brusquement, la femme étant restée longtemps agenouillée pour laver le parquet de sa chambre. Des vomissements répétés pourraient aussi la déterminer.

Symptômes. — La symptomatologie de l'antéversion de l'utérus gravide varie suivant le mode de début, et suivant le degré du déplacement.

Dans la forme lente, tout peut rester borné à quelques douleurs vagues, à une sensation de pesanteur dans le bas-ventre, et c'est un examen direct seul qui pourra révéler l'inclinaison anormale de l'utérus.

Dans le second degré, les phénomènes deviennent plus nets; indépendamment des douleurs abdominales et lombaires, la pression de l'utérus amène du ténesme vésical, de la dysurie, de la constipation.

Enfin, à un degré plus avancé encore, des symptômes graves se manifestent; ce sont eux qui se montrent d'emblée dans l'antéversion brusque. Les douleurs deviennent constantes; Hüter les attribue en partie au tiraillement et à la déchirure des ligaments utéro-rectaux. La constipation est opiniâtre; l'urine ne s'écoule plus que goutte à goutte et à l'aide de grands efforts. La sensation d'un corps lourd, pesant sur le plancher du bassin détermine d'irrésistibles envies de pousser. Les malades ont des vomissements, de la prostration des forces; l'état général devient mauvais.

Ces symptômes se produisent généralement vers le quatrième mois; ils indiquent l'incarcération de l'utérus, et ressemblent tellement, quoique moins accusés, à ceux de la rétroversion avec enclavement qu'on pourrait confondre ces deux états, si on n'avait pas recours à une exploration directe.

Le palper abdominal permet de constater que l'utérus fait à peine saillie au-dessus du détroit supérieur. On ne sent que difficilement le fond de l'organe qui, étant donnée l'époque de la grossesse, devrait dépasser le pubis de plusieurs travers de doigt.

Par le toucher vaginal, on trouve le corps de l'utérus plus ou moins incliné en avant, couché presque horizontalement dans les cas d'incarcération, ayant son fond en rapport avec la face postérieure de la symphyse pubienne. Le col est en arrière dans la concavité du sacrum, parfois même il est peu accessible; s'il regarde en bas, c'est qu'il se trouve coudé sur le corps, et qu'il y a en même temps antéflexion.

Le doigt introduit dans le rectum apprécie d'ailleurs facilement, à travers la cloison recto-vaginale, les caractères de ce col, sa situation, sa direction, etc.

Par le palper et le toucher combinés, on circonscrit l'utérus entre les deux mains, et on se rend un compte exact de son volume, de sa consistance spéciale, et surtout de son degré de réductibilité.

Le cathétérisme vésical ne détermine en général l'écoulement que d'une petite quantité d'urine (observations de Godefroy, de Hüter); la vessie, en effet, peut être comprimée en totalité par l'utérus et rester presque vide. Il n'en est cependant pas toujours ainsi, et il s'écoule parfois par la sonde une quantité considérable de liquide (observation de Hachmann); dans ces faits la vessie échappant à la compression dans sa partie supérieure s'est laissée distendre au-dessus de l'organe antéversé. En tout cas, la sonde butte contre le fond de l'utérus, qu'une erreur impardonnable permettrait seule de prendre pour un calcul vésical (Moreau).

Mais les symptômes ne sont pas souvent aussi caractérisés dans l'antéversion; le plus habituellement, après des troubles fonctionnels plus ou moins accentués, l'utérus se redresse de lui-même par les progrès de la grossesse. La rareté des accidents d'enclavement s'explique par la disposition anatomique des parties, le peu de hauteur de la paroi antérieure du bassin, son inclinaison, etc. La règle est donc la réduction spontanée.

L'antéversion cependant peut avoir sur la marche de la grossesse une influence fâcheuse ; parfois se produisent des hémorrhagies qui sont suivies de l'expulsion du fœtus, et Hüter dit avoir observé à plusieurs reprises, vers le 4e mois, des avortements pour lesquels il n'a pu trouver d'autre cause qu'une antéversion plus ou moins prononcée. Dans les cas exceptionnels où des accidents d'enclavement irréductible existent, il est évident qu'on ne doit pas les laisser persister ; une intervention devient nécessaire.

Diagnostic. — Le diagnostic de l'antéversion ne présente en général pas de difficultés ; l'exploration des organes génitaux suffit pour écarter toute idée de rétroversion. Quant aux tumeurs utérines et extra-utérines qui coïncident avec la grossesse, on ne les confondra pas avec une antéversion, si on a soin de faire un examen attentif; nous renvoyons d'ailleurs pour ce sujet à ce que nous avons dit en exposant le diagnostic différentiel de la rétroversion.

Pronostic et traitement. — Le pronostic est généralement peu grave, on devra cependant avoir toujours en vue la possibilité d'un avortement ou d'un enclavement de l'utérus, et insister sur un traitement préventif de ces accidents. On devra donc prescrire à toute femme enceinte atteinte d'antéversion, surtout s'il y a eu des fausses couches antérieures, d'éviter les fatigues, les efforts, et de garder la situation horizontale pendant les premiers mois de la gestation.

On devra surtout veiller avec soin à la déplétion régulière de la vessie et du rectum. Quand des accidents légers existeront, ou qu'il y aura menace d'avortement, le repos au lit et l'usage des opiacés suffiront ordinairement à les faire disparaître (voyez Traitement de l'avortement).

Mais si l'utérus s'enclave, et que des phénomènes graves apparaissent, il faudra sans hésiter procéder à la réduction manuelle qui suffit en général et qui est d'ordinaire facile.

Si la malade ne pouvait s'empêcher de faire des efforts d'expulsion, on lui donnerait du chloroforme. La femme étant couchée sur le dos, dans la situation obstétricale, le siège un peu élevé, on repoussera l'utérus à l'aide de l'index et du médius introduits dans le vagin. Quelques auteurs ont agi différemment : Hachmann a conseillé d'introduire quatre doigts dans le vagin; Godefroy mettait un index dans le vagin, l'autre dans le rectum, et réduisait en exerçant des pressions en sens opposé; Moreau attirait le col avec un doigt mis dans le vagin et repoussait le fond de l'utérus avec une sonde introduite dans la vessie. Tous ces moyens ont donné de bons résultats, mais on pourra s'en tenir au premier, car à moins d'adhérences extrêmement intimes, la réduction n'offre en général aucune difficulté.

Une fois l'utérus remis en place, la femme devra rester couchée sur le dos et conserver la situation horizontale jusqu'à ce que la grossesse soit assez avancée pour que la reproduction du déplacement ne soit plus à craindre.

Nous ferons ici, en ce qui concerne l'emploi des pessaires conseillés pour maintenir la réduction, les mêmes réserves qu'à propos du prolapsus et de la rétroversion.

Antéversion des derniers mois. — Vers la fin de la grossesse, il n'est pas rare d'observer une antéversion plus ou moins marquée de l'utérus. Le relâchement de la paroi abdominale, l'éventration produite par l'écartement des muscles grands droits (voyez T. I, page 238), expliquent la fréquence de cette antéversion chez les multipares.

D'autres causes peuvent encore la favoriser, telles que les rétrécissements du bassin surtout chez les femmes de petite taille, et la brièveté de la distance qui sépare l'appendice xyphoïde du bord supérieur de la symphyse, la lordose lombaire, l'inclinaison exagérée du bassin en avant, le peu de résistance de la paroi abdominale antérieure chez les femmes qui ont subi la laparotomie, etc.

Le ventre peut affecter diverses formes : tantôt il fait une saillie très marquée, un peu pointue (ventre en obusier); tantôt il s'incline davantage, et pend en avant *(venter pendulus* ou *abdomen pendulum)*. D'autres fois enfin, il retombe jusque sur la face antérieure des cuisses et même des genoux (ventre en besace). Suivant le degré d'inclinaison de l'utérus, il existe des symptômes fonctionnels plus ou moins accentués, des douleurs abdominales, de la rachialgie, une pesanteur incommode surtout pendant la station verticale et la marche.

Au palper, la partie fœtale qui est en rapport avec le segment inférieur de l'utérus se trouve mobile au-dessus du détroit supérieur; si la présentation de l'extrémité céphalique est encore fréquente dans ces cas, celles de l'extrémité pelvienne et du tronc sont loin d'être exceptionnelles. Le toucher confirme qu'il n'y a aucune région du fœtus engagée dans l'excavation; parfois le col reporté très haut et en arrière est difficilement accessible.

La gêne, la fatigue et les douleurs qu'éprouvent les femmes sont calmées par le décubitus horizontal. Les malades peuvent se sentir très soulagées et continuer à vaquer à leurs occupations si elles font usage d'une ceinture appropriée à la forme et au volume du ventre. Cette ceinture, surtout si la tête est en rapport avec le détroit supérieur ou si on l'y a ramenée, a aussi une action favorable sur l'engagement de la présentation.

Au moment de l'accouchement, la situation anormale du globe utérin et la déviation du col peuvent donner lieu à quelques difficultés. On fera bien d'obliger les femmes à rester dans la situation horizontale et de maintenir la ceinture appliquée, afin que les contractions utérines puissent s'exercer dans l'axe du détroit supérieur et être efficaces.

Nous reviendrons d'ailleurs sur ce sujet et sur les obstacles que la situation du col en arrière peut apporter à l'accouchement (voyez *Dystocie*).

ARTICLE VI

HERNIES DE L'UTÉRUS

Bibliographie. — Ledesma. Gaz. médicale de Paris, 1840, p. 715. — Rektorzik. Monatssch. f. Geb., 1860, Bd. XVI, p. 476. — Scanzoni. Beitræge zur Geburtsk. u. Gynæk., 1869, Bd. VI., p. 167. — Olshausen. Arch. für Gyn., Bd. I, p. 41, 1870. — Cazeaux et Tarnier. Traité d'accouchements, 8° édit., 1870, p. 730. — Spiegelberg. Lehrb. der Geb., 1878, p. 280. — Schroeder. Lehrb. der Geb., 6° édit., 1880, p. 387. — Courty. Traité pratique des maladies de l'utérus, 1881, p. 582. — Schultze. Traité des déviations utérines (trad. Herrgott), 1884, p. 407. — H. Eisenhart (Bibliographie). Archiv f. Gynæk., Bd. VI, p. 439, 1885.

Dans certains cas rares, on a rencontré, chez des femmes enceintes, l'utérus hernié à travers l'orifice ombilical, l'orifice inguinal ou l'orifice crural, et se développant ainsi hors de l'abdomen.

En ce qui concerne la hernie utérine ombilicale, nous ferons remarquer que presque toujours il s'agit d'une éventration et d'une antéversion consécutive. En supposant même qu'une véritable hystérocèle ombilicale puisse exister, elle ne pourrait se produire qu'à une époque avancée de la grossesse, et elle aboutirait rapidement à une éventration. Aussi renvoyons-nous pour ces faits à ce que nous avons dit de l'antéversion dans les derniers mois de la grossesse.

La véritable hernie utérine est celle qui a lieu par les orifices inguinal ou crural. Tantôt, c'est l'utérus en totalité qui fait hernie, tantôt c'est un utérus unicornis ou une corne devenue gravide dans un utérus bicorne. Presque toujours l'organe était déjà hernié avant la conception ; parfois cependant, c'est seulement pendant la grossesse que la hernie est apparue. Trois modes de production ont été invoqués : 1° l'utérus avait des adhérences avec l'intestin qui l'a entraîné dans le sac herniaire ; 2° il existait une hernie de l'ovaire que l'utérus a suivi ; 3° la hernie de l'utérus était congénitale.

Symptômes. — La hernie de l'utérus gravide est généralement facile à reconnaître. Les commémoratifs, et en particulier la suppression des règles, ont déjà fait soupçonner l'existence d'une grossesse. La tumeur du pli de l'aine augmente d'une façon progressive, et on y constate les caractères que présente l'utérus pendant la gravidité : les parois molles, dépressibles, peuvent se contracter sous la main ; on peut aussi sentir les petits membres du fœtus qui est animé ou non de mouvements ; parfois même la tête ballotte, et ce qu'il s'agit bien de l'utérus, c'est qu'on réussit quelquefois à trouver à la surface de la tumeur l'ovaire et la trompe.

A l'auscultation, on a entendu le souffle utérin (Winckel). Au toucher, on constate un tiraillement et un allongement du vagin du côté de la hernie et une déviation du col tout à fait caractéristique (voyez plus loin). En combinant enfin le toucher avec le palper abdominal, on ne trouve dans l'abdomen (sauf dans les cas très rares d'utérus bicorne) aucune partie qui représente le corps de l'utérus.

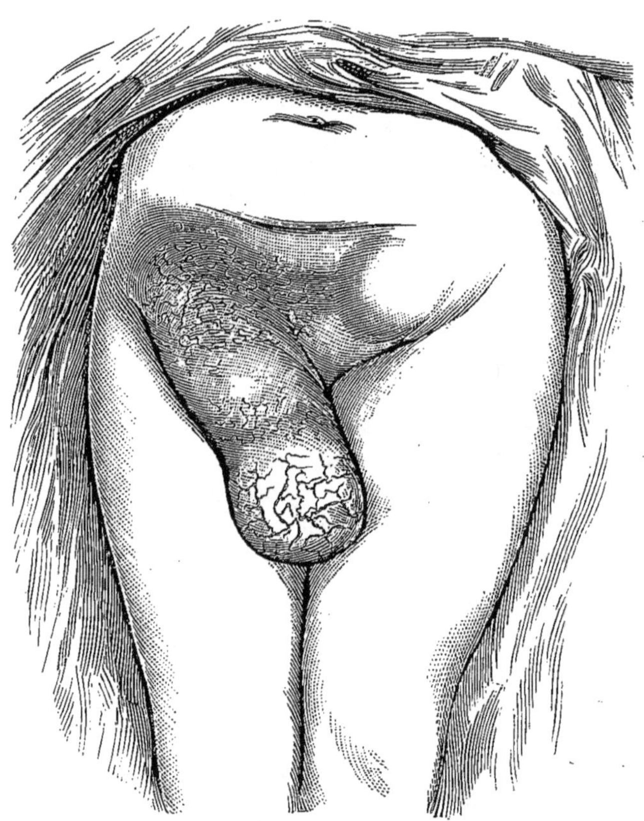

Fig. 10. — Hernie de l'utérus gravide (Winckel et Eisenhart).

Au fur et à mesure que la grossesse avance, la tumeur se développe, ses dimensions transversales et ses dimensions verticales augmentent, elle peut même descendre au devant de la cuisse jusqu'au niveau du genou. En effet, si parfois l'avortement est survenu spontanément ou si le fœtus a succombé pendant la gestation, il n'en est pas moins vrai que dans un certain nombre de cas, la femme a pu arriver à terme.

Comme exemple de hernie de l'utérus gravide, nous donnerons un résumé de l'observation qui a été recueillie par Eisenhart dans le service de Winckel. La malade, âgée de 36 ans, se présenta à la clinique de Munich ; elle avait eu 7 accouchements qui n'avaient rien présenté d'anormal, elle avait de plus fait une fausse couche vers la 25e semaine. Lors de son premier accouchement, 15 ans auparavant, elle remarqua qu'elle avait une double hernie inguinale, celle du côté droit était plus volumineuse ; un bandage réussit bien à les maintenir. Huit à neuf semaines avant son admission à l'hôpital, en appelant sa famille pour le repas, elle constata une augmentation soudaine de la hernie droite ; d'abord elle fit peu attention à cette tumeur, qui avait environ le volume d'un citron, plus tard, sur le conseil d'un médecin, elle se mit au lit et on fit de longues et énergiques tentatives de réduction, mais sans succès. Depuis cette époque la malade ne sentit plus les mouvements du fœtus qu'elle avait nettement perçus auparavant. La tumeur augmentant tous les jours de volume, et les douleurs s'exagérant sans cesse, elle demanda à entrer à l'hôpital. En l'examinant, on constate qu'à gauche l'orifice externe du canal inguinal laisse pénétrer facilement deux doigts. Dans la station debout, dans la marche et en travaillant, la malade ressent de vives douleurs, dans la moitié droite de l'abdomen, et au niveau de la tumeur qui occupe le sac herniaire. Cette tumeur (voyez fig. 10) commence au niveau de la région inguinale droite et descend jusqu'au milieu de la cuisse ; elle est oblique de haut en bas et de droite à gauche ; elle mesure 31 centimètres de longueur, et sa circonférence est de 34 centimètres environ. Au niveau de sa partie inférieure, il existe des dilatations veineuses sous-cutanées ; sa partie supérieure est couverte de poils.

Pendant l'inspiration et l'expiration, la tumeur présente de légers mouvements. En haut elle remonte jusqu'à une ligne qui commence à l'épine iliaque antérieure et supérieure et passe à 7 centimètres au-dessous de l'ombilic ; à droite, sa base arrive jusqu'à 5 centimètres 1/2 de l'épine iliaque antérieure et supérieure ; à gauche, elle parvient jusqu'à la symphyse pubienne. On sent nettement à droite les anses intestinales. A la surface de la tumeur, au niveau de son angle droit, on trouve un cordon qui s'élargit et qui doit être le ligament large ; on sent l'ovaire droit qu'on peut soulever. Dans la tumeur, au voisinage de la base, on distingue facilement la petite tête du fœtus qu'on repousse ; à droite, tout le long de la tumeur, de sa base à son sommet, on entend un bruit de souffle utérin.

L'orifice de l'urèthre occupe sa position normale et n'est pas tiraillé ; le cathéter pénètre sans difficulté et dans sa direction habituelle. Le col se trouve à 2 ou 3 centimètres au-dessus de l'épine ischiatique droite ; l'examen bimanuel permet de constater qu'il se continue avec la tumeur qui remplit le sac. En partant du col et en se dirigeant vers la gauche on suit une bande passablement tendue dans laquelle se trouve une masse plus volumineuse, plus molle, plus dépressible ; c'est, et on en a eu la preuve plus tard, la corne gauche de l'utérus. Il s'agissait en effet d'un utérus bicorne, dont la corne droite gravide faisait hernie.

Après avoir plongé la malade dans la narcose, on essaya de réduire l'utérus; au bout de trois quarts d'heure, on réussit presque complètement, mais dès qu'on cessa la pression, la tumeur redescendit dans le sac. Deux jours plus tard, on essaya de provoquer l'avortement et on plaça un colpeurynter; le lendemain, on parvint pendant l'anesthésie à rompre les membranes de l'œuf avec une sonde, l'avortement n'eut pas lieu. Le fœtus étant mort, et son séjour prolongé dans la cavité utérine pouvant être une source de dangers, on résolut de faire la laparo-hystérotomie et d'enlever la corne gravide de l'utérus : cette opération fut suivie de succès.

Diagnostic. — Les signes qui indiquent l'existence d'une grossesse permettent facilement la distinction entre une hernie de l'utérus gravide et toutes les autres tumeurs du pli de l'aine. On pourrait se demander s'il ne s'agit pas d'une grossesse extra-utérine dans un sac herniaire ancien, mais outre que l'existence de cette variété de grossesse ne paraît pas encore être très nettement démontrée, la présence de l'ovaire et de la trompe constatée par le palper, la déviation du col qui est entraîné en haut et du côté de la tumeur, enfin l'absence de globe utérin dans l'abdomen permettraient de fixer le diagnostic.

Pronostic. — Si la grossesse est parvenue à une époque où le fœtus est viable, le pronostic est très grave : une seule fois (Saxtorph), l'accouchement aurait eu lieu spontanément; dans les autres cas, on a dû pratiquer l'opération césarienne, les enfants ont été retirés vivants, mais il n'y a qu'une femme, celle de Lédesma, qui ait guéri.

Traitement. — Dès que la hernie de l'utérus gravide est reconnue, on doit chercher à obtenir sa réduction. Les opérateurs ont en général échoué, soit parce qu'il y avait des adhérences de l'utérus et de ses annexes aux parois du sac, soit à cause du volume de la tumeur et de l'irréductibilité des parties fœtales.

Quand la grossesse est peu avancée, l'avortement provoqué est indiqué, et il a été pratiqué avec succès par Scanzoni. A terme, il faut faire l'opération césarienne, car l'accouchement par les voies naturelles est impossible.

Devrait-on, comme le recommande Spiegelberg, faire suivre l'hystérotomie du débridement de l'anneau et de la réduction de l'utérus dans l'abdomen? Cette opération serait peut-être dangereuse, étant donné le volume du globe utérin et la possibilité d'une hémorrhagie par la plaie faite à cet organe. Le conseil donné par Schultze de pratiquer l'opération de Porro et de fixer le moignon dans la plaie abdominale serait peut-être préférable. Une nouvelle grossesse remettant en danger les jours de la femme serait désormais impossible. C'est à ce dernier procédé, ou mieux à une opération de Porro partielle, que Winckel a eu recours dans le cas de hernie inguinale que nous avons rapporté. Le fœtus avait succombé depuis quelque temps ; la femme a guéri (Eisenhart).

ARTICLE VII

TUMEURS ET POLYPES DE L'UTÉRUS

Nous devrions étudier ici les tumeurs du col et du corps de l'utérus
(particulièrement les fibromes et le cancer), l'influence qu'elles exercent sur la
grossesse, et réciproquement la façon dont elles sont influencées par elle,
mais comme ces tumeurs déterminent des accidents au moment du travail,
comme elles peuvent rendre l'accouchement très difficile, parfois même impossible, il nous faudrait les décrire encore à propos de la dystocie ; nous
renvoyons donc à cette partie de notre Traité l'exposé général de ce qui
peut survenir lorsqu'elles existent pendant la grossesse, l'accouchement et les
suites de couches.

Nous nous bornerons à dire quelques mots d'une variété de tumeurs
assez rarement observées et dont l'action sur la grossesse diffère de celle
des précédentes, les polypes muqueux.

Un polype muqueux implanté dans la cavité du corps de l'utérus ou dans
le canal cervical empêche-t-il la conception de se produire ? Il semble tout
d'abord qu'il doit être un obstacle à la fécondation, ou tout au moins qu'il
doit la rendre plus difficile. Peut-être en est-il ainsi dans certains cas ; dans
d'autres cependant il la favorise : Tarnier a vu une dame qui, pendant
les sept premières années de son mariage, n'avait pas eu d'enfants ; on
l'avait examinée et on avait constaté, au moyen du cathétérisme, une
étroitesse considérable du canal cervical. Enfin, elle devint enceinte et Tarnier trouva faisant saillie hors du col un petit polype muqueux, gros comme un
tuyau de plume et long d'environ cinq centimètres. C'est très vraisemblablement ce polype qui avait rendu la fécondation possible en dilatant le col.

Un polype muqueux peut être sans aucune action sur la marche de la grossesse, mais il peut aussi par sa présence irriter l'utérus, déterminer l'apparition
des contractions et provoquer ainsi l'avortement ou l'accouchement prématuré. Les écoulements sanguins, dont il est la cause occasionnelle, font souvent méconnaître le début de la grossesse ; dans bon nombre de cas ils sont
modérés et les femmes arrivent à terme sans encombre ; c'est ce que Tarnier
a vu dans quatre ou cinq faits de polypes muqueux, qui avaient le volume
d'un pois et qui étaient implantés dans la cavité cervicale.

Si l'existence d'un polype muqueux donnait lieu à des accidents, on devrait
l'enlever en pratiquant la torsion à l'aide d'une pince à polypes.

ARTICLE VIII

MÉTRORRHAGIES

Les hémorrhagies des organes génitaux sont malheureusement fréquentes pendant la grossesse ; elles constituent un accident redoutable. Ces hémorrhagies présentent d'ailleurs des formes très différentes suivant la cause qui les produit et l'époque de leur apparition. Aussi il serait difficile d'en faire la description dans un seul chapitre et leur étude se trouvera forcément disséminée dans plusieurs articles dont nous croyons devoir donner ici l'indication.

Quelquefois l'hémorrhagie se trouve circonscrite dans le placenta ou produite par le décollement partiel de cet organe; nous avons décrit ces hémorrhagies avec les autres maladies du placenta (voyez Maladies de l'œuf).

Dans les six premiers mois de la grossesse une hémorrhagie utérine, pour peu qu'elle soit abondante, fait redouter l'avortement qu'elle entraîne souvent après elle ou qu'elle accompagne. Il est donc impossible de séparer cette hémorrhagie de l'étude de l'avortement (voyez Avortement).

L'hémorrhagie des trois derniers mois de la grossesse est souvent due à une insertion vicieuse du placenta ; mais, quelle que soit sa cause, elle peut présenter les mêmes symptômes et demander le même traitement que lorsqu'elle survient pendant le travail de l'accouchement. Une seule description suffisait; on trouvera donc ces hémorrhagies étudiées avec les autres accidents de l'accouchement (voy. Dystocie, article Hémorrhagies).

Des hémorrhagies peuvent être également dues à la présence de tumeurs cancéreuses, de fibromes sous-muqueux de l'utérus, etc. (voyez Dystocie, articles Cancer, Tumeurs fibreuses).

Rappelons que la rupture des varices de la vulve et du vagin donne lieu à des hémorrhagies que nous avons précédemment décrites (voyez tome II, p. 111).

Quant aux thrombus, leur production n'ayant généralement lieu que pendant l'accouchement, nous renvoyons leur étude à l'article Dystocie (voyez Dystocie, article Thrombus).

Ici nous ne nous arrêterons que sur une forme peu fréquente d'hémorrhagie utérine dont l'allure est assez irrégulière : chez certaines femmes, quelques jours après la fécondation, un écoulement sanguin se fait par la vulve. Peu considérable, tantôt intermittent, tantôt continu, car l'écoulement s'accompagne rarement de la formation de caillots, il est comparable à un écoulement menstruel de médiocre abondance. Cette hémorrhagie dure quelquefois trois ou quatre mois sans aucune interruption, malgré cela elle ne présente pas de gravité et n'interrompt pas le développement de la grossesse ; puis elle s'arrête sans cause appréciable. Nous croyons que cette perte de sang a sa source dans le col utérin, qui nous a paru, dans ces cas, gros et très ramolli. Cette étiologie semble probable si on se rappelle avec quelle facilité, chez certaines femmes, le museau de tanche laisse suinter du sang quand on applique le spéculum. La présence d'une ulcération sur le col (voy. p. 213) rendrait encore l'écoulement sanguin plus facile. Cette forme particulière d'hémorrhagie pourrait faire méconnaître une grossesse ; c'est là son plus grand danger ; elle ne réclame aucun traitement.

CHAPITRE XV

MALADIES DES OVAIRES, DES LIGAMENTS LARGES ET DU PÉRITOINE

Les tumeurs des ovaires et des ligaments larges peuvent subir des modifications importantes et devenir la cause d'accidents et de complications pendant la grossesse, l'accouchement et les suites de couches. Comme pour les tumeurs de l'utérus, nous en ferons, à l'occasion de la dystocie, une étude que nous ne croyons pas devoir scinder (voyez Section X). Cependant, les altérations de ces organes peuvent quelquefois être, pendant la gestation, le point de départ de phénomènes inflammatoires qui surviennent du côté du péritoine et du tissu conjonctif. Nous allons dire quelques mots de ces dernières complications.

ARTICLE PREMIER

PÉRITONITE ET INFLAMMATIONS PÉRI-UTÉRINES

Bibliographie. — EBELL. Beitræge f. Geb. u. Gyn. Bd. II, p. 123 à 129, 1873. — BOISSARIE. Annales de gynécologie, t. I, p. 9 et suiv., 1874. — GALLARD. Annales de gynécologie, t. I, p. 103 et suiv., 1874. — SPIEGELBERG. Lehrb. der Geb., 1878, p. 300. — HOERDER.

Arch. f. Gyn., Bd. XI, p. 391, 1877. — LÉOPOLD. Arch. f. Gyn., Bd. XI, p. 391 à 393, 1877. — CH. MÉGRAT. Ann. de gynéc., t. XX, p. 241 et 321, 1883. — GRIGG. Brit. med. Jour., 26 juin 1886, p. 1215.

On peut voir survenir, pendant la grossesse, des pelvi-péritonites et des péritonites généralisées, des inflammations du tissu conjonctif et des organes péri-utérins. Nous étudierons ces affections au point de vue de l'influence qu'elles exercent sur la gestation. En terminant, nous dirons un mot des inflammations anciennes, ayant laissé au voisinage de l'utérus des fausses membranes et des adhérences.

Pelvi-péritonite. — La pelvi-péritonite est rare pendant la grossesse. D'après Spiegelberg, elle ne se montre guère en dehors des cas de déplacements de l'utérus, tels que l'antéversion, la rétroversion avec enclavement, ou en dehors des cas de tumeurs (fibromes, kystes de l'ovaire) dont le développement s'accompagne souvent de poussées inflammatoires du côté de la séreuse. La pelvi-péritonite est alors une complication qui vient aggraver le pronostic de l'affection existante, compromettre la grossesse par les menaces d'avortement qu'elle entraîne, ou même se terminer par la mort. Nous en avons vu dernièrement un remarquable exemple : Une femme enceinte de quatre mois environ fut apportée à l'hôpital Lariboisière, dans le service du docteur Pinard, qui voulut bien nous la faire examiner. Il s'agissait d'une rétroversion mais l'état de la malade était si grave qu'elle mourut peu de temps après son entrée à l'hôpital. A l'autopsie, on trouva l'utérus en rétroversion, et une péritonite suppurée dont le foyer occupait la périphérie de la vessie.

Péritonite généralisée. — Quant à la péritonite généralisée, des causes diverses peuvent la déterminer. Nous ne citerons que celles qui ont été le plus souvent observées. Elle peut succéder à une pelvi-péritonite, ou bien c'est un traumatisme qui lui donne naissance. Parfois, des kystes de l'ovaire peuvent se rompre ou suppurer pendant la grossesse et donner lieu à une péritonite rapidement mortelle. Budin, pendant son clinicat, vit entrer à l'hôpital de la Faculté une femme parvenue près du terme de sa grossesse et atteinte de péritonite généralisée. A l'autopsie, on trouva dans l'ovaire droit, comme point de départ de l'affection péritonéale, un petit kyste devenu purulent. Dans une observation rapportée par Hörder, ce fut une collection purulente située entre l'utérus et le rectum qui, en se rompant brusquement à la suite d'un effort, détermina l'inflammation généralisée de la séreuse. Enfin, des femmes enceintes peuvent être atteintes de péritonite dont la cause reste inconnue, et comme ces faits ont été surtout observés dans les Maternités, alors qu'on n'y prenait pas les mêmes précautions antiseptiques qu'aujourd'hui, on doit se demander si, dans ces cas, il ne s'agissait pas de péritonite septique.

Chez les femmes qui ont une péritonite généralisée pendant la grossesse, l'apparition de contractions utérines et l'expulsion prématurée du fœtus semblent être la règle. Presque toujours les malades succombent rapidement.

Quelquefois c'est au moment de l'accouchement ou après la délivrance que des kystes ovariques, des abcès de l'ovaire et des trompes se rompent et déterminent des péritonites mortelles.

Phlegmon du ligament large et du tissu cellulaire péri-utérin. — Le phlegmon du ligament large peut s'observer pendant la grossesse. Pour Spiegelberg, cette affection serait un peu plus fréquente que la pelvi-péritonite, et reconnaîtrait ordinairement pour cause un traumatisme, un épanchement de sang dans le tissu cellulaire péri-utérin. D'après cet auteur, l'influence sur la grossesse est souvent nulle; c'est ainsi qu'il a observé un cas dans lequel l'abcès fit issue à travers le rectum, et un autre où la collection purulente fut ouverte au pli de l'aine. Dans ces deux faits, la grossesse a évolué régulièrement.

Lorsque le phlegmon existe avant la grossesse, quelle influence exerce-t-il sur elle ? Pour Courty, l'inflammation péri-utérine chronique prédispose aux fausses couches; mais il existe des observations dans lesquelles, malgré l'existence d'une suppuration ancienne, la grossesse a suivi normalement son cours et est arrivée à terme. Boissarie a rapporté deux observations remarquables d'abcès rétro-utérins de très longue durée ; chez une des malades, deux grossesses intercurrentes, et, chez l'autre, trois grossesses ont évolué heureusement sans le moindre accident. L'abcès n'a lui-même été influencé ni favorablement, ni d'une façon fâcheuse par la gestation, et a persisté à l'état chronique après les suites de couches.

Il semble donc résulter de ce qui précède que l'existence d'un phlegmon péri-utérin antérieur à la grossesse et continuant à évoluer pendant son cours n'exerce ordinairement sur elle aucune influence fâcheuse ; il en est de même lorsque le phlegmon est survenu pendant la gestation. D'autre part, la grossesse à son tour reste sans action sur l'abcès, elle ne paraît pas lui imprimer une marche plus aiguë. Notons seulement que dans le cas de suppuration persistante, on ne saurait prendre trop de précautions antiseptiques au moment de l'accouchement et pendant les suites de couches. Chez quelques femmes cependant, l'inflammation du tissu cellulaire péri-utérin qui semblait sommeiller pendant les derniers temps de la grossesse, s'accompagnant seulement de douleurs plus marquées pendant la station debout et la marche, est réveillée par l'acte de la parturition. De la fièvre survient immédiatement après l'accouchement, du pus se forme et l'abcès peut se vider rapidement. Nous connaissons deux cas de ce genre, l'évacuation eut lieu par le rectum, et la guérison a été prompte.

Le pronostic n'est pas toujours aussi favorable ; une fois nous avons vu un ancien abcès accollé à l'utérus rendre celui-ci tellement friable au point de contact qu'il en résulta une rupture pendant une application de céphalotribe. L'abcès fut évacué par l'utérus, mais la femme mourut.

Adhérences péritonéales. — En général, la grossesse ne réveille pas les inflammations péri-utérines préexistantes, surtout quand elles sont de date ancienne. Mais assez souvent, ces inflammations laissent derrière elles des brides, des adhérences péritonéales. *A priori*, il semble rationnel d'admettre que l'utérus sera plus ou moins gêné dans son développement, et que la grossesse pourra être troublée dans son évolution. C'est ainsi qu'on a signalé les adhérences anciennes parmi les causes de la rétroversion, ou de l'antéversion, ou des déplacements latéraux de l'utérus, et que, d'après la plupart des auteurs, ces adhérences prédisposeraient les femmes aux avortements.

Toutefois, nous ferons remarquer, avec Spiegelberg, qu'il est loin d'en être toujours ainsi. Selon lui, l'avortement ne serait pas aussi fréquent qu'on l'a dit, et nous partageons complètement son avis. S'il y a des cas où l'influence défavorable des adhérences est indéniable en ce qu'elles maintiennent l'utérus fixé dans une situation anormale, il en est d'autres aussi où, malgré ces adhérences, la grossesse a heureusement continué. Ces brides, cicatrices, adhérences, sont en effet ramollies par le fait de la gestation ; elles peuvent donc se laisser distendre assez facilement ; elles se rompent même parfois, et elles cessent ainsi d'être un obstacle à la marche normale de la grossesse.

CHAPITRE XVI

MALADIES DES ARTICULATIONS

Les articulations peuvent être, chez les femmes enceintes, le siège de lésions d'ordres divers. Tantôt, il s'agit d'altérations qui sont localisées dans les symphyses du bassin ; tantôt, ce sont d'autres articulations qui sont atteintes. Nous étudierons donc successivement : 1º les altérations des symphyses du bassin ; 2º les lésions des autres articulations de l'économie.

ARTICLE PREMIER

LÉSIONS DES ARTICULATIONS DU BASSIN

Le relâchement et l'inflammation des symphyses, telles sont les lésions des articulations du bassin qui peuvent exister pendant la grossesse. Quelquefois distinctes, elles sont souvent réunies sur la même malade : nous les décrirons successivement. L'étude des ruptures sera faite dans la IX° section (voyez *Dystocie*).

§ 1. — Relâchement des articulations du bassin.

Bibliographie. — SOUCHET. Mémoires de la Société royale de médecine, t. I, p. 314. — HENNEQUIN. Mémoires de la Société royale de médecine, t. II, p. 249. — F. MARTIN. Soc. de chirurgie, 1850. Rapport de Danyau. — ZAGLAS. Monthly J. of med. sc., november 1851, p. 489. — TROUSSEAU. Union méd., 28 mars 1865, et Clin. méd., 1873, t. III, p. 810. — CAZEAUX et TARNIER. Traité d'accouchements, 1874, p. 518. — M. DUNCAN. Mécan. de l'accouchement. Trad. BUDIN., p. 150, 1876. — BUDIN. Progrès médical, 1875, p. 716 et Obstét. et Gynécolog., p. 377, 1886. — PANAS. Bulletin de la Société de Chirurgie, 1877, p. 116. — KORSCH. Zeistschr. für Geb. u. G., Bd. VI, p. 10, 1881.

A propos des modifications qui se produisent dans les articulations du bassin chez les femmes enceintes, nous avons déjà signalé le ramollissement des fibro-cartilages et des ligaments, ainsi que la mobilité anormale qui en est la conséquence (voyez Tome I, pages 19 et 238). Nous ne reviendrons pas sur ce que nous avons dit, et nous n'avons rien à ajouter à la description de la mobilité de l'articulation sacro-coccygienne pendant la grossesse et l'accouchement (voyez Tome I, pages 239 et 644); mais la mobilité des articulations sacro-iliaques et pubienne peut devenir assez marquée pour constituer un véritable état pathologique connu sous le nom de *relâchement des symphyses*. Le plus souvent, ces dernières articulations sont simultanément atteintes ; toutefois, le relâchement de la symphyse pubienne est plus fréquent, plus accentué et plus évident que celui des symphyses sacro-iliaques.

Causes et fréquence. — Pour expliquer la production du relâchement des symphyses, on a invoqué une constitution affaiblie, le rachitisme, la syphilis ; on a accordé, avec plus de vraisemblance, une certaine influence à la fatigue, aux marches prolongées, etc. Mais, en réalité, ce relâchement n'est qu'une exagération des modifications physiologiques imprimées aux articulations du bassin par le fait de la grossesse. Aussi, cette maladie est-elle plus fréquemment observée et plus prononcée chez les multipares que chez les primipares, bien que celles-ci soient loin d'en être à l'abri.

De toutes les maladies des femmes enceintes ou nouvellement accouchées, le relâchement des symphyses du bassin est l'une des plus fréquentes; mais il n'en est point assurément qui soit aussi souvent méconnue (voyez *Diagnostic*).

Symptômes. — Les symptômes subjectifs du relâchement des symphyses du bassin ne sont pas toujours en rapport direct avec la mobilité anormale de ces articulations. Telle femme dont les symphyses sont très mobiles n'éprouve qu'un peu de lassitude et n'accuse aucune douleur; telle autre se plaint vivement, alors que la mobilité anormale des articulations est légère. Il semble donc qu'au relâchement proprement dit vienne, dans quelques cas, s'ajouter un certain degré d'inflammation douloureuse (voyez § 2, p. 266).

La maladie est d'ailleurs d'intensité extrêmement variable, mais ses symptômes peuvent être rangés sous les quatre chefs suivants : 1° Difficulté des mouvements des membres inférieurs ; 2° douleurs ; 3° mobilité anormale des os iliaques ; 4° craquements articulaires.

1° *Difficulté des mouvements des membres inférieurs.* — Dans les cas légers, la marche ou la station debout amène vite la fatigue et devient pénible ; les malades traînent les jambes, descendent et montent difficilement un escalier, se retournent avec peine dans leur lit, hésitent avant de quitter la chaise ou le fauteuil sur lequel elles sont assises, sont dans l'impossibilité de se tenir debout sur une seule jambe et surtout de sauter à cloche-pied. En un mot, tous les mouvements des membres inférieurs sont difficiles ; aussi, presque toutes ces malades se dandinent fortement en marchant, comme le font les palmipèdes, et cherchent à prendre avec leurs mains et leurs bras un point d'appui sur les objets environnants, pour soutenir instinctivement le poids du corps.

A un degré plus avancé, la marche devient très difficile et même impossible ; il semble aux femmes, lorsqu'elles essayent de se tenir debout, que le sacrum descend entre les os des îles ou que le tronc s'enfonce entre les cuisses. L'attitude assise est même pénible et les malades ne se trouvent bien que dans le décubitus horizontal.

2° *Douleurs.* — Presque toujours, le relâchement des symphyses est accompagné d'engourdissement dans les jambes, de douleurs variables mais parfois très vives, avec irradiation dans les membres inférieurs. Ces douleurs peuvent se produire spontanément, mais très habituellement elles sont suscitées par la station debout, les mouvements des membres inférieurs, la marche, les cahots d'une voiture, etc. Elles disparaissent d'ordinaire lorsque les femmes sont couchées ; encore faut-il ajouter que ce dernier fait n'est pas sans exception, ce qu'on peut expliquer par un certain degré d'inflammation de l'articulation atteinte de relâchement (voyez *Inflammation des symphyses*, p. 266).

Il est facile de provoquer ces douleurs en appuyant le doigt sur l'interligne articulaire. Pour explorer à ce point de vue les symphyses sacro-iliaques, on fera d'abord coucher la femme sur le côté ou sur le ventre, et le bout du doigt comprimera fortement la peau au niveau de l'intersection des régions sacrée et fessière ; puis le doigt sera porté dans le vagin et poussé assez loin en arrière pour atteindre la symphyse sacro-iliaque. Pendant cette exploration, les malades ressentent une douleur très nette.

Il en sera de même pour la symphyse pubienne que l'on comprimera avec le doigt porté, soit sur la peau du mont de Vénus, soit dans le vagin, en ayant le soin d'appuyer la pulpe de ce doigt sur la face postérieure de l'articulation des pubis, où l'on sentira d'ailleurs le relief formé par le fibro-cartilage épaissi.

La douleur provoquée au niveau de l'interligne articulaire par la pression du doigt est un bon signe du relâchement des symphyses du bassin.

3° *Mobilité anormale des os.* — La mobilité anormale des os est difficile à apprécier quand il s'agit des symphyses sacro-iliaques. Pour produire et constater cette mobilité on a donné, il est vrai, le conseil de saisir à pleines mains les deux crêtes iliaques et de les pousser en sens inverse, ou d'imprimer à la cuisse de grands mouvements sur le bassin ; on sentirait alors les os se déplacer. Un aide peut encore exécuter les manœuvres que nous venons d'indiquer pendant que le médecin a le doigt appuyé sur l'articulation et cherche à sentir les mouvements communiqués aux os. Mais ce sont là des moyens presque constamment infidèles, et nous avouons qu'avec eux il nous a presque toujours été impossible de constater d'une façon précise un déplacement notable des os iliaques sur le sacrum.

Au contraire, la constatation du déplacement des os est facile pour l'articulation du pubis. En plaçant le doigt sur le mont de Vénus et en déprimant la peau sur la ligne médiane, on trouvera parfois qu'indépendamment de la douleur provoquée, les deux os sont manifestement plus écartés qu'à l'état normal. Chez une malade de Trousseau, on pouvait introduire facilement l'extrémité de l'index entre les deux pubis. Mais le meilleur moyen d'exploration pour s'assurer du relâchement de la symphyse pubienne est assurément celui qui a été indiqué par Budin et sur lequel nous avons déjà appelé l'attention (voyez Tome I, p. 238) ; rappelons en quoi il consiste : la malade étant debout, le médecin après s'être accroupi devant elle ou avoir mis un genou à terre, introduit l'index dans le vagin et en applique la face palmaire sous la symphyse pubienne, de telle sorte que celle-ci soit contournée et pour ainsi dire embrassée bien exactement par le doigt ; on engage alors la femme à piétiner *lentement* sur place, en levant alternativement l'une et l'autre jambe. Après quelques tâtonnements infructueux, la malade exécute bientôt d'une façon satisfaisante les mouvements en question, et pendant qu'elle piétine ainsi, le doigt sent très distinctement les mouvements qui se passent dans l'articulation : chaque fois, en effet, que l'une des jambes quitte le sol, le pubis correspondant remonte avec elle pendant que l'autre pubis reste immobile, de telle sorte que ces os chevauchent alternativement l'un sur l'autre. Le chevauchement le plus léger est ainsi facile à reconnaître, mais il est parfois considérable et semble atteindre plus d'un centimètre. On peut donc se rendre facilement compte du degré plus ou moins prononcé de la disjonction symphysaire. — Nous ne saurions trop appeler l'attention sur ce mode d'exploration qui est de tous points excellent et qui permet d'établir à coup sûr le diagnostic du relâchement de la symphyse pubienne.

4° *Craquements articulaires.* — Un autre signe, beaucoup plus rare que les précédents, est un craquement produit dans l'articulation par le déplacement des os. Ce craquement, analogue à celui que l'on perçoit quelquefois dans les vieilles arthrites de l'épaule, se renouvelle de temps en temps lorsque la malade fait un grand mouvement avec les membres inférieurs ou se retourne dans son lit ; quand il se produit, il est senti et entendu par la malade ou, par hasard, par le médecin. C'est un bon signe, aussi dirons-nous qu'au point de vue du diagnostic, sa rareté est regrettable. Mais il ne faut pas confondre ces craquements avec celui qui résulte de la rupture des symphyses pendant la parturition. Celui-ci est unique et n'a lieu que pendant le travail de l'accouchement, ainsi que Souchet et Hennequin en ont rapporté des exemples ; nous reviendrons sur ce sujet à propos de la dystocie (voyez *Dystocie*).

Marche et durée. — Le relâchement des symphyses a une marche lente. Il peut apparaître dès les premiers mois de la gestation, ainsi que cela résulte de quelques observations ; mais, en général, il ne se manifeste que dans les trois ou quatre derniers mois. Il progresse ordinairement jusqu'au terme de la grossesse.

L'accouchement, en déterminant des pressions sur le bassin et par conséquent des tiraillements sur les ligaments articulaires, amène quelquefois un écartement notable des os et en particulier des deux pubis, ainsi que cela se produit à l'état normal chez les cobayes et les taupes (voyez Tome I, page 239). Nous avons observé plusieurs faits de ce genre, surtout chez les multipares : Alors, pendant les efforts expulsifs de l'accouchement, en appliquant la pulpe de l'index soit au devant de la partie inférieure de la symphyse pubienne, soit au-dessous d'elle et mieux encore en arrière, de telle sorte que le doigt se trouve placé entre la symphyse et la tête fœtale, on sent nettement qu'à chaque contraction utérine les pubis s'écartent au moins d'un centimètre, pour se rapprocher après l'effort. Il résulte de ces faits que le travail de l'accouchement augmente notablement le relâchement des symphyses.

Ce relâchement persiste pendant les suites de couches, en diminuant peu à peu ; mais dans nombre de cas, il dure longtemps, aussi le diagnostic n'est-il souvent porté qu'au moment où les femmes commencent à se lever, car c'est à ce moment que l'attention des malades est attirée par les difficultés de la marche.

Née pendant la grossesse, accrue par le travail de la parturition, persistant après l'accouchement, cette maladie disparaît ordinairement avec les derniers jours de l'état puerpéral, surtout si les femmes gardent le lit pendant quinze ou vingt jours ; mais la guérison se fait quelquefois attendre beaucoup plus longtemps, pendant plusieurs mois et même plusieurs années, ainsi que nous l'avons observé dans maintes circonstances. — Chez une malade de Martin, cette guérison ne survint qu'après un nouvel accouchement. — La consolidation des articulations peut même rester incomplète, et quelques faits, exceptionnels il est vrai, prouvent que la maladie a persisté toute la vie malgré l'emploi des moyens les mieux appropriés (voyez *Pronostic*).

Le relâchement des symphyses une fois guéri récidive facilement si une nouvelle grossesse survient, et nous pourrions citer bon nombre de femmes qui, chaque fois qu'elles étaient enceintes, présentaient cet état morbide auquel nous sommes tentés d'accoler l'épithète de *physiologico-pathologique* qui rend bien notre pensée.

Diagnostic. — Le relâchement des symphyses du bassin quoique très fréquent est, avons-nous dit, souvent méconnu, non seulement pendant la grossesse, mais encore après l'accouchement quand les femmes commencent à se lever. Dans un très grand nombre de cas, en effet, les douleurs vagues, mais parfois assez vives que les malades accusent dans les reins, l'hypogastre, et qui s'irradient dans le ventre, ne reconnaissent pas d'autre cause. Les femmes ne manquent pas d'expliquer à leur manière ces douleurs et invoquent tantôt une congestion quelconque, tantôt une inflammation imaginaire ou une menace hypothétique de fausse couche. Si le médecin accepte ces explications banales et ne fait pas d'investigation directe (voyez plus haut), la nature de l'affection est méconnue. La malade est alors condamnée au repos ; on lui administre des lavements laudanisés et comme elle se trouve soulagée par le séjour au lit, le diagnostic paraît confirmé, bien qu'il soit erroné. Que de fois l'utérus est accusé d'être le point de départ de la douleur, que de fois on croit à une menace d'avortement, ou à l'existence d'une métrite consécutive à l'accouchement, alors que la maladie est uniquement localisée dans les articulations du bassin !

Voici un exemple de l'erreur que nous signalons : une dame de la province vient nous consulter et nous fait le récit suivant : elle avait mis au monde cinq ans auparavant un premier et unique enfant ; son accouchement avait été très long et terminé par une application laborieuse de forceps qui avait amené la rupture complète du périnée. Depuis elle était restée impotente, pouvait à peine faire quelques pas dans sa chambre en se traînant de meuble en meuble ; elle ressentait, en outre, de la pesanteur et de la douleur au bas-ventre et dans les reins. Elle avait été à plusieurs reprises examinée et soignée par différents médecins qui avaient diagnostiqué, les uns une métrite, les autres un abaissement de l'utérus. Aucune médication, sans en excepter de nombreuses cautérisations, n'avait réussi à la soulager. — Nous trouvâmes l'anus déchiré et béant, mais il nous fut impossible de constater les signes d'un abaissement de l'utérus ou d'une métrite ; un examen attentif nous permit au contraire de reconnaître un relâchement très marqué de la symphyse pubienne et nous conseillâmes l'emploi de la ceinture de Martin (voyez plus loin). Quelques mois plus tard, à la gare du chemin de fer de Paris-Lyon, nous rencontrâmes cette dame qui courut si aisément et si rapidement au devant de nous pour nous remercier, que nous eûmes quelque peine à la reconnaître. Elle continuait, il est vrai, à porter sa ceinture ; mais elle se disait complètement guérie et ne se préoccupait guère de sa déchirure périnéo-anale.

L'erreur sera facile à éviter, si l'on prend la peine de rechercher la douleur et la mobilité anormale des articulations au moyen des manœuvres que nous avons indiquées plus haut (voyez *Symptômes*).

Toutefois il faut prendre garde de tomber d'un excès dans l'autre et d'accorder trop d'importance au relâchement symphysaire. En effet, un certain nombre de femmes gardent pendant plusieurs années une certaine mobilité des symphyses, sans en ressentir d'inconvénients. Que ces femmes soient atteintes véritablement de métrite ou d'abaissement de l'utérus, et le médecin pourra commettre la faute de méconnaître ces dernières affections et de rapporter toutes les souffrances des malades au relâchement des symphyses, ainsi que cela nous est arrivé. Dans ce cas, le diagnostic sera rectifié lorsqu'il sera avéré que l'emploi prolongé de la ceinture de Martin (voyez plus loin) est inefficace, tandis que le traitement rationnel de la métrite ou de l'abaissement utérin, lorsqu'il est suivi de soulagement, sert de contre-épreuve pour établir nettement le diagnostic.

Pronostic. — Nous envisagerons le pronostic dans trois conditions différentes : la grossesse, l'accouchement, les suites de couches.

1° *Pronostic pendant la grossesse.* — Une fois produit, le relâchement des symphyses du bassin augmente habituellement jusqu'au terme de la grossesse ; mais ce n'est pas là une règle absolue, car nous l'avons vu assez souvent rester stationnaire. Quelquefois même les douleurs qui l'accompagnent ordinairement diminuent de telle sorte que les femmes, soit qu'elles souffrent moins vivement, soit qu'elles s'habituent à mieux supporter la douleur, marchent moins péniblement qu'au début du relâchement symphysaire. Mais la mobilité des os, si elle cesse de s'accroître, ne rétrograde pas.

2° *Pronostic pendant l'accouchement.* — Il est probable que dans tous les cas de relâchement des symphyses, le ramollissement des ligaments articulaires et leur extensibilité permettent l'écartement des os à des degrés divers. Cet écartement est presque toujours peu étendu et reste inaperçu ; mais nous avons dit qu'il était parfois considérable (p. 260) et facile à constater cliniquement ; il nous reste à examiner quelle influence il peut avoir sur l'accouchement.

Suivant quelques auteurs, le relâchement des articulations du bassin aurait une certaine influence sur la marche du travail. Tantôt il la ralentirait et l'entraverait, soit parce que, comme le pensait Baudelocque, les muscles abdominaux ne trouvent plus, pendant leur contraction, un point d'appui suffisant sur les os du bassin, soit, ainsi que le veut Cazeaux, parce que les femmes suspendent leurs efforts pour éviter la douleur provoquée par l'engagement de la tête. Tantôt au contraire, et c'est le cas le plus fréquent, l'accouchement est rendu plus facile et plus prompt. Désormeaux, Smellie ont signalé des faits où l'expulsion n'avait pu avoir lieu spontanément que grâce à l'agrandissement du bassin produit par le relâchement de ses articulations. Dans un mémoire récent, Korsch a étudié expérimentalement avec beaucoup de soin ce fait de l'agrandissement du bassin. Les mensurations prises sur des bassins de femmes mortes peu après l'accouchement ou atteintes de grosses tumeurs de l'utérus et des ovaires, lui ont montré que les diamètres du détroit inférieur sont susceptibles de subir une augmentation plus grande que ceux du détroit supérieur ; en outre, tandis qu'au détroit supérieur c'est le diamètre antéro-postérieur qui s'agrandit le plus, au détroit inférieur c'est dans le sens du diamètre transverse que se fait le plus grand élargissement. Des conséquences très importantes résultent de ces données pour la marche du travail, non seulement dans les bassins normaux, mais encore et surtout dans les bassins rétrécis. Pour n'en citer ici qu'un exemple, dans les bassins viciés par cyphose lombaire et rétrécis suivant les dimensions transversales du détroit inférieur, l'accouchement pourra être rendu possible par le relâchement des articulations du bassin et surtout de la symphyse pubienne, qui permet justement un écartement notable du diamètre transverse de ce détroit.

Nous aurons à revenir sur ces faits intéressants à propos des rétrécissements du bassin.

Pronostic pendant et après les suites de couches. — Dans la très grande majorité des cas, ce pronostic est bénin, car le plus souvent la guérison se fait spontanément, grâce au repos gardé pendant les quelques semaines qui suivent l'accouchement, si bien qu'il n'est pas rare que la maladie et sa guérison passent inaperçues. Mais il n'en est pas toujours ainsi, et un traitement spécial devient quelquefois nécessaire. Celui-ci est habituellement suivi de guérison; malheureusement dans quelques faits exceptionnels, la maladie résiste à tout traitement, et nous avons déjà dit qu'elle persiste parfois pendant plusieurs années et même toute la vie à des degrés divers. Enfin l'inflammation des symphyses, dont nous parlerons plus loin, et même leur suppuration peuvent venir compliquer et aggraver la maladie.

Traitement. — Immobiliser les os du bassin et les rapprocher, telle est l'indication générale à remplir; mais le traitement doit subir quelques modifications suivant qu'il est institué pendant la grossesse, le travail de l'accouchement et les suites de couches.

Traitement pendant la grossesse. — Quel est le traitement à opposer au relâchement des symphyses *pendant la grossesse?* Presque tous les auteurs conseillent le repos et l'application de l'un des bandages contentifs que nous décrirons bientôt. Le repos a l'avantage d'amoindrir les douleurs, mais il ne fait pas disparaître le relâchement. Aussi, nous laissons habituellement les malades marcher à leur guise et suivant leurs forces, sans que nous ayons jamais vu que leur état en ait été aggravé. La fatigue et la douleur obligent d'ailleurs les femmes à ne se livrer qu'à un exercice modéré. Nous ne recommandons donc le repos que dans les cas où le relâchement est très prononcé. Quant aux bandages contentifs, il faut également ne se prononcer qu'avec réserve sur leur utilité *pendant la grossesse,* car si quelques malades se trouvent soulagées par leur application, la plupart d'entre elles n'en retirent aucun bénéfice et ne les supportent qu'avec peine. Le mieux sera donc d'essayer l'emploi de l'un des moyens contentifs en question (voy. plus loin), sauf à l'abandonner si son application n'est pas suivie d'amélioration notable.

Traitement pendant l'accouchement. — Ordinairement le relâchement des symphyses du bassin ne réclame aucun traitement particulier *pendant l'accouchement,* surtout s'il s'agit d'un cas léger. Mais si les deux pubis se disjoignent et s'écartent pendant les efforts d'expulsion (voy. plus haut), on doit craindre une rupture de la symphyse pubienne et il est utile de maintenir les deux os coxaux rapprochés, soit par une ceinture ou un bandage fortement serré, soit par l'application des mains sur les deux fosses iliaques externes que l'on comprime énergiquement de dehors en dedans, au moment des contractions utérines et des efforts expulsifs.

Traitement pendant et après les suites de couches. — Voyons maintenant quel traitement il convient d'instituer *pendant et après les suites de couches.* Ici, le repos dans le décubitus dorsal devra être rigoureusement gardé pen-

dant un mois ou six semaines, et même pendant deux ou trois mois. Le plus
souvent ce repos prolongé suffit pour amener la guérison ; mais dans quelques cas, surtout quand le relâchement est considérable, il faudra indépendamment du repos, appliquer un bandage compressif destiné à immobiliser
et à rapprocher les deux os des îles. Pour cela, on se servira d'un bandage de
corps, d'une serviette, d'une alèze, d'une ceinture de toile ou de coutil ;
c'est là tout à la fois un traitement rationnel et un moyen de confirmer le
diagnostic, car habituellement le soulagement est immédiat, à la condition
que le bandage soit bien appliqué et comprime exactement le bassin et le
haut des cuisses, sans remonter au dessus des crêtes iliaques ; aussi convien-
dra-t-il de le maintenir avec des sous-cuisses.

Malheureusement tous les bandages que nous venons d'indiquer ont l'inconvénient de se relâcher assez vite ; aussi Boyer a-t-il conseillé de les remplacer par une ceinture de cuir matelassée à l'intérieur, qui contourne le
bassin en passant entre le grand trochanter et la crête iliaque, et qui vient se
boucler à la partie antérieure. Une ceinture de gymnastique produirait à peu
près le même effet. On peut encore employer la bande d'Esmarch, comme
Labat l'a fait avec succès dans un cas (communication orale), ou appliquer un
bandage plâtré.

Le meilleur appareil, sans contredit, est celui qui a été conseillé par Martin
dont le mémoire a été l'objet d'un rapport très favorable de la part de Danyau.
La *ceinture de Martin* se compose d'un cercle de fer ou d'acier, analogue à
celui que les forgerons mettent autour des jantes d'une roue de voiture. Ce cercle haut de 4 centimètres environ et bien matelassé, doit passer entre le grand
trochanter et la crête iliaque, et entourer le bassin sur lequel il sera exactement
moulé ; aussi devra-t-on toujours le faire fabriquer sur mesure, et le faire
retoucher jusqu'à ce que son adaptation soit parfaite. Il est interrompu à sa
partie antérieure où l'une de ses extrémités porte une courroie, tandis que
l'autre extrémité présente une boucle ou des boutons métalliques semblables
à ceux des bandages herniaires ; on peut donc le serrer énergiquement. Les
femmes s'habituent très vite à le porter, malgré son volume et son poids ;
quelques-unes d'entre elles l'enlèvent quand elles sont couchées ; d'autres le
conservent jour et nuit. Il assure si bien l'immobilité des os du bassin qu'avec
lui le repos absolu n'est plus nécessaire ; les malades peuvent, en effet, marcher chaque jour sans que la guérison soit entravée.

Le soulagement ne se fait pas longtemps attendre, assez souvent il est
même immédiat ; en voici un exemple : La femme d'un médecin, accouchée depuis deux mois environ, était atteinte d'un relâchement des symphyses
assez marqué pour l'empêcher de sortir de sa chambre ; nous lui appli-
quâmes une ceinture de Martin, et le jour même elle put faire une promenade de plus de trois kilomètres.

Le temps pendant lequel les malades devront porter leurs ceintures con-
tentives, est d'une durée variable, mais en général assez longue ; c'est seulement lorsque le médecin aura constaté une consolidation parfaite que leur
emploi pourra être abandonné. Encore n'est-on pas toujours à l'abri d'une

récidive qui peut survenir brusquement par disjonction des symphyses, ainsi que nous l'avons observé dans le fait suivant : Une dame chez laquelle la grossesse et l'accouchement avaient été suivis d'un relâchement très marqué des symphyses du bassin, avait été guérie rapidement par l'application d'une ceinture de Martin, et depuis plusieurs semaines la guérison paraissait défini-tive,quand cette personne, en promenade à la campagne, rencontra sur le chemin qu'elle suivait un bœuf inoffensif que son imagination transforma en taureau furieux ; elle prit peur et s'enfuit sur un petit coteau qu'elle gravissait à grandes enjambées, lorsque tout à coup elle ressentit dans le bassin une vive douleur accompagnée de craquement, et s'affaissa sur le sol. La symphyse pubienne s'était disjointe et la guérison définitive ne fut obtenue que par une seconde application de la ceinture de Martin qui fut cette fois, par précaution, portée très longtemps.

§ 2. — Inflammation des articulations du bassin.

Bibliographie. — JOYEUX. De l'inflammation des symphyses après les couches, Th. Strasbourg, 1842. — HILLER. Journal de chirurgie de Malgaigne, 1844, t. II, p. 87. — PIGEOLET. Revue médico-chirurgicale de Paris, 1848, t. III, p. 268. — FEUILLET. Des arthrites du bassin qui surviennent pendant la grossesse et après l'accouchement. Th. Paris, 1865. — GORDON. Boston med. and surg. Journ., 21 décembre 1876, p. 734. — B. DUBOIS. Quelques considérations sur la marche des affections articulaires pendant la grossesse. Th. Paris, 1879.

Dans le paragraphe précédent, nous avons vu que le relâchement des sym-physes et leur inflammation sont souvent connexes et que celle-ci est presque toujours placée au second plan, si bien qu'on peut en quelque sorte la négli-ger. Mais il n'en est pas toujours ainsi, et quelquefois l'inflammation est indé-pendante du relâchement, ou domine tellement la scène qu'elle exige une description particulière.

L'inflammation proprement dite des articulations du bassin est rare pen-dant la grossesse. Cependant il existe des faits incontestables de symphysite pubienne ou sacro-iliaque pendant la gestation ; tels sont ceux de Hayn, Hil-ler, Monod, Feuillet, B. Dubois. Pour expliquer sa production on a invoqué l'influence du rhumatisme, de la fatigue, d'une chute, mais c'est habituelle-ment à la suite du relâchement des symphyses qu'elle se développe (voyez § 1, p. 259) ; toutefois elle peut naître sans cause appréciable, comme l'a signalé Hiller.

Cette inflammation est moins rare chez les nouvelles accouchées, et appa-raît ordinairement dans les huit ou dix premiers jours qui suivent l'accouche-ment. Ici, on lui reconnaît pour cause l'état puerpéral lui-même, le relâche-ment des symphyses produit par la grossesse, leur distension ou leur traumatisme (version et surtout forceps) au moment de l'accouchement, etc. Une douleur plus ou moins vive siégeant au niveau de l'articulation atteinte, s'exaspérant par les plus petits mouvements, quelquefois par le moindre choc imprimé au lit sur lequel repose la malade, par la pression que l'on exerce directement sur l'articulation, ou indirectement en appuyant de haut en bas sur la colonne vertébrale ou de bas en haut sur les membres inférieurs, douleur souvent précédée ou suivie de frissons et de fièvre, un gonflement appréciable au palper et même à la vue, tels sont les premiers symptômes qui attirent l'attention.

Le toucher vaginal permet aussi de constater nettement le gonflement douloureux de la symphyse, et c'est un moyen d'exploration qu'il ne faut jamais négliger pour s'assurer du diagnostic (voyez p. 259 et 260).

Outre les souffrances qu'éprouvent les malades au moindre mouvement de l'articulation enflammée, elles se plaignent souvent de douleurs irradiées dans tout le bassin, dans les deux membres inférieurs, ou seulement dans l'un d'eux, si bien qu'on pourrait, à un examen superficiel, croire à une simple sciatique, erreur sur laquelle Pigeolet a particulièrement insisté. — Dans les cas d'inflammation de la symphyse pubienne, on observe quelquefois des troubles vésicaux : envies fréquentes d'uriner, cystite, etc.

A ces douleurs peuvent s'ajouter de la fièvre, des frissons signalés plus haut, et de l'embarras gastrique. Ces symptômes s'accentuent surtout lorsque l'arthrite se termine par suppuration.

La marche et la terminaison sont variables, et l'on peut avec Joyeux établir trois degrés différents suivant l'intensité de l'inflammation.

Tantôt il s'agit d'une arthrite légère, sans phénomènes de réaction, et après une ou deux semaines de simple repos tout disparaît. Tantôt, au contraire, l'inflammation est plus intense et exige un traitement plus énergique ; mais il ne se forme pas de pus et c'est encore par résolution que se termine la maladie. Celle-ci peut cependant passer à l'état chronique, ainsi que nous en avons vu un remarquable exemple : une dame accouchée depuis dix ans, était restée pendant tout ce temps clouée sur son lit par une inflammation des symphyses accompagnée de telles douleurs que tout mouvement, tout ébranlement du bassin provoquait des souffrances intolérables. Toutes les ceintures imaginables, tous les appareils d'immobilisation, les révulsifs, les cautérisations superficielles et profondes, toutes les médications en un mot employées par différents médecins ou chirurgiens avaient complètement échoué, et l'inflammation persistait au même degré quand nous perdîmes cette malade de vue.— Enfin l'inflammation des symphyses peut se terminer par suppuration ; dans ce dernier cas, les phénomènes locaux deviennent caractéristiques ; le gonflement et l'œdème périphériques augmentent; le pus peut fuser dans le tissu cellulaire à une distance plus ou moins considérable. Nous ne voulons point insister sur les phénomènes bien connus de la sacro-coxalgie suppurée, nous signalerons seulement pour la symphysite pubienne la tuméfaction des organes génitaux externes, la présence d'abcès dans les grandes lèvres, au pli de l'aine, etc., comme cela a été noté dans une observation de Gordon.

Même lorsqu'il y a eu suppuration, la terminaison peut être favorable, et la guérison être obtenue après l'évacuation des foyers purulents. Il peut encore y avoir ankylose consécutive; mais dans des cas plus graves, tels que ceux de Hayn, Monod, B. Dubois, la mort est survenue après un temps variable. C'est alors qu'on a trouvé des altérations articulaires considérables, les cartilages en partie détruits, les surfaces osseuses à nu, les ligaments ulcérés, des collections purulentes ayant fusé à distance, etc.

Le pronostic varie donc avec l'intensité de la maladie; favorable dans les cas légers, il est sérieux dans les arthrites de moyenne intensité, car celles-ci ne disparaissent que par un traitement assez long ou passent à l'état chronique. Il devient grave lorsqu'il y a suppuration des symphyses; cependant on doit encore espérer, car les terminaisons par la mort sont rares. Tant que le rétablissement ne sera pas complet, les femmes devront craindre une nouvelle grossesse, qui non seulement retarderait la guérison, mais aggraverait l'inflammation; dans l'une des observations de B. Dubois, une seconde grossesse a déterminé la suppuration et la mort.

Nous énumérerons brièvement les indications thérapeutiques : Régime tonique, repos absolu, immobilisation dans la position horizontale, résolutifs, révulsifs, évacuation du pus quand il se forme un abcès, etc.; en un mot, il faut ici avoir recours au traitement généralement employé par les chirurgiens contre les arthrites simples et les arthrites suppurées.

Après la guérison, il sera prudent de faire porter aux femmes un bandage fortement serré ou mieux une ceinture semblable à l'une de celles que nous avons indiquées en décrivant le relâchement des symphyses (page 265), car celui-ci persiste quelquefois après la disparition de l'arthrite.

ARTICLE II

DU RHUMATISME PUERPÉRAL ET DE L'OSTÉO-ARTHRITE

Bibliographie. — LORAIN. Bulletins et mémoires de la Société médicale des Hôpitaux de Paris, 1865-66, 4, p. 298 et 320. — Id. id. 1867, 2-3, p. 6. — HERVIEUX. Bulletins et mémoires de la Société médicale des Hôpitaux de Paris, 1866, p. 378. — VAILLE. Du rhumatisme puerpéral. Th. Paris, 1867. — RAGOT. Des accouchements à l'hôpital Saint-Antoine. Th. Paris, 1867. — VACHÉE. Du rhumatisme uro-génital. Th. Paris, 1868. — BRAUENBERGER. Manifestations rhumatoïdes de la puerpéralité. Th. Paris, 1870. — HERVIEUX. Traité des maladies puerpérales, 1870, p. 1057. — PANAS, *in* Dict. de JACCOUD. Maladies des articulations, t. III, p. 44. — QUINQUAUD. Note sur les manifestations rhumatoïdes de l'état puerpéral proprement dit et du puerpérisme infectieux. Gaz. médic., 1872, nᵒˢ 41, 45, 47. — TISON. Du rhumatisme pendant la grossesse. Th. Paris, 1876. — HANOT. France médicale, 1881, t. I, p. 706 à 710. — GEORGIADÈS. De l'arthrite génitale survenue pendant la grossesse et le cours de la lactation. Th. Paris, 1883. — IRESCO. De l'influence de la grossesse et de l'accouchement sur les ostéo-arthrites. Th. Paris, 1883.

Nous consacrerons deux paragraphes à l'étude du rhumatisme puerpéral et de l'ostéo-arthrite.

§1. — Du rhumatisme puérpéral.

Peu de questions ont soulevé autant de discussions que celle des inflammations articulaires qui surviennent soit pendant la grossesse, soit aussitôt après l'accouchement, soit pendant l'allaitement. Bien que nous n'ayons à nous occuper que de ce qui a trait spécialement à la gestation, nous croyons nécessaire, pour essayer de jeter un peu de lumière sur un sujet si controversé, d'établir immédiatement des distinctions précises. En se plaçant sur le terrain purement clinique, on reconnaît qu'il existe plusieurs ordres de manifestations articulaires pendant la puerpéralité (Quinquaud).

D'une part, le rhumatisme articulaire peut survenir chez une femme enceinte ou récemment accouchée, avec sa marche et ses complications cardiaques habituelles, sans rien présenter de spécial ; il y a là simple coïncidence. Le rhumatisme noueux peut, ainsi que le rhumatisme articulaire aigu, se montrer pendant le cours et à l'occasion de la grossesse, ou après l'accouchement, ainsi que Todd, cité par Charcot, et que Charcot lui-même dans sa thèse de doctorat (1853) en ont rapporté des exemples. Nous n'avons pas à insister sur ces faits.

D'autre part, certaines femmes ont, pendant leurs suites de couches, des accidents articulaires graves, des arthrites purulentes liées à la pyohémie : nous ne nous y arrêterons pas davantage.

Mais il est un troisième ordre d'inflammations articulaires qui constitue ce qu'on a désigné sous le nom de rhumatisme puerpéral proprement dit. C'est Lorain, le premier, qui s'est occupé de cette question. Il souleva sur ce sujet une importante discussion à la Société médicale des hôpitaux, en 1866. Invoquant le souvenir de ses maîtres et de ses collègues, il leur rappela qu'on observé assez souvent pendant le cours de la grossesse ou après l'accouchement un rhumatisme bâtard, à forme lente et chronique, siégeant habituellement dans les grosses articulations et surtout au genou. S'appuyant sur la marche spéciale et l'allure de ce rhumatisme, Lorain le considéra comme analogue au rhumatisme qui survient à l'occasion des troubles uro-génitaux, de la vaginite, de la leucorrhée, de l'uréthrite, de la blennorrhagie, et proposa de lui donner le nom de rhumatisme génital.

A la suite de Lorain, ses élèves, Vaillé et Ragot, puis Vachée, Brauenberger, étudièrent ce sujet dans leurs thèses. Tous s'efforcèrent de montrer qu'il s'agissait là d'un rhumatisme à physionomie particulière, très analogue au rhumatisme blennorrhagique.

Hervieux, tout en faisant la même comparaison entre les arthrites puerpérale et blennorrhagique, n'admet pas l'opinion de Lorain ; pour lui ces arthrites sont le fait de l'empoisonnement puerpéral ; il les rattache à ce qu'il appelle la diathèse purulente puerpérale ; mais cette théorie, qui ne pourrait être applicable qu'à certaines arthrites survenant pendant les suites de couches, n'explique pas celles qui se produisent pendant la gestation.

Quinquaud n'admet pas non plus qu'il s'agisse là d'un rhumatisme véritable : aussi désigne-t-il ces accidents sous le nom de manifestations rhumatoïdes de l'état puerpéral ; il montre les différences capitales qui les distinguent du rhumatisme articulaire, et leur refuse pour cette raison le nom de rhumatisme. Lorsqu'ils surviennent pendant les suites de couches, il les fait dépendre du puerpérisme infectieux.

Peter, dans ses leçons cliniques, n'attache pas une aussi grande importance que Lorain et ses élèves aux écoulements vaginaux et uréthraux, dans l'étiologie des manifestations rhumatismales de la grossesse. Pour lui, tout est occasion pour le développement du rhumatisme ; la gestation, la parturition sont ici l'occasion de son apparition, comme ailleurs le froid, les traumatismes, etc.

Tison, dans sa thèse, émet une opinion mixte : la grossesse agirait pour produire le rhumatisme puerpéral, d'une part par le changement profond qu'elle amène dans l'état général de la femme, d'autre part par les écoulements qui existent chez un grand nombre de femmes enceintes.

Lancereaux (Th. de Georgiadès) donne à ces arthrites le nom de *génitales ;* il croit à une prédisposition spéciale, créée par la grossesse, et ayant son point de départ dans les modifications du système nerveux.

Quelle que soit l'opinion qu'on accepte sur la pathogénie des accidents qui nous occupent, ils présentent un type clinique spécial ; ils diffèrent essentiellement, comme on va le voir, du rhumatisme articulaire aigu et se rapprochent beaucoup de l'arthrite blennorrhagique. Pour ne pas sortir du cadre de ce livre, nous n'aurons en vue, dans tout ce qui va suivre, que les arthrites qui se développent pendant la grossesse, bien qu'elles soient plus fréquentes chez les nouvelles accouchées.

C'est généralement chez une femme ne présentant aucun antécédent rhumatismal que se montrent ces manifestations articulaires.

Le début est habituellement insidieux, rarement il est brusque ; le premier phénomène observé est une douleur sourde, peu intense, localisée en général dans une seule articulation, surtout au genou. Il est plus rare de voir un certain état de malaise et un peu de fièvre précéder l'apparition des accidents locaux ; il est plus rare encore de voir plusieurs articulations se prendre à la fois ; dans ce dernier cas, la maladie finit par se localiser dans une seule jointure.

Le gonflement articulaire qui accompagne la douleur est quelquefois assez considérable ; les gaines synoviales voisines peuvent être aussi le siège de manifestations notables, d'où un aspect particulier de l'articulation. L'apparition de phénomènes généraux graves est exceptionnelle ; il n'y a pas de sueurs comme dans le rhumatisme articulaire aigu et il ne survient presque jamais de complications cardiaques. Quant à la grossesse elle-même, elle ne paraît pas influencée par ces arthrites.

La marche de l'affection est le plus souvent chronique d'emblée : non seulement l'arthrite est en général monoarticulaire soit dès le début, soit au bout de peu de temps, mais encore elle a une ténacité et une fixité caractéristiques. Sa durée est souvent d'une longueur désespérante. Dans 17 observations rapportées par Tison : 5 fois la maladie dura de un mois à un mois et demi ; 4 fois de deux à trois mois ; 4 fois de quatre à cinq mois, et 4 fois de cinq à six mois. Comme terminaison, on peut observer la guérison parfaite, mais elle est rare (5 fois sur 23 cas, Tison) ; le plus habituellement, il survient une ankylose soit absolue (11 fois sur 23), soit incomplète (4 fois sur 23). La marche la plus ordinaire de cette affection est donc celle d'une arthrite chronique qui aboutit à l'ankylose.

Enfin, chez certains sujets scrofuleux, l'affection articulaire pourrait se terminer par une tumeur blanche.

L'influence de l'accouchement sur l'arthrite gravidique est quelquefois nulle ; d'autres fois, il y a amélioration notable. Mais, le plus ordinairement, ainsi que nous l'avons indiqué, les phénomènes inflammatoires disparaissent pour faire place à une roideur articulaire permanente.

Le diagnostic de ces arthrites est facile ; elles se distinguent du rhumatisme articulaire par leur marche subaiguë, leur localisation habituelle dans une grosse articulation, leur ténacité, enfin par l'absence de fièvre, de sueurs, de complications cardiaques.

Le pronostic de cette arthrite doit être très réservé. La vie des malades n'est pas en danger, mais l'articulation s'ankylosant d'ordinaire, les fonctions du membre atteint seront très compromises. Aussi le traitement doit-il être institué dès le début, car plus tard il sera souvent impuissant à enrayer le mal. Les antiphlogistiques, les révulsifs (teinture d'iode, vésicatoires, cautérisations), les douches chaudes pourront être très utiles ; on immobilisera le membre malade dans la situation la plus favorable ; une médication tonique sera prescrite. Il faut reconnaître qu'il est souvent difficile, malgré tous les moyens employés, d'arrêter l'affection dans sa marche vers l'ankylose. D'après ce que nous avons dit de l'influence de la parturition, l'accouchement prématuré artificiel n'est nullement indiqué. Une fois cependant, Lorain y a eu recours ; les accidents inflammatoires diminuèrent d'intensité ; mais il n'en survint pas moins une raideur articulaire consécutive.

§ 2. — De l'ostéo-arthrite.

Pour en finir avec les affections articulaires pendant la grossesse, il nous reste à dire quelques mots de l'influence de la gestation sur les ostéo-arthrites ou tumeurs blanches. Nous résumerons sur ce point les opinions du professeur Verneuil récemment exposées dans la thèse du D‍ʳ Iresco, son élève. La grossesse et l'accouchement excercent une influence toujours défavorable sur ces affections. La grossesse peut même rappeler à l'activité des ostéo-arthrites anciennes qui semblaient guéries ; bien plus, elle peut à elle seule, chez les sujets prédisposés, déterminer l'apparition de tumeurs blanches. Telle est aussi l'opinion du professeur Panas, qui déclare que « la grossesse exerce une influence incontestable sur le développement des tumeurs blanches des articulations du bassin ». C'est, en effet, la sacro-coxalgie qui paraît être une des tumeurs blanches les plus fréquemment liées à la grossesse. Dans ces cas, les accidents peuvent devenir assez graves pour entraîner la mort; des observations en ont été rapportées.

L'accoucheur devra donc toujours être très réservé dans son pronostic toutes les fois qu'une grossesse surviendra chez une malade atteinte d'ostéoarthrite récente ou chez une femme ayant une tumeur blanche ancienne, même si elle paraissait guérie. Il devra toujours avoir en vue l'aggravation ou la réapparition possible des accidents articulaires.

CHAPITRE XVII

MALADIES DE L'ŒUF HUMAIN

Nous décrirons successivement les altérations pathologiques de l'amnios, du chorion et de la caduque, l'hydrorrhée, les maladies du placenta et celles du cordon ombilical.

ARTICLE PREMIER

MALADIES DE L'AMNIOS

Bibliographie. — MONTGOMERY. The Dublin Journal of med. and chem. Sc., 1832, t. I, p. 140 à 144. — J. SIMPSON. The Dublin Journal of med. Sc., 1836, t. X, p. 220 à 241. — GRAETZER. Die Kankheiten des Fœtus. Breslau, 1837. — SIMONART. Archives de médecine belge, 1846, p. 119. — G. BRAUN. Zeitschr. der Gesellsch. d. Wiener Aerzte, 1854, Bd. II, p. 185, et 1862, Bd. II, p. 3. — G. BRAUN. OEsterreich Zeitsch. f. prakt. Heilk., 1865, n° 9 et 10. — SCANZONI. Lehrbuch d. Geb., Bd. II, p. 157 et 162, 1867. — KLOTZ. Ueber amniotische Faden und Bænder. Thèse. Leipzig, 1869. — WINKLER. Arch. f. Gyn., Bd. I, p. 350-2, 1870. — VIRCHOW. Berliner Klin. Wochens., 28 mars et 4 avril 1870. — LIVIUS FUERST. Arch. f. Gyn., Bd. II, p. 315 à 330, 1871. — AHLFELD. Arch. f. Gyn., Bd. XI, p. 397, 1877. — DARESTE. Production artificielle des monstruosités, p. 206, 1877. — LEBEDEFF. Annales de Gyn., t. IX, p. 241-251, 1878. — COHNSTEIN. Grundriss der Geb., p. 132, 1885.

Après avoir parlé de certaines lésions assez rares de l'amnios, nous insisterons davantage sur une affection plus fréquente, l'hydropisie de l'amnios ou hydramnios. Nous dirons enfin quelques mots des cas dans lesquels la quantité de liquide amniotique est insuffisante.

§ 1. — Altérations de l'amnios quand le fœtus est mort et macéré.

Quand on examine les annexes d'un fœtus mort et macéré, l'amnios semble épaissi, moins transparent qu'à l'état normal; la face interne de cette membrane ne présente plus l'aspect poli qu'on lui trouve lorsque l'enfant est vivant. Les modifications histologiques subies dans ce cas par l'amnios sont peu connues, elles se produisent post-mortem et n'ont aucun caractère inflammatoire.

Cette altération de l'amnios existe au plus haut degré dans certains faits de grossesse utérine ou extra-utérine avec rétention très prolongée du fœtus. La membrane la plus interne de l'œuf est alors recouverte d'un dépôt d'apparence calcaire assez épais.

§ 2. — Kystes de l'amnios.

Winkler et Ahlfeld ont rapporté des exemples de kystes s'étant développés dans la couche de tissu lamineux qui sert de substratum au revêtement épithélial de l'amnios.

Dans le cas observé par Winkler, on voyait à la face fœtale du placenta deux kystes voisins l'un de l'autre, et situés près de l'insertion du cordon. Ces kystes peu volumineux (1 cent. 1/2 de long sur 1 cent. de large) n'avaient aucun rapport avec l'allantoïde, ils contenaient un liquide clair et étaient tapissés par une couche épithéliale.

Dans le fait rapporté par Ahlfeld, les kystes soulevaient aussi l'amnios dans la partie de cette membrane qui tapisse la face fœtale du placenta. Budin a observé deux cas du même genre; en décollant l'amnios du chorion, les kystes demeuraient intacts et on voyait nettement qu'ils étaient compris dans l'épaisseur de la membrane amniotique elle-même (Observations inédites).

Il faudrait donc distinguer ces kystes de ceux qu'on rencontre si fréquemment à la face fœtale du placenta et qui sont développés soit aux dépens des vestiges de l'allantoïde (Scanzoni), soit aux dépens du chorion (Sænger).

La connaissance de ces kystes de l'amnios ne présente du reste d'intérêt qu'au point de vue anatomique, car ils n'ont aucune importance clinique.

§ 3. — Amniotite. — Adhérences de l'amnios au fœtus. — Brides amniotiques.

En étudiant la pathogénie de l'hydramnios, nous verrons que Mc Clintock et Sentex considèrent l'inflammation de l'amnios comme une des causes de l'exagération dans la quantité du liquide amniotique.

Les auteurs ont eu également recours à cette interprétation pour expliquer la formation des adhérences qu'on observe assez fréquemment entre l'amnios et le fœtus. Ces adhérences se produisent le plus souvent pendant les premiers temps de la vie intra-utérine. L'amnios, au lieu de se séparer de l'embryon, lui reste étroitement accolé sur une étendue plus ou moins considérable et finalement lui adhère. Pour expliquer la formation de ces adhérences les uns, comme Dareste, ne font allusion qu'à un défaut de développement de l'amnios, les autres font intervenir une inflammation ayant son point de départ, soit dans la peau du fœtus, soit dans l'amnios lui-même (Simpson, Grætzer).

Il est bien difficile de formuler une opinion définitive pour les faits où les adhérences se sont produites dès le début du développement embryonnaire, mais on ne peut se défendre de songer à l'inflammation de l'amnios dans les cas où des adhérences s'établissent entre cette membrane et le fœtus, à une époque où celui-ci est déjà bien développé ; telle est, du reste, l'opinion soutenue par Virchow.

Ces adhérences entre l'amnios et l'embryon ont une grande influence sur le développement de ce dernier. Nous verrons le rôle important que les tératologistes leur font jouer dans la genèse des monstruosités (voy. Tératologie). Même lorsque ces adhérences se forment tardivement, quand le fœtus est arrivé à une période assez avancée de son développement, elles exercent une action perturbatrice sans doute moins profonde, mais cependant réelle.

Brides amniotiques. — On désigne sous ce nom des filaments de longueur et de diamètre variables qui dépendent de l'amnios. Ces brides ne sont pas très rares et Klotz en a réuni un assez grand nombre de faits. On peut observer les dispositions les plus variées :

a. — Une bride plus ou moins longue (dans certains cas, la longueur était de 15 à 20 cent.) est adhérente à l'amnios par une de ses extrémites et par l'autre flotte librement dans la cavité amniotique.

b. — La bride va de la face interne de l'amnios au fœtus. Dans ce cas, la disposition varie suivant que la bride présente ou non des divisions dans sa longueur ou des inégalités dans son diamètre.

c. — Parfois de longs filaments adhèrent par une de leurs extrémités à un point quelconque de la peau fœtale tandis que l'autre flotte librement dans le liquide amniotique.

d. — Enfin on peut trouver de longs filaments qui sont complètement libres dans le liquide amniotique, ou qui plus souvent sont enroulés autour d'une partie fœtale, d'un membre supérieur ou inférieur, d'un ou de plusieurs doigts.

e. — On peut voir des régions fœtales qui, normalement, devraient être séparées l'une de l'autre, et qui se trouvent réunies par des brides n'ayant aucun point d'insertion sur l'amnios. Tel est le fait rapporté par Livius Fürst, dans lequel le coude était fixé à la partie latérale du tronc par une bride. Tels sont ces faits d'ectopie cardiaque dans lesquels le cœur adhérait à la langue. Nous rapporterons plus loin (voyez Tératologie) de nombreux faits de cet ordre.

Structure des brides. — Il est difficile de préciser la structure intime de ces filaments, car on a eu très rarement l'occasion d'observer des pièces fraîches et assez bien conservées pour qu'on pût procéder à un examen histologique. Montgomery écrivait, en 1832, qu'elles étaient formées de lymphe plastique ; elles sont, en effet, complètement analogues aux brides et adhérences qu'on observe sur les séreuses enflammées, dans la plèvre, le péritoine ; elles ont un aspect fibrineux, mais elles ne présentent jamais de vaisseaux. On est frappé de leur solidité.

Origine des brides amniotiques. — Bien des théories ont été émises pour expliquer la genèse de ces brides. Scanzoni pensait qu'elles étaient constituées par un exsudat venu de la face interne de l'utérus et ayant traversé l'amnios. Cette interprétation est inadmissible aujourd'hui. Peut-être faut-il avec Simpson faire jouer un grand rôle aux inflammations de la peau du fœtus. L'opinion la plus généralement admise est la suivante : les brides amniotiques doivent être considérées comme un vestige des adhérences de l'amnios au fœtus. Si une des adhérences que nous avons décrites plus haut est déjà formée quand le liquide amniotique apparaît, la fusion entre la membrane interne de l'œuf et l'embryon peut être si intime que ce dernier, au lieu de s'isoler, reste uni à l'amnios sur une région plus ou moins étendue.

Mais sous l'influence de la distension de la membrane amniotique, les adhérences peuvent se relâcher, s'allonger de plus en plus, si bien que le fœtus n'est plus lié à l'amnios que par une bride parfois fort longue, dont les dimensions en largeur varient suivant l'étendue primitive de l'adhérence. Ainsi se trouve constituée la bride qui va du fœtus à l'amnios. Mais la bride tiraillée de la sorte peut, surtout si elle est très mince, se briser près de son insertion à l'amnios, ou bien près de la peau, ou bien encore en ces deux points. On aura alors ces filaments qui adhérent soit à la peau, soit à l'amnios par une de leurs extrémités et flottent librement par l'autre, ou ces filaments qui ont leurs deux extrémités libres et qui entourent quelquefois une partie fœtale. Enfin, quand l'amnios est très étroitement appliqué sur le fœtus, on conçoit que des régions de l'embryon, se trouvant pressées l'une contre l'autre, puissent aussi contracter des adhérences entre elles. Tel est ce cas de Fürst que nous avons cité plus haut, dans lequel une déformation du bras témoignait de la pression exercée par l'amnios. Ainsi sont expliquées les brides allant d'un point du fœtus à un autre.

Quand une bride s'est rompue et flotte par une de ses extrémités, il devient souvent impossible de retrouver sur l'amnios ou sur le fœtus aucune trace de son insertion ; c'est que la petite portion de bride restée d'abord adhérente, s'est ensuite résorbée.

Effet des brides amniotiques. — L'origine des brides amniotiques nous permet de comprendre pourquoi on rencontre si fréquemment des monstruosités fœtales coïncidant avec elles. Il faut accuser ici les adhérences, cause commune des brides et des monstruosités. S'il est vrai que la bride ne soit qu'une adhérence tiraillée, on conçoit que cette transformation ne se fasse pas sans qu'il en résulte quelque perturbation dans le développement du fœtus. Nous verrons que bon nombre de monstruosités se produisent par ce mécanisme (voyez Tératologie) et nous trouverons dans les tractions exercées par les brides amniotiques sur telle ou telle partie fœtale la cause la plus fréquente de ces malformations qui masquent et transforment les anomalies primitives. Une fois formée, la bride amniotique peut encore, en s'enroulant autour d'une partie fœtale, déterminer sa section. (Voyez Amputations congénitales.) L'exagération de la quantité de liquide amniotique pourrait aussi amener, dans les derniers temps de la grossesse, une rupture de l'amnios pendant que le chorion resterait intact, et dans des cas de ce genre les mouvements actifs du fœtus auraient décollé l'amnios ; de là des adhérences possibles et des brides qui auraient comprimé le cordon et déterminé la mort du fœtus (G. Braun).

Influence des brides amniotiques sur la marche de la grossesse. — Le plus souvent l'existence des brides amniotiques n'est pas soupçonnée pendant la grossesse ; quelquefois cependant les enfants succombent, soit par suite des nombreuses anomalies de développement qu'ils présentent, soit par suite de strangulation par des brides fort longues et flottantes.

Quand la bride est peu étendue et vient adhérer à la partie des membranes qui recouvrent le placenta, celui-ci peut se décoller prématurément.

D'après Cohnstein, quand le fœtus est mort, la membrane amniotique se plisse et des adhérences pourraient s'établir entre elle et le produit de conception. Ces faits n'ont rien de commun avec ceux que nous venons d'étudier ; ils trouveront leur description ailleurs.

§ 4. — Hydramnios.

Bibliographie. — MAURICEAU. Traité des maladies des femmes grosses, 7ᵉ édit., 1740, t. I, p. 175 à 179. — DE LA MOTTE. Traité complet des accouchements, nouvelle édit. 1765, t. I, p. 432 et 437, t. II, p. 999. — DÉSORMEAUX et PAUL DUBOIS. Dictionn. en 30 vol. Art. Hydromètre, 1837. — DUBUISSET. Gaz. méd. de Paris, 1837, p. 96. — JACQUEMIER. Manuel d'accouchement, t. I, p. 430 à 434, 1846. — OULMONT. Revue médico-chirurgic., t. VI, p. 321 à 328, 1849 et t. VII, p. 1 à 12, 1850. — MC CLINTOCK. Diseases of Women, p. 376 à 391, 1863. — CAZEAUX et TARNIER. Traité d'accouchement, p. 541 à 544, 1870. JUNGBLUTH. Archiv. f. Gynæk., Bd. IV, p. 554 à 557, 1872. — SENTEX. Bulletin médical du Nord, août et sept. 1872. — DEPAUL. Archives de tocologie, t. I, p. 336 à 340, 1874. — SALLINGER. Ueber Hydramnios im Zusammenhang mit der Entstehung des Fruchtwassers, Dissert. Zürich, 1855. — LEVISON. Th. de Copenhague. Résumé in Arch. f. Gynæk.

Bd. IX, p. 517, 1876. — Guillemet. Contributions à l'étude de l'hydramnios. Th. de Paris, 1876. — H. Gervis. St. Thomas'hospital Reports, 1876. — Prochownick. Arch. f. Gynæk., Bd. XI, p. 304 à 345, 1877. — Th. Weil. Centralb. f. Gynæk., 1877, p. 2. — G. Kidd. Obstetrical Journ. of Great Britain, vol. VI, décembre 1878, p. 595 à 599. — P. Bar. Recherches pour servir à l'histoire de l'hydramnios. Pathogénie. Th. de Paris, 1881. — Charpentier. Arch. de tocologie, 1880, p. 321 et suivantes. — Schatz. Arch. f. Gynæk., Bd. XIX, p. 329 à 369, 1882. — Lambl. Cent. f. Gynæk., 1881, p. 329 et 353. — Nieberding. Arch. f. Gynæk., Bd. XX, p. 310 à 316, 1882. — P. Bar. Archiv. de tocologie, 1882, p. 528. — Werth. Arch. f. Gynæk., Bd. XX, p. 353 à 377, 1882. — Kuestner. Arch. f. Gynæk., Bd. XXI, p. 1 à 28, 1883. — F. Ahlfeld. Berichte u. Arbeiten, p. 135 à 148, 1883. — Krukenberger. Arch. f. Gynæk., Bd. XXII, p. 1 à 46, 1884. — Teuffel. Arch. f. Gynæk., Bd. XXII, p. 57 à 64, 1884. — Negri. Annali di Ostetricia, 1883, vol. V, p. 417 à 428. — Torres Fabrezat. Anales de Ostetricia, 1883, p. 367, 1884, p. 17-49-145. — E. Blanc. Nouv. Arch. d'Obst. et de Gyn., 1886, p. 117.

Lorsque la production du liquide amniotique est augmentée, ou quand la production étant normale et la résorption diminuée, on voit ce liquide s'accumuler dans l'œuf en quantité exagérée, il y a *hydropisie de l'amnios, hydroamnios, hydramnios*.

On ne sait pas bien quelle est, aux différentes époques de la grossesse, la quantité exacte de liquide amniotique. Nous avons dit (voyez T. I, p. 373) que dans les cas où la quantité de ce liquide n'excédait pas un kilogramme, les choses pouvaient être regardées comme normales, que si, au contraire, ce chiffre était dépassé, il y avait hydramnios.

L'hydramnios ne doit pas être considérée comme une maladie spéciale, distincte ; c'est un phénomène morbide qui donne lieu parfois à un certain nombre de symptômes plus ou moins graves, phénomène morbide qui est commun à diverses affections de la mère ou du fœtus.

L'hydramnios, en effet, joue dans la pathologie de la femme enceinte un rôle analogue à celui de l'ascite, de l'hydropisie, dans la pathologie étudiée en dehors de la grossesse.

Fréquence. — On admet que l'hydramnios se rencontre une fois environ sur 100 à 150 accouchements, mais ce chiffre n'est vrai que si on l'applique à une hydropisie considérable de l'amnios. Il est beaucoup plus fréquent de rencontrer des cas dans lesquels la quantité de liquide amniotique se trouve manifestement augmentée (1 kilog. 1/2 à 2 kilog.), sans qu'il en résulte la moindre gêne pour la femme enceinte, et ces faits passent souvent inaperçus.

Étiologie de l'hydramnios. — Les causes de l'hydramnios sont des plus variées et, pour les déterminer, on s'est tout d'abord adressé à des statistiques dans lesquelles on a relevé avec soin toutes les particularités présentées par la mère ou par l'enfant dans les cas où cette complication de la grossesse existait. De ces statistiques, cinq conclusions se dégagent avec netteté :

1° Très fréquemment on voit les enfants naître vivants et bien constitués (44 pour 100, Bar). Rien du côté du fœtus, rien du côté de la mère ne permet d'expliquer l'apparition de l'hydramnios ;

2° L'enfant est souvent expulsé mort et macéré, sans qu'on trouve du côté du placenta, des membranes, ou des viscères du fœtus des altérations autres que celles qui sont inséparables de la macération ;

3º L'enfant, qu'il naisse vivant ou mort, présente assez fréquemment des lésions syphilitiques, ou bien le placenta et les membranes sont le siège d'altérations qui peuvent être attribuables à cette maladie;

4º Il y a dans certains cas malformation fœtale;

5º Il y a quelquefois grossesse gémellaire et alors l'hydramnios siège généralement dans un seul œuf, rarement dans les deux.

S'il était permis de considérer ces coïncidences comme ayant des relations de causes à effets, on pourrait donc dire que la syphilis, les malformations fœtales et la grossesse gémellaire sont les causes les plus fréquentes de l'hydramnios. Aujourd'hui, grâce aux travaux qui ont été publiés en France et à l'étranger sur la genèse du liquide amniotique, on peut mieux préciser les causes de l'hydramnios et le mécanisme par lequel elles agissent.

Dans notre définition de l'hydramnios, nous avons dit que, dans tous les cas où la production du liquide amniotique serait augmentée, dans tous les cas où cette production étant normale, la résorption serait diminuée, il y aurait hydramnios. Or, nous avons étudié sommairement l'origine du liquide amniotique (voyez T. I, p. 371), et nous avons admis comme vraie l'opinion des auteurs qui considèrent ce liquide comme pouvant être à la fois sécrété par la mère et par le fœtus. Les recherches expérimentales qui ont été entreprises depuis cette époque ont démontré le bien-fondé de cette opinion (Wiener, Bar).

Quelles sont donc les causes qui, siégeant dans l'œuf ou dans l'organisme maternel, peuvent rendre plus abondante la sécrétion du liquide amniotique? C'est ce que nous allons étudier.

A. — *Du rôle attribué à la peau du fœtus.* — Nous avons vu (Tome I, p. 373) que pour Prochownick, le liquide amniotique pouvait, dès les premiers temps de la grossesse, être sécrété par la peau du fœtus. Si cette opinion est vraie, quand la peau étant altérée, la transsudation des liquides à travers le revêtement cutané devient plus active, il devrait y avoir hydramnios. Dans plusieurs observations signalées par Budin (voyez thèse de Bar, p. 117), il y avait des lésions cutanées. Budin a notamment vu l'hydramnios exister dans un cas où la peau du fœtus présentait des nœvi sur la plus grande partie de son étendue.

B. — *De l'excrétion urinaire dans la production de l'hydramnios.* — Nous avons dit (Tome I, p. 373) que l'excrétion urinaire du fœtus devait être considérée comme une des sources du liquide amniotique. Dans l'état actuel de la science, nous ignorons complètement les diverses conditions qui, pendant la vie intra-utérine, font varier l'activité de la sécrétion urinaire. Cependant, plusieurs auteurs ont admis les troubles de la fonction rénale parmi les causes d'hydramnios.

C. — *Influence attribuée aux vasa propria.* — Nous avons exposé brièvement (Tome I, p. 373) la théorie de Jungbluth sur la genèse du liquide amniotique et sur le rôle qu'il convient de faire jouer dans la pathogénie de l'hydramnios à la persistance des vasa propria pendant la seconde moitié de la grossesse. Cependant, cette théorie a été récemment attaquée, notamment par Bar qui, dans plusieurs cas d'hydramnios, n'a pu retrouver les vasa propria de Jungbluth. De nouvelles recherches seraient donc nécessaires pour déterminer la valeur exacte des conclusions de l'auteur allemand.

D. — *Augmentation de la pression dans la veine ombilicale.* — Sallinger, dont les opinions sur la pathogénie de l'hydramnios ont réuni un certain nombre de partisans, nie l'existence des vasa propria de Jungbluth et, par suite, le rôle que ce dernier auteur croit devoir attribuer à leur persistance pendant la seconde moitié de la grossesse. Mais, ainsi que Jungbluth, il considère le liquide amniotique comme étant le résultat d'une transsudation du sérum sanguin à travers les parois des vaisseaux ombilicaux. Pour lui, toute affection qui produira une augmentation de pression dans la veine ombilicale, pourra devenir une cause d'hydramnios, en facilitant la transsudation des parties séreuses du sang à travers la paroi des vaisseaux. Cette conclusion semble conforme à l'observation, ainsi que les expériences de Bar tendent à le prouver. On a, en effet, constaté la production d'hydramnios dans trois conditions différentes que nous allons indiquer :

1° Il y avait sténose de la veine ombilicale en un point situé entre le placenta et l'ombilic. Ici, la sténose vasculaire, en augmentant la pression à laquelle était soumis le sang en amont de la portion rétrécie, semble devoir être incriminée (Bar).

2° Tous ceux qui ont eu l'occasion, dans des cas d'hydramnios, d'autopsier des enfants mort-nés ou ayant succombé peu d'heures après la naissance, ont noté la fréquence relative des lésions hépatiques, notamment de lésions syphilitiques. Souvent, dans ces faits, il n'y avait aucune lésion du côté du placenta et des membranes qui pût expliquer l'apparition de l'hydramnios. Certains auteurs ont pensé que dans ces cas, la circulation hépatique se trouvant gênée, la tension du sang dans la veine ombilicale se trouvait augmentée, d'où l'hydramnios.

3° On a vu un certain nombre de faits d'hydramnios dans lesquels l'enfant présentait, à sa naissance, une affection cardiaque qui ne tardait pas à provoquer la mort, après production rapide d'œdème. On a pensé que dans ces cas encore, il fallait accuser l'augmentation de pression dans la veine ombilicale et la transsudation exagérée du sérum à travers les parois vasculaires (Bar).

Quant à l'hydramnios de l'un des œufs d'une grossesse gémellaire, on l'expliquerait ainsi : avec deux cavités amniotiques et une circulation commune, si le cœur de l'un des fœtus est plus puissant que celui de l'autre jumeau, il y aurait, chez celui-ci, refoulement du sang, pression intra-vasculaire et hydramnios.

E. — *Inflammation de l'amnios.* — Rien ne prouve absolument que le liquide amniotique soit un produit de sécrétion de l'amnios, mais n'est-il pas rationnel d'admettre que l'amnios est susceptible de s'enflammer et que, dans ce cas, la quantité de liquide amniotique se trouvera augmentée par un mécanisme analogue à celui qui produit un épanchement dans la plèvre enflammée ?

On connaît de nombreuses observations dans lesquelles on a noté l'épaississement des membranes. Jacquemier, Mc Clintock, Sentex notamment, se sont faits les défenseurs de l'origine inflammatoire de l'hydramnios. Cette théorie très séduisante paraît devoir être admise pour certains cas, bien qu'elle ne soit peut-être pas à l'abri de toute critique, car la plupart des observations sur lesquelles s'appuient les partisans de l'inflammation de l'amnios sont muettes sur la nature histologique des lésions observées. Il serait à désirer que des recherches expérimentales entreprises sur des animaux vinssent confirmer ou infirmer cette opinion.

F. — *Altérations du placenta.* — On a bien souvent mentionné la présence de lésions du placenta dans l'hydramnios. Un certain nombre de ces observations se rapportent, sans aucun doute, à des faits d'œdème placentaire. Or, il semble qu'alors l'œdème du placenta soit non pas la cause de l'hydramnios, mais soit produit par la cause même qui a déterminé cette complication.

On a encore noté fréquemment des altérations plus profondes, des dégénérescences fibro-graisseuses du placenta, des foyers apoplectiques, de l'hypertrophie du placenta, etc. Nous ne pouvons que mentionner la coïncidence fréquente des lésions placentaires et de l'hydramnios, car il est impossible de dire s'il y a entre elles une relation de cause à effet.

G. — *Maladies de la mère.* — Toutes les causes précédentes siègent dans l'organisme fœtal. Mais ne faut-il pas, dans certains cas, accuser des affections de la mère? On a fréquemment, en effet, constaté la coexistence du mal de Bright avec l'anasarque et l'hydramnios. Ne pourrait-on pas admettre que la résorption du liquide amniotique se trouve alors diminuée, ou que les modifications du sang maternel rendent possible la transsudation du sérum à travers les membranes de l'œuf, d'où l'hydramnios ? C'est là une question qui n'est pas résolue.

H. — *Résumé des théories émises sur l'étiologie de l'hydramnios.* — En résumé, on pourrait classer, de la manière suivante, les causes de l'hydramnios :

1° Il y aurait une hydramnios par augmentation de la pression à laquelle se trouve soumis le sang dans la veine ombilicale (syphilis, lésions du foie, affections du cœur, lésions du cordon, etc.).

2° Il y aurait peut-être une hydramnios par trouble apporté à la sécrétion cutanée chez le fœtus.

3° Il y aurait peut-être une hydramnios par inflammation de l'amnios et des membranes.

4° Il y aurait peut-être une hydramnios par transsudation du sérum maternel à travers les membranes de l'œuf.

5° Enfin, on devrait ranger à part tous les cas dans lesquels il y a hydramnios, sans qu'on puisse rien trouver chez la mère ou le fœtus qui explique la production de cette complication, et tous ceux dans lesquels il existe quelque anomalie du côté du fœtus ou de la mère, sans qu'on saisisse une relation entre cette anomalie et l'accumulation exagérée de liquide dans l'amnios. Ce sont des faits dans lesquels la pathogénie reste encore inconnue.

Symptômes et marche. — Les symptômes de l'hydramnios doivent être distingués en troubles fonctionnels et signes physiques.

Les troubles fonctionnels (douleurs, phénomènes de compression, etc.) varient non seulement suivant le degré de distension de l'utérus, mais encore suivant la rapidité avec laquelle l'hydramnios se développe. Nous devrons, à ce point de vue, pour éviter toute confusion, distinguer dans la marche de l'hydramnios deux formes cliniques : l'une qui se développe lentement, c'est l'hydramnios chronique; l'autre au contraire qui, par son évolution rapide, mérite la qualification d'aiguë. Entre ces deux degrés extrêmes, on peut observer tous les degrés intermédiaires.

Quant aux signes physiques, ils se modifient seulement suivant la quantité de liquide amniotique et ils sont communs aux formes aiguë et chronique.

A. — *Hydramnios chronique*. — Cette forme est incontestablement la plus commune.

On admet généralement que, dans la plupart des cas, l'hydramnios débute seulement vers le quatrième ou le cinquième mois de la grossesse. Il serait beaucoup plus rare de constater cette complication dès le second ou le troisième mois. Formulée ainsi, cette proposition n'est pas très exacte; si on ne constate si souvent l'hydramnios qu'à partir du quatrième ou du cinquième mois de la grossesse, c'est qu'avant cette époque le diagnostic est souvent obscur, même si la quantité de liquide amniotique était exagérée par rapport à l'âge de la grossesse, car son abondance n'est pas telle qu'il y ait des signes graves de compression et on ne pense guère à cette complication.

a.— *Troubles fonctionnels.*— Quelle que soit l'époque du début de l'hydramnios chronique, la distension de l'utérus par le liquide amniotique se poursuit lentement et peut atteindre de grandes proportions sans que la malade éprouve des symptômes alarmants. On a cependant signalé la fréquence des vomissements qui seraient plus rebelles que dans la grossesse normale, l'existence de douleurs abdominales ou lombaires, douleurs dont l'intensité s'accroît à mesure que la gestation approche de son terme.

Parfois, quand la quantité de liquide est considérable, les femmes ne perçoivent que faiblement les mouvements actifs du fœtus. Il est probable qu'il faut attribuer ce phénomène à l'état de distension de la paroi abdominale. On sait, en effet, que les mouvements actifs sont perçus par la sensibilité de la paroi abdominale et non par celle de la paroi utérine.

Quand l'utérus est extrêmement développé, la femme éprouve des symptômes de compression sur les viscères abdominaux, une grande gêne de la respiration, etc. (Voyez plus loin, page 285), en un mot tous les symptômes qui se produisent quand une tumeur très volumineuse s'est lentement développée dans la cavité abdominale.

Ajoutons que la situation pourrait devenir singulièrement grave si la compression exercée par l'utérus sur les uretères provoquait l'apparition de lésions rénales.

b. — *Signes physiques*. — La paroi abdominale se trouve beaucoup plus distendue qu'elle ne devrait l'être, étant donné l'âge présumé de la grossesse. La peau, qui présente de larges et nombreuses vergetures, est sillonnée par des veines très apparentes; tantôt la paroi abdominale est très amincie; tantôt, au contraire, elle est infiltrée, œdémateuse, surtout au niveau de la région hypogastrique.

L'examen du ventre, que rend parfois fort difficile l'extrême sensibilité des malades, fournit des renseignements variés, suivant la quantité de liquide amniotique. L'utérus distendu avec exagération ne présente pas toujours la forme caractéristique que certains auteurs lui assignent ; le plus habituellement, cette forme rappelle celle d'un kyste de l'ovaire plus ou moins volumineux, cependant, il est certaines dispositions de l'utérus qui peuvent modifier l'aspect de la tumeur : dans un cas d'Oulmont, il y avait deux cornes très développées, l'utérus avait la forme d'un cœur de cartes à jouer ; Budin a vu la distension porter seulement sur une corne.

Si la malade n'est pas encore arrivée au quatrième mois et demi ou au cinquième mois de la grossesse, le palper permettra seulement de reconnaître le volume exagéré de l'utérus, la tension des parois de cet organe, etc., plus tard, les renseignements donnés par ce mode d'investigation seront plus complets.

S'il s'agit d'un cas léger, les dimensions de l'utérus seront plus considérables qu'à l'état normal, mais les parois de cet organe seront dépressibles, et si avancé que soit l'âge de la grossesse, on sera frappé de la facilité avec laquelle on peut déplacer le fœtus sous la moindre pression ; non seulement on pourra faire balloter la tête, mais ce phénomène se produira fréquemment dès qu'on imprimera un mouvement au siège et surtout à une petite partie fœtale. On sait que dans les cas normaux, la présentation habituelle est celle du sommet, mais si on examine un certain nombre de femmes atteintes d'hydramnios, on est frappé de la plus grande fréquence avec laquelle on rencontre des présentations du siège ou du tronc. Il semble qu'il n'y ait pas, pendant la grossesse, de présentation fixe, et on ne peut, au moment où on fait l'examen, déduire de la situation du fœtus quelle sera probablement la présentation au moment même du travail.

Quand la quantité de liquide amniotique devient plus considérable, tous les symptômes que nous venons de signaler se retrouvent, mais plus accentués ; le ballotement est plus marqué et on peut très facilement déplacer le fœtus. Tels sont les signes fournis par le palper dans tous les cas d'hydramnios modérée.

Pour peu que l'hydropisie devienne très intense, les sensations perçues par le palper seront bien différentes. La main appliquée sur la paroi abdominale reconnaîtra difficilement l'utérus dans la tumeur à parois tendues, résistantes qui remplit la cavité abdominale. Ici, en effet, la distension de l'utérus est devenue telle (dans un cas cité par Küstner, la taille de la femme, mesurée au niveau de l'ombilic, avait 1 mètre 24) qu'il est très difficile de déprimer la paroi utérine, il est parfois impossible de percevoir non seulement le ballotement que nous avons vu être si net dans les cas moyens, mais même la sensation de parties solides flottant dans un liquide.

Dans de telles conditions, on devra répéter le palper, et l'on parviendra ordinairement à constater d'une manière fugitive, mais certaine néanmoins, les signes de la grossesse. Parfois, on ne peut reconnaître la présence d'aucune partie fœtale quand on pratique la palpation, la femme étant couchée dans le décubitus dorsal ; on fera bien alors de placer la malade dans le décubitus latéral droit ou gauche et souvent, en appuyant au niveau du point le plus déclive, on produira des mouvements passifs.

Dans quelques faits, les parois abdominale et utérine sont tellement minces qu'on croit avoir le fœtus immédiatement sous la main. On pourrait comparer les sensations qu'on perçoit alors à celles qu'on éprouve dans certaines grossesses extra-utérines.

Dans tous les cas d'hydramnios modérée ou poussée à l'extrême, l'un des meilleurs signes et des plus faciles à percevoir, est assurément la fluctuation : l'une des mains appliquée sur un des côtés de l'abdomen perçoit très nettement *la sensation de flot* produite par le choc qu'imprime l'autre main. On a dit, il est vrai, que la fluctuation était difficile et même impossible quand l'hydramnios est excessive; mais, pour nous, nous n'avons jamais rien observé de semblable, et toujours nous avons nettement constaté cette fluctuation que nous regardons, nous le répétons, comme l'un des meilleurs signes de l'hydropisie de l'amnios. Malheureusement, il n'est pas pathognomonique, car on le retrouve dans l'ascite et dans bon nombre de kystes de l'ovaire.

Dans l'hydramnios, l'auscultation est difficile parce que, d'une part, le liquide amniotique, à cause de son abondance, nuit à la transmission des sons et que, d'autre part, le palper ayant souvent, dans ces cas, laissé ignorer où se trouve le dos du fœtus, on est obligé d'ausculter au hasard toutes les parties du globe utérin. Les difficultés, on le comprend, sont d'autant plus grandes que le liquide amniotique est plus abondant. L'auscultation rend néanmoins des services, non seulement en permettant parfois d'affirmer la grossesse, alors que le palper ne donne que des résultats incertains, mais encore en transmettant à l'oreille de l'observateur des bruits modifiés, ou plutôt atténués, qui devront éveiller son attention : Si l'hydramnios est d'intensité moyenne, les bruits du cœur fœtal sont plus sourds et plus obscurs que dans les conditions ordinaires ; si l'hydramnios est considérable, ces bruits sont à peine perceptibles, ou font complètement défaut.

Le toucher vaginal fournira des renseignements intéressants. Le col sera souvent plus élevé qu'à l'état normal, le segment inférieur de l'utérus donnera la sensation d'une tumeur tendue, parfois très fluctuante qui obstruerait tout le détroit supérieur. Les parties fœtales ne s'engagent donc pas dans l'excavation pelvienne, mais elles sont souvent accessibles au doigt quand on porte son extrémité très haut, et on est frappé de leur très grande mobilité ; aussi le ballotement peut-il être aisément obtenu quelle que soit la partie fœtale qui se trouve au détroit supérieur, alors même que la malade serait arrivée au terme de sa grossesse.

Le col est parfois normal, parfois au contraire largement perméable ; dans ce dernier cas, avant tout début de travail, alors qu'il n'y a pas à proprement parler effacement du col, le doigt arrive très facilement sur les membranes dont la tension contraste avec la mollesse et la flaccidité des parois cervicales. Chez certaines multipares on trouve même une véritable déhiscence du col.

En combinant le toucher vaginal avec le palper abdominal, le doigt introduit dans le vagin percevra très nettement toute pression faite sur la paroi abdominale et réciproquement. Enfin, si on exerce une pression brusque, un choc sur l'utérus à travers la paroi abdominale, le doigt qui pratiquera le toucher vaginal sentira la fluctuation.

B. — *Hydramnios aiguë.* — L'hydramnios aiguë, que nous préférerions nommer hydramnios *à évolution rapide*, a été surtout étudiée par Sentex et par Charpentier.

Cette hydramnios à évolution rapide peut être primitive ou secondaire. Elle est primitive quand elle apparaît dans le cours d'une grossesse qui, jusque-là, était normale. Elle est secondaire quand tout à coup une hydramnios à marche chronique prend une marche rapide.

Dans ces deux cas, les signes physiques sont identiques, ce sont ceux que nous avons décrits plus haut en étudiant, dans l'hydramnios chronique, les sensations fournies par le palper, l'auscultation et le toucher, lorsque la quantité de liquide amniotique est très considérable; mais les troubles fonctionnels présentent ici quelques différences que nous allons indiquer.

En décrivant l'hydramnios chronique, nous avons montré que la distension de l'utérus pouvait être poussée jusqu'à des limites extrêmes, que la compression exercée sur les organes abdominaux pouvait être considérable, sans que cependant les symptômes éprouvés par les malades fussent très graves. Dans ces cas, la distension de l'utérus s'étant produite lentement, la compression exercée sur les viscères abdominaux s'est développée graduellement et tous les organes ont pu, en quelque sorte, s'habituer au trouble apporté à leur fonctionnement. Dans l'hydramnios à marche aiguë, la distension des parois utérines se fait au contraire rapidement et, bien que la tumeur utérine n'ait pas tout d'abord les dimensions excessives qu'on peut rencontrer dans les cas précédents, la compression qu'elle exerce sur les organes et les parois de l'abdomen est beaucoup plus difficilement tolérée.

Les douleurs affectent une acuité qu'on ne rencontre guère dans la forme chronique. Ayant leur point de départ dans l'abdomen, elles s'irradient vers les lombes, les cuisses, la base de la poitrine; parfois elles sont continues, mais plus souvent elles présentent des exacerbations qui se reproduisent jour et nuit et qui, en se multipliant, ne tardent pas à épuiser les malades.

La respiration est difficile, il y a de la dyspnée, de l'orthopnée, etc. Les femmes ne peuvent plus garder la position horizontale, et sont parfois obligées de rester jour et nuit dans un fauteuil sur les bras duquel elles s'arc-boutent pour respirer plus facilement. L'hématose devient parfois incomplète; la face est bleuâtre, froide, angoissée; il y a menace d'asphyxie. Les vomissements sont fréquents et rebelles. Enfin on peut voir survenir de la fièvre. C'est là un symptôme sur la valeur duquel insistent avec juste raison Mc Clintock et Charpentier, car sa production est fort rare dans l'hydramnios chronique. Mais s'il semble avéré que dans les cas dont nous nous occupons il peut y avoir élévation de la température, on est loin d'être fixé sur l'évolution de la fièvre, et surtout sur les causes auxquelles il convient d'attribuer son apparition.

Durée et terminaison de l'hydramnios. — Ici encore nous devons distinguer l'hydramnios à marche lente de l'hydramnios à marche rapide.

Hydramnios à marche lente. — Quand l'accumulation du liquide amniotique se fait lentement, la grossesse peut arriver à son terme bien que la distension de l'utérus aille sans cesse en augmentant. C'est là ce qu'on observe le plus ordinairement dans les cas légers, pourvu que l'enfant soit vivant. Mais quand l'enfant est mort, ou quand celui-ci étant vivant l'hydramnios est très considérable, on voit fréquemment le travail se déclarer avant terme.

Hydramnios à marche rapide. — Elle peut se terminer de trois façons différentes :

1° La distension des parois utérines est à bref délai très marquée, les symptômes les plus graves apparaissent, la malade asphyxie tant par gêne apportée à la respiration que par obstacle à la circulation, et on prévoit une mort imminente, si l'on n'intervient pas en provoquant l'accouchement ou l'avortement.

2° Les phénomènes étant aussi graves que dans le cas précédent, l'utérus se révolte spontanément, des contractions utérines apparaissent, les membranes se rompent et l'expulsion de l'œuf se produit rapidement, en général avant le dixième jour qui suit le début des accidents.

3° Après une période aiguë d'une durée plus ou moins longue, la quantité de liquide amniotique cesse de s'accroître avec rapidité, les phénomènes inquiétants tendent à s'amender, l'hydramnios reste stationnaire ou plus fréquemment prend une marche chronique. Dans de tels cas, la quantité de liquide qui s'accumule dans l'amnios peut devenir extrêmement considérable et tantôt le travail de l'accouchement se déclare avant le terme de la grossesse sans que des accidents aigus aient reparu, tantôt la grossesse poursuit son cours en étant accompagnée de symptômes plus ou moins graves. Mais parfois, après une période de ralentissement, on voit tout à coup l'hydramnios reprendre une marche rapide; les accidents alors arrivent vite à revêtir un tel caractère de gravité qu'une intervention s'impose.

Diagnostic. — Au point de vue du diagnostic, on peut distinguer deux ordres de faits : dans les premiers, la femme n'est pas enceinte, mais atteinte d'une maladie qu'on risque de confondre avec une hydropisie de l'amnios; dans les seconds, la grossesse est compliquée ou multiple. Nous étudierons le diagnostic dans ces deux conditions principales.

A. — *Des maladies qui simulent une hydropisie de l'amnios.* — On peut croire à une grossesse qui n'existe pas et penser qu'elle est compliquée d'hydramnios alors que la femme, au lieu d'être enceinte, est atteinte de kyste de l'ovaire, d'ascite. Mais dans ces cas, un examen attentif ne permet de constater aucun signe de certitude de grossesse, et les signes de probabilité sont eux-mêmes peu nombreux. Le diagnostic différentiel entre un kyste de l'ovaire et une hydramnios est d'ailleurs presque toujours possible; nous ne reviendrons pas sur ce que nous avons déjà dit (voy. Tome I, p. 538).

Il en est de même pour l'ascite (voy. Tome I, p. 538); mais ici nous ajouterons que la ligne de matité, à sa limite supérieure, offre une courbure différente suivant qu'il s'agit d'une ascite ou d'une hydramnios. Dans l'ascite, en effet, la matité se termine en haut par une ligne en forme de croissant à concavité dirigée en haut (R. Barnes), tandis que dans l'hydramnios cette matité décrit, en haut, une ligne courbe à convexité supérieure.

B. — *Erreur possible lorsque la grossesse est compliquée ou multiple.* — Le diagnostic différentiel est plus difficile quand on se trouve en présence d'une grossesse compliquée d'ascite, de rétention d'urine, ou quand il s'agit d'une grossesse gémellaire. On peut alors penser à une hydramnios qui n'existe pas, ou inversement confondre l'hydramnios avec une autre complication. Voici quelques-uns de ces faits :

1º *Grossesse compliquée d'ascite et simulant une hydramnios.* — Cette erreur a été commise par Smellie, et Kidd dit l'avoir observée deux fois. Cependant, le ventre n'a pas la même forme que dans l'hydramnios ; en effet, si l'ascite est légère, il est surtout élargi. Mais les renseignements les plus précieux seront fournis par la percussion et par la palpation. Par la percussion, on pourra constater, quand la femme sera couchée sur le dos, que la matité (voyez plus haut) due à la présence de l'utérus se continue avec celle du liquide ascitique et se prolonge vers les flancs, où l'on ne retrouve pas la sonorité normale. Si on fait coucher la malade alternativement sur l'un et sur l'autre côté, on notera que la matité latérale se déplace et qu'elle disparaît dans le flanc qui est le plus élevé ; la matité due à l'utérus persiste. Ces données fort importantes pour le diagnostic ne peuvent être recueillies que si l'épanchement est peu marqué, et alors une erreur devient difficile. Il n'en est plus de même quand l'épanchement ascitique est si abondant que la paroi abdominale très distendue se trouve complètement séparée de l'utérus par une couche plus ou moins épaisse de liquide. Toutefois, en déprimant brusquement la paroi abdominale, on peut, dès qu'on a déplacé la couche du liquide sous-jacent, avoir une sensation particulière due à ce que le bout des doigts est arrêté par la résistance du globe utérin, sensation qu'on ne perçoit pas dans l'hydramnios simple, parce que dans ce dernier cas l'utérus est immédiatement appliqué coutre la paroi abdominale. — S'il y avait en même temps ascite et hydramnios, le diagnostic, quoique plus difficile, serait encore possible, en bien interprétant les signes indiqués plus haut.

2º *Grossesse compliquée de kyste de l'ovaire.* — Dans la grossesse compliquée de kyste de l'ovaire, on trouve deux tumeurs accolées et chacune d'elles offre les caractères qui lui sont habituellement propres ; mais ceux-ci sont souvent obscurcis et le diagnostic est quelquefois difficile. Cependant, lorsqu'il y a grossesse et kyste de l'ovaire, et que l'utérus se contracte, la résistance des deux tumeurs ovarienne et utérine pendant le palper peut être fort différente ; mais la distinction, peu aisée pendant la grossesse, est également difficile pendant le travail.

Un utérus bicorne avec hydramnios prend une forme spéciale (voyez p. 283) ; mais si une seule corne est distendue (Budin), celle-ci peut simuler un kyste ovarique.

Dans un cas de ce genre où l'enfant se présentait par le sommet, en position occipito-iliaque gauche antérieure, Budin (1) fit le diagnostic de la manière suivante : Le siège étant à gauche et en haut, on sentait en haut et à droite une tumeur arrondie qui pouvait être une tumeur ovarique ou une corne utérine distendue. Dans l'intervalle des contractions, Budin refoula le siège de l'enfant vers le côté droit, et il put très nettement sentir au palper les membres inférieurs du fœtus qui avaient pénétré dans la poche latérale. Le diagnostic était dès lors certain, on avait affaire non pas à un kyste ovarique appliqué contre l'utérus gravide, mais à une hydramnios avec dilatation de la corne droite. Après la sortie du fœtus et l'écoulement du liquide amniotique, la tumeur disparut complètement.

3° *Grossesse compliquée de rétroversion avec rétention d'urine.* — Dans la rétroversion utérine, même quand la rétention d'urine est très marquée, il est rare que la distension de la paroi abdominale soit assez intense pour simuler l'hydramnios, d'autant plus que les accidents dus à la rétroversion se produisent beaucoup plus tôt que ceux attribuables à l'hydramnios.

Mais de plus, dans le cas de rétroversion, la tumeur mollasse, fluctuante, située derrière la paroi abdominale, et qui est formée par la vessie, ne présente pas la consistance de l'utérus, ses parois ne sont généralement pas le siège de contractions, et jamais on ne peut, dans son intérieur, reconnaître de parties fœtales. Souvent, il suffit d'exercer une pression sur elle pour voir quelques gouttes d'urine s'échapper du méat. L'interrogatoire enfin montre que la femme n'urine pas ou qu'elle urine mal, par regorgement ou par mictions répétées. Cependant, une erreur n'est pas impossible, et Tarnier l'a vue commettre sous ses yeux chez une femme dont la vessie, remontant au-dessus de l'ombilic, formait un globe aussi dur qu'un utérus distendu et présentait même des contractions manifestes.

En cas d'incertitude, on aura recours au toucher et au cathétérisme : le toucher fera connaître les signes d'une rétroversion, et il suffira de pratiquer le cathétérisme de la vessie pour éclairer définitivement le diagnostic.

4° *Diagnostic différentiel de l'hydramnios et de la grossesse gémellaire.* — On peut penser à une grossesse gémellaire quand il y a grossesse simple avec hydramnios. Il semble cependant qu'un seul phénomène, la distension exagérée du ventre, soit commun à ces deux cas. Dans la grossesse gémellaire, en effet, la femme perçoit des mouvements actifs en des points très divers de l'abdomen ; par le palper, on sent de nombreuses parties fœtales, et parmi elles, on peut reconnaître trois ou quatre grosses extrémités ; à l'auscultation des bruits du cœur fœtal, on entend deux maxima non isochrones ; enfin, la fluctuation fait défaut. S'il y a, au contraire, grossesse simple avec hydramnios, les mouvements actifs du fœtus perçus par la mère sont peu nombreux ; le palper ne permet de trouver qu'avec difficulté les parties fœtales, jamais il n'y a plus de deux grosses extrémités ; on ne trouve qu'un seul maximum de bruits cardiaques qui sont plus obscurs et

(1) P. Budin. *Obstétrique et Gynécologie. Recherches cliniques et expérimentales,* p. 541, 1886.

parfois fort difficiles à entendre ; enfin la fluctuation est aisément obtenue.

5° *Grossesse gémellaire avec hydropisie d'un des deux œufs.* — Dans ce cas, il peut être facile de diagnostiquer et la grossesse et l'hydramnios, mais le point délicat est de reconnaître la présence du second fœtus.

Voici un exemple qui montre les difficultés qui peuvent être rencontrées et comment, en combinant avec soin les différents procédés d'exploration, on peut parfois arriver au diagnostic : Chez une femme parvenue près du terme de la grossesse, on trouvait au palper un fœtus assez peu volumineux qui s'engageait par le siège ; la tête était située au fond de l'utérus et à gauche, le maximum des bruits du cœur s'entendait à gauche. Dans tout le côté droit de l'utérus, on reconnaissait la présence d'une grande quantité de liquide amniotique, et de temps en temps on arrivait à sentir à droite et un peu au-dessus de l'ombilic une partie fœtale très mobile. On ne pouvait affirmer qu'on entendait sûrement un second maximum des bruits du cœur. Pendant qu'un aide, ayant les mains appuyées sur la partie fœtale située à droite, l'empêchait de se déplacer, Budin, usant du palper abdominal et du toucher vaginal combinés, faisait évoluer le fœtus qui était à gauche. La tête fut amenée dans l'excavation, le siège porté en haut. L'aide constata que la partie fœtale située à droite n'avait pas bougé. Cette manœuvre fut répétée, et bien qu'on n'eût pu entendre distinctement deux maxima pour les bruits du cœur, on affirma l'existence d'une grossesse gémellaire avec hydramnios de l'œuf situé du côté droit. L'accouchement confirma ce diagnostic.

6° *Grossesse gémellaire avec hydropisie des deux œufs.* — S'il y a grossesse gémellaire avec hydropisie de l'amnios des deux œufs ou de l'amnios commun, le diagnostic devient des plus difficiles. En effet, la présence de trois ou quatre pôles fœtaux reconnus par le palper et l'audition de deux maxima non isochrones sont, on le sait, les deux signes qui permettent d'affirmer l'existence d'une grossesse gémellaire ; mais ici les difficultés sont très grandes, car souvent le palper et l'auscultation ne donnent que des renseignements très confus, et l'on est obligé de rester dans le doute sur l'existence de deux jumeaux, tandis qu'il est facile d'affirmer qu'il y a hydramnios, surtout en tenant compte de la fluctuation.

7° *Hydramnios et grossesse gémellaire avec mort d'un des fœtus.* — Quand il y a grossesse gémellaire et que l'un des fœtus est mort, les difficultés sont encore plus considérables, puisqu'on ne peut plus compter sur l'un des procédés d'exploration, l'auscultation, et que les altérations subies par le fœtus mort peuvent rendre bien obscures les sensations obtenues par le palper. Aussi, dans ces cas, le diagnostic devient-il extrêmement difficile, souvent même impossible. On diagnostique l'hydramnios, mais on méconnait la grossesse gémellaire.

8° *Hydramnios compliquant une grossesse extra-utérine.* — Deux cas de ce genre ont été publiés jusqu'ici ; dans l'un on crut à une grossesse utérine avec hydramnios (Depaul), dans l'autre à un kyste paraovarien (Teuffel). Nous reviendrons sur ces faits et sur les difficultés de diagnostic qu'ils présentent quand nous étudierons la grossesse extra-utérine.

Diagnostic de la cause de l'hydramnios. — L'hydramnios pouvant être produite par les causes les plus diverses, il serait intéressant d'arriver, pendant la grossesse, à préciser quelle est l'étiologie propre à chaque cas. Cette recherche est du plus grand intérêt, car elle permet d'établir un pronostic mieux fondé.

La marche de l'hydramnios, son degré, ne peuvent être ici d'aucun secours. On a bien dit que, dans tous les cas où l'hydramnios affectait une marche rapide (hydramnios aiguë), il convenait de songer à l'inflammation des membranes ; mais cette inflammation, quoique possible, est loin d'avoir été démontrée dans tous les cas. Bar a exprimé d'autre part l'opinion que, si l'hydramnios apparaissait seulement vers le milieu de la grossesse, il fallait penser à la syphilis fœtale.

L'investigation devra porter sur les points suivants : On recherchera, du côté de l'organisme maternel s'il n'y a pas hydrémie ou tout autre état pouvant faciliter la transsudation du sérum sanguin à travers les membranes, s'il n'y a pas une maladie de Bright ou une affection cardiaque, s'il n'existe pas quelque trace de syphilis quelle que soit l'époque où l'hydramnios est apparue.

En faisant ce dernier examen, on se souviendra que le fœtus peut être atteint, bien que la mère soit indemne, ou que, tout en étant sous l'influence de la syphilis, elle ne présente aucun symptôme apparent de cette diathèse. En voici un exemple : chez une primipare, n'offrant aucune trace de syphilis, il y avait une hydramnios assez considérable ; des recherches apprirent à Budin que le mari avait eu la syphilis, mais que depuis quelques années il n'avait eu aucune manifestation de cette maladie. L'enfant naquit vivant ; quoi qu'allaité par sa mère, il eut plus tard du rachitisme. On devra donc, si on ne trouve rien de net du côté de la mère, interroger avec soin le père, et parfois on reconnaîtra qu'il a été atteint de syphilis. Celle-ci sera surtout probable quand l'enfant succombera avant le terme de la gestation.

Du côté de l'organisme fœtal, on recherchera les causes dont le diagnostic peut être fait pendant la grossesse : une maladie du cœur, en auscultant ; une hydrocéphalie, en palpant ; une anencéphalie, en pratiquant le toucher qui, dans ce cas, fait exécuter au fœtus des mouvements singulièrement actifs et répétés ; une grossesse gémellaire, en palpant et en auscultant.

Enfin, quand l'accouchement sera terminé, on devra examiner l'œuf et l'enfant avec le plus grand soin, et si celui-ci était né vivant, sans aucune malformation, sans trace d'affection syphilitique, on se montrera encore réservé quant au pronostic ; parfois, en effet, on voit survenir plus tard des lésions de nature syphilitique, même quand les parents paraissent indemnes.

Pronostic. — L'hydramnios doit être considérée comme étant une des complications sérieuses de la grossesse, aussi bien pour la mère que pour le produit de la conception.

A.— *Pronostic pour la mère.*—Il peut être étudié pendant la grossesse, au moment de l'accouchement, pendant la délivrance et les suites de couches.

Pendant la grossesse. — Sans doute, dans les cas légers, quand l'utérus ne présente pas des dimensions excessives, la gêne éprouvée par les malades n'est pas telle qu'un pronostic sérieux doive être porté. Mais la situation change quand l'hydramnios, affectant une marche lente, devient très considérable, et surtout quand l'hydramnios a une marche rapide. Les accidents éprouvés par les femmes peuvent être tels que leur vie soit mise en danger.

Enfin, le travail se déclare souvent prématurément. En effet, d'après la statistique donnée par Mc Clintock, sur 33 cas on aurait observé 1 avortement à 5 mois, 1 à 6 mois, et 12 accouchements prématurés. — D'après Bar, sur 489 cas d'hydramnios, 78 fois la terminaison de la grossesse a eu lieu avant terme.

Pendant l'accouchement. — Le travail présente souvent, surtout si la quantité de liquide est considérable, une allure spéciale sur laquelle Mc Clintock a bien insisté, et maintes fois nous avons eu l'occasion de constater la justesse de ses remarques. Au début, les contractions utérines sont irrégulières et parfois très faibles, le travail traîne en longueur, il y a de l'inertie utérine. Les contractions ne semblent se réveiller qu'après la rupture des membranes et l'écoulement d'une certaine quantité de liquide amniotique. La seconde période, au contraire, est le plus souvent rapide et contraste alors singulièrement avec la première.

Dans l'hydramnios, le pronostic de l'accouchement est aggravé, parce que le fœtus se présente souvent autrement que par le sommet. En effet, sur 30 cas, Mc Clintock a observé 20 présentations du sommet, 9 du siège et 1 de l'épaule.

D'autre part, la mobilité extrême du fœtus et l'écoulement brusque du liquide amniotique au moment de la rupture des membranes rendent p us fréquentes les procidences du cordon et des membres; de là de nouvelles difficultés.

La sortie d'une grande quantité de liquide n'a pas seulement pour effet de faciliter les procidences des membres ou du cordon, elle peut encore s'accompagner d'une syncope, conséquence sans doute de l'abaissement rapide de la pression intra-abdominale.

Parfois on voit survenir pendant l'accouchement des accès d'éclampsie. On a accusé, dans ces cas, la compression exercée sur les uretères par l'utérus distendu et les lésions rénales qui en sont la conséquence.

Nous avons vu qu'il y avait souvent coïncidence de grossesse gémellaire et d'hydramnios ; on peut se demander si, dans ce cas, il n'y aurait pas prédisposition à une dystocie due à l'engagement simultané des deux fœtus. Mais il résulte des recherches de Mc Clintock que le fœtus contenu dans l'œuf hydropique est presque toujours expulsé le second, et comme ce fœtus est très mobile, il échappe aux conditions qui amènent quelquefois l'engagement simultané des deux enfants.

Pendant la délivrance et les suites de couches. — L'inertie utérine et des hémorrhagies graves ont été plus fréquemment observées au moment de l'accouchement que dans les cas de grossesse normale.

Les interventions que peuvent nécessiter les présentations vicieuses de l'enfant, les accidents de la délivrance, font courir aux femmes un certain nombre de chances d'infection, ce qui aggrave le pronostic des suites de couches.

B. — *Pronostic pour l'enfant.* — La mort du fœtus survient fréquemment dans le cours de l'hydramnios. Mc Clintock l'a notée 9 fois sur 33 observations, et Bar dans un quart des cas, sur un relevé de 489 faits. Ce n'est pas en réalité l'hydramnios qui détermine la mort du fœtus, mais la cause même qui a occasionné cette complication. Rappelons encore que l'enfant offre parfois des vices de conformation (8 cas sur 100, Bar), que même bien conformé et vivant il naît généralement avant terme, qu'il se présente souvent par le siège ou l'épaule, que souvent enfin il y a procidence du cordon ou des membres. Sur 188 cas où le fœtus était mort-né, 17 fois il y avait eu procidence du cordon (Bar). Pour toutes ces raisons, le pronostic relatif à l'enfant est loin d'être favorable.

Traitement. — Le traitement de l'hydramnios comprend la conduite à tenir pendant la grossesse et pendant l'accouchement.

A. — *Conduite à tenir pendant la grossesse.* — Le traitement de l'hydramnios peut être *médical* ou *chirurgical.*

Traitement médical. — L'étude des causes de l'hydramnios montre qu'il ne saurait exister aucun traitement spécifique applicable à tous les cas; aussi comprend-on que Mc Clintock et d'autres auteurs, en ayant exclusivement recours au mercure, à l'iodure de potassium, etc., aient tantôt réussi, tantôt échoué, suivant que l'hydramnios était ou n'était pas due à la syphilis.

En admettant que la cause de l'hydramnios soit connue, doit-on compter sur l'efficacité du traitement médical ?

Nous venons de dire, en faisant allusion à la pratique de Mc Clintock, que l'emploi des médicaments spécifiques est indiqué dans les cas de syphilis. On devra donc y avoir recours, sans se faire trop d'illusion sur le succès espéré, car le plus souvent l'hydramnios poursuivra son cours sans être modifiée.

Dans l'anasarque, les purgatifs répétés ont été conseillés, mais leur action est encore hypothétique. Quant aux saignées, qui auraient donné de bons résultats à Paul Dubois et sur lesquelles Charpentier a de nouveau récemment insisté, nos connaissances actuelles ne nous permettent pas de recommander sans réserve l'emploi de ce mode de traitement.

Si le traitement curatif n'a guère de valeur, il n'en est pas de même du traitement palliatif et du traitement préventif. Comme *palliatifs,* les opiacés, le laudanum, la morphine et les autres calmants, le chloral, par exemple, rendront de grands services dans les cas où les douleurs sont vives, où la femme est menacée d'accouchement prématuré, etc.

Comme moyens *préventifs,* dans les cas de syphilis, le mercure et l'iodure de potassium sont nettement indiqués, même avant la conception, surtout si l'évolution d'une ou de plusieurs grossesses antérieures fait craindre l'action de la diathèse. Suivant les cas, l'un des parents seulement ou tous les deux seront soumis au traitement.

Si l'hydropisie de l'amnios a une marche rapide, ou si, bien qu'elle se soit développée lentement, la distension de l'utérus arrive à être extrême, les accidents pourront être assez graves pour nécessiter une intervention opératoire.

Traitement chirurgical. — Quelques auteurs ont, en ponctionnant l'œuf, cherché à permettre l'écoulement d'une certaine quantité de liquide amniotique avec l'espoir que la grossesse continuerait son cours. On ne saurait compter sur ce résultat quoique, dans certains cas tout à fait exceptionnels, le fœtus n'ait pas été expulsé immédiatement après la rupture spontanée ou artificielle des membranes. La ponction de l'œuf faite, soit au niveau du segment inférieur de l'utérus, soit même au niveau du segment supérieur à l'aide d'instruments spéciaux, doit être par conséquent considérée comme devant déterminer l'interruption de la grossesse.

La seule intervention possible paraît donc être la provocation de l'accouchement. On y aura recours toutes les fois que la vie de la mère se trouvera gravement compromise par de la dyspnée, des troubles circulatoires, etc. Ces accidents surviennent surtout dans l'hydramnios à marche rapide ; dans les cas chroniques, en effet, on est souvent étonné de la distension énorme que peut subir l'utérus sans qu'il en résulte de complication sérieuse. — Si par hasard on avait constaté la mort du fœtus, on n'agirait qu'avec une grande réserve, car généralement alors l'hydramnios cesse de s'accroître, les accidents s'amendent, et après un laps de temps plus ou moins long, le travail se déclare spontanément.

Pour provoquer l'accouchement on peut choisir entre divers procédés. Nous passerons sous silence la ponction de l'utérus à travers la paroi abdominale (Scarpa). Nous rejetterons également la ponction à travers le segment inférieur de l'utérus. Le ballon excitateur intra-utérin de Tarnier, lorsqu'il n'y a pas de déhiscence du col, l'introduction d'une algalie qu'on laisse à demeure (Krause) et la ponction des membranes pourront être employés. On a souvent eu recours à ce dernier moyen qui, malgré les quelques inconvénients qu'il présente, a l'avantage de déterminer une déplétion et un soulagement immédiats.

B. — *Conduite à tenir pendant l'accouchement.* — Lorsqu'il y a hydramnios, le travail, nous l'avons vu, peut être extrêmement lent et irrégulier avant la rupture de la poche des eaux ; pendant de longues heures la femme souffre inutilement. Elle devra cependant, autant que possible, rester dans la position horizontale pour retarder la déchirure spontanée et brusque des membranes, ce qui pourrait déterminer une procidence.

Quelquefois l'ouverture artificielle des membranes, avant la dilatation complète, rend de grands services ; on n'interviendra cependant que s'il existe une indication bien formelle et s'il n'y a pas de présentation vicieuse. Dans ce dernier cas, on pourrait attendre que le fœtus, dont les mouvements amènent souvent un changement de présentation, vint se présenter par le sommet ; on profiterait alors de ce moment favorable pour rompre les membranes. On devrait encore essayer de produire artificiellement la présentation du sommet par des pressions exercées sur l'abdomen. Dans tous les cas, comme une issue trop brusque d'une quantité abondante de liquide amniotique peut, en se produisant, amener soit une procidence du cordon ou d'un membre, soit une syncope, soit une hémorrhagie, on doit veiller à ce que la déplétion de l'utérus ne s'opère que lentement. Pour cela, on a donné le conseil de ponctionner la poche des eaux avec un petit trocart, mais Tarnier préfère opérer de la façon suivante : il porte l'index jusque sur la poche des eaux ; en même temps, les autres doigts fermés dans la paume de la main viennent s'appliquer le plus exactement possible sur l'orifice vulvaire. Au moment d'une contraction, les membranes tendues viennent se rompre sur l'index, ou bien on les ouvre avec l'ongle. Alors, au lieu de retirer la main, on la pousse au contraire contre la vulve en l'enfonçant, pour ainsi dire, vers le vagin. De cette manière, on obtient une occlusion presque parfaite, s'opposant à l'issue du liquide. On doit s'attendre à une poussée brusque du liquide qui tend à s'échapper et, quand arrive le flot, il faut bien se garder de retirer la main, ce qu'on est toujours tenté de faire (Thèse de Guillemet), surtout si l'on est novice. En agissant ainsi que nous venons de le dire, on règle pour ainsi dire à volonté l'écoulement du liquide, suivant que la main est poussée avec plus ou moins de force contre la vulve qu'elle obture.

Si des complications surviennent pendant l'accouchement et la délivrance, présentations vicieuses, dystocie par malformations fœtales, hémorrhagies, etc., le mode d'intervention variera avec chaque indication, mais il n'y a là rien qui soit spécial à l'hydramnios.

§ 5. — Quantité insuffisante de liquide amniotique.

Bibliographie. — GARDIEN. Traité d'accouchements, t. II, p. 172. 1824. — SPIEGELBERG. Lehrb. der Geburtsh., p. 550. 1878. — SCHROEDER. Lehrb. der Geburts., 8e édit., p. 454. 1884. — P. BUDIN. Obstétrique et Gynécologie, p. 75, 76, 246 et 249. 1886.

La présence du liquide amniotique favorise le développement régulier de l'embryon et du fœtus dans la cavité de l'œuf. Si la quantité de ce liquide est insuffisante au début de la gestation, il pourrait en résulter, suivant certains auteurs, des adhérences entre le fœtus et les membranes, la formation de brides amniotiques, la production d'amputations congénitales, etc.

Lorsque la grossesse est plus avancée, nous l'avons déjà dit (voy. T. I, p. 373), le liquide amniotique protège le fœtus contre la pression des parois utérines et favorise son attitude normale. S'il n'y a que très peu de liquide, le fœtus est comprimé et, comme conséquence, il se produit des déformations que nous avons déjà signalées (voy. T. I, p. 438), et qui sont dues à la pression réciproque des parties fœtales les unes contre les autres. Nous pourrions rapporter un certain nombre d'autres faits de ce genre, en voici deux.

Chez une multipare qui accouchait à la Maternité, en 1872, on remarqua

« aussitôt après l'extraction de l'enfant, que la tête demeurait penchée à
gauche, s'appliquant exactement sur l'épaule de ce côté. Lorsqu'on excitait
l'enfant, il arrivait cependant à la replacer dans la position normale. La face
latérale gauche de la tête avait, dans son ensemble, un aspect réniforme ; la
convexité de cette déformation en forme de rein répondait à la périphérie du
crâne, au vertex ; la concavité était limitée en avant par le bord inférieur de
la mâchoire et en arrière par l'occipital ; le hile aurait été placé au niveau de
l'oreille. En avant de celle-ci, on trouvait une dépression, un enfoncement
assez profond qui correspondait au sommet de l'acromion et le recevait exactement. L'oreille gauche était aplatie, mais au niveau de son bord supérieur
une portion de l'hélix dépassait l'épaule. Cette partie était gonflée, légèrement
violacée, œdémateuse, formant là un petit lobule arrondi dont l'aspect tranchait sur l'aplatissement du reste de l'oreille ».

Dans une autre observation, les conséquences du défaut de liquide amniotique étaient plus curieuses encore. « Du côté de la cage thoracique existait
une déformation singulière : au niveau des régions de l'épigastre et de
l'hypochondre droit, on trouvait un enfoncement, qui persista après l'enlèvement de la paroi abdominale, grâce à la direction du bord inférieur
des côtes. Non seulement les parties molles étaient déprimées et on avait
pu constater aisément les battements de la pointe du cœur à ce niveau, mais
encore l'extrémité inférieure du sternum était refoulée à gauche et le bord inférieur des côtes du côté droit décrivait une courbe alternativement concave et
convexe. En allant du sternum vers le bord droit du tronc, on trouvait d'abord
une concavité assez allongée, puis une légère convexité également allongée,
enfin une courte concavité. Si on venait à fléchir les membres inférieurs sur
l'abdomen, le genou gauche dirigé en dehors, position obtenue avec la plus
grande facilité (et la dissection a démontré plus tard qu'une disposition
spéciale des muscles de la cuisse la favorisait), on voyait la face plantaire du
pied gauche s'appliquer exactement sur ces courbures, les orteils correspondaient à la plus grande concavité, la région moyenne à la convexité et le talon
à la petite concavité. Les deux pieds et les deux mains étaient bots. » La
mère était observée depuis cinq semaines à l'infirmerie de la Maternité où
elle était entrée pour une hydrorrhée légère, mais continue. Pendant cette
période de sa grossesse, « les parois abdominales et les parois utérines
étaient très résistantes, si bien que par le palper il était difficile de reconnaître quelles parties fœtales se trouvaient sous la main ; on avait cependant
affaire à une présentation du sommet en position O. I. D. P., et dans ces cas
on trouve aisément, en général, les saillies que font les membres. Lorsque
la poche des eaux se rompit, il s'écoula une quantité de liquide si petite
que cette rupture passa presque inaperçue ; la malade se sentit seulement
un peu plus mouillée. Enfin l'accouchement n'eut lieu qu'après un travail
qui avait duré 27 heures. »

Il ne nous paraît donc pas douteux que, dans quelques cas, les déformations
du fœtus puissent être la conséquence de l'insuffisance du liquide amniotique.

Cette insuffisance du liquide peut aussi avoir une influence fâcheuse sur la marche du travail de l'accouchement. La poche des eaux se forme incomplètement et les membranes qui la constituent ne laissent pas transsuder le liquide qui devrait lubrifier le vagin (voy. T. I, p. 609). Alors l'accouchement se fait pour ainsi dire à sec, et il en résulte une cause particulière de dystocie que l'on a quelquefois caractérisée du nom de *couches sèches*, dont il ne faut pas méconnaître la réalité, sans en exagérer toutefois l'importance.

ARTICLE II

MALADIES DU CHORION

On peut, dans l'évolution du chorion, distinguer deux périodes : l'une va depuis l'époque à laquelle le chorion apparaît jusqu'à celle où le placenta est constitué, la seconde s'étend de ce dernier moment à la fin de la grossesse.

Il n'est pas douteux que les lésions du chorion soient fréquentes pendant la première période, et que primitives ou consécutives à des lésions de la caduque, elles jouent un rôle très important dans la genèse de l'avortement. Malheureusement quand l'œuf est expulsé, le sang épanché masque tellement les lésions choriales qu'elles deviennent le plus souvent méconnaissables. On sait cependant que les villosités peuvent, dès cette période, être atteintes de dégénérescence graisseuse ou kystique.

Il est souvent difficile de distinguer d'une façon absolue les altérations qui portent exclusivement sur les villosités choriales de celles qui peuvent atteindre le placenta dans ses diverses parties. Nous nous bornerons à décrire ici l'hypertrophie des villosités choriales, la môle hydatiforme, le myxome non vésiculaire, les lésions du chorion extra-placentaire, et nous renverrons les autres altérations à l'étude des maladies du placenta.

§ 1. — Hypertrophie des villosités choriales.

Bibliographie. — Ercolani. Archives de Tocologie, p. 193 et suiv., 1876. — V. Duchamp. Thèse d'agrégation. Paris, 1880. — De Sinéty, *in* Duchamp. Loco citato. — Charpentier. Traité pratique des accouchements. T. I, p. 861, 1883.

Sous le nom d'hypertrophie simple, Duchamp décrit une altération spéciale des villosités choriales, qui acquièrent un volume de deux à cinq fois plus considérable que celui qu'elles présentent d'ordinaire.

La tunique épithéliale qui recouvre les villosités est formée de cellules plus volumineuses, à bords plus nettement tranchés et se colorant fortement par le picro-carmin. Les vaisseaux qui cheminent à l'intérieur de la villosité sont perméables et ne semblent pas modifiés quand la lésion est peu avancée; mais à mesure que l'hypertrophie s'accentue, les vaisseaux s'effacent et finalement disparaissent; la villosité malade ne semble plus formée que de tissu muqueux. L'hypertrophie se fait donc surtout aux dépens du tissu muqueux, dont les éléments sont tous augmentés de volume, et les modifications anatomiques sont principalement marquées au-dessous du revêtement épithélial de la villosité et autour des vaisseaux quand ceux-ci persistent. Au-dessous du revêtement épithélial on trouve, en effet, un amas de cellules rondes séparées les unes des autres par du liquide. Une disposition analogue se rencontre autour des vaisseaux ou au centre de la villosité, quand les vaisseaux ont disparu ; mais ici les cellules sont fusiformes ou étoilées.

Ercolani a décrit une modification analogue qu'il nomme transformation hyaline des villosités et qu'il distingue de l'hypertrophie qui précède la dégénérescence fibreuse.

L'hypertrophie simple des villosités s'étend quelquefois sur une partie plus ou moins grande du placenta qui peut même être atteint en totalité. Les cotylédons malades, dont les dimensions sont accrues, ont un aspect pâle, anémié, une couleur jaunâtre qui tranche nettement sur la couleur rouge des cotylédons sains.

Il est bien difficile de déterminer la nature de la lésion que nous venons de décrire. Pour de Sinéty, ces lésions sont celles qu'on observe au début de la môle hydatiforme et, au point de vue histologique, l'hypertrophie simple des villosités devrait être considérée comme le premier stade de la môle vésiculaire. Suivant la juste remarque de Duchamp, cette assimilation, vraie peut-être au point de vue des modifications subies par les éléments anatomiques, n'est pas admissible si on tient compte de l'aspect macroscopique du placenta et de l'évolution de la lésion.

Dans l'hypertrophie simple des villosités, telle que la décrit Duchamp en s'appuyant sur les examens microscopiques faits par de Sinéty, on observe toujours dans le tissu muqueux des villosités altérées, un certain degré d'œdème; Charpentier pense même que l'hypertrophie et l'œdème du placenta sont deux lésions inséparables l'une de l'autre (voyez plus loin). Enfin, on peut rencontrer cet état dans des cas où, à côté des villosités hypertrophiées, on en trouve d'autres atteintes de dégénérescence fibreuse ou graisseuse, si bien que l'hypertrophie semble n'être qu'un stade dans l'évolution de cette dégénérescence.

En somme, on ignore encore si la description donnée par Duchamp s'applique à une lésion spéciale des villosités choriales ou si elle n'est pas commune aux différentes lésions que nous venons de signaler (môle hydatiforme, dégénérescence fibreuse ou graisseuse).

Nous ne savons rien sur l'importance qu'il convient d'attacher à cette altération au point de vue clinique, disons cependant qu'il ne faut pas la confondre avec l'état qu'on désigne souvent sous le nom d'hypertrophie ou d'œdème du placenta, et dans lequel les villosités ne sont pas plus volumineuses, mais où c'est la masse placentaire qui se trouve augmentée.

2. — Hydropisie des villosités choriales ou môle hydatiforme.

Bibliographie. — SCHENK de GRAFFEMBERG. Obs. med. rar., Francof. 1665. — R. de GRAAF. Opera omnia. Lyon, 1678. — RUYSCH. Observ. anat. chir., Amsterdam, 1691. — VALISNIERI. Storia del parto vesicolare. Opere. 2 vol. in-4°. Ediz. di Padova, 1710. — ALBINUS. Academic. Annotat. etc..... Lib. I, Leyde, 1754. — PERCY. Sur les hydatides utérines et le part hydatique, Journal de médecine, t. XXII, p. 171 à 203, 1811.— BOIVIN. Nouvelles recherches sur le môle vésiculaire, brochure de 80 p. Paris, 1827. — VELPEAU *in* DESORMEAUX. — DESORMEAUX. Nouveau dict. médic. T. XV, art. Œuf. — BOIVIN et DUGÈS. Traité pratiq. des malad. de l'utérus, T. I, p. 285. 1833. — VELPEAU. L'Art des Accouchements. T. I, p. 416. 1835. — DESORMEAUX et P. DUBOIS. Dict. en 30 vol., art. Œuf, p. 561. 1840. — WILTON. Lancet, febr. 1840, p. 691-2. — MAYER. Wurtemb. med. Correspbl., n° 38, 1847. — CAYLA. Thèse de Paris, 1849. — ROBIN. Mém. de la Société de Biolog., 1854, T. VI, p. 65. — CRUVEILHIER. Anat. patholog., T. III, p. 481 à 488, 1856. — MONTGOMERY. Signs a. Symptoms of Pregnancy, p. 460, 2e édit. 1856. — GRAILY HEWITT. Transactions of the obstetrical Society of London, vol. I, p. 249 à 265, 1860. — HILDEBRANDT. Monatsschr. f. Geburtsk., Bd. XVIII, p. 224 à 227, 1861. — DAVIS. Transactions of the obstetrical Society of London, T. III, p. 177 à 180, 1862. — KRIEGER. Monatssch. f. Geburtsk., Bd. XXIV, p. 241 à 253, 1864. — HECKER. Klinik der Geburtsk., Bd. II, p. 20, 1864. — MARTIN. Monatssch. f. Geburtsk., Bd. XXIX, p. 162 à 172, 1867.—R. BARNES. Transactions of the obstetrical Society of London, vol. VII, p. 117 à 120, 1866. — CROSSMANN. British med. Journal, 13 July 1867. — VOLKMANN. Virchow's Arch., Bd. XLI, p. 528 à 534, 1867. — VIRCHOW. Pathologie des tumeurs, traduction Aronssohn, T. I, p. 407 à 412. 1867. — WALDEYER et JABOTSKY. Virchow's Arch., Bd. LXIV, p. 88 à 94, 1868. — THOMAS MORE MADDEN. The Dublin Journal of medic. Sc., t. XLVI, p. 290 à 305, 1868. — CHARPENTIER. Thèse d'agrégation. Paris, 1869. — ANCELET. Gazette des Hôpitaux, p. 69 et 78, 1868, et Annales de Gynécologie, 1876, T. V, p. 81, 183, 264. — BLOCH. Die Blasenmole. Freiburg, 1869. — TARNIER. *In* Traité de l'Art des accouchements de Cazeaux, 8e édition, 1870, p. 547. — PAJOT. *In* Traité de l'Art des accouchements de Cazeaux, 8e édition, p. 548, 1870. — SINCLAIR. Journ. of the gynec. Society of Boston, 1871. — PEPPER. Americ. Journal of Obstetrics, T. IV, p. 731 à 736, 1871. — KRIEGER. Beitræge zur Geburts. u. Gynæk., Bd. I, p. 10 à 15. Berlin, 1872. — LEISHMANN. System of midwifery, p. 223 à 228, 1873. — GSCHEIDLEN. Archiv f. Gynæk. Bd. VI, p. 292 à 299, 1874. — GALIPPE. Journal des connaissances médicales, 1874, p. 104. — CORNIL et RANVIER. Manuel d'histologie pathologique, p. 148. — TUEFFERD. Union médic., 1873, n° 97, p. 275 à 279. — HIRTZMANN. Thèse de Paris, 1874. — P. MUNDÉ. Americ. Journ. of obstetrics, novemb. 1874. — SCHRŒTER. Beitræge zur Geb. u. Gynæk., Bd. IV, p. 10. Berlin, 1875. — DEPAUL. Clinique obstétricale, p. 266. — P. BUDIN. Le Progrès médical, 1875, p. 190 et Obstétrique et Gynécologie, p. 506. — STORCH. Nord. med. Arch., Bd. VIII, n° 27, p. 1 à 38, 1 planche, 1876. — A. HARKIN. The Dublin journal of med. sc., octob. 1877, t. LXIV, p. 330. — SPIEGELBERG. Lehrbuch der Geburtsh., p. 330, 1878. — L. ATTHILL. British med. journal, 9 March 1878, p. 334. — CL. GODSON. The obstetrical journal, Febr. 1879, vol. VI, p. 701. — V. DUCHAMP. Thèse d'agrégation. Paris, 1880. — RUNGE. Centralbl. f. Gynæk., 1880, p. 313. — BREUS. Wiener mediz. Wochensch., 1881, n° 40. — TARTARIN. Journ. de méd. et de chirurg. pratiq., p. 115 à 117, mars 1882. — MASLOWSKY. Centralbl. f. Gynæk., 1882, p. 145. — SCHRŒDER. Lehrb. der Geburtsh., 8e édition, p. 440, 1884.

Sous le nom de *môle* les anciens auteurs décrivaient toutes les tumeurs qui peuvent se développer dans la matrice, et en être chassées, d'où ces classifications multiples, inexactes qui réunissaient les faits les plus divers ; aussi vaudrait-il mieux désigner l'affection qui nous occupe, par le terme de dégénérescence kystique ou d'hydropisie des villosités choriales que par celui de *môle hydatiforme.*

Sans aucun doute, les anciens auteurs avaient observé des faits de dégénérescence kystique des villosités choriales et avaient été frappés de l'aspect singulier de la masse expulsée par les voies génitales. D'après Depaul, Hippocrate aurait eu en vue la dégénérescence kystique des villosités quand il a écrit : « Il peut y avoir plusieurs chairs, un sang abondant et plein de caroncules fait éruption par les parties génitales ; si ce flux se modère, la femme réchappe, sinon la métrorrhagie la fait périr. On reconnaîtra cette maladie au développement du ventre, à l'absence de tout mouvement dans le ventre et à l'absence de lait dans les mamelles. » Les écrivains de l'antiquité ne firent que commenter ce texte d'Hippocrate, et il faut arriver à Schenk de Graffemberg (1565) pour trouver une première description un peu nette de cette dégénérescence.

En 1678, Regnier de Graaf pensa que les vésicules accumulées dans l'utérus étaient des œufs non fécondés. Erreur inévitable, si on songe à la description que cet auteur avait donnée des vésicules ovariennes qui portent son nom.

Pour Ruysch, pour Albinus, dont la plupart des auteurs acceptèrent la théorie, la masse vésiculaire était développée aux dépens d'un œuf altéré, sans qu'on pût s'entendre sur la nature et le siège des lésions. En 1811, Percy prétendit que les vésicules contenaient chacune un petit ver ; pour lui il s'agissait donc d'hydatides vraies qu'il croyait même avoir vues s'agiter un instant dans sa main après s'être détachées. On se mit dès lors à l'œuvre, et on arriva à décrire un tænia hydatique.

Avec Velpeau, Desormeaux, Mme Boivin, Robin, on dut abandonner l'hypothèse de Percy, et depuis ces auteurs la môle vésiculaire a été définitivement classée parmi les maladies des membranes de l'œuf, avec les altérations du chorion et de ses villosités.

Les nombreux travaux qui ont été publiés depuis 40 ans sur ce sujet ont eu pour objet l'étude du processus histologique qui aboutit à la formation des vésicules, et n'ont plus remis en question l'origine ni le siège de la dégénérescence vésiculaire.

Anatomie pathologique. — L'aspect de l'œuf, dont le chorion a subi la dégénérescence kystique, varie singulièrement suivant l'étendue de la partie dégénérée, et aussi suivant l'âge de la grossesse.

Il arrive parfois qu'une grossesse datant de deux, trois ou quatre mois, traversée par les accidents que nous étudierons plus loin, se termine par l'expulsion d'une masse charnue de volume variable, de forme ovoïde, de consistance molle et dont la paroi externe de couleur rougeâtre, une fois débarrassée des caillots qui la recouvrent, offre tous les caractères de la caduque. Si on incise la paroi assez mince (la caduque) qui enveloppe cette masse, on voit s'échapper une certaine quantité de liquide clair comme de l'eau de roche, et entre les lèvres de l'incision viennent faire saillie de nombreuses vésicules transparentes, à reflets un peu jaunâtres, dont les plus petites ont les dimensions d'une tête d'épingle, dont les plus volumineuses atteignent le volume d'un œuf de poule, et dont le plus grand nombre ont le diamètre d'un grain de groseille ou de raisin. Ces vésicules présentent toutes un pédicule qui les rattache les unes aux autres ou à la face profonde du chorion; un certain nombre d'entre elles peuvent être libres, mais un examen attentif

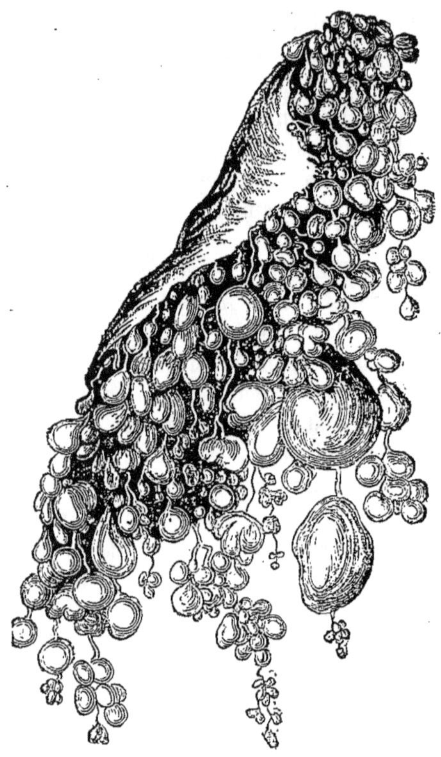

Fig. 11. — Môle Hydatiforme (Virchow).

permet de reconnaître immédiatement que l'indépendance de ces vésicules est due à une rupture du pédicule qui les unissait primitivement à la masse générale et dont on voit encore un vestige en un point de leur périphérie. Si on pénètre plus profondément au milieu de cette masse de vésicules, on arrive sur la paroi externe d'une poche. Lorsqu'on incise cette poche blanchâtre et assez résistante, l'instrument pénètre dans une cavité qui contient un liquide très clair au milieu duquel nage un embryon. On peut, dès lors, distinguer à la masse expulsée trois tuniques : une externe formée par la caduque, une moyenne constituée par le chorion dégénéré et kystique, une interne qui n'est autre que l'amnios ; cette dernière contient un embryon entouré de liquide amniotique. Les anciens auteurs disaient alors que la môle vésiculaire était embryonnée.

La môle vésiculaire embryonnée ne se présente avec les caractères que nous venons d'indiquer que dans quelques cas assez rares. Le plus souvent, les rapports de la caduque avec la môle vésiculaire ne sont pas aussi nets que dans la description qui précède ; la caduque semble manquer par places et les vésicules affleurent à la périphérie de la masse expulsée.

De plus, il peut arriver que la dégénérescence n'atteigne pas toute l'étendue du chorion ; au niveau des points non dégénérés le chorion épaissi a un aspect charnu, tantôt de couleur rougeâtre, tantôt au contraire blanchâtre ; on peut admettre que dans ces derniers points le chorion est déjà atteint par une dégénérescence hydatiforme à son début ; ce sont là des variétés qui modifient l'aspect et la forme de la môle. Parfois enfin, on trouve du sang épanché au milieu de la masse vésiculaire et il faut recourir à une dissection très attentive pour reconnaître la disposition exacte des tuniques qui entourent la cavité centrale.

Il est des cas dans lesquels la poche formée par l'amnios ne contient que du liquide, sans embryon, mais on trouve encore adhérent à la face interne de l'amnios un petit débris de cordon ombilical. Dans d'autres cas, il n'y a ni trace d'embryon, ni vestige du cordon ombilical et les parois de l'amnios parfaitement lisses ne contiennent que du liquide parfois en petite quantité et d'apparence sirupeuse. On doit admettre que dans ces faits l'embryon a bien existé, mais qu'étant mort, il a été dissous dans le liquide amniotique ou résorbé. Les anciens auteurs appelaient alors la masse expulsée une môle vésiculaire creuse, non embryonnée.

Nous avons supposé que la môle était entourée sur toute sa périphérie par la caduque. C'est là une disposition que l'on n'observe guère que sur les œufs jeunes et lorsque la dégénérescence kystique n'a pas atteint un degré très avancé. Mais si la grossesse persiste quelque temps bien que la dégénérescence soit étendue à la totalité ou à la plus grande partie du chorion, la caduque se rompt par places, soit spontanément pendant le cours de la gestation, soit au moment de l'expulsion. On a alors un amas informe de vésicules rattachées parfois à une lamelle de couleur rougeâtre qu'on reconnaît pour un débris de caduque. Dans quelques cas, surtout si l'œuf est jeune, on retrouve, au milieu des vésicules, une poche amniotique contenant ou non un embryon ; mais le plus souvent la masse n'est formée que de vésicules sans traces apparentes d'amnios. On dit alors que la môle vésiculaire est pleine. La dégénérescence peut être telle que la masse expulsée atteint le volume d'une tête d'enfant ou d'adulte et que son poids dépasse un ou deux kilogrammes.

Quand la grossesse poursuivant son cours jusqu'à une période assez avancée, le fœtus a continué à se développer, il ne saurait plus être question de môle creuse ou pleine ; il y a toujours une cavité amniotique et un fœtus, mais la lésion peut atteindre soit le placenta et une partie plus ou moins étendue de portion extra-placentaire du chorion, soit le placenta seul, soit même uniquement quelques cotylédons : de là des variétés sur lesquelles nous reviendrons (voyez Pronostic).

Si on étudie de plus près la texture des parties dégénérées on voit, comme à l'ordinaire, les villosités se détacher de la surface du chorion ; parfois leur pédicule n'a nullement changé de volume, parfois, au contraire, il est un peu dilaté. C'est au niveau du point où il commence à se ramifier qu'apparaissent les dilatations ou vésicules hydatiformes. Ces renflements varient de volume, ordinairement depuis celui d'une noisette jusqu'à des dimensions presque imperceptibles à l'œil nu. Souvent une villosité entière est métamorphosée presque complètement en une grappe de vésicules grosse à peu près comme une grappe de groseilles ; sur les plus grosses vésicules se trouvent fréquemment insérées des vésicules plus petites, cette insertion a lieu, en général, au moyen d'un pédicule très étroit, portion de la branche choriale qui ne s'est pas dilatée. Il en résulte que ces vésicules et leur pédicule prennent l'apparence d'un chapelet.

Le pédicule est quelquefois d'une ténuité extrême, mais parfois il peut atteindre 1 millimètre de diamètre et, dans ce dernier cas, il laisse refluer le liquide d'une vésicule à l'autre ; plus souvent il est oblitéré sur un point ou sur une partie plus ou moins étendue de son trajet. Toutes les vésicules du même groupe sont donc unies entre elles par des pédicules ; elles forment ainsi des grappes de l'aspect le plus bizarre.

Il est, en général, assez facile d'isoler les grappes les unes des autres et de suivre leur pédicule jusque sur le chorion ; d'autres fois, leur arrangement est inextricable. Il convient d'étudier avec quelques détails les vésicules, les pédicules qui les supportent, la nature de la dégénérescence kystique des villosités, et les rapports de la môle avec la caduque et les parois utérines.

A. — *Vésicules.* — Nous avons signalé déjà les différences de volume qu'elles peuvent présenter. Leur forme est assez variable : quand elles terminent une villosité dégénérée, elles sont arrondies ou piriformes ; si une autre vésicule leur fait suite, elles possèdent un second pédicule et sont fusiformes ; parfois enfin trois ou quatre pédicules partent d'une vésicule, ce qui lui donne un aspect étoilé rappelant celui des cellules nerveuses.

Les vésicules sont, en général, transparentes, incolores ; quelquefois, elles ont une teinte légèrement jaunâtre. Dans quelques cas, un certain nombre d'entre elles ont une coloration rosée due à la pénétration par imbibition des matières colorantes du sang, car, ainsi que nous le dirons tout à l'heure, les villosités dégénérées ne contiennent pas de vaisseaux, du moins quand elles sont très volumineuses.

Si on fait une coupe d'une vésicule bien développée, on voit qu'elle est, en réalité, formée d'une paroi et d'une cavité centrale remplie de liquide.

Paroi des vésicules. — Les vésicules possèdent un revêtement de cellules épithéliales cylindriques ; au-dessous se trouve une couche plus ou moins épaisse de tissu muqueux ; ce tissu contient de nombreuses granulations grisâtres, très fines, qui sont surtout accumulées à la périphérie.

Dans cette paroi, il n'y a plus trace de vaisseaux sanguins quand la vésicule est volumineuse; mais, lorsque ses dimensions ne sont pas très considérables, on peut encore rencontrer dans le tissu muqueux quelques capillaires dont les uns contiennent du sang généralement coagulé, tandis que les autres sont complètement vides (Maslowsky, Spiegelberg).

Contenu des vésicules. — La face interne des parois est lisse quand la vésicule est volumineuse et contient une assez grande quantité de liquide, mais si on étudie de petites vésicules, le centre de la villosité dégénérée est constitué par un réticulum à mailles très larges dans lequel se trouve du liquide.

Le liquide accumulé dans les parties centrales des vésicules renferme des éléments figurés qui ont été bien étudiés par Robin : il y a deux espèces de cellules qui sont peu abondantes et en quantité presque égale. « Les premières sont sphériques, à bords nets, réguliers, mais pâles, et contiennent un ou deux noyaux également sphériques... Les autres cellules appartiennent à l'épithélium pavimenteux; quelques-unes sont sphériques comme les cellules épithéliales à l'état naissant, ne s'étant pas encore aplaties par pression réciproque. » Ces éléments sont de moins en moins nombreux à mesure que les dimensions de la vésicule deviennent plus considérables.

Étudié au point de vue de sa constitution chimique, le liquide contient de l'albumine et de la mucine en quantité souvent fort considérable (Gscheidlen) (1).

B. — *Pédicules.* — Les pédicules qui unissent entre elles les différentes vésicules ou les fixent au chorion sont plus ou moins longs, plus ou moins larges ; aussi, tantôt les vésicules paraissent sessiles, tantôt au contraire, fixées sur un pédicule très mince et très allongé, elles semblent isolées ou elles se perdent au milieu de vésicules qui appartiennent à des villosités voisines. Il faut attribuer à ces variations infinies de la longueur et de la largeur des pédicules l'enchevêtrement souvent inextricable que présentent les villosités dégénérées.

Quelquefois, le pédicule aminci se rompt et la villosité devient libre.

Dans certains cas le pédicule est creux, si bien qu'en réalité il forme un canalicule par lequel le liquide peut refluer d'une vésicule dans une autre ; mais le plus souvent il est oblitéré. Quand le pédicule est un peu long, son diamètre n'est pas toujours égal sur toute sa longueur et il n'est pas rare d'observer de place en place de petites dilatations.

C. — *Nature de la dégénérescence kystique des villosités.* — Les lésions que nous venons de décrire ont leur siège dans les villosités choriales, cela n'est pas douteux. Cependant certains auteurs, notamment Ancelet, pensent que les môles hydatiques sont constituées par une altération particulière de l'une des

(1) Analyse du liquide contenu dans les vésicules : Gscheidlen.

Eau	980
Albumine.	6.12
Mucine.	2.94
Sels.	6.25
Chlorure de sodium	3.34
Acide phosphorique	0.74

faces de la membrane caduque, consistant en la production, par poussées successives et par un travail exogène, de vésicules qui tendent à s'isoler à mesure qu'elles se développent. Sans doute la caduque est lésée dans le cas de môle hydatiforme, mais il est certain qu'elle n'est pas le siège propre de la maladie.

Les auteurs ont longuement discuté sur la nature même de la lésion subie par les villosités. Les uns reconnurent pour cause de la transformation une altération, une dilatation des parois vasculaires. Bien qu'elle ait été acceptée d'abord par un grand nombre d'auteurs, cette théorie est aujourd'hui complètement abandonnée.

D'autres, avec Valisnieri, considèrent la dégénérescence hydatique des villosités comme le résultat d'une altération des lymphatiques du chorion; mais l'existence de vaisseaux lymphatiques dans les villosités n'est pas démontrée.

La môle hydatiforme n'est qu'une hydropisie des villosités choriales. Proposée par Velpeau, cette interprétation trouva dans Robin (Th. de Cayla) un puissant défenseur. Pour ces auteurs, la môle hydatiforme était due à un œdème des villosités, et les vésicules étaient produites par l'accumulation du liquide dans le canal central des villosités. La théorie de Robin n'est plus soutenable avec les données que nous possédons aujourd'hui sur la structure des villosités. Mais, si on ne peut plus admettre l'accumulation de liquide dans un canal préexistant, doit-on rejeter complètement l'œdème des villosités? Maslowski ne le pense pas. Cet auteur a, dans un cas, observé le rétrécissement de la veine ombilicale coïncidant avec une môle hydatiforme, il admet dès lors, comme conséquence de ce rétrécissement de la veine ombilicale, l'augmentation de la tension vasculaire dans le chorion, puis un œdème considérable dans le tissu des villosités, et enfin la coagulation du sang dans les vaisseaux; ces derniers finissent par disparaître : ainsi serait constituée la môle vésiculaire. Il ne semble pas que de nouveaux faits soient venus confirmer l'exactitude de cette interprétation.

La môle vésiculaire est due à une dégénérescence myxomateuse des villosités choriales. Cette théorie acceptée par la plupart des anatomo-pathologistes a été proposée par Virchow. Elle repose sur l'évolution même du processus qui, finalement, aboutit à la formation des vésicules. Les villosités commencent par être hyperplasiées, soit sur toute l'étendue du chorion, soit sur une région plus ou moins limitée de cette membrane, soit encore sur une partie seulement du placenta, si la dégénérescence n'apparaît qu'après la formation de cet organe.

Au point de vue histologique, les villosités ainsi modifiées ont d'abord une structure identique à celle que nous avons décrite en étudiant leur hypertrophie simple. Mais peu à peu, la lésion s'accentue; le tissu muqueux se gonfle de place en place sur le trajet de la villosité, si bien que celle-ci prend un aspect bosselé. Au niveau de chacune de ces saillies, la villosité est recouverte d'un revêtement épithélial qui ne semble pas altéré; les vaisseaux sont encore nettement apparents. Le gonflement est dû à une hyperplasie du tissu muqueux, hyperplasie qui ne porte pas également sur tous ses éléments; en effet, la quantité de substance muqueuse contenue dans les mailles de la trame aréolaire est très augmentée, tandis que les fibrilles de cette dernière sont simplement refoulées. Ce processus s'exagère de plus en plus au centre de la villosité, si bien qu'à un moment donné il existe une cavité remplie de liquide : la paroi est donc constituée par une couche de tissu muqueux que recouvre un revêtement épithélial et dans laquelle on ne retrouve plus de vaisseaux.

Cette absence de vaisseaux sanguins dans la paroi des vésicules très développées a paru assez difficile à expliquer ; aussi certains auteurs ont-ils pensé que la maladie que nous étudions débutait avant que les vaisseaux de l'allantoïde eussent pénétré dans les villosités choriales (Hecker). Cette interprétation est peut-être vraie dans certains cas; mais, comme nous l'avons dit plus haut, il n'en est pas toujours ainsi : les vaisseaux disparaissent peu à peu, et souvent on en reconnaît des vestiges dans les parois des vésicules. Quand le processus myxomateux est surtout très accentué sur un point limité de la circonférence de la villosité, il se forme un bourgeon latéral plus ou moins allongé qui peut, à son tour, devenir le siège d'une ou de plusieurs vésicules secondaires. On admet que les vaisseaux ne pénètrent pas dans ces bourgeons.

En somme, la môle vésiculaire ne serait que le résultat d'une dégénérescence du tissu muqueux des villosités poussée à un degré extrême. Nous devons toutefois reconnaître que cette dégénérescence présente quelque chose de spécial, car elle semble porter exclusivement sur un des éléments du tissu muqueux et aboutir à la formation de vésicules. Nous verrons, en effet, (voyez p. 311) que le tissu des villosités peut devenir le siège d'une dégénérescence myxomateuse sans qu'il y ait môle kystique.

D.— *Rapports de la môle vésiculaire avec la caduque et la paroi utérine.*— Des modifications aussi considérables n'apparaissent pas dans le chorion sans modifier l'état de la caduque ; celle-ci, en effet, présente souvent toutes les lésions de l'endométrite chronique. Ces lésions de la caduque peuvent être consécutives à l'apparition de la dégénérescence myxomateuse des villosités ; mais on peut avec Virchow admettre que, parfois, l'endométrite est antérieure à la lésion du chorion et lui attribuer même un certain rôle parmi les causes qui produisent cette dernière.

Nous avons dit que si la môle hydatiforme était quelquefois expulsée en entier et entourée de tous côtés par la caduque, on voyait presque toujours, de place en place, cette membrane manquer et le tissu dégénéré affleurer à la surface de la masse expulsée. Il semble que sur ces points la caduque ait été usée et qu'elle ait disparu.

Quand la môle vésiculaire est ancienne et très développée, cette usure de la caduque peut être plus considérable encore et la masse dégénérée est en rapport immédiat avec la paroi musculaire de l'utérus. Waldeyer et Jarotsky, Volkmann, Krieger ont rapporté des cas dans lesquels les vésicules avaient pénétré dans le tissu utérin lui-même, s'insinuant entre les couches musculaires, et arrivant ainsi jusqu'à la face profonde du péritoine utérin qu'elles soulevaient. La face externe de l'utérus était alors bosselée et l'aspect de cet organe rappelait celui des reins atteints de dégénérescence kystique. Volkmann a ainsi constaté à l'autopsie l'existence de deux cavités superposées, séparées par un diaphragme horizontal. La cavité supérieure contenait la môle hydatiforme, elle s'ouvrait en bas dans l'inférieure qui n'était autre chose que la cavité utérine. Le diaphragme présentait sur sa paroi inférieure tous les caractères de la muqueuse utérine et, au niveau de sa paroi supérieure, des fibres musculaires en dégénérescence graisseuse. Dans le cas de Krieger, les vésicules étaient contenues dans l'épaisseur de la paroi antérieure de l'utérus. Waldeyer a fait une observation un peu différente; au lieu de s'insinuer entre les fibres musculaires, c'est dans l'intérieur des sinus utérins que les vésicules avaient pénétré.

On conçoit qu'une telle disposition de la môle aggrave notablement le pronostic; elle favorise la production des hémorrhagies pendant la grossesse; après l'expulsion de la masse principale, elle favorise aussi la rétention de quelques portions de môle demeurées adhérentes et par conséquent l'apparition de la septicémie.

Étiologie et fréquence. — L'étiologie de la môle hydatiforme est bien obscure. On a successivement cherché les causes de cette affection dans l'organisme maternel et dans l'organisme fœtal.

La môle vésiculaire est plus fréquente chez les femmes âgées que chez les femmes jeunes. Sur 35 cas réunis par Hirtzmann, 2 femmes avaient 17 ans, 8 avaient de 20 à 25 ans, 14 de 25 à 35, 11 avaient plus de 35 ans. Bloch, après avoir analysé 28 cas, était arrivé à une conclusion analogue.

Nous avons dit qu'on avait accusé l'existence d'une endométrite antérieure à la grossesse. Il semble en effet que, dans quelques cas tout au moins, il soit logique de chercher dans l'organisme maternel (état de la muqueuse utérine, etc.), la cause de la dégénérescence kystique du chorion, puisqu'on a vu un certain nombre de fois la môle vésiculaire survenir chez la même femme pendant plusieurs grossesses successives. C'est ainsi que Mayer l'a observée dans 11 grossesses consécutives, qui toutes se terminèrent par l'expulsion d'un enfant vivant, bien constitué. Depaul l'a vue récidiver trois fois chez une même femme. Krieger, Harkin, etc., ont rapporté des cas analogues.

Cependant, comme il se peut que dans la grossesse simple une partie seulement du placenta ou du chorion soit atteinte, comme parfois dans la grossesse gémellaire un seul des deux placentas a été trouvé dégénéré, il est bien difficile d'invoquer toujours une affection de l'organisme maternel pour expliquer ces faits.

Graily Hewitt a pensé que la dégénérescence kystique des villosités était la conséquence de la mort du fœtus. La môle vésiculaire peut assurément continuer à s'accroître après que le produit de conception a succombé, mais il est certain que la dégénérescence des villosités choriales débute pendant la vie du fœtus; elle doit être considérée non comme la conséquence, mais plutôt comme la cause de sa mort. Encore faut-il ajouter que, dans certains cas, on a vu des enfants vivants être expulsés en même temps qu'une môle hydatiforme, même au terme de la grossesse.

La môle hydatiforme est une maladie rare; mais il est à peu près impossible d'établir à cet égard une statistique vraisemblable.

Symptomatologie. — Les signes de la dégénérescence vésiculaire sont peu nombreux; on en reconnaît trois : les modifications apportées au volume de l'utérus, l'hémorrhagie, l'expulsion de vésicules.

Tout d'abord la femme éprouve uniquement les symptômes d'une grossesse normale, à peine a-t-on noté dans certains cas la présence d'une pénible sensation de pesanteur dans la région hypogastrique; mais c'est là un signe sans importance car on le rencontre fréquemment au début des grossesses les plus régulières.

1° *Modifications de volume, de forme et de consistance de l'utérus.* — Les dimensions de l'utérus sont le plus souvent très exagérées et le volume de l'organe n'est plus en harmonie avec l'époque présumée de la grossesse. Parfois cet accroissement se fait lentement, graduellement, mais en général il est rapide et s'accentue surtout vers le 3° ou le 4° mois. Cette exagération du volume de l'utérus ne continue pas toujours jusqu'au moment où la môle est expulsée, on voit parfois au contraire l'utérus cesser de se développer ou avoir un accroissement normal. Mme Boivin, Depaul, Ledetsch, etc., ont rapporté des exemples de ces variétés d'évolution. Il n'est pas douteux qu'on doive, pour expliquer ces différences, tenir grand compte du degré d'extension de la dégénérescence myxomateuse, de la persistance de la vie du fœtus, etc.

La forme de l'utérus peut être modifiée; sa surface est parfois bosselée, et cet état est surtout accentué quand les villosités dégénérées ayant usé la caduque, ont pénétré au milieu du tissu utérin. Nous avons observé un cas dans lequel l'utérus déformé paraissait être en rétroversion, sans que nous puissions dire si cette déformation était produite par une rétroversion réelle, ou due soit au refoulement, soit à l'envahissement des parois utérines par la môle.

L'utérus est parfois très flasque et très mou (Leishmann, Depaul) et cependant il est impossible d'y constater la présence d'un fœtus soit par le palper, soit par le toucher. Mais ce symptôme que Leishmann regarde comme pathognomonique peut faire défaut, même dans des cas de dégénérescence très étendue (Godson). — En outre, quand un certain degré d'hydramnios complique la môle hydatiforme, ce qui n'est pas très rare, on trouve de la fluctuation.

A l'auscultation, on entend souvent le souffle utérin, surtout quand la dégénérescence n'est que partielle et que la grossesse est assez avancée.

En explorant par le toucher le segment inférieur de l'utérus, on retrouve la sensation de mollesse et de flaccidité que l'on a observée en palpant. Le canal cervical est tantôt fermé, tantôt assez largement ouvert pour qu'on puisse y introduire le doigt, surtout si l'on pratique l'examen pendant le cours d'une hémorrhagie abondante ; c'est dans ces conditions qu'on a parfois senti et ramené des vésicules.

2° *Hémorrhagie.* — L'hémorrhagie est un phénomène précoce qui peut se produire dès la fin du 1er mois, qui apparaît généralement avant le 3° et qui rarement commence après le 7°. En effet, sur 35 cas réunis par Hirtzmann, 17 fois les hémorrhagies avaient débuté entre le 1er et le 3e mois, et 7 fois seulement après le 7°.

Le premier écoulement sanguin survient à l'improviste, sans cause appréciable. La femme n'a éprouvé aucun traumatisme et n'a ressenti aucun signe de tension, ni de congestion utérine. La perte est généralement assez faible et ne dure que quelques heures, mais elle peut se prolonger pendant plusieurs jours. Elle ne s'accompagne pas de contractions utérines ni de menaces d'avortement. Il n'est pas rare de voir un écoulement séreux, quelquefois abondant, lui succéder ; l'hémorrhagie, dans les cas de môle hydatiforme, est une hémorrhagie à répétition. En effet, au bout d'un certain temps l'écoulement sanguin reparaît, tantôt à des époques variables, tantôt à intervalles réguliers, si bien que la malade peut croire que la menstruation s'est rétablie.

A mesure qu'elles se répètent, les pertes de sang deviennent de plus en plus abondantes (Depaul) et la vie des femmes peut être compromise. Gardien et Depaul ont vu survenir des syncopes ; Atthill a rapporté deux cas où l'hémorrhagie était si rebelle et si abondante qu'il a dû se décider à provoquer l'avortement.

L'hémorrhagie constitue parfois le seul signe de la dégénérescence kystique ; cependant ce signe n'est pas constant et on a rapporté un certain nombre de faits dans lesquels la grossesse s'est terminée par l'expulsion d'une môle vésiculaire sans que les femmes aient eu la moindre perte de sang pendant son cours. Crossmann, Clément Godson, Runge, Tartarin ont publié des observations de cet ordre. Il est possible que l'hémorrhagie fasse plus souvent défaut dans le cas de dégénérescence partielle que dans celui de môle généralisée ; il semble, en tout cas, qu'elle apparaisse alors plus tardivement (Martin).

3° *Expulsion des vésicules.*— Quelquefois, surtout si l'hémorrhagie est abondante, on trouve au milieu du sang pur ou parmi les caillots des vésicules libres en nombre plus ou moins considérable. Leur expulsion constitue un signe pathognomonique, mais elle n'est observée que rarement.

Marche. — Durée. — Terminaisons. — La marche, la durée et le mode de terminaison de la môle vésiculaire sont très variables.

Si la dégénérescence hydatiforme ne s'est produite qu'après la formation du placenta et n'a atteint qu'une portion de cet organe, le fœtus continue quelquefois à vivre et à se développer. La grossesse, après avoir été traversée par des accidents plus ou moins graves, peut arriver à terme, et l'existence de la môle n'est constatée qu'au moment de la délivrance.

Montgomery a observé un fait dans lequel une môle volumineuse fut rendue pendant la grossesse. Cependant, celle-ci continua son cours et la femme accoucha à terme d'un enfant vivant. Bien qu'on ait rapporté plusieurs cas analogues, on doit considérer cette évolution comme exceptionnelle. Le plus souvent, la môle est expulsée du 3ᵉ au 6ᵉ mois (22 fois sur 35 cas réunis par Hirtzmann), et cette expulsion peut se faire en une ou plusieurs fois.

Quelquefois cependant, on a vu après la mort de l'embryon et sa disparition par dissolution ou résorption, la môle rester adhérente et n'être éliminée qu'à une époque qui dépasse de beaucoup le terme normal de la grossesse, au bout de douze et de treize mois par exemple (Schrœder, More Madden). Dans ces cas, tantôt la môle avait continué à se développer, tantôt elle était demeurée stationnaire.

Si on songe aux dimensions considérables que la môle hydatiforme acquiert parfois, aux diverticules nombreux que la masse dégénérée est susceptible d'envoyer au milieu des parois de l'utérus, à l'épaississement de la caduque qui rend souvent le chorion atteint de dégénérescence très adhérent à la paroi utérine (Virchow), on concevra que l'expulsion de la môle soit fréquemment accompagnée d'accidents graves. C'est ainsi que dans les cas observés par Volkmann, Waldeyer et d'autres auteurs, la mort survint par hémorrhagie.

Dans un fait rapporté par Wilton, la paroi péritonéale avec laquelle les vésicules se trouvaient en contact était si amincie qu'elle se rompit. La malade succomba à une hémorrhagie abondante dans la cavité du péritoine.

Les débris qui restent adhérents à la paroi utérine peuvent se putréfier, d'où des phénomènes graves d'infection puerpérale (Krieger) et un écoulement lochial très fétide, se prolongeant parfois pendant fort longtemps.

L'expulsion de la môle vésiculaire est, en général, suivie d'une montée de lait ; il n'est pas rare cependant de voir manquer la congestion mammaire. Ces différences sont dues à l'état du fœtus ; la montée du lait fait défaut notamment dans les cas où, l'embryon étant mort, la môle est demeurée longtemps dans l'utérus sans être éliminée.

Diagnostic. — Quand la môle vésiculaire s'étend seulement sur une portion limitée du placenta, quand le fœtus est vivant et continue à se développer, on peut ne pas soupçonner la présence d'une dégénérescence myxomateuse et kystique du chorion, s'il n'y a ni hémorrhagie, ni augmentation exagérée du volume de l'utérus, ni expulsion de vésicules par les voies génitales, symptômes ordinaires de la môle vésiculaire.

Le fœtus continuant à vivre et à se développer, s'il y a des hémorrhagies répétées, ou si la distension de l'utérus est très accentuée, le diagnostic sera encore entouré de grandes difficultés, et il est probable qu'on songera d'abord à d'autres complications plus fréquentes, c'est-à-dire, suivant l'époque de la gestation, à des menaces d'avortement, à une insertion vicieuse du placenta, à l'hydramnios qui coïncide quelquefois avec la môle vésiculaire.

Mais, le fœtus étant mort ou vivant, si une hémorrhagie abondante apparaît chez une femme enceinte dont l'utérus présente *en même temps* un développement insolite, on pourra soupçonner l'existence d'une môle hydatiforme. Tous les auteurs s'accordent, en effet, à dire que dans les cas de môle hydatiforme, les hémorrhagies sont fréquentes et qu'elles coïncident avec un développement exagéré de l'utérus dont le volume n'est plus en harmonie avec l'époque présumée de la grossesse. On trouve ces deux symptômes réunis dans une observation de Depaul publiée par Cayla, et leur coexistence nous a permis, dans un cas, de faire le diagnostic qui fut confirmé plus tard par l'expulsion de vésicules hydatiformes.

Dans une autre observation due au professeur Pajot et rapportée dans les notes ajoutées par Tarnier au Traité d'accouchement de Cazeaux, il s'agissait d'une femme enceinte de trois mois environ, dont l'utérus était aussi volumineux qu'au huitième mois d'une grossesse régulière et présentait une sensation de flot très évidente ; le professeur Pajot, se fondant principalement sur le volume exagéré de l'utérus, porta le diagnostic de môle hydatiforme et celui-ci fut bientôt confirmé par l'expulsion de vésicules caractéristiques et d'une grande quantité de liquide.

Cependant l'utérus, s'il est dans l'immense majorité des cas trop volumineux pour l'âge de la grossesse, offre quelquefois l'anomalie contraire (Thèse de Louvet-Lamarre).

Seule l'expulsion des vésicules par les voies génitales ou la possibilité d'atteindre le chorion dégénéré à travers le col largement ouvert permet de porter un diagnostic certain, mais on ne devra recourir à ce dernier procédé d'exploration que dans les cas peu fréquents où le col est suffisamment dilaté pour qu'on puisse, sans effort, pénétrer dans l'utérus. Étant donnée la rareté avec laquelle on observe l'expulsion des vésicules, le diagnostic sera plus souvent soupçonné que solidement établi.

Si le fœtus a succombé, les difficultés sont au moins aussi grandes. On peut ne pas reconnaître qu'il y a eu, à un moment donné, des signes de grossesse et croire à l'existence d'une affection utérine : métrite, fibromes, cancer, etc. Lorsque les symptômes de la gestation ont été assez nets pour qu'on ait pu diagnostiquer la grossesse, on se demandera encore si elle est compliquée d'hydramnios, de tumeurs fibreuses, de placenta prævia, etc. Quand le diagnostic continue à être douteux et qu'on est néanmoins certain que l'utérus ne contient pas de fœtus vivant, si des hémorrhagies abondantes et répétées compromettent l'existence de la femme, on ne doit plus hésiter à pratiquer le toucher intra-utérin qui, seul, pourra donner des renseignements précis.

Pronostic. — Le pronostic est très grave pour le fœtus et sérieux pour la mère.

A. — *Fœtus.* — Sans doute on a rapporté un certain nombre de faits dans lesquels, malgré une môle vésiculaire plus ou moins volumineuse, le fœtus avait continué à vivre et à se développer jusqu'à une époque assez avancée de la vie intra-utérine, et même avait pu naître à terme, vivant et bien constitué (Hildebrandt, Davis, Pepper, Depaul, etc.); mais le plus souvent le fœtus succombe. Sa mort est due tantôt aux progrès de la dégénérescence kystique, tantôt aux hémorrhagies qui se produisent ; le sang vient alors lacérer les parties du placenta ou du chorion qui, n'étant pas atteintes par la maladie, auraient encore pu servir à la respiration et à la nutrition du fœtus.

On a observé un certain nombre de faits dans lesquels le produit de la conception était hydropique (Paetsch, Krieger). Dans d'autres cas, il y avait à la fois môle hydatiforme et hydramnios (Martin, Krieger, etc.). Il y a lieu de noter ces coïncidences qui semblent indiquer que le fœtus peut encore être atteint dans sa vitalité autrement que par la destruction graduelle des vaisseaux des villosités choriales.

B. — *Mère.* — Nous avons énuméré les accidents auxquels la mère était exposée dans les cas de môle vésiculaire. On peut, d'une manière générale, estimer dans cette maladie à plus de 13 0/0 la mortalité des femmes, soit par hémorrhagie, soit par infection puerpérale (Hirtzmann).

Dans un certain nombre de cas, on a observé de] l'albuminurie chez la mère ou de l'anasarque (Barnes, Krieger, Duchamp). Le pronostic s'est trouvé alors singulièrement aggravé.

Traitement. — Dans l'ignorance où nous sommes encore aujourd'hui des conditions étiologiques de la môle vésiculaire, on ne peut songer à établir un traitement prophylactique.

Traitement des symptômes. — Pendant la grossesse on combattra l'hémorrhagie. Dans ce but, on a eu recours au laudanum, à l'ergot, mais ce sont là des moyens inefficaces.

Atthill a employé avec succès des injections intra-utérines d'eau très chaude, mais, par ce procédé, on provoque aisément l'avortement, alors que le diagnostic reste encore douteux. Pour ne pas déterminer l'expulsion prématurée du produit de conception, on pourrait recourir avec avantage aux simples injections vaginales pratiquées sous une faible pression avec de l'eau froide.

Si ces moyens échouent, on doit, quand l'hémorrhagie devient trop abondante, recourir à l'emploi du tampon vaginal qu'on appliquera suivant les règles de l'antisepsie.

Pendant l'expulsion de la môle, tout en luttant contre l'hémorrhagie par les moyens précédents, il faut savoir attendre, éviter de tirer sur la masse dégénérée qui est friable et se déchire très facilement, n'introduire la main dans l'utérus pour extraire la môle que si la nécessité en est absolue, éviter soigneusement l'emploi des curettes et des instruments analogues. Des opérateurs ont, en effet, perforé l'utérus; si l'on songe au peu d'épaisseur que présentent parfois les parois utérines amincies par la môle, on conçoit combien cet accident peut survenir aisément.

Pendant les suites de couches, les injections intra-utérines faites avec un liquide antiseptique sont indiquées toutes les fois que des débris de môle restent adhérents. On pourra recourir aux injections intra-utérines d'eau chaude si des hémorrhagies se produisent pendant cette période.

Traitement curatif. — Convient-il de provoquer l'avortement dans le cas de môle hydatiforme? Si le fœtus est vivant, il faut attendre tant que les accidents ne mettent pas en danger la vie de la mère. Si l'on à la certitude que le fœtus est mort, pour peu que les hémorrhagies soient abondantes et répétées, ou que les accidents éprouvés par la mère deviennent inquiétants, il faut provoquer l'expulsion de l'œuf atteint de dégénérescence kystique.

§ 3. — Du myxome non vésiculaire.

Bibliographie. — HILDEBRANDT. Monasstch. f. Gebursth., Bd. XXXI, p. 346 à 356, 1868. — VIRCHOW. Pathologie des tumeurs. Traduction P. Aronssohn, t. I, p. 402. — SINCLAIR. Journ. of the gynecolog. Society of Boston, 1871. — STÖRCH. Nord. med. Arkiv, vol. VIII, n° 27, p. 1 à 38, 1876, et Virchow's Arch.,Bd. LXXII, p. 582.— BREUS. Wiener med. Wochenschr., 1881, n° 40.

Quand les villosités choriales ont subi la dégénérescence vésiculaire, on observe parfois, à côté des parties les plus malades, des masses de tissu assez résistantes, plus ou moins vasculaires, qui en certains points rappellent l'aspect du tissu muqueux, en certains autres celui du tissu fibreux.

Si on examine ces parties au microscope, on voit qu'elles sont formées de villosités très hypertrophiées, encore vasculaires, dans lesquelles le tissu muqueux a pris un grand développement. On est, dès lors, porté à penser qu'on a sous les yeux le premier degré de la môle vésiculaire. Cependant, on observe des cas où cette lésion existe seule sur le placenta, sans coïncidence de môle hydatique, et la masse ainsi dégénérée peut former une tumeur assez volumineuse. Dans un fait publié par Storch, elle était longue de 14 et large de 9 centimètres ; le placenta pesait 1,400 grammes, ce qui montre bien qu'il ne s'agissait pas d'une môle vésiculaire à son début. Cette lésion est donc de nature spéciale, elle aboutit à la production de tumeurs composées de tissu fibreux et muqueux, tandis que le myxome vésiculaire aboutit à la môle que nous avons décrite dans l'article précédent. Il convient par conséquent de séparer ces deux états.

Le myxome non vésiculaire est caractérisé par une hypertrophie notable des villosités choriales ; mais, tandis qu'en certains points le tissu conserve définitivement l'aspect muqueux, en d'autres points, l'évolution continuant, il se transforme en tissu fibreux. Dans les portions dégénérées, on trouve des vaisseaux ; de place en place, il y a de petits îlots graisseux et du pigment, dernier vestige d'anciens foyers hémorrhagiques (Breus).

Virchow, qui le premier a décrit cette dégénérescence, lui a donné le nom de myxome fibreux. Les parties altérées peuvent former une tumeur unique comme dans les cas de Storch et d'Hildebrandt, parfois au contraire il y a une infiltration de tout le placenta par une grande quantité de petites tumeurs (cas de Sinclair). Les masses myxomateuses paraissent quelquefois enveloppées d'une gaîne qui permet de les séparer très nettement des parties saines. D'autres fois, ces tumeurs font saillie à la surface du placenta et se pédiculisent (Breus). — La dégénérescence du chorion atteint de myxome non vésiculaire a été considérée comme une cause d'avortement.

Hildebrandt attribue cette dégénérescence à une endophlébite des vaisseaux des villosités. Storch, sans se prononcer sur le point de départ du processus pathologique, pense que la dégénérescence qui aboutit au myxome non vésiculaire, a son origine dans une lésion de la caduque. Peut-être convient-il mieux, avec Breus, de n'établir encore aucune théorie.

Dans un fait rapporté par Breslau, le chorion avait subi la dégénérescence myxomateuse non vésiculaire dans sa partie extra-placentaire, tandis que la portion placentaire était indemne. La membrane épaissie semblait formée par une couche de mucine de 5 millimètres d'épaisseur ; sa face externe présentait de nombreuses saillies fluctuantes, du volume d'un pois à celui d'une cerise. La caduque avait un aspect normal. Winigradow a vu un fait analogue; mais la partie dégénérée était très limitée. On trouvera dans le paragraphe suivant les indications bibliographiques relative à ces deux cas.

§ 4. — De quelques lésions de la partie extra-placentaire du chorion.

Bibliographie. — BRESLAU. Wiener med. Presse, p. 1, 1867. — WINIGRADOW. Virchow's Arch., Bd. LI, p. 146 à 148, 1870. — LEBEDEFF. Annales de Gynécol., T. IX, p. 241 à 251.

Les lésions qui ne se rencontrent que dans la partie extra-placentaire du chorion sont peu connues, elles n'ont pas du reste l'importance de celles que nous venons d'étudier.

Dans un cas observé par Lebedeff, l'amnios s'était rompu pendant la grossesse et l'enfant avait continué à se développer. Le liquide amniotique dont la quantité était normale se trouvait, par suite de la rétraction de l'amnios, en contact immédiat avec le chorion (voy. Hydrorrhée amniotique). Ce dernier était devenu plus épais ; sa face interne était hérissée de nodosités nombreuses, petites, irrégulièrement disséminées ; quelques-unes renflées en massue à leur extrémité semblaient pédiculisées. Lebedeff ayant fait des coupes du chorion vit que les éléments du tissu conjonctif avaient proliféré et étaient hypertrophiés, si bien qu'on trouvait une sorte de membrane fibreuse épaisse. Cet auteur en conclut que « le contact immédiat du liquide amniotique exerce, sur la surface interne du chorion ainsi dénudé, une action irritante qui produit une inflammation chronique de la dite membrane; cette inflammation donne lieu à une hypertrophie générale du chorion avec hyperplasie partielle de ses éléments sous forme de papilles. »

ARTICLE III

MALADIES DE LA CADUQUE

On observe quelquefois pendant la grossesse l'inflammation ou l'atrophie de la caduque.

L'inflammation de la caduque est décrite sous le nom d'endométrite et celle-ci peut être aiguë ou chronique. En outre, un certain nombre d'auteurs considèrent l'hydrorrhée comme produite par une endométrite catarrhale, mais nous pensons qu'on doit plutôt la regarder comme un syndrome reconnaissant des causes diverses; nous la décrirons donc dans un article séparé.

§ 1. — Endométrite aiguë pendant la grossesse.

Bibliographie. — SLAVJANSKI. Archiv für Gynæk., Bd. IV, p. 285, 1872.

L'endométrite aïgue ne s'observe guère que dans le cours des maladies infectieuses à marche rapide. Slavjanski l'a surtout bien étudiée dans le choléra. Dans les deux faits qu'il a observés, la caduque était profondément altérée, elle était infiltrée, violacée et présentait de place en place des extravasations sanguines ; il y aurait donc eu là une sorte d'endométrite hémorrhagique aiguë (Voyez plus haut : article Choléra, p. 29).

Il est probable que des lésions analogues se produisent dans le cours d'autres maladies infectieuses et fébriles, surtout quand le fœtus succombe.

§ 2. — Endométrite chronique pendant la grossesse.

Bibliographie. — H. MUELLER. Bau der Molen. Würzburg, 1847. — R. VIRCHOW. Virchow's Archiv, Bd. XXXI, p. 118, 1861, et Pathologie des tumeurs, traduction Aronssohn, t. I, p. 412, 1867. — HEGAR. Monatssch. f. Geb., Bd. XXI, supp. p. 12, 1863. — GUSSEROW. Monatssch. f. Geburtsk., Bd. XXVII, p. 321 à 323, 1866. — HEGAR et MAIER. Virchow's Archiv, 1867, p. 387. — KASCHEVAROWA. Virschow's Archiv, Bd. XLIV, p. 103, 1868. — DOHRN. Monatssch. f. Geburtsk., Bd. XXXI, p. 375 à 378, 1868. — J.-M. DUNCAN. Researches in Obstetrics, p. 290 à 296, 1868. — VON HOFE. Ueber Hyperplasie der Decidua. Marburg. 1869. — P. BUDIN. Bulletins de la Société anatomique, 1873, p. 3, et Obstétrique et Gynécologie, p. 575. — WINCKEL. Berlin. Klin. Wochensch., 1874, n° 15. — AHLFELD. Gesellsch. f. Geb., Leipzig, 18 nov. 1876 et 19 mars 1877. — KALTENBACH. Zeitsch. f. Geb., Bd. II, p. 225 à 231, 1878. — LÉOPOLD. Gesellsch. f. Geburts., Leipzig. 18 fév. 1878. — HENNIG. Idem. — MUSCHKIN. Inaug. Diss. St-Pétersbourg, 1878, analysée in Centralb. f. Gynæk., 1879, p. 64. — MASLOWSKY. Centralb. f. Gynæk., 1880, p. 352. — BREUS. Arch. f. Gynæk., Bd. XIX, p. 483 à 489, 1882. — J. DONAT. Arch. f. Gynæk., Bd. XXIV, p. 481, 1884. — K. SCHROEDER. Lehrbuch der Geburtsh., 8e édition, p. 401. 1884. — C. RUGE. In SCHROEDER. — J. VEIT. Volkmann's Sammlung, n° 254, 1885.

La muqueuse utérine, qui s'hypertrophie normalement pendant la grossesse, peut être le siège d'altérations chroniques qui donnent lieu, suivant la nature de la lésion, à des variétés anatomiques différentes. Nous décrirons successivement l'endométrite hyperplasique, l'endométrite polypeuse, l'endométrite kystique et l'endométrite mixte, mais nous ferons remarquer qu'il est possible que toutes ces formes d'endométrite reconnaissent comme point de départ des altérations de la muqueuse ayant débuté avant la grossesse, sans qu'il soit possible de rien préciser à cet égard.

1° *Endométrite hyperplasique.* — L'inflammation peut porter simultanément sur toutes les parties de la caduque : caduque utérine, caduque ovulaire, caduque inter-utéro-placentaire ; l'endométrite est alors diffuse, mais c'est là un fait absolument exceptionnel, il n'y a en général qu'une partie de la caduque qui se trouve atteinte et c'est habituellement la caduque utérine. Cette caduque est alors plus ou moins hypertrophiée, son épaisseur peut devenir double, et de même que cela a lieu dans les conditions normales, cette épaisseur va en augmentant au fur et à mesure qu'on s'éloigne du col et qu'on se rapproche du fond de l'utérus. Si l'hyperplasie est régulière, la membrane offre une surface plus ou moins égale et plane. Au microscope, on constate l'existence d'une quantité considérable de grosses cellules de la caduque et, par places, une infiltration de cellules embryonnaires. Dans les parties de la muqueuse qui confinent à la paroi utérine, on trouve parfois des fibres musculaires (Kaschevarowa), ce qui montre que la tunique moyenne de l'utérus ne reste pas indemne. Des hémorrhagies surviennent assez souvent, elles déterminent la formation de caillots et l'écoulement d'une certaine quantité de sang au dehors.

Si les lésions siègent uniquement au niveau de la caduque inter-utéro-placentaire, on a alors ce qui a été désigné sous le nom d'endométrite placentaire. Du tissu conjonctif jeune ou de nombreuses cellules embryonnaires entourent les villosités et les cotylédons qui sont plus ou moins étouffés, ce qui amène une diminution du calibre des vaisseaux et une dégénérescence graisseuse des villosités. Il en résulte aussi parfois des hyperémies collatérales et des hémorrhagies.

Dans un cas peut-être unique, Donat a trouvé sur la périphérie du placenta les bords de la caduque inter-utéro-placentaire infiltrés de pus: ce pus avait pénétré jusqu'autour des villosités, il y avait ainsi une véritable endométrite purulente.

2° *Endométrite polypeuse.* — La caduque peut ne pas être hyperplasiée d'une façon régulière, mais offrir de nombreuses saillies qui vont jusqu'à atteindre un centimètre et demi de diamètre : suivant la disposition des tissus, on peut avoir de véritables polypes si les saillies sont pédiculisées, tandis que si elles ont conservé une base large, on observera des nodosités, des plis, ou même des ponts (C. Ruge).

Cette forme est habituellement limitée à la caduque utérine, on ne l'a que rarement rencontrée sur la caduque ovulaire. Les saillies anormales ne contiennent pas de glandes, surtout à leur sommet, mais il en existe à leur périphérie où ces glandes sont alors éparses, atrophiées, comme étouffées par la prolifération des cellules qui les entourent.

Ces lésions existent en général au début de la gestation, sur des œufs jeunes par conséquent : dans les cas qui ont été publiés, la grossesse n'avait pas dépassé le quatrième mois. Le développement de l'œuf se trouve considérablement troublé et le fœtus succombe, ou bien des hémorrhagies surviennent et déterminent l'avortement.

On peut se demander si cette endométrite n'existait pas déjà avant la conception.

3° *Endométrite kystique.* — Cette variété a surtout été rencontrée sur des œufs très jeunes. Elle est limitée à la caduque utérine ; parfois la dégénérescence kystique est tellement accentuée qu'on pourrait croire, au premier abord, que l'œuf expulsé est atteint de dégénérescence vésiculaire.

A la coupe, la caduque présente alors un aspect caverneux dû à la présence de nombreux petits kystes siégeant dans son épaisseur et faisant à la surface une saillie marquée. Parfois on reconnaît nettement que ces kystes communiquent avec les orifices glandulaires (Léopold). Ils sont donc développés dans l'intérieur des glandes ; du reste ils sont tapissés par une couche de cellules épithéliales cylindriques, vestige de l'épithélium glandulaire (Maslowsky).

Le contenu de ces kystes est d'aspect colloïde. Autour d'eux, le tissu de la caduque est hyperplasié ; les cellules de cette membrane sont séparées par des amas de tissu embryonnaire (Breus) au milieu desquels on trouve fréquemment de petits foyers hémorrhagiques.

4° *Endométrite mixte.* — Dans les trois variétés que nous venons d'étudier, les lésions diffèrent un peu de siège : en effet, elles portent sur la trame conjonctive dans l'endométrite diffuse, sur les cellules de la caduque dans l'endométrite polypeuse, sur les glandes dans l'endométrite kystique.

Il est rare que ces variétés se rencontrent dans toute leur pureté ; le plus souvent, quand les cellules et la trame conjonctive sont atteintes, les glandes ne restent pas indemnes, l'endométrite kystique complique l'endométrite hyperplasique et polypeuse ; on a la forme mixte. Cette dernière est de beaucoup la plus fréquente, mais si les auteurs la signalent à peine, il faut attribuer leur silence à ce qu'ils tiennent seulement compte des lésions qui prédominent.

Marche. — Terminaisons. — Ces différentes variétés d'endométrite chronique déterminent fréquemment l'avortement, qui peut survenir de plusieurs façons : tantôt, le produit de conception succombe et sa mort détermine consécutivement son expulsion qui a lieu au bout d'un certain temps ; tantôt, l'inflammation de la caduque provoque directement l'apparition des contractions utérines ; tantôt, il survient des hémorrhagies qui, immédiatement ou au bout de quelques jours, amènent l'avortement. L'examen de l'œuf permet de reconnaître la nature de la lésion. Des avortements successifs et dus à la même cause ont été observés chez la même personne.

Quelquefois la grossesse continue, et c'est à une époque plus tardive qu'on voit survenir l'accouchement prématuré. Parfois enfin, si la maladie n'est pas très étendue, la grossesse peut arriver à terme, mais l'enfant est plus ou moins chétif.

L'inflammation de la caduque détermine dans certains cas son adhérence à la paroi de l'utérus, et des lambeaux plus ou moins étendus de cette membrane demeurent dans la cavité de l'organe après l'avortement, l'accouchement prématuré ou l'accouchement à terme. Quand la lésion siège au niveau de la muqueuse inter-utéro-placentaire, il peut y avoir aussi des adhérences du placenta ; il en résulte des difficultés au moment de la délivrance, et si les tissus sont très fragiles, des portions de placenta demeurent parfois dans l'intérieur de l'utérus.

Causes. — L'endométrite chronique de la grossesse peut être due à plusieurs causes.

La gonorrhée, la syphilis surtout, seraient des causes actives d'endométrite : dans cette dernière maladie, les proliférations qui siègent au niveau de la caduque placentaire pourraient, en produisant des masses plus ou moins épaisses, donner lieu à ce qu'on a décrit sous le nom de gommes placentaires, ainsi qu'à d'autres lésions de la caduque (voy. Syphilis, p. 40).

Enfin, J. Matthews Duncan pense qu'un épaississement plus ou moins considérable de la caduque peut se produire lorsque le fœtus est retenu, après sa mort, dans la cavité utérine.

Diagnostic. — Le diagnostic de l'endométrite est généralement difficile à faire pendant la grossesse ; on y pensera toutefois lorsqu'on verra survenir des écoulements sanguins dans les premiers mois de la gestation et lorsqu'il y aura des menaces d'avortement ; on inclinera plus encore à l'accepter si la femme a présenté, avant la grossesse, des signes d'endométrite, si elle a eu la syphilis, et si une ou plusieurs grossesses antérieures se sont déjà terminées par avortement.

Pronostic. — Quand de l'endométrite catarrhale existe chez une femme qui n'est pas enceinte, elle détermine souvent la stérilité ; mais si une grossesse survient, les altérations de la muqueuse peuvent s'accentuer et donner lieu aux divers accidents qui ont été décrits ci-dessus. L'avortement en est souvent la conséquence et il peut se reproduire dans plusieurs grossesses successives ; de plus, l'endométrite a été considérée comme l'une des causes de l'hydrorrhée (Voyez *Hydrorrhée*).

Traitement. — Étant donné les difficultés rencontrées pour le diagnostic, on comprend combien le traitement doit être difficile à indiquer et incertain dans ses résultats. Dans les cas où l'endométrite s'est produite avant la grossesse, surtout si elle a déjà donné lieu à des avortements, le traitement prophylactique, pour les grossesses ultérieures, consiste évidemment dans la guérison de cette maladie. Schrœder, Veit, ont eu des succès en pratiquant le grattage de la muqueuse avec la curette et en injectant ensuite, à plusieurs reprises, de la teinture d'iode pendant que la muqueuse utérine se reformait. On s'était d'abord demandé si, à la suite du grattage, la muqueuse utérine pourrait se reproduire de façon à permettre le développement régulier de la grossesse ; des faits publiés par Düvelius ne permettent plus d'en douter, et Schrœder, grâce au traitement indiqué ci-dessus, a vu arriver à terme une de ses malades qui, deux fois, avait avorté de fœtus macérés. Tarnier a observé récemment une dame qui, restée stérile pendant 14 ans, est devenue enceinte après le grattage de l'utérus et a mené sa grossesse à terme.

Pendant la gestation, si des menaces d'avortement surviennent et qu'on les attribue à une endométrite, on conseillera le repos absolu et les différents moyens usités en pareil cas (voy. Traitement de l'avortement).

Quant aux complications qui peuvent résulter de la rétention de la caduque ou de quelque partie du placenta, elles seront étudiées avec les accidents de la délivrance.

§ 3. — Atrophie de la caduque.

Bibliographie. — HEGAR. Monatssch. f. Geb. u. Fr., Bd. XXI, Supplém., p. 11 et 19, 1863. — J. Matthews DUNCAN. Researches in Obstetrics, p. 295, 1868. — SPIEGELBERG. Lehrb. der Geburtsh., p. 328.

Cette lésion de la caduque, dont nous ignorons l'étiologie, est assez rare. Elle peut porter sur la caduque placentaire, la caduque ovulaire ou la caduque utérine. Quant l'atrophie atteint la caduque utéro-placentaire, l'œuf peut n'être relié à l'utérus que par un pédicule ; lorsqu'elle siège sur la caduque ovulaire, le chorion n'étant plus recouvert par cette caduque qui s'est atrophiée, répond directement à la caduque utérine ; l'œuf poussé par les contractions utérines tend à s'engager dans le col où, grâce aux vaisseaux que renferme son pédicule, il pourrait continuer à se développer pendant quelque temps (grossesse cervicale de Rokitansky).

Il est facile de comprendre que l'atrophie de la caduque ovulaire peut devenir une cause d'avortement.

ARTICLE IV

DE L'HYDRORRHÉE

Bibliographie. — MAURICEAU. Traité des maladies des femmes grosses et Observations sur la grossesse et l'accouchement, etc. *passim.* — PUZOS. Traité des accouchements, 1759, p. 86. — RŒDERER. Eléments de l'art des accouchements, traduction française. Paris, 1765, p. 100 et 101. — BAUDELOCQUE. Traité de l'art des accouchements, 5e édit. T. I, p. 257. 1815. — GEIL. De hydrorrhœa uteri gravidarum. Heidelberg, 1822. — CAPURON. Cours théorique et pratique d'accouchements. Paris, 1828. — HILDEBRAND. Lehrbuch der Anatomie des mensch., 4e édit., p. 508 et 509. Brunswick, 1832. — BOIVIN et DUGÈS. Traité pratique des maladies de l'utérus et de ses annexes. Paris, 1833, t. I, p. 255. — BASSET. Thèse de Paris, 1858. — CHASSINAT. Gazette méd. de Paris, 1858. — HEGAR. Monatssch. f. Geburts., Bd. XXII, p. 299 et 437 à 451, 1863. — DEPAUL. Art. Accouchement *in* Dict. encyclopéd. des Sciences méd., 1864. — J. VIEUSSE. Th. de Strasbourg, 1865. — BATBEDAT. Union médicale, T. XXVII, p. 174, 1865. — BOUCHACOURT. Étude clinique sur la métrorrhée séreuse des femmes enceines. Lyon, 1868. — CAZEAUX et TARNIER. Traité de l'art des accouchements, 8e édit., p. 545, 1870. — SPIEGELBERG. Lehrbuch der Geburtsh., p. 302, 1878. — STAPFER. De l'hydrorrhée pendant la grossesse. Th. de concours. Paris, 1880. — SCHRŒDER. Lehrb. der Geburtsh., 8e édit., p. 406, 1884. — COHNSTEIN. Grundiss d. Geb., 1885.

L'hydrorrhée des femmes enceintes, désignée autrefois sous le nom de *fausses eaux*, est caractérisée par l'écoulement, hors des organes génitaux, d'une quantité plus ou moins considérable d'un liquide provenant de la cavité utérine.

On a longuement discuté sur l'origine probable du liquide de l'hydrorrhée, et on lui a attribué un grand nombre de sources différentes. Nous citerons d'abord pour mémoire l'idée que cet écoulement aqueux pouvait être dû à la rupture d'une hydatide. On a aussi invoqué la possibilité de la rupture d'un œuf jumeau ayant cessé de se développer et chez lequel la déchirure des membranes aurait été la conséquence de la double pression exercée par les parois de l'utérus et par l'œuf demeuré normal. Boivin et Dugès avaient pensé que le liquide pouvait venir de la rupture de l'allantoïde ; ils proposaient, en conséquence, de donner à ces fausses eaux ou hydrorrhée le nom d'*hydrallante*. Ces diverses théories ont été rejetées.

Aujourd'hui, il paraît démontré que tantôt le liquide de l'hydrorrhée est fourni par la caduque, que tantôt il provient de la cavité amniotique.

Cela dit, convient-il de réunir dans une même description tous les faits d'écoulement hydrorrhéique, bien que la provenance de cet écoulement soit différente ? Nous ne le pensons pas. Aussi décrirons-nous deux espèces d'hydrorrhée : sous le nom d'*hydrorrhée déciduale* nous étudierons celle qui vient de la caduque, et nous appellerons *hydrorrhée amniotique* celle qui a pour source l'eau de l'amnios. Nous leur consacrerons deux paragraphes distincts.

§ 1. — De l'hydrorrhée déciduale.

L'hydrorrhée que nous appelons *déciduale*, c'est-à-dire celle qui vient de la caduque, est relativement rare : Stapfer, dans sa thèse de concours, n'a pu en réunir qu'un nombre restreint de faits, et les accoucheurs les plus occupés ne l'observent que de loin en loin.

Cette hydrorrhée se produit généralement dans les derniers mois de la grossesse, cependant elle a été observée au troisième et au quatrième mois (Mauriceau, Cazeaux) et même dans les premières semaines de la gestation (Tarnier). Plus fréquente chez les multipares, elle a été notée parfois chez des femmes qui étaient enceintes pour la première fois.

Pathogénie. — Parmi les observations d'hydrorrhée qui ont été publiées, celle du Dr Duclos, rapportée dans la thèse de Basset, est particulièrement intéressante, car outre les symptômes cliniques, elle fournit des données anatomo-pathologiques précises. Il s'agissait d'une fille de 24 ans parvenue au sixième mois de sa quatrième grossesse. Elle perdit tout à coup, au moment où elle s'asseyait, un verre de liquide jaunâtre, sans avoir éprouvé de douleur ni de contraction. Elle consulta le Dr Duclos qui lui fit conserver le repos. L'écoulement, après le premier flot, n'eut plus lieu que goutte à goutte ; cinq ou six jours plus tard, il avait cessé. Au bout de trois semaines, Duclos fut appelé à faire l'autopsie médico-légale de cette femme qui, abandonnée par son amant, s'était suicidée. A l'ouverture de l'utérus, on constata ce qui suit : « les membranes de l'œuf ne présentaient nulle part aucune trace de rupture ni de cicatrice, leur intégrité était complète : l'adhérence du chorion et de l'amnios était partout intime. Le liquide contenu dans l'œuf ne paraissait ni plus ni moins abondant qu'à l'état normal. Le fœtus offrait tous les caractères de son âge; mais entre la face interne de l'utérus et les membranes, on trouvait deux poches situées sur les parois latérales, et à quelque distance l'une de l'autre. Elles étaient remplies d'un liquide transparent, d'un jaune citrin, et de même consistance que les eaux de l'amnios avec lesquelles il avait la plus grande analogie. C'était évidemment un décollement partiel des membranes, et le liquide que l'on trouvait était une exhalation de la paroi interne de l'utérus, exhalation séreuse qu'on rencontre si souvent comme état pathologique dans d'autres cavités. On remarquait encore sur la surface interne de l'utérus, une place de la largeur d'une soucoupe de 6 à 7 centimètres de diamètre, et qui tranchait sur les points voisins par sa couleur opaque et blanchâtre. Les membranes n'adhéraient pas en ce point; il y avait une poche qui s'était affaissée, ne contenant plus qu'une légère couche de liquide semblable à celui des deux autres, et qui paraissait être d'une exhalation récente. De cette poche vide partait un décollement de la largeur de 5 millimètres qu'on pouvait suivre parfaitement à sa teinte opaque et blanchâtre, et qui arrivait jusqu'au col. Les eaux qu'avait perdues cette femme avaient été certainement renfermées dans cette poche, et c'est par le décollement qui en partait, se prolongeant jusqu'au col, qu'elles s'étaient échappées. Il est probable que, si la vie se fût prolongée, les deux autres poches pleines qui existaient auraient donné lieu, deux fois encore, au phénomène de l'hydrorrhée, en décollant les membranes jusqu'au col, sous l'influence d'une cause qui est souvent inappréciable, mais qui doit tendre à comprimer cet épanchement intra-utérin et le forcer à s'échapper en quelque point ».

Ainsi donc, le liquide qui avait donné lieu à la production de l'hydrorrhée s'était amassé entre les parois utérines et les membranes. Mauriceau au XVIIe siècle et Nægele, en 1822, dans la thèse de Geil son élève, avaient déjà soutenu que le liquide de l'hydrorrhée s'accumulait en ce point. L'utérus, à un moment donné, se trouve trop distendu par cette accumulation, il réagit, se contracte et les membranes se décollant jusqu'au voisinage de l'orifice, le liquide est chassé au dehors. « Il est pour nous hors de doute, dit Geil, que le plus souvent ces amas d'eaux sont exhalés par les vaisseaux utérins, parce que quelquefois l'écoulement persiste après l'accouchement, ou existait avant l'imprégnation. » Cette explication, en tout cas, est facile à accepter pour ceux qui admettent que le liquide amniotique est produit par les parois utérines et pénètre par endosmose à travers les membranes (voyez T. I, p. 372). S'il y a exagération dans la production du liquide sécrété, ou s'il y a trouble dans le passage de ce liquide, l'hydrorrhée peut survenir. — On a encore avancé, mais sans preuves, que cette sérosité était fournie, non par des capillaires sanguins, mais par des vaisseaux lymphatiques (Rœderer).

Depaul a cherché aussi à expliquer la production du liquide entre les parois

utérines et les membranes. « Une partie de l'œuf peut se décoller dans sa
région membraneuse. Les quelques vaisseaux capillaires, qui sont nécessairement déchirés, laissent suinter la sérosité du sang, qui s'accumule dans une
sorte de sac extérieur et qui peut y séjourner plus ou moins longtemps, jusqu'à ce que le décollement, se détachant de proche en proche, soit arrivé au
niveau de l'orifice. »

L'opinion qui tend à prévaloir aujourd'hui à l'étranger, celle qui a été
exprimée par Hegar et qui est acceptée par Spiegelberg, Schrœder, Cohnstein, etc. est la suivante : la production du liquide serait la conséquence de
l'inflammation des glandes de la caduque, inflammation existant déjà avant la
fécondation ou survenant pendant la grossesse; elle serait donc due à une endométrite séreuse, à ce qu'on appelle en Allemagne *Endometritis decidua
catarrhalis*. Il est certain que, dans quelques faits, il y avait endométrite
avant la conception.

En résumé, il paraît démontré qu'avant d'être expulsé au dehors, le liquide
de l'hydrorrhée s'accumule entre les parois de l'utérus et les membranes de
l'œuf. Reste à mieux préciser le point de cette accumulation. Dans les premières semaines de la grossesse, il est très vraisemblable que ce liquide
s'amasse entre la caduque utérine et la caduque ovulaire (voy. *Hydropérione*,
Tom. I, p. 211) et qu'il est sécrété par elles. Mais à partir du quatrième mois,
quand ces deux parties de la caduque sont soudées entre elles, le liquide qui
va produire l'hydrorrhée s'accumule-t-il entre la tunique musculaire de l'u-
térus et la caduque, ou entre celle-ci et le chorion? Ces deux hypothèses ne
sont guère probables. Il nous paraît plus rationnel de penser que la caduque se
dédouble comme elle le fait au moment de la délivrance (voyez T. I, p. 759) et
que le liquide occupe la cavité qui résulte de ce dédoublement. De nouvelles
recherches sont cependant nécessaires pour élucider complètement ce point.

La cause qui produit l'hydrorrhée déciduale est-elle unique? Faut-il, par
exemple, toujours incriminer l'endométrite? Doit-on, au contraire, considérer
cette hydrorrhée comme un symptôme qui peut avoir des causes diverses?
Nous inclinons vers cette dernière opinion.

Symptômes. — Le plus souvent, c'est au milieu de la santé la plus parfaite
qu'apparaît l'hydrorrhée. Rarement elle est précédée de quelques malaises,
d'une légère tension de l'abdomen, d'un peu de douleur de reins.

Voici ce qu'on observe : brusquement, sans cause appréciable, quelquefois
au milieu du repos le plus complet, le jour ou la nuit, *un flot* de liquide s'é-
chappe des parties génitales sans que la femme en soit avertie autrement que
parce qu'elle se sent mouillée.

Le liquide en s'écoulant imbibe le linge ou tombe sur le sol où il forme une
petite flaque. Sa quantité est variable; elle n'est que d'une ou deux cuillerées
(Tarnier) si l'écoulement hydrorrhéique a lieu pendant les premières semaines
de la grossesse; mais si l'écoulement se produit plus tard, cette quantité est
plus grande et l'on peut dire par approximation qu'elle est communément de
50 à 100 grammes, plus rarement de 200 à 300 grammes, exceptionnellement
de 400 à 500 grammes.

Ce liquide est, en général, transparent, limpide, de couleur citrine ; dans certains cas cependant, il est roussâtre, comme teinté par du sang. Son odeur est fade, spermatique, et rappelle celle du liquide amniotique. Quand on examine les linges sur lesquels il s'est répandu, c'est à peine si on les trouve tachés, mais il existe toujours sur les bords de la tache un léger liséré facilement reconnaissable ; les tissus sont comme empesés.

Après le premier flot hydrorrhéique, l'écoulement se transforme en un suintement qui diminue progressivement pour disparaître tantôt après quelques heures, tantôt au bout de trois ou quatre jours seulement ; puis tout rentre dans l'ordre. Mais, par exception, ce suintement continue jusqu'au terme de la grossesse et persiste même après l'accouchement sous forme de lochies aqueuses très abondantes, ce qui, soit dit en passant, a été considéré comme étant une preuve de sa provenance utérine ; mais nous serons moins affirmatifs, car nous avons quelquefois observé des lochies aqueuses très abondantes chez des femmes qui avaient simplement présenté de l'hydramnios.

Quelquefois le flot hydrorrhéique se reproduit à diverses reprises, soit plusieurs fois par jour, ce qui est rare, ou plusieurs fois par semaine, soit de loin en loin (ce qui est plus fréquent) et à des dates irrégulières. On l'a même vu revenir de mois en mois à des époques fixes correspondant aux règles. Dans une observation recueillie par Tarnier et publiée dans la thèse de Stapfer, ces flots eurent lieu assez souvent pendant les 2e, 3e, 4e et 5e mois, disparurent pendant les 6e et 7e mois pour se reproduire pendant les deux derniers mois de la grossesse.

Après chacun de ces flots, se manifeste un suintement qui tantôt disparaît au bout de quelques jours, et tantôt persiste de telle sorte que les flots sont reliés entre eux par un suintement continu.

Quand on examine une femme qui vient d'être atteinte d'hydrorrhée, on constate que l'utérus a une situation, un volume, une consistance qui sont en rapport avec l'âge de la grossesse. — Au toucher le col n'est pas modifié.

Nous avons dit qu'habituellement l'hydrorrhée n'est précédée d'aucun prodrôme, ni accompagnée d'aucun malaise, et que c'est à peine si quelques femmes se plaignent de tension dans l'abdomen. Celles-ci éprouvent quelquefois, au moment même où l'hydrorrhée va se produire, une sorte de contraction utérine douloureuse, mais elles sont soulagées par l'écoulement hydrorrhéique, et quelques-unes d'entre elles ont cru remarquer que leur ventre était alors moins tendu qu'auparavant.

Généralement aucune complication ne suit l'écoulement hydrorrhéique, mais il n'en est pas toujours ainsi : parfois le globe utérin se durcit, des contractions douloureuses s'y manifestent ; le col se modifie et s'efface, l'orifice peut même s'entr'ouvrir ; il y a, en un mot, menace d'avortement ou d'accouchement prématuré. Tarnier en a rapporté dans le livre de Cazeaux un exemple très net. « Nous avons observé, dit-il, au sixième mois de la grossesse, un cas d'hydrorrhée qui fut accompagné de quelques contractions utérines avec effacement presque complet du col ; celui-ci présentait, en outre, une ouverture de la largeur d'une pièce d'un franc environ. Le repos au lit et quelques lavements laudanisés firent disparaître cette menace d'avortement, et la malade accoucha à terme. »

Diagnostic. — On ne confondra pas l'hydrorrhée pendant la grossesse avec les écoulements d'eau qui peuvent exister en dehors de la gestation dans les cas de cancer de l'utérus, de tumeur fibreuse, etc., car on aura dû s'assurer au préalable qu'il y a des signes indiquant avec certitude que la femme est enceinte.

Pendant la grossesse, il faut se demander si le liquide vient de la vessie, du vagin, de la vulve ou de la cavité utérine.

Certaines femmes, en effet, ont de l'incontinence d'urine au troisième, au quatrième mois ou dans les derniers temps de la grossesse (voy. p. 150). Les conditions particulières dans lesquelles s'est produit l'écoulement, l'odeur caractéristique du liquide urinaire, l'examen des linges qui ne sont ni tachés, ni empesés, permettent en général d'éviter toute erreur.

Les liquides vaginaux sont aussi faciles à distinguer : l'écoulement au lieu d'être séreux est épais et opaque, d'une coloration blanchâtre, jaune ou verdâtre. Quant aux liquides de provenance vulvaire, l'hypersécrétion des glandes vulvo-vaginales pourrait seule être confondue avec l'hydrorrhée. Mais cette hypersécrétion ne peut se produire que dans deux circonstances, une pollution nocturne ou l'évacuation d'une glande qui aurait été kystique. Dans l'un et l'autre cas, le diagnostic différentiel ne serait pas difficile en faisant appel aux commémoratifs.

Quand il est démontré que le liquide vient de la cavité utérine, il faut encore déterminer si l'hydrorrhée est *déciduale* ou *amniotique*. Le diagnostic est important : si, en effet, il y a hydrorrhée amniotique par rupture des membranes, l'avortement ou l'accouchement surviendront presque sûrement à une époque en général assez rapprochée ; si au contraire les membranes n'ont pas été déchirées, la grossesse peut continuer son cours et parvenir jusqu'à terme. On a pensé que l'examen attentif du liquide, si on arrivait à en recueillir une certaine quantité, permettrait de préciser ce diagnostic, le liquide amniotique contenant en effet du vernix caseosa, des petits poils, etc., qui ne doivent pas être rencontrés lorsque les membranes sont demeurées intactes ; mais la pratique n'a pas encore confirmé ces données.

L'abondance de l'écoulement fournit, au contraire, des renseignements utiles : le premier flot hydrorrhéique est-il très abondant et dépasse-t-il 500 grammes comme quantité, il est extrêmement probable que l'hydrorrhée, au lieu d'être déciduale, est de provenance amniotique et que les membranes de l'œuf sont ouvertes.

Quand le premier flot est de moyenne abondance, il est absolument impossible de savoir tout d'abord si l'hydrorrhée est d'origine déciduale ou amniotique, mais la question pourra être élucidée par la manière dont l'écoulement se comportera ultérieurement.

Si après un premier flot ou plusieurs flots successifs, le suintement consécutif se supprime définitivement ou du moins pendant plusieurs semaines, la question est jugée, il s'agissait d'une hydrorrhée déciduale ; tandis que si l'accouchement se déclare peu de jours après le premier flot hydrorrhéique et sans que le suintement consécutif ait cessé, il est extrêmement probable que l'hydrorrhée était amniotique. — Quand le suintement persiste, au contraire, jusqu'au terme de la grossesse, l'hydrorrhée est-elle déciduale ou amniotique? Il est presque impossible de le dire; cependant les gros flots espacés et surtout très éloignés indiquent plutôt une hydrorrhée déciduale, tandis que de nombreuses petites ondées quotidiennes (voy. plus loin, p. 327) plaident en faveur de l'hydrorrhée amniotique. Mais il faut bien l'avouer, le diagnostic est souvent impossible et l'accoucheur fera bien de rester sur une grande réserve. Son embarras ne sera même pas toujours dissipé par l'examen de l'œuf après la délivrance, car une ouverture spontanée des membranes ayant occasionné une hydrorrhée amniotique pourra ne pas laisser de traces, si elle se confond, au moment de l'accouchement, avec le prolongement de la déchirure de la poche des eaux (voyez *Hydrorrhée amniotique*).

Pronostic. — En général, le pronostic de l'hydrorrhée déciduale n'est pas grave ; habituellement la grossesse suit son cours, arrive à son terme sans encombre, et l'enfant naît vivant et bien portant ; cependant nous avons vu que dans un certain nombre de cas l'écoulement du liquide s'accompagne de menaces d'avortement ou d'accouchement prématuré ; il sera donc toujours prudent de faire quelques réserves.

Traitement.—La conduite à tenir est la conséquence des craintes qu'on peut concevoir relativement à l'expulsion prématurée du produit de conception. On devra ordonner le repos ou le lit pendant plusieurs jours.

Si l'utérus se contracte et si des menaces d'avortement ou d'accouchement prématuré se produisent, quelques lavements laudanisés ou des injections souscutanées de morphine amèneront ordinairement la disparition des douleurs.

§ 2. — De l'Hydrorrhée amniotique.

Rien n'est plus fréquent que l'écoulement prématuré des eaux au début l'accouchement ; mais cet écoulement peut aussi se produire bien avant le travail de la parturition, pendant le cours même de la grossesse, et il constitue alors un état pathologique que nous désignons sous le nom d'*hydrorrhée amniotique*. Cette hydrorrhée est beaucoup plus fréquente que l'hydrorrhée déciduale.

Nous avons vu quelques faits dans lesquels les eaux se sont écoulées spontanément pendant les premiers mois de la grossesse ; c'est donc à tort que certains auteurs ont considéré la rupture des membranes pendant les deux premiers mois comme une preuve de manœuvres criminelles d'avortement. Rare avant le 180e jour de la gestation, l'hydrorrhée amniotique est commune pendant les trois derniers mois et sa fréquence est d'autant plus grande qu'on se rapproche davantage du terme de la grossesse.

Pathogénie. — L'hydrorrhée amniotique prend sa source dans le liquide que contient la cavité de l'amnios. Mais quelle est la pathogénie de l'écoulement hydrorrhéique de ce liquide ? Trois explications sont possibles :

1° Baudelocque a émis l'opinion que, dans les fausses eaux ou hydrorrhée, « les eaux viennent de la cavité amniotique même et qu'elles s'écoulent par transsudation à travers les pores de cette membrane et du chorion ». Si cette transsudation est possible pendant l'accouchement et a été démontrée par les expériences de Tarnier et Pinard (voyez T. I, p. 602), les conditions nécessaires pour que ce phénomène se produise n'existent pas pendant la grossesse, ainsi que l'a fait remarquer Stapfer.

2° Puzos, Hildebrandt, etc., avaient admis le formation d'une poche amnio-choriale dans laquelle du liquide s'accumulerait après avoir traversé l'amnios par filtration, et l'hydrorrhée trouverait ainsi une explication facile par la rupture du chorion.

Les expériences faites à la Maternité et que nous venons de rappeler, démontrent la possibilité de la formation de cette poche (voyez Tome I, p. 602 et 603) pendant le travail de l'accouchement, quand les membranes sont mises à nu par la dilatation de l'orifice ; mais rien ne prouve qu'il en soit de même pendant la grossesse, alors que les membranes sont partout doublées et soutenues par les parois utérines.

Cependant, un fait d'hydrorrhée publié par Batbedat et dans lequel le chorion et l'amnios étaient décollés et épaissis, semble démontrer que dans certains cas l'hydrorrhée provient réellement de la rupture d'une poche amnio-choriale ; ne pourrait-on pas alors expliquer la formation de celle-ci par un autre mécanisme que celui de la filtration ? Une fissure se produirait dans l'amnios, du liquide amniotique s'accumulerait entre cette membrane et le chorion resté intact (voy. Maladies du chorion, observ. de Lebedeff, p. 313), et l'hydrorrhée apparaîtrait quand celui-ci viendrait à se rompre à son tour.

3° Dans l'immense majorité des cas, l'hydrorrhée amniotique est due à la déchirure simultanée des deux membranes propres à l'œuf. Le plus souvent cette déchirure se fait au niveau du col ou dans son voisinage immédiat et l'ouverture, qui vraisemblablement est d'abord petite, s'agrandit assez au moment de l'accouchement pour que le fœtus puisse être expulsé. On comprend donc qu'il soit impossible, après la délivrance, de retrouver la preuve anatomique de la première déchirure. Aussi, ces faits sur lesquels nous avons déjà appelé l'attention (voy. Tome I, p. 606) sont-ils habituellement décrits avec la rupture prématurée des membranes pendant l'accouchement, d'autant plus que presque toujours le travail de la parturition se déclare peu de temps après l'écoulement des eaux, mais en réalité ils appartiennent à l'hydrorrhée amniotique de la grossesse.

D'autres fois la déchirure se fait un peu plus haut, si bien que malgré l'écoulement prématuré du liquide amniotique la poche des eaux se forme pendant l'accouchement comme si les membranes étaient intactes. Mauriceau, Lachapelle, Capuron, Ingleby, Bouchacourt, etc., ont écrit que les membranes pouvaient même se rompre en un point élevé de la cavité utérine, loin de l'orifice interne du col. Alors le liquide, sortant de la poche amniotique, s'accumule entre les parois utérines et les membranes et à un moment donné s'échappe au dehors avec toutes les apparences de l'hydrorrhée déciduale. « Quelques faits très observés, dit Cazeaux, démontrent que cette opinion peut-être exceptionnellement vraie. Le cas suivant, rapporté par Ingleby, ne laisse guère de doute sur la possibilité du fait, au moins à titre d'exception très rare. Une dame, arrivée au sixième mois d'une troisième grossesse, perdit tout à coup pendant la nuit une grande quantité d'eau. A partir de ce moment jusqu'à la fin de la grossesse, il s'écoula, tous les deux ou trois jours, une pinte et quart de liquide. La femme accoucha d'un gros garçon. Le délivre fut expulsé spontanément. Je le reçus avec la main, dit l'auteur, pour éviter que les membranes ne se déchirassent; j'examinai le tout avec grand soin, et je découvris, outre l'ouverture que la tête avait faite au centre des membranes, une seconde ouverture circulaire placée sur le rebord du placenta. C'est sans doute de cette ouverture que le fluide s'échappait de temps en temps. »

Plusieurs faits analogues ont été observés à la Maternité de Paris, et l'un d'eux a fourni une pièce sèche qui est conservée dans le musée de cet hôpi-

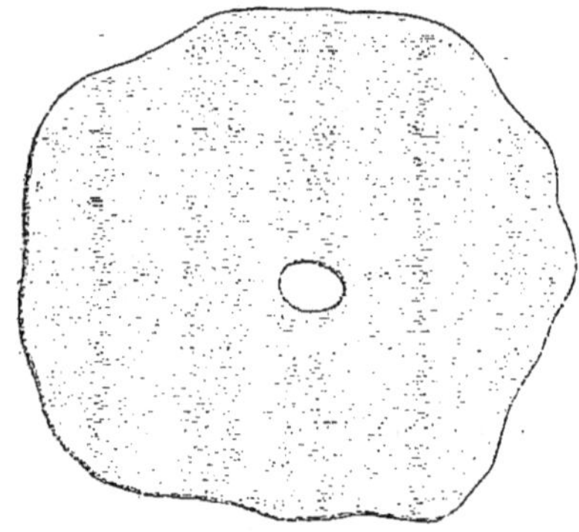

Fig. 12. — Ouverture constatée sur les membranes, loin du point où la poche des eaux s'était rompue (Musée de la Maternité de Paris).

tal et que nous avons fait dessiner (voy. Fig. 12). Il s'agissait d'une femme qui accoucha quelques jours après la rupture prématurée des membranes; en examinant celles-ci après la délivrance, on y trouva, loin du point où la poche des eaux s'était déchirée pendant l'accouchement, une petite ouverture par laquelle le liquide amniotique s'était échappé prématurément.

Dans le même musée, se trouve une autre pièce anatomique recueillie en ville par Tarnier dans les conditions suivantes: Multipare enceinte de 7 mois et demi; perte d'eau le 1er février 1886 sans contractions utérines. Début du travail le 6 février; durée de l'accouchement 1 h. 1/2. L'enfant qui se présentait par l'extrémité pelvienne naquit vivant et fut placé dans une coureuse ; il est aujourd'hui bien portant. La délivrance fut pratiquée sans qu'on eût exercé des tiraillements sur les membranes sur lesquelles on remarqua, loin du point où la poche des eaux s'était rompue, un pertuis de 5 ou 6 millimètres de diamètre. Ce pertuis n'avait ni la même forme ni les mêmes dimensions au niveau du chorion et de l'amnios ; il était arrondi du côté de la face choriale, ovalaire du côté de la face amniotique ; son pourtour était cerné par un liseré rouge que le lavage au pinceau n'a pu faire disparaître et qui semblait formé, soit par un vaisseau sanguin, soit par le bord recroquevillé de la solution de continuité retenant un peu de sang.

Que l'ouverture ci-dessus décrite ait été envahie par la déchirure de la poche des eaux et cette observation aurait pu être donnée comme un exemple d'hydrorrhée déciduale. Il est probable que pareille confusion a été commise dans plus d'une observation publiée sur ce sujet.

Symptômes, marche et diagnostic. — Le plus souvent c'est sans prodrômes, parfois cependant après quelques douleurs insignifiantes, que se produit l'hydrorrhée amniotique qui présente, au début, tous les symptômes observés dans l'hydrorrhée déciduale ; aussi nous n'avons pas à faire une nouvelle description de ces symptômes et nous renvoyons le lecteur à ce que nous avons dit précédemment (voy. Tome II, p. 321).

En résumé, l'hydrorrhée amniotique est caractérisée par un premier flot suivi d'un suintement continu qui est souvent entrecoupé par des ondées, par de petits flots successifs, et ce suintement persiste toujours jusqu'à ce que l'accouchement se produise ; on se l'expliquera facilement puisque ces écoulements sont sans cesse alimentés par le liquide amniotique qui se renouvelle à mesure qu'il s'échappe au dehors. Les femmes perdent donc une quantité considérable de liquide quand l'hydrorrhée dure pendant plusieurs semaines.

Nous n'avons guère besoin d'ajouter que le liquide écoulé est absolument identique à celui de l'amnios.

Sauf les cas où une notable diminution du volume de l'utérus et l'abondance de l'écoulement révèlent d'emblée son origine amniotique, on est tout d'abord très embarrassé pour savoir si l'hydrorrhée est déciduale ou amniotique. Mais la marche de la maladie permettra quelquefois d'établir le diagnostic différentiel que nous avons assez complètement étudié pour n'avoir pas à y revenir (voy. Tome II, p. 323).

Pronostic et traitement. — Au point de vue de la grossesse, le pronostic est ici moins favorable que dans l'hydrorrhée déciduale ; l'hydrorrhée amniotique, en effet, suivant que la gestation est plus ou moins avancée, détermine souvent l'avortement ou l'accouchement prématuré dans les trois ou quatre jours qui suivent son apparition. Cependant elle peut persister pendant plusieurs semaines et même plusieurs mois (voy. Tome I, p. 606), surtout quand les membranes se sont ouvertes à la partie supérieure de l'œuf.

Relativement à l'accouchement considéré en lui-même, le pronostic est avant tout subordonné à la présentation, et nous ne pourrions que répéter ce que nous avons dit ailleurs, à propos de la rupture prématurée des membranes (voyez Tome I, p. 606).

Quant au fœtus, le pronostic varie avec la présentation (voyez Tome I, p. 606), et l'époque de la grossesse où l'hydrorrhée se produit, car sa vie est d'autant plus exposée que la gestation est moins avancée. Rappelons aussi que l'insuffisance du liquide amniotique expose l'enfant à subir quelques déformations (voyez Tome II, p. 294).

Le traitement est presque nul, car il est impossible de tenter quoi que ce soit pour remédier à l'ouverture des membranes; mais on peut du moins, dans une certaine mesure, en atténuer les conséquences. On condamnera les femmes à un repos sévère, car tous les cliniciens savent que les flots amniotiques se produisent surtout après les grands mouvements du corps. Faut-il donc immobiliser les femmes dans leur lit? Le plus souvent cela sera inutile, nous avons, en effet, maintes fois remarqué que l'hydrorrhée amniotique n'était pas plus abondante lorsque les malades étaient assises que quand elles étaient couchées.

Quand l'hydrorrhée-amniotique se produit pendant le septième ou le huitième mois de la grossesse, il faut redoubler de précautions et avoir recours aux lavements laudanisés ou aux injections hypodermiques de morphine aussitôt que des contractions utérines se manifestent. En effet, si l'on gagne du temps, ne serait-ce que huit ou quinze jours, le fœtus continue à se développer, et ses chances de viabilité augmentent; Budin et Maygrier en ont vu dernièrement un remarquable exemple : chez une primipare arrivée au septième mois de la grossesse, les membranes se rompirent et des phénomènes de travail apparurent. Grâce au repos au lit, aux injections de morphine, aux lavements de laudanum et de chloral, les contractions utérines cessèrent. L'emploi des mêmes moyens, renouvelé quand les douleurs reparaissaient, permit à la grossesse de continuer pendant vingt et un jours, et on put constater, dans cet intervalle, que le fœtus se développait très notablement. Un enfant vivant et très vivace fut mis au monde et élevé; les suites des couches furent absolument normales.

ARTICLE V

MALADIES DU PLACENTA

Le placenta peut être le siège de diverses lésions que nous décrirons successivement, ce sont l'œdème, la dégénérescence fibro-graisseuse, les hématomes, la placentite, la dégénérescence calcaire, les kystes, les tumeurs solides. Nous ne reviendrons pas sur la syphilis placentaire qui a déjà été étudiée (voy. T. II, p. 39) ni sur la môle hydatiforme, ni sur le myxome non vésiculaire que nous avons décrits plus haut (p. 298 et 312).

§ 1. Œdème du placenta.

Quand un fœtus mort et macéré demeure longtemps dans la cavité utérine avant d'être expulsé, on observe assez fréquemment une infiltration séreuse de la partie fœtale du placenta. Le volume de cet organe est notablement augmenté, et un examen attentif montre que cet excès de volume est dû à l'imbibition des villosités choriales. On connaît mal, au point de vue histologique, l'état du placenta ainsi altéré.

Sur les œufs abortifs, on trouve fréquemment de l'œdème des villosités choriales, mais les lésions ne diffèrent pas de celles qu'on observe dans les faits d'hydropisie placentaire coïncidant avec l'hydropisie généralisée du fœtus que nous étudierons plus loin; il nous semble donc impossible de décrire séparément ces deux maladies (voy. Chap. XVIII. Hydropisie généralisée du fœtus).

§ 2. — Dégénérescence fibro-graisseuse des villosités choriales.

Bibliographie. — BRACHET. Journal général de médecine, T. CII, p. 10 à 60, 1828. — CRUVEILHIER. Dictionn. de méd. et de chir. pratiq., Artic. Apoplexie, t. III, p. 292, 1829. — Traité d'anatom. patholog. génér., T. III, p. 263, 1856 et T. IV, p. 229, 1862. — DESORMEAUX et P. DUBOIS. Dictionn. en 30 vol., artic. OEuf, 1840.— R. BARNES. Medico-chirurg. Transact., 1851, et Brit. a. Foreign med.-chirurg. Rewiew, 1854-55-56.— CH. ROBIN. Comptes-Rendus de la Société de Biologie. Mémoires, p. 63 à 75, 1854. — LABOULBÈNE et HIFFELSHEIM. Société de Biologie. Mémoires, p. 77 à 86, 1854. — COWAN. Edinburgh medic. Journ., April 1854, p. 254 à 275, 5 fig. — ERCOLANI. Delle malattie della Placenta, Bologne, 1871. — SIMPSON. Selected obstet. Works, p. 137, 1871. — LAWSON TAIT. Transactions of the obstetrical Society of London, T. XVII, p. 326 à 339, 1876. — J.-B. GREENE. Americ. Journ. of Obstetrics, 1880, p. 279 à 289.

La dégénérescence fibro-graisseuse des villosités choriales est une maladie extrêmement commune. Elle se présente sous forme de masses grisâtres, blanchâtres, non vasculaires, qui envahissent une partie ou même la totalité du placenta.

C'est surtout à la circonférence du placenta que se rencontre cette altération; on peut même, en examinant un placenta quelconque et en bien cherchant, la trouver presque constamment sur le bord libre des cotylédons de la périphérie ou du moins sur une petite portion de quelques-uns d'entre eux; mais alors les ramifications choriales atteintes sont comme perdues au milieu des ramifications restées saines, et à ce degré la lésion n'offre aucun intérêt pour le clinicien.

Sur certains placentas, au contraire, une ou plusieurs portions de cotylédons, ou bien un ou plusieurs cotylédons ont subi la dégénérescence fibro-graisseuse ; quelquefois même la plus grande partie du placenta est envahie.

Sur un placenta dont l'examen a été fait par Laboulbène et Hiffelsheim, six cotylédons étaient complètement oblitérés ; on remarquait, en outre, onze autres petites masses jaunâtres, offrant les caractères extérieurs et la structure des cotylédons altérés. Les cotylédons lésés sont quelquefois disséminés dans la masse placentaire ; d'autres fois ils se touchent par leurs bords, mais toujours ils sont nettement séparés les uns des autres par des sillons profonds.

Enfin, tout le placenta peut être transformé en un tissu morbide, imperméable au sang, ayant une consistance telle que cet organe ressemble à un gâteau fibreux.

Quel que soit la répartition des masses morbides, l'altération pathologique est en général mieux accusée sur la face utérine des cotylédons que du côté du chorion. Sur le placenta vide de sang, dit Robin, les cotylédons malades sont plus saillants que les cotylédons sains, tandis que sur les placentas injectés ils sont au contraire déprimés à côté des autres. Ce fait tient à ce que, sur le placenta vide, les villosités restées vasculaires sont affaissées par suite de la sortie du sang ; dès lors, les villosités malades et oblitérées ne s'affaissant pas, donnent aux cotylédons qu'elles forment un volume plus considérable qu'aux autres. Au contraire, lorsque les cotylédons sains et vasculaires sont distendus par du sang ou par une injection, ils sont volumineux et forment un relief à côté de ceux qui sont malades et imperméables (Robin).

Les altérations que nous venons de décrire sont distinctes de l'apoplexie placentaire avec laquelle elles ont été quelquefois confondues (voyez plus loin) ; mais il n'est pas rare de trouver des foyers apoplectiques au centre des cotylédons atteints de dégénérescence (voyez *Apoplexie placentaire*).

Si on fait une coupe à travers ces masses grisâtres, on sent qu'elles résistent au bistouri, et suivant les points où porte la coupe, les tissus rappellent par leur consistance et leur coloration l'encéphaloïde ou le squirrhe.

Pendant tout le XVIIIe siècle, les accoucheurs s'appuyant sur l'aspect macroscopique de cette lésion, la décrivirent sous le nom de dégénérescence tuberculeuse, squirrheuse, cartilagineuse du placenta. Brachet, le premier, puis Cruveilhier tentèrent d'en mieux élucider la genèse.

Pour Brachet, ces lésions étaient le produit d'une inflammation placentaire ; les masses blanchâtres étaient l'analogue de celles qui existent dans le poumon lorsqu'il y a pneumonie fibrineuse.

Pour Cruveilhier et P. Dubois, au contraire, ces altérations étaient consécutives à l'apoplexie placentaire et le résultat de la transformation lente du sang épanché.

De là deux théories entre lesquelles les auteurs devaient hésiter pendant longtemps.

En 1851, puis en 1853, R. Barnes émit l'opinion qu'il s'agissait d'une dégénérescence graisseuse. Presque simultanément, en 1854, Robin montra qu'aucune des théories invoquées par Brachet et Cruveilhier ne pouvait être acceptée ; en effet, ces masses compactes qui envahissent une partie ou la totalité du placenta ne sont nullement dues à des amas de fibrine et on peut, au microscope, reconnaître qu'elles sont formées par des villosités choriales atrophiées, ayant subi la dégénérescence fibreuse, et dans la substance desquelles on trouve, de place en place, des granulations graisseuses.

Ces recherches ont marqué une ère nouvelle dans l'étude des lésions du placenta. Tous les accoucheurs admettent, aujourd'hui, qu'il faut distinguer avec soin les amas fibrineux d'origine apoplectique qui peuvent être réellement rencontrés dans le placenta, et la dégénérescence fibreuse ou fibro-graisseuse des villosités qui seule nous occupe en ce moment. Nous avons déjà dit, du reste, qu'il n'est pas rare d'observer simultanément ces deux états sur un même placenta.

Robin, dans ses recherches sur la dégénérescence fibreuse du placenta, a étudié le processus qui aboutit à l'atrophie des villosités. Il serait analogue à celui qui se produit normalement, vers le troisième mois d'une grossesse régulière, dans les villosités choriales qui correspondent à la caduque ovulaire, alors que le placenta devient distinct. Peu à peu, il y aurait disparition des vaisseaux dans les villosités ; leur tissu muqueux se transformant en tissu fibreux, elles se ratatineraient, s'atrophieraient et s'infiltreraient plus ou moins de graisse. Souvent l'atrophie et la transformation des villosités choriales, au lieu de rester nettement limitées au chorion extra-placentaire, atteignent quelques-unes des villosités de la circonférence du placenta, sans qu'il en résulte un état morbide proprement dit ; c'est ce qu'on observe sur un très grand nombre d'œufs expulsés à terme. Mais si cette atrophie s'étend plus loin, il en résulte l'état pathologique que nous décrivons.

Ercolani a suivi de plus près le processus qui aboutit à la dégénérescence fibreuse des villosités. Tout d'abord elles semblent gonflées ; leur épithélium de revêtement paraît plus net, formé de cellules plus volumineuses et à contours plus accentués. Au centre de la villosité, on reconnaît le vaisseau qui est encore perméable ; tout autour de lui, s'accumulent des éléments jeunes, des noyaux qui lui forment une gaîne d'inégale épaisseur. On a ainsi de place en place de petites masses de tissu embryonnaire qui ressemblent à des grains de chapelet. Bientôt le tissu de néo-formation prend le caractère du tissu fibreux, le vaisseau est dès lors entouré d'une gaîne de même nature et lorsque la lésion est suffisamment avancée, la villosité est toute entière transformée en tissu fibreux. Ces modifications ne sont pas sans s'accompagner de changements importants du côté de l'épithélium dont les cellules se désagrègent en partie.

Il est rare qu'on observe cette dégénérescence dans toute sa pureté ; le plus souvent, en même temps que les villosités malades deviennent fibreuses, elles s'infiltrent de graisse, si bien que la dégénérescence fibreuse se complique de dégénérescence graisseuse. Cette infiltration graisseuse ne se fait pas d'une façon régulière ; c'est ainsi qu'à côté de villosités franchement fibreuses, on en voit d'autres où l'infiltration graisseuse prédomine. On peut observer des cotylédons ayant subi seulement cette dernière, au voisinage d'autres qui sont exclusivement affectés de la dégénérescence fibreuse.

Parfois, c'est la dégénérescence amyloïde qui existe : elle serait même assez fréquente d'après Green qui, sur dix placentas très altérés, l'aurait rencontrée trois fois.

Pour peu que la lésion soit un peu étendue et avancée, la caduque est toujours plus ou moins atteinte ; elle présente en divers endroits les lésions de l'endométrite hyperplasique.

La dégénérescence des villosités choriales s'accompagne souvent d'hémorrhagies circonscrites ; on trouve alors au milieu ou autour des cotylédons intéressés des amas de fibrine, vestiges d'hématomes placentaires (Laboulbène et Hiffelsheim).

Causes. — Barnes pensait que, pendant la grossesse, le sang maternel contenait une quantité de graisse plus grande qu'à l'état normal, que cet excédant, en se déposant dans le placenta, entraînait l'infiltration graisseuse de cet organe. C'est là une hypothèse difficile à admettre.

La syphilis a aussi été regardée comme l'une des causes de la dégénérescence fibro-graisseuse ; mais cette étiologie a presque toujours été invoquée sans preuves à l'appui (voyez Syphilis).

Nous avons dit que, dans la dégénérescence fibreuse, il n'était pas rare d'observer une endométrite concomitante. Or Lawson Tait pense que l'atrophie des villosités est consécutive aux lésions de la caduque. Le sang fœtal ne pouvant plus s'oxygéner dans les parties du placenta en rapport avec les régions malades, les artères des villosités diminueraient de calibre, quelques-unes mêmes s'oblitéreraient ; l'atrophie en serait la conséquence.

Le processus admis par Lawson Tait n'est pas conforme à celui que les examens histologiques démontrent ; cependant cette réserve faite, il n'est pas impossible que l'endométrite, qui accompagne l'atrophie, ait été parfois primitive. Cette interprétation paraît surtout plausible quand, au niveau des parties placentaires dégénérées, on observe sur la caduque des amas de fibrine, vestiges d'anciens foyers hémorrhagiques. On peut alors admettre qu'un décollement partiel du placenta s'est produit, et que les villosités choriales correspondantes, devenues malades, se sont atrophiées consécutivement. Du reste, si on doit aujourd'hui distinguer soigneusement ces deux ordres de lésions (dégénérescence fibro-graisseuse et hémorrhagie placentaire), il faut reconnaître qu'elles coïncident fréquemment. — Nous verrons aussi, en étudiant les hémorrhagies du placenta, que les épanchements sanguins sont parfois primitifs ; les villosités englobées dans le sang coagulé subissent la dégénérescence fibro-graisseuse, dégénérescence qui est alors secondaire.

Symptômes et diagnostic. — Nous n'avons aucun signe qui permette de diagnostiquer d'une façon certaine chez la femme enceinte cette dégénérescence du placenta. Quelquefois cependant, les signes d'une congestion utérine ont été constatés, et les femmes ont accusé de la pesanteur et de la douleur dans les reins ; ces symptômes sont tellement vagues que le diagnostic de l'altération fibro-graisseuse nous paraît presque impossible chez une primipare. Mais cette altération est sujette à récidive et se montre quelquefois avec une ténacité désespérante chez la même femme à toutes ses grossesses. Dans l'une de nos observations personnelles, cette récidive eut lieu 10 fois et fut suivie chaque fois d'avortement du 4me au 6me mois. — Quand l'accoucheur est prévenu par une ou plusieurs récidives, le moindre trouble survenu pendant la gestation, soit du côté de la mère, soit du côté du fœtus, peut avoir son importance. P. Dubois, à propos de ces faits, disait : Si, à un sentiment de douleur obtuse et de plénitude, se joint un peu de ralentissement des mouvements du fœtus, il y a lieu de craindre un gros danger pour l'enfant.

Pronostic. — La dégénérescence fibro-graisseuse des villosités choriales ne paraît pas impliquer par elle-même un pronostic sérieux pour la mère ; mais cette lésion est parfois acccompagnée d'une endométrite qui peut devenir une cause d'adhérences du placenta ; d'où des difficultés pour la délivrance, la rétention possible de lambeaux de caduque, etc., et tous les accidents qui en découlent.

Mais cette lésion du placenta peut avoir une influence fâcheuse sur le fœtus. Il est en effet démontré qu'il existe un rapport presque constant entre le poids du fœtus et celui du placenta. Or, dans le cas qui nous occupe, toute oblitération des villosités diminue d'autant la partie active du placenta ; si l'oblitération est bornée à quelques villosités, l'enfant n'en ressentira aucune mauvaise influence, mais si plusieurs cotylédons sont altérés, il se développe mal et naît chétif, sa vie est même très compromise quand la moitié de l'organe est envahie ; enfin, à un degré plus avancé, sa mort est certaine. Une fois la mort survenue, il est probable que la transformation fibro-graisseuse s'accentue. On ne peut expliquer autrement ces faits dans lesquels le placenta est tout entier dégénéré et où on ne trouve plus de vaisseaux en aucun point.

La mort du fœtus provoque généralement, dans un délai assez bref, des contractions utérines et, par suite, l'accouchement prématuré ou même l'avortement.

Traitement. — Il est bien difficile d'indiquer un traitement efficace ; nous croyons cependant avoir réussi avec l'emploi de l'iodure de potassium alors qu'il n'y avait pas d'antécédents syphilitiques. Simpson a conseillé le chlorate de potasse, il le donnait à la dose de cinquante centigrammes à un gramme, répétée trois fois par jour. Le traitement des complications et des accidents de la délivrance, de la rétention des membranes, etc., sera étudié ailleurs (voyez Délivrance.)

§ 3. — Hémorrhagies placentaires. — Apoplexie placentaire.

Bibliographie. — J. Cruveilhier. Dict. de méd. et de chir. prat., art. Apoplexie, t. III, p. 292, et Anat. path., t. IV, p. 229. — Jacquemier. Archives générales de médecine, 3e série, t. V, p. 5, 321, et de 397 à 426. 1839, et Manuel des accouchements, 1846. — P. Dubois et Desormeaux. Dictionnaire en 30 volumes. Maladies de l'œuf, 1840. — Robin. Société de Biologie, 1854. — Bustamante. Thèse de Paris, 1868. — Charpentier. Thèse d'agrégation. Paris, 1869. — Cauvenberghe. Sur l'anatomie et la physiologie du placenta. Gand, 1871.

JACQUET. Archives de physiologie, Juillet 1873. — O' FARRELL. Philadelp. med. Times, 1874, n° 109. — ERCOLANI. Archives de Tocologie, 1876, p. 193. — SLAVJANSKI. Arch. f. Gynækol., Bd. V, p. 360 à 366, 1873. — SPIEGELBERG. Lehrbuch der Geburtsh., p. 342 et 345, 1880.

En étudiant la pathogénie de l'avortement, nous indiquerons le rôle que jouent dans cet accident les hémorrhagies du placenta, nous décrirons les différentes variétés que présentent les épanchements sanguins ainsi que les symptômes et les complications auxquels ils peuvent donner lieu (voyez Avortement). — Les hémorrhagies dues au placenta prævia relèvent de la dystocie (voyez Section IX). Dans ce chapitre, nous parlerons seulement des hémorrhagies placentaires qui surviennent à une époque assez avancée de la gestation, des transformations subies par le sang épanché, transformations qui amènent des modifications très remarquables d'aspect, et que les anciens auteurs décrivaient sous le terme générique d'*apoplexie placentaire*.

Siège. — Anatomie pathologique. — D'après Jacquemier, les épanchements sanguins du placenta peuvent se présenter sous trois formes principales.

Dans la première variété, il n'y a pas, à proprement parler, de foyer, le sang est infiltré dans un ou plusieurs lobes du placenta, dont le tissu semble raréfié ; il est plus abondant sur quelques points où il forme de petits foyers remplis d'un fluide noirâtre qui prend dans quelques cas l'aspect d'une gelée peu consistante (Jacquemier).

Dans la seconde variété, le sang épanché se creuse une cavité fort irrégulière qui envoie des prolongements dans plusieurs directions ; les parties voisines sont infiltrées, teintes en rouge dans une étendue assez considérable. Les foyers sont habituellement assez grands et communiquent le plus souvent avec la surface externe du placenta, qui offre une déchirure plus ou moins large et un décollement dans la partie correspondante ; ils se produisent de préférence vers le bord de l'organe, dans le voisinage de la veine coronaire, qui offre quelquefois une rupture communiquant avec le foyer. Lorsqu'ils correspondent au centre du placenta, ils s'étendent facilement jusque sur sa face fœtale, et s'ils ont des rapports avec le point où aboutit la tige funiculaire, on voit quelquefois un peu de sang imbiber dans une étendue variable les tissus qui entourent la veine et les artères ombilicales près de l'insertion du cordon. Ces foyers irréguliers peuvent être simples ou multiples, du même âge ou produits à des époques différentes.

La troisième variété, décrite habituellement sous le nom d'*apoplexie placentaire*, est la plus remarquable : les foyers sont nettement circonscrits et réguliers, alors même que l'épanchement paraît très récent ; ils sont ordinairement multiples et l'aspect de leur contenu annonce des formations successives. On en compte assez souvent jusqu'à sept ou huit dans le même placenta et quelquefois une vingtaine ; leur nombre peut être plus considérable encore. Simpson a vu un placenta de quatre mois dans lequel ils étaient tellement multipliés qu'on n'apercevait, en le coupant, qu'une infinité de petits caillots arrondis, distincts, mais serrés les uns contre les autres. Les caillots les plus considérables ne dépassent guère le volume d'un œuf de pigeon; d'autres ne sont pas plus gros qu'un grain de millet ou de chènevis, ou présentent un volume intermédiaire. Ils sont à des profondeurs inégales ; les uns s'étendent jusqu'à la face fœtale du placenta, d'autres se rapprochent de la face utérine, avec laquelle quelques uns communiquent par une ouverture étroite et irrégulière. C'est par leur circonférence que ces caillots commencent à se décolorer, de manière qu'à une certaine époque, la cavité présente une pellicule blanche, mince, se séparant plus facilement du caillot que du tissu placentaire (Jacquemier).

Evolution des hématomes placentaires. — L'hémorrhagie placentaire peut être, à bref délai, suivie de l'avortement ou de l'accouchement prématuré. On trouve alors des caillots récents, de teinte franchement rougeâtre, ayant parfois subi un commencement de métamorphose régressive. Les noyaux épanchés ressemblent à des masses de bouillie de couleur noirâtre ou à du résiné. Autour des foyers sanguins, le placenta présente généralement une couleur foncée due à une congestion des tissus. Enfin, il peut y avoir des altérations de la caduque, de l'endométrite. Nous indiquerons plus loin les lésions que présentent les villosités.

Mais parfois l'hémorrhagie placentaire n'entraîne pas l'interruption de la grossesse, le sang épanché subit alors les modifications suivantes : il se coagule, le sérum est résorbé avec rapidité, si bien que l'hématome n'est plus formé que par un amas de globules rouges au milieu desquels on reconnaît un réseau à mailles plus ou moins serrées, formé par de la fibrine coagulée. Les globules blancs peuvent être disséminés au milieu des globules rouges, ou bien au contraire former de petits amas de place en place.

La proportion qui existe entre la quantité de fibrine et celle des globules n'est pas toujours la même. Lorsque l'épanchement sanguin s'est produit brusquement, à la suite de l'effraction des parois d'un sinus, la proportion des globules est considérable ; quand, au contraire, le coagulum s'est formé peu à peu, comme dans la thrombose, la fibrine est en plus grande quantité ; si la thrombose s'est produite très lentement, le caillot peut même dès le début être uniquement constitué par des couches stratifiées de fibrine (Bustamante).

On conçoit que cette différence dans la constitution primitive des coagula placentaires doit influer sur les transformations ultérieures que subit le sang épanché. Celles-ci sont, en effet, très variées.

Tout d'abord, les corpuscules rouges se ratatinent, se désagrègent; les globules blancs deviennent graisseux et disparaissent, si bien que l'hématome n'est représenté que par un amas de fibrine au milieu de laquelle on trouve souvent du pigment, dernier vestige des globules sanguins.

Dans d'autres cas, les transformations subies par le sang extravasé sont différentes : la fibrine se coagule à la périphérie de l'hématome, et si on fait une coupe en ce point, on arrive d'abord sur une coque de fibrine où entrent un grand nombre de villosités choriales dégénérées. Au centre se trouve un liquide coloré en rouge, assez fluide, ou une bouillie brunâtre.

Quand les altérations sont plus anciennes et par conséquent plus avancées, l'hématome se transforme. Le liquide renfermé dans la coque fibrineuse devient de plus en plus clair; bientôt ce n'est plus que du sérum presque pur contenant en dissolution un peu de matière colorante. Les globules rouges se sont désagrégés; l'hématoïdine s'est déposée dans la couche de fibrine qui, avec les villosités choriales dégénérées, forme les parois du kyste.

Une autre évolution peut se produire: le sang épanché se transforme en une bouillie jaunâtre, d'aspect purulent, chargée de globules blancs qui ont subi la dégénérescence graisseuse. On a alors ce que certains auteurs ont nommé abcès du placenta. Telle est, sans aucun doute, l'origine de ces abcès décrits par Brachet et Cruveilhier, et attribués par eux à une inflammation de cet organe; telle est encore l'explication probable de cet abcès placentaire consécutif à une chute sur le ventre dont parle O' Farrell, de cette gangrène du placenta que Simpson dit avoir observée. Mais, ainsi que l'ont noté Virchow, Robin, Jacquet, il n'existe pas là de pus véritable.

Ercolani a vu, sur un œuf fort jeune qui lui avait été donné par Belluzzi, le tissu des villosités choriales se trouver, pour ainsi dire, farci de granulations pigmentaires. Il n'y avait pas trace d'épanchement sanguin. Pour Ercolani, qui donne à cette altération le nom de mélanose du placenta, l'accumulation de pigment tiendrait aux échanges du sang maternel et du sang fœtal; il se pourrait que, pendant ces échanges osmotiques, des grains d'hématoïdine fussent retenus dans le tissu muqueux des villosités. Cette observation étant demeurée isolée, on peut admettre que, dans l'immense majorité des cas, sinon toujours, les amas pigmentaires du placenta sont, comme les amas fibrineux, des vestiges d'hématomes antérieurs.

Modifications subies par les tissus voisins de l'hématome. — Quand du sang s'est épanché dans le tissu placentaire, les villosités sont, sur une étendue plus ou moins grande, plongées au milieu du liquide coagulé et elles subissent, en même temps que le caillot, une série de modifications. Tout d'abord, elles paraissent se conserver intactes, mais peu à peu l'épithélium qui les recouvre s'altère, se désagrège. Le tissu muqueux qui forme leur charpente se charge de graisse et subit par places la dégénérescence fibreuse; les vaisseaux qui se trouvent dans leur centre s'oblitèrent, si bien qu'au niveau d'un hématome un peu ancien, on a une masse constituée par des villosités fibro-graisseuses (voy. p. 332) et agglutinées par de la fibrine.

C'est ainsi qu'il faut expliquer la genèse de ces plaques fibreuses observées si souvent aux points où se produisent des épanchements sanguins (Bustamante). On ne peut, en effet, admettre aujourd'hui que la fibrine coagulée s'organise et se transforme en tissu fibreux.

Ces lésions des villosités sont généralement secondaires (Cauvenberghe), il y a cependant des cas où elles préexistent certainement à l'hémorrhagie (voy. p. 332).

Causes. — Les caillots trouvés dans le placenta proviennent presque toujours de l'organisme maternel, mais leur mode de production n'est pas uniforme. Parfois les amas fibrineux ne sont pas dus à la coagulation du sang extravasé et à ses métamorphoses successives, mais sont des reliquats de thromboses produites graduellement dans des sinus qui, finalement, peuvent être obturés. Il est probable qu'il faut invoquer cette origine pour les amas fibrineux trouvés si fréquemment sur la face fœtale du placenta des œufs à terme.

Les thromboses limitées des sinus placentaires à la fin de la grossesse peuvent être considérées comme un phénomène normal (voyez Tome I, p. 387), mais la coagulation a lieu parfois sur une telle étendue qu'un ou plusieurs cotylédons sont pour ainsi dire transformés en un bloc fibrineux au milieu duquel sont emprisonnées les villosités choriales. Nous ajouterons à titre de fait rare que Slavjanski a observé, sur un œuf de trois mois, une thrombose des sinus assez considérable pour avoir entraîné la mort du fœtus.

Mais le plus souvent, le sang s'est épanché hors des vaisseaux et s'est infiltré dans le tissu placentaire; le liquide ainsi extravasé provient des sinus utérins. Les causes qui entraînent la rupture de ces sinus sont très variées ; il en faut accuser tantôt la tension extrême à laquelle le sang est soumis (congestion utérine, hémorrhagies chez les cardiaques, les albuminuriques), tantôt un décollement partiel du placenta (traumatisme, contractions utérines) amenant un épanchement dans la caduque inter-utéro-placentaire et des thromboses dans la partie correspondante du placenta. Le plus souvent il existe un état anormal du placenta, une maladie isolée de la caduque ou coexistant avec une lésion du chorion, une môle vésiculaire, une dégénérescence fibreuse (Ercolani).

Les hémorrhagies placentaires qu'on observe si fréquemment dans le cours des maladies infectieuses et fébriles sont probablement dues à des endométrites. Dans ces cas, le sang peut envahir toute la caduque, ce qui est relativement rare, ou seulement le placenta et s'épancher entre les villosités. De là, une classification des hématomes placentaires en sus-villeux ou limités à la caduque, et en péri-villeux ou entourant les villosités (Jacquet).

Le sang épanché peut aussi provenir des vaisseaux fœtaux, mais le fait est rare; on connaît d'ailleurs mal ces hémorrhagies fœtales qui donneraient lieu à des hématomes situés à la racine des villosités et que Jacquet appelle sous-villeux. .

Symptômes. — Il n'existe aucun signe qui permette de reconnaître avec certitude l'hémorrhagie placentaire. On devra cependant y songer à la suite de phénomènes congestifs de l'utérus, d'un traumatisme, dans le cours d'une maladie chronique ou aiguë, lorsqu'on constatera que le fœtus souffre ou qu'il a succombé. On peut aussi assister à son agonie, en ce cas les mouvements actifs s'affaiblissent, les battements du cœur deviennent de moins en moins nets et disparaissent.

Pronostic. — Les hémorrhagies placentaires sont graves pour le fœtus dont elles déterminent parfois l'expulsion prématurée. Si la grossesse continue son cours, l'influence de l'hémorrhagie varie suivant le nombre et l'étendue des épanchements, la répétition plus ou moins fréquente des accidents. Si les foyers sont petits et peu nombreux, une assez grande partie du placenta conserve sa structure normale et son aptitude à remplir ses fonctions. Non seulement le fœtus continuera de vivre, mais sa nutrition ne souffrira pas ou souffrira peu. Dans les cas contraires, s'il ne meurt pas, il naîtra faible, chétif, amaigri. Enfin, les apoplexies répétées à de courts intervalles peuvent amener sa mort.

Pour la mère, la présence de foyers hémorrhagiques n'aggrave pas le pronostic de l'accouchement; mais il ne faut pas oublier que les lésions de la caduque qui accompagnent souvent les hématomes sont une cause d'adhérences placentaires, d'où la rétention possible d'une partie des membranes et tous les accidents qui en sont la conséquence : infection puerpérale, hémorrhagies des suites de couches, polypes placentaires, subinvolution.

Traitement. — Il consistera à lutter contre la cause présumée des hémorrhagies : le repos, les lavements laudanisés seront notamment indiqués, quand on redoutera la congestion utérine et l'apparition prématurée des contractions. Une fois la délivrance terminée, s'il y avait rétention d'une partie des membranes, on aurait recours au traitement indiqué en pareil cas.

§ 4. — Placentite.

Le terme placentite a sans doute été employé la première fois par Brachet, sous l'influence des travaux de Broussais qui faisait jouer un si grand rôle à l'inflammation dans la genèse de toutes les maladies. Il n'est guère utile de discuter s'il convient de ranger dans la classe des dégénérescences ou dans celle des inflammations les diverses lésions que nous venons d'étudier. Qu'il nous suffise de dire qu'on pourrait aujourd'hui renoncer sans grands inconvénients au mot *placentite*. On a, en effet, confondu sous ce nom les lésions de la caduque, l'altération fibreuse et la dégénérescence fibro-graisseuse des villosités, etc. Enfin, sous le nom de placentite purulente, les auteurs ont décrit ces soi-disant abcès du placenta qui ne sont autre chose que des hématomes en voie de régression.

§ 5. — Dégénérescence calcaire.

Bibliographie. — Cruveilhier. Anatomie pathologique. Maladies du Placenta, 1er vol., fascic. III. — Fraenkel. Archiv. f. Gyn., Bd. II, p. 373, 1871. — Winkler. Arch. f. Gyn., Bd. IV, p. 260, 1872. — Chambord. Lyon médical, 1873, n° 25, p. 431. — Spiegelberg. Lehrbuch der Geburtsh., p. 345, 1878.

Il n'est pas très rare de trouver dans le placenta, une altération à laquelle on a donné le nom de calcification, de dégénérescence calcaire. Parfois, toute la surface utérine de cet organe est comme saupoudrée de grains de sable blanchâtres ou d'un blanc grisâtre, d'autres fois il existe de petites plaques ou des aiguilles en grande quantité. Chambord aurait trouvé jusqu'à 500 concrétions un peu plus volumineuses.

L'altération calcaire peut siéger dans la partie maternelle ou dans la partie fœtale du placenta. Dans le premier cas, on trouve les concrétions disséminées dans la caduque inter-utéro-placentaire, soit au niveau de la surface utérine du placenta, soit dans la portion de cette membrane qui pénètre entre les villosités. Dans le second, elles se trouvent dans l'épaisseur de l'organe et peuvent même arriver au niveau de la face fœtale : ce sont alors les villosités qui sont imprégnées de substance calcaire, la tunique adventice des vaisseaux est envahie, mais les vaisseaux eux-mêmes restent perméables.

Contrairement à ce qu'ont pensé certains auteurs, la calcification du placenta n'est pas la conséquence de la mort du fœtus et de sa rétention dans la cavité utérine, elle peut seulement coïncider avec cet état, de même qu'on la rencontre parfois en même temps que des lésions syphilitiques. Habituellement elle ne détermine aucun trouble dans la nutrition du produit de conception : parfois même ces concrétions placentaires sont extrêmement nombreuses alors que le fœtus est venu au monde vivant et admirablement développé. Les vaisseaux des villosités choriales restant perméables malgré le dépôt des sels calcaires, la nutrition n'est, en effet, troublée en rien. Cette altération ne serait pas non plus une cause d'adhérences du placenta.

<h3 style="text-align:center">§ 6. — Kystes du Placenta.</h3>

Bibliographie. — MILLET. Th. de Paris, 1861. — ROBIN. *In* Thèse de MILLET, p. 82. — BUSTAMANTE. Th. de Paris, p. 153-154, p. 1868. — JACQUET. Gazette méd. de Paris, 14 octob. 1871, p. 455. — AHLFELD. Archiv f. Gynæk., Bd. XI, p. 397, 1877. — FENOMENOW. Archiv f. Gynæk., Bd. XV, p. 343-360, 1880.

Les kystes du placenta occupent soit la caduque, soit l'amnios, soit le chorion. Nous avons déjà décrit les altérations kystiques de la caduque (p. 315) et les kystes de l'amnios (p. 274); il ne nous reste donc qu'à étudier les kystes du chorion placentaire qui sont absolument distincts de la môle hydatiforme (Voyez p. 298) sur laquelle nous n'avons pas à revenir.

Quand on veut rechercher si un kyste du placenta s'est développé dans le chorion ou dans l'amnios, il suffit de décoller celui-ci, avec beaucoup de précaution, jusqu'à l'insertion placentaire du cordon ombilical, et suivant que le kyste restera attaché à l'amnios ou au chorion, on saura s'il appartient originellement à l'une ou à l'autre de ces deux membranes.

Kystes placentaires ayant leur siège dans le chorion. — Ces kystes sont loin d'être rares. Très intéressants à étudier au point de vue de l'anatomie pathologique, ils n'ont guère d'importance clinique. Occupant presque toujours la face fœtale du placenta où ils soulèvent le chorion et l'amnios, ils sont de deux espèces différentes : hématiques ou séreux.

Kystes hématiques. — Beaucoup plus fréquents que les kystes séreux, les kystes hématiques sont consécutifs à un épanchement sanguin; aussi leur nombre est-il variable. Ils font à la surface du placenta une saillie hémisphérique; parfois cependant ils ont une forme ovoïde. Leur diamètre varie de 5 millimètres à 1, 2 et même 5 ou 6 centimètres. Habituellement situés dans l'intervalle de deux branches des vaisseaux ombilicaux ramifiés à la surface du placenta, ils passent quelquefois au-dessous de l'une d'elles et la soulèvent de telle sorte que cette branche vasculaire se trouve placée à cheval sur le kyste (Fig. 13).— Le liquide qu'ils contiennent est tantôt incolore, tantôt jaunâtre

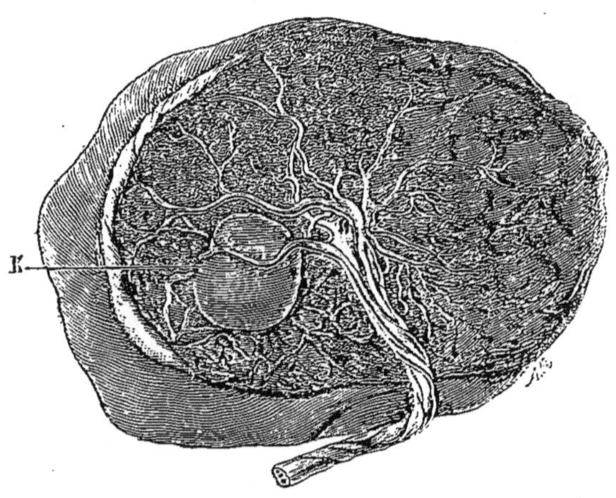

Fig. 13. — Placenta présentant un kyste (K) à la surface duquel passe un vaisseau (Ribemont).

ou rosé. Ils sont ordinairement translucides, cependant leur paroi présente quelquefois une certaine opacité, ce qui donne à leur contenu, vu par transparence, un aspect un peu laiteux.

Quand on examine ces kystes après les avoir ouverts, on trouve successivement en allant de la face fœtale du placenta vers la face utérine : la paroi superficielle formée par l'amnios et le chorion, le liquide et tout à fait au fond de la cavité kystique une couche de substance solide, jaunâtre, lamelleuse qui offre une épaisseur de quelques millimètres à un centimètre; au-dessous, on arrive dans la masse spongieuse et rouge du placenta constituée par les villosités normales et les lacs sanguins.

Le liquide de ces kystes, traité par le nitrate d'argent, précipite une substance caillebotée; la chaleur et l'acide nitrique y déterminent la formation de flocons d'albumine (Bustamante). Quant à la substance solide sous-jacente, l'examen microscopique montre qu'elle est formée de couches de fibrine au milieu desquelles quelques villosités placentaires sont emprisonnées. La constitution de ces kystes démontre donc qu'ils sont le résultat d'un épanchement sanguin : avec le temps les éléments du sang se sont séparés.

Kystes séreux. — Robin a décrit en 1861, des kystes du placenta dans les termes suivants : « A la face fœtale du placenta, il n'est pas rare de rencontrer des kystes du volume de la moitié d'un œuf de pigeon dont le contenu est une substance analogue à celle du cordon, substance qui existe entre le chorion et l'amnios. La paroi de ces kystes est formée de tissu lamineux ou fibreux à faisceaux plus ou moins serrés. La paroi est souvent tapissée de mamelons blanchâtres, pédiculés, parfois composés de trame fibreuse accompagnée de matière amorphe. Le contenu est transparent, gélatiniforme, opalin, de consistance muqueuse, fréquemment filant : il est homogène et sans trace d'éléments anatomiques ». Millet s'était fondé sur cette description pour nier indûment l'existence des kystes sanguins du placenta.

Ce sont probablement des faits du même genre que Fenomenow a observés : les kystes qu'il a vus n'auraient pas, selon lui, une origine hématique, mais seraient dus à une ectasie des lymphatiques. Sur la face fœtale d'un placenta normal, l'auteur trouva vingt vésicules environ, transparentes, irrégulières, de la grosseur d'un haricot à celle d'une noix. Quand on les perça, elles laissèrent échapper un liquide clair; à leur surface rampaient quelques petits vaisseaux. [L'amnios n'entrait pas dans la composition de ces kystes. Le liquide était un peu alcalin, contenait de l'albumine, de la mucine, et tenait en suspension de fines cellules provenant sans aucun doute du revêtement épithélial qui tapissait la face interne de la tumeur.

§ 7. — Tumeurs solides du placenta.

Bibliographie. — CLARKE. Philosop. Transact., t. II, p. 361. London, 1798. — DANYAU. Journal de chirurgie, janvier 1844. — LOEBL. Zeitsch. der Gesellschaft der Wiener Ærzte, 1844, p. 175, 331. — HECKER. Klinik der Geburtsk., 1864. — HYRTL, cité par SCHRŒDER, *in* Lehrbuch der Geburtsh., 8ᵉ édition, p. 448. — HUETER. *In* Traité d'accouchements de Nægele et Grenser. — MARDUEL. Lyon médical, 1882.

On a désigné sous le nom commun de tumeurs solides du placenta des lésions qui paraissent de nature diverse. Beaucoup de ces tumeurs, soit qu'elles aient été observées à une époque où on n'avait aucune connaissance histologique du placenta, soit que leur structure ait été décrite avec trop peu de détails, sont très difficiles à classer.

Cependant, il est très probable que la plupart d'entre elles n'étaient que des myxomes fibreux; tels sont les cas rapportés par Clarke, par Loebl, par Marduel. Mais, à côté de ces faits, il en est d'autres qu'il est bien difficile d'interpréter ainsi et qui paraissent devoir être rangés parmi les fibromes et les sarcomes. Danyau, par exemple, a observé une tumeur formée de lobes agglomérés et intimement unis; les tissus avaient par places une teinte blanchâtre, dans d'autres une teinte rosée; ils étaient durs, comme squirrheux, et criaient sous le couteau. La tumeur était traversée par de gros vaisseaux. Il semble bien qu'il s'agissait ici d'un véritable fibrome, mais on peut penser qu'il s'était détaché de l'utérus et adhérait au placenta.

Hyrtl a décrit sous le nom de sarcome du placenta une tumeur développée dans cet organe et formée de tissu conjonctif jeune (Schrœder).

Nous ne savons rien sur l'origine de ces tumeurs, ni sur l'influence qu'elles peuvent exercer sur la marche de la grossesse ou de la délivrance; cependant, d'après Hecker, la tumeur placentaire pourrait n'être expulsée que quelques jours après le placenta. En effet, dans un cas observé par cet auteur, l'accouchement eut lieu à terme, la délivrance fut naturelle, le placenta et les membranes parurent complets. Six jours plus tard, la femme rendit par les voies génitales une masse charnue. Il est bien difficile d'affirmer qu'il s'agissait ici d'une tumeur du placenta et non pas d'un fibrome utérin, car plusieurs fois nous avons vu des tumeurs fibreuses de l'utérus (fibro-myomes) pédiculées ou sessiles expulsées quelques jours après l'accouchement. Hüter a observé des faits analogues.

ARTICLE VI

DISPOSITIONS PATHOLOGIQUES DU CORDON OMBILICAL

Bibliographie. — HILLAIRET. Moniteur des hôpitaux, 1858, n° 22. — CREDÉ. Monatssch. f. Geb., Bd. I, p. 33.— TARNIER. Article Cordon *in* Dictionn. de Jaccoud, 1868, et Bullet. de l'Acad. de médecine, 28 déc. 1880 et 4 janv. 1881. — OEDMANNSON. Résumé in Arch. f. Gynæk., Bd. I, p. 513, 1870. — WINCKEL. Berichte u. Studien, p. 289 à 307, 1874. — BIRCH-HIRSCHFELD. Arch. f. Heilk., Bd. XVI, p. 166, 1875. — LÉOPOLD. Arch. f. Gynæk., Bd. VIII, p. 221 à 279, 1875. — CHANTREUIL. Des dispositions du cordon qui peuvent troubler la marche de la grossesse et de l'accouchement. Th. de concours. Paris, 1875. — C. RUGE. Zeitsch. f. Geb. u. Gyn., Bd. I, p. 62, 1875.— MARTIN. Zeitsch. f. Geb. u. Gyn., Bd. II, p. 346.— PINARD. Dict. encyclopéd. des Sc. médic., Art. Fœtus.— SCHAUTA. Arch. f. Gyn., Bd. XVII, p. 19 à 23, 1881. — SPIEGELBERG. Lehrb. der Geburtsh., p. 347 à 353, 1878. — GUÉNIOT. Bullet. de l'Acad. de méd., 4 janv. 1881. — SCHRŒDER. Lehrb. der Geburtsh., 8° édition, p. 455 à 459, 1884.

A côté des maladies de l'anmios, du chorion et de la caduque, il faut placer certaines lésions ou certaines dispositions du cordon ombilical qui peuvent gêner considérablement le développement du fœtus ou amener sa mort, tels sont l'obstruction des vaisseaux ombilicaux, les nœuds, les circulaires et la torsion du cordon. On en trouvera un très bon exposé dans la thèse de concours de Chantreuil.

Obstruction des vaisseaux ombilicaux. — On a rapporté des faits où il existait dans la veine ombilicale des thromboses plus ou moins étendues. Il paraissait dès lors rationnel d'attribuer la mort du fœtus à la coagulation du sang dans la veine (Guéniot). Il semble cependant que le plus souvent ces thromboses se soient produites après la mort de l'enfant.

A côté de ces cas, il en existe d'autres dans lesquels il y a une sténose de la veine ou des artères ombilicales assez marquée pour interrompre la circulation et amener ainsi la mort du fœtus. Tels sont les faits d'Œdmannson, Winckel, Birch-Hirschfeld, Léopold, Pinard, etc.

Dans les observations de Winckel, le rétrécissement brusque et considérable de la veine ombilicale siégeait presque constamment (5 fois sur 6) tout près du placenta. Pour Œdmannson, la sténose des vaisseaux du cordon, s'accompagnant de dégénérescence athéromateuse de la paroi vasculaire, reconnaîtrait pour cause la syphilis, mais cette affection ne pouvait être invoquée qu'une seule fois dans les six faits de Winckel. Pinard a également constaté la sténose des vaisseaux du cordon ; dans un certain nombre de cas, il a vu que les valvules et les diaphragmes, qui existent dans les vaisseaux du cordon et qui ont été décrits par Hyrtl et Berger (voy. T. I, p. 393), étaient si développés qu'ils ne laissaient qu'une ouverture à peine perméable : la mort du fœtus aurait été la conséquence de cette disposition.

Oblitération des vaisseaux ombilicaux par des nœuds du cordon. — Il semble que, dans certains cas, la mort du fœtus ait dû être attribuée à la présence de nœuds du cordon assez serrés pour oblitérer la lumière des vaisseaux ombilicaux, mais ces faits sont rares (voyez Tome I, p. 392), et pour qu'un semblable résultat soit obtenu, il faut qu'il y ait sur le cordon plusieurs nœuds fortement serrés et se suivant de près (Tarnier).

Circulaires trop serrés. — Lorsque le cordon fait autour d'une partie fœtale un ou plusieurs circulaires, cette disposition ne compromet pas, en général, la vie du fœtus pendant la grossesse. Dans quelques observations cependant, les circulaires étaient tellement serrés que le cordon se trouvait transformé en une bride dans laquelle les vaisseaux ombilicaux aplatis ne permettaient plus le passage du courant sanguin ; la constriction exercée sur le fœtus était si grande qu'il en résultait une diminution considérable de la partie du corps sur laquelle le cordon était enroulé, du cou par exemple (Hillairet), ou une section partielle des membres. La mort du fœtus arrivée dans ces circonstances paraît avoir été la conséquence de l'imperméabilité des vaisseaux ombilicaux.

Torsion exagérée. — La torsion du cordon n'a généralement aucun effet fâcheux (voyez Tome I, p. 391) ; on a cependant rapporté quelques cas où elle était telle que les vaisseaux se trouvaient complètement oblitérés (Winckel, Schauta 380 tours). C'est à l'extrémité ombilicale du cordon que la torsion exagérée siège le plus fréquemment, elle est beaucoup plus rare au niveau de l'insertion placentaire ; quelquefois elle siège sur le milieu de la tige funiculaire. Au point où elle existe, la gélatine de Wharton est comme exprimée et refoulée vers les régions voisines. On a remarqué qu'elle était plus fréquente chez les garçons que chez les filles ; pour Winckel la proportion serait même de 160 à 100. En constatant simultanément la torsion exagérée du cordon et la présence du fœtus mort dans la cavité utérine, on a d'abord pensé qu'il fallait rattacher ces faits l'un à l'autre et qu'il y avait entre eux une relation de cause à effet; mais depuis les travaux de Martin, de Ruge, de Schauta, on tend à admettre que, dans la très grande majorité des cas, ce n'est pas la torsion exagérée du cordon qui a amené la mort du produit de conception.

Quelques autres anomalies du cordon existent parfois, mais comme elles peuvent être la cause d'accidents pendant l'accouchement, nous renvoyons leur étude à la Dystocie.

CHAPITRE XVIII

TRAUMATISME ET MALADIES DU FŒTUS

Dans ce chapitre, nous étudierons d'abord le traumatisme, puis un certain nombre des maladies dont le fœtus peut être atteint alors qu'il est contenu dans la cavité utérine.

ARTICLE PREMIER

TRAUMATISME FŒTAL

Bibliographie. — SIMON. Mémoires de l'Académie de chirurgie, t. I, p. 473, 1819. — H. BAYARD. Cité par TARDIEU *in* Étude médico-légale sur l'avortement, p. 155, 1868. — ANT. PLANCHON. Traité complet de l'opération césarienne, p. 77. Paris, 1801, in-8°, cité par GUÉNIOT *in* Bull. Soc. chir. 24 mai 1876. — SPIEGELBERG. Lehrb. der Geburtsh., p. 353, 1878. — GEORGES HAYS. Ann. de gyn., t. XIII., p. 153 et 154, 1880. — P. LE B. STICKNEY. Bost. med. and. surg. J., p. 114, 1876, cité par CH. CARROLL LEE *in* Trans. Amer. Gynec. Soc., p. 167, 1884. — T. C. FINNELL. Trans. of the New-York pathol. Soc., vol. III, p. 249, cité par CH. CARROLL LEE *in* Trans. Amer. Gyn. Soc., p. 166, 1884. — D. CHIARA. Un errore diagnostico e sue conseguenze, Ann. di Ostetricia, vol. VII, p. 453 à 457, 1885.

Bien que contenu dans la cavité de l'œuf, protégé par la paroi abdominale et la paroi utérine, bien que mobile dans une quantité plus ou moins grande de liquide amniotique, le fœtus présente parfois des lésions dues à divers traumatismes : fractures, contusions, plaies, etc.

Les fractures les moins rares sont celles du fémur; elles se trouvent le plus souvent isolées. Elles se produiraient quand, à la suite d'un violent traumatisme portant sur le ventre de la mère (coup, chute), un fémur du fœtus se trouverait comprimé contre la colonne vertébrale et se briserait. On aurait observé de pareilles fractures alors même que le traumatisme n'avait laissé aucune trace sur la paroi abdominale. Il y a lieu, avec Spiegelberg, de ne pas admettre sans quelque réserve ces fractures traumatiques, car, pour qu'un os puisse se rompre ainsi, il faut, au moins dans l'immense majorité des cas, qu'il offre une fragilité anormale.

Les autres lésions, bien que relativement rares, ne sauraient être mises en doute, des faits absolument authentiques en ont été rapportés. Parmi ces lésions, les unes ont été observées après des traumatismes graves subis par la mère, d'autres après des tentatives criminelles d'avortement, d'autres enfin ont été la conséquence d'erreurs médicales.

Planchon rapporte le fait suivant : « Le 6 janvier 1780, Catherine Roux, enceinte de 7 mois révolus, se trouva au milieu d'un embarras de voitures, rue Saint-Médéric ; elle s'était rangée contre le mur, lorsqu'un cabriolet recula brusquement sur elle et l'atteignit. Un clou long, gros et carré, attaché à la planche de derrière, la piqua à un demi-pouce du muscle droit abdominal du côté gauche, à trois grands pouces de l'ombilic. Le fer pénétra jusque dans la matrice et blessa l'enfant. La femme, saisie de frayeur, n'éprouva dans le moment qu'une douleur médiocre. Les eaux s'échappèrent sur le champ par la plaie, mêlées de sang et formant un jet, comme elle s'en aperçut en portant le main sur la blessure. Elle eut pourtant le courage de retourner seule et à pied jusqu'à sa demeure..... » La femme mourut au bout de soixante heures; à l'autopsie on constata que « l'enfant avait été atteint par le clou, au milieu de la fosse sous-épineuse droite ; la piqûre, quoique très petite, avait occasionné une ecchymose qui, de l'omoplate, s'étendait jusqu'aux fesses. »

Le Dr T. C. Finnell a montré à la Société de New-York un fœtus qui présentait une plaie de la jambe. La mère avait reçu dans l'abdomen un coup porté avec un instrument pointu et tranchant; elle accoucha une semaine plus tard. Au moment du traumatisme, il ne s'écoula qu'un peu d'eau par la plaie, et pendant l'accouchement le liquide amniotique ne contenait pas de sang. La plaie, longue de 12 millim., se trouvait au voisinage de l'ombilic; il n'y eut pas d'hémorrhagie. Le fœtus, né mort, présentait à la jambe une plaie intéressant la tête du péroné, ce qui fit penser que le membre blessé devait être appliqué contre la paroi antérieure de l'utérus quand le traumatisme avait eu lieu.

Le Dr G. Hays a publié un fait plus singulier encore : « Une femme de couleur, âgée de 18 ans, enceinte de six mois, fut frappée, le 20 juin 1879, par une balle de pistolet qui avait ricoché à environ cinquante mètres de l'endroit où avait été tiré le coup. La balle, qui pesait huit grammes et demi, pénétra dans la cavité abdominale sur le côté gauche, en entrant obliquement à cinq centimètres de distance de l'épine iliaque. Il y eut peu d'hémorrhagie. Lorsque M. Hays vit la femme, quelques heures après, il trouva une plaie étroite complètement bouchée par l'épiploon. Il était probable, d'après la direction du trajet de la balle, que l'utérus avait été blessé. Les douleurs étaient très vives. L'épiploon fut réduit. Morphine à l'intérieur, cataplasmes laudanisés à l'extérieur. Le 21 juin, de l'ergotine ayant été donnée pour exciter les contractions utérines, l'enfant fut expulsé avec ses membranes. Celles-ci contenaient peu d'eau, des caillots accompagnèrent le fœtus. Il avait été traversé de part en part par la balle, mais celle-ci ne put être retrouvée ni dans les membranes, ni dans le placenta. La femme d'abord très épuisée eut une péritonite violente. A partir du 27 juin, son état s'améliora. Le 17 juillet, la menstruation survint. Le 20 juillet, elle était bien guérie et reprenait ses occupations. »

Dans les tentatives criminelles d'avortement, l'instrument dont on a fait usage a causé parfois des lésions diverses. Tardieu en a rassemblé plusieurs exemples, nous nous bornerons à rapporter le fait suivant dû à Bayard : « Un fœtus, trouvé à Paris dans un égout, et parvenu à quatre mois environ de la vie intra-utérine, présentait, d'une part, sur la peau du crâne, depuis le sommet jusqu'au niveau des vertèbres cervicales, une incision très nette, avec épanchement de sang sous les bords de la plaie, et, d'une autre part, sur la poitrine quatre incisions linéaires de 3 à 5 centimètres, très nettes, dirigées obliquement de gauche à droite et ayant les bords infiltrés de sang.» — Bayard, chargé de l'autopsie, conclut que la forme particulière des incisions indiquait qu'elles avaient été produites par un instrument qui, après avoir perforé les membranes amniotiques, avait glissé à plusieurs reprises sur la poitrine et sur la tête, en n'intéressant que la peau, sans doute à cause de la mobilité du fœtus.

Parfois l'enfant a été blessé pendant l'opération césarienne ; en voici un exemple cité par Simon : « On trouve dans le Journal des Savants deux observations communiquées par M. Jobert, médecin de la ville de Château-Thierry, au sujet de deux opérations césariennes faites dans la même ville et sur la même femme à vingt mois l'une de l'autre ; cette femme guérit fort heureusement. M. Jobert ajoute que l'enfant qui avait été tiré par la première incision vivait encore, et qu'il avait au menton la cicatrice d'une petite plaie faite à la mâchoire inférieure par l'instrument dont le chirurgien s'était servi pour opérer ».

Des lésions du fœtus ont aussi été la conséquence d'erreurs commises par le médecin. Tarnier, étant interne à la Pitié, a recueilli l'observation suivante : Une femme, enceinte de quatre mois, est examinée avec la sonde utérine par un médecin qui ignorait son état de grossesse ; il y eut avortement et le fœtus vint au monde portant sur la tête une plaie contuse produite par l'hystéromètre.

Dans un certain nombre de cas, l'utérus gravide pris pour une ascite ou pour un kyste de l'ovaire a été ponctionné ; en général l'avortement en est résulté, exceptionnellement on a vu la grossesse continuer son cours après une ou même deux ponctions (Stickney) et après l'évacuation du liquide amniotique.

Nous connaissons un fait dans lequel la ponction a été suivie d'une injection de teinture d'iode, le fœtus coloré en rouge brun a été rapidement expulsé. Chiara a senti dans un cas l'extrémité de la canule frotter contre le fœtus, ce qui a éclairé le diagnostic. Dans ces faits il n'y a pas eu, à proprement parler, de lésions traumatiques du fœtus, mais on comprend aisément que, dans des circonstances analogues, le produit de conception puisse être blessé par le trocart pendant une ponction.

ARTICLE II

MALADIES DU FŒTUS

Les maladies que peut présenter le fœtus dans la cavité utérine sont très nombreuses, bien qu'elles ne soient pas encore complètement connues. Nous avons déjà signalé ou discuté celles qui sont transmises de la mère au fœtus : variole, syphilis, fièvre intermittente, etc. (Voyez la description de ces maladies, au commencement de la section VIII).

On peut encore rencontrer beaucoup de vices de conformation et de monstruosités que nous décrirons dans un chapitre spécial (voyez Tératologie). Un certain nombre d'affections paraissent exister du côté de l'appareil circulatoire, de l'appareil pulmonaire et du système cutané, mais comme elles sont encore mal connues, nous nous bornerons à les signaler, sans nous y arrêter. D'autres, telles que l'hydrocéphalie, l'hydrothorax, l'ascite, la rétention d'urine, etc., peuvent donner lieu à des difficultés pendant l'accouchement; pour ne pas en scinder l'étude, nous renvoyons le lecteur à la Dystocie. Restent enfin quelques affections qui intéressent l'accoucheur à divers titres et qui ne rentrent dans aucune des catégories précédentes : ce sont les amputations congénitales, l'œdème généralisé, quelques lésions des os (fractures, rachitisme), certaines maladies des articulations (ankyloses, luxations), les tumeurs congénitales. Nous allons les étudier successivement.

§ 1. — Amputations congénitales.

Bibliographie. — SCHÆFFER. Fœtus cum matre per nervos commercium. Th. Erlangen, 1775. — CHAUSSIER. Procès-verbal de la distribution des prix à la Maternité, 18 juin 1812, p. 63 et 103. — BÉCLARD. Bullet. de la Faculté de médecine, 1817. — MONTGOMERY. Journal of med. Sc., 1832, t. I, p. 140 et 1833, t. II, p. 49. — WATKINSON. London med. and physic. Journal, vol. LIV, p. 38, 1825. — ZAGORSKI. Mém. de l'Académ. impér. de St-Pétersbourg, 1834. — SIMPSON. Dublin Journ. of med. Sciences, t. X, p. 220, 1836. — SIMONART. Arch. de méd. belge, 1846, p. 119. — ROGER. Société médicale des hôpitaux, 14 avril 1852, p. 306 à 310. — KRISTELLER. Monatssch. f. Geb., Bd. XIV, p. 87 à 93, 1857. — MARTIN. Gazette hebdom., 1858, p. 384. — CREDÉ. Monatssch. f. Geburtsk., Bd. XXXIII, p. 441 à 457, 1869. — S. DUPLAY. Dictionn. encyclopédiq. des Sc. médic., 1re série, T. IV, p. 1, 1870. — L. FUERST. Arch. f. Gynæk., Bd. II, p. 315, 1871. — MACAN. Obstet. Society of Dublin, 12 décemb. 1874, in Obst. Journ. of Great Brit. a. Ireland, vol. II, p. 732, 1874-75. — P. MUNDÉ. Americ. Journ. of Obstetrics., vol. VIII, p. 544, 1875-76. — LONGUET. Soc. de Biologie, 1er avril 1876, p. 110 à 116. — LANNE-LONGUE. Bulletin de l'Académ. de médec., 22 nov. 1881, p. 1447 à 1449. — SUCHARD. Bullet. de la Soc. Anatom., 2 déc. 1881, p. 691. — FONTAN. Archiv. de méd. navale, Mars 1882. — P. BAR. Annales de Gynécologie, t. XVII, p. 13 à 35, 1882. — P. RECLUS. Bullet. de la Soc. de chirurg., 17 oct. 1883, p. 758 à 763. — TRÉLAT, GUÉNIOT. Ibid. Discussion. — P. RECLUS. Bull. de la Soc. de chirurg., 20 janv. 1886, p. 46. — JEANNEL. Gazette hebdom. de méd. et de chirurg., p. 569 et 587, 1886.

Les amputations congénitales sont assez rares ; cependant on possède aujourd'hui un nombre de faits assez considérable pour qu'il soit possible de les étudier avec quelques détails.

On trouve dans les anciens traités de tératologie et dans les Ephémérides des Curieux de la nature, un certain nombre d'observations d'amputation spontanée survenue pendant la vie intra-utérine ; malheureusement il n'est guère possible d'utiliser ces relations, car les auteurs paraissent avoir confondu la mutilation dont nous occupons avec l'ectromélie. Aujourd'hui encore, bien qu'en théorie une distinction absolue soit établie entre les deux ordres de faits, nous devons reconnaître qu'il est dans la pratique des cas où l'on est obligé de garder une grande réserve.

Pathogénie. — Schaeffer a rapporté une des plus anciennes observations d'amputation congénitale qui aient été publiées ; parmi les malformations que présentaient les membres, on distinguait surtout la disposition particulière du membre inférieur gauche. La jambe était coupée au-dessous du genou ; à l'extrémité du moignon était une plaie d'où partait un filament au bout duquel on voyait une petite masse que l'auteur reconnut être le pied. Schæffer ne se prononce pas sur la nature de cette malformation et il faut arriver à Chaussier pour que l'amputation congénitale soit distinguée des malforma-tions des membres. Cet auteur s'appuyant sur deux faits qu'il avait observés pensa que l'amputation était due à un processus gangréneux survenant sur un point d'un membre. Les faits de Chaussier passèrent inaperçus, ainsi qu'un cas intéressant rapporté par Béclard ; mais avec Watkinson, Montgo-mery, Zagorski, Simpson, les amputations congénitales vont être soigneuse-ment étudiées au point de vue pathogénique.

Les théories qui ont été proposées pour expliquer la genèse des amputa-tions congénitales peuvent être rangées sous deux chefs.

A. — *Amputation produite par une bride amniotique.* — Les brides amniotiques en venant s'enrouler autour d'un membre, d'un doigt, de plu-sieurs doigts, d'un orteil ou de plusieurs orteils, compriment une de ces parties fœtales et peuvent finir par la sectionner (Voy. Brides amniotiques, p. 273). Peu à peu, soit que l'anse se resserre, soit que le membre en se développant augmente de diamètre, la bride déprime la peau, forme un sillon de plus en plus profond, sectionne graduellement les parties molles, puis l'os lui-même, si bien que finalement le membre mutilé n'est plus représenté que par un moignon à l'extrémité duquel on trouve une plaie ou une cicatrice. Quelquefois ce moignon reste relié par un filament plus ou moins long à la partie amputée. Telle fut l'interprétation que Montgomery crut devoir donner du fait qu'il avait observé. Sa théorie fut acceptée par Zagorski, Simpson, Roger, Simonart, Fürst, Macan, P. Mundé et par la plupart des auteurs qui, la généralisant, crurent pouvoir expliquer ainsi tous les cas d'amputation congénitale.

La théorie de Montgomery est exacte sans aucun doute, elle est prouvée par ces faits dans lesquels, sur une main d'enfant nouveau-né, on observe, au niveau des différents doigts autour desquels s'enroule une bride, tous les degrés de la mutilation depuis la simple dépression de la peau jusqu'à l'amputation complète. Les auteurs que nous venons de citer, et qui ont adopté l'interprétation de Montgomery, ont rapporté des observations où le rôle des brides amniotiques paraît indéniable.

B. — *Amputation par processus morbide siégeant dans les membres du fœtus.* — Si la théorie de Montgomery satisfait l'esprit dans la plupart des cas, il est un certain nombre de faits où l'on ne trouve aucune bride. Mais sur les doigts ou sur le trajet d'un membre qui va être amputé, existe un sillon plus ou moins profond qui permet de supposer que dans ces cas l'amputation se fait par un autre mécanisme.

Nous avons déjà cité l'opinion de Chaussier qui attribuait l'amputation à un processus gangréneux. Martin, d'autre part, vit un cas où l'amputation parut consécutive à une fracture. Kristeller reprit en la modifiant la théorie de Chaussier et, rejetant comme fausse l'opinion de Montgomery, il crut devoir attribuer l'amputation à une lésion de la peau, à une sorte de panaris laissant après lui une cicatrice qui, en se rétractant, sectionnerait les tissus. Longuet devait plus tard expliquer ainsi un fait d'amputation spontanée qu'il eut l'occasion d'observer et qui serait assez commun chez quelques peuplades pour en avoir reçu un nom particulier : *aïnhum.*

Il est bien difficile de porter un jugement sur ces diverses interprétations, mais sans rejeter, comme l'a fait Kristeller la théorie de l'amputation par brides amniotiques et en reconnaissant qu'elle explique fort bien la majorité des cas, ne peut-on, quand on lit par exemple l'observation de Simpson, se demander si l'amputation n'est pas due parfois à une autre cause? Un enfant de 7 ans était atteint d'une amputation congénitale des deux bras, mais le moignon droit portait un doigt qui avait ses phalanges ; l'enfant tombe, se brise ce doigt, et on voit sur la peau se former un sillon qui devenant de plus en plus profond aboutit à l'amputation du doigt. Incidemment, nous ferons à propos de ce cas, la remarque suivante : peut-être s'agissait-il, non pas d'une amputation spontanée, mais d'une ectromélie.

Lannelongue vit un enfant atteint d'amputation congénitale de plusieurs orteils, il y avait, en outre, des sillons qui s'accentuèrent de plus en plus et qui eussent abouti à l'amputation si ce professeur ne fut pas intervenu. P. Bar a publié un fait analogue.

Suchard dans deux cas a fait l'examen histologique, P. Bar et Jeannel dans leurs observations l'ont également pratiqué. Au-dessus et au-dessous du sillon constricteur, il n'existe aucune altération de la peau, elle est souple, bien nourrie, ses glandes sont intactes, ses papilles sont normales. Au niveau du sillon, au contraire, le tissu adipeux sous-cutané manque et est remplacé par une trame de tissu fibreux épais. Le processus aurait donc quelque analogie avec celui qui amène l'amputation spontanée (aïnhum) chez certaines races. Non seulement l'épiderme était absolument sain au fond du sillon dans le cas de Jeannel, mais encore il était traversé par le goulot de glandes sudoripares qui se perdaient dans l'épaisseur de la bride intra-dermique. L'épiderme ne pouvant se reproduire avec ces caractères à la surface des cicatrices, Jeannel en conclut que la lésion primitive est évidemment sous-jacente.

Siège. Variétés. — L'amputation spontanée intra-utérine est plus fréquente aux membres supérieurs qu'aux membres inférieurs (Credé) ; elle porte surtout sur les doigts ou sur les orteils, mais elle peut atteindre de gros segments de membres, jambe, cuisse, bras, avant-bras. Il est rare que l'amputation n'atteigne qu'un seul doigt ; il y en a souvent plusieurs intéressés, et fréquemment on observe des amputations sur différents membres.

Elle coïncide parfois avec d'autres malformations siégeant sur le tronc ou la tête (éventration, célosomie, hyperencéphalie).

Nous avons dit qu'on pouvait observer tous les degrés de l'amputation, depuis le simple sillon jusqu'à la mutilation complète. Quand l'amputation n'est pas totale, la partie du membre qui va tomber est généralement ratatinée, atrophiée et contraste par son faible volume avec la partie située au-dessus du sillon. Parfois le segment qui va être amputé est œdématié et son volume est ainsi de beaucoup accru (cas de P. Bar observé à la Maternité dans le service de Tarnier).

Quand l'amputation est complète, la partie sectionnée peut flotter librement dans le liquide amniotique ou bien rester attachée au moignon par un filament plus ou moins long.

Parfois on ne retrouve plus aucune trace de la partie détachée. On admet généralement que, l'amputation s'étant faite de bonne heure, le segment devenu libre a été résorbé. Cette interprétation paraît plausible, mais on ne saurait accepter avec trop de réserve ces faits qui, bien souvent, ne sont que des exemples d'ectromélie.

Les enfants atteints d'amputation congénitale sont viables, s'ils ne présentent aucune autre anomalie sérieuse. C'est ainsi qu'en entrant à la Maternité comme interne, en 1856, Tarnier a trouvé dans la salle d'autopsie de cet hôpital une pièce anatomique provenant d'une nouvelle accouchée et sur laquelle on voyait un moignon très régulier qui s'était formé par amputation spontanée de la cuisse, pendant la vie intra-utérine.

Les cas publiés par Lannelongue et Bar montrent que le processus commencé pendant la vie intra-utérine peut se continuer pendant les semaines qui suivent la naissance ; il en résulte certaines indications chirurgicales pour lesquelles nous renvoyons aux traités de pathologie externe.

§ 2. — Hydropisie généralisée du fœtus.

Bibliographie. — DE LA MOTTE. Traité complet des accouchements, obs. 336, p. 984, 1765. — CRUVEILHIER. Anatomie pathologique, t. IV, p. 35, 1862. — KEILLER. Case of congenital Goitre, Edinb. med. Journ., 1855, Case book, p. 31. — BETSCHLER. Klin. Beitræge z. Gynæk., Bd. I, p. 260, 1862. — STEINWIRKER. Ueber Elephantiasis congenita cystica. Diss. inaug. Halle, 1872. — DARESTE. Production artificielle des monstruosités, p. 191, 1877. — BASSETT. Obstet. Trans. of London, p. 261 à 265, 1878. — KLEBS. Prag. med. Wochensch., 1878, n° 49, Anal. *in* Jahresbericht, Bd. I, 1879, p. 226. SPIEGELBERG. Lehrb. f. Geb., p. 342 et 523, 1878. — A. HÉRRGOTT. Th. d'agrégation. Paris, 1878. — JAKESCH. Centralbl. f. Gynæk., Bd. II, p. 619 à 624, 1878. — FRANCK. Deutsche Zeitsch. f. Thiermed., Bd. V, 1879. — SÆNGER. Gesellsch. f. Geburts., Leipzig, 16 mai 1881. — C. BRAUN. Lehrbuch der Gesammt. Gynæk., p. 578, 1881.

Dans ses recherches expérimentales sur la production artificielle des monstruosités, Dareste a vu que si, à la suite d'un arrêt de développement des îles vasculaires (Voyez Tome I, p. 354 et 355), les globules sanguins restent emprisonnés dans les cavités où ils ont pris naissance, une hydropisie généralisée de l'embryon survient avec accumulation très marquée du liquide dans le tube que forme la moelle épinière et dans les vésicules encéphaliques. Les embryons ainsi atteints ne se développent pas. Il n'est pas impossible que cette altération, observée par Dareste sur les embryons de poulet, se rencontre également dans l'espèce humaine; mais ce sont là des lésions du début de la vie embryonnaire, et on ne les a pas encore étudiées sur les œufs humains.

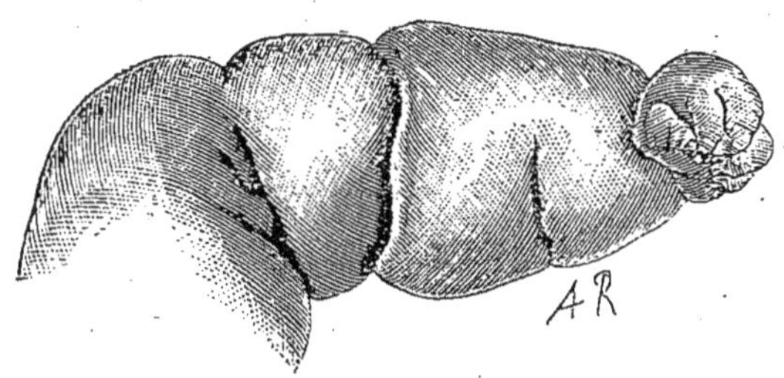

FIG. 14. — Membre supérieur d'un fœtus atteint d'hydropisie généralisée (Ribemont).

Quoi qu'il en soit, on a rencontré chez le fœtus bien développé, une hydropisie généralisée. L'anasarque est parfois si marquée que le fœtus est véritablement monstrueux; celui qui fut observé par Jakesch, et dont le poids était de 2,950 grammes, avait un volume de 2,800 centimètres cubes.

Les fœtus atteints d'anasarque sont le plus souvent expulsés avant terme, à 4, 6 ou 8 mois, mais quelquefois ils naissent à terme (cas de Cruveilhier, de Bassett). Généralement ils ont cessé de vivre. On ne saurait cependant considérer l'anasarque comme une altération post-mortem ou le résultat d'une macération prolongée. Si, dans certains cas, il est noté que les fœtus ont succombé plusieurs jours avant l'accouchement, il en est d'autres où les battements du cœur ont été entendus au début du travail. Enfin Osiander, Cruveilhier, ont observé des faits dans lesquels les enfants venus vivants ne succombèrent qu'un certain temps après leur naissance.

Avec l'hydropisie généralisée du fœtus, on trouve assez souvent une quantité fort considérable de liquide dans sa cavité péritonéale (De la Motte, obs. 336), ou dans la cavité amniotique.

Il est rare qu'on ne trouve pas en même temps un œdème très marqué des membranes et du placenta. Ce dernier est bien plus volumineux qu'à l'état normal; dans le cas de Bassett, il pesait 3 livres 1/2. Le placenta est anémié, pâle et a un aspect gélatineux. Les membranes sont très épaisses dans leur ensemble ; elles paraissent séparées les unes des autres par une infiltration gélatineuse légèrement jaunâtre. Budin a vu un cas de grossesse gémellaire dans lequel l'un des fœtus était atteint d'œdème généralisé : il existait deux poches distinctes. Les membranes du fœtus œdématié étaient seules infiltrées, ce qui donnait à la cloison de séparation un aspect particulier.

Si on sectionne le placenta, on en voit sourdre une quantité notable de liquide et les cotylédons ainsi coupés s'affaissent peu à peu ; une légère pression suffit pour ramener le volume de cette partie du placenta à ses dimensions normales. Le même phénomène s'observe au niveau des membranes.

Si on fait l'examen histologique d'un placenta ainsi altéré, on voit que l'œdème tient surtout à ce que les espaces circumvilleux, au lieu d'être remplis de sang, sont distendus par de la sérosité (Sänger, Klebs). Les villosités elles-mêmes ne sont pas sensiblement altérées, leurs vaisseaux sont bien conservés, ce qui suffit à distinguer cette hydropisie placentaire de la môle vésiculaire au début (Braun).

Parfois enfin, l'hydropisie du fœtus coexiste avec une anasarque chez la mère (Keiller, Cruveilhier).

Origine. — On a beaucoup discuté la pathogénie de l'œdème généralisé chez le fœtus. La coexistence assez fréquente d'une anasarque chez la mère pouvait faire chercher dans l'organisme de cette dernière la cause de la lésion; mais quand l'anasarque maternelle fait défaut, cette interprétation n'est guère probable. Du reste, certains auteurs, Braun entre autres, pensent que l'œdème observé chez la mère n'est que secondaire et dû aux troubles apportés à la circulation par la distension extrême de l'utérus.

On a surtout cherché dans le fœtus la cause de cette maladie; la syphilis, par exemple, constatée dans un certain nombre de faits, a été invoquée.

Dans le cas cité par Klebs, la rate était volumineuse ainsi que le foie; entre les canalicules rénaux et la capsule étaient accumulés de nombreux globules blancs qui avaient aussi envahi les tissus de la rate, du foie, du poumon, du cœur et même de la peau. En un mot, il y avait une leucémie fœtale à laquelle on pouvait attribuer l'œdème du fœtus et du placenta.

Il n'est pas rare d'observer dans l'espèce bovine des fœtus hydropiques;

l'un d'eux, étudié par Franck, ne présentait aucune trace de canal thoracique, il y avait une absence complète de lymphatiques dans le mésentère. Ces anomalies avaient déjà été vues par Virchow, et il serait bon de rechercher si elles n'existent pas chez les enfants hydropiques.

Quand nous aurons ajouté que, dans deux faits, Betschler a cru devoir accuser un obstacle à la circulation dans la veine ombilicale, que Steinwirker a insisté sur la coexistence d'un éléphantiasis de la peau chez le fœtus, nous aurons montré combien est encore obscure la pathogénie de cette affection.

Conséquences. — L'hydropisie placentaire, conséquence de l'hydropisie fœtale, est une cause fréquente d'extravasations sanguines et, par suite, d'avortement (Spiegelberg). La distension extrême de l'utérus, l'hydramnios qui est loin d'être rare dans ce cas, sont autant de particularités qui peuvent troubler la marche de la grossesse. L'enfant a souvent succombé avant son expulsion ; parfois la mort survient pendant le travail, mais elle peut lui être antérieure ; elle reconnaît alors des causes multiples : hémorrhagies placentaires, modifications du sang fœtal, etc.

Le volume exagéré du fœtus a été aussi quelquefois une source de difficultés pour l'accouchement (voyez Dystocie).

§ 3. — Fractures spontanées chez le fœtus.

Bibliographie. — Chaussier. Bullet. de la Faculté de médec. de Paris, t. III, p. 301 à 311, 1813. — Notta. Société anatomique, p. 83 à 88, 1849. — Wagner. Virchow's Arch., Bd. 50, p. 305 à 322, 1870. — L. Fuerst. Arch. f. Gynæk., Bd. II, p. 327, 1871. — Hofmokl. Arch. f. Kinderheilk., Bd. III, p. 370 à 372, 1882. — Spiegelberg. Lehrb. f. Geburtsh., p. 353, 1878.

Les fractures sont des accidents qu'on n'observe qu'exceptionnellement pendant la vie intra-utérine. Au point de vue de leur origine, elles peuvent être divisées en fractures traumatiques et en fractures spontanées. Nous ne reviendrons pas sur les fractures traumatiques qui ont été étudiées ci-dessus (voyez p. 345).

Fractures spontanées. — Ces fractures sont dues à la friabilité excessive des os, causée par le rachitisme ou un manque d'ossification. Nous insisterons plus loin (voyez p. 357) sur le rôle qu'il convient de faire jouer au rachitisme dans la genèse de ces fractures.

Souvent on décrit comme des exemples de fractures spontanées les décollements des épiphyses dus à des ostéites syphilitiques (Wagner), mais ce sont là deux états qui doivent être soigneusement distingués.

Les fractures spontanées sont rarement isolées, leur disposition est parfois si bizarre que les anciens auteurs les attribuaient à l'influence de l'imagination maternelle.

Les fractures peuvent être très nombreuses. Dans une observation de Notta, on put compter sur le squelette 15 fractures, dont 12 récentes. Chaussier a vu un fait où il n'y avait pas moins de 113 fractures, dont un certain nombre étaient en voie de consolidation.

Quand la fracture est spontanée, une fausse articulation peut se faire à son niveau et les deux fragments osseux restent mobiles; cependant il n'est pas rare de trouver la fracture consolidée, quand elle s'est produite assez long-temps avant la naissance. Les deux fragments sont alors unis par un cal qui, par son volume et sa structure, se distingue nettement du tissu osseux normal; mais comme ils ont été forcément privés de tout moyen de conten-tion, souvent ils se sont soudés dans une direction vicieuse; parfois même ils forment entre eux un angle droit.

On trouve quelquefois sur des os longs, à peine incurvés ou régulièrement rectilignes, des parties renflées que les auteurs considèrent comme des cals; il ne s'agit souvent là que d'un développement anormal.

Les fractures intra-utérines peuvent s'accompagner de troubles trophiques dans les membres, de parésie, d'atrophie (Spiegelberg), et nous avons vu que, suivant Martin, il pourrait y avoir amputation spontanée de la partie du membre située au-dessous de la fracture (voy. Amputations congénitales).

Outre ces fractures, le fœtus peut présenter certaines malformations. Dans une observation rapportée par Livius Fürst, il y avait de nombreuses adhérences par brides amniotiques et des vices de conformations multiples sur le fœtus. Dans un cas cité par Hofmokl, l'enfant, qui avait une fracture du fémur con-solidée à angle droit, présentait de plus un bec-de-lièvre et une ménin-gocèle, enfin deux orteils manquaient au pied gauche. L'auteur, s'appuyant sur l'absence de toute maladie des os et sur le fait d'une chute violente au cinquième mois de la grossesse, considérait cette fracture comme trauma-tique. On ne peut cependant ne pas tenir compte des malformations multi-ples que présente le fœtus : peut-être les faits précédents, et bien d'autres qui ont été considérés comme des fractures guéries, ne doivent-ils être re-gardés que comme des déviations osseuses, consécutives à des compressions exercées par l'amnios.

Nous étudierons ailleurs les fractures qui se produisent au moment de l'accouchement; leur description se trouvera naturellement reportée à l'étude de la Dystocie.

§ 4. — Rachitisme fœtal.

Bibliographie. — KLEIN. Diss. sistens casum Rachitidis congenitæ observatæ. Argent, 1765, *in* RATHKE. — ROMBERG. Diss. inaug. De rachitide congenita, Berlin, 1817, *in* RATHKE. — RATHKE. Archives de Meckel, t. VII, p. 481 à 497, 1822. — M.-J. WEBER. Siebold Journal f. Geburt., Bd. XIX, p. 292 à 297, 1829. — BUSCH. Neue. Zeitsch. f. Geburt., Bd. IV, p. 110 à 113, 1836. — J. GUÉRIN. Gazette médic. de Paris, 1834, p. 6 et 1839, p. 433. — H. MUELLER. Zeitsch. f. Wissenschaftl. Zoolog., Bd. IX, 1858. — WIN-KLER. Arch. f. Gynæk., Bd. II, p. 101 à 111, 1871. — DEPAUL. Arch. de Tocologie,

p. 641 à 650, 1877, et p. 1 à 8, 1878. — Spiegelberg. Lehrbuch der Geburt., p. 356, 1878. — Mary Smith. Jahrbuch. f. Kinderheilkunde, Bd. XV, p. 79 à 122, 1880. — Wyss. Correspondenzbl. f. Schweiz. Ærzte, n° 1, 1881.

Sous le nom de rachitisme intra-utérin ou fœtal, les auteurs décrivent un état particulier du squelette qui imprime au fœtus un habitus spécial dont la

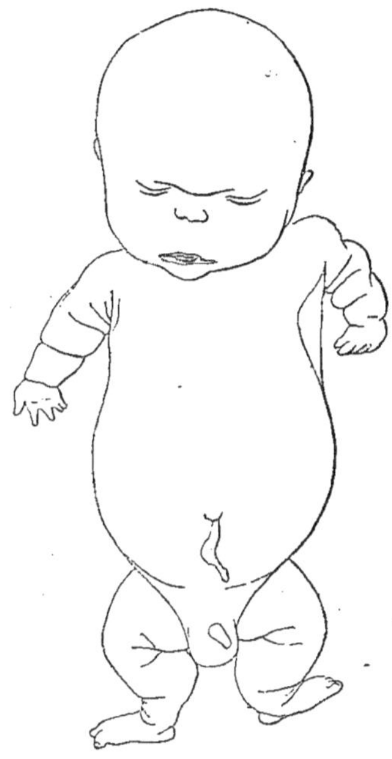

Fig. 15. — Rachitisme intra-utérin (Maternité).

figure ci-dessus donne bien une idée (Fig. 15). Le crâne est très développé, ce qui dans quelques cas est dû, il est vrai, à une hydrocéphalie (Smith, Wyss, Winkler), mais la coexistence de cette affection des centres nerveux n'est pas nécessaire pour qu'il y ait exagération du volume du crâne (Depaul, Busch).

La poitrine a la forme d'un cône à base inférieure très évasée; à ce niveau, ses dimensions sont telles que l'appendice xiphoïde est reporté en avant; le rebord des fausses côtes fait sous la peau un relief très marqué. Le ventre est volumineux; au premier abord, on croirait à un épanchement ascitique qui, du reste, peut exister comme complication accidentelle.

L'exagération des dimensions de la tête, l'évasement du thorax, le volume exagéré du ventre font un contraste saisissant avec les membres supérieurs et inférieurs qui sont beaucoup moins longs que de coutume. La peau qui recouvre ceux-ci, doublée d'une épaisse couche de graisse, forme une série de plis qui masquent au premier abord les plis articulaires normaux. Il semble, suivant la comparaison de Weber, que ces fœtus soient des nains recouverts d'un habit trop long.

Cet aspect spécial, dû à l'état du squelette, se retrouve si exactement dans tous les faits de rachitisme intra-utérin que tous les fœtus semblent stéréotypés sur le même modèle.

Anatomie pathologique. — L'ossification des os de la voûte du crâne est tantôt normale, tantôt incomplète ; dans ce dernier cas, on observe des points où l'ossification est retardée ou fait totalement défaut. Les sutures et les fontanelles, même quand il n'y a pas d'hydrocéphalie, sont plus larges qu'elles ne devraient être. Le squelette de la face n'offre rien de particulier.

La colonne vertébrale est rectiligne, les vertèbres ne paraissent pas modifiées. Les côtes, souvent plus grêles que d'ordinaire, se renflent à leur partie antérieure ; elles sont si rapprochées que les espaces intercostaux semblent faire défaut.

Les lésions sont surtout accentuées dans les os des membres. Au niveau des membres supérieurs, l'omoplate est souvent atteinte ; elle est incurvée sur sa face antérieure. Il n'est pas rare de trouver la cavité glénoïde complètement ossifiée et comblée. La clavicule est fréquemment indemne et ses dimensions contrastent avec celles des os qui suivent. L'humérus est plus court qu'à l'état normal ; tantôt, ses épiphyses sont complètement cartilagineuses (cas de Depaul), tantôt elles sont envahies par l'ossification. Par contre, cet os est plus gros que de coutume et l'excès de volume apparaît surtout au niveau des épiphyses. La brièveté de l'humérus est encore exagérée par sa courbure anormale ; il est généralement fléchi en avant, si bien que la face antérieure est concave, tandis que la postérieure est fortement convexe (voyez Fig. 16).

Des lésions semblables existent sur le radius et le cubitus fréquemment luxés l'un sur l'autre. Les os de la main sont souvent bien conformés, cependant il n'est pas rare que quelques-uns soient moins ossifiés qu'à l'état normal.

Des modifications analogues siègent aux membres inférieurs. Le bassin, dont les os sont moins ossifiés que sur un fœtus régulièrement développé, est plus aplati d'avant en arrière. Cette déformation n'est pas fatale ; Rathke cite, en effet, un cas de bassin normal. Les fémurs gros et courts offrent un épaississement de la diaphyse, et surtout des épiphyses ; ils présentent une convexité très marquée en avant. Les mêmes lésions existent sur le tibia et le péroné. L'incurvation de ces os influe sur la forme et la direction des pieds qui, au premier abord, pourraient être pris pour des pieds bots.

Ces courbures, qui impriment aux os des membres une déformation très caractéristique, ont manqué dans des cas rares où le système musculaire était à peine développé. Dans d'autres, elles étaient si accentuées que les os semblaient pliés et que leurs extrémités se touchaient (cas d'Ackermann, cité par Depaul).

Les lésions du rachitisme peuvent affecter tout le squelette ; parfois, bien que tous les os longs soient atteints, ils le sont si peu que deux membres seulement paraissent malades, et le plus souvent ce sont les membres inférieurs.

Les os atteints par le rachitisme sont quelquefois plus ossifiés qu'à l'état normal : leur canal médullaire est presque obturé ; ils ne semblent formés que par du tissu compact ; à la coupe ils présentent un aspect éburné. Mais le plus souvent, au contraire, les os sont très mous, très flexibles, à peine ossifiés ; alors le canal médullaire est très large, entouré d'une mince couche de tissu osseux très friable. Ce défaut d'ossification existe ou sur toute la longueur des os, ou sur une partie de la diaphyse ; les os peuvent se rompre en ces divers points, et il en résulte des fractures multiples qui sont consolidées ou non consolidées au moment de la naissance, et qu'on rencontre souvent sur les os rachitiques (voyez *Fractures spontanées*).

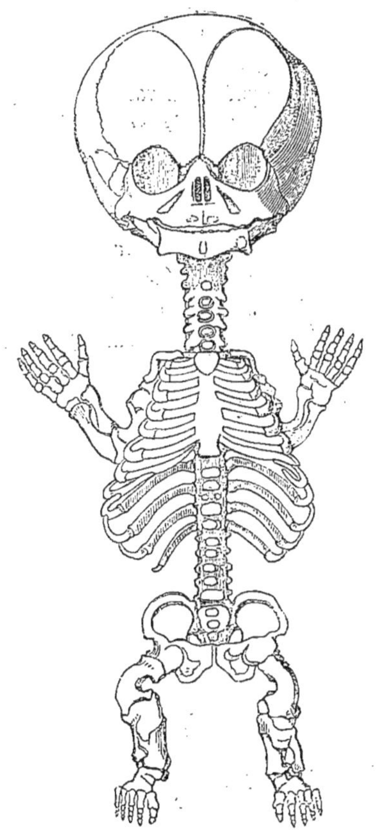

FIG. 16. — Rachitisme intra-utérin (Depaul).

Le processus anatomique qui aboutit aux différents états dont nous venons de parler est identique à celui qu'on observe quand le rachitisme apparaît pendant la vie extra-utérine. Il y a excès de prolifération des cellules osseuses au niveau des épiphyses et dans la couche sous-périostée, absence ou du moins diminution très marquée des dépôts calcaires. L'évolution serait encore troublée autrement, car l'accroissement en largeur est plus accentué qu'à l'état normal.

Si le processus a débuté de bonne heure, et si l'enfant est né à terme, les lésions ont achevé leur évolution. Les os d'abord mous se sont consolidés, mais en conservant les modifications de forme et de direction contractées pendant la période de ramollissement. A la coupe, ils ont l'aspect éburné qu'on retrouve chez les rachitiques guéris. Et de fait, le fœtus est alors un rachitique guéri. Spiegelberg a proposé de donner à cette forme de rachitisme le nom de rachitisme fœtal.

Dans certains cas, la maladie est en pleine évolution lorsque l'enfant est mis au monde : les os sont mous, friables, et le processus continue sa marche après la naissance. Spiegelberg pense qu'on pourrait réserver à ces faits le nom de rachitisme congénital.

Winkler a de son côté distingué deux variétés de rachitisme intra-utérin : l'une dans laquelle les os, gros et épais, sont très ossifiés; l'autre, correspondant au rachitisme congénital de Spiegelberg, s'accompagne parfois de fractures.

Si nous admettons la réalité du rachistisme intra-utérin, nous devons dire qu'on a souvent confondu et qu'on confond encore souvent aujourd'hui sous ce nom des maladies du squelette qui doivent en être soigneusement distinguées. Déjà H. Müller en a différencié une affection particulière des os qui n'est pas sans analogie avec le rachitisme. De même Spiegelberg distingue des cas où il y a ostéite parenchymateuse chronique et atrophie de tout le squelette. Grâce aux progrès de l'anatomie pathologique, on parviendra probablement à éviter ces confusions.

Nature et étiologie du rachitisme. — Les détails précédents permettent de conclure à l'existence réelle du rachitisme intra-utérin. Depaul ne considérait ces faits que comme une anomalie de développement, mais l'examen histologique montre que le processus est bien identique à celui du rachitisme.

Pour expliquer les courbures des os atteints de rachitisme intra-utérin, la plupart des auteurs font jouer, peut-être avec raison, un grand rôle à l'action musculaire (J. Guérin); mais il est des cas où les courbures ont une direction inverse de celle qui devrait être produite par l'action des muscles sur les os ramollis. Ces courbures anormales tiendraient, d'après Depaul, au développement irrégulier de l'os dont une des faces s'accroîtrait plus vite que l'autre. Une telle hypothèse n'est pas nécessaire pour expliquer les flexions bizarres des os ; étant donnée l'époque à laquelle apparaissent les premières lésions rachitiques, il est peut-être permis d'accuser l'action d'une compression quelconque. Cette interprétation est surtout acceptable dans les cas où le rachitisme se complique de malformations fœtales (voyez *Tératologie*).

Il est bien difficile d'accuser le mauvais état général de la mère, car cette affection serait alors bien plus fréquente. Du reste, la plupart des femmes étaient tout à fait bien portantes, elles n'étaient ni rachitiques, ni syphilitiques. L'influence maternelle paraît d'autant plus douteuse qu'on a vu, dans une grossesse gémellaire, l'un des jumeaux naître sain, tandis que l'autre était rachitique (Klein). ·

§ 5. — Luxations congénitales.

Bibliographie. — Dupuytren. Répertoire génér. d'Anat., t. II, p. 82 à 93, 1826. — Cruveilhier. Anatomie pathologique, t. I, p. 474 à 512, 1849. — J. Teilhard la Terrisse. Observ. d'arthrites aiguës chez l'enfant nouveau-né. Th. de Paris, n° 399, 1883. — Breschet. Gazette méd. de Paris, 1834, p. 218. — Capuron. Ibid. — Sédillot. Journal des Connaissances médico-chirurgicales, p. 307 à 316, 1836. — J. Guérin. Gazette méd. de Paris, n° 4, p. 49, 1840, et Recherches sur les luxations congénitales. Paris, 1841. — Adams. Dublin Journ. 1840 et Arch. génér. de médecine, IIIe série, t. IX, p. 336, 1840. — Gaillard. Mém. Acad. de médec., t. IX, p. 702 à 716, 1841. — Parise. Arch. génér. de médec., IIIe série, t. XIV, p. 1 à 32, et 142 à 158, 1842. — Robert. Th. de concours. Paris, 1851. — Malgaigne. Anatomie chirurg., t. II, 1859. — Dubois. Soc. Anatom., 1852. — Verneuil. Union méd., 1852, p. 421 et Bull. Soc. chirur., IIe série, t. VII, p. 252 à 262 (Discussion, p. 318 à 342), 1866. — Broca. Bull. Soc. chir., ibid. — Spiegelberg. Lehrb. der Geburt., p. 355, 1878. — P. Reclus. Revue mensuelle de médecine et de chirurgie, t. II, p. 176, 1878.

Les luxations congénitales ou intra-utérines ne sont pas très rares ; elles n'affectent pas avec une égale fréquence toutes les articulations ; l'articulation coxo-fémorale est celle qui se trouve le plus souvent atteinte (J. Guérin), puis viennent les luxations congénitales de l'humérus. On peut encore observer celles du coude qu'Hippocrate avait décrites sous le nom de coude de belette, les luxations du radius en arrière avec soudure du radius au cubitus ou atrophie d'une partie du cubitus, les luxations du poignet, des doigts, des phalanges ; celles du genou et de la rotule sont très rares. Nous nous occuperons principalement des luxations congénitales de l'articulation coxo-fémorale qui sont les plus fréquentes et les plus importantes.

Il faut tout de suite distraire des luxations congénitales ou intra-utérines, les luxations paralytiques et les luxations traumatiques. Ainsi que l'ont bien démontré Verneuil d'abord, puis P. Reclus, les luxations dites congénitales depuis Dupuytren n'ont pas toujours une origine en rapport avec leur nom. Le déplacement de la tête fémorale peut, en effet, être la conséquence d'une atrophie des muscles fessiers et pelvi-trochantériens ; en général, la luxation survient alors dans l'enfance, mais un certain temps après la naissance ; c'est une luxation paralytique.

Quant aux luxations traumatiques, conséquences de tractions violentes exercées sur les membres pendant l'accouchement, elles sont très hypothétiques. Les lésions produites en pareille circonstance sont généralement des fractures ou des décollements épiphysaires, mais non des luxations. En tout cas, on ne pourrait les classer parmi les luxations congénitales ou intra-utérines.

Causes et anatomie pathologique. — Les luxations coxo-fémorales surviennent plus souvent chez les filles que chez les garçons, c'est ainsi que, dans une statistique relevée par Dupuytren, il y avait 23 filles sur 26 cas. Mais cette proportion est trop élevée, et l'on peut considérer comme plus exacte celle qui a été donnée par Broca, d'après laquelle il y aurait, pour un garçon, quatre filles atteintes de cette affection. Les auteurs ont, en vain, cherché une cause qui expliquât cette fréquence dans le sexe féminin. Spiegelberg a pensé qu'il fallait en accuser un état particulier de la cavité articulaire qui serait plus aplatie chez la petite fille. Cette opinion est bien discutable.

L'état des surfaces articulaires dans les cas de luxation congénitale n'a guère été étudié qu'au niveau de la hanche, et encore les auteurs n'ont-ils décrit que les lésions observées longtemps après la naissance. Ces lésions sont fort complexes, et il est très difficile de discerner celles qui existaient au début et qui se trouvent plus tard masquées par les déformations acquises. La tête fémorale est plus ou moins modifiée, parfois elle est atrophiée ; la cavité articulaire est moins profonde qu'à l'état normal ; Cruveilhier a vu le ligament rond manquer. Dans certaines observations, on a constaté des altérations inflammatoires.

La diversité des lésions anatomiques doit nous faire prévoir que les luxations congénitales peuvent être dues à des processus très divers. Dans certains cas au moins, il faut accuser une véritable arthrite survenue pendant la vie intra-utérine : tels sont les faits observés par Teilhard, qui a constaté chez le fœtus des arthrites purulentes avec luxation, par Verneuil qui, dans un cas, a vu la cavité glénoïde remplie de fongosités, tandis que la capsule articulaire contenait du liquide séro-purulent.

Sédillot, suivi par Parise et par Malgaigne, pensait devoir accuser un relâchement des ligaments consécutif à une hydarthrose. « Un grand nombre d'auteurs, a écrit depuis Sédillot, se sont rattachés à cette manière de voir et ont démontré par des autopsies le grand relâchement de l'appareil ligamenteux, mais l'hydarthrose a été rarement constatée. » L'explication reste donc un peu hypothétique.

Pour J. Guérin, les déplacements articulaires seraient dus à des rétractions musculaires consécutives à des lésions des centres nerveux. Cette interprétation ne saurait être généralisée.

Les autres causes sont moins du ressort de la pathologie fœtale que de celui de la tératologie. On a accusé, dans certains cas, un arrêt de développement de la tête fémorale et de la cavité cotyloïde ; cette interprétation a été acceptée par Breschet et par Robert. Elle s'applique surtout aux faits exceptionnels où la luxation est héréditaire. Il y aurait « un vice primordial dans l'organisation des germes » ; ainsi serait expliquée la difformité qui existe chez l'enfant et qui est analogue à celle que présentent les parents. Il faut admettre la possibilité d'une malformation congénitale au moins dans les faits, exceptionnels il est vrai, où cette luxation est héréditaire.

Les luxations congénitales sont fréquentes chez les monstres ; aussi est-on conduit à faire jouer un certain rôle, dans la pathogénie, aux compressions exercées sur les membres par un amnios anormalement développé.

Symptômes. — Au moment de la naissance, la déformation de la région correspondante à l'articulation luxée est souvent si peu marquée qu'elle n'attire point l'attention. On peut être mis sur la voie du diagnostic par l'impuissance fonctionnelle du membre inférieur, mais si ce signe manque, on ne fait généralement le diagnostic que plusieurs mois après ; nous n'avons donc pas à y insister. Ajoutons que les luxations congénitales du fémur, en amenant des modifications dans les pressions que subissent les différentes parties du pelvis pendant la station debout et la marche, sont aussi la cause de vices de conformation du bassin (voyez Dystocie).

§ 6. — Ankyloses fœtales.

Bibliographie. — Busch. Neue Zeitschr. f. Geb., Bd. V, p. 190, 1837. — Bécourt. Gaz. médic. de Strasbourg, 1846, p. 25. — Braun. Neue Zeitsch. f. Geb., Bd. XVIII, p. 302 à 306, 1845. — Hohl. Die Geburten misgestalt. krank. u. todt. Kinder, Halle, 1850. — Horwitz. Arch. de tocologie, 1880, p. 641. — R. Lefour. Présentation du siège décomplété, mode des fesses, Broch. p. 11. Paris, 1882. — H. Vogt. Anal. *in* Centralb. f. Gyn., p. 46. 1884.

Busch a rapporté un fait d'ankylose des articulations. On avait eu de grandes difficultés pour l'extraction ; les bras, puis les fémurs avaient été fracturés. On constata que les articulations étaient ankylosées dans la situation où ces membres se trouvent habituellement, c'est-à-dire dans la flexion. Depuis, plusieurs faits d'ankylose du fœtus ont été publiés, et Joulin les a résumés dans sa thèse d'agrégation. Nous y reviendrons à propos de la dystocie. L'anatomie pathologique de ces divers cas n'a pas toujours été suffisamment étudiée, de sorte qu'un certain nombre de points restent encore à résoudre.

Il faudrait distinguer les cas dans lesquels il y a ankylose vraie avec des lésions articulaires osseuses ou fibreuses, et ceux où il n'existe, à proprement parler, qu'une fausse ankylose. Il peut n'y avoir, en effet, que les apparences de l'ankylose. Etant chef de clinique du professeur Depaul, Budin a vu un fœtus mort-né, chez lequel les membres inférieurs étaient relevés fortement sur la partie antérieure du tronc et maintenus fixes dans cette situation. Il était impossible de les redresser. La dissection faite par P. Bitot montra qu'il n'y avait aucune anomalie du côté des surfaces osseuses ou des ligaments ; la situation des membres inférieurs était due à des rétractions musculaires.

On a pu croire aussi à des ankyloses quand il y avait simplement de la rigidité cadavérique du fœtus (voy. p. 365) ; l'erreur n'est cependant guère permise, car les membres sont alors redressés sans trop de difficultés, et ils ne reprennent pas leur situation première.

Il est un autre état, bien décrit par R. Lefour, qui peut faire croire à une ankylose coxo-fémorale : certains enfants qui naissent par l'extrémité pelvienne décomplétée (mode des fesses) et qui depuis quelque temps déjà étaient engagés dans l'excavation du bassin, conservent, après leur naissance, l'attitude qu'ils avaient dans la cavité utérine. Les cuisses sont fléchies sur le bassin et les jambes sont fortement étendues sur les cuisses, « les deux extrémités inférieures, ainsi constituées, se relèvent sur le plan antérieur du fœtus. C'est en vain qu'on essaie, aussitôt après la naissance, d'étendre les cuisses sur le bassin et de fléchir les jambes sur les cuisses; ces parties reviennent, comme mues par un ressort, à la situation première, au grand désespoir des parents qui croient à une infirmité. » Le fait de dystocie fœtale spasmodique, rapporté par Horwitz, appartient évidemment à cette variété. Dans ces cas, lorsque l'enfant naît vivant et continue à vivre, on parvient peu à peu à redresser les membres inférieurs qui reprennent une attitude normale.

§ 7. — Des tumeurs congénitales.

Le fœtus peut, au moment de sa naissance, présenter, sur diverses parties du corps, des tumeurs plus ou moins volumineuses, des tumeurs du cou, des tumeurs au niveau de la colonne vertébrale, spina bifida ou hydrorachis, des tumeurs de la région sacro-coccygienne, etc. Comme elles sont étudiées en détail dans les traités de chirurgie, nous ne croyons pas devoir en faire ici un exposé, qui serait un peu en dehors de notre sujet. D'ailleurs un certain nombre d'entre elles, par leur volume ou par leur irréductibilité, apportent des obstacles à l'accouchement, nous aurons donc l'occasion d'en parler à propos de la Dystocie (voyez Section X).

CHAPITRE XIX

MORT DU FŒTUS

Bibliographie. — DENMAN. Introduct. à la pratiq. des accouchements, traduct. Kluyskens, T. II, p. 228-229, 1802. — D'OUTREPONT. Neue Zeitsch. f. Geburtsk., Bd. VI, p. 34, 1838. — HOHL. Die Geburt. missgestalt. krank. u. todt. Kinder, Halle, 1850. — J. CRUVEILHIER. Traité d'anat. path. génér., t. III, p. 263, 1856. — JACQUEMIER. Dict. encyclop. des Sc. méd., art. Avortement, t. VII, p. 537, 1867. — LEMPEREUR. Des altérations que subit le fœtus après sa mort dans le sein maternel. Th. de Paris, 1867. — CAZEAUX et TARNIER. Traité d'accouchement, 8ᵉ édition, p. 558, 1870. — SENTEX. Des altérations que subit le fœtus après sa mort dans la cavité utérine. Mémoire. Paris, 1868. — NÆGELE et GRENSER. Traité pratiq. de l'Art des Accouch., Trad. Aubenas, 1869, p. 668. —

Mc Clintock. Obstetric. Journ. of Great Brit., febr. 1875, vol. II, p. 722. — Professeur Herrgott. Annales de Gynécologie, t. III, p. 380, 1875. — Ruge. Zeitschr. f. Geb. und Gyn., Bd. I, p. 57, 1877. — J. Lucas-Championnière. Journal de méd. et de chir. pratiques, 1877. — Léopold. Archiv f. Gynæk., Bd. VIII, p. 221, et Bd. X, p. 191. — Dagincourt. De la rigidité cadavérique du fœtus (Bibliographie). Th. Paris, 1880. — A. Pinard. Art. Fœtus *in* Dict. encyclopéd. des Sc. médic. — Hourlier. De la mort du fœtus dans les derniers temps de la grossesse. Th. Paris, 1880. — Guéniot. Bulletins de l'Académie de médecine, janvier 1881, p. 12. Discussion : Depaul, Colin, Tarnier, Blot. Ibid., p. 13 à 24. — Tarnier. Bulletins de l'Académie de médecine, 16 août 1881, p. 1045. — Runge. Centralbl. f. Gynæk., 1882, p. 362. — Negri. Annal di Obstetricia, 1883, p. 83. — Chatelain. De la putréfaction fœtale intra-utérine. Th. Paris, 1883. — Bonnet. De l'emploi du sublimé en obstétrique et en particulier dans la putréfaction fœtale. Th. de Paris, 1884. — P. Budin. De la rétention du fœtus mort dans la cavité utérine *in* Obstétrique et Gynécologie, p. 615, 1886.

Nous étudierons, dans un autre chapitre, tout ce qui est relatif à la grossesse extra-utérine ; ici, nous n'aurons en vue que la mort du fœtus pendant la grossesse utérine.

Causes. — Les causes de la mort de l'embryon et du fœtus sont extrêmement nombreuses ; nous avons déjà indiqué la plupart d'entre elles dans différents chapitres qui précèdent, et nous reviendrons sur ce sujet, en étudiant l'avortement. On peut, pour résumer ces causes, les classer de la façon suivante :

1° Une maladie de la mère, soit par l'élévation de la température qu'elle détermine, soit par altération du sang, peut amener la mort du fœtus, car un échange de matériaux se faisant constamment entre l'organisme maternel et le produit de la conception, dans certaines maladies graves, dans certains empoisonnements, dans l'agonie, le sang de la mère a subi de telles modifications, que l'échange est insuffisant ou funeste, et que le fœtus succombe.

2° Tantôt, au contraire, la mort du fœtus peut survenir par suite d'arrêts de développement ou de maladies qui lui sont propres, soit que ces maladies lui aient été transmises par la mère, par le père, soit qu'elles paraissent s'être développées spontanément.

3° La mort du fœtus peut encore être la conséquence d'un obstacle organique à l'échange des matériaux entre la mère et le produit de conception : rappelons les diverses maladies des villosités choriales, les hémorrhagies du placenta ; quelquefois, c'est du côté du cordon ombilical que siège l'obstacle, quand il y a obstruction ou sténose des vaisseaux ombilicaux, quand existe une torsion exagérée du cordon.

4° Enfin bien souvent, les causes de la mort du fœtus sont inconnues, mais ces faits deviendront moins fréquents à mesure que de nouvelles recherches auront précisé et complété nos connaissances sur la physiologie et la pathologie fœtales.

Mort habituelle du fœtus. — Il est des femmes qui semblent incapables de conduire une grossesse à terme, sans que l'enfant succombe à une époque quelconque de la vie intra-utérine ; chez elles, souvent sans cause appréciable, le fœtus meurt pendant le cours de plusieurs grossesses successives. Lorsque cette mort a lieu dans les premiers mois, elle amène une série d'avortements. On lui donne plus spécialement le nom de *mort habituelle du fœtus* lorsqu'elle survient dans les derniers mois de la grossessé. C'est souvent à la même époque de la gestation qu'elle se produit. Chez certaines femmes le fœtus meurt toujours peu de temps seulement avant le terme de la grossesse.

Signalée par Mauriceau dans deux de ses observations, étudiée plus particulièrement par Denman et d'Outrepont, la mort habituelle du fœtus doit être attribuée le plus souvent aux causes énumérées plus haut.

Les affections constitutionnelles ou diathésiques des parents doivent être plus spécialement invoquées. La syphilis de l'un des conjoints est la maladie qu'il faut le plus fréquemment accuser. Mais il est impossible de révoquer en doute l'action d'autres diathèses telles que la tuberculose et le cancer de l'un des parents. La phthisie chez le père a été signalée par d'Outrepont qui a rapporté le fait suivant : Une femme mariée à un tuberculeux eut cinq grossesses ; tous les enfants moururent au huitième mois. Remariée à un homme sain, cette femme eut quatre grossesses nouvelles qu'elle conduisit à terme, et elle accoucha d'enfants vivants et bien portants. Dans l'une des observations de Mauriceau, il s'agit d'une femme phthisique chez laquelle quatre grossesses se terminèrent par la mort du fœtus et son expulsion vers le 7ᵉ mois. L'influence du cancer chez le père a été démontrée par Jacquemier : Une femme mariée à un homme né d'une mère cancéreuse et cancéreux lui-même eut, en moins de quatre ans que dura son union, quatre grossesses : trois d'entre elles se terminèrent, à des périodes avancées, par la mort du fœtus ; le quatrième enfant vint à terme, mais ne vécut que quelques semaines. Son mari ayant succombé, cette femme se remaria peu après et eut deux grossesses régulières et deux enfants à terme qui s'élevèrent.

Dans d'autres cas, la mère est atteinte d'une intoxication qui, latente ou non dans l'intervalle des grossesses, exerce une influence néfaste sur le fœtus (impaludisme, saturnisme).

Parfois, il y a de la métrite qui provoque la production de lésions placentaires incompatibles avec la vie du fœtus (apoplexie, thrombose). L'une des observations de Mauriceau se rapportait à une femme chez laquelle il existait toujours une disposition squirrheuse (dégénérescence fibreuse) de l'arrière-faix.

Léopold, qui a réuni soixante observations de mort habituelle du fœtus, en résume ainsi l'étiologie : syphilis des parents ; anémie et altérations du sang chez la mère ; affections chroniques de l'utérus ; disposition individuelle particulière ; disposition héréditaire ; altérations vasculaires non syphilitiques du placenta et du cordon ombilical. Les deux premières causes avaient déjà été indiquées avec soin par Döbner dans les observations de la clinique de Wurzbourg sur l'accouchement prématuré artificiel.

Spiegelberg, qui admet la même étiologie que Léopold, fait remarquer cependant qu'il faut ranger parmi les causes les plus rares les affections de l'utérus, du placenta et du cordon.

Mais s'il l'on peut parfois remonter à la source et découvrir d'où provient cette mort habituelle, parfois aussi il est impossible de trouver la cause de cet accident, qui se reproduit avec ténacité pendant plusieurs grossesses :

ce sont vraisemblablement les faits de ce genre que Léopold attribue à une disposition individuelle particulière.

Hohl, cité par Naegele, a connu une femme qui avait mis au monde sept enfants morts. Dans chacune de ses grossesses, elle avait senti les mouvements de l'enfant jusqu'à quinze jours environ avant le terme normal ; le huitième enfant vint à terme et vécut. Tarnier a vu une femme bien portante qui eut treize grossesses successives, pendant lesquelles le fœtus succomba dans le dernier mois de la vie intra-utérine.

Il existe des faits plus singuliers encore signalés par Hohl ; ce sont des naissances alternatives d'enfants morts et vivants : « Nous connaissons, dit cet auteur, quelques femmes qui ont présenté de pareilles alternances, soit complètes, soit incomplètes, c'est-à-dire qu'elles ont mis au monde deux ou trois enfants vivants pour un enfant mort et réciproquement. Il arrive aussi que ces alternatives dépendent *du sexe de l'enfant* et qu'une femme ne porte jusqu'au terme que des garçons, ou vice versâ. Mais il en est de ce fait comme de l'avortement habituel, c'est-à-dire qu'il n'est pas constant ». Naegele, auquel nous empruntons la citation qui précède, ajoute : « La mère de Hohl eut dix enfants ; le premier vécut ; le second vint à terme, mais il était mort, et ainsi de suite en alternant jusqu'au neuvième. Lors de la naissance du dixième enfant, on était si sûr de le voir arriver mort qu'on ne fit aucun préparatif pour le recevoir, et cet enfant supposé mort n'était autre que Hohl lui-même. »

Rigidité cadavérique du fœtus. — Quand on examine un fœtus mort-né qui vient d'être expulsé, presque toujours on trouve que ses tissus sont souples et même flasques ; les membres n'offrent aucune résistance aux mouvements qu'on leur imprime. Dans certains cas très rares cependant, le fœtus mort-né présente une rigidité non douteuse sur laquelle on a beaucoup discuté. Quelques auteurs n'ont voulu voir dans cet état qu'une contracture qui, survenue chez le fœtus encore vivant, persisterait après sa mort ; cette contracture serait le résultat de convulsions éclamptiformes. A l'appui de leur manière de voir, ils ont fait remarquer que cette contracture avait surtout été observée quand la mère elle-même avait été atteinte d'une maladie convulsive, d'éclampsie, par exemple.

Des objections sérieuses peuvent être faites à cette manière de voir : ces prétendues contractures fœtales ont été vues alors que la mère était demeurée bien portante, et Pinard a fait remarquer avec raison que les convulsions portent généralement les membres dans l'extension, tandis que les fœtus atteints de rigidité sont toujours pelotonnés sur eux-mêmes. Ajoutons qu'il serait tout à fait exceptionnel, en supposant que le fœtus succombât pendant une convulsion, de voir la contracture persister sans interruption après la mort.

D'autres auteurs ont, au contraire, assimilé à la rigidité cadavérique de l'adulte la rigidité cadavérique du fœtus. Bien que celle-ci n'ait été que rarement signalée, elle ne saurait être mise en doute ; les observations de Grigg, Thompson, Young, Parkinson, Bailly et Budin ne sont pas discutables. Des recherches expérimentales ont démontré que rien ne s'oppose à la production de la rigidité cadavérique dans la cavité utérine : en effet, on la voit survenir chez de jeunes animaux mis dans une étuve sèche ou plongés dans de l'eau chaude, asphyxiés et maintenus pendant de longues heures à la température de 38 et de 42 degrés.

La rigidité cadavérique n'en est pas moins exceptionnelle chez le fœtus et paraît être de courte durée. Combien de temps après la cessation de la vie survient-elle ? Quelles sont les conditions qui favorisent son apparition ? Est-elle liée à un mode spécial de mort du fœtus ? Il est encore impossible de répondre à ces questions.

Rétention du fœtus mort dans la cavité utérine. — Les causes qui déterminent la mort du fœtus peuvent agir sur l'utérus lui-même et provoquer les contractions de cet organe. Alors, le travail se déclare promptement et le fœtus est expulsé peu d'heures après qu'il a succombé.

A côté de ces cas, il en est d'autres dans lesquels le fœtus meurt, mais la contraction utérine n'est pas provoquée ou ne l'est que d'une façon insuffisante ; le produit de conception se trouve dès lors retenu dans la cavité de l'organe. La durée de cette rétention est très variable, sans que les causes qui influent sur elle puissent être exactement appréciées. En moyenne, elle est de 15 à 16 jours (Ruge). Parfois, elle est beaucoup plus longue, et on a vu le fœtus retenu dans la cavité utérine pendant deux ou trois mois et même davantage. Dans la grossesse gémellaire en particulier, l'un des fœtus ayant succombé au quatrième ou au cinquième mois, n'est souvent expulsé qu'au terme de la grossesse, en même temps que le second fœtus resté vivant. En général, quelle que soit la durée de la rétention, le fœtus ne demeure pas dans la cavité utérine au delà de la fin du neuvième mois ; cependant, dans quelques cas rares, cette époque a été dépassée (voyez Grossesse prolongée, T. I, p. 569-570).

Retenus dans l'utérus, le fœtus et ses annexes subissent des modifications variées. Du côté du fœtus, il peut y avoir : 1° Dissolution ; 2° Momification ; 3° Macération ; 4° Putréfaction, mais celle-ci n'est possible qu'après la rupture des membranes de l'œuf.

Quant aux annexes, ils conservent quelquefois leur aspect normal, mais en général ils sont plus ou moins profondément altérés.

A. — *Dissolution du fœtus.* — Quand le fœtus succombe pendant les deux premiers mois de la grossesse, sa consistance est si faible, sa constitution histologique est telle qu'il ne peut résister aux causes de destruction qui l'atteignent. Il se désagrège, il se dissout « à peu près comme le cristallin se fond dans l'humeur aqueuse, après l'opération de la cataracte par abaissement (Martin, de Lyon) ». Pour que cette dissolution soit complète, il faut un certain laps de temps et, suivant celui qui se sera écoulé entre la mort et l'expulsion de l'embryon, ce dernier pourra se présenter tantôt avec des dimensions et une forme normales, tantôt ratatiné et méconnaissable ; tantôt enfin, la cavité amniotique ne contiendra que du liquide ayant parfois une consistance sirupeuse, d'une couleur jaune assez claire, le plus souvent louche, quelquefois laiteuse et présentant, sous l'action de l'éther, toutes les réactions d'une émulsion de graisse. Lorsqu'il n'y a plus trace d'embryon on dit que l'œuf est clair.

B.— *Momification.*— Après le deuxième et surtout après le troisième mois de la grossesse, le fœtus, déjà pourvu d'une charpente osseuse, est plus résistant. Il ne se dissout plus, il se momifie. « Plongé dans le liquide amniotique comme un fruit dans une liqueur, l'embryon éprouve quelques-uns des changements qu'on observe dans ce dernier cas. Ses tissus, encore mous, se concentrent, se resserrent, se condensent, sous l'influence de cette macération prolongée dans une humeur saline ; par là même, ils diminuent de volume, se réduisent à une couche plus mince, se raccornissent en un mot. La couleur change aussi très rapidement, elle devient terreuse, grise, jaunâtre et terne. » (Lempereur.)

Le fœtus momifié présente une coloration uniforme, particulière, sa peau semble tannée, ses cavités séreuses contiennent à peine quelques gouttes de liquide et les milieux de l'œil sont à peine rosés. Le liquide amniotique se trouve en quantité d'autant moins considérable que la mort remonte à une date plus ancienne, et il semble que la momification se produise avec d'autant plus de rapidité que ce liquide se résorbe plus vite. Dans tous les cas, ce liquide est épais, trouble, et finit par disparaître en laissant sur l'embryon un sédiment terreux, grisâtre, analogue au dépôt des eaux débordées (Lempereur). Quand le liquide amniotique a presque complètement disparu, la paroi de l'œuf vient s'appliquer exactement sur le fœtus, dont elle ne se trouve plus séparée que par une couche plus ou moins épaisse de sédiments.

Si dans le cours d'une grossesse gémellaire, un des fœtus vient à succomber du troisième au cinquième mois, si la rétention est assez longue pour que toutes les modifications dont nous venons de parler aient pu se produire, le fœtus mort, momifié, sera repoussé contre la paroi utérine, et n'étant plus protégé par le liquide amniotique entièrement résorbé, il sera comprimé (*fœtus compressus, fœtus papyraceus*), aplati sur lui-même d'un côté à l'autre à la manière d'un petit bonhomme de pain d'épice.

C. — *Macération.* — La momification n'est pas la seule transformation que puisse subir le fœtus mort, il s'en faut même qu'elle soit la plus fréquente. Ordinairement, en effet, loin d'être ratatiné, tanné pour ainsi dire, le fœtus « semble ramolli et s'affaisse sur lui-même ou plutôt il s'étale. Tous ses tissus sont infiltrés, imbibés par une sérosité rougeâtre qui les a teints en rouge brun plus ou moins foncé... La peau est également brunâtre, rouge ou parcheminée, tantôt couverte de phlyctènes, tantôt dépouillée de son épiderme... La tête est plus ou moins déformée, les os du crâne chevauchant les uns sur les autres sont quelquefois complètement disjoints. Le ventre aplati, élargi, est déjeté latéralement. Le thorax a perdu sa voussure normale » (Pinard). On dit, dans ces cas, que le fœtus est macéré.

Bien certainement les anciens auteurs connaissaient la macération du fœtus, mais ils la confondaient souvent avec la putréfaction, employant indifféremment les expressions de fœtus macéré et de fœtus putréfié. Nous devons reconnaître cependant que ces auteurs n'attachaient pas au mot *putréfaction* le sens précis que nous lui attribuons actuellement, et ils ne voulaient probablement, en parlant du fœtus putréfié, qu'insister sur l'importance des modifications subies par le fœtus mort. Personne, aujourd'hui, ne fait plus une semblable confusion. La macération doit être soigneusement distinguée de la putréfaction que nous étudierons plus loin.

La macération du fœtus ne se produit guère avant le cinquième mois. (Cazeaux, Ruge, etc.) Les phénomènes qui la caractérisent semblent être toujours identiques, mais ils se succèdent avec une rapidité plus ou moins grande, sans qu'on puisse toujours préciser les raisons de ces différences (âge de la grossesse, causes de la mort). Lempereur, Sentex, Ruge, ont étudié avec soin la marche des modifications qui caractérisent la macération; nous allons en donner le résumé.

Aspect extérieur du fœtus macéré. — Pendant les deux premiers jours, l'aspect du fœtus ne se trouve guère changé, il paraît cependant moins ferme, moins résistant, la peau prend à la face une coloration plus foncée, partout l'épiderme est parfaitement adhérent.

A partir du troisième jour, les phénomènes d'imbibition s'accentuent, et dès le cinquième jour, la tête du fœtus se déforme, car le cuir chevelu est séparé des os de la voûte du crâne par une quantité assez considérable de liquide séro-sanguinolent. Cette infiltration du tissu cellulaire sous-cutané se retrouve au niveau des bourses qui présentent une coloration rouge foncée. L'épiderme est adhérent sur une grande partie du corps, mais au niveau des malléoles, de la plante des pieds, des fesses et des avant-bras il est souvent soulevé et décollé par de la sérosité roussâtre.

Le huitième jour, les altérations subies par le petit cadavre sont déjà assez marquées, pour que le fœtus macéré mérite le nom de *fœtus sanguinolentus*, sous lequel Martin et Ruge le désignent. La tête est flasque, les os de la voûte du crâne s'affaissent, surtout si le fœtus n'a pas plus de 7 ou 8 mois; le cuir chevelu semble être trop long pour rester bien appliqué sur les os, il s'affaisse, il s'étale. L'épiderme est encore adhérent sur la face et le crâne, mais sur le tronc, sur les membres, il est décollé sur de larges espaces au niveau desquels le derme dénudé présente une coloration rouge sale toute spéciale. Le thorax s'affaisse, les côtes se dessinent sous la peau et la paroi abdominale antérieure s'étale, formant deux saillies au niveau des flancs et laissant deviner la présence d'un épanchement liquide dans la cavité péritonéale.

A partir de cette époque, les phénomènes de la macération vont encore s'exagérer; le 12e jour, l'épiderme cesse d'être adhérent à la face; le 15e jour, l'épiderme n'est plus adhérent qu'au niveau du cuir chevelu, le fœtus tend à devenir diffluent, et vers le 30e jour, tous les tissus mous, infiltrés, semblent transformés en une masse tremblottante de consistance gélatineuse.

Etat des viscères du fœtus macéré. — Nous venons de dire quel est l'aspect extérieur du fœtus macéré; mais sous l'influence de la macération, tous les viscères se trouvent profondément modifiés, ainsi qu'on peut s'en assurer en ouvrant les cavités splanchniques. Pendant les deux premiers jours, ils ne semblent pas atteints, mais dès le cinquième, le foie devient mou, se déchire facilement et prend une coloration brou de noix clair. Les autres organes ne paraissent pas altérés, seul le cerveau est mou, mais il conserve encore sa forme habituelle. A cette époque, la cornée est épaissie, rosée, mais tous les milieux transparents de l'œil ont leur couleur normale. Enfin, on peut observer dans les cavités séreuses un léger épanchement séro-sanguinolent.

Le 8e jour, le foie présente une coloration jaunâtre qui s'étend sur les organes voisins; l'intestin grêle a une teinte grise, et dans le péritoine, ainsi que dans les plèvres et le péricarde, on trouve une notable quantité de liquide sanguinolent. Le thymus est violacé; il en est de même des poumons et du cœur qui est mou et flasque. Enfin, les milieux transparents de l'œil, sauf le cristallin (Sentex), ont une coloration rosée.

Le 12e jour, le foie tend à prendre une teinte grisâtre, au moins dans ses parties centrales. Le cristallin devient à son tour rosé.

Le 15e jour, le ramollissement a envahi tous les viscères (Sentex), on ne peut plus faire de section nette dans le foie. Les reins sont eux-mêmes ramollis, et il suffit d'exercer avec le doigt une pression modérée sur le cœur pour perforer la paroi de cet organe.

Enfin, quand la macération se prolonge, la substance cérébrale complètement diffluente ressemble à une bouillie rougeâtre ou à un liquide huileux (40e jour). Les éléments épithéliaux disparaissent dans les viscères et la structure de ces derniers devient méconnaissable.

Modifications histologiques des tissus du fœtus macéré. — Les modifications histologiques qui se produisent dans les tissus du fœtus macéré ont été peu étudiées. Lempereur cependant et surtout Rugé, ont fait sur ce sujet des recherches intéressantes. Tous les éléments épithéliaux se gonflent sous l'action de la macération, ils subissent ensuite la dégénérescence graisseuse, enfin ils se déforment et deviennent rapidement méconnaissables; du moins, il en est ainsi pour la plupart d'entre eux au bout de quinze jours; il faut pourtant en excepter ceux des poumons (Bar, communication orale).

Le stroma des viscères éprouve des modifications qui ne sont pas moins profondes; les tissus encore jeunes subissent la dégénérescence granuleuse; mais ces modifications, qui varient pour les différents organes, sont à peine connues.

On connaît mieux les altérations du sang qui ont été observées avec grand soin par Ruge. Les globules sanguins se présentent sous deux états : tout d'abord, ils semblent augmentés de volume, mais ils sont pâles et comme privés de matière colorante; il se ratatinent ensuite, se désagrègent et forment des petites masses granuleuses. La macération a donc pour effet de détruire les globules du sang. La matière colorante qu'ils contenaient se dissout dans les liquides qui infiltrent les tissus du fœtus ou s'épanche dans les cavités séreuses. C'est à cette dissolution qu'il faut attribuer l'aspect *sanguinolentus*. Ajoutons qu'une grande quantité de matière colorante se trouve retenue dans le stroma des organes, où elle se dépose entre les fibrilles du tissu conjonctif en formant des amas de petits cristaux.

Modifications des annexes du fœtus macéré. — Lorsque le fœtus succombe dans la cavité utérine, ses annexes conservent tantôt leur aspect ordinaire, tantôt subissent quelques modifications. Bien que le fœtus soit mort depuis un certain temps déjà, le *placenta* peut paraître absolument normal ; sa forme, son épaisseur ne sont pas modifiées, sa surface extérieure est d'un rouge assez vif comme s'il avait appartenu à un fœtus vivant. Parfois on trouve au milieu des cotylédons des masses jaunâtres, isolées, distinctes du reste de l'organe et formant comme de véritables infarctus. Dans quelques cas, le placenta est volumineux, épaissi, d'un blanc rosé, il semble œdémateux, infiltré. D'autres fois au contraire, il est petit, peu épais, aminci, ratatiné, plissé, comme flétri ; au lieu d'être rouge, sa teinte générale est d'un blanc grisâtre : si on examine les villosités choriales, on voit qu'un certain nombre d'entre elles ont subi la dégénérescence fibro-graisseuse.

Le *cordon* est, en général, tuméfié, gélatineux ou pour mieux dire infiltré. Sa coloration varie beaucoup suivant les circonstances, elle peut être verdâtre si le fœtus est mort depuis peu de temps et si le méconium s'est mélangé au liquide amniotique ; d'autres fois, lorsque la mort remonte à une époque plus éloignée, cette coloration prend une teinte lie de vin, ou seulement rosée, quelquefois d'un gris sale.

Quant aux *membranes*, souvent elles ne présentent rien de bien spécial. Cependant si le fœtus a succombé, l'amnios offre quelquefois, comme le cordon et pour la même cause, une teinte verdâtre ; le plus habituellement sa coloration et celle du chorion et de la caduque sont d'un gris rosé ou d'un gris terne. Ces trois membranes sont, en général, expulsées avec le placenta et le cordon, mais il n'est pas très rare de voir la caduque épaissie, tomenteuse, blanche ou d'un blanc grisâtre, être retenue en totalité ou en partie dans l'utérus et n'être éliminée qu'au bout d'un certain nombre de jours (Budin). Si l'œuf, après la mort du fœtus, séjourne longtemps dans la cavité utérine, c'est non seulement la caduque, mais encore le chorion (Duncan) qui peut subir des altérations.

D. — *Putréfaction.* — La putréfaction ne se produit jamais tant que les membranes de l'œuf restent intactes ; mais après leur rupture elle peut envahir le fœtus et donner lieu à des accidents redoutables. Pour ne pas scinder ce sujet, nous décrirons tout ce qui est relatif à la putréfaction, quand nous étudierons le pronostic de la mort du fœtus (voy. p. 379).

Symptômes et diagnostic de la mort du fœtus. — Ces symptômes peuvent être divisés en deux catégories, suivant qu'ils sont fournis par les troubles fonctionnels de l'organisme maternel ou par l'exploration de l'abdomen et du bassin. Nous les étudierons en nous conformant à cette division, et nous consacrerons ensuite un alinéa aux symptômes de la mort du fœtus dans le cas de grossesse gémellaire.

A. — *Symptômes fournis par les troubles fonctionnels de l'organisme maternel.* — Les signes de la mort du fœtus sont, en général, d'autant moins accusés que la grossesse est moins avancée. Cependant, à toutes les époques de la gestation, on peut recueillir par l'interrogatoire ou percevoir directe-

ment un certain nombre de symptômes qui mettront l'accoucheur sur la voie
du diagnostic. Il y a eu, par exemple, chez une femme habituellement bien
réglée, disparition totale de la menstruation ; les seins ont, en même temps,
augmenté de volume ; des envies insolites de dormir, des nausées, des vomissements, etc., sont survenus et ont fait soupçonner une grossesse. Dans ces
conditions, si la plupart des phénomènes réflexes que nous venons d'énumérer
disparaissent à une époque déterminée, si l'état général de la femme semble
se transformer du jour au lendemain, il est probable que le fœtus a succombé
et que la grossesse s'est trouvée arrêtée dans son évolution.

Quand on examine la poitrine, on trouve les seins moins turgescents
qu'auparavant ; mais ils peuvent présenter encore quelque tubercules de
Montgomery et une coloration pigmentée de l'aréole ; en pressant le mamelon
on en fait sortir une quantité variable d'un liquide grisâtre ou jaunâtre et
filant ; ces signes ont surtout de la valeur lorsqu'il s'agit d'une femme qui
serait enceinte pour la première fois. Il n'est pas rare de voir, trois ou quatre
jours après la mort du fœtus, la sécrétion laiteuse s'établir avec tous les phénomènes qu'on observe habituellement après l'accouchement. Quelquefois
cependant, la congestion mammaire fait complètement défaut.

Budin et Rivet ont encore signalé la disparition des varices qui, sous
l'influence de la grossesse, étaient apparues sur les membres inférieurs
(voy. p. 104).

Quant aux symptômes généraux qu'on observerait lorsqu'il y a rétention du
fœtus, nous nous associons à ce qu'en a dit Cazeaux : « La rétention plus
ou moins prolongée du fœtus mort ne cause, en général, aucun accident
fâcheux, et les auteurs me semblent avoir singulièrement exagéré sur ce
point. Suivant eux, en effet, la femme devient triste, inquiète et de mauvaise
humeur ; elle a des lassitudes, des retours alternatifs de chaleur et de froid,
de l'oppression à l'épigastre, de la céphalalgie, des syncopes et des palpitations
de cœur ; la face est pâle, les yeux sont ternes et s'entourent d'un cercle
livide ; l'haleine est fétide, le pouls fréquent et irrégulier : tous ces phénomènes généraux d'une fièvre lente ont même été considérés par eux comme
autant de signes rationnels de la mort du fœtus. Certainement ils manquent
le plus souvent. La plupart des femmes, quand on est parvenu à calmer leurs
craintes, n'éprouvent rien de semblable : j'en ai vu plusieurs porter plusieurs
mois un fœtus mort sans s'en douter, et quelques-unes même s'applaudir de
l'amélioration survenue dans leur état général, grâce à la disparition subite
des troubles sympathiques de la gestation » (Cazeaux).

B. — *Symptômes fournis par l'exploration de l'abdomen et du bassin.* —
Ici les symptômes diffèrent un peu suivant que le fœtus a succombé dans les
quatre ou cinq premiers mois ou dans les derniers mois de la grossesse.
C'est ce que nous allons exposer avec quelques détails.

a. — *Symptômes locaux de la mort du fœtus pendant la première moitié
de la grossesse.* — Aux signes fournis par les troubles fonctionnels de l'organisme maternel et décrits plus haut, viennent s'ajouter des phénomènes
locaux qui offrent beaucoup d'intérêt.

Lorsque le fœtus a succombé depuis quelque temps, l'utérus paraît parfois, au palper, moins volumineux qu'il devrait être, étant donné l'âge supposé de la grossesse ; il forme une tumeur ovoïde, dépassant d'un ou de plusieurs travers de doigt le bord supérieur de la symphyse pubienne. Cette tumeur, située sur la ligne médiane ou légèrement inclinée d'un côté, est quelquefois assez résistante ; mais le plus souvent elle est dépressible, mollasse, sans donner cependant la sensation d'une tumeur liquide.

A cette époque de la grossesse, il est impossible de produire le ballottement, et quand on ausculte, on ne perçoit aucun bruit du cœur fœtal et rarement un bruit de souffle.

Au toucher, le col est un peu ramolli ; cependant, si l'enfant a succombé depuis un certain temps, il peut être dur, résistant.

Si on combine le palper abdominal avec le toucher vaginal, on trouve que le corps de l'utérus est augmenté de volume ; c'est évidemment lui qui forme la tumeur sentie à la palpation, car elle se continue avec le col auquel elle communique les mouvements qui lui sont imprimés ; mais le corps utérin n'a pas, en général, la résistance particulière qu'il présente lorsque l'enfant est vivant, il a moins de tension, moins d'élasticité ; la sensation perçue est plus molle, parfois même pâteuse, à moins que l'utérus vienne à se contracter sous la main (voyez Tome Iᵉʳ, p. 541). Il existe aussi des différences suivant que le fœtus est mort depuis plus ou moins longtemps, et suivant qu'une plus ou moins grande quantité de liquide a été résorbée (voyez plus loin, p. 375).

Dans ces conditions, on est autorisé à penser qu'une grossesse a existé, puisqu'on en a observé tous les signes, et qu'à partir d'un moment donné il y a eu, non plus des phénomènes de développement, mais des phénomènes indiquant la mort du fœtus et la régression de l'utérus.

On n'a évidemment pas à faire le diagnostic avec une affection ou avec une tumeur siégeant en dehors de l'utérus, mais seulement avec une maladie utérine : une métrite ou des tumeurs fibreuses. L'absence de phénomènes inflammatoires, l'absence d'hémorrhagies, de douleur spontanée ou provoquée par la palpation et le toucher, feront facilement éliminer la métrite. La forme régulière de la tumeur, l'absence de bosselures, les sensations toutes particulières perçues au palper et au toucher combinés, la disparition des règles, montreront qu'il ne s'agit pas de fibromes utérins.

Cependant, comme on ne possède pas de signe de certitude absolue, on devra rester sur une grande réserve, surveiller attentivement les malades, et ne pas oublier que le fœtus peut quelquefois séjourner longtemps dans la cavité utérine, et n'être expulsé qu'après plusieurs semaines et même plusieurs mois.

b. — *Symptômes locaux de la mort du fœtus pendant la seconde moitié de la grossesse.* — Le fœtus peut succomber, non plus au début, mais dans la dernière moitié d'une grossesse qui n'avait point paru douteuse : en effet, les règles avaient été supprimées, il y avait eu des phénomènes réflexes nettement accentués ; la mère avait perçu des mouvements actifs, quelquefois, le médecin lui-même les avait constatés, il avait, de plus, entendu les bruits du cœur fœtal et, dans les cas de grossesse avancée, il avait pu préciser déjà quelles étaient la présentation et la position.

Le fœtus succombant, il en résulte, comme dans la première moitié de la grossesse, des modifications générales de l'organisme maternel, et localement, du côté des organes génitaux, un certain nombre de transformations qui sont différentes, suivant le temps depuis lequel le fœtus est mort, suivant le degré plus ou moins accentué de résorption du liquide amniotique, suivant la façon dont se comportent ou réagissent les parois de l'utérus. Pour mieux mettre en lumière les différents symptômes qui peuvent être constatés, nous supposerons trois cas : dans le premier, le fœtus a succombé depuis peu de temps ; dans le deuxième cas, le fœtus est mort depuis un temps plus long, une semaine environ, et il reste une notable quantité de liquide amniotique dans la cavité de l'œuf ; dans le troisième cas, le fœtus a cessé de vivre depuis plusieurs semaines, et le liquide amniotique a été presque totalement résorbé.

1° La grossesse étant dans sa seconde moitié et le fœtus ayant succombé depuis peu de temps, que se passe-t-il ?

A la palpation, on peut très facilement limiter le contour de l'utérus ; mais si on déprime ses parois, on n'a plus la résistance ferme et toute particulière que donne le fœtus vivant contenu dans la cavité utérine et le liquide amniotique.

Ajoutons que, pendant ces explorations, il arrive souvent que l'utérus se contracte par instants et forme une masse dure, globuleuse, parfaitement caractéristique.

On ne constate à aucun moment les mouvements actifs du fœtus, et la mère elle-même ne les perçoit plus. Ces mouvements, d'après ce que nous avons observé, disparaissent de trois façons différentes : Le plus souvent, leur cessation n'offre rien de particulier et la mère remarque seulement qu'elle n'a pas senti remuer son enfant depuis un certain temps. — D'autres fois, les mouvements qui étaient nets et vigoureux, s'affaiblissent progressivement jusqu'à ce que leur disparition soit complète. — Quelquefois enfin, mais plus rarement, le fœtus s'agite d'une manière désordonnée et, aussitôt après, les mouvements cessent pour ne plus reparaître.

Il ne faut cependant pas attacher trop d'importance à la cessation des mouvements actifs du fœtus, parce qu'ils sont soumis à de nombreuses anomalies au milieu même de la santé la plus parfaite (voyez Tome I, p. 529) et il nous est souvent arrivé de trouver les battements du cœur fœtal parfaitement normaux, alors que la mère était alarmée parce qu'elle n'avait pas senti remuer son enfant depuis plusieurs jours.

A l'auscultation, on n'entend, en aucun point de l'abdomen, les bruits du cœur fœtal (Voyez Tome I, p. 508), mais on peut constater l'existence d'un bruit de souffle utérin.

Dans les trois derniers mois de la grossesse, aux signes précédents viennent bientôt s'en ajouter d'autres : On peut, s'il s'agit d'une présentation de l'extrémité céphalique, constater la présence de la tête au niveau du détroit supérieur, du siège au fond de l'utérus et du dos tourné vers l'un des côtés, mais ces sensations sont beaucoup moins nettes que si l'enfant était vivant, beaucoup plus confuses : on n'a plus, en un mot, cette résistance, cette tonicité toute particulière qui indiquent la vie du fœtus. Cette sensation n'a évidemment qu'une valeur contingente, mais elle ne trompe guère ceux qui sont exercés au palper, surtout si, par comparaison, comme Budin l'a fait faire plusieurs fois à ses élèves, on palpe successivement, après les avoir couchées dans deux lits voisins, une femme chez laquelle l'enfant vivant se présente de la même manière, et la malade chez laquelle le fœtus a récemment succombé.

Pendant les jours qui suivent, la mollesse, la flaccidité des parties fœtales deviennent de plus en plus grandes, la tête seule continue à offrir une certaine résistance. Lorsque cette tête se trouve en partie engagée et maintenue au niveau du détroit supérieur, si on la saisit entre les deux mains qui pratiquent le palper, il n'est même pas rare qu'on perçoive, comme l'a indiqué Negri, une sensation de crépitation très nette, produite par des frottements dus à la mobilité anormale des os du crâne qui tendent à chevaucher les uns sur les autres.

Si l'enfant, au lieu de se présenter par le sommet, se présente par le siège ou se trouve placé transversalement dans la cavité utérine, on peut, pendant un certain nombre de jours, continuer à percevoir le ballottement céphalique; mais les sensations fournies par les autres parties du corps, le tronc et le siège, deviennent de moins en moins nettes. Dans ces cas encore, Negri a trouvé la crépitation des os du crâne.

Au toucher, le col ramolli n'offre rien de particulier; on constate en outre que le segment inférieur de l'utérus s'est développé comme dans la grossesse ordinaire; si on le déprime, on arrive sur une partie fœtale qui reste élevée ou qui s'est engagée. Quand la partie est élevée, le doigt peut déterminer le ballottement s'il s'agit de la tête, ou bien il atteint une autre partie du corps qui se déplace facilement et qui semble plus molle, moins résistante que dans les conditions ordinaires. Lorsque la partie fœtale est engagée, c'est habituellement l'extrémité céphalique, et l'on peut parfois trouver au toucher une crépitation analogue à celle perçue par la palpation : elle est due à la même cause.

2° Qu'advient-il lorsque le fœtus a succombé depuis un temps plus long, une semaine au moins, et qu'il reste une notable quantité de liquide amniotique?

Dans ces cas, non seulement le volume de l'utérus a cessé de s'accroître, mais encore il a diminué, quelquefois d'une façon très remarquable. Certaines femmes éprouvent, lorsqu'elles se couchent sur le côté droit ou sur le côté gauche, la sensation d'un corps pesant qui se déplacerait dans l'abdomen pour tomber du côté vers lequel elles s'inclinent. Comment expliquer cette sensation? Il est vraisemblable qu'elle tient, non pas, comme on l'a dit, à la chute du fœtus du côté sur lequel la femme vient de se coucher, mais, comme le pense Tarnier, à la chute du globe utérin tout entier qui, n'étant plus turgescent comme il l'est dans le cours régulier de la grossesse, forme, après la mort du fœtus, une masse inerte qui obéit aux lois de la pesanteur.

Pendant le palper, on peut être frappé de la mollesse des parois de l'utérus dont on n'arrive que difficilement à délimiter le contour. Cependant, si on multiplie les recherches, on parvient à trouver dans l'abdomen une masse volumineuse dans laquelle on sent un corps solide à forme mal déterminée et entouré de liquide. Alors, en combinant avec soin le palper et le toucher, on peut abaisser ce corps solide vers le doigt placé dans le cul-de-sac antérieur du vagin, le saisir entre les deux mains, et l'on s'aperçoit qu'il remonte dès qu'on cesse de déprimer l'abdomen ; mais le vrai ballottement est presque toujours impossible à obtenir. — En pratiquant cet examen, assez souvent on détermine des contractions utérines qui apportent au diagnostic un élément précieux (Voyez p. 373).

3° Le fœtus ayant succombé depuis plusieurs semaines et le liquide amniotique ayant été presque totalement résorbé, qu'en résulte-t-il ?

Dans ces circonstances, on peut constater deux variétés de symptômes absolument distinctes. Tantôt, en effet, le corps de l'utérus et son contenu forment une tumeur tellement mollasse qu'on ne peut plus la délimiter, ni au palper, ni au toucher. Tantôt, au contraire, l'utérus et son contenu forment une tumeur solide ayant une dureté ligneuse et des caractères tels qu'on exclut l'idée d'une grossesse pour croire à la présence d'un fibrome.

Dans le premier de ces deux cas (mollesse de l'utérus), la femme affirme bien qu'elle a eu des signes non douteux de grossesse et qu'elle a senti remuer son enfant, mais on sait combien, en pareille matière, les erreurs sont fréquentes. Son ventre a un volume à peu près normal, il n'offre aucune saillie comparable à celle d'un utérus gravide. A la palpation, on peut déprimer les parois abdominales dans tous les sens, sans constater autre chose qu'une flaccidité, une mollesse semblables à celles que donnent les anses intestinales. A l'auscultation, on n'entend ni bruits du cœur fœtal, ni souffle utérin. Au toucher vaginal, le col est souvent ferme ou à peine ramolli ; le doigt ne réussit pas à constater le développement du segment inférieur de l'utérus. Dans ces conditions, on est bien tenté de nier qu'il y ait ou qu'il y ait eu grossesse (voyez Tome I, page 541, observ. I), mais ce serait s'exposer à commettre une erreur : aussi, lorsque les commémoratifs sont en faveur d'une grossesse, on doit se tenir sur la réserve, surtout si la femme affirme spontanément qu'en se mettant sur le côté elle a la sensation d'un corps qui se déplace dans l'abdomen, et si, par l'examen combiné, on ne parvient à aucun moment à délimiter le corps de la matrice (Budin), comme on devrait pouvoir le faire chez une femme qui ne serait pas enceinte. On ne tardera pas, du reste, soit dans la même séance, soit dans une séance ultérieure, à voir survenir des contractions non douloureuses de l'utérus qui permettront de sentir facilement par le palper le contour de l'organe. Si même, au moment où une de ces contractions arrive, on pratique le palper abdominal et le toucher vaginal combinés, on peut s'assurer que la tumeur, qui vient de se manifester, se continue directement avec le col, et qu'elle est réellement formée par le corps de l'utérus qu'on n'avait pu sentir auparavant : dès lors, le diagnostic n'est plus douteux.

Dans le deuxième cas que nous avons supposé (dureté ligneuse de l'utérus), les symptômes sont pour ainsi dire complètement opposés. En examinant la femme, on trouve une tumeur ovoïde occupant la partie inférieure de l'abdomen, siégeant sur la ligne médiane ou s'inclinant sur un des côtés; mais cette tumeur, régulière dans sa forme, possède une résistance ligneuse qui ne diminue à aucun moment. Au toucher, le col est long et ferme. Le palper abdominal et le toucher vaginal combinés montrent que le segment inférieur du corps de l'utérus est développé régulièrement et offre une dureté qui est partout la même et rappelle si bien celle de certains fibro-myomes, qu'on peut s'y méprendre (voy. T. I, p. 542, obs. II). Le diagnostic différentiel est alors très difffficile : les symptômes éprouvés par la femme qui s'est crue réellement enceinte à un moment donné, l'état des seins, la forme régulière de l'utérus qui contraste avec les saillies, les inégalités qui existent généralement dans le cas de fibromes, la suppression des règles depuis un certain temps, etc., permettront cependant de soupçonner la vérité.

Dans ces cas difficiles, le médecin doit toujours rester sur une grande réserve : du reste, au bout de peu de temps, à une époque qui ne dépasse pas généralement celle qui aurait marqué le terme de la grossesse normale, l'expulsion du fœtus macéré vient lever tous les doutes.

C. — *Grossesse multiple et mort des deux fœtus ou de l'un d'eux.* — La grossesse, au lieu d'être simple, peut être gémellaire et tantôt les deux fœtus ont succombé, tantôt l'un d'eux seulement est mort. On comprend combien alors les symptômes deviennent complexes : si les deux fœtus sont morts, on aura bien les signes décrits ci-dessus et qui permettront de croire que le produit de la conception a cessé de vivre, mais il sera plus difficile de dire qu'il s'agissait d'une grossesse gémellaire. Il ne saurait, en effet, plus être question de bruits du cœur fœtal se faisant entendre en deux points différents et non isochrones. Enfin, on ne peut que difficilement arriver à constater la présence de trois ou quatre grosses extrémités fœtales.

Si l'un des deux fœtus seulement a succombé, c'est en combinant les symptômes qui sont fournis et par le fœtus vivant et par le fœtus mort qu'on pourra essayer de faire un diagnostic.

Quand l'un des deux fœtus est mort, Guéniot a émis l'hypothèse suivante acceptée par Collin (d'Alfort) : s'il y a communication entre les deux circulations, le sang du fœtus mort se mélange à celui du fœtus vivant, et ce dernier peut succomber à son tour par intoxication, par septicémie. Depaul, Tarnier, Blot ont combattu cette opinion, ils ont nié que, les membranes étant intactes, l'infection pût survenir. Tarnier a fait à ce propos des expériences démonstratives. Il a injecté à des lapins un peu de sang pris au centre du cœur de fœtus macérés qui venaient d'être expulsés : l'inoculation de ce sang n'a produit aucune altération. Ces expériences ont été répétées à plusieurs reprises et ont toujours donné le même résultat. Le sang des enfants mort-nés, quand les membranes sont intactes, n'est donc nullement septique.

Accouchement. Délivrance. Suites de couches. — L'expulsion du fœtus mort et macéré, lorsqu'elle a lieu dans les cinq premiers mois, peut offrir les différents caractères qu'on rencontre dans l'avortement ; au contraire, plus on se rapproche du terme de la grossesse, plus cette expulsion est analogue à l'accouchement, surtout si le fœtus n'est mort que depuis peu de temps.

Notons seulement que parfois les membranes de l'œuf, plus molles qu'à l'état normal, s'insinuent à travers l'orifice utérin à peine dilaté et constituent au moment de la contraction une poche qui remplit la cavité vaginale et arrive jusqu'à la vulve ou même la déborde : on a alors une poche des eaux en forme de sablier ou de 8 de chiffre, dont l'une des boucles serait dans l'utérus et l'autre dans le vagin. Dans l'intervalle des contractions, ces membranes forment dans le vagin une masse mollasse, flottante, très dépressible. Cette forme de la poche des eaux doit tenir, non seulement à l'extensibilité anormale des membranes, mais encore à la résorption d'une partie du liquide amniotique : elle n'est du reste point pathognomonique de la mort du fœtus (Dutheil).

Quant au liquide qui s'écoule après la rupture de la poche des eaux, sa couleur varie : il peut être verdâtre si le fœtus est mort depuis peu de temps ; il peut avoir une teinte rosée lorsque la mort est plus ancienne ; d'autres fois, quand l'enfant a succombé depuis plusieurs semaines, il peut ne sortir qu'une matière semi-liquide, épaisse, de couleur jaunâtre ou noirâtre. L'odeur en est très désagréable et fade, mais moins âcre que dans la putréfaction.

Après la rupture de la poche des eaux, la peau du fœtus macéré, décollée des tissus sous-jacents par de la sérosité, s'allonge parfois dans le col de l'utérus, y prend la forme de boudin et descend même dans le vagin où elle fait une saillie plus ou moins allongée qui se tend pendant les contractions utérines, si bien qu'on pourrait prendre cette saillie pour une véritable poche des eaux.

Pendant l'expulsion d'un fœtus macéré, les os disjoints chevauchent parfois les uns sur les autres d'une façon si marquée et si bizarre qu'un médecin novice serait embarrassé par la sensation insolite qu'il perçoit avec le doigt quand il pratique le toucher. Mais la mobilité de ces os, surtout des os de la tête, la crépitation osseuse, et les autres signes de la mort du fœtus, la réflexion aidant, tirent bientôt l'accoucheur d'embarras.

Le degré de ramollissement du fœtus rend son expulsion très facile. Lorsque c'est la tête qui se présente, le tissu cellulaire sous-cutané s'infiltre quelquefois au niveau du cuir chevelu ; il se forme alors, ainsi que nous l'avons dit plus haut, une masse qui ressemble à une poche des eaux et sort la première, tandis que les os du crâne tassés les uns sur les autres se dégagent ensuite.

La délivrance n'offre rien de particulier, notons cependant que les hémorrhagies ne sont pas rares dans ces circonstances, notons surtout que, dans un certain nombre de cas, l'œuf est expulsé sans la caduque qui demeure en totalité ou en partie dans la cavité utérine. Cette caduque est souvent épaissie, tomenteuse, grisâtre ; elle est éliminée spontanément soit en bloc, soit par grands lambeaux pendant les jours qui suivent la délivrance. Son séjour dans la cavité utérine et son expulsion tardive ne donnent que rarement lieu à des complications, lorsque toutes les précautions antiseptiques ont été prises.

Les suites de couches sont en général simples ; on observe les mêmes phénomènes qu'après l'accouchement à terme ; quelquefois, cependant, la sécrétion lactée ne s'établit pas, mais le fait est rare ; le plus habituellement, elle s'effectue aussi régulièrement qu'après un accouchement normal ; chez quelques femmes même, bien qu'elle ait déjà été observée au moment où le fœtus avait succombé dans la cavité utérine, elle se reproduit une seconde fois.

Pronostic. — Si l'on en croyait un certain nombre de pessimistes, la mort du fœtus dans la cavité utérine impliquerait toujours un pronostic sérieux pour la mère. Une telle proposition est inexacte. Cependant, il est difficile de formuler d'une manière générale le pronostic de cet accident, car tout dépend des faits particuliers.

Ainsi, dans certains cas, la mort du fœtus peut être considérée comme un événement favorable. On a vu, par exemple, les vomissements incoercibles cesser dès que le fœtus avait succombé et bien avant son expulsion. Assez souvent cette influence heureuse se manifeste encore dans quelques autres complications de la grossesse, les maladies du cœur, l'albuminurie, etc.

Mais, en général, la rétention du fœtus mort dans la cavité utérine implique-t-elle par elle-même un pronostic défavorable pour la mère ? Il faut répondre négativement. Autrefois, lorsqu'on confondait la macération et la momification avec la putréfaction, on pouvait redouter que l'organisme maternel souffrît de la présence du fœtus qui, disait-on, se putréfiait dans l'utérus où il était retenu. De telles craintes, on le sait aujourd'hui, étaient sans fondement.

Cependant, les modifications que subit le fœtus après sa mort ne sont pas sans altérer sa résistance et sa forme, ce qui change nécessairement les conditions de l'accouchement. Ce sont surtout la rigidité cadavérique et la macération qui sont ici en cause, car la momification se produit à une époque de la grossesse où le fœtus est encore trop peu volumineux pour qu'on ait à s'en préoccuper et à craindre des difficultés pendant l'expulsion.

On s'est donc demandé si la rigidité cadavérique ne pouvait pas apporter d'obstacle à l'accouchement, mais des faits nettement concluants n'ont pas encore été publiés jusqu'à ce jour. Depaul et Budin ont pu pratiquer la version sans éprouver de difficultés ; Budin sentit seulement, au moment où il étendit la jambe du fœtus, une légère résistance qu'il pût aisément vaincre (Dagincourt).

La macération produit un effet contraire à la rigidité cadavérique ; le fœtus s'affaisse sur lui-même, et plus la macération est avancée, plus les conditions qui favorisent l'accommodation normale sont modifiées, plus les présentations vicieuses doivent être fréquentes. Il semble toutefois qu'à côté du mal, il y ait le remède ; en effet, la réductibilité du fœtus macéré étant fort grande, l'accouchement se fait souvent dans des cas où il aurait été impossible si le fœtus avait conservé sa forme et sa résistance habituelles ; tels sont l'évolution spontanée dans le cas de présentation de l'épaule, l'accouchement naturel dans des bassins rétrécis. Ajoutons enfin que fréquemment l'accouchement a lieu avant terme, que dans les cas où la rétention s'est prolongée, la mort du fœtus étant survenue au 7e, au 8o mois de la gestation, le fœtus est peu volumineux, ce qui est encore un élément favorable.

Cependant, l'accouchement ne se fait pas toujours spontanément et il peut être nécessaire de recourir à une intervention. Dans ce cas, la macération du fœtus doit être considérée comme défavorable ; en effet, le manque de solidité des parties fœtales peut rendre difficiles certaines opérations, la version et notamment l'extraction.

Quant à la délivrance après l'expulsion d'un fœtus mort-né, son pronostic variera évidemment suivant qu'elle aura été simple ou compliquée. — Le pronostic des suites de couches échappe de même à toute appréciation générale ; il différera avec chaque cas particulier, selon qu'il y aura eu ou non des difficultés pour la sortie du fœtus ou du placenta, selon qu'on aura pu abandonner le travail à lui-même ou qu'il aura fallu intervenir, selon surtout qu'il aura existé ou non de la putréfaction.

Putréfaction du fœtus. — En somme, le pronostic de la mort du fœtus ne serait pas, en général, très sérieux, si on ne devait pas craindre dans quelques cas un accident des plus graves : la putréfaction. Nous l'avons déjà dit, tant que les parois de l'œuf restent complètes, cette complication ne saurait survenir, mais si les membranes sont déchirées, l'air peut pénétrer dans l'œuf et le fœtus se putréfier.

Dans certains cas, la rupture des membranes est observée avant tout début de travail ; parfois spontanée, elle est trop souvent due à l'intervention intempestive d'une sage-femme ou d'un médecin qui, redoutant la rétention du fœtus mort, veulent hâter l'époque de l'accouchement. Si la rupture a lieu pendant le travail, la putréfaction peut apparaître lorsque l'expulsion du fœtus est lente. Cette putréfaction se produit alors avec une rapidité très variable : tantôt le fœtus reste 15, 18 heures et plus encore dans l'utérus après la rupture des membranes, sans qu'il y ait putréfaction ; tantôt, au contraire, elle apparaît au bout de 2 ou 3 heures. Il faut chercher la cause de ces différences dans l'état plus ou moins avancé de la macération et dans l'application plus ou moins rigoureuse des règles de la méthode antiseptique.

La putréfaction s'étend, en général, avec d'autant plus de rapidité que la macération du fœtus est plus prononcée ; parfois, elle n'envahit d'abord que la partie fœtale qui se présente au détroit supérieur (Tarnier) ; généralement cependant, elle gagne d'autres régions et elle peut même prédominer sur des parties fœtales éloignées de celle qui se trouve au niveau du détroit supérieur (Puech).

La putréfaction du fœtus est caractérisée par une odeur fétide, par une coloration verdâtre de la peau, et par la production de gaz qui amènent une augmentation de volume du fœtus. Le tissu cellulaire superficiel et le tissu cellulaire profond deviennent le siège d'un emphysème étendu ; les saillies musculaires et osseuses s'effacent ; la peau est soulevée ; les parties atteintes doublent, triplent de volume, parfois même « le fœtus forme un véritable ballon absolument méconnaissable au toucher » (Lucas-Championnière). Ce ballonnement peut prendre des proportions extrêmement considérables quand les phénomènes de putréfaction se sont étendus à l'abdomen du fœtus ; de là des difficultés pour le diagnostic et des obstacles à l'accouchement. Les gaz fétides n'envahissent pas seulement les mailles du tissu conjonctif du fœtus, ils peuvent aussi se répandre dans la cavité de l'œuf, s'accumuler au-dessus du liquide amniotique et du produit de conception, et distendre l'utérus qui acquiert des dimensions énormes. Il y a physométrie.

Cette physométrie va se révéler par un symptôme d'une grande importance. En effet, si l'on percute après avoir délimité par le palper le contour de l'organe gestateur, au lieu de la matité qui correspond habituellement au globe utérin, on trouve de la sonorité, et celle-ci indique sûrement la présence des gaz dans la cavité utérine.

Quand la physométrie existe, pour peu qu'une contraction utérine se produise ou qu'on introduise la main ou un instrument dans la cavité de l'œuf, il s'échappe, avec un bruit particulier, un liquide de couleur noirâtre, mordicant, âcre, extrêmement fétide et mélangé de gaz. Cet écoulement irrite la muqueuse vaginale et les téguments vulvaires qui s'excorient et deviennent rapidement le siège d'un œdème parfois intense (1).

Lorsque la putréfaction produit de tels désordres, on conçoit aisément que l'état général de la femme se trouve gravement influencé. La température s'élève rapidement, en peu d'heures elle atteint 40°, 41° et même davantage. La dyspnée apparaît et s'accentue, la peau est sèche et brûlante, le visage est terreux et cyanosé, la prostration est très marquée. En même temps, les contractions utérines diminuent ou disparaissent complètement.

Cependant, on ne doit pas désespérer du succès final, et nous verrons plus loin que l'usage des injections intra-utérines a permis d'obtenir des succès dans des cas qui, il y a peu d'années, eussent paru devoir fatalement occasionner la mort.

Mais le danger peut être plus grand encore : pendant le cours de la première opération de Porro pratiquée par Tarnier chez une femme dont le fœtus était putréfié, l'incision des parois de la matrice fit voir que les vaisseaux utérins contenaient des bulles de gaz mélangées au sang. Que faire en pareil cas ? On ne peut plus guère compter que sur la résistance de l'organisme soutenu par une médication tonique et antiputride, pendant qu'on essaiera par des injections intra-utérines antiseptiques de tarir la source des gaz de putréfaction.

---

(1) Boivin et Dugès (Traité, T. I, p. 251) admettent que les gaz ont pu quelquefois s'allumer à la flamme d'une bougie. Dans un cas cité par Felipe Sanchez Numez (Journal de Lucas-Championnière, art. 10,644), la flamme de la bougie s'éteignit ; il y eut explosion avec un bruit analogue à celui d'un petit coup de pistolet.

Traitement. — Le traitement doit être considéré dans trois conditions différentes : la grossesse, l'accouchement, les suites de couches.

Pendant la grossesse. — Nous ne dirons rien du traitement préventif qui consiste à empêcher le fœtus de succomber avant son arrivée à terme; en étudiant les causes de cet accident et les différents chapitres de la pathologie de la grossesse, nous avons suffisamment indiqué quel traitement il fallait instituer pour prévenir la mort du fœtus. Nous devons cependant faire une exception pour la *mort habituelle* du fœtus (voy. p. 364) qui réclame l'emploi de l'accouchement prématuré artificiel. Cette opération, qui a été pratiquée deux fois avec succès par Denman, a permis dans plusieurs circonstances d'avoir vivants des enfants qui eussent certainement succombé si on eut laissé la grossesse continuer son cours. (Voyez *Accouchement prématuré artificiel.*)

Lorsque le fœtus est mort dans la cavité utérine, il faut savoir attendre son expulsion spontanée; toute intervention serait une faute, à moins qu'il ne surgisse des accidents graves. Mais, si les membranes se rompent spontanément ou ont été rompues artificiellement d'une façon intempestive, la situation devient menaçante, car le fœtus macéré est exposé à la putréfaction. Dans ce cas, est-on encore autorisé à attendre, ou faut-il provoquer l'accouchement?

Si aucun incident ne se produit, si le fœtus ne se putréfie pas, s'il ne se fait par le vagin aucun écoulement odorant, l'expectation est la pratique la plus sage; le plus souvent le travail se déclarera spontanément et à bref délai. D'ailleurs, pendant cette expectation, on aura recours aux injections vaginales antiseptiques fréquemment répétées. Si, au contraire, des phénomènes de putréfaction commencent à apparaître, et surtout si des symptômes graves se manifestent, on provoquera l'accouchement. Dans ce cas, la dilatation de l'orifice utérin avec le dilatateur de Tarnier, avec les ballons de Barnes ou à l'aide d'autres procédés pourra faciliter l'expulsion ou l'extraction du fœtus.

Dans quelques cas où la grossesse s'était prolongée un certain temps après le terme normal, sans rupture des membranes et sans autre incident que la mort du fœtus, la dilatation artificielle du col et l'extraction du fœtus en totalité ou par parties a été employée et a pu être suivie de succès (R. Barnes, Léon Dumas), mais nous n'avons jamais eu recours à cette pratique.

Pendant le travail. — Pendant le travail, il faudra se garder de rompre les membranes avant que la dilatation soit suffisante; l'expulsion aura lieu en général spontanément et facilement. L'accoucheur n'oubliera pas que la flaccidité du fœtus peut permettre certains accouchements qui eussent été impossibles si l'enfant eût été vivant (présentation de l'épaule, bassin légèrement rétréci). Cependant une intervention peut devenir nécessaire.

Si la mort du fœtus est récente, les opérations obstétricales seront, au point de vue du manuel opératoire, soumises aux mêmes règles que si l'enfant était vivant. Seul, le choix de l'opération pourra se trouver modifié, l'accoucheur n'ayant plus à consulter que l'intérêt de la mère.

Si la mort du fœtus est ancienne, si la macération est avancée, la friabilité des tissus peut être telle qu'ils cèdent sous l'influence de la moindre traction; aussi l'opérateur devra-t-il chercher à saisir solidement la tête et le tronc de préférence aux membres. Les tractions seront modérées et on les fera coïncider autant que possible avec les contractions utérines et avec les efforts de la mère.

Dans d'autres cas, le travail se prolonge, la poche des eaux s'est rompue prématurément, la dilatation ne se produit pas et des phénomènes de putréfaction surviennent. On devra, ainsi que nous l'avons conseillé pour la putréfaction qui survient avant tout début de travail, faire des injections vaginales antiseptiques fréquentes et avoir recours à la dilatation de l'orifice utérin. On n'oubliera pas que le ballonnement du fœtus par des gaz peut être un obstacle à son expulsion : il est alors très utile de le ponctionner (voy. Dystocie). On évitera avec soin de produire du côté des organes maternels des lésions qui seraient autant de portes d'entrée pour le poison septique.

Le lavage de la cavité utérine avec des liquides antiseptiques devra être pratiqué aussitôt après l'accouchement.

Pendant la délivrance et les suites de couches. — Le traitement n'offre alors rien de spécial qui puisse être indiqué à l'avance; ce sont les accidents, s'il en survient, qui dicteront à l'accoucheur sa conduite. Disons seulement que dans tous les cas où le fœtus aura subi un début de macération et surtout de putréfaction, on devra aussitôt après la délivrance renouveler les lavages antiseptiques de la cavité utérine.

C'est à ce moyen thérapeutique, qui souvent est héroïque, qu'il faudra recourir pendant les suites de couches, quand l'élévation de la température fera supposer qu'il y a résorption de matières putrides.

La rétention du placenta, celle de la caduque et des autres membranes seront étudiées au chapitre des accidents de la délivrance.

CHAPITRE XX

APERÇU DE TÉRATOLOGIE

Bibliographie. — Aromatari. Epistola de Generatione plantarum. Venise, 1625. — Amb. Paré. OEuvres, 12° édition, 25° livre, p. 645 et suiv., 1664.— Malpighi. De formatione pulli in ovo, 1672. — Swammerdam. Historia generalis insectorum, 1685. — Du Verney (l'aîné). Mém. Acad. des Sciences. Paris, p. 418 à 432, 1706. — Lémery. Sur un fœtus monstrueux, in Mém. Ac. des sciences, p. 44 à 62 (avec 3 fig.) 1724. — Winslow.

Mém. Acad. des sciences, 1743. — Régis. Syst. de Philos., t. III. — Wolff. Theoria generationis, 1759. — Morgagni. De sedibus et causis morborum, lettre 46, 1767. — Haller. De monstris, 1768. — Wolff. Acad. Sciences de St-Pétersb., 1768-69. — Bonnet. Œuvres complètes, t. III, Lyon, 1779. — Meckel. Handbuch der pathol. Anat., 1812-1816. — Burdach. Anatom. Untersuch. Leipzig, 1814. — E. Geoffroy Saint-Hilaire. Mém. du Muséum d'histoire naturelle, passim. — Desruelles. Bulletin Soc. d'émulation, 1821, p. 41. — Meckel. Acad. des Sciences, 19 mars 1821. — Baer. Entwickelungsgeschichte der Thiere, Bd. I, p. 51. — Serres. Rech. anat. transcendantes et path., Mém. acad. de l'Institut, 1832, t. XI. — Is. Geoffroy Saint-Hilaire. Histoire génér. et particul. des Anomalies de l'organisation, 1832. — Cruveilhier. Anat. path., t. I. Paris, 1849. — Panum. Untersuch. über die Enstehung der Missbild. Berlin, 1860. — Rokitansky. Lehrbuch der Path. Anat., Bd. III, 1861. — P. Budin. Revue Photograph., des hôpitaux, 1872, et Obstét. et Gynécol., p. 237, 1886. — E. Le Roy. Essai sur la circulation des parties supérieures du fœtus et sur les conséquences de ses anomalies. Thèse, Paris, 1873. — Hervieux. Arch. de Tocol., 1874, p. 30 à 52. — Lancereaux. Anat. path., t. I, 1875-77. — Davaine. Dict. encyclop. des Sc. médic., art. Monstres. — Blot. Bulletin de l'Académie de médecine, 1877, p. 295 à 300. — Dareste. Product. artificielle des monstruosités. Paris, 1877. — Fubini e Mosso. Giornale dell. Acad. di med. Torino, 1878. — Stadfeldt. Gynæk og. obst. Med., t. II, 1878. — Ahlfeld. Centralb. f. Gynæk., 1878, p. 385. — Ahlfeld. Die Enstehung der Acardiaci. Leipzig, 1879 et Die Misbildungen der Menschen. Leipzig, 1880 et 1882. — Meimaroghe. Th. de Halle, 1879. — Anna Broomall. Amer. Journ. of. Obst., juillet 1879, p. 537-541. — Mathias Duval. Soc. de biol., 2 avril 1881, p. 145. — Kinne. The Detroit clinic., 23 août 1882. — Gerlach. Drei Enstehungsweise der Doppelmissbildung bei den hoheren Wirbelthieren. Stuttgart, 1882. — Ribbert. Virchow's Arch., 1883, Bd. 93, p. 396-401. — Guttmann. Soc. de méd. int. de Berlin, 3 mars 1884, in Sem. méd., 1884, p. 107. — P. Mueller. Die Sterilitæt der Ehe. Stuttgart, 1885.

En écrivant ce chapitre, nous avons eu un double but : vulgariser très sommairement une science qui est souvent par trop délaissée, et attirer particulièrement l'attention sur quelques monstruosités, dont la connaissance est indispensable à ceux qui se livrent à la pratique des accouchements, et qu'il est difficile de classer quand on n'a pas un traité de tératologie sous la main. Assurément, il sera facile de nous critiquer ; nous espérons toutefois que la majorité des lecteurs nous tiendra compte du but que nous nous sommes proposé et de la peine que nous nous sommes donnée.

Nous avons, dans le premier volume, indiqué les diverses phases de développement de l'embryon ; la tératologie a pour objet l'étude des anomalies de ce développement.

Classification. — Nomenclature. — Certains auteurs ont confondu toutes les anomalies de développement sous la qualification unique de monstruosités. Tel, par exemple, Bonnet qui écrivait : « On nomme monstre toute production organisée, dans laquelle la conformation, l'arrangement ou le nombre de quelques-unes des parties ne suivent pas les règles ordinaires ».

Il semble pourtant que le mot monstre ne doive désigner que des anomalies graves de développement, ayant entraîné des difformités très apparentes. On répugne, en effet, à nommer monstre un individu ayant six doigts à l'une de ses mains, comme on devrait le faire si on adoptait la définition de Bonnet. Aussi, Is. Geoffroy St-Hilaire a-t-il réservé le nom de monstruosité à l'anomalie très grave, rendant difficile ou impossible l'accomplissement d'une ou de plusieurs fonctions, ou produisant, chez les individus qui en sont affectés, une conformation vicieuse très différente de celle que présente ordinairement leur espèce.

Cette distinction rendait nécessaire une classification dans laquelle les anomalies légères de développement fussent rangées à part. C'est ce que fit Is. Geoffroy St-Hilaire, en proposant la classification suivante où les anomalies sont distinguées en anomalies simples et en anomalies graves.

Les anomalies simples sont désignées sous le nom général d'*hémitéries*, demi-monstres de (ἡμι, demi, et τέρας, monstre).

Les anomalies graves, fort nombreuses, ont été divisées en plusieurs groupes, dans lesquels les malformations analogues sont rapprochées les unes des autres. Ainsi, Is. Geoffroy St-Hilaire a cru possible de rapprocher toutes les anomalies de développement ayant pour résultat une inversion des viscères, et leur a donné le nom d'*hétérotaxies* (de ἕτερος, *autre*, et τάξις, *arrangement, ordre*).

Toutes les anomalies de l'appareil génital susceptibles de modifier le sexe, en réalité ou en apparence, ont été réunies sous le nom d'*hermaphrodisme* (de Ερμῆς, *Mercure*, et d'Ἀφροδίτη, *Vénus*).

Toutes les autres anomalies sont les *monstruosités* proprement dites; celles-ci ne sont donc, dans la classification d'Is. Geoffroy St-Hilaire, qu'un *embranchement* des anomalies graves de développement.

<pre>
                    ⎧ Simples............ 1ᵉʳ embranch. Hémitéries.
                    ⎪   ⎧ Inversion ⎧
   Anomalies   ⎪   ⎪   des   ⎨ 2ᵉ embranch. Hétérotaxies.
       de   ⎨ Graves   ⎨ viscères ⎩
  développement   ⎪   ⎪ Appareil ⎧ 3ᵉ embranch. Hermaphrodismes.
                    ⎩   ⎩ génital   ⎩
                                  4ᵉ embranch. Monstruosités.
</pre>

Cette classification présente de grands défauts, et nul ne les a mieux fait connaître que Davaine; il est, en effet, des cas rangés par Is. G. St-Hilaire dans la classe des hémitéries et qui pourraient être placés dans celles des monstruosités. Entre les anomalies de développement simples et graves, il y a des transitions insensibles. Il ne semble pas cependant que la classification, proposée par Davaine, des anomalies de développement en *anomalies* et *abnormités*, ait été accueillie avec faveur.

Nous conserverons donc la classification d'Is. Geoffroy St-Hilaire, bien qu'elle soit artificielle; la nomenclature en est, en effet, à peu près généralement adoptée, au moins dans notre pays, elle réunit assez bien les faits similaires, et elle permet de simplifier la description des *anomalies de développement* que par abréviation nous appellerons souvent *anomalies* ou même *malformations*, à cause de la commodité de ces mots.

Mais avant de décrire ces anomalies en particulier, étudions les lois générales qui président à leur genèse.

Considérations générales sur la genèse des anomalies. — La tératologie devait suivre tous les progrès de l'embryologie : avant que cette dernière fut étudiée, la première n'existait pas. Les poètes, les médecins, décrivaient les anomalies graves qu'ils rencontraient, et, n'en pouvant reconnaître la cause, leur attribuaient une origine divine, de là le nom de monstre (quod monet voluntatem deorum). Telle est, sans aucun doute, l'origine de ces êtres imaginés par la mythologie et les légendes, de Janus, des Cyclopes, des Sirènes, des Chimères, des Centaures, etc. Cette période de l'histoire de la tératologie, qu'à juste titre Is. Geoffroy St-Hilaire qualifie de fabuleuse, s'est prolongée jusque dans le moyen âge ; la tératogénie n'est entrée dans une voie plus scientifique qu'au XVIIe siècle.

Une des premières applications du microscope avait été l'étude des modifications qui se produisent dans l'œuf de la poule, dès le début de la couvée. Aromatari, en étudiant le développement de la graine des végétaux, y avait noté la présence d'une tige, d'une radicule. La graine contenait donc la plante toute formée. Cet auteur pensa que dans l'œuf de la poule, on devait trouver le poulet déjà formé avant tout début de développement.

Cette hypothèse séduisit Swammerdam qui, après avoir fait bouillir la chrysalide d'un papillon, en fit une coupe et trouva le papillon tout entier enfermé dans la coque durcie. Généralisant le résultat de cette découverte, il pensa que, sous l'enveloppe de la chenille, on pourrait trouver tout le papillon et que celui-ci serait même contenu dans l'œuf qui doit donner naissance à la chenille. Or, ce papillon ainsi renfermé dans un œuf contiendrait lui-même tous les œufs qu'il doit pondre. Et le même raisonnement étant applicable à chacun de ces derniers, il en résulterait ceci : c'est qu'un œuf de papillon contiendrait toutes les générations qui doivent plus tard en sortir.

Swammerdam étendit cette conception à la genèse des animaux vertébrés et de l'espèce humaine. « Dans la nature, il n'y a pas génération, mais seulement propagation, accroissement des parties et exclusion de tout hasard... On explique ainsi la corruption originelle, puisque tout ce qu'il y a eu d'hommes était déjà enfermé dans les rognons d'Adam et Ève. Quand ces œufs seront épuisés, l'espèce humaine finira. »

Cette doctrine trouva un puissant défenseur dans Malpighi qui crut avoir vu dans la cicatricule de l'œuf du poulet un embryon tout formé, bien que le développement ne fut pas commencé ; elle exerça une grande influence sur les études embryologiques pendant la fin du XVIIe siècle et toute la durée du XVIIIe, et reçut le nom de doctrine de la préexistence des germes. Elle devait servir à l'interprétation de la genèse des monstruosités : admise tout d'abord par Régis, elle fut nettement formulée par Duverney qui, étudiant un monstre double, n'invoqua pas la fusion de deux embryons primitivement séparés, mais pensa que ce monstre tenait à une malformation originelle de l'ovule fécondé.

Combattue cependant par Lémery, en 1724, cette opinion fut encore soutenue par Winslow. Les ovaires d'une femme contiendraient donc tous les œufs des générations futures ; si ceux de ces œufs qui sont atteints de malformation viennent à être fécondés, ils doivent donner issue à des monstres.

Haller essaya d'abord de démontrer, au moins pour quelques anomalies de développement, l'inanité de la doctrine de la préexistence des monstres, mais plus tard il devint à son tour un ardent défenseur de cette dernière. Il faut, en somme, arriver à Wolff pour voir la théorie de la préexistence attaquée avec des arguments scientifiques. Ce dernier auteur montra que, primitivement, l'œuf ne contient pas l'embryon ; que celui-ci ne se forme que peu à peu, les organes se constituant par la différenciation des blastèmes.

La théorie de Wolff devait jouer un grand rôle en tératogénie ; ses partisans soutenaient, en effet, que les monstres n'étaient pas préformés dans l'œuf, qu'ils se produisaient au contraire pendant le développement d'un ou de plusieurs organes. Mais cette doctrine de l'épigénèse (de ἐπί, *sur*, et de γένεσις, *génération*), pour lui donner le nom sous lequel on la désigne parfois, ne résolvait pas toutes les difficultés.

Meckel, en effet, développant les idées de Wolff, pensait que si l'œuf n'était pas originellement monstrueux, l'arrêt de développement auquel était due la malformation provenait de conditions inhérentes à l'embryon, d'une anomalie de ce qu'on appelait le *nisus formativus*.

Au contraire, pour Etienne et Is. Geoffroy Saint-Hilaire, tous les œufs fécondés sont identiques au début ; mais une cause extérieure, en venant entraver leur développement, peut déterminer l'apparition des anomalies. Personne n'a soutenu cette théorie avec plus d'ardeur que Dareste qui, dans plus de 9,000 expériences, a pu produire presque tous les types de la monstruosité simple chez le poulet, et démontrer qu'il était possible de modifier « par l'action de causes physiques extérieures, l'évolution d'un germe fécondé ».

Aujourd'hui, grâce aux travaux de Dareste, qui a repris et complété si heureusement les idées de Wolff et des deux Geoffroy Saint-Hilaire, il nous est possible d'apprécier toute l'importance qu'il convient d'attacher à l'action des causes extérieures dans la genèse des malformations ; il est bien difficile cependant d'admettre qu'elle soit la cause unique de toutes les malformations.

Aucun tératologiste, à notre époque, n'essaierait d'expliquer toutes les anomalies de développement à l'aide de la théorie de la préexistence des germes, telle qu'elle a été formulée par ses premiers partisans ; mais on est obligé d'admettre que, parmi les causes qui sont capables de produire ces anomalies, quelques-unes agissent avant la fécondation en modifiant l'ovule mâle ou l'ovule femelle. L'opinion de Meckel explique non pas tous les faits de malformations, mais un certain nombre d'entre eux. Comment interpréter autrement ces faits où des malformations sont héréditaires dans certaines familles ?

Les autres causes agissent après la fécondation et viennent entraver ou faire dévier le développement normal de l'embryon. La réalité de ce mode de production des anomalies est, nous l'avons dit, rendue évidente par les recherches expérimentales de Dareste et les nombreux faits rapportés par les tératologistes.

Autant que possible, dans l'étude que nous ferons de chacune des malformations, nous indiquerons la nature des causes qui troublent le développement régulier de l'œuf. Disons tout de suite que l'influence de l'imagination de la mère sur la production des malformations n'est guère admissible aujourd'hui, si l'on songe à l'indépendance des deux organismes fœtal et maternel, et si on tient compte de ce fait que les anomalies si diverses observées sur le fœtus humain ont été retrouvées dans des espèces animales chez lesquelles on ne peut guère faire jouer un rôle à l'imagination. — Quelles qu'elles soient, les causes variées des anomalies agissent en produisant :

1° Un arrêt de développement ;

2° La fusion d'organes habituellement distincts.

Nous allons donc étudier rapidement la genèse des anomalies par arrêt de développement et celle des anomalies par fusion.

De la genèse des anomalies par arrêt de développement. — Les anomalies par arrêt de développement peuvent être rangées en plusieurs groupes que nous allons rapidement indiquer.

A. — Un organe peut ne pas se former, il y a arrêt complet de formation. Tels sont les acéphales, l'absence totale de l'utérus, etc.

B. — Un organe, avant d'arriver à son type définitif, doit souvent passer par une série d'états transitoires. Mais dans quelques cas il ne franchit pas ces étapes, et alors, bien que ses dimensions s'accroissent, il conserve les caractères qu'il présentait à une certaine période de son développement. Citons comme exemple, la bifidité totale ou partielle du vagin, de l'utérus.

C. — Il est certains organes qui n'existent que pendant une période de la vie intra-utérine, mais qui peuvent persister momentanément ou définitivement après la naissance ; tel est le canal artériel.

D. — Dans le bec-de-lièvre double, la lèvre supérieure se trouve divisée en trois tronçons ; or, on sait que les lèvres ne s'isolent des maxillaires qu'après la fusion des bourgeons incisif et latéraux ; dès lors, si ces bourgeons ne se soudent pas, chacun d'eux continuant à se développer isolément supportera un tronçon de lèvre. Cette division de la lèvre sera donc secondaire. Une étude attentive de ces déformations permettra souvent de déterminer le moment de la vie intra-utérine auquel s'est produit l'arrêt de développement.

E. — Après ces déviations secondaires, dont l'existence est hors de doute, nous devons signaler celles qui sont consécutives aux anomalies du système vasculaire ou aux anomalies du système nerveux, dont l'influence sur la genèse des malformations peut être interprétée de différentes façons ou même contestée ; néanmoins cette influence doit être examinée avec quelques détails, car elle a servi de base à des théories qui ont joué un grand rôle dans la tératologie. Etudions donc ces théories au point de vue de l'influence des anomalies des vaisseaux sanguins et du système nerveux.

a. — Les vaisseaux qui se rendent à chaque organe peuvent présenter des anomalies de nombre, de direction, de dimension ; de là, des anomalies de nombre, de situation, de volume qui peuvent atteindre les organes auxquels ils sont destinés. On peut dire que l'altération des vaisseaux est secondaire et commandée par les anomalies viscérales, mais n'est-il pas permis de faire un raisonnement inverse et de soutenir que si une anomalie vasculaire se produit, anomalie ayant pour effet de faire affluer le sang dans des organes où normalement la circulation aurait dû être moins active, ces organes prendront un développement exagéré ? C'est ce qu'a pensé Leroy.

Ne peut-on aller plus loin encore et dire avec Serres que la sirénomélie dépend d'un arrêt de développement des artères ombilicales ? Rien ne le prouve absolument, mais les recherches de Dareste ont mis en lumière l'influence exercée par l'arrêt du développement des îles vasculaires (Voyez Tome I, p. 355), arrêt qui produit une hydropisie du fœtus et sa mort.

b. — Une anomalie d'une partie du système nerveux peut devenir l'origine de déviations secondaires dans les organes innervés par la partie atteinte. D'après Béclard, l'absence de développement du système nerveux entraînerait celle des organes embryonnaires ; ces derniers disparaîtraient quand une cause quelconque détruirait le système nerveux qui a commencé à se développer. Formulée ainsi, cette hypothèse ne semble pas justifiée, car les filets nerveux n'acquièrent leur structure spéciale qu'à partir du 3e mois de la vie intra-utérine. Il faut donc rejeter la théorie de Béclard qui admet l'action du système nerveux dès les premiers temps de la vie embryonnaire.

Cependant les anomalies du système nerveux entraînent parfois des déviations secondaires, rarement très marquées, car elles sont tardives. C'est à leur influence qu'on a attribué la formation des pieds bots qui très souvent ne sont pas des difformités primitives.

F. — Les tératologistes ont montré que des adhérences entre l'embryon mal conformé et l'amnios étaient fréquentes. Geoffroy Saint-Hilaire a signalé leur importance dans la genèse de certaines anomalies de développement (hyperencéphalie, etc.). L'amnios, par exemple, s'étant à un moment donné appliqué sur une région plus ou moins étendue de l'embryon, un arrêt de développement peut en être la conséquence s'il n'y a que compression à ce niveau ; mais si des adhérences exercent des tiraillements sur les organes, ceux-ci sont déformés et déplacés (ectopie cardiaque). A la naissance, ces liens peuvent être rompus, mais on en trouve des vestiges dans des brides qui ont une extrémité flottante et l'autre fixée sur l'organe dévié (voy. Brides amniotiques). Ces adhérences, dont la disposition et l'étendue varient à l'infini, ne produisent pas des types déterminés de malformations, mais elles sont l'origine de déviations secondaires dont la connaissance a marqué un des grands progrès de la tératologie.

De la genèse des anomalies par fusion. — Les adhérences que nous venons d'étudier sont toutes superficielles, elles unissent des parties déjà développées, les déforment mais ne modifient pas leur structure. Or, dans l'évolution de l'œuf, on peut distinguer deux phases : dans la première, il n'y a pas encore de fonctions spécialisées ; ce qui sera l'embryon n'est qu'un amas de cellules composant plusieurs îlots différents, aux dépens desquels se formeront les organes.

Pour plusieurs de ces organes, on observe l'évolution suivante : deux blastèmes séparés donnent naissance à deux organes, mais ceux-ci se rapprochent, se fusionnent, et finalement il n'existe plus qu'un seul organe asymétrique et souvent médian ; il en est ainsi pour le cœur dans son développement régulier. Mais si une fusion analogue se produit entre deux blastèmes qui devraient rester isolés, les organes qui en dériveront seront fatalement soudés. Telle est l'origine de certaines monstruosités (cyclocéphalie, etc.).

Au lieu d'admettre la réunion active de deux blastèmes, on peut dire qu'il existe un arrêt de développement des parties destinées à les séparer (Davaine). Le résultat sera le même.

Dans ces anomalies, on observe un certain ordre : les parties homologues s'unissent. Il semble que la partie moyenne du corps ayant disparu, il y a eu pénétration de la partie droite dans celle du côté gauche. On peut d'ailleurs constater tous les degrés de la fusion, depuis, par exemple, le cas où l'œil droit est accolé à l'œil gauche avec résorption de la cloison qui les sépare, mais avec conservation de deux cornées, de deux iris, jusqu'à la fusion complète dans laquelle il n'y a plus qu'un seul œil.

Quand il y a soudure de deux blastèmes homologues, la symétrie existe, dans le cas contraire on ne l'observe pas.

ARTICLE PREMIER

DE L'HÉMITÉRIE

Le premier embranchement de Geoffroy Saint-Hilaire (Voyez p. 384) comprend sous le nom d'hémitérie (de ἥμισυς, *moitié*, et de τέρας, *monstre*, demi monstre) un très grand nombre d'anomalies simples qui sont, pour la plupart, indiquées dans le tableau suivant :

Tableau résumant les principaux cas d'hémitérie.

ANOMALIES DE TAILLE	Nanisme ; accroissement tardif.
	Géantisme ; accroissement précoce.
ANOMALIES DE VOLUME	Petitesse des membres, de l'une des mâchoires, etc.
	Défaut de développement des muscles, etc.
	Petitesse des mamelles, du thymus, du vagin, etc.
	Volume considérable de la tête, etc.
	Développement considérable du système adipeux, etc.
	Volume excessif des mamelles ; mamelles lactifères chez l'homme, etc.
ANOMALIES DE FORME	Difformités de la tête, etc.
	Formes anomales de l'estomac, de l'utérus, du vagin, du bassin, etc.

ANOMALIES DE COULEUR	Albinisme complet, partiel, imparfait. Mélanisme complet, partiel, imparfait. Variétés diverses de couleur chez les animaux.
ANOMALIES DE STRUCTURE	État cartilagineux des os, etc. Ossifications anomales, etc.
ANOMALIES PAR DÉPLACEMENT DES ORGANES SPLANCHNIQUES	Encéphalocèle, méningocèle, etc. Déplacement des viscères thoraciques, du cœur, des poumons, etc. Déplacement des viscères abdominaux, hernie ombilicale, éventration, exstrophie de la vessie, etc. Déplacement herniaire des ovaires; descente précoce ou tardive des testicules.
ANOMALIES PAR DÉPLACEMENT DES ORGANES NON-SPLANCHNIQUES.	Pied bot, torsion du rachis, etc. Déplacements divers des vaisseaux, etc.
ANOMALIES PAR CHANGEMENT DE CONNEXION	Articulations anormales de quelques os. Dents implantées hors de rang, etc. Attaches anomales des muscles et des ligaments. Embranchements anormaux des vaisseaux, nerfs, etc.
EMBOUCHURES ANOMALES	Embouchure anomale de divers vaisseaux dans le cœur, etc. Embouchures anomales du canal cholédoque, etc. Embouchures anomales du vagin, de l'intestin, des uretères, de l'urèthre, etc. Existence anomale d'un cloaque.
IMPERFORATIONS ANOMALES	Imperforation du rectum, de la vulve, de l'urèthre, etc. Imperforation de la bouche, de l'œsophage, etc. Imperforation des paupières, de l'iris, etc.
RÉUNIONS ANOMALES D'ORGANES	Réunion des reins, des testicules, etc. Réunion des doigts, des dents, des côtes, etc. Adhérence de la langue au palais, etc.
ANOMALIES PAR CLOISONNEMENT	Cloisonnement du vagin. Cloisonnement de la matrice.
ANOMALIES PAR DISJONCTION	Persistance de l'ouraque. Persistance du canal artériel, du trou de Botal. Fissure de divers organes. Bec-de-lièvre simple ou compliqué. Epispadias et hypospadias. Fissure sternale, fissures des joues. Fissure spinale ou spina bifida.
ANOMALIES PAR DIMINUTION NUMÉRIQUE	Absence de faisceaux musculaires, d'apophyses osseuses, etc. Absence de quelques vertèbres, côtes, doigts, dents, etc. Existence d'un seul poumon, d'un seul rein, etc. Absence de la matrice, du vagin, de la vessie.
ANOMALIES PAR AUGMENTATION NUMÉRIQUE	Faisceaux musculaires et tendons surnuméraires, etc. Vertèbres, côtes, dents surnuméraires, etc. Polydactylie. Augmentation du nombre des mamelles, etc. Duplicité de la matrice.

Les hémitéries sont si nombreuses qu'il nous est impossible de les énumérer toutes; à plus forte raison n'entreprendrons-nous pas de les étudier séparément, d'autant que plusieurs de ces hémitéries sont décrites avec grand soin dans les traités de chirurgie. Nous nous bornerons donc à faire l'exposé de quelques-unes d'entre elles, à cause de l'intérêt particulier qui s'y attache, telles sont : l'imperforation de l'œsophage, la malformation des organes génitaux de la femme, les hernies diaphragmatique et ombilicale, les ectopies du cœur et des poumons, la méningocèle et l'encéphalocèle. D'ailleurs quand nous publierons les chapitres relatifs à la dystocie, nous aurons l'occasion d'appeler l'attention sur quelques autres hémitéries.

§ 1. — Imperforation de l'œsophage.

L'imperforation de l'œsophage est une anomalie rare. Une observation de Sonderband est citée par Billard (1) ; sept autres, publiées par Pagenstecher, Padieu, Schœller, Rossy, Warner, Lévy (de Copenhague), sont rapportées dans la thèse de concours de Follin (2) ; d'autres enfin ont été publiées par Quain (3), Ward (4), Tarnier (5), Périer, Polaillon (6), etc.

Dans tous ces cas, les enfants, garçons ou filles, paraissaient bien conformés. La lésion offrait d'ailleurs quelques variétés anatomiques. Une seule fois, l'œsophage était oblitéré par un diaphragme situé au-dessus du cardia; dans quatre autres observations, on trouve, par gradation, quatre degrés du même mode d'interruption : à un premier degré, les deux bouts de l'œsophage se terminent par deux culs-de-sac, peu distants et réunis par une bandelette pleine ; à un degré plus avancé, les deux extrémités sont déjà éloignées l'une de l'autre, sans cordon intermédiaire. Dans l'observation de Mellor, le bout inférieur de l'œsophage n'existe plus. Enfin, dans le cas de Sonderband, l'œsophage manque en totalité.

La lésion la plus constante, puisqu'elle se retrouve dans neuf observations, est la suivante : le bout supérieur se termine en cul-de-sac, à 3 ou 4 centimètres au-dessous du bord supérieur du cartilage thyroïde, tandis que le bout inférieur s'ouvre dans la trachée, à quelques millimètres au-dessus de l'origine des bronches. Une seule fois, l'orifice de communication était placé sur la bronche droite. Dans tous les cas, le bout inférieur était plus long, plus développé que le bout supérieur.

Si maintenant nous cherchons à l'aide de quels signes on peut reconnaître une imperforation de l'œsophage, nous voyons que l'attention des parents et du médecin a toujours été attirée par la difficulté de la déglutition, le rejet des boissons et l'apparition d'accidents concomitants de suffocation ; aussi, la lésion a-t-elle été diagnostiquée plusieurs fois ; dans six observations, le cathétérisme n'a laissé aucun doute.

(1) BILLARD. Traité des maladies des enfants nouveau-nés, 3ᵉ édit., p. 297, 1837.
(2) FOLLIN. Thèse de concours. Paris, 1853.
(3) QUAIN. Arch. gén. de méd., 1852; Lond. med. Gaz., 1851.
(4) WARD. Gaz. des hôpitaux, 1855, p. 276.
(5) TARNIER. Lecture faite devant l'Acad. de méd., 17 juillet 1866.
(6) POLAILLON. Société de chirurgie, séance du 14 juillet 1875. Arch. de tocologie, 1875, p. 507.

Les accidents de suffocation présentent assez souvent une particularité inté-ressante : si l'on donne à l'enfant une première cuillerée à café d'une boisson quelconque, la déglutition paraît s'opérer régulièrement sans suffocation ; mais quand à cette cuillerée on en ajoute une seconde, la suffocation se pro-duit. C'est que la première cuillerée a pu se loger dans le cul-de-sac du bout supérieur de l'œsophage, au-dessous de l'ouverture sous-épiglottique, et que la seconde cuillerée fait déborder le liquide qui tombe alors dans le larynx (Tarnier).

Quant au cathétérisme, on doit le pratiquer avec une sonde en gomme élastique ou en caoutchouc du n° 12, et il faut savoir qu'entre l'orifice buccal et l'estomac il y a une distance de 12 à 15 centimètres environ. Si la sonde pénètre moins profondément, c'est que l'œsophage est imperforé (Tarnier).

Un fait digne d'attention, car il peut facilement induire en erreur, c'est que certains enfants ont de véritables vomissements de matières muqueuses ou glaireuses qui proviennent de l'estomac. Il est clair que, dans ces cas, le bout inférieur s'ouvre dans la trachée, et que les matières vomies traversent le larynx. Il en résulte des accès de dyspnée qui ont pu servir deux fois, dans l'observation de Quain et dans celle de Tarnier, à établir le diagnostic précis de la variété anatomique.

Presque toujours, on a noté l'évacuation régulière du méconium et de l'urine.

L'imperforation de l'œsophage amène inévitablement la mort. Celle-ci sur-vient d'habitude du 3e au 4e jour. Quelques enfants vivent une semaine ; on est surpris de voir que l'un d'eux a vécu douze jours, mais on doit ajouter qu'on lui avait administré des lavements de bouillon.

Jusqu'à présent, rien n'a été tenté pour arracher à la mort les enfants atteints d'imperforation de l'œsophage. Mais ne pourrait-on pas faire la gas-trostomie ? Après avoir étudié cette question sur le cadavre, Tarnier fait remarquer que cette opération serait à peu près impossible, à cause du foie dont le volume est si considérable chez l'enfant nouveau-né qu'il recouvre très largement l'estomac, de sorte que celui-ci est presque inaccessible.

§ 2. — Anomalies congénitales de l'appareil sexuel chez la femme.

Bibliographie. — MORGAGNI. De sedibus et causis morborum, lettre 46, 1767. — STE-GLEHNER. De hermaphroditorum naturâ. Leipzig, 1817. — WOLFF (J.-F.-A.). Th. de Halle. 1854. — KUSSMAUL. Von dem Mangel, der Verkümmerung und Verdoppelung der Gebærmutter. Würzburg, 1859. — ROKITANSKY. Lehrbuch der Path. Anat., Bd. III, 1861. — LEFORT. Des vices de conform. de l'ut. et du vag., Th. d'agr., Paris, 1863. — KIWISCH. Klin. Vortr., 4e édit., Bd. I, p. 142. — WEISS. Th. de Marburg, 1866. — LIVIUS FUERST, Monatss. f. Geburt., Bd. XXX, 1868. — HEPPNER. St-Petersb. med. Zeit., 2e série, Bd. I, p. 193 à 236, 1870. — OLLIVIER. Gaz. méd. de Paris, p. 163, 1872. — PUECH. Des ovaires, leurs anomalies. Paris, 1873. — KLEBS. Handbuch der pathol. Anatomie. Berlin, 1873. — EPPINGER. Vierteljahrschrift f. die prakt. Heilk., 1873, p. 56 à 77. — LAUGIER. Art.

Hermaphrod. *in* Nouveau dict. de médec. et de chirurg., 1873. — AZAM. Bordeaux méd., p. 411, 1873. — PUECH. Ann. Gyn.,t. III, p. 276 et 429, t. IV, p. 34 et 120, 1875. — DE SINÉTY. Bull. Soc. Biol., p. 372. 1876. — THOMAS. The Clin. Cincinnati, 22 déc. 1877. — JOHANNOVSKY. Arch. f. Gyn., Bd. XI, p. 371 à 376, 1877. — PASCHKIS. Wiener mediz. Presse, n° 1, p. 7, 1877. — BEIGEL. Ueber accessor. Ovarien, Wien. med. Woch., n° 12, p. 265 à 267, 1877. — SMITH BURT. New-York med. J., p. 177 à 180, fév. 1877. — OLSHAUSEN. Die Krankheiten der Ovarien, 1877. — STADFELDT. Gynæk. og. obstetr. Medd., t. II, 1878. — FÉRÉ. Le Progrès méd. p. 880 et 881, 1878. — JAMES MURPHY. Brit. med. J., 23 mars 1878, p. 407. — RUGE. Zeits. f. Geb., Bd. II, p. 24, 1878. — SSOTSCHAWA. Centr. f. Gyn., p. 406, 1878. — MANGIAGALLI. Ann. di Ostetricia, p. 149 à 161, 1879. — LEOPOLD. Arch. f. Gyn., Bd. XIV, p. 378 à 388, 1879. — SCHROEDER. Krankheiten der weibl. Geschlechtsorgane, Bd. I. Berlin, 1879. — LITTEN und VIRCHOW. Virchow's Arch., Bd. LXXV, p. 329 à 348, 1879. — COURTY. Traité prat. des mal. de l'ut. etc. Paris, 1879. — AHLFELD. Arch. f. Gyn., p. 276 à 294, 1879. — ROBERTSON. Louisville med. News, 21 juin 1879. — GAUCHER. Bull. Soc. anat., p. 229, 1880. — CLAY (de Birmingham). Centralb. f. Gyn., p. 287, 1880. — FREUDENBERG. Zeits. f. Geburt., Bd. V, p. 334 à 347, 1880. — SWASEY. Am. J. of Obst., p. 684, 1880. — REINECKE. Deuts. med. Woch., p. 468, 1881. — SOLLER. Lyon méd., p. 151 à 163, 29 janv. 1882. — LOMBE ATTHILL et U.-K. DUTT. Brit. med. Journ., 11 mars 1882, p. 341. — HYERNAUX. Bull. Acad. Roy. Méd. de Belg., 712 à 725, 1882. — CUMMINGS. Bost. med. and surg. J., vol. CVIII, p. 195, 1883. — HEITZMANN. Spiegelbilder der gesunden und kranken Vaginalportion und Vagina, 1883. — DIRNER (de Buda-Pest). Centralb. f. Gyn., p. 485-486, 1883. — P. BROUARDEL. Ann. de Gyn., vol. XX, p. 10, 1883. — R. DOHRN. Zeitsch. f. Geb. u. Gyn., Bd. XI, p. 1, 1884. — P. MUELLER. Die Sterelitæt der Ehe, Entwickelungsfehler des Uterus (Bibliographie). Stuttgart, 1885. — P. BUDIN. Obst. et Gynécol., p. 323, 1886.

En obstétrique, les anomalies congénitales de l'appareil sexuel de la femme ont une très grande importance, aussi avons-nous dû les décrire plus longuement que les autres parties de la tératologie. Nous passerons donc successivement en revue les malformations qui portent sur les ovaires, les trompes, l'utérus, le vagin, l'hymen et la vulve.

Anomalies des ovaires. — En étudiant les malformations de l'utérus, nous reviendrons, à plusieurs reprises, sur les vices de conformation de l'ovaire qui coexistent avec d'autres anomalies des voies génitales. Nous ne traiterons ici que de celles qui se produisent isolément sur l'ovaire, les voies génitales étant normales.

L'absence congénitale des deux ovaires, sans arrêt de développement des trompes et de l'utérus, ne peut être mise en doute (Morgagni); mais c'est là un fait rare. Il y a parfois *absence congénitale d'un ovaire*, le plus souvent alors, l'arrêt de développement atteint également la trompe de ce côté et l'utérus. Nous reviendrons plus loin sur ce point.

A côté des faits d'absence congénitale d'un ou des deux ovaires, nous plaçons ceux dans lesquels il y a arrêt de développement de ces glandes (Klebs); on trouve alors, à la partie externe de la trompe, un organe qui, par sa forme, sa situation, son volume, rappelle l'ovaire, mais à l'examen histologique, on constate l'absence d'ovules, ou bien on reconnaît que les tubes de Pflüger ne se sont pas cloisonnés et sont restés à l'état embryonnaire. Dans ce cas, la structure de l'ovaire peut simuler celle des testicules (Eppinger).

Le plus souvent, les arrêts de développement des ovaires coexistent avec ceux des voies d'excrétion. Ce fait n'est pas constant. Le phénomène inverse peut se produire : les ovaires ont un développement normal, alors que les voies d'excrétion sont plus ou moins atteintes (Gaucher).

On peut observer une augmentation dans le nombre des ovaires : sur 350 autopsies, Beigel aurait rencontré 8 fois des ovaires surnuméraires; Puech en a rapporté plusieurs exemples, et de Sinéty a récemment étudiés ces faits. On trouve généralement, dans ces cas, de petites masses ovariennes situées au point d'union du péritoine et de l'ovaire; mais il n'y en a jamais plus de trois pour chaque ovaire (Beigel). Parfois, l'ovaire est véritablement bilobé, ou bien il y a deux ovaires appliqués l'un contre l'autre. D'autres fois, ces deux organes, tout en étant situés dans l'aileron postérieur du ligament large, se trouvent plus ou moins éloignés l'un de l'autre; ils sont alors réunis par une bandelette musculaire (Klebs). L'ovaire supplémentaire peut avoir le même volume que l'organe normal (Mangiagalli). Enfin, l'ovaire surnuméraire a été vu dans un repli péritonéal spécial qui allait s'insérer sur l'utérus.

Dans les cas d'ovaires supplémentaires, les deux masses ovariennes peuvent être bien développées, au point de vue histologique, et présenter des vésicules de de Graaf; mais un des ovaires peut aussi être atrophié, les tubes de Pflüger persistant. Cette simple anomalie expliquerait peut-être bien des observations d'hermaphrodisme dans lesquelles on a cru trouver un testicule à côté d'un ovaire (voyez page 393).

Les ectopies de l'ovaire qui ont été bien étudiées par Puech ne sont pas rares. Cet organe reste dans sa situation primitive, c'est-à-dire la région lombaire, ou descend plus ou moins; enfin, il est quelquefois dévié de sa route et répond au canal inguinal. Les autres variétés d'ectopie congénitale sont extrêmement rares.

L'ovaire peut être seul hernié; dans ce cas, l'utérus et les trompes sont bien conformés ou atteints de malformations, d'atrophie (Swasey); parfois, au contraire, l'ovaire hernié est suivi par la trompe, par une corne utérine généralement rudimentaire, comme dans l'observation de Léopold.

Anomalies des trompes. — Placées entre l'utérus et les ovaires, les trompes de Fallope subissent très fréquemment le contre-coup des arrêts de développement et des déplacements que présentent ces organes. Elles peuvent manquer, n'exister que sous la forme de bandelettes de tissu musculaire contenues dans les ligaments larges, n'être développées que dans leur partie externe. Nous signalerons, en étudiant les anomalies de l'utérus, des exemples de chacune de ces malformations.

La trompe présente quelquefois des pavillons accessoires (Richard, Sappey). D'après Rokitansky, ce serait là une malformation fréquente.

Malformations de l'utérus. — Ces malformations ont été signalées par les anciens auteurs, mais il faut arriver aux travaux de G. St-Hilaire (1832), de Busch (1841), de Meissner (1842), de Kussmaul, pour trouver une étude méthodique de ces malformations. Cette étude a été complétée par les publications de L. Lefort, de Livius Fürst, de Klebs, etc. Il résulte de ces travaux que les malformations de l'utérus sont dues à trois ordres de causes.

Les unes frappent les canaux de Müller (Voyez Tome I, p. 314 à 317) d'arrêt de développement, tantôt sur toute leur étendue, tantôt sur une partie plus ou moins considérable de leur longueur, de là de nombreuses variétés :

si, par exemple, la cause perturbatrice agit dès le début du développement, il pourra y avoir absence des canaux de Müller et par suite absence d'utérus.

D'autres causes mettent obstacle au rapprochement des canaux de Müller, et suivant la période du développement à laquelle elles agiront, l'union sera plus ou moins imparfaite ou fera absolument défaut.

Quelquefois enfin le rapprochement des canaux de Müller s'est effectué, mais il n'y a pas fusion : la cloison qui sépare les deux canaux réunis ne se résorbe pas ou se résorbe d'une manière incomplète.

Toutes ces causes peuvent se combiner entre elles de diverses façons et donner lieu à des anomalies nombreuses que nous allons passer en revue. Nous ajouterons quelques mots sur les déviations congénitales, le cloisonnement transversal incomplet du col et les communications anormales de l'utérus.

A. — *Malformations utérines dues à l'arrêt du développement des canaux de Müller.* — Ces malformations sont nombreuses; on peut les ranger en deux groupes, suivant que l'arrêt de développement est complet ou incomplet.

a. — *Malformations utérines par arrêt complet du développement des canaux de Müller.* — Cette anomalie doit être attribuée à une cause agissant dès le début du développement et empêchant l'évolution des blastèmes destinés à former les canaux de Müller. Cette anomalie produit l'absence totale de l'utérus ou *utérus deficiens.*

Utérus deficiens. — L'absence de l'utérus est rare et, d'après Müller, elle serait observée exclusivement chez des fœtus non viables. Cependant, on en a rapporté des exemples rencontrés chez l'adulte, mais comme l'examen anatomique n'a pas été fait ou a été incomplet, on peut dire que si cette anomalie existe chez des fœtus viables, elle doit être exceptionnelle. Dans certains cas, en effet, il y a eu erreur d'interprétation : Kiwisch, par exemple, cite un fait où il y avait deux vagins, l'un antérieur, l'autre postérieur, et pas d'utérus, or il fut démontré que le soi-disant vagin postérieur était une matrice; dans l'observation de Steglehner, il s'agissait d'un individu du sexe masculin, et l'on avait pris les testicules pour des ovaires.

Il est rare que la malformation n'intéresse que l'utérus : en général le vagin n'existe pas ou n'est représenté que par un cul-de-sac plus ou moins profond.

Les trompes peuvent aussi faire défaut sur toute leur étendue, ou il n'en existe qu'une partie, le pavillon; le reste ne présente pas de canal. Parfois même elles sont totalement constituées par un cordon plein. Si ces organes manquent, le péritoine va directement de la vessie au rectum ; s'ils subsistent, la séreuse leur forme de chaque côté un mésentère. Dans un fait observé par Ahlfeld, les deux trompes n'étaient pas isolées, mais se portaient l'une vers l'autre pour s'unir au devant de l'intestin.

Les ovaires sont généralement atrophiés, c'est-à-dire qu'on trouve de chaque côté un rudiment d'ovaire accolé à un fragment de trompe, mais cet ovaire ne contient pas d'ovules. Dans quelques cas rares, les ovaires étaient bien développés, mais il s'agissait peut-être d'un utérus rudimentaire et non d'une absence complète de cet organe. Nous ne pouvons que signaler ces variétés, sans étudier les différences qui en résultent au point de vue clinique.

b. — *Malformations utérines par arrêt incomplet du développement des canaux de Müller*. — L'arrêt incomplet de développement peut porter sur la totalité ou sur une partie de l'utérus. S'il porte sur tout l'ensemble de l'organe on a un *utérus rudimentaire dans sa totalité*. S'il n'atteint qu'une de ses parties, on a un *utérus rudimentaire partiel*, mais ici, tantôt l'arrêt de développement agira de haut en bas et frappera soit le corps de l'utérus, soit le col, ainsi que nous le dirons plus bas, tantôt, au contraire, il atteindra l'une des moitiés latérales de l'organe, et l'on aura un utérus unicornis.

Utérus rudimentaire dans sa totalité. — Quand l'arrêt de développement s'est produit de fort bonne heure, l'utérus n'est constitué que par une masse charnue, si intimement unie à la vessie qu'elle apparaît comme un renflement de la paroi postérieure de cet organe. Un fait de ce genre a été observé par Veit : dans la paroi postérieure de l'urèthre, on pouvait reconnaître la présence d'un vagin qui aboutissait à un renflement de la paroi vésicale correspondant à l'utérus. Dans cette variété, les ligaments ronds se perdent dans la paroi postérieure de la vessie, mais ce n'est pas là un fait sans analogue, car lorsqu'il y a absence totale de l'utérus et qu'en même temps les ligaments ronds existent, ceux-ci se jettent sur la vessie (Kussmaul).

Quand la matrice est rudimentaire, l'arrêt de développement atteint généralement les autres parties de l'appareil génital. Le vagin manque ou n'est représenté que par une simple bandelette de tissu fibreux, dans laquelle il n'y a aucune cavité ; cette bande a parfois la hauteur d'un vagin normal. Les trompes font défaut ou sont constituées par des cordons pleins sur tout leur trajet, ou tout au moins dans leur partie interne. Les ovaires peuvent exister : tantôt ils restent atrophiés, tantôt ils se développent, de là des différences dans les accidents ultérieurs que pourront présenter les individus porteurs de cette malformation.

Utérus rudimentaire partiel. — La *partie supérieure* de l'organe, le corps de l'utérus par conséquent, peut être atrophié ou absent, on a alors un utérus sans corps ou sans fond, comme Courty en cite un exemple.

Le corps, au contraire, peut être bien conformé, mais c'est la *partie inférieure* de l'organe, le col, qui a subi un arrêt de développement plus ou moins complet, on a alors un utérus *parvicollis* ou *acollis* suivant les cas. On saisit de suite combien cette dernière variété est importante au point de vue pratique, puisque l'utérus pourra devenir le siège d'un hématomètre au moment de la menstruation. Cette malformation est peut-être moins rare qu'on le pense, et dans bien des cas où l'on attribue la rétention du sang dans l'utérus à un simple cloisonnement du vagin, une dissection attentive montrerait probablement que le vagin se continue avec un col atrésié congénitalement et que c'est en réalité cette atrésie qui est la cause de tous les accidents.

L'arrêt de développement peut atteindre tout le col qui forme un petit bourgeon fibreux sans cavité ; parfois le col s'est un peu développé et n'est obturé qu'au niveau des orifices interne et externe séparés par le canal cervical libre ; tantôt un seul orifice est atteint, et c'est alors l'externe.

Si c'est l'une des *moitiés latérales* de l'utérus qui n'existe pas, l'autre moitié forme l'*utérus unicornis* (voy. p. 200). Le col est surmonté d'un corps de petit volume, de forme conique à pointe supérieure, si bien que les dimensions de l'utérus deviennent moindres à mesure qu'on s'éloigne du col. A son extrémité supérieure, le corps se continue avec une seule trompe, et au point d'union de ces deux parties s'insère le ligament rond. Le col est situé dans le plan médian, tandis que le corps s'incline fortement à droite ou à gauche, suivant qu'il se continue avec la trompe du côté droit, ou celle du côté gauche. Le corps, dans ce cas, n'est en réalité formé que par un seul canal de Müller.

Sur le côté interne de cet utérus, on ne voit pas la trace d'une autre corne; la trompe, l'ovaire manquent également; cependant Puech a trouvé contre la paroi abdominale ces organes plus ou moins atrophiés, et n'ayant pas la moindre connexion avec la corne utérine qui s'était développée. Dans un cas de Hermann, l'ovaire était relié au canal de Nuck par un ligament rond. Quelquefois la corne utérine seule fait défaut, la trompe est normale.

L'utérus unicornis peut être bien développé, mais souvent il est atrophié; il n'est pas rare d'observer un état rudimentaire du col avec atrésie.

Le vagin lui-même peut être atrésié sur une partie variable de son trajet. La trompe et l'ovaire qui existent du même côté que l'utérus unicornis sont quelquefois aussi le siège d'arrêts de développement.

Toutes ces anomalies sont dues à ce que l'un des canaux de Müller ne s'est pas développé, ou du moins a subi un arrêt dans sa partie moyenne. Ainsi s'expliquent les faits dans lesquels la corne et la trompe manquent entièrement, ou ceux dans lesquels la corne fait défaut, alors que la trompe du même côté est bien développée.

Il est très fréquent, ainsi que l'a montré Stoltz, d'observer, du côté où il y a arrêt de développement de la corne utérine, une malformation des voies urinaires. Probablement il y a là plus qu'une simple coïncidence, et on s'est demandé s'il n'était pas possible d'attribuer à cette anomalie un rôle dans l'étiologie de la déformation utérine.

B. — *Malformations utérines dues au défaut de rapprochement des deux canaux de Müller.* — Suivant que ce défaut de rapprochement est plus ou moins considérable, on a des variétés distinctes. S'il y a indépendance complète des deux moitiés, corps et col de l'utérus, l'utérus est *didelphis, diductus*. Si, les deux cols étant réunis, il y a indépendance de la totalité des deux corps, l'utérus est *duplex*. S'il y a réunion des deux cols et de la partie inférieure des deux corps, et s'il y a indépendance seulement de la partie supérieure des deux corps, l'utérus est *bicornis*.

a. — *Utérus didelphis.* — Les canaux de Müller se sont plus ou moins rapprochés, mais les parties qui devaient former l'utérus ne se sont pas réunies. On a donc deux utérus distincts, chacun d'eux ne présentant qu'une moitié d'utérus normal. A chacune des moitiés, à chacune des cornes, s'ajoutent une trompe, un ovaire et un ligament rond (Fig. 17, p. 398).

La division peut s'étendre au vagin: on a alors deux vagins séparés aboutissant chacun à un utérus. Tels sont les faits observés par Ollivier, par Heitzmann. Le vagin peut aussi n'être double que dans sa partie supérieure (Ssotschawa). Enfin, les deux cols peuvent être rapprochés, le vagin étant unique (Freudenberg).

Quand le vagin est double, on peut observer une atrésie de l'un des côtés de ce canal.

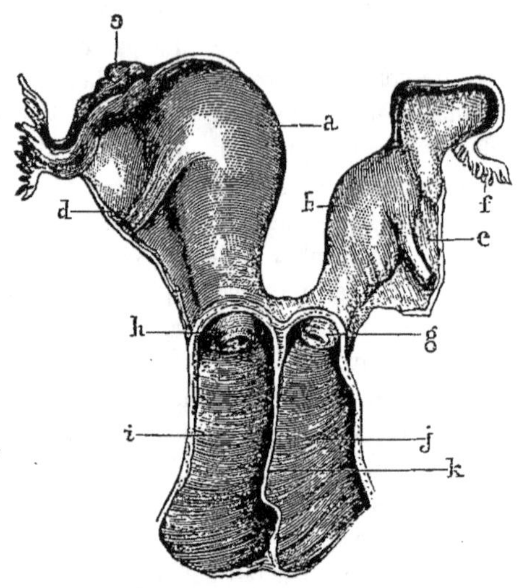

FIG. 17. — Utérus didelphis (Ollivier).

a, Utérus droit. — b, Utérus gauche. — c, Ovaire droit. — d, Ligament rond droit. — e, Ligament rond gauche. — f, Trompe gauche. — g, Col gauche. — h, Col du côté droit. — i, vagin droit. — j, Vagin gauche. — k, Cloison qui sépare les deux vagins.

Dans le cas d'utérus didelphe, chaque corne est unie à la partie latérale de l'excavation par un méso qui représente un des ligaments larges ; la région médiane du bassin reste complètement libre. Dans un cas observé par Féré, la disposition était un peu plus compliquée : du bord interne de chaque corne de l'utérus partait un feuillet péritonéal qui se dirigeait en arrière, ces deux feuillets s'unissaient sur la ligne médiane, en avant du rectum, et se jetaient sur la paroi antérieure de ce canal. Il y avait donc un cloisonnement en Y de la cavité pelvienne.

La présence d'un utérus didelphe coïncide en général avec des anomalies graves siégeant dans d'autres organes ; ce n'est pas cependant un fait nécessaire. Mayrhofer a pensé à tort (fait de Dirner) que cette déformation ne se rencontrât que chez des monstres non viables.

On voit souvent les intestins s'avancer entre les deux utérus. D'autres fois, la paroi postérieure de la vessie et la paroi antérieure du rectum sont en contact et même adhérentes.

Dans bien des cas de bifidité utérine où l'autopsie a été pratiquée, on a

trouvé, allant de la paroi antérieure du rectum à la paroi postérieure de la
vessie, une bride fibreuse d'épaisseur et de largeur variables. Ce cloisonnement antéro-postérieur de l'excavation a été rencontré alors que l'utérus
était bicorne et même dans le fait d'utérus didelphe, contrairement à l'opinion de Müller. Secheyron a, sur les conseils de Bar, fait des recherches sur
ce sujet; il a réuni 16 observations et a étudié la pathogénie de ces brides et
les conséquences cliniques qui peuvent résulter de leur présence.

Il est certain que le cloisonnement recto-vésical n'est pas le vestige d'un
organe qui, normalement, existerait à une certaine époque chez l'embryon.
Il y a, au contraire, lieu de penser que le rectum et la vessie rapprochés ou
par distension ou par lésion inflammatoire, ont adhéré l'un à l'autre ; ces
adhérences tiraillées se sont allongées peu à peu et se sont trouvées réduites
à l'état de brides. C'est ainsi qu'Ahlfeld, dans une observation d'utérus et de
vagin doubles, a constaté que la vessie distendue adhérait au rectum. On
pourrait donc voir, dans ces brides antéro-postérieures, un vestige du processus qui s'est opposé au rapprochement des canaux de Müller.

b. — *Utérus duplex et utérus bicornis.* — Lorsque les deux cols sont réunis, mais que les deux corps sont complètement distincts, il y a utérus duplex

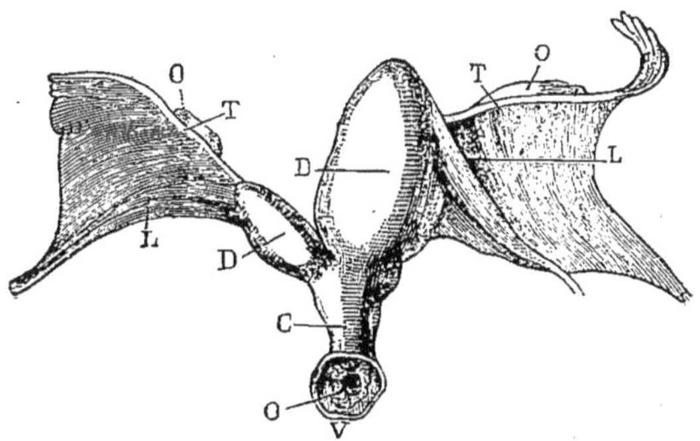

Fig. 18. — Utérus duplex. Femme ayant succombé six semaines après
l'accouchement (Cruveilhier).

O, O, Ovaires. — T, T, Trompes. — D, D, Cornes utérines dont l'une beaucoup plus développée que l'autre avait contenu le fœtus. — L, L, Ligaments ronds. — C, Col de l'utérus
unique. — O, Orifice externe du col. — V, Vagin.

(Fig. 18). Si le défaut de réunion ne porte seulement que sur la partie supérieure des deux corps, l'utérus est bicornis.

Chacune des deux moitiés du corps, chacune des cornes se continue avec
une trompe et un ovaire. Tantôt le vagin est unique ; tantôt il y existe des
brides variables en étendue, dirigées d'avant en arrière, situées sur un plan
médian et unissant les parois antérieure et postérieure ; tantôt enfin il y a
deux vagins complètement séparés par une cloison.

Dans les cas d'utérus double, la corne gauche est souvent située un peu en avant de la corne droite. Cette torsion peut, en s'exagérant, atteindre le vagin, si bien que, quand il est également double, on a quelquefois un vagin antérieur et un vagin postérieur (Murphy).

C. — *Malformations utérines dues au défaut de fusion des deux canaux de Müller*. — Dans ce cas, le rapprochement, l'accolement des deux canaux s'est opéré, mais la cloison formée par leur réunion, au lieu de se résorber, a persisté en totalité ou en partie. L'aspect extérieur de l'utérus se trouve normal, on a un *utérus globularis*.

Si toute la cloison persiste, on a, en réalité, deux cavités complètes, et l'utérus globularis est dit septus, ou bipartitus, ou bilocularis (voy. p. 205).

Si, au contraire, une partie plus ou moins étendue de la cloison s'est résorbée au niveau de la partie inférieure du corps, on a un utérus globularis susseptus ou semi-partitus. Le reste de la cloison primitive persistant dans le fond de l'utérus, on a, au niveau des cornes, deux cavités distinctes qui, en bas, communiquent largement entre elles.

Si c'est au niveau du col que la résorption de la cloison n'a pas eu lieu, il persiste une cloison plus ou moins complète dans la cavité cervicale (voyez p. 199) ; si le cloisonnement n'a laissé de trace qu'au niveau de la partie inférieure du col, ce col est à double orifice externe (biforis).

Avec l'utérus globularis septus, on peut avoir soit deux vagins, chacun d'eux conduisant à un orifice cervical, soit au contraire, un vagin unique. De même, dans l'utérus susseptus, le vagin peut être simple ou double.

Après avoir étudié séparément les anomalies de l'utérus qui sont dues à l'arrêt de développement, au défaut de rapprochement et au défaut de fusion des canaux de Müller, il est important d'ajouter qu'on peut observer, sur un même sujet, la réunion d'une ou de plusieurs de ces anomalies. L'utérus, par exemple, peut être en même temps rudimentaire et bicornis ; à côté d'un utérus unicornis, on trouve l'autre moitié de l'organe qui est rudimentaire. Dans cette dernière variété, l'utérus a la forme d'un utérus unicornis, mais sur son bord interne, à l'union du corps avec le col, parfois sur le vagin, s'implante une bride charnue qui chemine dans le ligament large, se porte en dehors pour se continuer avec la trompe. Cette bride est la corne rudimentaire de l'utérus ; on la reconnaît aisément parce qu'au point où elle se continue avec la trompe vient s'insérer le ligament rond.

Suivant l'époque à laquelle s'est exercé l'arrêt de développement, l'état de la corne rudimentaire différera. Tantôt ce ne sera qu'un cordon plein, se fusionnant avec le ligament rond à l'extrémité interne de la trompe. Tantôt le cordon tout en restant plein sera plus ou moins volumineux sur une partie de son trajet, au milieu par exemple ; on aura alors une petite masse de tissu musculaire réunie à l'utérus et à la trompe par une mince lamelle. Tantôt la corne est réellement creuse ; le développement est surtout accentué au point où elle se continue avec la trompe ; dans ce cas, la corne est reliée à l'utérus par une lamelle pleine ou par un canal. Le canal peut être imperméable sur une longueur variable ou perforé sur toute son étendue. Il n'est pas rare de constater des diaphragmes obturateurs au niveau du point où le canal s'ouvre dans l'utérus ou s'abouche avec la trompe. Quand le nouveau-né continue à vivre, ces variétés présentent le plus grand intérêt au point de vue du fonctionnement ultérieur de l'appareil génital (voy. p. 201).

La réunion de diverses anomalies peut donc exister chez un même sujet; elle donne lieu à des faits parfois très complexes, mais qu'une analyse attentive permet de bien distinguer et de bien comprendre.

D. — *Déviations congénitales de l'utérus.* — Ces déviations congénitales sont nombreuses ; nous indiquerons les principales.

Latéroversion et latéroflexion. — La latéroversion est caractérisée par l'obliquité latérale de l'utérus par rapport à l'axe du bassin ; elle s'accompagne parfois de latéroflexion. On a pensé que cette malformation était due à ce que, au moment de la fusion des canaux de Müller, l'un d'eux se trouvait situé plus bas que l'autre (latéroversion), ou qu'il avait subi un arrêt de développement, ayant déterminé une brièveté plus grande de l'un des côtés de l'utérus (latéroflexion).

Latéroposition de l'utérus. — Cette malformation est plus fréquente que la précédente. L'utérus, rectiligne et non incliné, n'occupe pas le plan médian du bassin. Des deux ovaires, celui qui se trouve dans la portion du pelvis vers laquelle la matrice s'est déplacée, est plus élevé que l'autre.

Rétroflexion utérine congénitale. — Il existe plusieurs observations de cette malformation. Ruge en a rapporté deux cas dans lesquels la paroi postérieure de l'utérus, aussi bien au niveau du corps que du col, était plus épaisse que l'antérieure.

E. — *Cloisonnement transversal incomplet du col de l'utérus.* — Breisky et P. Müller ont observé un diaphragme perforé à son centre et situé dans le col, si bien qu'on aurait pu croire à l'existence de deux cols superposés. Budin a vu deux faits du même genre. Cette anomalie serait due à des atrésies très limitées se produisant sur le trajet des canaux de Müller.

F. — *Communications anormales de l'utérus.* — On a vu l'utérus communiquer par le vagin avec un cloaque.

L'utérus peut s'ouvrir dans la vessie, dans l'urèthre, dans le rectum ou au dehors. Dans un fait d'exstrophie de la vessie, l'orifice de l'utérus était visible à l'extérieur, entouré d'une collerette formée par les rudiments des grandes et des petites lèvres.

Anomalies du vagin. — Nous avons vu que le plus souvent les arrêts de développement de l'utérus exerçaient une action sur le développement du vagin, que telle était dans bien des cas l'origine des vagins doubles, des vagins atrésiés, etc. ; mais ces anomalies peuvent également exister alors que l'utérus est normal.

Comme conséquence du défaut de résorption des éléments qui concourent à la formation du vagin, on voit persister des cloisonnements de cet organe.

Ces cloisonnements sont de deux ordres : longitudinaux et verticaux, c'est-à-dire se dirigeant de haut en bas, de l'utérus vers la vulve, ou bien transversaux, c'est-à-dire allant d'une paroi à l'autre, suivant une direction perpendiculaire à celle des cloisonnements longitudinaux.

Le cloisonnement vertical peut être complet ou incomplet. Lorsqu'il est incomplet, il existe une membrane plus ou moins étendue qui, située à une hauteur variable, s'étend de la paroi antérieure à la paroi postérieure du vagin. Lorsque le cloisonnement est complet, le canal vaginal est double : l'un des vagins est situé à droite et l'autre à gauche. Alors, il y a, en général deux cols utérins, chacun d'eux s'ouvrant dans un vagin distinct : on a vu cependant un seul utérus coïncider avec la présence de deux vagins.

Les deux vagins s'ouvrent à l'extérieur ; par exception l'un d'eux peut être oblitéré à son extrémité vulvaire, ce qui plus tard détermine une rétention des menstrues.

Au lieu d'être placés à droite et à gauche, les deux vagins peuvent être l'un en avant et l'autre en arrière ; cette disposition est probablement la conséquence d'un mouvement de torsion (voy. p. 400).

Le cloisonnement transversal peut également être incomplet ou complet. Lorsqu'il est incomplet, il existe soit une simple bride, soit un diaphragme perforé qui présente plusieurs petites ouvertures, ou une seule ouverture centrale. Ces différentes variétés de cloisonnement peuvent être la cause de difficultés au moment de l'accouchement (voy. *Dystocie*).

Lorsque le cloisonnement est complet, il y a au moment de la puberté obstacle à l'écoulement du liquide menstruel. Le cloisonnement transversal siège à des hauteurs variables : tantôt dans le fond du vagin, au voisinage du col utérin, tantôt au niveau de la partie moyenne du canal vaginal, tantôt enfin vers la partie inférieure, un peu au-dessus de l'hymen.

L'oblitération du vagin, au lieu d'être constituée par une cloison membraneuse, peut exister sur une certaine longueur et former un véritable cordon fibreux, une partie du canal persistant au-dessus et au-dessous de ce cordon.

Parfois il y a absence totale du vagin qui n'est plus représenté sur toute sa hauteur que par du tissu fibreux ; l'utérus, dans ces cas, peut lui-même ne pas exister ou au contraire être conformé normalement.

Le vagin présente encore des anomalies qui sont dues à des communications anormales. On a vu le vagin imperforé communiquer avec le rectum : les rapports sexuels, la fécondation, l'accouchement avaient lieu par l'anus. D'autres fois, c'est le rectum qui n'avait pas d'orifice anal et qui communiquait avec le canal vaginal dont l'orifice servait au passage des matières fécales. Le vagin peut aussi s'ouvrir dans l'urèthre, dans la vessie et même sur la paroi abdominale antérieure.

Anomalies de l'hymen. — L'hymen, qui n'est autre chose que l'extrémité inférieure du vagin (Budin), peut présenter des aspects très variables : il est circulaire, en croissant, en forme de fer à cheval, labié, frangé, etc. ; quelquefois étroit profondément, il s'élargit progressivement de dedans en dehors, il est alors infundibuliforme (Dohrn) et ressemble assez à la fleur du liseron.

Dans certains cas, il présente des encoches sur la présence desquelles Brouardel a appelé l'attention en signalant leur importance au point de vue médico-légal.

L'hymen peut être complètement imperforé ; de là, plus tard, une cause de rétention du sang menstruel ; il n'offre quelquefois qu'un petit orifice à peine visible. Si, au contraire, il y a des orifices nombreux et petits, on a l'hymen cribriformis.

La membrane hyménale présente parfois deux ouvertures plus ou moins larges qui sont séparées par une bride verticale ou un peu oblique ; cette disposition semble due à la persistance de l'extrémité inférieure des canaux de Müller ; au-dessus de cet hymen on ne trouve qu'un seul canal vaginal. Mais si deux vagins existent, on peut avoir en réalité deux hymens. — L'*absence* de l'hymen est extrêmement rare, elle a cependant été signalée.

L'*hypertrophie* de cet organe peut être totale ou partielle. Boivin et Dugès ont décrit l'hypertrophie totale ; dans un cas elle était telle que Scanzoni en a fait l'excision avec des ciseaux. L'hypertrophie peut être partielle : si elle porte sur la moitié postérieure de l'organe qui descend jusque dans le sillon interfessier, on a l'hymen en gouttière (Budin). Le prolongement de la colonne antérieure ou de la colonne postérieure du vagin produit des languettes plus ou moins étendues qui descendent au devant de l'orifice vaginal ; celles-ci, adhérentes par une de leurs extrémités, sont libres par l'autre.

Anomalies de la vulve. — Les anomalies qui ont été rencontrées du côté de la vulve sont assez nombreuses.

On a noté l'absence complète de la vulve qui coïncide, en général, avec d'autres monstruosités graves et en particulier avec l'exstrophie de la vessie. Dans un fait rapporté par Reinecke, le périnée allait directement de l'anus, qui était normal, à la vessie qui était en exstrophie.

Au lieu d'une vulve régulièrement conformée on a vu persister le cloaque ou, comme chez certains hermaphrodites, le sinus uro-génital.

Parfois il y a arrêt de développement : alors quelques-unes des parties qui constituent la vulve (grandes lèvres, petites lèvres, clitoris) sont dans un état rudimentaire ou manquent ; quand les deux corps caverneux du clitoris ne sont pas réunis, cet organe est bifide. La séparation des deux parties du clitoris peut être tout à fait complète lorsque le méat urinaire s'ouvre au-dessus de lui et qu'il y a épispadias.

D'autres fois, au contraire, il y a excès de développement, et celui des petites lèvres est particulièrement connu sous le nom de tablier des Hotten-totes. Les petites lèvres au lieu de s'arrêter au milieu de la hauteur de la vulve peuvent se prolonger en arrière et venir se rejoindre sur la ligne mé-diane (Luschka, de Sinéty, Budin). Winckel a noté le dédoublement de la petite lèvre gauche. — Le clitoris peut aussi être hypertrophié ; il mesurait 8 centimètres de longueur chez une jeune fille de seize ans.

Dans certains cas, il y a soudure des petites lèvres ou soudure des grandes lèvres. Cette dernière disposition a fait croire à l'existence d'un scrotum et a conduit à des erreurs dans l'appréciation du sexe (voy. *Hermaphrodisme*).

§ 3. — Hernie diaphragmatique.

La hernie diaphragmatique est caractérisée par une ouverture anormale du diaphragme dans laquelle s'engagent et passent les viscères abdominaux ou thoraciques. Elle peut exister seule; bien souvent cependant elle coïncide avec une division de la paroi antérieure du thorax. A. Herrgott rapporte, dans sa thèse inaugurale, un cas dû à Gross et à Morel, dans lequel il existait en même temps une division des corps vertébraux. La fissure diaphragmatique siège le plus généralement à gauche et plutôt dans la partie musculaire que dans la zone fibreuse.

Il est presque normal de rencontrer en arrière du sternum, entre cet os et le diaphragme, une petite fente qui a été signalée par Morgagni ; cependant cette fente ne semble pas être un point d'élection pour le passage des viscères. Pendant la vie intra-utérine, la fissure diaphragmatique ne s'accompagne pas nécessairement de hernie, celle-ci peut ne se produire qu'après la naissance, lorsque sous l'influence des cris poussés par l'enfant, la pression intra-abdominale qui jusqu'alors avait été égale à la pression intra-thoracique, lui devient notablement supérieure. Quand la hernie se produit par ce mécanisme, les organes abdominaux pénètrent dans la cavité thoracique ; s'il existe au contraire une large ouverture, la hernie se fait en sens inverse. Dans le premier cas, les organes thoraciques sont plus ou moins déviés, suivant le nombre et le volume des viscères abdominaux qui ont pénétré de bas en haut à travers le diaphragme. Le cœur est le plus souvent repoussé à droite, ce qui tient à la plus grande fréquence de la hernie à gauche.

§ 4. — Hernie ombilicale.

La hernie ombilicale n'est à proprement parler qu'un degré à peine marqué de célosomie (voyez p. 423). Il faut cependant reconnaître que le plus grand nombre des hernies ombilicales dites congénitales, ne sont que des hernies acquises et qui se sont formées pendant les premiers jours de la vie, sous l'influence des efforts et des cris des nouveau-nés.

Nous ne pouvons nous occuper ici que des hernies ombilicales dues à un arrêt de développement et qui existent au moment de la naissance.

On peut, avec Gosselin (1), diviser les hernies ombilicales congénitales en trois classes.

1° La hernie très volumineuse : elle renferme le foie et la plus grande partie de l'intestin grêle ; la paroi abdominale manque ; il y a éventration plutôt que hernie.

(1) GOSSELIN. Leçons sur les hernies abdominales. Paris, 1865, p. 419.

2° La hernie modérément volumineuse, placée au centre ou sur un des côtés du cordon; elle renferme l'intestin seul, ou l'intestin et le foie, ou le foie seul.

3° La petite hernie; son volume varie depuis celui d'une bille jusqu'à celui d'une pomme d'api; elle est arrondie, transparente, placée à la base du cordon, réductible.

Ces diverses variétés de hernie ne se produisent pas à la même période de la vie intra-utérine; les deux premières apparaissent quand l'arrêt de développement survient avant le troisième mois de la vie embryonnaire; la dernière se constitue après cette époque.

Lorsqu'il y a hernie très volumineuse ou modérément volumineuse, les viscères sont recouverts d'une membrane formée par la gaine du cordon, et d'autant plus amincie que les dimensions de la tumeur sont plus considérables; parfois sous l'action des pressions auxquelles le fœtus est soumis pendant l'accouchement, cette membrane se rompt, les viscères sont à nu, le fœtus porteur de la hernie ressemble encore davantage à un monstre célosome. Mais si cette membrane résiste, on a, soit au niveau de l'ombilic, soit au-dessus de lui, une tumeur au sommet ou sur les parties latérales de laquelle s'insère et s'étale le cordon ombilical. Dans cette tumeur on peut reconnaître parfois par transparence, toujours au moins par le palper, un segment plus ou moins considérable du foie et des anses intestinales. Quand la hernie ombilicale coïncide avec une hernie diaphragmatique, on peut aussi y trouver des viscères thoraciques; mais dans ce cas il y a réellement célosomie (Voyez p. 423).

Les hernies peu volumineuses sont beaucoup plus fréquentes que les précédentes. Elles se présentent sous la forme d'une petite tumeur qui siège au niveau de l'ombilic et du sommet de laquelle part le cordon. Dans cette tumeur dont la paroi est formée extérieurement par le cordon ombilical, on trouve, suivant son volume, soit une anse intestinale, soit un segment assez considérable d'intestin, mais on n'y rencontre pas de portion du foie. On a rapporté un certain nombre de faits dans lesquels, au moment de la naissance, la hernie ombilicale était étranglée, dans quelques-uns même il y avait anus contre nature.

§ 5. — Ectopies du cœur.

Le cœur peut être déplacé et se trouver soit en un point de la poitrine autre que celui qu'il occupe normalement, soit dans le cou, soit dans l'abdomen (1). Ces trois variétés de déplacement existent, la paroi antérieure du corps étant complète, ou étant fissurée sur une étendue plus ou moins

---

(1) BRESCHET. Mémoire sur l'ectopie de l'appareil de la circulation. Répert. général d'An. et de Phys. path., t. II, p. 1.

grande. Dans ce dernier cas, le cœur peut encore rester dans les cavités viscérales; le plus souvent cependant il est hernié au dehors, si bien que par une transition insensible, on arrive à la célosomie (voyez p. 423). On peut donc diviser les ectopies cardiaques en trois groupes qui sont : l'ectopie cervicale, l'ectopie thoracique, l'ectopie abdominale. Etudions rapidement chacun de ces groupes.

A. — *Ectopie cervicale*. — On a rapporté un certain nombre de faits dans lesquels le cœur était situé à la partie inférieure du cou, tel est le cas observé par de Vaubonnais (1). Le fœtus mort-né, expulsé à 8 mois, « portait son cœur en dehors, pendu à son col comme une médaille, de sorte qu'il pouvait aller et venir sur sa poitrine ». Walter a observé un cas analogue chez un mouton (cité par Geoffroy Saint-Hilaire, T. I, p. 357). On ne connaît pas d'observations de déplacement du cœur à la partie moyenne du cou ; mais Breschet a vu un fait dans lequel les viscères thoraciques, poumons, cœur, thymus, s'étaient échappés hors du thorax et transportés dans le cou en passant derrière les clavicules. Le cœur, dont la base regardait en bas, était situé entre les branches du maxillaire inférieur et adhérait par sa pointe à la langue; il répondait donc à la partie supérieure du cou.

Dans le déplacement cervical du cœur, il y a généralement fissure de la partie supérieure du sternum; de plus, la base de l'organe regarde en arrière et en bas, tandis que la pointe renversée regarde en avant et en haut.

B. — *Ectopie thoracique*. — Il faut distinguer ici trois variétés d'ectopie cardiaque : l'intra-thoracique *sine fissura*, l'intra-thoracique *cum fissura*, la præ-thoracique.

1° L'ectopie cardiaque thoracique *sine fissura* est rare; cependant elle a été observée. Dans ce cas, la pointe du cœur peut regarder directement en bas, ou en avant, ou même se diriger en haut comme dans le fait de Torrez (2).

2° L'ectopie cardiaque *cum fissura* est caractérisée par les anomalies suivantes : Le cœur est contenu dans le thorax, mais grâce à la division du sternum, on peut sentir ses battements à travers les parois molles qui seules le recouvrent; dans la plupart des cas de cette nature qui ont été décrits, il occupait sa sitation normale, la dénomination de fissure du sternum *sine ectopia cordis* pourrait donc leur être plus justement appliquée.

3° L'ectopie præ-thoracique forme la troisième variété des ectopies cardiaques. Ici, le cœur siège au devant de la poitrine. Pour que cette malformation puisse se produire, il faut que la paroi osseuse antérieure du thorax manque sur une plus ou moins grande étendue.

Tantôt le cœur seul fait hernie, il est alors situé au devant du thorax, descendant parfois jusqu'au niveau de l'épigastre; tantôt il est recouvert par la peau, tels sont les cas bien intéressants de Chaussier (3), de Saske (4). Pour le

<hr>

(1) DE VAUBONNAIS. Histoire de l'Académie des sciences, 1712, p. 37 et 389.
(2) TORREZ. Diss. anat. medica. de corde inverso, *in* Mém. des Savants étrangers de l'anc. Acad. des sciences, T. I, p. 130.
(3) CHAUSSIER. Bull. de la Faculté de médecine, 1814.
(4) SASKE. Preussiche Vereinzeitung, 1844.

premier, il s'agissait d'un homme de 27 ans, chez lequel il n'y avait que le manubrium, le cœur en ectopie était recouvert par la peau. Le second est surtout curieux parce que l'ectopie fut trouvée chez un soldat musicien.

Dans un cas de Groux (1), il existait une fissure de la moitié supérieure du sternum et on sentait les oreillettes et l'origine des gros vaisseaux. Il y avait, au contraire, une fissure de la moitié inférieure du sternum dans un fait de François Franck (2) et dans celui de Tarnier (3), sur lequel Marey (4) a publié un rapport dont il ressort qu'on pouvait sentir le cœur battre sous la main et presque dans la main.

Le revêtement cutané existe surtout quand le cœur ne forme pas une tumeur volumineuse, quand l'ectopie est partielle. Quand la tumeur est volumineuse, le cœur gît à nu devant la paroi thoracique. On observe le plus souvent une fissure complète du sternum ou un arrêt de développement frappant les côtes, si bien que le sternum tout entier est rejeté sur le côté. Le cœur peut être seul hernié comme dans les faits de Büttner (5), de Martinus Martinez (6), de Pecchioli (7), de Daniell (8) ; mais le plus souvent le vice de conformation est compliqué d'une hernie du poumon et d'autres anomalies siégeant sur les viscères abdominaux (voy. Hernie diaphragmatique, Célosomie), ce qui produit autant de cas mixtes qui servent de transition entre ces variétés.

Quand la hernie est ainsi compliquée, le cœur peut être entraîné loin de la face antérieure du thorax comme dans le fait observé par Cerutti (9) : le cœur en ectopie præ-thoracique avait été reporté sous le crâne et avait contracté des adhérences avec les parties latérales de la tête hémicéphale.

Quand l'ectopie est complète, le cœur est en règle générale dénudé et privé de son péricarde. Cependant, il est des faits où la membrane péricardique est conservée en totalité ou en partie (Cerutti, Haan) (10).

C. — *Ectopie abdominale.* — Ici encore on trouve trois variétés d'ectopie cardiaque : l'intra-abdominale *sine fissura*, l'intra-abdominale *cum fissura*, la præ-abdominale.

1° L'ectopie abdominale *sine fissura* n'est pas très rare. Qu'il y ait ou non fissure du sternum, il y a hernie du cœur à travers le diaphragme, la paroi abdominale étant complète. Tantôt, on sent le cœur battre dans le creux épigastrique alors que la région occupée habituellement par le cœur est vide

(1) Groux. Abhandlungen und Notizen über E. A. Groux fissura sterni congenita, Broch., Hamburg, 1857.

(2) François Franck. Comptes-rendus des travaux du laboratoire de Marey. Paris, Masson, 1877.

(3) Tarnier. Bullet. de l'Acad. de Médec., 31 juillet 1883, p. 955.

(4) Marey. Bullet. de l'Acad. de Méd. 16 octob. 1883, p. 1288 à 1222.

(5) Buettner. Anatomische Wahrnehmungen. Kœnigsberg, 1768.

(6) Martinez. — Observatio rara de corde in monstroso infantulo. Madrid, 1723 et Disp. anat. select. de Haller, T. II, p. 973.

(7) Pecchioli. — Gaz. Méd. de Paris, T. VII, n° 1, p. 12, 1839.

(8) Daniell. Brit. Med. Journ., 1860.

(9) Cerutti. Meckel's Arch. f. An. u. Phys., 1828, p. 192.

(10) Haan. — De ectopia cordis casu illustrata. Th. Bonn., 1824.

comme dans le cas rapporté par Ramel (1). Tantôt, le cœur est situé plus profondément et on l'a rencontré jusque dans la région lombaire ainsi que cela est indiqué dans le cas de Deschamps (2).

2° L'ectopie abdominale *cum fissura* forme la deuxième variété de l'ectopie abdominale du cœur. Dans ces cas, il y a hernie diaphragmatique du cœur, le sternum et la paroi de l'abdomen sont divisés, le cœur reste dans la cavité abdominale (Wilson) (3). Dans quelques cas cependant la paroi abdominale seule était divisée.

3° L'ectopie præ-abdominale présente les caractères suivants : non seulement le cœur est sorti de l'abdomen, mais il est, le plus souvent, suivi par des viscères plus ou moins nombreux. On observe ici toutes sortes de variétés, on a même vu le cœur hernié à travers le diaphragme et la paroi abdominale, venir se placer au devant du cou et adhérer à la base du crâne (Béclard) (4).

L'ectopie præ-abdominale constitue une anomalie de développement très voisine de la célosomie (voyez p. 423).

§ 6. — Ectopies des poumons.

Les anomalies de situation des poumons sont rares ; le plus souvent elles sont secondaires, et l'ectopie des organes respiratoires est subordonnée à celle d'autres organes. Il est cependant, malgré l'opinion contraire formulée par Geoffroy St-Hilaire, des cas, exceptionnels à la vérité, où le déplacement du poumon existe seul.

Dans ces faits, il y a arrêt de développement d'une ou de plusieurs côtes sur toute leur longueur ou sur une partie qui répond généralement à la surface latérale du thorax ; habituellement, ce sont les côtes supérieures qui sont atteintes. En ces points, la paroi thoracique est seulement formée par la peau et la plèvre qui sont séparées par une couche plus ou moins épaisse de muscles. Quand l'enfant respire, on voit le poumon faire hernie ; le plus souvent, la hernie a lieu dans le creux de l'aisselle.

On a attribué cet arrêt de développement à des compressions exercées par l'amnios.

---

(1) RAMEL. Observation sur un cœur situé au-dessous du diaphragme. Anc. Journ. de méd. chirurg. et pharm., t. XLIX, p. 423.

(2) DESCHAMPS. Observation sur un déplacement remarquable du cœur, Journ. génér. de méd., t. XXVI, p. 275.

(3) WILSON. Philosophical Transactions, 1798, P. II, p. 346.

(4) BÉCLARD. Bull. de la Faculté de méd., t. II, p. 293.

§ 7. — Méningocèle et Encéphalocèle.

La hernie des méninges et celle de l'encéphale sont désignées sous les noms de méningocèle et d'encéphalocèle.

Méningocèle. — Dans la méningocèle il existe une tumeur que forment les méninges distendues par du liquide céphalo-rachidien, sans qu'il vienne s'y ajouter une partie quelconque de l'encéphale. Quoique non douteuse, ainsi qu'en témoigne le fait de Klinkosch, cette variété de hernie est bien rare, et pour peu que celle-ci soit volumineuse, il y a en même temps issue d'une partie de la substance nerveuse ; la tumeur mérite alors plutôt le nom d'encéphalocèle que celui de méningocèle. La méningocèle étant décrite dans tous les traités de chirurgie, nous ne ferons que la signaler ici.

Encéphalocèle. — De volume très variable, l'encéphalocèle occupe tantôt la voûte, tantôt la base du crâne. Celle qui siège à la voûte contribue à former les différentes variétés d'exencéphalie (voyez p. 425). Is. Geoffroy Saint-Hilaire a longuement étudié l'encéphalocèle de la base, mais il l'a classée parmi les hémitéries : sa gravité et sa genèse mieux connues aujourd'hui qu'autrefois nous déterminent à en renvoyer la description avec celle des monstruosités et à la rapprocher de l'exencéphalie (voyez p. 432).

ARTICLE II

DE L'HÉTÉROTAXIE

Le deuxième embranchement de Geoffroy Saint-Hilaire comprend sous le nom d'hétérotaxie (de ετερος, *autre*, et de τάξις, *ordre*) ou inversion des viscères « de simples changements dans la situation des organes, et même ces changements ont presque toujours lieu sans que la position relative et les connexions aient subi aucune altération réelle. Les hétérotaxies affectent un certain nombre d'organes, en d'autres termes elles sont complexes et cependant elles ne mettent obstacle à l'accomplissement d'aucune fonction » (Is. Geoffroy Saint-Hilaire).

L'inversion est de règle dans certaines monstruosités doubles, nous reviendrons sur ce point en étudiant ces dernières.

Is. Geoffroy Saint-Hilaire distingue deux ordres d'hétérotaxies ; dans le premier, la forme extérieure de l'individu est conservée, la malformation n'atteint que les viscères. C'est l'*inversion splanchnique*.

Dans le second, tout l'individu est intéressé, les organes externes aussi bien que les internes : c'est l'*inversion générale*. Pour que cette dernière puisse être reconnue, il faut évidemment que la forme extérieure du sujet soit asymétrique. On ne la constate donc que dans certaines espèces animales; aussi, n'aurons-nous pas à nous en occuper, puisqu'elle ne saurait exister chez l'homme où les deux moitiés du corps sont symétriques.

Inversion splanchnique. — L'inversion splanchnique qu'on rencontre dans l'espèce humaine peut être totale ou partielle : totale, quand elle atteint tous les viscères thoraco-abdominaux ; partielle, lorsqu'elle porte seulement sur quelques-uns d'entre eux.

A. — *Inversion splanchnique totale.* — Aujourd'hui les observations d'inversion splanchnique totale sont assez nombreuses. Tous les viscères sont déplacés mais conservent leurs rapports normaux, si bien que les organes inversés sont aux organes normaux ce qu'est une gravure sur bois à l'épreuve qui en est tirée. L'inversion doit donc être distinguée de l'ectopie.

Quelle est la cause de l'inversion splanchnique ? Serres faisait du foie *l'organe dominateur*, comme le *premier anneau de la chaîne* d'où découlait la situation des divers organes. Normalement, disait-il, son lobe gauche s'atrophie ; par suite le cœur, le poumon bilobé, etc. sont dirigés à gauche ; mais que l'évolution du foie soit différente, que le lobe gauche se développe alors que le droit s'atrophie, l'inversion splanchnique sera constituée. Cette théorie est hypothétique.

Grâce aux progrès de l'embryologie, on peut suivre de plus près le mécanisme de l'inversion. Primitivement, dans l'embryon, la plupart des viscères sont symétriques et si quelques-uns deviennent plus tard asymétriques, cela peut tenir à plusieurs raisons. Parmi les organes qui étaient doubles au début et situés des deux côtés de la ligne médiane, on voit l'un d'entre eux disparaître pendant que l'autre persiste (voy. T. I, p. 342, transformation des arcs aortiques). Que l'organe qui devrait s'atrophier persiste tandis que celui qui devrait se développer s'atrophie, l'inversion existera. Par exemple, l'inversion hépatique sera constituée par l'atrophie du lobe droit et l'hypertrophie du gauche, ces deux lobes devant être regardés comme les vestiges de deux foies. Le tube digestif, qui est simple, se trouve primitivement situé sur le plan médian, c'est un canal rectiligne dont la moitié droite est symétrique de la moitié gauche. Nous avons montré (Voy. T. I, p. 329) comment le tube digestif se recourbait et comment, ses dimensions se modifiant, l'estomac formait avec l'œsophage un angle ouvert à droite. Ces transformations détruisent la symétrie primitive. L'inclinaison de l'estomac entraîne la situation de l'intestin grêle, du cœcum, de la rate. Que la petite courbure de l'estomac fasse, au contraire, avec l'œsophage un angle ouvert à gauche et non à droite, l'inversion sera constituée pour le tube intestinal.

Dareste revenant, mais par une voie plus scientifique, aux idées de Desruelles pense que, de l'inversion du cœur découle la série de malformations de tous les viscères dans l'inversion splanchnique. Le cœur jouerait donc ici le rôle d'un organe dominateur comme le foie dans la théorie de Serres.

Primitivement, chez l'embryon du poulet, la tête est dans l'axe du corps, puis elle s'infléchit sur la face ventrale. Comme cette extrémité répond par sa face antérieure au vitellus, quand la flexion s'opère, la tête s'incline sur le côté de manière à ne pas s'enfoncer dans le vitellus mais à lui faire face par son côté gauche. Baer pensait que si au lieu de se tourner à droite, la tête allait à gauche, il y avait inversion splanchnique.

On peut penser, avec Dareste, que ce déplacement de la tête n'est que secondaire, et que la cause initiale résiderait dans une anomalie de développement du cœur (voy. T. I, p. 339). Lorsque, ce qui a lieu dans l'état normal, le tube ou mieux l'anse cardiaque se place à droite de l'embryon, la tête se tourne en faisant face au vitellus par son côté gauche. Si, au contraire, l'anse cardiaque sort à gauche de l'embryon, un état inverse se produit, la tête fait face au vitellus par son côté droit ; de là aussi, un renversement dans la situation des cavités du cœur, des canaux qui y aboutissent, et une inversion analogue dans d'autres parties de l'organisme.

Il est possible de remonter plus haut encore. Le sens de l'incurvation cardiaque serait pour Dareste déterminé par l'inégalité de volume des deux blastèmes cardiaques primitifs. Ces deux blastèmes, en se fusionnant, forment le cœur ; or, le blastème droit est normalement plus volumineux que le gauche. Si c'est la position du plus grand blastème qui détermine l'incurvation de l'axe cardiaque, il suffirait que, par exception, le blastème gauche se trouvât plus volumineux que le droit, pour qu'il y eut changement dans la situation de l'axe cardiaque et inversion consécutive des viscères.

B. — *Inversion splanchnique partielle.* — Cette variété est beaucoup plus rare. Is. Geoffroy Saint-Hilaire s'est contenté d'en signaler en note quelques exemples. L'inversion peut être très limitée et n'atteindre qu'un organe, l'appareil pulmonaire par exemple ; les artères présentent alors dans leur distribution une anomalie correspondante.

On sait aussi combien sont fréquentes les anomalies de distribution des gros vaisseaux de la base du cœur ; or, il ne faudrait voir dans ces prétendus déplacements qu'une inversion partielle. Le plus souvent alors le cœur a sa situation normale et n'offre lui-même aucune anomalie ; la théorie qui fait de l'inversion cardiaque la cause première des inversions viscérales ne peut donc être considérée comme satisfaisant complètement l'esprit, puisqu'elle ne permet pas d'expliquer tous les faits.

ARTICLE III

DE L'HERMAPHRODISME

Bibliographie. — REALDUS COLOMBUS. De re anatomicâ, 1559 et 1562. — MARET. Mém. de l'Acad. de Dijon, t. II. p. 157, 1767. — PINEL. Mém. de la Soc. d'émul., Paris, an IX, p. 324 à 344. — STEGLEHNER. De hermaphroditorum naturâ. Leipzig, 1817. — MAYER. Icones selectæ, Bonn, 1831.— Is. GEOFFROY SAINT-HILAIRE. Hist. gén. et partic. des Anomal. de l'organisat., t. II, 1836. — ESCHRICHT. Müller's Arch., p. 139 à 144, 1836. — BERTHOLD. Abhand. der kœn. Gesell. des Wiss., etc., 1844-45. — IBID. Commentatio de Hermaphr. Leipzig, 1846. — BETZ. Müller's Arch., p. 65 à 70, 1850. — BARKOW. Anat. Abhandl. Breslau, 1851. — AWLY BANSON. Dub. med. J., t. XIV, 1852, p. 66 à 87. — MEYER. Virchow's Arch., Bd. XI, p. 420 à 427. — LEUCKHARDT. Illust. med. Zeitsch., Bd. I, p. 87. — NUHN. Illust. med. Zeitsch . Bd. III, p. 92-93.— TRASNER. Th. de Zurich, 1857. — W. GRUBER. Mélanges biolog. tirés du Bull. de l'Ac. imp. des Sciences de St-Pétersb., t. III, livre 3, 1860. — FOERSTER. Die Missbildungen des Meschen, p. 157. Iena, 1861. — DODEUIL. Bull. Soc. anat., p. 473 à 479, 1865. — LUIGI DE GRECCHIO. Il Morgagni, p. 151, 1865. — LIVIUS FUERST. Monatss. f. Geb., Bd. XXX, p. 71 et suiv., 1868. — ARNOLD. Virchow's Arch., Bd. XLVII, p. 7. — VERSEN. Th. de Berlin, 1868. — HEPPNER. Gaz. méd. de Paris, p. 29, 1872. — TARDIEU. De l'idendité dans ses rapports avec les vices de conformation des organes génitaux. Paris, 1872. — KLEBS. Handbuch der pathol. Anat., 1873.— GENERALI et SERTOLI. Arch. di med. veterin. Milan, 1875.— HOFFMANN. Zeits. f. Geb., Bd. II, p. 1 à 8, 1878.— DARESTE. Production artificielle des monstruosités. Paris, 1877. — SCHEUTHAUER. Pest. med. chir. Wochen., n° 27, 1877. — SCHNOPFHAGEN. Mediz. Jahrb. von Stricker, p. 341 à 350, 1877. — FEDOROW. Med. Bericht über das Findelhaus. Moscou, 1879. — KLOTZ. Arch. f. klin. Chir., Bd. XXIV, p. 454 à 468, 1879. — PALMER. Am. J. of Obst., p. 174 à 176, 1880. — SWASEY. Americ. Journ. of Obstet., 1881, p. 94 à 106. — AHLFELD. Die Missbildungen des Menschen. Leipzig, 1880 et 1882.— DOHRN. Arch. f. Gyn., Bd. XXII, p. 225 à 228, 1883.

Le troisième embranchement d'Isidore Geoffroy Saint-Hilaire comprend la description des hermaphrodites (de Ερμῆς, *Mercure*, et d''Αφροδίτη, *Vénus*).

Les anciens désignaient sous le nom d'*hermaphrodites* des individus qu'ils considéraient comme possédant à la fois des organes mâles et des organes femelles bien développés, et comme capables d'accomplir les fonctions des deux sexes. Envisagés de cette façon, les hermaphrodites n'existent dans l'espèce humaine ni au point de vue anatomique, ni au point de vue physiologique, aussi accepte-t-on la définition un peu différente donnnée par Is. Geoffroy Saint-Hilaire. « L'hermaphrodisme est la réunion chez le même individu des deux sexes ou de quelques-uns de leurs caractères. L'hermaphrodite est l'être affecté d'hermaphrodisme. » Il suffit donc que chez un sujet il existe des organes appartenant à l'un et à l'autre sexe pour qu'il soit hermaphrodite.

Is. Geoffroy Saint-Hilaire a écrit sur l'hermaphrodisme une étude aussi complète qu'il était possible de le faire à son époque ; mais les connaissances embryologiques que l'on possédait de son temps ne lui permettaient pas de comprendre dans tous ses détails la genèse des diverses variétés.

On peut, au point de vue du développement, distinguer aux organes génitaux trois segments :

Le premier segment correspond aux organes génitaux externes. En lisant ce que nous en avons dit (T. I, p. 325), on verra qu'il y a tout d'abord un état indifférent; l'évolution continuant, le tubercule génital et les replis génitaux se transforment soit en clitoris et en grandes et petites lèvres, soit en pénis et en scrotum. Il y a ici une véritable transformation, si bien qu'il ne peut y avoir à la fois un pénis et un clitoris, des lèvres et un scrotum. A l'état normal, la formation d'un pénis entraîne la transformation des replis génitaux en scrotum ; de même, la formation d'un clitoris entraîne la transformation de ces replis en grandes et petites lèvres.

Le deuxième segment comprend le vagin, l'utérus et les trompes chez la femme; l'épididyme, le canal déférent, les vésicules séminales et les canaux éjaculateurs chez l'homme. Le développement de ce segment diffère du précédent car il ne résulte pas de la transformation d'un seul blastème en organes masculins ou féminins. Nous avons dit qu'à un certain moment on observe, chez l'embryon, le canal de Müller et le canal de Wolff qui dans chacune des deux moitiés du corps sont placés côte à côte (voy. T. I, p. 310, fig. 132). La différenciation sexuelle se fait par l'évolution continue d'un de ces canaux. Si le canal de Müller se développe, celui de Wolff s'atrophie ; le segment moyen de l'appareil génital contribue alors à former les trompes, l'utérus et le vagin; si c'est au contraire le canal de Müller qui s'atrophie et celui de Wolff qui se développe, on a un épididyme, un canal déférent, une vésicule séminale, un canal éjaculateur. En somme, au début, l'embryon, à ne considérer que ce segment moyen de l'appareil génital, est bisexuel ; l'unisexualité provient de ce qu'aussi bien au côté droit qu'au côté gauche, il y a atrophie du canal de Wolff ou de celui de Müller, tandis que l'autre se développe. L'atrophie ne va pas jusqu'à la disparition absolue, on peut en effet, à l'état normal, retrouver chez l'adulte des vestiges de l'organe atrophié.

Le troisième segment est formé par les ovaires chez la femme, les testicules chez l'homme. Ces organes naissent aux dépens de l'éminence sexuelle (voy. T. I, p. 315). Le tissu dans lequel va se développer cette dernière, contient au début des éléments mâles et des éléments femelles ; il y a donc là encore un véritable hermaphrodisme primitif portant sur la glande, comme il y en a un portant sur le canal excréteur. L'atrophie d'un des deux éléments, tandis que l'autre se développe, amène la différenciation sexuelle au niveau de la glande.

La première loi du développement normal des organes génitaux est que, suivant le sexe, il y aura soit deux ovaires, soit deux testicules. La formation d'un testicule d'un côté commande la formation de celui du côté opposé.

Une autre loi préside au développement normal de l'appareil génital : quand une glande mâle apparaît, tout le reste de l'appareil excréteur est mâle. Si, au contraire, la glande est un ovaire, le développement de l'appareil excréteur aboutit à des organes femelles.

Enfin la forme des organes profonds et moyens entraîne celle des organes génitaux externes.

Mais il peut survenir des anomalies. Si au niveau du segment profond, une glande mâle s'est développée d'un côté et une glande femelle de l'autre, ou si deux glandes de sexe différent se sont développées du même côté, il y a hermaphrodisme.

Si au niveau du segment moyen il existe d'un côté des organes formés par le canal de Wolff, c'est-à-dire des organes excréteurs mâles, et de l'autre côté des organes formés par le canal de Müller, c'est-à-dire des organes excréteurs femelles, ou si d'un même côté le canal de Müller et le canal de Wolff se sont développés simultanément, il y a hermaphrodisme.

Enfin, si les segments superposés n'appartiennent pas au même sexe, si par exemple, le segment profond est formé par des glandes mâles tandis que le segment moyen est constitué par des canaux excréteurs femelles, ou si les segments profond et moyen étant d'un sexe, les organes génitaux externes sont d'un autre sexe, il y a encore hermaphrodisme d'après la définition d'Is. Geoffroy Saint-Hilaire.

Et si l'on remarque qu'au niveau du segment moyen, le canal de Wolff et le canal de Müller donnent naissance à plusieurs organes différents (trompes, utérus, vagin, ou épididyme, canal déférent, vésicules séminales, canaux éjaculateurs) dont l'un seulement ou plusieurs peuvent exister d'une façon anormale, on voit en présence de combien de cas différents il sera possible de se trouver, et combien de variétés d'hermaphrodisme il sera possible de rencontrer.

Il importe cependant de distinguer d'abord l'hermaphrodisme *apparent* ou faux hermaphrodisme, des différentes formes d'hermaphrodisme qui rentrent dans les termes de la définition donnée par Is. Geoffroy Saint-Hilaire.

Le développement du segment inférieur de l'appareil génital (Voyez Tome I, p. 325 est tout à fait indépendant des canaux de Wolff et des canaux de Müller; aussi, au niveau de ce segment inférieur n'y a-t-il jamais que des organes mâles à l'exclusion des organes femelles ou des organes femelles à l'exclusion des organes mâles. Mais parfois il y a des malformations qui ont fait croire, à tort, à l'hermaphrodisme. Si, par exemple, les testicules ne sont pas descendus dans le scrotum dont les deux moitiés sont restées séparées, si la verge est demeurée petite et s'il y a hypospadias, on a l'apparence d'un appareil génital externe féminin tandis que le sujet est un mâle. Si, au contraire, le clitoris est hypertrophié, les grandes lèvres soudées et les ovaires descendus dans le canal inguinal, on pourrait croire à l'existence d'un être masculin, tandis qu'en réalité il est féminin. Un certain nombre de faits de ce genre ont été publiés, mais ce sont là de faux hermaphrodites, car ils ne présentent pas à la fois des organes mâles et femelles, ce ne sont que des hermaphrodites apparents par vice de conformation des organes génitaux externes.

Quelques auteurs attachent au tissu glandulaire, ovaire ou testicule, une importance capitale, ainsi voit-on Klebs donner le nom d'hermaphrodisme *vrai* aux seuls cas dans lesquels il existe chez un même individu des glandes appartenant à l'un et à l'autre sexe.

Mais, bien que ces glandes aient une action prépondérante, d'autres hermaphrodismes réels n'en peuvent pas moins exister, d'après la définition de Geoffroy Saint-Hilaire que nous avons acceptée. Nous considérerons donc successivement : les cas où il y a hermaphrodisme au niveau des glandes (Hermaphrodisme vrai de Klebs); ceux dans lesquels les glandes appartenant au même sexe, il y a hermaphrodisme parce que les canaux excréteurs et les organes génitaux externes sont, en totalité ou en partie, d'un sexe différent.

Hermaphrodisme des glandes. — Cette variété d'hermaphrodisme existe toutes les fois qu'une ou plusieurs glandes appartenant à des sexes différents se sont développées simultanément.

On en peut distinguer trois variétés : 1° De chaque côté il y a deux glandes, un testicule et un ovaire : hermaphrodisme par excès, bilatéral ou bisexuel. 2° D'un côté il existe un testicule et un ovaire, de l'autre côté il n'y a qu'une seule glande : hermaphrodisme par excès unilatéral. 3° Il n'y a qu'une glande de chaque côté, mais chacune d'elles appartient à un sexe différent : hermaphrodisme latéral.

1° *Hermaphrodisme par excès bilatéral ou bisexuel.* — Il existe à la fois deux testicules et deux ovaires. Schrell en a publié un exemple : entre les testicules normaux et les canaux déférents, il y avait deux ovaires avec des trompes, un utérus et un vagin. Les organes masculins étaient bien développés, mais ceux du sexe féminin étaient atrophiés.

Heppner (de St-Pétersbourg) a publié l'observation d'un hermaphrodite de six semaines, chez lequel il existait des ovaires et des canaux excréteurs du sexe féminin (trompes, utérus, vagin); de plus, il y avait deux glandes qui étaient des testicules. Il n'y avait ni vésicules séminales, ni canaux déférents.

2° *Hermaphrodisme par excès unilatéral.* — L'exemple le plus net qu'on possède est celui qui a été rapporté par Rokitansky. Il s'agissait d'un individu appelé Hoffmann qui possédait deux ovaires, deux trompes et un utérus rudimentaire. De plus, il existait un testicule avec un canal déférent dans lequel se trouvaient des spermatozoïdes. La menstruation avait été régulière, les organes génitaux externes étaient mal conformés.

3° *Hermaphrodisme latéral sans excès.* — Cette forme, dans laquelle il existe un ovaire d'un côté et un testicule de l'autre, est celle qui a été le plus fréquemment observée. Parmi les observations qui en ont été rapportées, trois, dit Klebs, ont subi l'épreuve de l'examen histologique, ce sont celles de Berthold, de Barkow et de H. Meyer.

La disposition des canaux excréteurs et des organes génitaux externes peut varier beaucoup dans ces cas. Dans le fait de Barkow, il y avait un utérus et deux trompes, le vagin imperforé traversait la prostate. Les organes génitaux externes étaient ceux d'un homme avec hypospadias. Quant aux glandes, une seule, le testicule, était bien développée. — Dans l'observation rapportée par Berthold, on avait trouvé à droite un testicule, un épididyme et un canal déférent qui venait s'ouvrir à côté du vagin. L'appareil féminin était représenté par un ovaire, par la trompe gauche bien développée, par un utérus et un vagin avec hymen qui s'ouvrait dans le sinus uro-génital.

Hermaphrodisme des voies d'excrétion. — Les nombreux faits d'hermaphrodisme, qui portent surtout sur des anomalies du segment moyen, ou sur des différences de rapport entre le segment externe et les segments supérieurs, ont conduit les auteurs à établir diverses classifications. Nous acceptons la suivante fondée sur l'importance prépondérante des glandes. L'individu est plutôt du sexe masculin s'il a deux testicules; il est au contraire plutôt du sexe féminin s'il possède deux ovaires.

A. — *Hermaphrodisme avec deux testicules.* — Les cas dans lesquels l'individu possède des organes glandulaires mâles, c'est-à-dire deux testicules, sont de beaucoup les plus nombreux. Des anomalies peuvent alors exister soit du côté des organes génitaux externes seuls, soit du côté du segment externe et du segment moyen, sans que cependant il y ait excès dans le nombre des organes. D'autres fois, au contraire, il y a hermaphrodisme avec excès, et alors aux organes qui appartiennent en grande partie au sexe masculin s'ajoutent des organes féminins.

a. — Le sujet a deux testicules, le segment moyen est également masculin, mais les organes génitaux externes sont féminins. Tel était le cas de Madia Arsano, qui fut considérée comme femme pendant toute sa vie. Elle succomba à l'âge de trente ans, et à l'autopsie on trouva deux testicules atrophiés, arrêtés à l'anneau, des canaux déférents et des vésicules séminales. Les organes génitaux externes, grandes lèvres et clitoris, appartenaient au sexe féminin.

b. — Il existe deux testicules, mais les organes excréteurs provenant du segment moyen et les organes génitaux externes sont du sexe féminin comme dans un fait rapporté par Giraldès. Il y avait deux grandes lèvres, deux petites lèvres, un clitoris un peu long, un vestibule, un méat urinaire, un vagin de neuf centimètres de longueur. Les testicules contenant des canaux séminifères étaient retenus dans l'anneau.

c. — D'autres exemples ont été rapportés où il existait un excès dans le nombre des organes. Dans le fait de Steglehner, le segment profond comprenait deux testicules, les organes génitaux externes étaient du sexe féminin, quant au segment moyen il était pour ainsi dire double, il comprenait des organes excréteurs masculins qui se rattachaient aux testicules et des organes excréteurs féminins qui étaient du même sexe que les organes externes.

d. — Tout l'appareil sexuel peut être masculin, mais il s'y ajoute, au segment moyen, des organes féminins, comme dans le cas de Petit (de Namur). Chez un soldat il y avait deux testicules, des épididymes, des canaux déférents, des vésicules séminales et des organes génitaux externes mâles; mais, en outre, les canaux de Müller s'étaient développés et avaient formé des trompes, un utérus et un vagin s'ouvrant dans l'urèthre.

B. — *Hermaphrodisme avec deux ovaires*. — Les faits de ce genre rapportés par les auteurs sont, nous l'avons dit, beaucoup moins nombreux.

a. — Chez un être féminin par ses organes glandulaires et ses canaux excréteurs, on a pu trouver un appareil externe du sexe masculin. Tel était le cas de Marzo Joseph, cas d'autant plus curieux que cet individu avait l'apparence extérieure et les habitudes d'un homme. Ses organes externes rappelaient l'aspect des organes mâles, sauf qu'il n'y avait pas de testicules descendus dans le scrotum. A l'autopsie, on trouva deux ovaires, des trompes, un utérus et un vagin venant s'ouvrir dans la portion prostatique de l'urèthre.

b. — Tout l'appareil sexuel peut être du féminin, mais il y a hermaphrodisme par excès, car à côté des canaux excréteurs femelles, il existe au niveau du segment moyen des organes mâles, canaux déférents, etc. (Realdus Colombus, Livius Fürst).

Il ne faudrait pas croire que, dans tous ces faits, les organes décrits par les observateurs étaient réellement bien développés, souvent, au contraire, ils se trouvaient atrophiés. A côté d'une richesse anatomique apparente, il existe chez les hermaphrodites une pauvreté physiologique réelle.

ARTICLE IV

DES MONSTRUOSITÉS

Les monstruosités constituent le quatrième embranchement établi par Is. Geoffroy Saint-Hilaire. « Les monstruosités, dit cet auteur, sont des déviations du type spécifique, complexes, très graves, vicieuses, apparentes à l'extérieur et congénitales ». Elles sont extrêmement nombreuses et présentent des variations presque infinies, aussi ont-elles été divisées et subdivisées.

Quand les monstres sont constitués par les éléments complets ou incomplets d'un seul individu, ils sont appelés *simples* ou *unitaires*.

Quand, au contraire, ils sont formés par les éléments complets ou incomplets de plus d'un individu, ils forment les monstres *composés*, monstres doubles, triples.

Is. Geoffroy Saint-Hilaire a rangé les monstres *unitaires* dans une première classe et les monstres *composés* dans une seconde classe.

I

PREMIÈRE CLASSE. — MONSTRES UNITAIRES

Dans la monstruosité unitaire, ou bien il y a absence d'une partie des éléments de l'individu, ou bien si les éléments sont conservés comme nombre, il existe de graves modifications dans leurs connexions et leur disposition.

Tableau résumant la classification d'Is. Geoffroy Saint-Hilaire.

			GENRES
ORDRE I Monstres autosites	TRIBU I	Famille I...... Ectroméliens.......	Phocomèle. Hémimèle. Ectromèle.
		Famille II.... Syméliens..........	Symèle. Uromèle. Sirénomèle.
	TRIBU II	Famille unique. Célosomiens........	Aspalasome. Agénosome. Cyllosome. Schistosome. Pleurosome. Célosome.
	TRIBU III	Famille I...... Exencéphaliens.....	Notencéphale. Proencéphale. Podencéphale. Hyperencéphale. Iniencéphale. Exencéphale.
		Famille II..... Pseudencéphaliens..	Nosencéphale. Thlipsencéphale. Pseudencéphale.
		Famille III.... Anencéphaliens.....	Dérencéphale. Anencéphale.
	TRIBU IV	Famille I...... Cyclocéphaliens.....	Ethmocéphale. Cébocéphale. Rhinocéphale. Cyclocéphale. Stomocéphale.
		Famille II..... Otocéphaliens......	Sphénocéphale. Otocéphale. Edocéphale. Opocéphale. Triocéphale.
ORDRE II Monstres omphalosites	TRIBU I	Famille I...... Paracéphaliens......	Paracéphale. Omacéphale. Hémiacéphale.
		Famille II..... Acéphaliens........	Acéphale. Peracéphale. Mylacéphale.
	TRIBU II	Famille unique. Anidiens...........	Anide.

ORDRE III /
Monstres   } .... | Famille unique. Zoomyliens........... | Zoomyle.
parasites (

Is. Geoffroy St-Hilaire a divisé les monstres unitaires en trois Ordres :
les monstres *unitaires autosites*, les monstres *unitaires omphalosites* et les
monstres *unitaires parasites*.

Les monstres *autosites* (αυτοσίτος, qui se procure lui-même sa nourriture)
peuvent vivre de la vie extra-utérine, non parce que leurs vices de conformation sont compatibles avec une existence prolongée, mais parce que la cessation de la circulation placentaire n'entraîne pas immédiatement la mort.

Les monstres *omphalosites* (de ὀμφαλος, *ombilic* et σίτος, *nourriture*) ne
peuvent, au contraire, vivre que dans la matrice ; ils meurent dès que le cordon est rompu, dès que la circulation fœto-placentaire a cessé.

Quant aux monstres *parasites* (de παρὰ, *auprès* et de σίτος, *nourriture*),
nous n'en dirons que quelques mots ; ce sont des masses à développement si
anormal, si irrégulier, qu'aujourd'hui on les considère comme des productions morbides ayant leur siège dans l'utérus ou les ovaires (môles ou kystes
dermoïdes).

Nous allons successivement étudier chacun de ces trois Ordres.

§ 1. — Des monstres unitaires autosites.

Les monstres unitaires autosites (de αυτοσίτος, qui se procure lui-même
sa nourriture) constituent le premier Ordre de la classification de Geoffroy
Saint-Hilaire.

Le corps du fœtus comprend trois parties principales : les membres, le
tronc et la tête, cette dernière se subdivisant en crâne et en face. Chacune
de ces parties peut être le siège de monstruosités ; de là les quatre tribus
admises par Is. Geoffroy Saint-Hilaire dans sa description des monstres
autosites.

La première tribu comprend les déviations graves qui existent du côté des
membres ;

La seconde, celles qui existent au niveau du tronc ;

La troisième, celles qui portent sur le crâne ;

La quatrième, celles qui atteignent la face.

Enfin, chacune de ces tribus comprend une ou plusieurs familles et celles-ci
plusieurs genres, ainsi qu'on peut le voir sur le tableau placé ci-dessus. Ces
genres offrent un grand intérêt, aussi allons-nous les étudier les uns après
les autres.

Ectroméliens. — Les ectroméliens (de ἐκτρώω, *je fais avorter*, et de μέλος,
membre) sont « remarquables par l'avortement plus ou moins complet

d'un ou de plusieurs membres, mais ils sont normaux ou s'écartent à peine de l'ordre régulier par la conformation de leur tête ou de leur tronc » (Is. Geoffroy Saint-Hilaire).

La genèse de l'arrêt de développement des membres paraît, d'après Dareste, devoir être cherchée dans certaines dispositions vicieuses de l'amnios qui, en pressant sur les membres, entraverait leur développement. Quand nous avons étudié les anomalies de l'amnios, nous avons signalé le rôle que leur faisaient jouer de nombreux auteurs au point de vue de la pathogénie des amputations spontanées. Rappelons que bien souvent on a confondu des cas d'amputation intra-utérine avec des faits d'ectromélie et surtout d'*hémimélie*. Cette confusion paraît avoir été entretenue par l'opinion de Simpson :

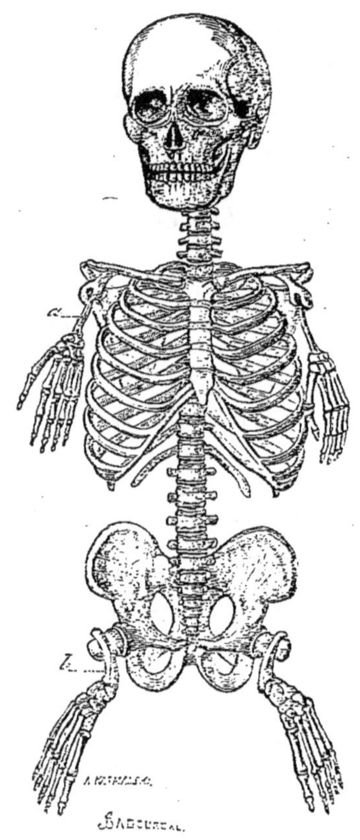

Fig. 19. — Phocomèle (Lancereaux. Squelette du musée Dupuytren).

en effet, ce célèbre accoucheur pensait à tort que des segments nouveaux pouvaient apparaître sur un moignon de membre amputé pendant la vie intra-utérine.

Suivant que le défaut de développement des membres affecte telle ou telle ou telle variété, on divise les ectroméliens en trois genres de monstres : pho-comèle, hémimèle, ectromèle.

A. — *Phocomèle* (de ψωκη, *phoque*, et de μέλος, *membre*). — Lorsque l'atrophie porte exclusivement sur les deux segments moyens des membres, alors que les pieds et les mains, ayant continué à se développer, ont acquis des dimensions normales, on dit qu'il y a *phocomélie* (Fig. 19).

B. — *Hémimèle* (de ἡμι, *demi* et de μέλος, *membre*). — Parfois, il semble que l'arrêt de développement ait suivi une marche inverse de celle de la pho-comélie. Ce sont les mains ou les pieds ainsi que les avant-bras et les jambes qui sont rudimentaires, tandis que les cuisses et les bras ont acquis des dimensions normales ; on dit alors qu'il y a *hémimélie*.

C. — *Ectromèle* (de ἐκτρώω, *je fais avorter*, et de μέλος, *membre*).— Enfin, l'arrêt de développement peut avoir frappé tous les segments du membre à un degré sensiblement égal, il y a *ectromélie* proprement dite (Fig. 20). Les membres ne sont donc plus représentés que par de petits moignons dans les-quels on peut reconnaître, mais avec difficulté, les divers segments.

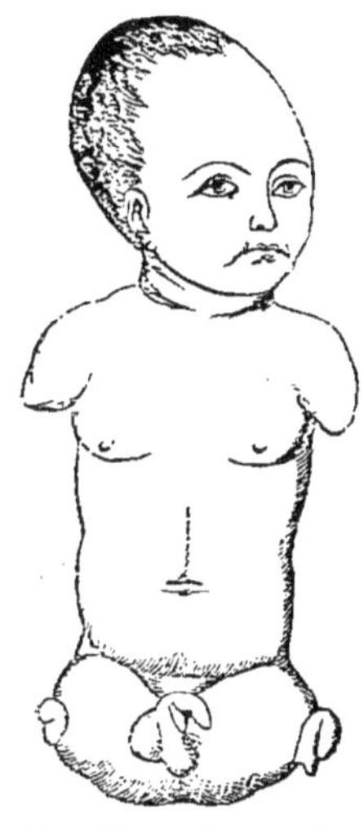

FIG. 20. — Ectromèle
(Maclauglin).

Syméliens. —Les syméliens (de σύν, *avec, ensem-ble* et de μέλος, *membre)* sont essentiellement carac-térisés par la réunion ou la fusion médiane des deux membres d'une même paire.

Dans cette famille, non seulement les membres inférieurs sont soudés et fusionnés plus ou moins intimement, mais encore ils sont unis par leurs faces externes et non par leurs faces internes. Cruveilhier avait tenté d'expliquer le renversement des membres en l'attribuant à une compression exercée par des contractions utérines, mais cette théorie était peu satisfaisante. Dareste a montré qu'il était dû à la compression de l'amnios. Quand le capuchon caudal atrophié reste appliqué sur l'extrémité correspon-dante de l'embryon, les deux bourgeons, aux dépens desquels se formeront les membres inférieurs, re-poussés par l'amnios se renversent si bien qu'au lieu de se regarder par leurs faces internes, ils se correspondent par leurs faces externes. Le prem*ie* effet produit dans la symélie est donc un renversement des membres tel que le talon regarde en avant et l'extrémité des orteils en arrière. La compression persistant, les membres se rapprochent et se fusionnent.

Mais suivant que la fusion est plus ou moins complète, on divise les symé-liens en trois genres : symèle, uromèle, sirénomèle.

A. — *Symèle* (de σύν, *avec, ensemble,* et de μέλος, *membre*). — Quand la soudure étant plus ou moins considérable, les membres réunis se terminent par un double pied, on dit qu'il y a *symélie* proprement dite (Fig. 21 et 22).

B. — *Uromèle* (de οὐρά, *queue* et de μέλος, *membrane*). — Parfois la fusion est plus intime et on ne voit qu'un seul pied à l'extrémité des membres soudés. On dit alors qu'il y a *uromélie*. Chez ces monstres la jambe est dans le prolongement de la cuisse. Parfois cependant, ainsi que Boerhaave l'a observé, ces deux segments peuvent être unis en faisant un angle droit.

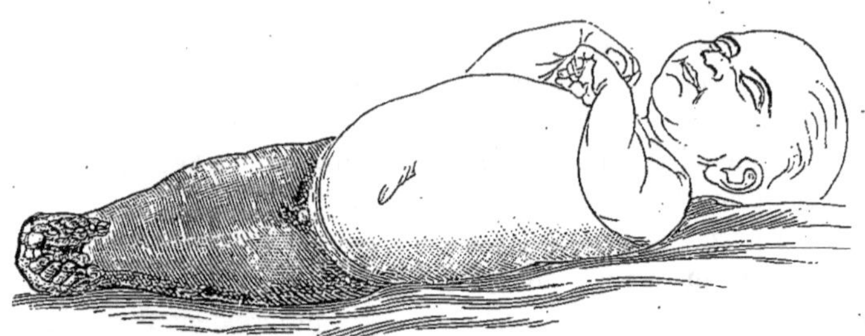

FIG. 21. — Symèle, vu de face (Maternité).

C. — *Sirénomèle* (de *sirène*, et de μέλος, *membre*).— La compression qui a produit la soudure des membres abdominaux peut entraîner leur avortement. Il existe alors une sorte de combinaison de symélie et d'ectromélie, et les membres soudés se terminent en pointe sans qu'il y ait de pied : telle est la *sirénomélie*. D'après Meckel, la sirénomélie ne se rencontrerait que chez les fœtus femelles. Geoffroy Saint-Hilaire a prouvé, au contraire, qu'on pouvait la trouver également chez les fœtus mâles. La sirénomélie n'existe pas toujours

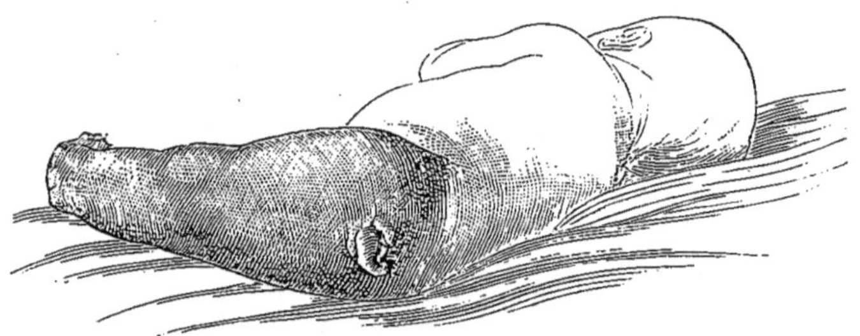

FIG. 22. — Symèle, vu de dos (Maternité).

seule, elle s'accompagne généralement de malformations du côté du bassin qui est atrophié ; les viscères pelviens sont eux-mêmes atteints, les orifices anal ou uréthral manquent ou ne sont représentés que par une saillie rudimentaire. Cette monstruosité étant due à la compression de l'amnios, on conçoit qu'elle coïncide assez souvent avec des malformations des membres supérieurs, telles que l'ectromélie, avec des anomalies du tronc, telles que la célosomie, ou avec des arrêts de développement portant sur la tête : anencéphalie, pseudencéphalie, etc., anomalies qui toutes reconnaissent la même cause.

Célosomiens. — Les célosomiens (de κήλη, *hernie* et de σῶμα, *corps*) sont caractérisés par « une éventration plus ou moins étendue et toujours compliquée de diverses anomalies des membres, des organes génito-urinaires ou même du tronc dans son ensemble. » (Isid. Geoffroy Saint-Hilaire.)

Dans cette monstruosité l'éventration est toujours considérable, tous les viscères abdominaux, entraînant parfois avec eux le cœur, peuvent être rencontrés dans une poche dont les parois sont formées par le cordon. Ce sac est parfois tellement étendu que les viscères répondent au placenta et que cet organe semble faire corps avec eux. Dans un cas de cette nature, Is. Geoffroy Saint-Hilaire a noté qu'à aucun moment de la grossesse, la mère n'avait senti remuer son enfant; d'après cet auteur, cette absence de mouvements devrait être attribuée à la fixité du fœtus qui semblait soudé au placenta. Dans la célosomie, l'éventration s'accompagne d'anomalies des membres qui sont tordus, parfois atrophiés; assez fréquemment, on constate la coexistence de pieds bots. Ces anomalies seraient dues, d'après Is. Geoffroy Saint-Hilaire, à l'absence des mouvements du fœtus et à la compression exercée par l'amnios, compression sur laquelle Dareste insiste beaucoup en se fondant sur ses recherches expérimentales.

La célosomie est plus fréquente chez les enfants du sexe féminin; on la trouve quelquefois chez les deux fœtus d'une grossesse gémellaire. Cette monstruosité est rare chez les animaux (Is. Geoffroy Saint-Hilaire); elle est cependant de celles que Dareste est parvenu à produire le plus aisément dans ses expériences.

Nous distinguerons avec Geoffroy Saint-Hilaire : 1° les cas dans lesquels la monstruosité ne s'étend pas jusqu'à la région thoracique; 2° ceux où la monstruosité atteint aussi la région thoracique.

La première variété comprend quatre genres: les Aspalosomes, les Agénosomes, les Cyllosomes et les Schistosomes; la deuxième variété comprend les Pleurosomes et les Célosomes.

A. — *Aspalosomes* (de Ασπαλος, *taupe*, et de σῶμα, *corps*). L'aspalosome est caractérisé par les malformations suivantes : « Éventration latérale ou médiane occupant principalement la portion inférieure de l'abdomen; appareil urinaire, appareil génital et appareil intestinal s'ouvrant au dehors par trois orifices distincts » (Geoffroy Saint-Hilaire). La situation de ces orifices n'est pas normale et varie suivant que l'éventration est médiane ou latérale; si elle est latérale, ils se trouvent déviés du côté correspondant; de ce même côté, le membre inférieur est atrophié. Si elle est médiane, ces orifices, tout en restant sur le même plan vertical ou médian, sont éloignés les uns des autres. Les organes génitaux internes et urinaires sont atrophiés ou manquent.

L'atrophie porte également sur toute la portion du canal intestinal nourri par la mésentérique inférieure, de telle sorte que c'est le cæcum et non le rectum qui vient s'ouvrir dans l'anus dévié.

L'aspalosomie, connue seulement dans l'espèce humaine, atteindrait surtout les fœtus du sexe féminin. Ceux de ces monstres qui étaient nés vivants ont rapidement succombé.

B. — *Agénosomes* (de α, privatif et de γεννάω, *j'engendre*, c'est-à-dire *sans génération, sans organes générateurs*). — Chez l'agénosome on trouve les malformations dont voici l'énoncé : « Eventration latérale ou médiane, occupant principalement la portion inférieure de l'abdomen ; organes génitaux et urinaires nuls ou très rudimentaires » (I. Geoffroy Saint-Hilaire). Ces monstres se distinguent des aspalosomes par une atrophie plus considérable de l'appareil génito-urinaire et surtout par ce fait que le gros intestin est presque complet. L'anus moins dévié se trouve en avant, au point où devraient s'ouvrir les organes génitaux externes.

C. — *Cyllosomes* (de κυλλὸς, *boiteux, manchot* et de σῶμα, *corps*). — Le cyllosome présente les malformations suivantes : « Eventration latérale, occupant principalement la région inférieure de l'abdomen ; absence ou développement très imparfait du membre pelvien du côté occupé par l'éventration. »

Voici donc ce qu'on observe dans la cyllosomie : outre l'éventration qui est latérale, on voit du même côté un membre inférieur très atrophié ; de l'autre côté, au contraire, le membre inférieur est normal ou ne présente que des anomalies d'un ordre secondaire. Au lieu d'être surtout accentuée sur les organes génito-urinaires, comme dans les genres précédents, la lésion atteint l'un des membres inférieurs, et, suivant l'expression d'Isidore Geoffroy Saint-Hilaire, on aurait une sorte d'ectromélie unilatérale.

D. — *Schistosomes* (de σχιστὸς, *fendu, coupé* et de σῶμα, *corps*). — Voici l'énumération des caractères offerts par un schistosome : « Eventration latérale ou médiane sur toute la longueur de l'abdomen, membres pelviens nuls ou très imparfaits » (Geoffroy Saint-Hilaire). La paroi abdominale est remplacée par une membrane séreuse translucide qui laisse voir les viscères non herniés. Si pendant le travail de l'accouchement cette membrane se rompt, les viscères sont mis à nu. Cette variété est très rare.

E. — *Pleurosomes* (de πλευρὰ, *côté* et de σῶμα, *corps*). — Voici comment Is. Geoffroy Saint-Hilaire a résumé les caractères de cette monstruosité : « Eventration latérale, occupant principalement la portion supérieure de l'abdomen et s'étendant même au devant de la poitrine ; atrophie ou développement très imparfait du membre thoracique du côté occupé par l'éventration ». On voit que, dans ce genre, la fissure quitte la partie inférieure de la paroi abdominale pour s'élever d'une façon progressive vers le thorax. Cette élévation se trouve encore plus marquée dans le genre qui suit.

F. — *Célosome* (de κήλη, *hernie* et de σῶμα, *corps*). — Dans la célosomie *proprement dite*, on trouve les malformations suivantes : « Eventration latérale ou médiane avec fissure, atrophie ou même manque total de sternum et déplacement herniaire du cœur » (Is. Geoffroy Saint-Hilaire).

Dans cette monstruosité, les organes génito-urinaires sont normaux ; le cœur ectopié est souvent le siège de divers arrêts de développement ou est revêtu d'un péricarde imparfait.

Pathogénie des monstres de la famille des célosomiens. — Nous avons montré (T. I, p. 275) comment le clivage des lames latérales produisait un espace vide, la cavité pleuro-péritonéale, origine des plèvres et du péritoine. Nous savons que le feuillet extérieur donne naissance aux parois thoraco-abdominales et le feuillet intérieur au tube digestif et aux annexes.

L'arrêt de développement du premier de ces feuillets produit l'éventration qui est le caractère le plus important des monstres célosomiens. S'il atteint la paroi thoraco-abdominale, quand les feuillets droit et gauche sont prêts de se souder, il se produit une fissure plus ou moins large par laquelle peuvent s'échapper les viscères contenus dans la cavité thoraco-abdominale.

Cet arrêt de développement peut porter sur toute la hauteur de la paroi, ou bien n'en atteindre qu'une partie, soit le thorax seul, soit le thorax et une partie de l'abdomen, soit l'abdomen sur toute son étendue, ou seulement dans une de ses portions, la région ombilicale ou la région hypogastrique. Il en résulte que l'union des deux feuillets droit et gauche qui forment la paroi thoraco-abdominale n'a pas lieu.

Il est des cas dans lesquels, cette soudure s'étant réalisée, la paroi reste à ce niveau atrophiée et d'une extrême minceur. La rupture se produit alors si aisément après la naissance qu'on arrive à peu près au même résultat final qu'avec le défaut d'union. Lorsqu'elle ne se rompt pas, la paroi peut se laisser distendre et les organes herniés sont recouverts d'une mince membrane.

A côté de la célosomie il serait rationnel de placer un certain nombre d'anomalies qui, au point de vue de la genèse, peuvent en être rappochées ; ce sont la hernie diaphragmatique, la hernie ombilicale, les ectopies du cœur et les ectopies des poumons, mais nous les avons décrites, avec Geoffroy Saint-Hilaire, parmi les hémitéries (voy. p. 404 à 408).

Exencéphaliens. — Les exencéphaliens (de ἐξ, *hors*, et de ἐγκέφαλος, *encéphale*) constituent une famille caractérisée par un cerveau mal conformé, incomplet, placé au moins en partie hors de la cavité crânienne qui est elle-même très imparfaite (Is. Geoffroy Saint-Hilaire).

Cette famille établit la transition entre les monstres célosomiens, dont la tête est bien conformée, et les acéphaliens. Elle se divise en deux sections suivant que les anomalies du crâne sont ou non accompagnées d'une fissure de la colonne vertébrale, fissure qu'il ne faut pas confondre avec la fissure partielle d'une ou de plusieurs vertèbres appelée spina bifida.

Les exencéphaliens *sans fissure spinale* comprennent les quatre genres appelés : notencéphale, proencéphale, podencéphale, hyperencéphale.

Les exencéphaliens *avec fissure spinale* ne comprennent que deux genres : iniencéphale, exencéphale.

A. — *Notencéphale* (de νῶτος, *dos* et de ἐγκέφαλος, *encéphale*). — Chez le notencéphale, l'encéphale est presque complètement hors de la cavité crânienne et derrière elle. Le crâne est ouvert dans sa portion occipitale, mais il n'y a pas de fissure spinale. Au niveau de la nuque, on trouve une tumeur ayant un pédicule sur l'occipital et reposant, à la façon d'un énorme chignon de femme, sur le cou et la partie supérieure du dos, *auxquels elle n'adhère pas.* Son volume dépend de la portion d'encéphale qu'elle contient, et aussi du degré de l'hydrocéphalie coexistante. Quand on incise les téguments amincis, mais d'apparence normale, qui recouvrent la tumeur, puis les méninges qui les doublent, on voit le plus souvent s'écouler une certaine quantité de liquide, 200 à 300 grammes; puis, on trouve les lobes cérébraux réduits à l'état d'une coque mince de tissu cérébral remplie de liquide.

L'encéphale, dans la notencéphalie, s'échappe au dehors par un orifice de

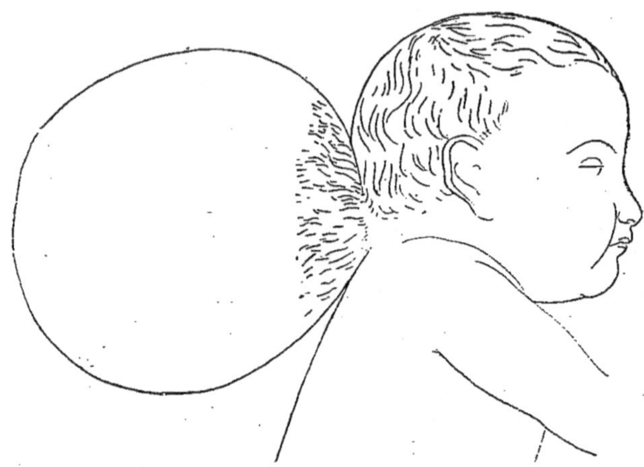

Fig. 23. — Notencéphale (P. Bar).

dimensions variables, situé dans l'écaille de l'occipital, au point d'union des occipitaux supérieur et inférieur (Fig. 24). Au niveau de cette ouverture, la dure-mère se continue de l'intérieur du crâne dans la poche. Il n'est pas rare que cette membrane contracte des adhérences avec l'encéphale, d'où isolement de la cavité formée par la poche. L'orifice de communication est régulier, limité de tous côtés par l'occipital; parfois, il s'allonge en bas, son bord inférieur est formé par l'arc postérieur de l'atlas (Buettner); quelquefois même, les arcs postérieurs des premières vertèbres cervicales sont atteints. On observe donc une série de gradations entre la notencéphalie et l'iniencéphalie.

L'issue de la plus grande partie de l'encéphale au dehors modifie en général la forme du crâne : le frontal est aplati, rejeté en arrière, il attire dans cette direction l'arcade orbitaire supérieure; les yeux sont saillants; l'angle facial amoindri.

Les enfants notencéphales meurent dans les premiers jours qui suivent la naissance. (Pour les particularités que présente l'accouchement, voy. Dystocie.) Comme fait curieux, citons le cas de Ahlfeld : enfant à deux têtes, notencéphalie double avec tumeur grosse comme une tête (Musée de Leipzig).

B. — *Proencéphale* (de πρό, *devant, en avant* et de ἐγκέφαλος, *encéphale*). —La proencéphalie est caractérisée par le déplacement herniaire antérieur de l'encéphale, et par l'existence d'une ouverture dans la région frontale du crâne. Elle est beaucoup plus rare que la notencéphalie, puisque sur 93 cas d'encéphalocèles réunis par Houel, 16 siégeaient à la région frontale et 68 à la région occipitale.

La proencéphalie présente de nombreuses variétés, suivant le point où siège l'orifice herniaire et suivant son degré d'extension vers la base.

Le plus souvent, la hernie cérébrale se fait au niveau de la fontanelle et de la suture glabellaires. Le cas le plus remarquable est rapporté par Talko : l'enfant qui vécut 6 mois présentait, au niveau de la suture glabellaire, une tumeur volumineuse formée par la plus grande partie de l'hémisphère gauche.

La proencéphalie peut exister seule, souvent elle est accompagnée de mal-

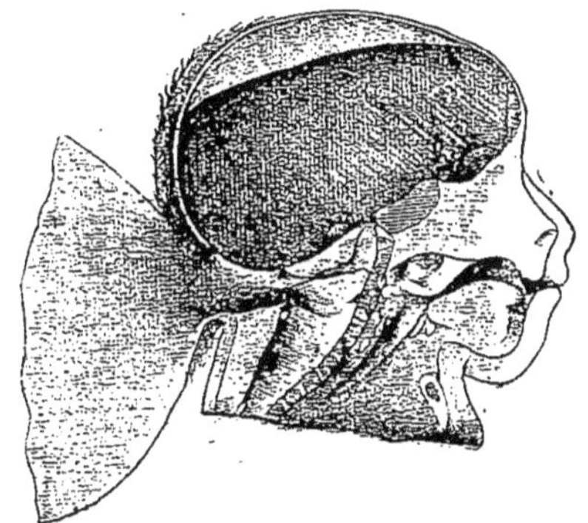

Fig. 24. — Notencéphale. Coupe antéro-postérieure (P. Bar).

formations de la face, etc. La voûte du crâne est aplatie, et d'autant plus déformée que la quantité de masse cérébrale passée dans le sac herniaire est plus considérable.

Chez les mammifères, la tumeur est généralement moins volumineuse dans la proencéphalie que dans la notencéphalie ; chez les oiseaux, au contraire, toute la masse cérébrale est hors du crâne. Cette malformation est constante et héréditaire dans la race des poules de Padoue, chez lesquelles les parois de la tumeur s'ossifient (Dareste).

La tumeur proencéphalique cause une série de malformations secondaires de la face (déviation, déformation, atrophie des yeux).

C. — *Podencéphale* (de ποῦς, ποδός, *pied, pédicule*, et de ἐγκέφαλος, *encéphale, encéphale pédiculé*). — Dans la podencéphalie, l'encéphale est situé en très grande partie hors de la boîte crânienne et au-dessus du crâne dont la paroi supérieure est incomplète. D'après G. Saint-Hilaire, les monstres podencéphales peuvent être nettement distingués des hyperencéphales (voyez plus loin ; chez les premiers, la voûte du crâne bien conformée présente un simple orifice ordinairement circulaire par lequel s'échappe la tumeur encéphalique, mais comme son diamètre n'est pas proportionné au volume de la poche, celle-ci semble pédiculisée (Fig. 25). La tumeur est recouverte par la peau qui, sur toute sa périphérie, peut revêtir les caractères d'un cuir chevelu aminci, mais normal. Parfois, au sommet de la tumeur, cette peau n'a que l'apparence d'une paroi mince dépourvue de poils. La poche peut égaler le volume de la tête du fœtus (cas de Siebold), ou même lui être de beaucoup supérieure (cas de Beneke et de Kulmus).

On peut distinguer à la podencéphalie plusieurs variétés suivant que l'orifice par lequel s'échappe la masse herniaire est situé en tel ou tel point de la voûte du crâne. Le plus souvent, il a une forme circulaire et, suivant ses dimensions, il empiète sur les sutures sagittale, fronto-pariétale, etc.

On peut observer une série de degrés rapprochant la podencéphalie de la proencéphalie et de la notencéphalie. Parfois l'orifice siège sur les parties latérales de la grande fontanelle, sur la suture fronto-pariétale. Tel était le cas de Baumgartner, ou bien au niveau de la portion écailleuse du temporal, comme dans les faits rapportés par Billard et par Ross.

Dans chacune de ces variétés, la forme de la tête est différente ; elle se trouve modifiée suivant la quantité de masse encéphalique herniée. Le crâne est plus ou moins aplati ; dans les cas extrêmes, la voûte est presque appliquée contre la base et alors l'aspect de la tête rappelle celui de la notencéphalie accentuée.

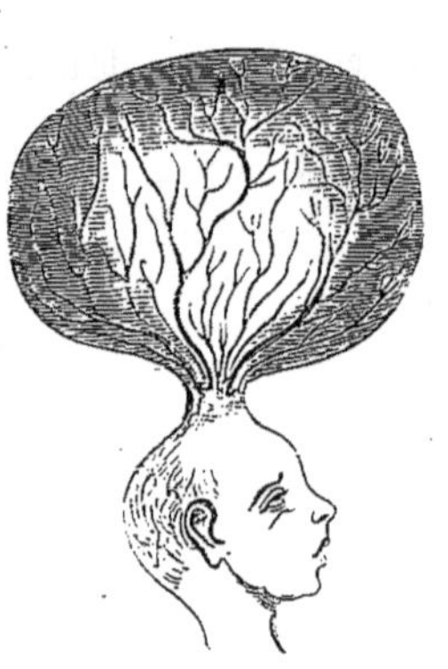

Fig. 25. — Podencéphale
(Beneke).

Il est une espèce de podencéphalie qui constitue une véritable transition entre les faits que nous venons d'étudier et l'hyperencéphalie. Dans un cas décrit par Vrolik, la hernie se faisait par la suture sagittale et la fontanelle antérieure. Les pariétaux étaient déjetés en dehors et en bas, si bien que le crâne était largement ouvert par en haut, et que la tumeur herniée surmontait la tête à la manière d'un bonnet de grenadier. Il y avait donc absence de pédicule. Ce fait s'éloigne cependant de l'hyperencéphalie, car si les os du crâne étaient usés, ils ne présentaient pas l'atrophie caractéristique de cette variété.

D. — *Hyperencéphale* (de ὑπέρ, *au-dessus*, et de ἐγκέφαλος, *encéphale*). — « Dans l'hyperencéphalie, l'encéphale est situé en très grande partie hors de la cavité crânienne et au-dessus du crâne dont la paroi supérieure manque presque complètement. Dans l'hyperencéphalie, dit G. Saint-Hilaire, il y a atrophie presque complète de la portion supérieure du crâne ; la boîte encéphalique est ouverte dans la presque totalité de son étendue : les os de cette région sont considérablement réduits dans leur volume ; ils ne forment qu'une série de petites pièces rejetées sur les côtés, entourant la base de l'encéphale au lieu de le recouvrir et de l'envelopper supérieurement. Ainsi les frontaux privés de presque toute leur portion cérébrale deviennent des pièces allongées, étroites, recourbées sur elles-mêmes, de même forme que les jugaux qu'ils semblent représenter à la région supérieure de l'orbite. Les pariétaux sont de petites languettes étendues horizontalement le long des bords supérieurs des temporaux. Enfin, toute la portion supérieure de l'occipital est aussi rudimentaire. Par contre, l'apophyse basilaire est bien développée. »

La tumeur qui remplace le crâne est recouverte par la peau plus ou

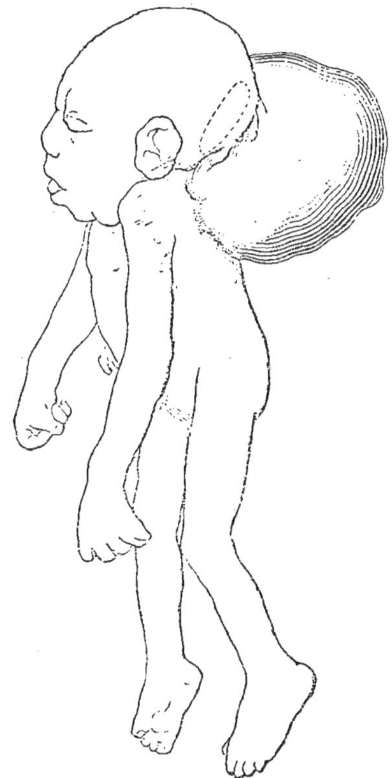

Fig. 26. — Iniencéphale (P. Budin).

moins amincie; cette peau manque souvent par places et laisse voir les membranes sous-jacentes.

L'hyperencéphalie est rarement la seule malformation présentée par le fœtus, fréquemment, il y a un bec-de-lièvre ou de l'ectromélie, etc. D'après Geoffroy Saint-Hilaire, les fœtus affectés de cette monstruosité sont presque toujours du sexe masculin, ils naissent souvent avant terme et ne sont pas viables.

E. — *Iniencéphale* (de ὶνίον, *occiput*, et ἐγκέφαλος, *encéphale*). — L'iniencéphalie est caractérisée par un encéphale situé en grande partie dans la boîte

crânienne, et en partie hors d'elle, en arrière et un peu au-dessous du crâne
(Fig. 26) qui est ouvert dans sa portion occipitale; de plus il y a fissure spinale.
On peut donc définir l'iniencéphale un notencéphale chez lequel la paroi postérieure du canal vertébral est largement ouverte. Nous avons vu que, dans la
notencéphalie, l'orifice par lequel l'encéphale fait hernie est situé dans l'écaille
de l'occipital et que, suivant ses dimensions, il a comme limite inférieure l'arc
postérieur de l'atlas ou les arcs postérieurs de telle ou telle vertèbre cervicale ; dans cette monstruosité, la malformation de la colonne vertébrale est
secondaire, dans l'iniencéphalie au contraire, outre un orifice plus ou moins
large au niveau de l'occipital, on trouve la paroi postérieure du canal vertébral largement ouverte sur toute sa longueur (Fig. 27), si bien que la malformation de ce canal est, sinon prédominante, du moins égale en importance
à celle de la voûte du crâne. Dans le cas de Dugès, dans celui de Budin, les

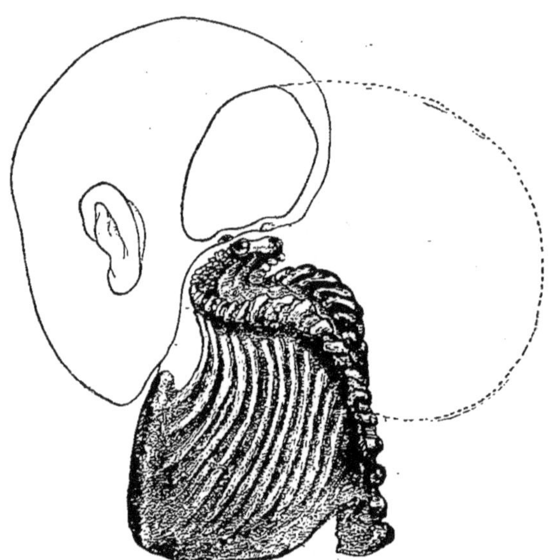

FIG. 27. — Iniencéphale (P. Budin).

vertèbres cervicales sont tassées les unes contre les autres et repoussées
en avant, si bien que la colonne décrit à ce niveau une lordose très accentuée dont l'effet, sur le vivant, est de maintenir la tête en extension. On
comprend dès lors la description de ce monstre iniencéphale donnée par
Dugès : « la tête semblait confondue avec le thorax et renversée de telle sorte
que l'occiput paraissait perdu entre les épaules. La partie antérieure du col
était de niveau avec le menton et le sternum ».
La masse encéphalique herniée forme une tumeur qui contracte des adhérences assez étroites avec les membranes qui la recouvrent sans que cepen-

dant il y ait fusion. La quantité de substance cérébrale qui se trouve hors de la cavité crânienne est plus ou moins considérable, il en résulte des variétés dans le degré d'aplatissement du crâne.

F. — *Exencéphale* (de εξ, *hors*, et de ἐγκέφαλος, *encéphale*). — L'exencéphale *proprement dit* est caractérisé par un encéphale situé en très grande partie hors de la boîte crânienne et derrière le crâne dont la paroi supérieure manque dans une large étendue (Fig. 28); de plus, il y a fissure spinale. On peut donc dire que l'exencéphale est un hyperencéphale chez lequel la paroi postérieure du canal vertébral ferait défaut. La paroi supérieure du crâne manque complètement, tandis que chez l'iniencéphale il existe seulement une ouverture à la région occipitale.

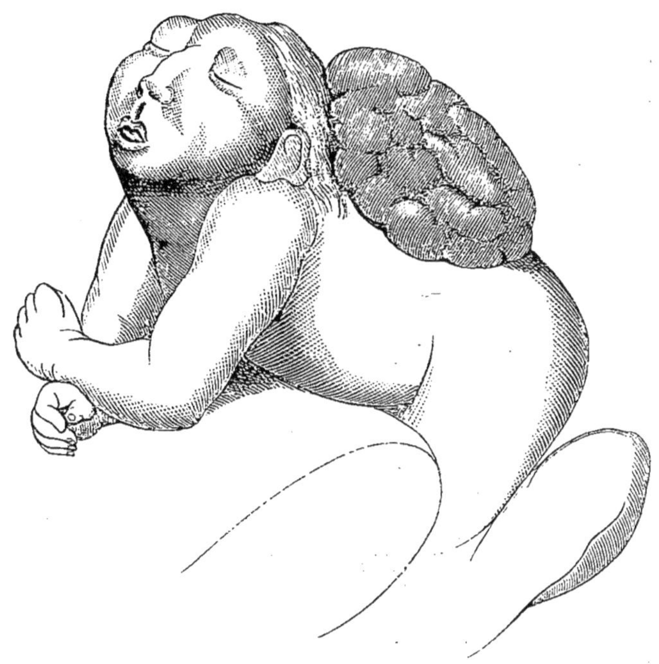

FIG. 28. — Exencéphale (Hildreth).

Dugès a rapporté un cas intéressant de cette variété de monstres. La tête fortement défléchie ne présentait pas de voûte crânienne. La base du crâne était surmontée par une tumeur volumineuse divisée en deux lobes par un sillon dirigé d'avant en arrière et recouverte d'une paroi membraneuse rougeâtre, à l'intérieur de laquelle on pouvait reconnaître l'encéphale. Les nerfs crâniens venaient s'y rendre. Au lieu d'un canal rachidien, il y avait une gouttière largement ouverte. — Il peut arriver que la substance cérébrale, manquant de soutien, s'éloigne de plus en plus de la base du crâne. Par suite de la déflexion de la tête, la masse herniée repose sur le dos.

G. — *Hernies de l'encéphale à travers la base du crâne.* — Les hernies de l'encéphale à travers la base du crâne ont été rangées par Is. Geoffroy Saint-Hilaire parmi les hémitéries, mais nous croyons qu'il est préférable de les décrire immédiatement après l'exencéphalie, et nous avons dit (voyez Encéphalocèle, p. 409) quelles sont les raisons qui nous ont déterminé à abandonner sur ce point la classification de l'Auteur de l'*Histoire générale et particulière des anomalies chez l'homme et chez les animaux.*

La hernie de l'encéphale à travers la base du crâne est rare, puisque sur les 93 cas de hernies de l'encéphale rassemblés par Houel, 9 fois seulement la hernie a eu lieu par la base.

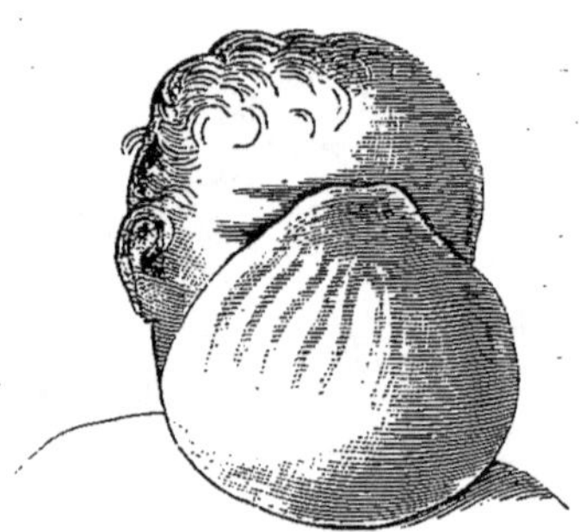

FIG. 29. — Hernie de l'encéphale à travers la base du crâne (Niemeyer).

Le siège de l'orifice herniaire varie, le plus souvent on le trouve sur la lame criblée de l'ethmoïde ; d'autres fois, il occupe une des sutures qui unissent le frontal aux os du nez et au maxillaire supérieur. Cela existait dans les 8 cas réunis par Raab.

La masse encéphalique herniée se fraie un passage vers l'orbite en effondrant sa paroi interne, elle gagne la face profonde de la peau et va de l'angle interne de l'œil à la face dorsale de la racine du nez (cas rapportés par Deutschberg et Niemeyer). Parfois, la masse herniée remplit les deux orbites, au niveau desquels on observe une tumeur volumineuse (cas de Ahlfeld, et qui appartient au musée de Leipzig). Dans tous les cas, l'évolution des os de la face est gravement atteinte (Fig. 29).

On trouve souvent d'autres déformations (bec-de-lièvre, etc.) concomitantes.

Parfois l'ouverture siège plus en arrière, au niveau de la selle turcique. Il est possible que cette variété d'exencéphale reconnaisse une cause spéciale. Elle mérite d'être signalée à part, étant donné le trajet particulier que suivent les parties herniées (Fig. 30).

Dans le fait de Klinkosh, cité par Ahlfeld, et dans celui de Virchow, la tumeur, après avoir perforé la base du crâne et la voûte palatine, arrivait dans la bouche. Dans le cas de Virchow, la tumeur irrégulière faisait une grosse saillie hors de la bouche.

Pathogénie des monstres de la famille des exencéphaliens. — On a long-temps discuté pour savoir quelle était la cause primitive des diverses mons-truosités réunies sous le nom générique d'exencéphalie. Faut-il accuser un défaut d'ossification de la paroi crânienne favorisant la hernie de l'encéphale, ou une hydrocéphalie primitive causant par pression l'usure de la paroi crânienne? Il est probable que ces deux ordres de causes agissent.

Il semble résulter des recherches de Dareste que le point de départ de l'exen-céphalie est habituellement un arrêt de développement de l'amnios qui ne

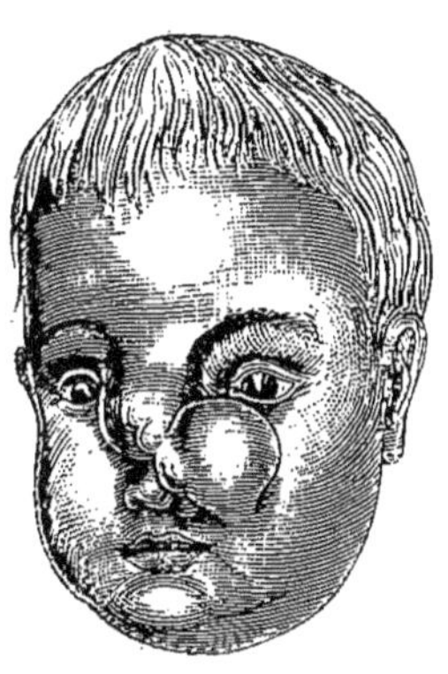

Fig. 30. — Hernie de l'en-céphale à travers la base du crâne (Clar).

s'écarte pas de la face supérieure de la tête, et la comprime sur une étendue plus ou moins grande. Dans toute la partie comprimée il y a arrêt dans le développement, la paroi osseuse ne se forme pas, de là des parties faibles par lesquelles se font les hernies.

Non seulement, il peut y avoir compression de la tête par l'amnios, mais celui-ci peut aussi adhérer à la paroi crânienne, à l'encéphale. Ces adhérences s'opposent à l'occlusion de la boîte osseuse, elles exercent même des tractions sur l'encéphale qu'elles attirent au dehors. Ainsi dans les faits rapportés par G. St-Hilaire et par Rudolphi, la masse herniée était reliée au pla-centa par une bride amniotique.

L'hydrocéphalie coïncide souvent avec l'exen-céphalie; pour certains auteurs, elle constituerait une cause mécanique qui détermine la produc-tion de la hernie (Spring).

Nous avons dit, en décrivant les encéphalocèles situées au niveau de la selle turcique, que peut-être il s'agissait là d'une variété spéciale. Luschka a vu encore apparent chez les embryons de 8 à 12 semaines, un canal allant de la cavité crânienne à l'intestin antérieur, et faisant communiquer celui-ci avec la glande pituitaire. D'après Ahlfeld et Luschka, on pourrait trouver dans la persistance de ce canal la raison de cette variété des her-nies de l'encéphale à travers la base.

En étudiant l'hydrocéphalie (voy. Dystocie), nous décrirons les arrêts de développement de la voûte du crâne qui coïncident avec cette anomalie. Disons seulement ici que, parfois, il y a absence de la voûte crânienne sur une étendue variable, sans coexistence d'hydrocéphalie, ni d'exencé-phalie.

Pseudencéphaliens. — Les pseudencéphaliens (de ψευδής, *faux* et de ἐγκέφαλος, *encéphale*), suivant la remarque de Geoffroy Saint-Hilaire, n'ont plus à proprement parler d'encéphale, car la matière nerveuse a plus ou moins disparu, il n'en reste plus que quelques vestiges. La voûte du crâne manquant complètement, on observe au niveau de la base une tumeur d'un rouge foncé qui est constituée par un lacis de petits vaisseaux gorgés de sang, séparés les uns des autres par quelques débris de substance nerveuse (Fig. 31). Cette masse aurait, d'après Dareste, une texture semblable à celle des tumeurs érectiles. Dans les parois de certaines tumeurs pseudencéphaliques, cet auteur a en effet constaté « l'existence d'îles de sang isolées et considérablement hypertrophiées ; ce seraient les anastomoses de ces îles de sang qui produiraient le tissu lacunaire sanguin de ces tumeurs » (Dareste).

« Les monstres pseudencéphaliens ont un aspect éminemment typique ; ils sont remarquables par leur tête sans front et sans vertex, engoncée entre les épaules et surmontée de la tumeur sanguinolente qui caractérise cette famille. Leur face très développée, dirigée obliquement, presque toujours livide ; leurs cheveux assez rares, mais longs et disposés en cercle autour de la tumeur ; leur nez large et épaté ; leur bouche ordinairement entr'ouverte ; leur yeux volumineux, saillants, dirigés en haut et en avant et qui, à défaut du front se trouvent occuper le sommet de la tête ; leurs oreilles déformées et dont la conque est couchée horizontalement ou même tombe comme chez un animal domestique, achèvent de donner à ces monstres une physionomie hideuse et vraiment en dehors du type humain » (Is. Geoffroy Saint-Hilaire).

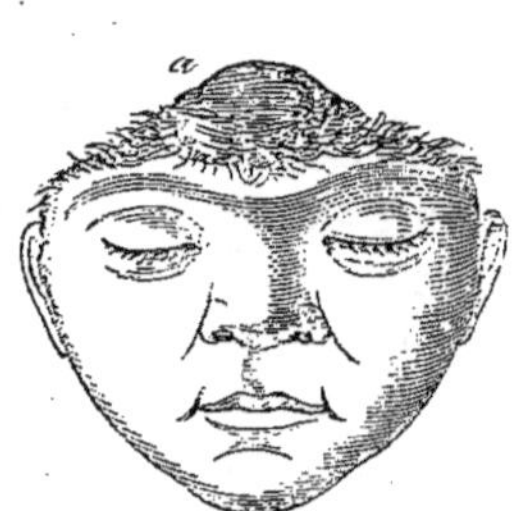

Fig. 31. — Pseudencéphale (Lancereaux).

Le canal vertébral est peu atteint ou même normal ; la moelle existe, la pie-mère spinale qui, au niveau de la région céphalique, a une teinte rouge, tend à prendre dans les régions moyenne et inférieure un aspect normal. Les pseudencéphaliens sont plus souvent du sexe masculin. Bien qu'ils puissent remuer et vivre quelques heures, on ne peut pas les considérer comme viables.

Les pseudencéphaliens ont été divisés en deux catégories, suivant qu'il y a ou non fissure spinale. La première section comprend les genres nosencéphale et thlipsencéphale ; la seconde le genre pseudencéphale.

A. — *Nosencéphales* (de νόσος, *maladie* et de ἐγκέφαλος, *encéphale*). — Les monstres nosencéphales présentent les caractères généraux des pseudencéphaliens, mais la tumeur vasculaire n'occupe que la partie supérieure de la tête. L'occipital n'est pas envahi, et il y a toujours entre la tumeur et le cou un intervalle étendu. Le trou occipital est donc nettement distinct et circonscrit, le canal vertébral n'est pas atteint. Si le crâne est largement ouvert, c'est seulement par les régions frontale et pariétale où les os temporaux, frontaux et pariétaux sont atrophiés.

B. — *Thlipsencéphales* (de θλίψις, *écrasement* et de ἐγκέφαλος, *encéphale*, c'est-à-dire *cerveau écrasé*). — Chez les thlipsencéphales l'anomalie est plus accentuée que dans la nosencéphalie, car la partie postérieure du trou occipital manque ou n'existe plus qu'à l'état rudimentaire ; la tumeur fongueuse qui remplace l'encéphale se prolonge tellement en arrière qu'elle s'étend jusqu'au trou occipital et parfois même sur les premières cervicales qui sont alors largement ouvertes. Dans ce dernier cas, la moelle existe sous la tumeur et est atrophiée. La thlipsencéphalie est inconnue chez les animaux, c'est une monstruosité des plus fréquentes dans la race humaine.

C. — *Pseudencéphale* (de ψευδής, *faux* et de ἐγκέφαλος, *encéphale*). — Les pseudencéphales *proprement dits*, peuvent être considérés comme des thlipsencéphales chez lesquels la colonne vertébrale est largement ouverte en arrière sur une grande étendue. Si l'arrêt de développement se propage assez loin sur le canal vertébral pour que ce dernier, largement ouvert en arrière, présente une fissure se continuant jusqu'au milieu de la région lombaire, la pseudencéphalie est constituée. Chez ces monstres, les lames vertébrales disjointes sont fortement écartées, la moelle épinière a disparu et peut même n'être pas remplacée par une tumeur vasculaire. La peau s'arrêtant à quelque distance en dehors des vertèbres, le dos, sur une certaine partie de son étendue, a comme téguments les méninges.

La pseudencéphalie est une monstruosité rare qui se rencontre le plus souvent chez le fœtus du sexe féminin.

Anencéphaliens. — Les anencéphaliens (de α, *privatif* et de ἐγκέφαλος, *encéphale*) pourraient être considérés comme des pseudencéphaliens chez lesquels la base du crâne n'est pas surmontée d'une tumeur fongueuse. Il n'y a donc chez eux ni encéphale, ni vestige d'encéphale. L'arrêt de développement qui a frappé la gouttière supérieure de l'embryon n'est pas isolé, car l'anencéphalie coïncide généralement avec d'autres anomalies siégeant sur la face ou sur les membres.

L'anencéphalie, qui se rencontre exclusivement dans l'espèce humaine et plus fréquemment chez les fœtus du sexe féminin, se produit lorsque toutes les vésicules encéphaliques se sont constituées et se sont isolées de l'appareil des sens (Dareste). Les nerfs aboutissent à la membrane qui tapisse la base du crâne, et présentent souvent des anomalies dont la relation avec l'anencéphalie est mal connue.

Les tératologistes discutent encore sur le processus qui aboutit à cette monstruosité. Pour les uns, il y aurait là une affection déterminant un amas de sérosité à la place de l'encéphale, et la présence du liquide, aurait amené la destruction de la substance nerveuse. Pour d'autres (Meckel, Geoffroy Saint-Hilaire), l'anencéphalie serait le résultat d'un arrêt de développement. Dareste se rallie à cette dernière opinion et ne doute pas que cet arrêt ne soit la conséquence d'une compression externe exercée par l'amnios.

L'anencéphalie comprend les deux genres suivants : Dérencéphale et Anencéphale.

A. — *Dérencéphale* (de δέρη, *col* et ἐγκέφαλος, *encéphale*, signifiant *cerveau sur le col).* — Chez les dérencéphaliens, le crâne est largement ouvert en haut, tous les os de la voûte sont rejetés latéralement sous la forme de petits rudiments (Fig. 32) ; il devient impossible de reconnaître le trou occipital, car la

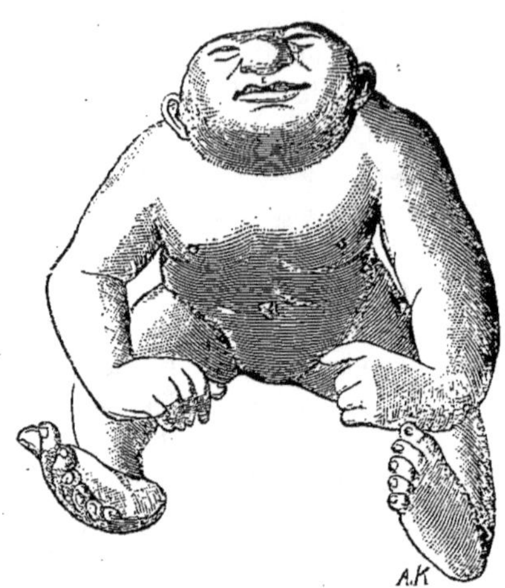

Fig. 32. — Dérencéphale, vu de face (Maternité).

partie postérieure de l'occipital manque complètement. L'arrêt de développement atteint aussi les vertèbres cervicales supérieures et peut même s'étendre jusqu'à la première vertèbre dorsale ; mais plus bas la colonne vertébrale et la

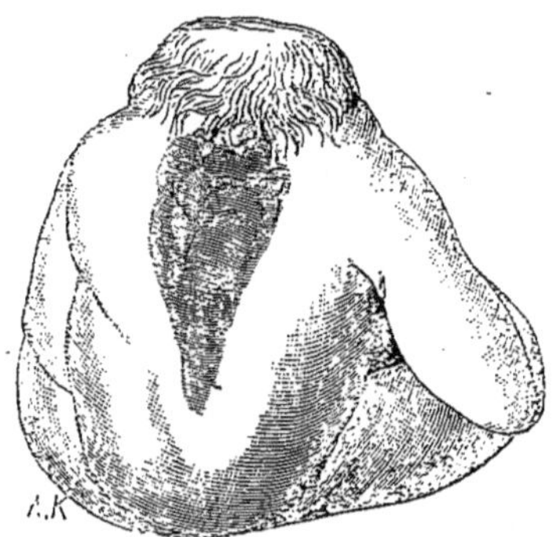

Fig. 33. — Dérencéphale, vu de dos (Maternité).

moelle épinière sont normales. Les lames vertébrales postérieures sont divisées fortement. Dans toute la partie où la gouttière supérieure est ouverte, les centres nerveux, qu'il s'agisse de l'encéphale ou de la moelle, manquent complètement. Parfois, à ce niveau, on observe une poche remplie de sérosité, mais c'est un fait exceptionnel, car pendant l'accouchement la membrane mince qui limite cette poche se rompt et n'est plus représentée que par quelques lambeaux flottants. La dérencéphalie est une monstruosité relativement rare.

B. — *Anencéphale* (de α, *privatif* et de ἐγκέφαλος, *encéphale*). — Dans l'anencéphalie *proprement dite*, l'arrêt de développement se prolonge sur toute la longueur du canal vertébral, qui est ouvert et transformé en une gouttière très large et sans profondeur ; la moelle manque sur toutes les parties où le canal vertébral est ouvert. Ce qui distingue l'anencéphalie de la dérencéphalie, c'est que la colonne vertébrale est ici ouverte non seulement en haut mais encore dans la région dorsale et même plus bas.

Cyclocéphaliens. — Les cyclocéphaliens (de κύκλος, *cercle, globe de l'œil*, et de κεφαλη, *tête*) présentent les caractères suivants : « En l'absence de l'appareil nasal plus ou moins complètement atrophié, les appareils de la vision de l'un et de l'autre côté, imparfaitement conformés, quelquefois tout à fait rudimentaires, se portent vers la ligne médiane et presque toujours même viennent se confondre intimement l'un avec l'autre » (Is. Geoffroy Saint-Hilaire).

Dans les genres les plus inférieurs de cette famille, la région maxillaire est toujours très déformée, mais les parties inférieures de la face sont relativement respectées ; aussi les oreilles sont-elles dans leur situation normale. Ainsi que l'a remarqué Geoffroy Saint-Hilaire, le processus qui conduit à la cyclocéphalie est double ; en effet, il y a atrophie non seulement des parties moyennes de la face, mais encore de l'appareil de la vision ; de plus, il y a fusion des organes qui, de latéraux, sont devenus médians. Suivant que ce sera l'atrophie ou la fusion qui prédominera, l'aspect du monstre se trouvera considérablement modifié. La cyclocéphalie est souvent compliquée d'autres anomalies siégeant sur les membres ou sur le tronc.

Les fœtus monstrueux, qui sont le plus souvent du sexe féminin, naissent généralement avant terme ; rarement ils sont le produit d'une grossesse gémellaire. Quand ils viennent au monde vivants, ils succombent rapidement, ce qu'il faut attribuer moins à la difficulté qu'ils trouvent à se nourrir, qu'aux anomalies des centres nerveux. D'après Dareste, la cyclocéphalie serait due à un arrêt de développement de la vésicule cérébrale antérieure.

Is. Geoffroy St-Hilaire a divisé les monstres cyclocéphaliens en cinq genres : les deux premiers, les monstres ethmocéphales et cébocéphales sont très rares. Ils sont caractérisés par la présence de deux fosses orbitaires très rapprochées l'une de l'autre, mais non fusionnées.

Les trois derniers genres (rhinocéphales, cyclocéphales, stomocéphales), dont le plus important est le genre rhinocéphale, sont caractérisés par l'existence d'une fosse orbitaire unique.

A. — *Ethmocéphales* (de ἠθμος, *racine du nez* et κεφαλη, *tête*). — Chez les ethmocéphales, l'appareil de l'olfaction n'est pas complètement atrophié, il en reste un vestige, sous forme de trompe, se terminant en avant par deux narines imparfaites ou par une seule. Il existe deux cavités orbitaires et deux yeux.

B. — *Cébocéphales* (de κῆβος, *singe* et κεφαλη, *tête*). — Chez les cébocéphales, au contraire, l'appareil nasal est complètement atrophié et il n'existe aucune saillie sur la région inter-oculaire qui est très étroite et très plane, mais il y a encore deux cavités orbitaires et deux yeux. Ces monstres ont une physionomie qui rappelle celle des singes, d'où le nom de cébocéphales qui leur a été donné.

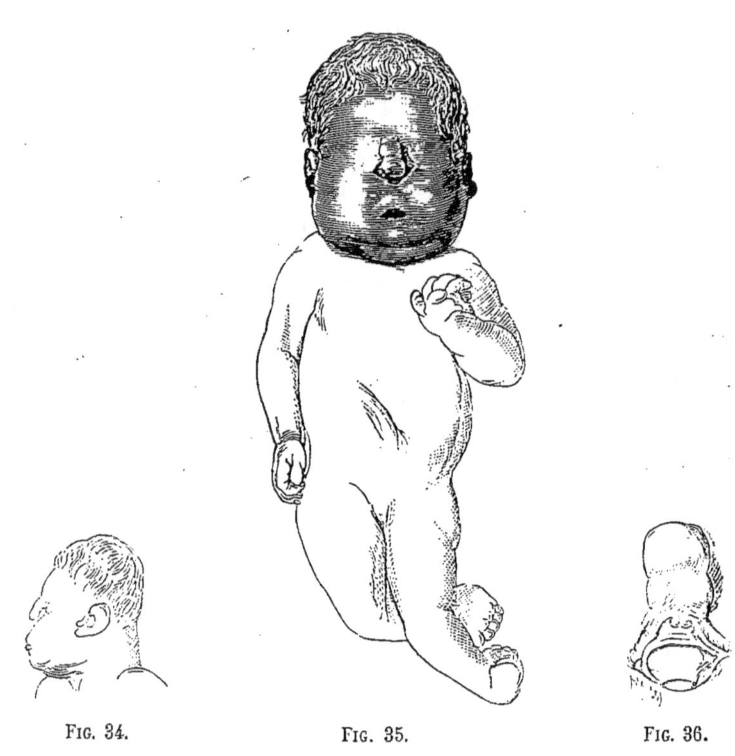

Fig. 34.   Fig. 35.   Fig. 36.

Fig. 34, 35 et 36. — Rhinocéphale (Maternité).

Fig. 34. Tête du monstre rhinocéphale vu de profil. — Fig. 35. Monstre rhinocéphale vu de face. — Fig. 36. La trompe du monstre rhinocéphale a été relevée, au-dessous d'elle on voit la cavité orbitaire qui est unique.

C. — *Rhinocéphale* (de ῥίνος, *nez* et de κεφαλη, *tête*). — Chez les rhinocéphales l'appareil nasal n'a disparu qu'incomplètement, il est encore représenté par une trompe qui s'insère au bas du front. Les deux orbites sont fusionnées en une seule cavité. Les deux yeux, quelquefois distincts, sont souvent réunis et forment un œil unique occupant la ligne médiane (Fig. 34, 35 et 36).

La trompe est un nez déformé, généralement terminé en avant par un orifice, mais celui-ci manque parfois. Dans l'intérieur de la trompe, est une cavité tapissée par une muqueuse et toujours terminée par un cul-de-sac, car l'atrophie est toujours plus accentuée sur la partie postérieure de l'appareil nasal qui, dans tous les cas, est imperforé. Dans l'orbite, on peut observer deux yeux accolés l'un contre l'autre, mais bien distincts ; en général cependant, il y a fusion plus ou moins complète et l'on peut observer tous les degrés, depuis celui où la cornée, la pupille et le cristallin sont doubles, jusqu'à celui où il n'y a plus en réalité qu'un seul œil, généralement plus large, de forme ovalaire, et un cristallin plus volumineux, à grand diamètre transversal.

Dans les cas où la fusion n'est pas encore complète, lorsque les cornées, les cristallins, les iris sont isolés ou séparés par un seul sillon, le corps vitré et la rétine sont déjà confondus.

Du côté des annexes de l'appareil de la vision (appareil lacrymal, paupières, sourcils), la fusion marche parallèlement à celle des différentes parties de l'œil.

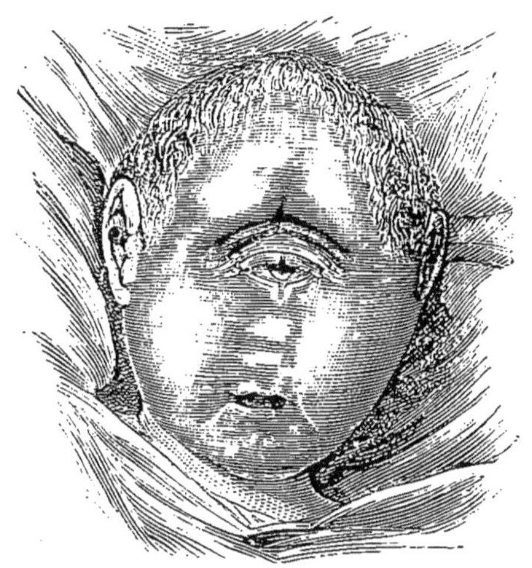

FIG. 37. — Cyclocéphale ou Cyclope (Maternité).

Ces anomalies existent souvent avec des malformations des os de la face, notamment avec celles des deux maxillaires supérieurs, qui peuvent être fusionnés. La diminution du diamètre transversal de la face s'étend au diamètre transverse de la base du crâne ; les deux hémisphères cérébraux sont eux-mêmes fusionnés, si bien qu'il n'y a plus qu'un lobe médian dans lequel se trouve un seul ventricule, résultat de la réunion des ventricules latéraux.

D. — *Cyclocéphale* (de κύκλος, *globe de l'œil* et de κεφαλή, tête). — Quand l'atrophie de l'appareil nasal est plus accentuée que chez le rhinocéphale, la trompe disparaît et le monstre devient un cyclocéphale. Ce monstre n'a pas de trompe, mais il a tous les autres caractères du rhinocéphale (Fig. 37).

E. — *Stomocéphale* (de στόμα, bouche et κεφαλή, *tête*). — Comme le cyclocéphale, le stomocéphale dérive du rhinocéphale, mais ici la portion inférieure de la face qui était à peu près respectée dans les genres précédents, devient très anormale. L'arrêt de développement qui atteint les os maxillaires supérieurs et inférieur ne s'étend pas jusqu'à la peau, les téguments trop longs forment au niveau de la bouche une saillie qui, quelquefois, est assez prolongée pour mériter le nom de trompe.

Otocéphaliens. — La famille des otocéphaliens (de οὖς, ὠτός, *oreille* et de κεφαλή, *tête*), a été surtout étudiée par Etienne Geoffroy Saint-Hilaire, elle dérive de la cyclocéphalie, mais la tendance à l'atrophie est plus marquée, car elle s'étend sur un plus grand nombre d'organes, et la fusion entre les parties atteintes est toujours très intime. Les otocéphaliens sont caractérisés par des modifications survenant du côté des oreilles qui sont rapprochées ou même réunies sur la ligne médiane; cette modification est généralement compliquée par une atrophie plus ou moins marquée de la région inférieure du crâne, et le plus souvent même par l'absence des mâchoires et d'une grande partie de la face.

L'arrêt de développement ayant frappé l'ethmoïde et s'étant étendu sur les parties inférieures de la face, les oreilles se trouvent attirées en dedans et en bas, se rapprochent l'une de l'autre au point d'arriver en contact et même de se fusionner sur la ligne médiane.

L'arrêt de développement s'étend sur la base du crâne et sur l'encéphale : les deux hémisphères latéraux sont fusionnés, plus petits qu'à l'état normal, imparfaitement développés et entourés d'une grande quantité de liquide céphalo-rachidien. On conçoit que les anomalies profondes que l'on trouve sur le squelette de la face et au niveau des organes des sens entraînent la production d'anomalies secondaires sur les nerfs crâniens. Celles-ci sont toujours subordonnées à l'étendue des premières.

Les deux yeux peuvent être séparés l'un de l'autre, ou réunis dans la même orbite et s'y trouver distincts ou fusionnés.

A un degré plus avancé, l'atrophie atteint l'appareil de la vision et il n'y a point d'yeux, d'où une division naturelle qui nous conduit à l'étude des cinq genres admis par Is. Geoffroy Saint-Hilaire.

A. — *Sphénocéphale* (de σφήν, *coin*, d'où l'on a formé le mot *sphénoïde* et de κεφαλή, *tête*). — Chez les sphénocéphales les deux yeux sont bien séparés, les deux oreilles sont rapprochées ou réunies sous la tête, les mâchoires et la bouche sont distinctes. Ce genre est assez rare pour n'avoir pas été observé par Is. Geoffroy Saint-Hilaire. L'union des deux oreilles est due à l'atrophie qui prédomine sur la partie inférieure de la face. Le palatin est replié sur son plan médian, de telle sorte que les arcades dentaires se touchent. Le maxillaire inférieur manque, les oreilles rapprochées sont soudées et il n'existe qu'un trou auriculaire très large. Le nom de ce genre est tiré de ce qu'il est principalement remarquable par la configuration du sphénoïde dont la forme est analogue à celle qu'on trouve normalement chez les oiseaux.

B. — *Otocéphale* (de οὖς, ὠτός, *oreille* et de κεφαλή, *tête*). — Chez l'otocéphale *proprement dit*, comme chez les sphénocéphales, « les deux trous auditifs, réunis sous la tête, se présentent à l'extérieur sous la forme d'une fente transversale limitée à ses deux extrémités par les conques auriculaires allongées et pendantes. En même temps, comme dans les seconds, il y a atrophie de l'appareil nasal, réunion ou même fusion complète des yeux, et développement imparfait des mâchoires. La bouche, au-dessus de laquelle on n'aperçoit aucune trace de narines, n'est qu'une petite fente située à l'extrémité du museau » (Is. G. Saint-Hilaire). On distingue un otocéphale aux caractères suivants : un seul œil ou deux yeux dans la même orbite, deux oreilles rapprochées ou réunies sous la tête, mâchoires et bouche distinctes, point de trompe nasale.

C. — *Edocéphale* (de αἰδοῖον, *parties sexuelles* et κεφαλή, *tête*). — L'édocéphale a été ainsi appelé parce que la trompe ressemble à un pénis. Chez les édocéphales il existe « une trompe semblable à celle qu'on observe dans plusieurs genres de cyclocéphaliens ; au-dessous d'elle, un œil médian ; plus bas encore une ouverture transversale qu'on pourrait prendre et même que l'on a quelquefois prise pour la bouche, mais qui représente les deux trous auditifs réunis sur la ligne médiane ; enfin les conques auditives placées de chaque côté en dehors du trou auditif commun : telles sont les seules parties que présente la face dans le genre édocéphale, privé par conséquent de bouche, et n'ayant que des mâchoires rudimentaires » (Is. Geoffroy Saint-Hilaire). Chez l'édocéphale, comme chez l'otocéphale, une seule orbite contient l'œil unique ou les deux yeux, les deux oreilles sont rapprochées ou réunies sous la tête, mais les mâchoires sont atrophiées, il n'y a point de bouche, il existe une trompe au-dessus de l'œil.

Dans un fait où l'anomalie était très prononcée, Tiedemann a observé au-dessus d'un œil unique une trompe, tandis que plus bas la peau, n'étant pas soutenue par des os de la partie inférieure de la face, formait une seconde trompe.

D. — *Opocéphale* (de ὤψ, ὤπος, *œil* et de κεφαλή, *tête*). — Ici on trouve encore un seul œil ou deux yeux réunis dans la même orbite, deux oreilles rapprochées ou réunies sous la tête, deux mâchoires atrophiées, mais il n'y a ni bouche ni trompe. Dans ce genre, il y a absence complète ou presque complète du nez. L'œil et ses dépendances forment à eux seuls la plus grande partie de la tête, de là le nom d'opocéphale.

Cette monstruosité a surtout été constatée chez les animaux ; d'après plusieurs observations, elle pourrait exister dans l'espèce humaine.

E. — *Triocéphale* (1). — Enfin, dans un dernier genre, l'atrophie atteint l'appareil oculaire, il n'y a pas d'yeux ; ce sont les triocéphales. Ici toutes les

______

(1) Etienne Geoffroy Saint-Hilaire appelait ces monstres des *triencéphales*. Ce nom avait l'inconvénient de faire croire à l'existence de trois encéphales, ce qui n'existe pas dans ce genre. « J'avoue, dit Is. Geoffroy Saint-Hilaire, que le nom que je propose (*triocéphale*) n'est pas entièrement à l'abri d'un semblable reproche ; mais j'ai cru devoir me soumettre à cet inconvénient, et me borner à modifier, sans le rejeter entièrement, un terme qui, assez anciennement introduit dans la science, se trouve déjà employé dans plusieurs ouvrages. »

anomalies qui existent dans les genres précédents se trouvent réunies. Il n'y a donc ni appareil buccal, ni appareil nasal, ni appareil oculaire. « La tête tout entière n'est plus qu'un petit renflement sphéroïdal que la peau revêt partout presque uniformément, seulement à la partie inférieure de ce renflement, et vers le point où il se confond avec le cou, se trouve une fente auriculaire terminée à droite et à gauche par les conques, absolument comme dans les précédents » (Is. G. Saint-Hilaire).

C'est le moins rare des genres chez les animaux, mais il paraît très rare chez l'homme, si même il existe, car c'est en vain qu'Isidore Geoffroy Saint-Hilaire en a cherché des cas authentiques.

<h3 style="text-align:center">§ 2. — Monstres unitaires omphalosites.</h3>

Les monstres unitaires omphalosites (de ὀμφαλὸς, *ombilic* et de σῖτος, *nourriture*), manquent d'un très grand nombre d'organes, aussi ces monstres ne vivent-ils que d'une vie imparfaite; ils meurent dès que le cordon ombilical est coupé, ce qui leur a valu le nom d'omphalosites, c'est-à-dire se nourrissant par l'ombilic. L'un des points les plus intéressants de leur histoire, c'est que tout monstre omphalosite provient d'une grossesse gémellaire dans laquelle l'un des fœtus est relativement bien conformé tandis que l'autre est monstrueux et présente un cœur très incomplet ou même rudimentaire. Les deux jumeaux qui se développent ainsi dans l'utérus ont un placenta commun et, comme l'ont montré Meckel et Cazeaux, il y a, dans ce placenta, anastomose entre les artères et les veines ombilicales des deux fœtus.

Chez l'embryon omphalosite la circulation se trouve renversée. En effet, c'est du cordon ombilical qui va du placenta au fœtus normal que part la tige funiculaire de l'omphalosite. Le cœur du fœtus bien conformé envoie le sang au placenta par les artères ombilicales, mais une partie de ce sang pénètre dans les artères ombilicales de l'omphalosite, arrive jusqu'au monstre et se distribue dans les tissus. Ce sang de l'omphalosite revient par sa veine ombilicale, regagne le cordon du fœtus normal et pénètre dans le placenta. La circulation du monstre constitue ainsi une sorte de diverticulum de la circulation du fœtus bien conformé.

L'omphalosite reçoit donc le sang qui contient les éléments de sa nutrition non par la veine ombilicale comme le fœtus normal, mais par les artères ombilicales.

La présence d'un jumeau ayant un cœur bien conformé est donc nécessaire pour qu'un omphalosite puisse se développer; si on en croit Claudius et les auteurs qui l'ont suivi, la gémellité non seulement permettrait le développement de l'omphalosite pendant la vie intra-utérine, mais encore elle serait la cause de la monstruosité. En voici la raison : quand deux fœtus, de volume sensiblement égal, se développent simultanément dans le même utérus, chacun d'eux a sa vie propre, mais si l'un d'entre eux, bien conformé du reste au début, est beaucoup plus faible que son frère, le cœur le plus vigoureux ferait pénétrer dans le placenta une ondée sanguine assez puissante pour refouler le sang envoyé dans cet organe par le fœtus le plus petit. Peu à peu, le cœur de ce dernier perdant toute puissance subirait de tels arrêts de développement qu'il ne serait plus représenté que par quelques vestiges incapables de remplir aucune fonction ; le monstre omphalosite serait alors constitué. De telles modifications dans le fonctionnement régulier du cœur ne pourraient exister sans entraîner de nombreux arrêts de développement dans les autres parties du corps.

Si séduisante que soit cette théorié, on ne doit la considérer que comme une hypothèse. Il nous semble qu'il vaut mieux, avec Geoffroy Saint-Hilaire et Dareste, continuer à ne voir dans les omphalosites que des monstres unitaires ; c'est, il vrai, grâce à la présence du second fœtus qu'ils peuvent se développer, mais rien ne démontre que la gémellité soit la cause directe de la monstruosité.

Paracéphaliens. — « Les paracéphaliens (de παρὰ, *presque, à côté de* et d'ἀκέφαλος, *acéphale*), doivent être classés, ainsi que l'a fait Geoffroy Saint-Hilaire, parmi les monstres unitaires omphalosites. « Les caractères des paracéphaliens consistent dans la forme de leur corps qui, dans presque toutes les régions, s'écarte très manifestement de la symétrie normale ; dans leurs membres toujours imparfaits, soit seulement quant à leurs formes ou à leurs proportions, soit même quant au nombre des doigts qui les terminent ; dans l'absence d'une très grande partie des viscères thoraciques et abdominaux ; enfin dans l'existence d'une tête très imparfaite, mais apparente à l'extérieur » (Is. G. St-Hilaire).

Dans cette monstruosité, et c'est là le fait caractéristique, il existe à la partie supérieure du tronc une masse, dernier vestige de la tête. L'atrophie qui, dans l'anencéphalie, a porté sur le crâne, qui dans la cyclocéphalie et dans l'otocéphalie a porté sur la face, atteint dans la paracéphalie ces deux parties de la tête. Au point de vue théorique, cette monstruosité constitue donc un anneau important qui unit l'acéphalie aux variétés que nous venons d'étudier. Dans la paracéphalie, les vertèbres cervicales existent, mais dans les genres les plus inférieurs elles sont tellement atrophiées que la tête se distingue mal du tronc. Les membres sont toujours atteints et très imparfaitement développés. Du côté des viscères on observe des anomalies importantes : parfois le diaphragme est complet, mais dans certains cas il manque en partie ou en totalité, et les cavités thoracique et abdominale sont confondues en une seule. Les poumons sont nuls ou seulement représentés par quelques vésicules ; le cœur manque ou n'est plus représenté que par des rudiments ; l'appareil circulatoire est très imparfait. De tous les viscères, ce sont les organes génito-urinaires qui ont subi le moins de modifications. Du côté des centres nerveux, on observe des anomalies non moins importantes qui prédominent surtout sur l'encéphale ; la moelle et le bulbe sont moins atteints. D'après G. St-Hilaire, on n'aurait observé chez les animaux aucune de ces monstruosités ; dans l'espèce humaine, les monstres paracéphaliens ont toujours été expulsés à la suite d'une grossesse gémellaire, dans laquelle il y avait deux poches distinctes, mais un seul placenta. L'accouchement se fait constamment avant terme; des deux jumeaux un seul est monstrueux, et il naît généralement le dernier; le fœtus normal est beaucoup plus volumineux que celui qui est mal formé. Ces fœtus sont toujours du même sexe qui est généralement féminin. Les monstres paracéphaliens ne sont pas viables; dans tous les cas connus, ils n'ont pas donné signe de vie.

A. — *Paracéphale* (παρὰ, *presque, à côté de* et d'ἀκέφαλος, *sans tête*). — Les paracéphales *proprement dits* constituent le premier genre de la famille des monstres paracéphaliens. « Le genre paracéphale est caractérisé par une tête très imparfaite, plus ou moins atrophiée dans toutes ses parties, mais offrant encore des rudiments très manifestes du crâne et des organes des sens, et ayant même une bouche et une cavité buccale » (Is. Geoffroy Saint-Hilaire). Tout le corps est difforme, les membres existent, mais ils sont très incomplets, les doigts notamment ne sont jamais en nombre normal. Cette monstruosité est très rare.

B. — *Omacéphale* (de ὦμος, *région de l'épaule* et d'ἀκέφαλος, *acéphale, c'est-à-dire acéphale terminé à la région de l'épaule*). — Chez les omacéphales, l'arrêt de développement est plus accentué que chez le paracéphale et les membres thoraciques manquent. Dans toutes les autres parties du orps, les omacéphales sont semblables aux paracéphales. C'est une monstruosité très rare.

C. — *Hémiacéphale* (de ημισυς, *demi* et d'ἀκέφαλος, *sans tête*). — Le genre hémiacéphale (c'est-à-dire demi-acéphale), « est caractérisé par l'existence d'une tête beaucoup plus imparfaite encore que dans le genre précédent. Il n'y a plus de bouche véritable, les organes des sens ne sont plus distincts, seulement le corps se termine supérieurement par une éminence médiane, arrondie, plus ou moins étendue, plus ou moins saillante suivant les sujets, et présentant à sa face extérieure quelques appendices cutanés ou même simplement quelques replis ou rides. Ces appendices, ces replis, ces rides, sont les seuls vestiges qui subsistent des organes sensitifs, de même que l'éminence médiane supérieure est la seule trace extérieure du crâne » (Is. G. St-Hilaire). Les parties profondes de la tête ne sont plus représentées que par des osselets, le tronc est déformé, les viscères manquent en partie, il n'existe plus que des vestiges du cœur et des poumons, les membres sont atrophiés et contournés. Comme les autres paracéphaliens, les hémiacéphales sont expulsés à la suite d'une grossesse gémellaire.

Acéphaliens. — Les acéphaliens (de ἀκέφαλος, *manquant de tête*) « se distinguent des paracéphaliens par l'atrophie complète de la tête qui chez eux manque entièrement, ou dont il existe tout au plus de simples vestiges appréciables seulement par l'analyse anatomique. Les rudiments de la tête qui subsistent encore dans quelques acéphaliens sont, en effet, tellement faibles qu'ils ne suffisent pas pour produire une saillie sensible à l'extrémité supérieure du tronc, et les organes des sens ne sont pas même ébauchés. L'extrémité supé-

rieure du tronc est recouverte d'une peau lisse et semblable à celle du reste
du corps, si on excepte un petit nombre d'individus où elle présente quelques
rides ou replis informes, et d'autres moins nombreux encore où elle porte
quelques cheveux » (Isid. Geoffroy Saint-Hilaire).

Le tronc est également atteint par l'arrêt de développement, sa forme est
irrégulière et imparfaitement symétrique ; les viscères thoraciques et abdominaux sont mal formés ou même absents. Il semble cependant que l'atrophie n'atteigne pas également les organes situés aux parties supérieures et
inférieures du tronc : les organes thoraciques sont surtout atteints, le cœur
manque ou n'est plus représenté que par des vestiges incapables de le remplacer au point de vue physiologique ; la vie extra-utérine est donc impossible pour les acéphaliens. L'intestin est généralement plus respecté et l'appareil génito-urinaire est relativement développé. L'atrophie porte aussi sur les
centres nerveux ; la moelle peut être conservée dans sa partie inférieure sur
un segment plus ou moins long.

Les monstres acéphaliens sont toujours expulsés à la suite d'une grossesse
gémellaire, parfois trigémellaire (on a même rapporté des exemples de quadri-
jumeaux), survenue chez des femmes généralement multipares, et ayant évolué
sans être traversée d'aucun accident auquel on puisse faire jouer un rôle
étiologique ; le placenta est commun aux deux jumeaux.

L'acéphale est beaucoup plus petit que son frère qui est généralement bien
conformé. Les deux fœtus sont du même sexe, parfois ils sont hermaphrodites ; dans certains cas, l'arrêt de développement n'ayant pas respecté
l'appareil génito-urinaire, il est difficile de reconnaître le sexe du monstre
acéphalien, mais par une dissection attentive on découvre toujours des vestiges d'organes qui font voir que l'appareil génital du fœtus monstrueux est
identique à celui de son jumeau.

A. — *Acéphale* (de ἀκέφαλος, *sans tête*). — Les acéphales « sont privés seulement de la tête et des organes qui manquent généralement avec elle, par
conséquent ils sont encore aussi complets, aussi entiers que peuvent l'être
des acéphaliens. Non seulement les membres supérieurs, ou au moins l'un
d'eux, sont conservés, mais le thorax existe aussi ; il est presque toujours
surmonté de plusieurs vertèbres cervicales et souvent de quelques rudiments
céphaliques cachés sous la peau. La forme générale du corps s'écarte toujours d'une manière plus ou moins marquée de la symétrie et des proportions normales ; mais elle n'est jamais complètement irrégulière, comme
nous le verrons dans les derniers acéphaliens » (Isid. Geoffroy Saint-
Hilaire).

Parfois le tronc est relativement peu anormal et les membres existent ;
dans d'autres cas ceux-ci sont très atrophiés et le tronc est déformé.

B. — *Péracéphale* (de πέρα, *outre mesure* et de ἀκέφαλος, *acéphale*). —
Chez les péracéphales l'arrêt de développement atteint la partie supérieure du
tronc ; aussi les membres thoraciques font-ils complètement défaut. Parfois,
il est encore possible de distinguer dans le tronc une partie supérieure thoracique et une partie abdominale ; mais l'atrophie peut s'étendre plus loin,

dès lors, il n'y a plus de thorax ; parfois enfin, le tronc est réduit au tronçon pelvien : de là autant de variétés.

La péracéphalie est le genre qu'on observe le moins rarement dans l'espèce humaine.

C. — *Mylacéphale* (de μύλη, *môle* et de ἀκέφαλος, *acéphale*). — Chez les mylacéphales, la forme du corps est tellement irrégulière qu'elle est méconnaissable et que toute description systématique est devenue impossible.

Anidiens. — Les anidiens (de α, *privatif* et de εἶδος, εἶδεα, ἰδέα, *forme spécifique*) constituent la famille unique, de la tribu II, de l'Ordre des monstres unitaires omphalosites. « La forme des monstres anidiens est aussi anormale qu'elle peut l'être, sans cesser d'être déterminée. Elle n'est pas seulement mal symétrique, mais ovoïde, pyriforme, globuleuse et bien plutôt comparable à celle d'un animal radiaire que d'un être binaire. Le type normal de la forme est donc ici plus qu'altéré ; il a véritablement disparu, et l'on chercherait en vain à déterminer, par la forme d'un monstre anidien, l'espèce ou même la famille zoologique dans laquelle il est né. C'est ce caractère très remarquable que rappelle la dénomination adoptée pour ce groupe tératologique, où l'être entier est atteint des déformations les plus graves, mais non encore amorphe ; car la forme qui le distingue, plus anomale, par rapport au type spécifique, que celle d'un acéphalien, n'est réellement en elle-même ni plus indéterminée, ni plus irrégulière, et elle surpasse-même de beaucoup en régularité celle d'un mylacéphale » (I. Geoffroy Saint-Hilaire).

A. — *Anides* (de α, *privatif* et de ἰδία, *forme spécifique*). — La description qui précède s'applique tout entière aux *anides* qui à eux seuls représentent la famille des anidiens, mais on les a quelquefois appelés *acardiaques* (de α, *privatif* et de καρδία, *cœur*).

Le mot acardiaque est le terme générique sous lequel les monstres anides sont fréquemment décrits, surtout à l'étranger. Cette expression est défectueuse au point de vue anatomique, car s'il est vrai que, chez certains d'entre eux, on n'observe pas de cœur, dans les degrés les plus élevés de la monstruosité cet organe est représenté par des rudiments dont il n'est pas possible de méconnaître la véritable nature.

Cependant au point de vue physiologique la dénomination serait justifiée, car ces monstres n'ont pas de circulation qui leur soit propre ; les vestiges du cœur qu'ils présentent parfois, ne sont pas assez développés pour qu'on puisse admettre qu'ils constituent chez eux l'organe central de la circulation. Le véritable cœur n'est pas dans le monstre, il siège dans le frère jumeau qu'on trouve toujours à côté de lui, et c'est le cœur de ce fœtus généralement bien conformé qui régit à la fois la circulation dans les deux êtres.

On conçoit dès lors que la vie cesse chez le fœtus monstrueux dès qu'il est séparé de son frère jumeau. Le parasitisme de ces monstres pendant la vie intra-utérine, leur non-viabilité hors de l'utérus sont très bien exprimés par le terme d'omphalosites, sous lequel ils sont désignés par Geoffroy Saint-Hilaire.

§ 3. — Des monstres unitaires parasites.

Zoomyliens. — Les zoomyliens (de ζῶον, *animal* et de μύλη, *môle*) constituent la famille unique de l'Ordre des monstres unitaires parasites de la classification de Geoffroy Saint-Hilaire.

A. — *Zoomyles* (de ζῶον, *animal* et de μύλη, *môle*). — Sous le nom de zoomyles, Geoffroy Saint-Hilaire a décrit des pièces d'anatomie pathologique qu'il considérait comme formant le degré le plus inférieur de la monstruosité unitaire, mais dans les observations qu'il a réunies il s'agissait non pas de monstres à proprement parler, mais de cette variété de tumeurs à laquelle on donne aujourd'hui le nom de môles ou mieux de kystes dermoïdes.

II

DEUXIÈME CLASSE — DES MONSTRES COMPOSÉS

Deux embryons peuvent se développer en même temps dans la cavité utérine, et en décrivant les annexes des jumeaux (voyez Tome I), nous avons vu que si, dans certains cas, les deux œufs étaient seulement juxtaposés, dans d'autres il y avait une fusion plus ou moins complète de leurs annexes; s'il n'existe, par exemple, qu'un seul placenta, il peut y avoir communication entre les deux circulations fœtales.

Parfois les deux fœtus ont un volume égal et sont l'un et l'autre bien constitués; le plus souvent, au contraire, l'un d'eux est plus vigoureux que l'autre dont le développement paraît entravé. Les anomalies qui en sont la conséquence peuvent être si marquées et apparaître de si bonne heure qu'un des fœtus devient monstrueux (voy. Monstres omphalosites, p. 442).

Parfois, au contraire, il y a fusion, et les deux jumeaux sont réunis. Cette réunion est tantôt superficielle, tantôt profonde. Si elle est superficielle, il semble que les fœtus pourraient être séparés l'un de l'autre, qu'il n'y a qu'un simple accolement; si elle est profonde, les deux êtres possèdent des organes communs.

La monstruosité composée est double ou triple; mais on ne connaît bien que la monstruosité double.

Théories sur la genèse des monstres composés. — Si la genèse des monstres unitaires a donné lieu à des discussions, celles-ci devaient se reproduire, avec plus de vivacité encore, à propos de la monstruosité composée. On peut ranger les théories qui ont été émises en deux grandes classes.

Certains auteurs estiment que l'embryon, simple d'abord, s'est divisé ensuite; ce sont les partisans de l'unité primitive.

D'autres pensent que, primitivement, il y avait deux embryons qui, plus tard, se sont soudés plus ou moins complètement; ce sont les partisans de la dualité primitive.

A. — *Théorie de l'unité primitive.* — Tous les partisans de cette théorie sont d'accord pour admettre qu'il n'y avait, au début, qu'un seul blastoderme, lequel s'est divisé de telle sorte qu'il en est résulté deux embryons, unis sur une plus ou moins grande étendue. Mais les divergences commencent quand il faut expliquer les causes de cette division :

1° Pour les uns, il y a une disposition spéciale de l'embryon, due à des causes antérieures à la fécondation. La monstruosité double existe virtuellement dans l'œuf fécondé.

Wolff soutint, le premier, la théorie de l'unité primitive en pensant que si l'ovule fécondé donnait naissance à un monstre double, il fallait attribuer cette anomalie à un état particulier de l'ovule fécondé ou de l'ovule fécondant. Meckel, Lereboullet se déclarèrent partisans de cette théorie, à laquelle semble s'être rattaché Broca. Pour cet auteur, le blastoderme serait simple, puis quand apparaîtrait la ligne embryonnaire, les éléments se grouperaient d'une manière insolite, et l'embryon serait double.

2° Les autres croient qu'il faut attribuer la formation de la monstruosité double à un trouble du développement, à un accident dû peut-être à l'action de causes extérieures.

Baer pensa que la formation des monstres doubles n'était pas le résultat d'un état primitif de l'œuf, qu'il fallait l'attribuer à l'action d'un accident, de nature peut-être extérieure, qui agirait sur l'œuf et produirait une anomalie dans son développement.

Cette interprétation a paru trouver un appui sérieux dans les recherches expérimentales de Valentin et de Knoch. Valentin, prenant un œuf qui était couvé depuis deux jours, fit un orifice à la coquille et pratiqua une incision longitudinale sur l'embryon simple, qui était en voie de développement; cinq jours plus tard, cet auteur constata qu'il y avait deux extrémités pelviennes, deux bassins, etc. De cette expérience si fréquemment citée, il résulterait donc que, sous l'influence de causes extérieures agissant postérieurement à la fécondation, un embryon, primitivement simple, pourrait se transformer en un monstre double. Dareste conteste le bien-fondé de la conclusion qu'on a cru pouvoir tirer de cette expérience, car, dit-il, au septième jour, il n'y a rien dans l'embryon qui ressemble à un bassin. La conclusion de Valentin serait donc prématurée.

Knoch a opéré différemment, il a placé des œufs de saumon dans de l'eau constamment agitée par un courant, et un égal nombre d'œufs dans de l'eau calme. Or, seize monstres doubles furent trouvés dans les œufs de la première série, tandis qu'il n'y en avait aucun parmi ceux de la seconde. Dareste, qui a discuté l'expérience de Knoch, suppose qu'il ne s'agissait pas de monstres doubles, ni même de monstres simples, mais d'une rupture partielle de la gouttière primitive.

B. — *Théorie de la dualité primitive.* — Lémery, le premier, soutint que le monstre double résultait de la fusion de deux embryons primitivement distincts; mais, pour expliquer cette fusion, Lémery faisait intervenir l'action d'une pression extérieure qui amenait une pénétration plus ou moins complète des embryons. Combattue par Du Verney d'abord, puis par Winslow, la théorie de Lémery semblait complètement abandonnée, quand Valentin se demanda si la production d'un cas de monstruosité double, qu'il avait observée chez le saumon, ne pouvait pas être attribuée à l'action de la compression pendant le brossage. Lereboullet soumit un grand nombre d'œufs à l'action du brossage, dans le but de vérifier l'interprétation de Valentin, il ne put obtenir une proportion plus considérable de monstres doubles que lorsque le développement avait lieu dans les conditions normales. Ainsi tombait l'appui que les partisans de la théorie de Lémery avaient cru trouver dans la méthode expérimentale.

Il est un certain nombre d'œufs de poule qui sont remarquables par leur volume et qui contiennent deux jaunes. On devait rechercher si la présence de deux jaunes dans un même œuf favorisait la production des monstres doubles. Non seulement on eut ainsi prouvé la réalité de la dualité primitive, mais on eut encore fait voir que les monstres doubles résultaient de la fusion de deux embryons développés dans des œufs différents.

Les partisans de cette opinion allèguent à l'appui de leur théorie les faits suivants :

Il est rapporté dans le *Magazin de Hambourg*, t. II, p. 619, qu'un observateur, dont le nom n'est pas cité, ayant trouvé un œuf à deux jaunes, le fit couver et en eut un monstre double.

Schultze raconte qu'une poule pondant habituellement des œufs à deux jaunes, on fit couver ces derniers et on obtint un certain nombre de monstres doubles.

Etienne et Isidore Geoffroy Saint-Hilaire ont fait allusion au fait suivant : Un œuf, examiné par le mirage, présentait deux jaunes. Il fut couvé et il en sortit deux poulets qui étaient soudés par l'ombilic. Dareste, parmi les planches inédites laissées par Etienne Geoffroy Saint-Hilaire, a retrouvé quatre dessins qui se rapportent à cette observation. Dans la première figure les deux jaunes sont séparés. Dans la seconde, les deux embryons sont unis par une bandelette ; dans une troisième, ils apparaissent séparés; dans une quatrième enfin, ils sont de nouveau réunis (Voyez l'explication donnée à la p. 450).

Dareste a critiqué cette théorie, et il a fait reposer son argumentation sur les points suivants :

1º S'il était vrai que les monstres doubles résultent de la fusion d'embryons développés sur des œufs voisins mais distincts, ces monstres devraient être beaucoup plus fréquents dans les espèces animales où les portées sont de plusieurs petits. Or, il résulte des recherches d'Isidore Geoffroy Saint-Hilaire que les monstres doubles n'y sont pas plus fréquents que dans les espèces unipares.

2º Des faits positifs allégués pour soutenir cette théorie, un seul, celui observé par Etienne Geoffroy Saint-Hilaire, mérite d'attirer l'attention. Mais ces faits seraient-ils fondés qu'il n'est pas nécessaire d'admettre que chaque embryon s'est développé sur un jaune différent. Il se pourrait, en effet, que les deux embryons soudés se fussent développés sur le même jaune.

Dareste, examinant au point de vue critique le fait observé par Etienne Geoffroy Saint-Hilaire et rapporté par Isidore Geoffroy Saint-Hilaire, note que dans deux figures seulement, la 2e et la 4e, les deux embryons ou petits étaient représentés unis par un pédicule. La bandelette qui existait cependant dans l'état n° 3, puisqu'on avait constaté sa présence dans l'état n° 2, ne fut pas observée. « Ne doit-on pas en conclure naturellement, dit Dareste, qu'elle existait également dans le 1er état, mais qu'elle n'a pas été vue? Malgré tout mon respect pour la mémoire des fondateurs de la tératologie, je ne puis voir dans le fait en question que l'existence de deux embryons sur un jaune unique, présentant un étranglement médian, et non la soudure tardive de deux jaunes primitivement distincts. »

Le même auteur rejette l'opinion de Lémery pour lequel la monstruosité pouvait être le résultat de la fusion d'embryons développés tantôt sur un seul œuf, tantôt sur deux œufs. Pour lui : « la monstruosité double ne peut pas résulter de la fusion de deux embryons produits sur deux jaunes distincts, mais enfermés dans un même œuf, soit que cette fusion fut primitive, soit qu'elle fut consécutive à la soudure des jaunes. Il faut donc nécessairement admettre que les monstres doubles se produisent sur un jaune unique, comme les embryons simples » (Dareste).

Nous avons, dans notre chapitre consacré à l'étude de l'embryologie, suivi dans l'œuf de la poule les phases diverses du développement embryonnaire. C'est également sur l'œuf de cet animal que les auteurs ont observé les phases diverses de la genèse de la monstruosité double.

Le principe de l'origine univitelline de la monstruosité double a été admis par Wolff et par Allen Thompson, nous avons dit qu'il était actuellement soutenu par Dareste. Ces auteurs pensent qu'entre la gémellité et la monstruosité double il n'y a qu'une différence de degrés, et ceux-ci, depuis les jumeaux unis par un seul placenta jusqu'aux monstres doubles, ne seraient que les états de plus en plus accentués d'un même processus.

Voici comment on peut expliquer leur genèse : le jaune de l'œuf de la poule porte une cicatricule. C'est au niveau de cette cicatricule que se développe l'embryon, le reste du jaune étant chargé de pourvoir à la nutrition du produit formé. Généralement, le jaune ne présente qu'une cicatricule; parfois, cependant, il en existe deux. Chaque cicatricule devient alors le siège des mêmes modifications qui se produisent dans la cicatricule quand elle est unique. Chaque embryon est séparé de son frère par l'espace qui se trouve entre les deux cicatricules. Parfois, cet espace est si faible que les deux cicatricules peuvent se fusionner et, les deux embryons se développent dans un blastoderme unique. Mais, généralement, les deux blastodermes restent distincts, comme le sont les deux cicatricules. Les embryons n'ont de commun que le jaune, ils ont chacun leur amnios, mais des anastomoses s'établissent dans leur circulation vitelline; il y a alors gémellité avec anastomose entre les deux circulations fœtales, et tantôt les deux jumeaux seront bien conformés, tantôt l'un d'eux sera monstrueux.

La présence de deux cicatricules sur un même jaune est donc une cause de gémellité, elle peut aussi devenir une cause de malformation, car l'union des deux jumeaux peut être telle qu'ils seront adhérents au niveau des ombilics. Pour Dareste, il n'y aurait pas là une véritable monstruosité double, mais seulement deux jumeaux ne pouvant se séparer; le monstre double se formerait dans un seul blastoderme, qu'il y ait eu primitivement une seule cicatricule ou bien deux cicatricules assez rapprochées pour qu'il n'existât finalement qu'un seul blastoderme. Ce blastoderme unique pourra contenir deux disques embryonnaires, et les embryons jumeaux, ayant chacun leur amnios ou un amnios commun, pourront rester distincts, ainsi qu'on l'observe quand les feuillets vasculaires seuls s'unissent; mais pour peu que les bandelettes primitives entrent en contact, le monstre double sera formé.

Cette union, amenant la formation d'un monstre double, se fait avant que les organes soient constitués, à une époque où les blastèmes ne sont pas encore différenciés. La théorie de Dareste ne se distingue donc de celle de Broca que par l'interprétation des phénomènes que ces deux auteurs ont observés.

Lois générales de la formation des monstres composés. — La situation respective des sujets qui entrent dans la constitution d'une monstruosité double semble se faire suivant certaines lois qui ont été mises en lumière et formulées par Is. Geoffroy St-Hilaire.

« Lorsque deux ou plusieurs sujets sont unis pour composer un monstre double ou plus que double, l'union a lieu entre eux par les faces homologues de leur corps. Ainsi, chez un monstre double, si l'un des sujets est adhérent par la face ventrale du corps, c'est généralement à la face ventrale de l'autre qu'il est uni et non à sa face dorsale ou à l'une de ses faces latérales, de même pour les monstres triples.

« De plus, les deux sujets composant un monstre double et de même les divers sujets qui composent un monstre plus que double, si on les compare deux à deux, sont placés et ont leurs organes disposés plus ou moins symétriquement des deux côtés de la ligne ou du plan suivant lequel se fait l'union ». Ces deux lois peuvent être considérées comme vraies.

II

TABLEAU DES MONSTRUOSITÉS COMPOSÉES

			GENRES
ORDRE I. Monstres doubles autositaires	TRIBU I	Famille I..... Eusomphaliens......	Pygopage. / Métopage. / Céphalopage.
		Famille II.... Monomphaliens......	Ischiopage. / Xiphopage. / Sternopage. / Ectopage. / Hémipage.
	TRIBU II	Famille I...... Sycéphaliens........	Janiceps. / Iniope. / Synote.
		Famille II.... Monocéphaliens.....	Déradelphe. / Thoradelphe. / Iléadelphe. / Synadelphe.
	TRIBU III	Famille I...... Sysomiens..........	Psodyme. / Xiphodyme. / Dérodyme.
		Famille II.... Monosomiens........	Atlodyme. / Iniodyme. / Opodyme.
ORDRE II Monstres doubles parasitaires	TRIBU I	Famille I...... Hétérotypiens.......	Hétéropage. / Hétéradelphe. / Hétérodyme. / Hétérotype. / Hétéromorphe.
		Famille II.... Hétéraliens.........	Epicome.
	TRIBU II	Famille I...... Polygnathiens.......	Epignathe. / Hypognathe. / Paragnathe. / Augnathe.
		Famille II.... Polyméliens........	Pygomèle. / Gastromèle. / Notomèle. / Céphalomèle. / Mélomèle.
	TRIBU III......	Famille unique. Endocymiens........	Dermocyme. / Endocyme.

Monstres triples.

§ 1. — Monstres doubles autositaires.

Les monstres doubles autositaires (de αὐτόσιτος, qui se procure soi-même sa nourriture) comprennent six familles : eusomphaliens, monomphaliens, sycéphaliens, monocéphaliens, sysomiens, monosomiens.

Eusomphaliens. — Les monstres eusomphaliens (de εὖ, εὖς, *bien*, mot qui, en composition, indique la bonne conformation, et d'ὀμφαλός, *ombilic*), sont caractérisés par « la réunion de deux sujets à peu près complets, pouvant accomplir indépendamment l'un de l'autre la presque totalité des fonctions vitales; chacun a même son ombilic et par conséquent aussi, durant la période fœtale, son cordon ombilical distinct » (Isidore Geoffroy St-Hilaire).

Chacun des deux êtres a son individualité propre; ils sont normalement constitués, sauf au point adhérent; ils sont viables, et s'ils meurent si fréquemment, c'est qu'ils naissent avant terme ou qu'il survient des difficultés pendant l'accouchement.

Les monstres eusomphaliens peuvent être distingués en *Pygopages* quand l'union se fait dans la région sous-ombilicale, en *Métopages* et en *Céphalopages*, quand l'union a lieu dans la partie sus-ombilicale du corps.

A. — *Pygopages* (de πυγὴ, *fesses, région fessière* et de παγείς, *uni*). — Les pygopages sont unis par la région fessière, dos à dos; les deux sacrums sont fusionnés à partir de la première ou de la deuxième vertèbre sacrée. Le rectum, double dans sa partie supérieure, devient simple dans la portion inférieure.

Les monstres pygopages sont viables, un certain nombre d'entre eux sont parvenus à l'âge adulte et ont vivement surexcité la curiosité des médecins (Hélène-Judith, Millie-Christine). La fusion des deux sacrums explique pourquoi on a toujours hésité à séparer les deux individus; ils ont succombé rapidement dans un cas où la séparation fut tentée.

B. — *Métopages* (de μέτωπον, *front, région antérieure et supérieure de la tête* et de παγείς, *uni*). — Dans les monstres métopages l'union se fait par l'extrémité céphalique, front à front et vertex à vertex; tous deux offrent d'ailleurs, comme les deux individus composants dans la pygopagie, une conformation généralement normale, excepté au niveau du lieu d'union (Fig. 38) (1).

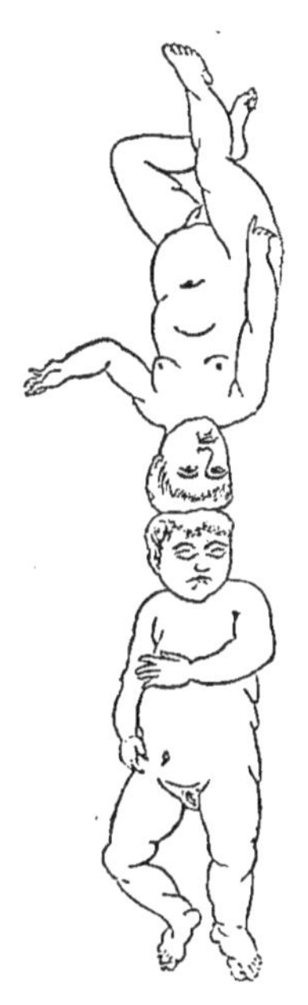

Fig. 38. — Métopage (de Baer).

---

(1) Un grand nombre de ces figures, dont l'original appartient à des auteurs différents, ont été reproduites dans l'Atlas d'Ahlfeld.

Dans ces cas, par conséquent, les deux plans antérieurs et postérieurs du fœtus se correspondent.

C. — *Céphalopages* (de κεφαλή, *tête* et de παγείς, *uni*).—Comme les métopages, les céphalopages ne sont « unis que par le sommet des deux têtes, mais le front de l'une ne se joint plus au front de l'autre, mais à son occiput, et réci-

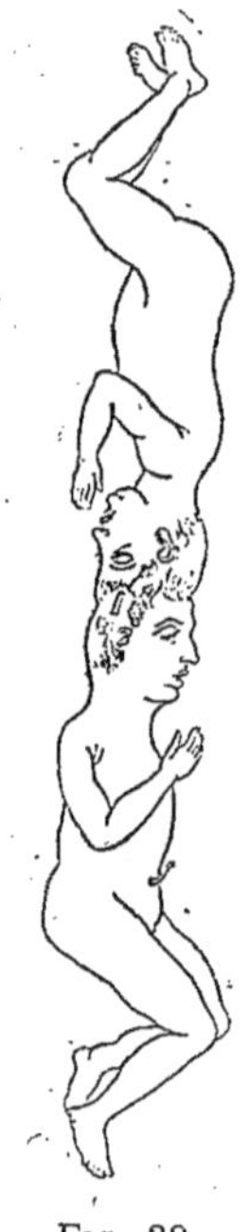

proquement ; en sorte que l'un des deux sujets composants regardant d'un côté, l'autre a nécessairement le visage tourné en sens inverse (Fig. 39). En d'autres termes, la face ventrale de l'un d'eux fait suite, non à la face ventrale de l'autre, mais à sa face dorsale, et si l'un est dans la supination, l'autre est nécessairement dans la pronation » (Is. Geoffroy St-Hilaire).

Dans les deux grands genres qui précèdent, l'adhérence entre les deux fœtus peut avoir lieu par une surface très étendue, ou au contraire, il existe une sorte de pédicule. Dans le premier cas, les fœtus sont placés bout à bout ; dans le second, les deux troncs peuvent être plus ou moins inclinés l'un sur l'autre ou même être placés parallèlement.

Ajoutons encore qu'il existe une série de transitions entre les métopages et les céphalopages, et on trouve, dans ces cas, le plan antérieur d'un fœtus qui se continue avec le plan latéral de l'autre.

Monomphaliens. — Les monstres monomphaliens (de μόνος, *seul, unique,* et d'ὀμφαλός, *ombilic*), sont caractérisés « par la réunion de deux individus complets à ombilic commun ».

La fusion des cordons porte sur une étendue plus ou moins considérable, mais elle est toujours intime, au moins près de l'ombilic. Quant à la fusion des deux êtres eux-mêmes, elle s'étend jusqu'aux viscères les plus importants. Ils sont moins viables que les eusomphaliens, fort peu arrivent à l'âge adulte ou même achèvent la première enfance.

FIG. 39.
Céphalopage
(de Baer).

Si l'union se fait dans la région sous-ombilicale, il y a *ischiopagie ;* si elle se produit dans la région sus-ombilicale, on a alors affaire à la *xiphopagie,* à la *sternopagie,* à l'*ectopagie* ou à l'*hémipagie.*

A. — *Ischiopages* (de ἰσχιόν, *ischion* et de παγείς, *uni*). — Les ischiopages sont caractérisés « par la réunion pelvienne de deux individus à ombilic commun, placés bout à bout, et dans une position similaire, c'est-à-dire la face tournée du même côté. Un ischiopage est ainsi un être double, de forme très allongée, terminé à chacune de ses extrémités par un thorax, deux membres thoraciques, un cou, une tête, et présentant dans la portion moyenne un double abdomen, de doubles membres abdominaux, et, tout à fait au centre, l'ombilic commun » (Is. Geoffroy St-Hilaire).

Chez ces monstres (Fig. 40), les deux bassins ne sont pas, à proprement parler, juxtaposés, mais les os qui les constituent sont unis entre eux de la façon suivante : les os du [bassin de l'un des fœtus, au lieu de se réunir en

avant sur la ligne médiane, s'écartent, sont rejetés latéralement et reportés
ainsi à droite et à gauche ; là, rencontrant les os du bassin du fœtus opposé,
rejetés en dehors par une disposition semblable, ils s'unissent à eux. On a
donc deux symphyses pubiennes latérales, dont chaque moitié est fournie
par l'un des sujets. Les organes génitaux externes présentent, par suite,
une disposition analogue, si bien que, comme le dit Geoffroy St-Hilaire,
« chaque demi-appareil droit, au lieu de venir, comme dans l'état normal,
s'unir sur la ligne médiane avec le demi-appareil gauche du même sujet, est

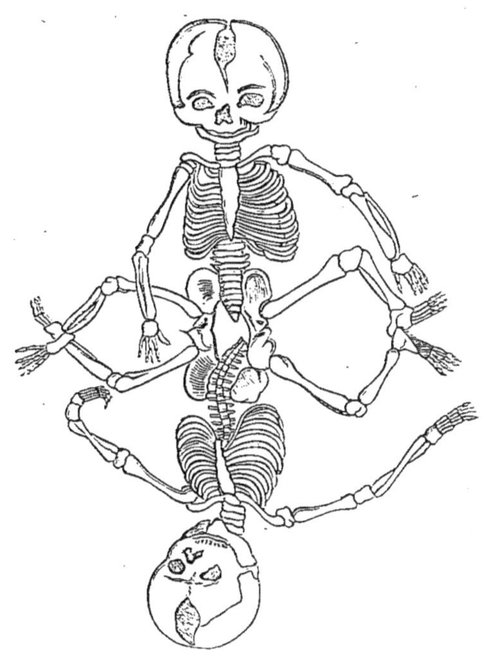

Fig. 40. — Ischiopage (Prochaska).

rejeté latéralement et vient s'unir avec le demi-appareil gauche de l'autre
sujet, pareillement rejeté sur le côté et se rencontrant toujours avec lui sur
les faces homologues ».

On peut, à côté de l'ischiopagie, observer sur les deux fœtus d'autres
malformations, dont quelques-unes, portant sur des organes éloignés, ne
modifient pas sensiblement l'aspect de la monstruosité, dont les autres, au
contraire, portant sur l'appareil urinaire (exstrophie vésicale) ou sur les membres inférieurs (union plus ou moins intime de deux de ces membres), donnent aux ischiopages un aspect particulier.

B. — *Xiphopages* (de ξιφός, *épée, appendice xiphoïde*, et de παγείς, *uni*). —
Chez les xipophages « l'union est sus-ombilicale, c'est-à-dire commence

à l'ombilic et de là s'étend plus ou moins haut, comprenant toujours la région supérieure de l'abdomen, et en outre une portion plus ou moins étendue du thorax. La xiphopagie, dans laquelle les deux thorax ne sont joints que par la partie antérieure et inférieure de là poitrine, est de tous les genres de ce groupe, celui dans lequel l'union est le moins étendue, et par conséquent aussi celui de tous qui s'écarte le moins du type normal » (Geoffroy-St-Hilaire).

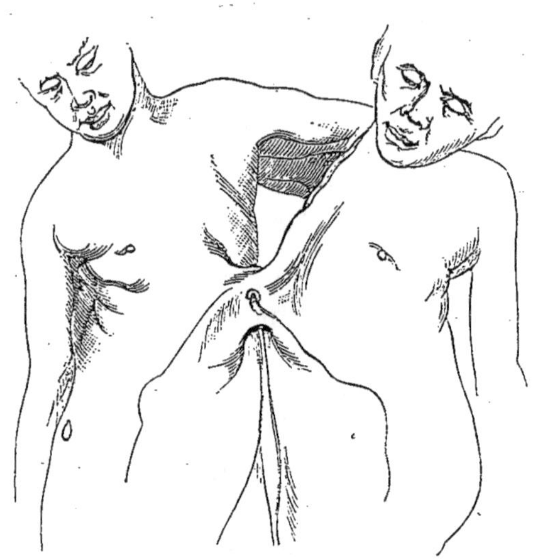

FIG. 41. — Xiphopage. Les frères Siamois (Pencoast).

La fusion des deux êtres s'étend plus ou moins profondément (Fig. 41) et si, dans certains cas, elle se limite à la peau, on peut voir aussi les deux foies se réunir pour ne plus former qu'une seule et vaste glande hépatique. Il y a alors deux cœurs contenus dans deux péricardes ou dans un seul. Les deux diaphragmes se continuent et ne forment plus qu'une seule et vaste cloison qui sépare les deux cavités abdominales et les deux cavités thoraciques.

La xiphopagie est une monstruosité moins rare que l'ischiopagie. Les frères Siamois étaient des xiphopages.

C. — *Sternopages* (de στερνόν, *sternum*, *poitrine*, et de παγείς, *uni*). — Les sternopages sont « caractérisés par l'association de deux individus joints face à face depuis l'ombilic jusqu'à la partie supérieure de la poitrine » (Is. Geoffroy Saint-Hilaire). Ils sont donc très analogues aux xiphopages. Ces deux genres sont néanmoins bien distincts « soit au dehors par l'étendue très inégale de la région d'union, soit surtout par la disposition très différente des viscères thoraciques et sus-abdominaux, réunis entre eux d'un sujet à l'autre, dans la sternopagie, comme les viscères sous-abdominaux le sont dans l'ischiopagie. »

L'union des deux sternums se fait par un mécanisme analogue à celui décrit en étudiant l'union des deux bassins chez les ischiopages : Chaque sternum est divisé sur la ligne médiane et chaque moitié, suivie par les côtes qui s'y insèrent, est rejetée latéralement comme les feuillets d'un livre largement ouvert (Fig. 42). En ce point elle rencontre la moitié de l'autre sternum qui a subi une déviation semblable, elle s'y soude. On a, dès lors, une seule cavité thoracique limitée à ses deux extrémités par deux colonnes vertébrales qui correspondent, en haut, aux occiputs de chaque fœtus. Il existe deux parois sterno-costales qui s'étendent d'une colonne vertébrale à l'autre.

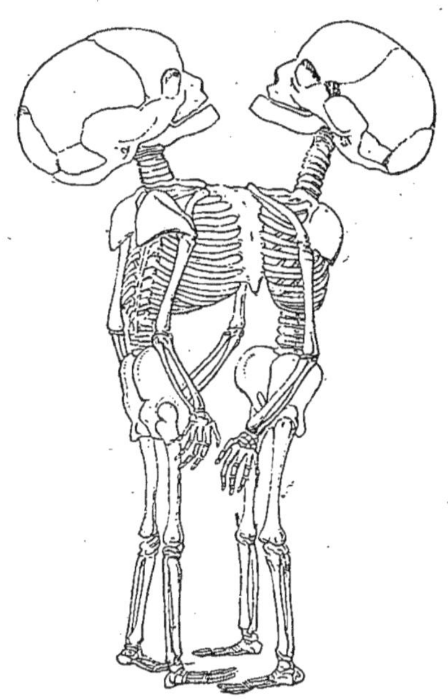

FIG. 42. — Sternopage (Maternité).

Chacune des parois est formée par deux parties : l'une représente la moitié du sternum d'un des fœtus et les côtes qui s'y rattachent ; l'autre, les parties homologues de l'autre fœtus.

L'anomalie s'étend aux organes voisins du sternum ; il y a un seul péricarde contenant deux cœurs contigus l'un à l'autre ou plus ou moins fusionnés. Ces deux cœurs sont souvent très irrégulièrement développés. Les gros vaisseaux partant de leur base subissent des anomalies qui dérivent de celles que présentent les cœurs eux-mêmes. Les diaphragmes sont unis et ne forment plus qu'une seule cloison avec deux moitiés symétriques. Les poumons éloignés du sternum sont relativement peu atteints. On en compte quatre qui sont situés sur les parties latérales des colonnes vertébrales.

Cette monstruosité n'est pas rare. Tous les sternopages sont morts peu de temps après leur naissance; il semble qu'on doive attribuer la non-viabilité de ceux qui n'ont pas succombé pendant l'accouchement aux anomalies graves que présentaient les cœurs et les gros vaisseaux.

D. — *Ectopages* (de ἐκτός, *dehors, en dehors* et de παγείς, *uni*). — L'ectopagie est caractérisée « par l'inégalité des parois thoraciques, ou plus exactement, des deux parois costo-sternales du double thorax. Ces parois sont, chez les ectopages comme chez les sternopages, communes aux deux individus composants, et directement opposées l'une à l'autre. Mais, tandis que l'une est aussi étendue et, à la considérer en elle-même, aussi bien conformée que dans l'état normal, l'autre est moins développée et imparfaite » (Isid. Geof. Saint-Hilaire).

Le degré d'atrophie de l'une des parois thoraciques est variable; les deux colonnes vertébrales se trouvent alors assez rapprochées, il en résulte que les deux enfants ne sont pas placés face à face et regardent vers la grande paroi thoracique. Les bras répondant à la paroi atrophiée sont rapprochés l'un de l'autre, parfois ils sont fusionnés en partie ou en totalité, le monstre a alors trois bras (Fig. 43). Les ectopages ont quatre poumons, mais les deux qui répondent à la paroi atrophiée sont fort petits. Ils ont deux cœurs situés au-dessus d'un vaste diaphragme. Le foie est souvent unique et la fusion peut s'étendre aux estomacs. Dans tous les cas connus la mort est survenue immédiatement après la naissance.

E. — *Hémipages* (de ἥμι, *demi* et de παγείς, *uni*). — L'hémipagie est une monstruosité fort rare. Ici, comme chez les ectopages, nous retrouvons deux corps unis par les thorax et à deux parois thoraciques opposées et très inégales, dont chacune appartient pour moitié aux deux sujets composants; mais il y a cette différence, essentiellement générique, que l'union s'étend non seulement jusqu'au haut des poitrines, mais jusqu'aux deux bouches confondues en une seule et même cavité (Fig. 44). En d'autres termes, les deux faces dans leur portion inférieure, et les deux cous se conjoignent antérieurement, mais obliquement, comme le font les deux poitrines, et comme aussi les deux abdomens dans leur région supérieure; tandis que chaque sujet conserve distincts et séparés la partie supérieure de sa face et son crâne tout entier, aussi bien que la portion inférieure de son abdomen » (Is. G. Saint-Hilaire).

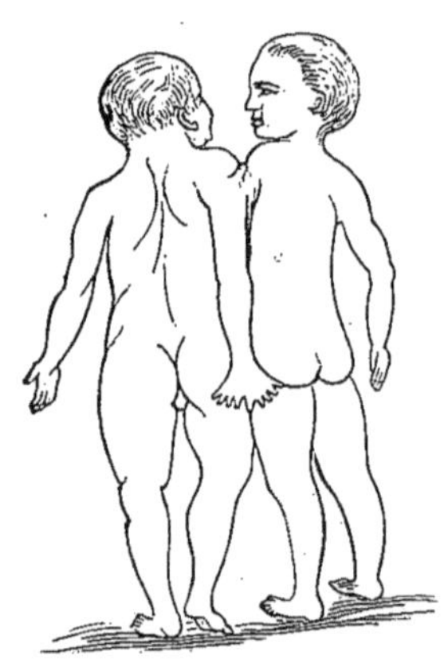

Fig. 43. — Ectopage (Regnauld).

Sycéphaliens. — Chez les monstres sycéphaliens (de σύν, *avec*, exprime la réunion et κεφαλή, *tête*) « il n'y a plus simple *jonction* des deux têtes, mais *fusion* intime, et l'analyse seule peut désormais tracer des limites entre l'un et l'autre des sujets composants, et déterminer la part que chacun fournit dans la composition de la double tête » (Is. G. Saint-Hilaire).

Ces monstres que l'on décrit quelquefois sous le nom de *Janicéphales, Janiformes,* monstres *Janus,* ont des corps séparés complètement dans la partie
sous-ombilicale, fusionnés au contraire dans leur partie sus-ombilicale. La
tête est unique, elle présente deux visages opposés l'un à l'autre. « Les deux
visages dés monstres *janiformes* sont exactement composés comme les deux
bassins des ischiopages ou les deux poitrines des sternopages. La moitié droite
de la tête de chacun des sujets composants est séparée de la gauche, et les
deux demi-faces sont écartées l'une de l'autre et renversées latéralement, la
partie postérieure n'ayant point été déplacée ; à peu près comme deux feuil-

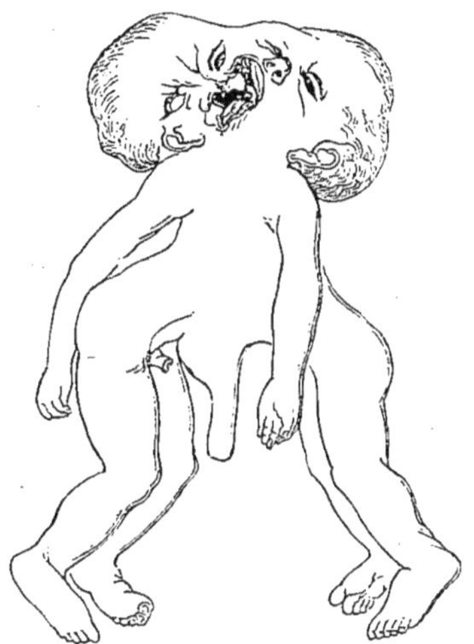

Fig. 44. — Hémipage (Hartung).

lets d'un livre se séparent et s'écartent l'un de l'autre, le dos du livre restant
en place (Fig. 45). La même chose arrivant aux deux sujets, la demi-face
droite d'un sujet vient correspondre à la demi-face de l'autre et s'unir avec
elle, et réciproquement, de manière à former deux faces qui semblent, et
sont en effet, par rapport à l'ensemble de l'être double, l'une antérieure et
l'autre postérieure, mais qui, par rapport à chacun des individus composants,
sont tout à fait latérales. Ainsi se trouve établie de chaque côté de la tête,
une face dont la moitié appartient à un sujet, l'autre moitié à un autre, et qui
néanmoins, à ne la juger que d'après sa conformation, est quelquefois, à
cela près de sa largeur plus grande, presque complètement normale » (Is. G.
Saint-Hilaire).

Chez les monstres *sycéphaliens,* on rencontre toutes les anomalies qui s'observent sur les sternopages. Mais la fusion des viscères est plus intime du
côté de la tête : il y a deux bouches, deux pharynx dont l'un parfois se termine en cul-de-sac. Chaque moelle épinière est propre à chaque fœtus. Il en

est de même du bulbe et des hémisphères cérébraux qui ne sont pas fusionnés, parfois même les deux encéphales sont séparés par une forte cloison
membraneuse. Ces monstres naissent à terme; ils sont toujours unisexués,
jamais on ne les a trouvés bisexués.

A. — *Janiceps* (de *Janus*, divinité fabuleuse à deux faces, et de *Caput*,
tête). — Voici les caractères de ces monstres : « Une large tête à deux
visages complets ou presque complets, latéraux, diamétralement opposés,
communs aux deux sujets composants (Fig. 45); une large poitrine ayant de même deux faces sternales, placées de chaque côté au-dessous des deux faces; un col proportionnellement plus large encore que la double tête et la double poitrine qu'il sépare; un ombilic commun au-dessous duquel les deux corps sont séparés, et reprennent leur disposition normale, en sorte qu'en dessous de chaque poitrine se voit, non un abdomen, mais l'intervalle des deux abdomens qui se correspondent entre eux par leurs faces antérieures; deux colonnes vertébrales, dont la disposition est restée généralement normale, et qui, par conséquent, sont directement opposées aux parois abdominales au-dessous de l'ombilic, mais non aux parois thoraciques anté-rieures devenues latérales; deux occiputs, normaux comme les deux rachis avec lesquels ils se continuent, et par conséquent offrant une dispo-sition analogue par rapport aux deux visages latéraux; enfin huit membres régulièrement conformés : telle est l'organisa-tion générale des Janiceps » (Is. G. Saint-Hilaire).

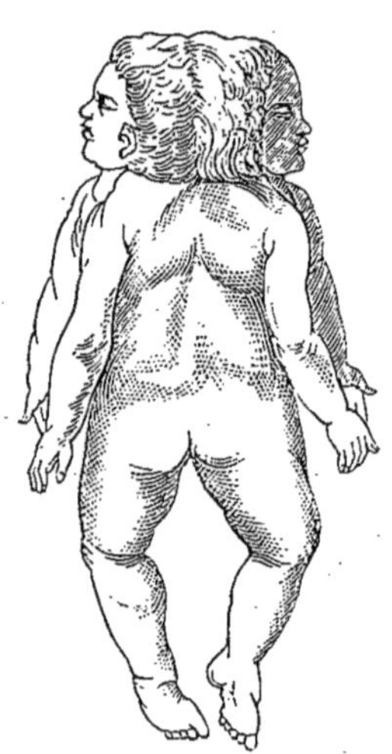

FIG. 45. — Janiceps
(Bordenave) (1).

Le plus souvent les monstres janiceps ne présentent pas d'autres anomalies
que celles que nous venons de décrire, cependant on a observé la symélie, la
rhinocéphalie, l'anencéphalie. On conçoit que, si une de ces anomalies n'atteint qu'un des fœtus composants, l'aspect général du monstre devenu asymétrique se trouve considérablement modifié.

B. — *Iniopes* (de ἰνίον, *occiput* et de ὤψ, *œil, visage*, œil ou visage à l'occiput). — Le monstre iniope est un monstre janiceps chez lequel une des faces
est normale tandis que l'autre n'existe pas à proprement parler. « Elle est
représentée seulement par deux oreilles très rapprochées l'une de l'autre, ou
même par une seule oreille médiane, et au-dessus d'elle, à une distance plus
ou moins grande, par une orbite et un œil médians, plus ou moins imparfaits
(Is. G. Saint-Hilaire).

Ici, comme chez les janiceps, chacune des faces regarde le sternum, chaque

---

(1) Dans le cas de Bordenave, que nous reproduisons ici, il existait une anomalie dans la
disposition des membres inférieurs.

occiput regarde la colonne vertébrale. Cette monstruosité est notablement plus rare que la précédente.

C. — *Synotes* (de σύν, et de ους, ωτός, *oreille*). — Chez les synotes la monstruosité est encore plus accentuée, l'œil a disparu et on ne trouve plus du côté atrophié que des oreilles juxtaposées ou soudées ensemble, parfois même les pavillons ont disparu et il ne reste plus que deux trous (Fig. 46).

La synotie n'est relativement pas rare chez l'homme, elle est très fréquente chez les animaux.

Monocéphaliens. — Les monocéphaliens (de μόνος, *seul*, *unique* et de κεφαλή, *tête*) constituent une famille qui comprend « tous les monstres doubles autositaires chez lesquels une double tête, n'offrant aucune trace extérieure de duplicité, se trouve surmonter deux corps confondus d'une manière plus ou moins intime et sur une étendue plus ou moins grande » (Isid. Geoffroy Saint-Hilaire).

Les monocéphaliens présentent deux caractères : « le premier, l'unité apparente de la tête est celui qui distingue en général les monocéphaliens des autres monstres doubles autositaires, et le second, au contraire, la fusion des deux corps, celui dont les diverses modifications devront servir de base à l'établissement des genres » (Ibid.).

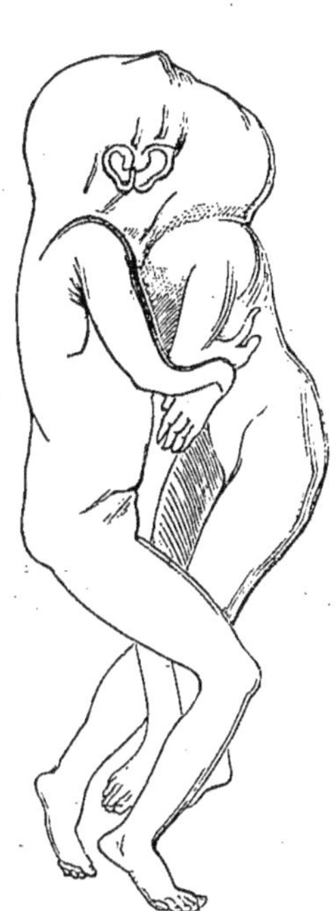

FIG. 46. — Synote (Meckel).

Quand les troncs sont séparés au-dessous de l'ombilic et réunis au-dessus, on a les genres *Déradelphe* et *Thoradelphe* ; quand, au contraire, la réunion des troncs s'étend jusques au-dessous de l'ombilic, on a les genres *Iléadelphe* et *Synadelphe*.

Les monstres monocéphaliens sont extrêmement rares dans l'espèce humaine. Isidore Geoffroy Saint-Hilaire, parcourant les musées de France et de Belgique, n'a pu réunir que deux cas de déradelphie ; il n'a trouvé chez l'homme ucun exemple de thoradelphie ou de synadelphie.

A. — *Déradelphes* (de δερή, *cou* et d'ἀδελφός, *frère*). — Les déradelphes présentent les caractères suivants : troncs séparés au-dessous de l'ombilic, réunis au-dessus ; quatre membres pelviens, trois ou quatre membres thoraciques ; une seule tête sans aucune partie surnuméraire à l'extérieur.

B. — *Thoradelphes* (de θώραξ, *thorax* et d'ἀδελφός, *frère*). — Ici on trouve : deux troncs séparés au-dessous de l'ombilic, réunis au-dessus, et même confondus en un tronc simple en apparence ; quatre membres pelviens et deux membres thoraciques seulement ; une seule tête sans aucune partie surnuméraire à l'extérieur.

C. — *Iléadelphes* (d'*ilion* et par corruption *iléon*, et d'ἀδελφός, *frère*). — Sous le nom d'iléadelphes, Is. Geoffroy Saint-Hilaire a décrit des monstres présentant une seule tête, un seul cou, deux membres thoraciques seulement, un tronc unique même au-dessous de l'ombilic car il ne se bifurque que dans la région pelvienne qui est supportée par quatre membres.

D. — *Synadelphes* (de σὺν, *avec* et d'ἀδελφός, frère). — La synadelphie n'a jamais été observée par Is. Geoffroy Saint-Hilaire que chez les animaux; voici comment elle est caractérisée : une seule tête, un seul tronc, la région pelvienne y comprise ; mais ce tronc est manifestement double dans toutes ses régions et porte huit membres parmi lesquels quatre paraissent dorsaux et dirigés supérieurement.

Sysomiens. — Les monstres sysomiens (de σὺν, *avec* et de σῶμα, *corps*) sont caractérisés par la fusion plus ou moins totale des deux troncs, les deux têtes restant complètement distinctes et séparées. Suivant le degré de fusion, on a les monstres *psodymes*, *xiphodymes* et *dérodymes*.

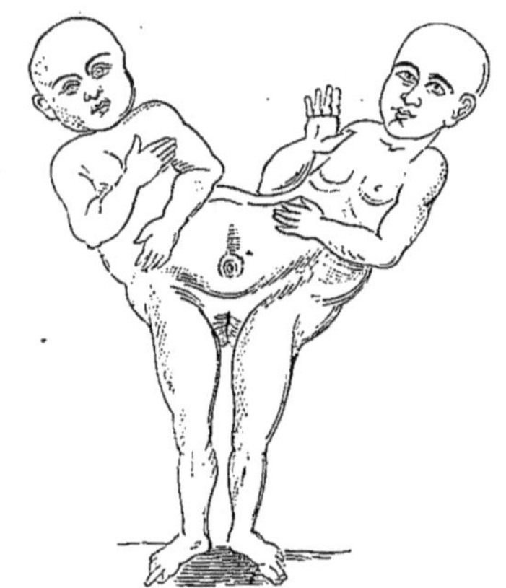

FIG. 47. — Psodyme (Andreas Emmenius).

A. — *Psodymes* (de ψόα, *région lombaire* et de δίδυμός, *jumeau*, et par contraction arbitraire δύμος d'où l'on a tiré la terminaison *dyme*). — Ainsi qu'on le voit sur la figure ci-contre (Fig. 47) les monstres psodymes sont caractérisés par l'existence d'un bassin unique que supportent deux membres inférieurs. La cavité abdominale dans sa partie inférieure est simple ainsi que les viscères qu'elle contient. Au niveau de la partie supérieure de l'abdomen, le tronc semble se bifurquer si bien qu'on a deux thorax complets et séparés dont chacun est surmonté d'une tête et flanqué de deux membres supérieurs. La colonne vertébrale, unique dans la région lombaire, se bifurque dès la partie inférieure de la région dorsale.

On observe parfois un troisième membre inférieur et postérieur rudimentaire qui adhère par des ligaments aux colonnes vertébrales. Les psodymes sont des monstres rares, quelques-uns ont vécu.

B. — *Xiphodymes* (de ξίφος, *épée, appendice xiphoïde* et de δίδυμος, *jumeau* et par contraction arbitraire δυμός, d'où l'on a tiré la terminaison *dyme*). — Chez les xiphodymes la fusion remonte jusqu'à la partie inférieure de la paroi thoracique ; il y a donc deux thorax séparés en haut et confondus inférieurement (Fig. 48). Les xiphodymes se distinguent des monstres psodymes par la disposition des colonnes vertébrales et des bassins. « Les deux colonnes vertébrales restent, au moins dans presque tous les cas, séparées dans toute

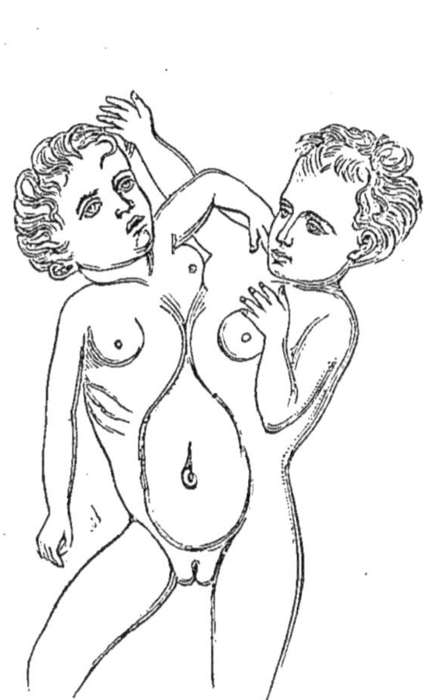

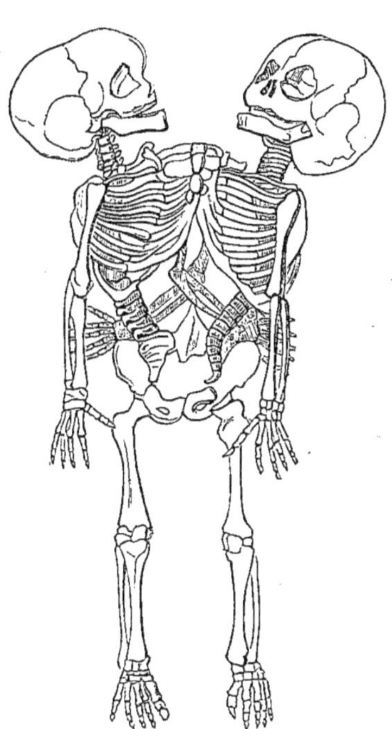

FIG. 48. — Xyphodyme (Serres).   FIG. 49. — Xyphodyme (Serres).

leur longueur, et comprennent entre elles, dans la région pelvienne, un bassin rudimentaire, ordinairement formé d'une seule pièce et directement opposé au bassin principal. Celui-ci, porté sur deux membres pelviens normaux, offre une composition également normale, mais une forme insolite : les deux os coxaux sont en effet très écartés en arrière l'un de l'autre, et laissent entre eux un large intervalle comprenant les sacrums des deux rachis, et, au milieu, sur l'axe d'union, l'os pelvien représentant le bassin rudimentaire. Lorsqu'il existe, ce qui a lieu dans la plupart des cas, un troisième membre rudimentaire, il est attaché sur la ligne médiane de cet os pelvien » (Isidore Geoffroy Saint-Hilaire).

Dans toutes les parties du thorax où il y a réunion, celle-ci se fait suivant le même mécanisme que dans la sternopagie. Dans la partie où le sternum est double, il a un aspect normal.

On connaît quelques exemples de xiphodymes dans l'espèce humaine, ils peuvent être viables, le cas le plus célèbre est celui de Rita-Christina dont M. Serres a fait l'autopsie (Fig. 49).

C. — *Dérodymes* (de δερή, *cou* et de δίδυμὸς, δυμὸς, *jumeau*). — Chez les dérodymes, le tronc, sur lequel on reconnaît à l'extérieur quelques vestiges de bifidité, est unique dans toute sa hauteur. Les membres sont généralement en nombre normal, cependant ou peut parfois trouver en haut ou en bas des débris de membres supplémentaires ; la division ne devient apparente qu'au cou ; on a, dès lors, un seul corps surmonté de deux têtes (Fig. 50). Si l'on étudie les squelettes des dérodymes, on s'aperçoit que ces monstres ne diffèrent en réalité des xiphodymes qu'en ce que les colonnes vertébrales sont

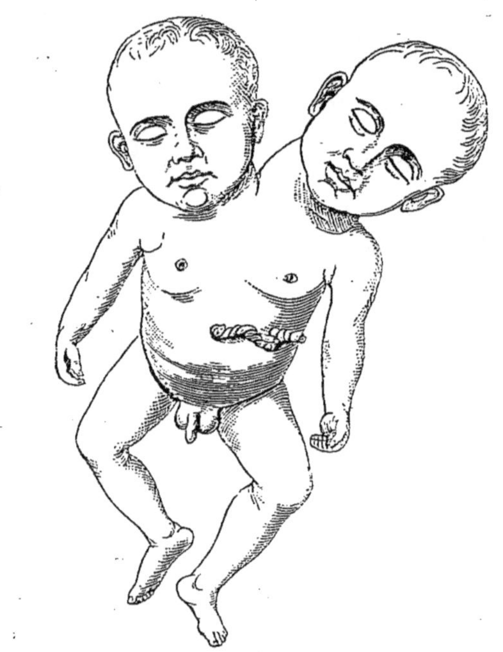

Fig. 50. — Dérodyme (Ahlfeld).

voisines l'une de l'autre, elles montent presque parallèlement. De leur bord externe partent des côtes bien développées qui viennent, sur la partie médiane du monstre, s'insérer sur un sternum élargi, tandis que du bord interne partent des côtes atrophiées, très courtes, qui, au niveau du plan médian du dos, rencontrent les côtes venant de l'autre colonne vertébrale et se soudent avec elles.

Monosomiens. — Les monstres monosomiens (de μόνος, *seul, unique* et de σῶμα, *corps*), se distinguent de ceux que nous venons d'étudier par une fusion plus complète du corps et il faut un examen très attentif pour trouver à ce niveau des vestiges obscurs de la conformation double du tronc. En somme, il y a ici un corps unique surmonté de deux têtes.

A. — *Atlodymes* (de ἄτλας, *atlas* et de δίδυμος, δύμος, *jumeau* qui forme la terminaison *dyme* appliquée aux monstres simples inférieurement et doubles supérieurement). — Chez les monstres atlodymes, « il y a deux têtes séparées, portées sur un corps commun ; mais ce corps, suivant la définition générale des monosomiens, présente une organisation vraiment unitaire, et ces deux têtes, contiguës l'une à l'autre par leurs portions postérieure et latérale, reposent sur un corps unique » (Is. G. St-Hilaire). Mais cet auteur ne connaissait aucun exemple d'atlodymie dans l'espèce humaine.

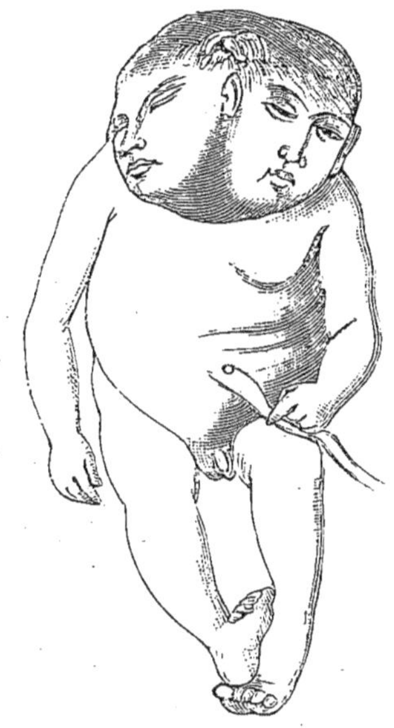

FIG. 51. — Iniodyme (Depaul).

B. — *Iniodymes* (ἰνιόν, *occiput*, et de δίδυμός, δυμός, *jumeau*). — Ici les deux têtes ne sont pas seulement contiguës, elles sont unies latéralement au niveau des occiputs (Fig. 51) ; la fusion peut rester en deçà de la région auriculaire, l'atteindre ou la dépasser. Suivant le cas, il y aura donc quatre ou deux oreilles ; il peut même arriver que les deux oreilles médianes soient fusionnées, il y a alors trois oreilles. Le cou présente souvent dans sa partie supérieure des traces de division.

C. — *Opodymes* (de ὄψ, ὦπος, *visage, œil*, et de δίδυμός, δυμός, *jumeau*, d'où la terminaison *dyme*). — Que la fusion soit plus accentuée et l'on aura le monstre opodyme. Les régions oculaires sont voisines l'une de l'autre, on peut avoir alors deux yeux logés dans deux orbites plus ou moins distinctes, deux yeux dans une cavité orbitaire commune, une orbite contenant un œil simple ou même parfois imparfait (Fig. 52).

Les parties moyennes présentent les anomalies que nous avons trouvées chez les monstres cyclopes. Suivant l'angle que font les deux têtes, les bou-

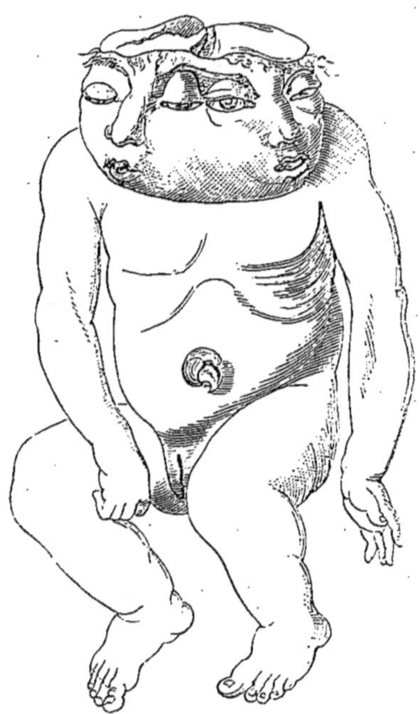

Fig. 52. — Opodyme (Sœmmering).

ches peuvent être écartées l'une de l'autre ou rapprochées. Dans ce dernier cas, les bouches sont séparées par une cloison ou confondues en une seule cavité.

Quelle que soit la disposition de l'orifice buccal, il y a toujours fusion de la partie postérieure de la bouche, et quand en avant la langue est double, elle est toujours unique au niveau de sa base.

Chez les opodymes, on observe assez fréquemment l'anencéphalie, la microcéphalie. Cette anomalie supplémentaire existe généralement sur les deux têtes.

§ 2. — Monstres doubles parasitaires.

Chez tous les monstres décrits jusqu'ici, les deux individus, qui par leur réunion constituaient le monstre double, avaient un volume sensiblement égal. Chez ceux que nous allons étudier, il y a fusion de deux êtres, dont l'un a subi de tels arrêts de développement qu'il ne pourrait vivre s'il était indépendant de celui qui le porte.

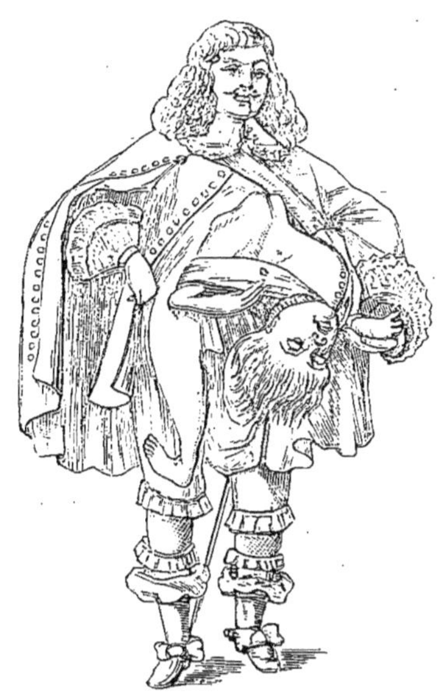

Fig. 53. — Hétéropage (Licetus).

Hétérotypiens. — Les monstres doubles hétérotypiéns (de ἕτερος, *autre*, *dissemblable*, et de τύπος, *modèle*, *type*) sont caractérisés par la présence d'un parasite suspendu à la paroi antérieure du corps du sujet principal (Is. Geoffroy Saint-Hilaire).

A. — *Hétéropages* (de ἕτερος, *autre*, et de παγεῖς, *uni*). — Si le parasite hétérotypien présente une tête et des membres distincts, on dit qu'il y a *hétéropagie*. Cette monstruosité est très rare (Fig. 53).

B. — *Hétéradelphes* (de ἕτερος, *autre*, et de ἀδελφός, *frère*). — Si la tête du parasite manque, de telle sorte que le tronc muni ou non de ses membres thoraciques semble s'implanter par sa partie supérieure au niveau de l'épi-

gastre de l'autosite, on dit qu'il y a *hétéradelphie*. L'hétéradelphe est le moins
rare des hétérotypiens de l'espèce humaine (Fig. 54).

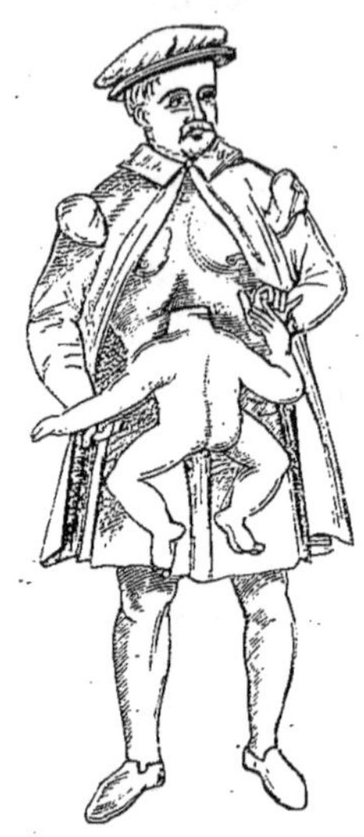

FIG. 54. — Hétéradelphe (Brückmann).

C. — *Hétérodymes* (de ἕτερος, *autre*, et de δίδυμὸς, δυμὸς, *jumeau*). Il y a hé-
térodymie quand le parasite n'est plus représenté que par une tête plus ou
moins imparfaite s'implantant par un col et un thorax très rudimentaires sur
la face antérieure de l'autosite.

D. — *Hétérotypes* (de ἕτερος, *autre*, et de τύπος, *type*). — L'hétérotypie *proprement dit*, après avoir été inscrite par Is. Geoffroy Saint-Hilaire dans son
tableau des monstruosités doubles, n'a pas été décrite par lui.

E. — *Hétéromorphes* (de ἕτερος, *autre*, et de μορφη, *forme*). — L'hétéro-
morphie figure dans le tableau des monstruosités doubles dressé par Is. Geoffroy Saint-Hilaire, mais cet auteur ne l'a point décrite dans son livre.

Hétéraliens. — Chez les hétérotypiens, le parasite s'insérait près de l'ombilic et avait un cordon commun avec le parasite. Chez les hétéraliens (de
ἕτερος, *autre, dissemblable*, et de ἄλως ou ἀλοή, *aire, place*) au contraire, le
parasite s'insère loin de l'ombilic de l'autosite, et il n'a pas de cordon ombilical. Il est constitué par une tête implantée sur le vertex du sujet principal.
Il peut n'être représenté que par une tête, parfois il peut y avoir les vestiges
d'un tronc. La face du parasite est généralement tournée du côté du plan
latéral droit de l'autosite.

A. — *Épicomes* (de ἐπὶ, *sur*, et de κόμη, *chevelure, partie chevelue de la
tête*). — Les épicomes constituent le genre unique de la famille des hétéraliens. Voici leur caractéristique : une tête accessoire, imparfaitement confor-

mée, mais complète, insérée par son sommet sur le sommet de la tête principale (Fig. 55). Is. Geoffroy Saint-Hilaire rapporte l'histoire d'un épicome qui a vécu plus de quatre ans. Cette monstruosité est extrêmement rare.

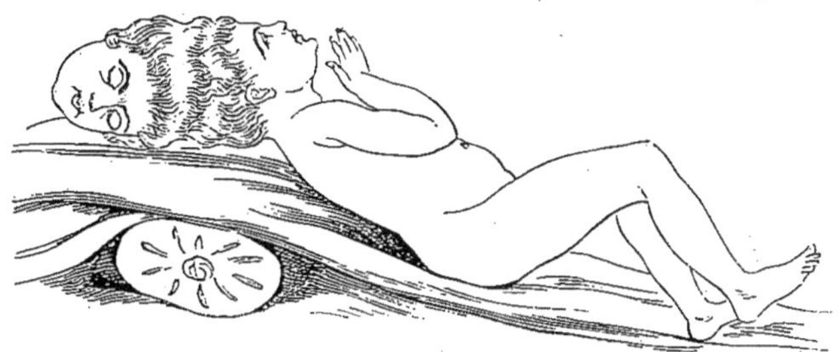

Fig. 55. — Epicome (de Baer).

Polygnathiens. — Les monstres polygnathiens (de πολύς, *plusieurs*, et de γνάθος, *mâchoire*) présentent une conformation des plus singulières. « Qu'on

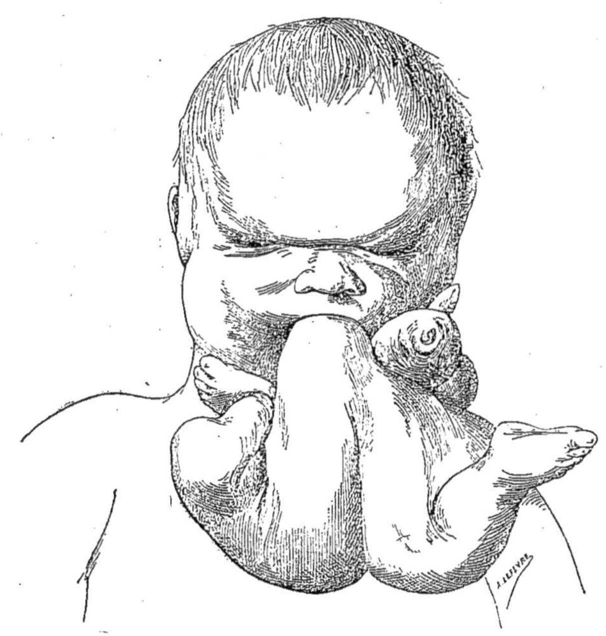

Fig. 56. — Epignathe (Maternité).

se figure, attachées et comme suspendues à l'une des mâchoires d'un être d'ailleurs régulier, des mâchoires difformes, parfois même une masse très irrégulière d'os et de cartilages amorphes, dans laquelle il est difficile et quelquefois même impossible, sans le secours de l'analyse anatomique, de reconnaître l'ébauche d'une tête ; qu'on se la représente couverte de téguments, en partie cutanés, en partie muqueux, et l'on aura une idée de l'ensemble des modifications singulières qui caractérisent un monstre polygnathien » (Isidore Geoffroy Saint-Hilaire).

La famille des polygnathiens comprend trois genres.

A. — *Epignathes* (de ἐπί, *sur*, et de γνάθος, *mâchoire*). — Si le parasite s'insère sur le maxillaire supérieur, il y a épignathie (Fig. 56), et dans ce cas le point d'implantation est généralement sur l'apophyse palatine.

B. — *Hypognathes* (de ὑπό, *sous*, et de γνάθος, *mâchoire*). — Ce genre de monstruosité est caractérisé par l'implantation du parasite sur le maxillaire inférieur.

C. — *Augnathes* (de αὖ, adverbe qui indique *redoublement, répétition* et de γνάθος, *mâchoire*). — Chez les monstres augnathes, très voisins du genre précédent, le parasite est représenté par une tête si imparfaite, qu'elle n'est plus guère constituée que par une mâchoire souvent rudimentaire, qui est implantée sur le maxillaire inférieur de l'autosite.

Polyméliens. — Les monstres polyméliens (de πολύς, *plusieurs* et de μέλος, *membre*) sont des monstres doubles, chez lesquels le parasite est réduit à un ou plusieurs membres s'insérant directement sur l'autosite ou par l'intermédiaire d'une masse qui représente la partie du tronc qui subsiste.

On distingue pour les monstres polyméliens plusieurs genres suivant la région de l'autosite sur laquelle s'insère le parasite. Dans chacun de ces genres on décrit plusieurs variétés en rapport avec le degré d'atrophie et la constitution du parasite.

A. — *Pygomèles* (de πυγή, *région fessière* et de μέλος, *membre*). — Dans le genre pygomèle l'autosite porte dans la région hypogastrique un ou deux membres supplémentaires qui s'insèrent derrière ou entre les membres normaux (Fig. 57).

Le plus habituellement, les membres accessoires s'insèrent sur un bassin dont les os s'articulent avec ceux du bassin de l'autosite comme s'articulent les os pelviens des deux sujets composants chez les pygopages.

Parfois, mais c'est là un fait rare, les membres accessoires ne présentent pas de malformations graves. Ils sont toujours au moins atrophiés. Les malformations dont ces membres sont le siège semblent toujours plus accentuées au niveau des pieds. Si le bassin accessoire est atrophié, il peut perdre toute connexion avec celui de l'autosite. Enfin, à un degré plus avancé, non seulement le bassin est très atrophié, mais encore les deux membres sont fusionnés en un seul.

Les monstres pygomèles ne sont pas très rares, au moins chez les oiseaux.

B. — *Gastromèles* (de γαστήρ, *ventre* et de μέλος, *membre*). — Les monstres gastromèles sont si rares qu'il nous suffira de citer la définition qui a été donnée par Is. G. Saint-Hilaire. Les monstres gastromèles sont « caractérisés

par l'existence d'un ou de deux membres accessoires insérés, non pas après
les membres pelviens normaux, ou dans l'intervalle qui les sépare l'un de l'autre, mais entre eux et les membres thoraciques ».

C. — *Notomèles* (de νῶτος, *dos* et de μέλος, *membre*). — Les monstres notomèles, caractérisés par la présence d'un ou de deux membres accessoires
insérés sur le dos, étaient du temps de G. Saint-Hilaire inconnus dans l'espèce humaine. Il en a observé des exemples sur la vache.

D. — *Céphalomèles* (de κεφαλή, *tête*, et de μέλος, *membre*). — Chez les monstres céphalomèles le membre supplémentaire s'insère sur la tête. Dans un cas
observé par G. Saint-Hilaire chez un canard, il s'insérait sur l'occiput.

E. — *Mélomèles* (de la répétition du mot μέλος, *membre*). — Si la céphalo-
mélie est une des monstruosités les plus rares, il n'en est plus de même de la
mélomélie, qui au moins dans certaines de ses variétés, a été assez fréquem-

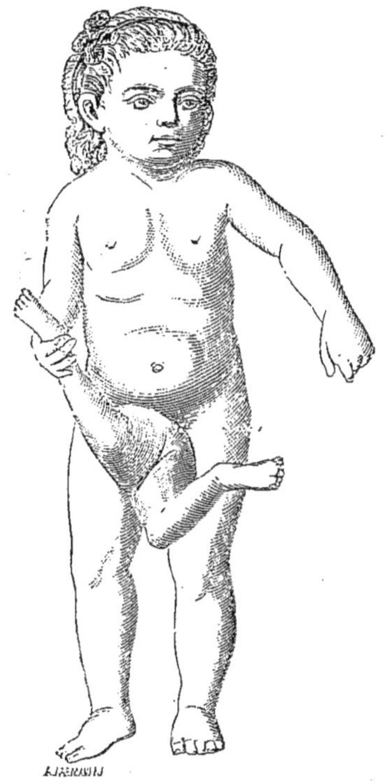

Fig. 57. — Pygomèle (Depaul).

ment observée. Caractérisée par l'insertion d'un ou de plusieurs membres
accessoires sur un ou plusieurs des membres normaux, la mélomélie peut
consister dans l'adjonction d'un membre complet qui s'insère par une omoplate ou un os coxal spécial à côté du membre principal ; mais parfois l'os

coxal ou l'omoplate supplémentaires font défaut, et le membre accessoire, se confondant souvent dans son premier segment avec le membre principal, s'insère sur le même os que lui, c'est-à-dire sur le même os coxal, ou sur la même omoplate.

Dans certains cas, le segment supérieur du membre est simple, la division ne commence qu'au second segment, à l'avant-bras et à la jambe.

Parfois enfin, le développement ne porte que sur les derniers segments des membres, la main ou le pied, les doigts ou les orteils, et on arrive ainsi par une série de degrés à la *polydactylie*.

La mélomélie n'est pas très rare à ce faible degré ; elle peut exister sur les quatre membres, ou sur deux membres seulement, et on observe parfois une certaine symétrie dans les malformations.

Le dédoublement total des membres est moins fréquent, il est alors généralement limité à un seul membre, plus rarement à deux membres. Il y aurait lieu de soumettre à une revision critique les observations de division totale des quatre membres.

Endocymiens. — Chez les endocymiens (de ἔνδον, *dedans* et de κύμα, *produit de génération, fœtus*) le parasite n'est plus, d'après Geoffroy Saint-Hilaire, représenté que par une masse dans laquelle on retrouverait les vestiges d'un fœtus. Cette masse, véritable tumeur par inclusion, peut siéger sous la peau (*Dermocyme*) ou plus profondément (*Endocyme*).

Les endocymiens représenteraient sans doute ce que les anciens auteurs décrivaient sous le nom de grossesse congénitale et qu'on classe aujourd'hui parmi les kystes dermoïdes.

§ 3. — Monstres triples.

Constituant une exception dans la grossesse triple qui est elle-même très rare (T. I, p. 359), la monstruosité triple ne nous est connue que par un petit nombre d'observations et encore certaines d'entre elles sont-elles si incomplètes qu'elles ne doivent être acceptées qu'avec réserve.

Il est probable qu'à la longue l'observation montrera qu'à côté des monstruosités doubles, il est possible d'admettre une série parallèle de monstruosités triples dont le plus grand nombre ne pourraient aujourd'hui être décrites que théoriquement.

On n'a guère étudié, en effet, dans l'espèce humaine que les monstres triples par adhérence au niveau de la région sus-ombilicale, tri-xiphopages, et les monstres a tronc unique et à trois têtes : monstres tricéphales, ou pour nous conformer à la nomenclature de Geoffroy Saint-Hilaire, monstres tridérodymes, tri-atlodymes, tri-iniodymes, etc.

CHAPITRE XXI

AVORTEMENT

Bibliographie. — LEVRET. Mercure de France, fév. 1750, p. 102 et l'Art des Accouchements, p. 347, 1766. — GARDIEN. Traité d'accouchements, T. II, p. 122, 1824. — LACHAPELLE. Pratiq. des accouchements, T. II, p. 315, 1825. — VELPEAU. L'art des accouchements, T. I, p. 392. 1835. — GUILLEMOT. Arch. génér. de médec., 2e série, T. XI, p. 294, 1836. — JACQUEMIER. Arch. génér. de médec., 3e série, T. V, p. 5, 321 et 397, 1839, et Dictionn. encycl. des sc. méd., art. Avortement, T. VII, p. 523 et suiv. — HŒBECKE. Traité de l'avortement, Paris, 1842. — ROKITANSKY. Zeitsch. der Gesellsch. der Ærzte zu Wien, Bd. VII, p. 513, 1860. — DELPECH. — Ann. d'hyg. et de méd. lég., T. XIX, p. 65, 1863. — BOULEY. Dict. de méd. vétérinaire, art. Avortement, p. 297, 1856. — LANCEREAUX. Dictionn. encyclopéd. des sc. méd., art. Alcoolisme, T. II, p. 668. — FERDUT. Th. de Paris, 1865. — GUÉNIOT. Bullet. génér. de thérapeut., T. LXXIII, p. 305, 350 et 390, 1867. — G. VEIT. Scanzoni's Beitræge, Bd. IV, p. 280, 1860. — DEVILLIERS. Dict. de médec. et de chir. prat., art. Avortement, T. IV, p, 304, 1867. — CAZEAUX ET TARNIER. Traité de l'art des accouchements, p. 552-553, p. 561 et suiv., 7e édit., 1870. — SCHRŒDER. Scanzoni's Beitræge, Bd. VII, et Lehrb. d. Gebursth., 8e édit., p. 459, 1884. — HOENING. Scanzoni's Beitræge, Bd. VII, p. 213. — OLSHAUSEN. Berlin. klin. Wochenschrift, 1871, n° 1, p. 7. — GARIMOND. Traité de l'avortement. Paris, 1873. — WILTSHIRE. Obstet. transact. of London, vol. XIII, p. 133, 1871. — LARDIER. Thèse de Paris, 1874. — SAINT-CYR. Traité d'obstétrique vétérinaire, p. 217 à 228, 1875. — Mc CLINTOCK. Obstet. Journal of Great Brit. a. Ireland, vol. II, p. 122, février 1875; et notes à l'édition de Smellie, T. I, p. 168, 1876. — LEBLOND. Ann. de gynécol., T. IV, p. 95, 1875; et Ann. d'hygiène et de médec. lég., T. 48, p. 521, 1877. — CORDES. Ann. de gynécolog., T. VI, p. 247 et 332, 1876. — SPIEGELBERG. Lehrb. der Geburtsh., p. 386, 1876. — BENICKE. Zeitsch. fur Geb. u. Gyn., Bd. IX, p. 200, 1883. — GALLARD. Ann. d'hyg. et de médec. lég., T. 48, p. 585, 1877. — CHARPENTIER. Ann. d'hyg. et de médecine lég., T. 48, p. 483, 1877; et Traité d'accouchements, T. I, p. 960 et suiv. — J. VEIT. Zeitsch. f. G. u. G., Bd. I, p. 413, 1877; Bd IV, p. 180, 1879, et Volkmann's Sammlung, n° 254, 1885. — BOETERS. Centralblatt f. Gynæk., n° 20, p. 353, 1877. — FEHLING. Arch. f. Gynæk., Bd. XIII, p. 222, 1878. — COLLONGUES. Th. de Paris, 1878. — PLAYFAIR. Transact. of the obst. Soc. of London, vol. XXI, p. 290, 1879. — SCHUELEIN. Zeistch. f. Geb. u. Gyn., Bd. III, p. 408, 1878. — PAJUSCO. Della gravidanza cervicale. Roma, 1880. — MASLOWSKY. Ann. de gynécol., T. IV, p. 245, 1880. — MARCHAL. Union médicale, vol. 34, p. 529 et 541, 1881. — THÉVENOT. Union médicale, vol. 32, p. 545, 1881. — JACOB. The Lancet, 27 août 1881, p. 374. — RUGE. Centralb. f. Gyn., 11 juin 1881, p. 287 — P. MUNDÉ. Americ. Journ. of obstet., vol. XV, p. 898 et 902, 1882 et vol. XVI, p. 142, 1883. — GARRIGUES. Americ. Journ. of obst., vol XV, p. 769, 1882. — O. KUESTNER. Beitr. z. Lehre v. d. Endometritis. Iena, 1883. — GABRIEL LANDA. Thèse de Paris, 1882. — DOLÉRIS. Comptes rendus de la Société de Biologie, 1883, p. 188; et Nouvelles Arch. d'obstét., p. 284 et 318, 1886. — LECHLER. Dissert. inaug. Berlin, 1883. — HERVIEUX. Bullet. de l'Acad. de médec., 2e série, T. XII, p. 1272, 1883. — G. COSENTINO. Annali di Ostetricia, 1883, p. 274. — GRANDIN. Americ. Journ. of obst., vol. XVI, p. 920-937 et p. 1233-1251, 1883. — JEPSON. Americ. Journ. of obst., vol. XVI, p. 1048-1051, 1883. — MACAN. Dublin quat. Journ. of medic. Sc., vol. LXXVII, p. 274. — ALLOWAY. Amer. Journ. of obst., vol. XVI, p. 133-141, 1883. — SKJELDRUP. Anal. *in* Jahresbericht, p. 590, 1883. — J. MOSES. Inaug. Dissert. Breslau, 1884. — E. SCHWARZ. Volkmann's Sammlung, n° 241, 1884. — ANTONIO M. VAURELL. Analysé *in* Anales de Obstetric., p. 121, 1884. —

BENNINGTON. The British Gyn. Journ., P. II, p. 159, 1885. — MARTIN SAINT-ANGE. Iconographie pathologique de l'œuf humain fécondé en rapport avec l'étiologie de l'avortement. Paris, 1884. — P. BUDIN. Obstét. et Gynécolog., p. 609-618, et p. 685-687, 1886. —J. MATTHEWS DUNCAN. Diseases of Women, 3ᵉ édit., p. 16-26, 1886. — JACCOUD. Gazette des Hôpitaux, 9 janvier 1886. — PAJOT, BAILLY, PORAK, GUÉNIOT. Discuss. à la Société d'obst. et de gynéc., Ann. de gynéc., T. XXVI, p. 133-138, 1886, et Nouv. Arch. d'obst. et de gyn., p. 296-300, 1886. — E. NOCARD. Recherches sur l'avortement épizootique des vaches, Broch. 24 p., 1886. — GERBAUD. Thèse d'agrégation. Paris, 1886. — GENESTEIX. Thèse de Paris, 1886. — CHARRIER. Thèse de Paris, 1886.

On désigne sous le nom d'avortement l'expulsion du produit de la conception avant que le fœtus soit viable, c'est-à-dire avant la fin du sixième mois de la grossesse, car au point de vue légal le fœtus n'est viable que 180 jours après la fécondation. Il y a peu de temps encore, les accoucheurs, il est vrai, pensaient et écrivaient qu'en dépit des limites légales, les enfants n'étaient pas viables avant sept mois ; mais aujourd'hui il est démontré qu'un certain nombre d'enfants, nés à six mois ou six mois et quelques jours, ont pu être élevés, grâce à des soins bien dirigés et surtout à l'emploi des couveuses et du gavage. Comme ces faits se multiplient de jour en jour, la clinique, désormais d'accord avec la législation, doit admettre qu'un enfant est viable dès qu'il est arrivé à la fin du sixième mois de la grossesse.

Presque toujours on désigne dans le public l'avortement sous le nom de *fausse couche* ou de *blessure* ; de fausse couche quand il a lieu spontanément, de blessure quand il est la suite d'un accident (Cazeaux).

On ajoute souvent au mot avortement certains qualificatifs qui en précisent la nature. L'avortement est dit *spontané* lorsque les causes qui l'amènent sont plus ou moins éloignées, lentes, obscures ou indéterminées ; il est *accidentel*, au contraire, lorsque la cause est brusque, rapide ou traumatique.

L'avortement peut être provoqué, soit dans un but médical pour sauver la mère dont la vie est compromise par le fait même de la grossesse (voyez Opérations), soit dans un but coupable. Dans ce dernier cas, l'avortement est criminel, mais nous n'avons pas à nous en occuper car il est spécialement étudié dans tous les traités de médecine légale.

§ 1. — Fréquence.

La fréquence de l'avortement est très difficile à apprécier. Tandis que Mᵐᵉ Lachapelle, dont les observations ne portent que sur des malades entrées à la Maternité et ne comprennent, par conséquent, qu'une catégorie particulière de femmes, n'a noté qu'un avortement sur 189 accouchements (116 avortements sur 21.960 accouchements), Guillemot et Devilliers ont estimé qu'il y avait un avortement sur quatre ou cinq, ou même sur trois ou quatre grossesses, et leur estimation nous semble exprimer assez bien la vérité.

Il est aussi très difficile de dire à qu'elle époque de la gestation l'avortement a le plus habituellement lieu. Cependant il paraît certain que l'avortement est d'autant plus fréquent que la grossesse est moins avancée, et qu'il se produit surtout dans les premières semaines ; mais, dans ce dernier cas, il n'est pas relevé dans les statistiques, car les femmes ne se soignent pas et surtout n'entrent pas à l'hôpital pour un accident quelles considèrent comme étant alors de peu d'importance.

§ 2. — Etiologie.

Les causes de l'avortement sont excessivement nombreuses ; nous avons eu l'occasion d'en signaler un grand nombre dans les chapitres précédents ; en faisant, à propos de la dystocie, l'étude de certaines variétés de tumeurs abdominales, nous aurons encore à en indiquer d'autres. Nous devrons, en conséquence, nous contenter d'exposer ici un résumé de ces causes, en renvoyant, pour la plupart d'entre elles, le lecteur à chacun des chapitres où elles sont particulièrement étudiées.

Nous diviserons les causes de l'avortement en trois groupes : 1° Causes tenant spécialement à la mère; 2° Causes provenant soit du père, soit de la mère isolément, ou des deux parents simultanément ; 3° Causes dépendant de l'œuf.

Causes tenant spécialement à la mère. — Parmi les causes qui sont *spéciales à la mère*, les unes relèvent de l'état général de la femme, les autres sont localisés dans l'appareil génital, d'autres enfin sont dues à une émotion morale vive ou à un ébranlement physique : ces dernières avaient été considérées par quelques auteurs comme constituant plus particulièrement les causes de l'avortement dit accidentel.

Causes relevant de l'état général. — Le tempérament, l'âge, la primiparité, le climat, l'altitude, etc. ne paraissent, quoi qu'on en ait dit, constituer que des causes incertaines, dont la démonstration est loin d'être faite ou à l'abri de toute contestation. La pléthore et l'hémophilie pourraient être incriminées avec plus de vraisemblance. Une hygiène très défectueuse, un travail excessif ont évidemment une action plus marquée; il en est de même de la constipation opiniâtre, de l'accumulation de matières fécales dans le rectum. L'alimentation insuffisante, dans les cas de disette, peut être la cause d'avortements si nombreux, qu'il semble en exister une véritable épidémie. « Au rapport d'Hoffman, dit Jacquemier, il y eut beaucoup d'avortements à Leyde pendant le siège et la famine de cette ville. F. Nægele a fait la même remarque pendant la disette de 1816. Villermé, dans un mémoire plein d'intérêt, où il a fait ressortir l'influence de la disette sur les populations, a remarqué que l'insuffisance d'alimentation amenait la stérilité ou les avortements chez les femmes et chez les animaux ; il a constaté qu'il y a eu, à la suite de la mauvaise récolte de 1816 et pendant la famine, moins d'enfants conçus.

Parmi les femmes qui devinrent enceintes, il y en eut un grand nombre qui avortèrent ou qui accouchèrent avant terme. »

En étudiant les diverses affections qui peuvent exister chez la femme enceinte, nous avons vu qu'un grand nombre d'entre elles déterminaient l'avortement. Nous nous contenterons de rappeler la variole et la varioloïde (p. 13), la rougeole (p. 17), la scarlatine (p. 18), la fièvre typhoïde (p. 20), les fièvres intermittentes (p. 22), le choléra (p. 23), les vomissements incoercibles (p. 59 et 62), l'ictère (p. 75 et 76), la grippe (p. 83), la pneumonie (p. 84), les maladies du cœur (p. 92), l'albuminurie (p. 132) et la chorée (p. 142); nous renvoyons le lecteur à ce que nous avons dit sur chacune de ces maladies et nous ne pensons pas qu'il soit de nouveau nécessaire d'insister sur leur action.

Causes localisées dans l'appareil génital. — Certaines femmes auraient pour ainsi dire l'habitude d'avorter : un premier avortement serait suivi d'un grand nombre d'autres sans qu'on pût en trouver d'explication satisfaisante: on dit alors que l'utérus est *irritable*. Dans ces cas, quelquefois les avortements se feraient successivement à des époques de plus en plus tardives et la femme finirait par mettre au monde un enfant viable. Des faits analogues existeraient dans les espèces animales. « Il est aujourd'hui acquis à la science, dit Bouley, que les femelles qui ont avorté une première fois sont prédisposées, par ce fait, à avorter de nouveau un certain nombre de fois à des dates qui se rapprochent de plus en plus du terme normal de la gestation, et qu'elles ne redeviennent aptes à conduire à terme leur produit qu'après, si l'on peut dire, ces sortes de tentatives infructueuses ».

On a encore invoqué l'hérédité : une mère pourrait transmettre à sa fille la prédisposition à avorter fréquemment.

Chez quelques femmes enceintes, surtout chez celles qui ont habituellement des règles abondantes, il se produit, à l'époque où la menstruation devrait avoir lieu, une sorte de congestion, de fluxion qui, pendant les premiers mois, les expose à avorter. Sans exagérer l'importance de cette cause, il est cependant bon parfois d'en tenir compte lorsqu'on donne des conseils aux personnes devenues récemment enceintes.

D'autres causes existent du côté de l'appareil génital maternel. Nous avons étudié déjà l'action du prurit vulvaire (p. 190), de certaines malformations utérines (p. 210), de la rétroversion (p. 227) et de l'antéversion de l'utérus gravide (p. 247), des polypes muqueux (p. 253), des adhérences péritonéales anciennes (p. 257 et 258); nous n'y reviendrons pas. Nous verrons plus tard que le cancer du col, les tumeurs fibreuses de l'utérus, les kystes de l'ovaire, etc., peuvent être aussi des causes d'avortement (voyez Dystocie).

Les fausses couches survenant peu de temps après le mariage sont très fréquentes, et sont considérées avec raison comme souvent produites par des excès de coït: nous reviendrons plus loin sur ce sujet parce que, dans ce cas, il faut tenir compte, non-seulement de la fatigue génitale de la femme, mais encore de celle du mari.

On admet en général que les prostituées sont stériles ou n'ont que très peu d'enfants. La réalité est qu'elles accouchent rarement à terme. Chez elles

« les irrégularités, les interruptions de la menstruation reconnaissent souvent pour cause un commencement de grossesse. M. Serres a remarqué, lorsque les prostituées étaient soignées dans une division de la Pitié, que les pertes abondantes sont assez rares chez ces femmes, mais que les plus jeunes ont souvent des retards dans leurs règles, qui se terminent par l'expulsion de ce qu'elles appellent un *bouchon*. Il ne fit d'abord pas attention à cette expression ; mais ayant dirigé ses recherches sur l'embryologie, il lui fut facile d'y reconnaître tous les caractères de l'œuf humain, et il put en recueillir un grand nombre dans un court espace de temps, qui tous étaient sortis à une époque qui indiquait une conception de quatre à cinq semaines. C'est toujours sur des filles de dix-huit à vingt ans qu'il a pu faire cette observation » (Jacquemier).

Dans ces dernières années, Olshausen a signalé les déchirures étendues du col comme pouvant favoriser l'expulsion de l'œuf avant que le fœtus soit viable, Schwarz en a rapporté un exemple particulièrement frappant. Une femme qui, lors de son premier accouchement, avait été délivrée par une application de forceps, présentait une déchirure du col qui s'étendait jusqu'à la voûte du vagin. Cinq fois elle devint enceinte, cinq fois elle avorta entre le quatrième et le sixième mois ; le fœtus était frais, jamais il n'était altéré. Pendant sa dernière grossesse, Schwarz constata qu'au début du quatrième mois, le col et l'orifice interne de l'utérus étaient tellement béants que le doigt atteignait facilement le pôle inférieur de l'œuf ; quelques semaines plus tard, l'avortement avait lieu. La déchirure fut opérée suivant la méthode d'Emmet : deux grossesses survinrent ensuite, elles furent tout à fait normales et se terminèrent par l'expulsion d'un enfant à terme et vivant. Il n'y eut plus aucun avortement.

Ebranlement physique, émotions morales. — Il est de notion vulgaire que les fatigues excessives, les voyages, les longues marches, la trépidation longtemps prolongée d'une voiture, les soirées passées au théâtre ou au bal, les efforts simples ou répétés, les chutes, les traumatismes de toute espèce, peuvent être des causes d'avortement. Mais il n'y a pas là de loi absolue, car on voit des femmes qui, malgré des traumatismes, des accidents très graves, des chutes d'un lieu élevé, etc. continuent régulièrement leur grossesse (p. 4). Il en est de même pour les opérations chirurgicales (p. 4 et 5) ; cependant, celles qui portent sur la zone génitale et sur l'abdomen prédisposent plus particulièremeut aux avortements. Rappelons que les cautérisations du col et surtout le cathétérisme de l'utérus pratiqués alors que la grossesse est méconnue, sont entre les mains de médecins inattentifs ou qui se laissent tromper, une cause fréquente d'avortement.

Il n'est pas douteux que les émotions morales vives peuvent amener l'expulsion prématurée du produit de conception. Baudelocque rappelait habituellement dans ses cours qu'après l'expulsion de la poudrière de Grenelle, il avait été appelé pendant les huit premiers jours pour soixante-deux femmes en péril ou en état d'avortement (Gardien). On comprend difficilement, au premier abord, que les émotions morales puissent, par l'intermédiaire du système nerveux de la femme, produire des lésions suffisantes pour amener l'avortement, à moins d'admettre qu'elles déterminent l'apparition de contractions utérines qu'on devrait toujours constater dans ces cas, ce qui est loin d'être vrai. Mais les émotions morales provoquent des troubles circulatoires : nous pourrions citer, par exemple, les rougeurs subites du visage chez les jeunes filles, ou plutôt les perturbations de l'écoulement menstruel sous une influence morale, écoulement qui, tantôt apparaît, tantôt disparaît. Si on applique ce molimen congestif aux femmes enceintes, on comprend l'hémorrhagie et l'avortement à la suite des émotions morales.

Causes provenant soit du père, soit de la mère isolément, ou des deux parents simultanément. — Parmi ces causes on peut distinguer : *a*, les diathèses et les cachexies ; *b*, les intoxications ; *c*, certains états des organes génitaux.

a. — *Diathèses et cachexies*. — Nous avons vu que l'avortement est fréquent dans les cas de syphilis (p. 37), que la mère soit seule atteinte, que le père se trouve seul malade ou que tous les deux soient infectés. La syphilis héréditaire constatée chez les parents pourrait être aussi une cause d'avortement à répétition (Tarnier).

La tuberculose de la mère est également une cause d'avortement (p. 89 et 90). Si la diathèse cancéreuse ne doit guère, suivant Jacquemier, être considérée comme une cause bien efficace, il n'en serait pas de même de la cachexie cancéreuse. Cet auteur pense qu'à ce point de vue l'influence du père pourrait être invoquée dans certains cas, et il en rapporte un exemple.

b. — *Intoxications*. — Nous avons étudié l'action non douteuse de l'intoxication saturnine (p. 32) et celle beaucoup plus discutée de l'empoisonnement par le tabac (p. 33). L'alcoolisme, pour Lancereaux, serait une cause d'avortement ; ce médecin a été plusieurs fois frappé de la fréquence de ce dernier chez les femmes adonnées à l'ivrognerie.

Delpech a étudié l'influence de l'intoxication par le sulfure de carbone. Chez les ouvriers qui travaillent le caoutchouc soufflé, on remarque des modifications importantes du côté des fonctions génitales. Les hommes sont tous frappés d'impuissance relative ou absolue ; chez les femmes, les désirs de rapprochements sexuels s'éteignent. Si cependant celles-ci deviennent enceintes, presque toujours l'avortement se produit dans les premiers mois ; il est très rare qu'elles arrivent à avoir des enfants à terme.

Signalons enfin l'action malfaisante de l'oxyde de carbone : c'est parce qu'elles respireraient ce gaz délétère que les cuisinières seraient particulièrement exposées aux avortements ; mais il faut dire que, chez ces femmes, à l'action toxique du gaz s'ajoutent la fatigue inhérente à leur profession et la chaleur des fourneaux.

c. — *Fatigue et excès*. — Il ne paraît pas douteux que les rapports sexuels trop fréquemment répétés ne soient, par le traumatisme génital qu'ils produisent, par la surexcitation, la congestion et parfois l'inflammation qu'ils déterminent, une cause d'avortement. Hœbecke a rapporté l'histoire d'une dame dont le mari eut des accès répétés d'aliénation mentale peu de temps après son mariage et qui était très porté à la copulation : elle avorta quatre fois de suite. Elle était au début de sa cinquième grossesse quand son mari succomba ; elle accoucha à terme d'un enfant vivant. Elle se remaria, devint enceinte, et sa grossesse ne fut pas interrompue.

Les fatigues générales, les excès de tous genres, les maladies, la vieillesse et la caducité précoces, pourraient amener chez la femme un affaiblissement qui ne lui permettrait pas de conduire sa grossesse à terme ; ces mêmes causes détermineraient chez l'homme une altération du sperme qui, tout en permettant parfois la fécondation, serait une cause réelle de fausses couches.

C'est ainsi que semblerait agir chez le mari la répétition trop fréquente du coït. « L'observation pénètre assez difficilement sur ce terrain, dit Jacquemier, pour qu'il soit permis d'emprunter quelques remarques faites sur des animaux. M. Salomé a communiqué à Bouley les faits suivants très curieux. Quelques fermiers de sa localité, désespérés de voir avorter toutes les vaches qu'ils avaient fait saillir par le taureau *rouleur* de la commune, eurent l'idée d'avoir un taureau chez eux pour le service exclusif de leurs vaches. Toutes les bêtes saillies par ce taureau retinrent et menèrent à terme leurs produits. Les fermiers des alentours, voyant les succès de leurs voisins, attribuèrent à ce taureau des vertus toutes particulières, et demandèrent instamment la permission de lui présenter leurs vaches ; les premières qui furent couvertes n'avortèrent pas ; mais comme bientôt le nombre des femelles qu'il eut à couvrir s'accrut démesurément, le taureau ne tarda pas à s'épuiser, et avec ses forces disparut la vertu surnaturelle qu'on lui avait attribuée. Les vaches qu'il couvrit avortèrent comme celles qui avaient été saillies par l'étalon commun. — Autre fait du même ordre. Un taureau d'un an paissait dans un enclos à côté duquel se trouvaient des vaches en chaleur. Celles-ci franchirent la barrière qui les séparait du jeune mâle et se firent saillir par lui. Les premières couvertes n'avortèrent pas ; mais comme le nombre des femelles était trop considérable, le taureau s'épuisa et les vaches qui furent saillies les dernières ne purent mener à terme leurs produits ».

Causes dépendant de l'œuf. — Du côté de l'œuf, de nombreuses causes peuvent déterminer l'avortement : rappelons les lésions de la caduque, endométrite et atrophie (p. 316 et 318), l'hydropisie des villosités choriales (p. 308), leur dégénérescence fibro-graisseuse (p. 333), l'hydramnios (p. 291), les hémorrhagies du placenta (p. 335), l'insertion vicieuse de cet organe (voyez Dystocie), ainsi que la mort du fœtus (p. 366). Quand le produit de conception a succombé, il joue, en général, le rôle de corps étranger, il détermine au bout d'un temps variable l'apparition de contractions utérines qui amènent l'expulsion de l'œuf.

Il semble que la grossesse multiple soit une cause d'avortement par la distension exagérée de l'utérus, surtout quand il y a non pas deux, mais trois ou quatre fœtus. Dans les cas de grossesse gémellaire, si l'un des fœtus vient à succomber, l'avortement peut en être la conséquence et les deux œufs sont expulsées ; parfois cependant la grossesse continue et l'œuf mort subit dans l'utérus des modifications auxquelles nous avons déjà fait allusion. Quelquefois enfin, il y a une sorte d'avortement partiel : si les deux œufs sont distincts, celui dont le fœtus a succombé est expulsé, tandis que l'autre continue à se développer.

Dans l'espèce bovine, on a quelquefois observé une variété d'avortements qui lui est particulière, l'*avortement épizootique*. « L'avortement, écrit Saint-Cyr, peut sévir successivement sur toutes ou presque toutes les femelles d'une ferme, d'un village, d'un canton, etc.; il peut se reproduire plusieurs années de suite, occasionnant des pertes d'autant plus sensibles que, presque toujours, il se joue, si l'on peut ainsi dire, des précautions que l'on prend pour en éviter le retour. »

Après avoir exposé et discuté toutes les causes qui ont été invoquées pour expliquer l'apparition de cette affection, Saint-Cyr arrive aux deux conclusions qui suivent : « 1° L'avortement épizootique, qu'il soit *virulent, infectieux* ou de *nature parasitaire*, est évidemment *transmissible* par l'intermédiaire d'un agent qui reste à déterminer; 2° Quelle qu'en soit la nature, cet agent est évidemment *spécifique*, puisque d'une part, il ne paraît pas être lié à la putréfaction des enveloppes, et que, d'autre part, lorsqu'il existe, il produit constamment le même effet : l'avortement, en l'absence de toute autre cause capable de déterminer cet accident ».

E. Nocard a repris tout récemment l'étude de cette question et, après un certain nombre de recherches et d'expériences, il est arrivé à penser que l'avortement épizootique est une maladie microbienne du fœtus et de ses enveloppes, maladie à laquelle la mère reste absolument étrangère. « La contagion, qui n'est plus douteuse aujourd'hui, suit vraisemblablement la voie des organes génitaux de la mère, qui semblent ne subir aucune altération appréciable du séjour, parfois longtemps prolongé, des microbes pathogènes. » Aussi Nocard donne-t-il le conseil de désinfecter les étables et de faire chaque jour la toilette des organes génitaux externes et chaque semaine le lavage du vagin avec une solution du sublimé à 1 sur 2.000. Ce traitement, mis en pratique depuis peu, aurait déjà donné d'excellents résultats.

Existe-t-il des accidents analogues dans l'espèce humaine? Hervieux a, dans une communication faite à l'Académie de médecine, attiré l'attention sur la fréquence de l'accouchement prématuré chez les femmes qui séjourneraient à la Maternité dans les derniers temps de leur grossesse : comme cause de cet accident, il a invoqué l'infection puerpérale. Mais il ne pouvait s'agir d'avortements dans ces faits, les femmes enceintes n'étant admises à la Maternité qu'après le septième mois de la gestation : de plus, les épidémies d'infection puerpérale ayant aujourd'hui disparu des services d'accouchements, cette cause ne saurait plus guère être invoquée. Ajoutons que, dans l'espèce bovine, les femelles n'ont offert, après l'expulsion du produit de conception, aucun accident de septicémie; la cause de l'avortement épizootique n'est donc pas l'infection puerpérale proprement dite.

Remarque. — En terminant, nous ferons remarquer que, malgré cette richesse apparente dans le nombre des causes, bien souvent les femmes avortent sans qu'on puisse arriver à déterminer exactement sous quelle influence le cours de la grossesse a été interrompu.

§ 3. — Anatomie et physiologie pathologiques.

L'anatomie pathologique relative à l'avortement est très complexe. On trouve, en effet, dans l'œuf humain de nombreuses altérations ; mais la plupart d'entre elles (endométrite, môle hydatiforme, dégénérescence fibrograisseuse des villosités choriales, apoplexie placentaire, maladie et mort du fœtus, etc.), ayant été décrites dans les chapitres précédents, nous n'avons pas à y revenir. Il ne nous reste donc à étudier que les lésions qui se produisent dans l'œuf abortif par le fait même de son expulsion ; c'est ce que nous allons faire en décrivant successivement : les différents aspects de cet œuf suivant l'âge de la grossesse, les modifications qu'il subit par l'adjonction de caillots sanguins, les divers états que l'on peut constater chez le fœtus.

État de l'œuf abortif aux différentes époques de la grossesse. — Dans l'avortement, l'œuf se présente sous des aspects très divers, suivant l'époque à laquelle il a été expulsé. Examinons ces différences.

A. — *De l'œuf abortif pendant le premier mois de la grossesse.* — Lorsque l'avortement se produit pendant le premier mois, presque toujours il est accompagné d'un écoulement sanguin qui fait supposer qu'il s'agit d'une époque menstruelle, car rien encore, du moins aucun signe de quelque importance, n'a permis de porter le diagnostic de grossesse. L'œuf est donc expulsé en même temps que du sang liquide ou coagulé ; aussi reste-t-il généralement inaperçu, ce qui tient, non seulement à son petit volume, mais encore à ce que les femmes, croyant à un simple retour de leurs règles, négligent d'examiner avec soin le sang qu'elles perdent et le linge dont elles sont garnies. Dans ces conditions, une description anatomo-pathologique est embarrassante ; on peut dire, cependant, que l'œuf est habituellement chassé au dehors sans se rompre et qu'on y retrouve, quand il peut être vu, à peu près toutes les particularités qui caractérisent l'œuf provenant d'un avortement effectué au deuxième mois, si ce n'est que son volume est plus petit.

B. — *De l'œuf abortif pendant le deuxième mois de la grossesse.* — Ici, d'une part, l'attention des femmes a été attirée par l'absence d'une époque menstruelle ; d'autre part, l'œuf est déjà assez volumineux pour éveiller l'attention au moment où il sort des organes génitaux, car au commencement du deuxième mois il est au moins aussi gros qu'un œuf de pigeon ; il est donc recueilli et examiné. Pour mieux faire comprendre l'état sous lequel il se présente, il nous paraît indispensable d'exposer les particularités anatomiques qui se produisent pendant son expulsion.

À cette époque de la grossesse (Voyez Tome I, p. 213 à 215), l'œuf est partout entouré de villosités choriales qui plongent, les unes dans la caduque ovulaire (caduque réfléchie), les autres dans la muqueuse utérine qui se transformera bientôt en caduque inter-utéro-placentaire (sérotine). Aussi, cet œuf, quand il est chassé au dehors, entraîne-t-il avec lui toute la caduque réflé-chie et quelques lambeaux de sérotine, tandis qu'une déchirure s'effectue au niveau de la zone circulaire qui se trouve à la jonction des caduques ovulaire et utérine. Celle-ci, au lieu de suivre l'œuf, reste donc adhérente à l'utérus.

Quand on examine l'œuf ainsi expulsé, on trouve une masse habituelle-ment ovoïde, à surface lisse et rosée, surmontée d'une sorte d'aigrette irrégu-lière et grisâtre. La surface rosée est formée par la caduque ovulaire; l'aigrette, par des lambeaux de caduque inter-utéro-placentaire. Si on incise cette masse, on rencontre successivement la caduque ovulaire, le chorion avec ses villosités, l'amnios et sa cavité.

Au lieu d'être intact et de présenter l'aspect que nous venons de décrire, l'œuf est quelquefois déchiré à sa surface. La caduque ovulaire manque alors en quelques points et laisse à nu les villosités choriales qu'on aperçoit sans avoir besoin de faire une incision; mais ces villosités ne sont bien recon-naissables que si on les examine sous une couche d'eau dans laquelle elles flottent en offrant un aspect caractéristique.

D'autres fois, la caduque ovulaire, après s'être fendue pour livrer passage à l'œuf, est restée adhérente à la caduque utérine, et l'œuf, énucléé pour ainsi dire, se présente sous la forme d'un sac partout recouvert de villosités, sauf dans le point correspondant à l'aigrette décrite plus haut et qui est consti-tuée par des lambeaux de caduque inter-utéro-placentaire.

Dans quelques cas enfin, les membranes ovulaires se sont rompues, le liquide amniotique s'est écoulé, et il ne reste qu'une poche vide, au milieu de laquelle se trouve la cavité de l'amnios qui a été déchiré en un point.

Nous avons dit que la caduque directe restait ordinairement adhérente à l'utérus, mais il n'est pas très rare qu'elle soit expulsée en bloc ou par lam-beaux, tantôt avec l'œuf, tantôt après lui; on la reconnaît à son apparence charnue, couenneuse, et aux nombreux pertuis glandulaires qui existent à sa surface interne.

C. — *De l'œuf abortif pendant le troisième et le quatrième mois.* — Quand l'avortement se produit dans le courant du troisième ou du quatrième mois, presque toujours il y a déchirure de la caduque inter-utéro-placentaire qui se sépare en deux moitiés, dont l'une reste adhérente à l'utérus, tandis que l'autre est expulsée avec l'œuf. Celui-ci diffère d'ailleurs de forme et d'aspect suivant qu'il est séparé ou non des caduques ovulaire et utérine, et suivant que le sac amniotique est intact ou déchiré. Il en résulte quelques variétés anatomo-pathologiques qu'il convient d'indiquer.

1° Quelquefois, surtout au troisième mois, l'œuf est dépouillé de sa cadu-que ovulaire, et le chorion se montre dans la plus grande partie de son étendue avec des villosités libres et flottantes; mais sur un point de sa péri-phérie, ce chorion est surmonté d'un renflement grisâtre qui, plongé dans l'eau, présente de véritables touffes de villosités placentaires très hypertro-phiées auxquelles adhèrent des fragments de sérotine.

2° D'autres fois, l'œuf est recouvert par la caduque réfléchie, mais la caduque directe est restée adhérente à l'utérus. En un mot, on retrouve ici les dispositions si souvent offertes par l'œuf expulsé pendant le deuxième mois (Voyez p. 482).

3° Dans d'autres cas enfin, l'œuf est recouvert par les caduques réfléchie et directe qu'on peut encore séparer l'une de l'autre, si bien qu'on constate entre elles un espace virtuel, de forme triangulaire, aboutissant en bas à l'orifice interne du col, en haut aux deux orifices des trompes (Voyez Tome I, p. 215). Mais la séparation de ces deux caduques, très facile au troisième mois de la grossesse, devient de plus en plus difficile à mesure qu'on se rapproche de la fin du quatrième mois.

4° Jusqu'ici, nous avons supposé que l'œuf n'avait pas été déchiré et que le fœtus avait été chassé avec la totalité ou du moins avec la plus grande partie de ses membranes ; mais au troisième et surtout au quatrième mois, le plus souvent l'œuf s'est rompu : le liquide amniotique et le fœtus sont donc expulsés avant le placenta et les membranes qui, dans un grand nombre de cas, séjourneront assez longtemps dans l'utérus pour constituer ce qu'on appelle la rétention de l'arrière-faix.

D. — *De l'œuf abortif au cinquième et au sixième mois de la grossesse.* — Si au début de la gestation, alors que les caduques utérine et ovulaire sont encore distinctes et séparables, l'œuf abortif se présente sous les nombreux et différents aspects que nous avons décrits ci-dessus, on comprend qu'il n'en sera plus de même lorsque, au cinquième et au sixième mois, ces deux caduques sont arrivées à se confondre en une seule membrane. Ici, en effet, presque toujours les phénomènes relatifs à l'expulsion de l'œuf sont à peu près identiques à ceux qu'on observe dans l'accouchement à terme ; les caduques utérine et inter-utéro-placentaire se dédoublent donc (Voyez Tome I, p. 221 et 222) et se séparent en deux lames qui vont se comporter différemment : la lame externe reste adhérente à l'utérus, la lame interne, au contraire, tombe avec l'arrière-faix. Très habituellement aussi, l'œuf se rompt, le fœtus est expulsé le premier et la délivrance se fait un peu plus tard. Il faut considérer comme exceptionnels les cas dans lesquels, au cinquième et au sixième mois, l'œuf est expulsé en entier, sans se rompre ; nous en avons cependant vu quelques exemples, même dans la grossesse gémellaire.

Modifications produites dans l'aspect de l'œuf par des épanchements de sang. — L'aspect de l'œuf, tel que nous venons de le décrire, est souvent profondément modifié par des épanchements sanguins que personne n'a mieux étudiés que Jacquemier. Ces épanchements présentent des formes très différentes qui dépendent principalement du développement plus ou moins avancé du placenta.

Jusqu'à la fin du deuxième mois, le sang qui s'épanche a une grande tendance à s'étaler en nappe et à entourer tout le chorion. On le comprend aisément, parce qu'à cette époque les villosités placentaires ne sont pas encore réunies entre elles par du tissu conjonctif (Voyez Tome I, p. 382) et que les villosités en rapport avec la caduque ovulaire maintiennent entre cette caduque et le chorion proprement dit, un écartement pour ainsi dire tout préparé à recevoir le sang. Que dans ces conditions un vaisseau de la caduque inter-utéro-placentaire ou ovulaire vienne à se rompre, aussitôt le sang s'insinuera entre les villosités, et de proche en proche envahira toute la surface externe du chorion. L'œuf prend alors une apparence charnue ; ses parois sont plus ou moins épaisses et dures ; sa surface est bleuâtre ou noirâtre. Si l'on dépouille cet œuf des lames de la caduque, on trouve, dit Jacquemier, toute la surface du chorion recouverte par du sang coagulé et fortement retenu par les ramifications des villosités choriales qui sont emprisonnées dans son épaisseur ; le chorion et l'amnios sont intacts. « Le sang qui recouvre ainsi toute la surface du chorion, forme tantôt un coagulum ferme et dur qui se décolore quelquefois dans quelques-unes de ses parties et ressemble à la couenne du sang de la saignée ; tantôt il est mou et représente un liquide noir, épais, granuleux. La quantité de sang épanché est très variable, et la couche qu'il forme peut n'avoir que 2 à 4 millimètres d'épaisseur ou 20 à 30. Dans ce cas, les extrémités des villosités ont perdu leur rapport avec la caduque réfléchie et la caduque utéro-placentaire, il s'est produit un écartement artificiel de l'interstice qui, à l'état normal, est très étroit. Cette couche n'a pas toujours la même épaisseur sur tous les points ; le sang peut être accumulé en plus grande quantité sur quelques-uns, et le plus souvent sur ceux qui dépendent du placenta. Les œufs qui ont éprouvé cette altération peuvent se présenter à l'observation sous un autre aspect: si pendant l'expulsion ils sont dépouillés de la membrane caduque comme cela arrive fréquemment, ils ont l'aspect d'un caillot de sang ; mais, par la dissection et le lavage, on retrouve bientôt dans leur épaisseur les ramifications vasculaires du placenta et les villosités du chorion, qui montrent que le siège de l'épanchement est le même que dans le cas précédent et qu'on n'a pas affaire à des œufs pourvus de leur caduque et enveloppés dans un caillot de sang » (Jacquemier).

A une époque un peu plus avancée de la grossesse, dans les 3e et 4e mois, l'épanchement, dit encore Jacquemier, s'étend beaucoup moins sur la surface du chorion, et tend à rester limité dans le placenta, il dépasse encore quelquefois ses bords, en présentant dans divers sens des travées qui s'avancent plus loin. L'épanchement est assez limité, parce que l'atrophie des villosités choriales a rapproché le chorion et la caduque réfléchie qui sont assez solidement unis ; l'écartement n'existe plus que vers le bord du placenta dans une étendue variable.

Il est assez rare que ces épanchements sanguins rompent les enveloppes membraneuses qui les limitent. Quelquefois cependant, la caduque ovulaire se déchire et le sang s'épanche entre cette membrane et la caduque utérine.

Il est exceptionnel que le sang déchire le chorion et s'infiltre entre celui-ci et l'amnios, ou qu'il rompe cette dernière membrane et pénètre dans la cavité amniotique ; Gendrin en a cependant observé des exemples.

Plus la grossesse est avancée et plus il y a de probabilité que l'hémorrhagie restera limitée au placenta. Aussi, au cinquième et au sixième mois de la gestation, les épanchements sanguins que nous venons de décrire sont-ils beaucoup plus rares que l'apoplexie placentaire proprement dite (voyez p. 333). Cependant, dans certains cas, les foyers apoplectiques envoient des prolongements qui décollent les caduques inter-utéro-placentaire et utérine dans une grande partie de leur étendue, de telle sorte que l'œuf est, à sa périphérie, enveloppé d'une couche de sang coagulé parfois considérable.

Ajoutons que ces diverses hémorrhagies peuvent se combiner de différentes façons, déchirer et dissocier les membranes dont on retrouve avec peine quelques lambeaux comme perdus au milieu de caillots tantôt noirâtres, tantôt décolorés à des degrés divers ou fibrineux, et qu'il en résulte une masse où tout est si bien confondu qu'il est parfois difficile d'en faire l'analyse anatomique.

Dans toutes ces hémorrhagies qui accompagnent et compliquent l'avortement, la quantité de sang épanché est souvent si considérable qu'elle dépasse de beaucoup le volume de l'embryon et du fœtus tout entier. Il est donc impossible d'admettre que ce sang puisse être fourni par le produit de la conception. Les lésions des vaisseaux appartenant à la circulation fœtale, si elles existent quelquefois, ne sont que consécutives à celles des vaisseaux de l'organisme maternel ; le sang du fœtus ne ferait alors que se mélanger à celui de la mère.

État du fœtus. — Dans certains cas, les embryons ou les fœtus expulsés par avortement donnent des signes évidents de vie, et si par hasard l'œuf est resté intact, on les voit s'agiter dans le liquide amniotique; nous avons même recueilli une observation de ce genre dans un cas de grossesse gémellaire. Les fœtus de quatre mois restent quelquefois plus d'une demi-heure sans respirer; on peut alors suivre facilement les battements du cœur et ceux-ci se ralentissent dès que le fœtus se refroidit, ils s'accélèrent quand on le réchauffe. Aussi lorsque ces fœtus sont menacés d'une mort imminente par suite du refroidissement qui les envahit, on peut les ranimer et prolonger leur vie en les plongeant dans un bain d'eau à la température de 37 à 40 degrés centigrades, ainsi que nous avons eu plusieurs fois l'occcasion de le faire. Au 5e mois les enfants respirent, mais d'une façon si incomplète qu'ils ne tardent pas à succomber. A la fin du 6e mois, la respiration est meilleure et les enfants peuvent vivre pendant plusieurs heures et même plusieurs jours. Parviendra-t-on jamais à élever les enfants nés avant le sixième mois ? Nous ne voulons pas en désespérer tout à fait, car nous avons pu, grâce à l'emploi des couveuses, élever des enfants qui avaient six mois, ou tout au plus six mois et quelques jours (voyez Accouchement prématuré spontané).

Habituellement, dans l'avortement, le fœtus a cessé de vivre avant son expulsion ; il présente alors différents états qui dépendent des circonstances que nous allons indiquer. Si l'embryon est mort très jeune et s'il a succombé depuis un certain temps, il a disparu par dissolution dans le liquide amniotique. Quelquefois ce liquide est transparent et l'on dit que l'œuf est *clair* ; d'autres fois, l'eau de l'amnios est un peu épaisse et ressemble par sa consistance à une solution de gomme. Au milieu du liquide un peu trouble, on peut rencontrer quelques petits flocons blanchâtres, derniers vestiges de l'embryon, ou un reste de cordon ombilical encore adhérent à l'œuf par l'une de ses extrémités. Parfois on ne retrouve ni embryon, ni cordon ombilical, mais on reconnaît la vésicule ombilicale.

Quand le produit de la conception meurt à une époque plus tardive, il ne se dissout plus dans le liquide amniotique et on peut le recueillir. Les plus petits que nous ayons observés avaient le volume d'une fourmi.

Plus tard l'embryon devient relativement volumineux (Voyez Tome I, p. 395 à 397), et subit tantôt les modifications de la momification, tantôt celles de la macération (Voyez Mort du fœtus, p. 367).

§ 4. — Symptômes de l'Avortement.

Guillemot a divisé l'avortement en avortement *ovulaire*, quand il a lieu dans les vingt premiers jours de la grossesse, en avortement *embryonnaire*, quand il survient du 20e au 90e jour, et en avortement *fœtal*, si le produit de conception est expulsé pendant le 4e, le 5e, ou le 6e mois. Mais ces distinctions nous paraissent être simplement des vues de l'esprit, elles n'ont pas d'importance pratique.

En nous plaçant au point de vue clinique, nous croyons devoir étudier successivement : 1° l'avortement du premier mois : il semble n'y avoir qu'un retard des règles ; 2° l'avortement qui a lieu pendant le deuxième mois ; il se fait en bloc ; 3° l'avortement qui survient du commencement du troisième à la fin du quatrième mois ; quelquefois il se produit en bloc, le plus souvent en deux temps : l'expulsion du fœtus, puis celle des annexes ; 4° l'avortement du cinquième et du sixième mois : c'est un petit accouchement, et les expulsions de l'œuf en bloc deviennent l'exception.

Quelques auteurs ont beaucoup insisté sur les prodrômes de l'avortement. Ces prodrômes peuvent être dus soit à des phénomènes de congestion utérine avec pesanteurs dans le petit bassin ; soit à des contractions utérines s'accompagnant de douleurs lombaires, de douleurs qui s'irradient du côté de la région hypogastrique et des cuisses, s'accompagnant aussi d'envies fréquentes d'uriner. Parfois enfin, on observe certains signes qui indiquent la mort du produit de conception : l'affaissement des seins, la disparition des troubles digestifs et des autres phénomènes sympathiques, etc. (Voyez p. 371).

Mais, en réalité, si on doit tenir un certain compte de ces divers phénomènes, ils sont souvent bien vagues. Etudions donc les signes qui accompagnent l'avortement lui-même.

Avortement pendant le premier mois. — A cette époque, les troubles sympathiques de la grossesse n'ont pas encore été notés ou sont à peine perceptibles. Des douleurs lombaires abdominales surviennent semblables à celles qui précèdent ou accompagnent les règles ; du sang s'écoule soit pur, soit le plus souvent mélangé de caillots ; au toucher, le col de l'utérus est mou, dépressible, entr'ouvert, mais n'offre pas de différence notable avec ce qu'on observe, en général, au moment des époques, le col lui-même n'est pas plus augmenté de volume qu'à cette période ; en examinant avec soin les caillots, le plus souvent on n'y trouve rien. Il semble donc qu'il y ait simplement des règles en retard, une ménorrhagie avec caillots.

Avortement pendant le deuxième mois. — Dans ce cas, la menstruation est supprimée : les seins ont été le siège de picotements et sont devenus turgescents, il y a eu des troubles du côté du système nerveux, du tube digestif, etc. Les douleurs lombaires sont plus marquées, les irradiations du côté de la partie latérale et inférieure de l'abdomen et du côté des cuisses sont plus pénibles, et il existe un écoulement de sang mêlé de caillots. Au toucher, le col est ramolli et perméable au doigt, surtout chez les multipares. Sa forme rappelle assez bien celle d'une toupie dont on aurait arraché le clou. Il existe, en outre, une sorte d'abaissement du corps de l'utérus et une tension plus ou moins marquée des tissus voisins au niveau des culs-de-sac ; nombre de fois nous avons trouvé la partie supérieure du vagin tendue, lisse et polie, comme si elle avait été sculptée dans du bois dur. En combinant le palper abdominal avec le toucher vaginal, on constate que le corps est un peu plus volumineux qu'à l'état normal. Enfin, au milieu des caillots, on peut trouver l'œuf qui généralement est expulsé en bloc, avec ou sans caduque, et présente les caractères que nous avons décrits en étudiant l'anatomie pathologique. Cependant, dans quelques cas exceptionnels, les membranes se sont rompues, l'embryon est alors chassé le premier, puis l'arrière-faix ; c'est donc à tort qu'on a cru pouvoir conclure de cette expulsion en deux temps à l'existence d'un avortement criminel.

Avortement se produisant du commencement du troisième à la fin du quatrième mois. — Les signes de grossesse fournis par l'interrogatoire sont à cette époque beaucoup plus nets, beaucoup plus probants, et les symptômes recueillis par l'examen direct sont eux-mêmes plus concluants. Il y a des signes non douteux de travail : les douleurs sont caractéristiques et analogues à celles de l'accouchement, l'écoulement sanguin est plus ou moins abondant. A la palpation, on peut sentir se contracter le corps de l'utérus dont le fond est accessible au-dessus de la symphyse pubienne. Au toucher, le col diminue de longueur, il s'évase au niveau de sa partie supérieure. L'orifice externe peut être d'abord fermé, mais bientôt il s'entrouve ; le col ressemble à un entonnoir dont le conduit cylindrique terminal serait très court. Si le doigt pénètre à travers l'orifice, il arrive soit sur l'œuf et sur ses membranes, soit sur des caillots. On reconnaît même quelquefois une partie fœtale et, si les membranes sont rompues, il n'est pas rare que l'un des membres du fœtus s'engage dans l'orifice utérin. Au niveau des culs-de-sac, on constate l'abaissement du corps de l'utérus et la tension des tissus voisins que nous avons signalée ci-dessus. Enfin, en pratiquant l'examen combiné, on note l'augmentation de volume du corps utérin, on arrive même à percevoir très nettement qu'il se durcit au moment des contractions. Petit à petit, le col s'entr'ouvre de plus en plus, tantôt en conservant une forme cylindrique qui reste distincte de la sphère représentée par le corps de l'organe, tantôt en s'effaçant comme dans l'accouchement, à tel point qu'on ne distingue plus la cavité du col de celle du corps. L'œuf est chassé dès que le col est assez largement ouvert pour le laisser passer.

A cette époque de la grossesse, l'œuf peut être expulsé en bloc : les membranes et le placenta forment une poche dans l'intérieur de laquelle se trouve le produit de conception. Mais le plus souvent, il y a expulsion en deux temps : le fœtus sort d'abord, plus tard vient l'arrière-faix. On a même dit que l'avortement pouvait être décomposé en trois temps : un premier pour la sortie de l'enfant, un second pour celle du placenta et des membranes de l'œuf, un troisième pour celle de la caduque utérine qui, restée adhérente à la paroi, est éliminée plus tardivement. Mais en réalité il suffit, dans la pratique, de distinguer avec les anciens auteurs deux temps : le premier comprend l'expulsion du contenu de l'œuf, le second l'expulsion de l'arrière-faix et des membranes.

Avortement du cinquième et du sixième mois. — Dans ces cas, avons-nous dit, on assiste en réalité à un accouchement en petit. La grossesse est presque certaine ou même absolument certaine : les commémoratifs, les troubles fonctionnels, les signes physiques ne laissent guère place au doute, généralement même on a pu constater les mouvements actifs ou entendre les bruits du cœur du fœtus. Tous les signes de l'avortement que nous avons énumérés existent : les contractions douloureuses, l'écoulement sanguin, les modifications du col et du corps de l'utérus, etc. Comme le plus habituellement l'avortement se fait en deux temps, le fœtus est d'abord expulsé, l'arrière-faix l'est ensuite à une époque plus ou moins éloignée ; il y a une véritable délivrance.

La sortie de l'embryon n'offre, étant donné son petit volume, aucune difficulté dans l'avortement ; rappelons seulement que, si à terme la présentation du sommet est extrêmement fréquente puisqu'on la rencontre 95 fois sur 100 (Voyez Tome I, p. 448), on la constate beaucoup moins souvent dans l'expulsion du fœtus avant l'époque où il est viable. Sans parler des premiers mois où il importe peu de savoir comment sort le produit de conception, G. Veit a noté, sur 43 avortements au 5e et au 6e mois, que l'extrémité céphalique sortit la première 62,8 fois 0/0, l'extrémité pelvienne 27,9 fois 0/0 et que dans 9,3 0/0 des cas le fœtus naquit par l'épaule.

Résumé. — Si on résume en quelques mots les symptômes de l'avortement, on voit que chez une femme qui présente des signes plus ou moins accentués de grossesse, l'apparition d'un écoulement sanguin constitue souvent le premier indice. Cet écoulement, qui attire l'attention, est cependant insuffisant par lui-même pour permettre d'affirmer qu'il y a menace d'avortement : des douleurs s'y ajoutent ainsi que des contractions utérines, et à l'examen direct par les voies génitales on constate toute une série de modifications du col.

§ 5. — Marche. Durée. Terminaisons.

La marche et la durée de l'avortement sont extrêmement variables. Aussi observe-t-on tous les intermédiaires possibles, depuis l'avortement instantané jusqu'à celui qui dure pendant plusieurs semaines. Nous croyons qu'on peut établir les trois divisions suivantes : 1° L'avortement est brusque, instantané ; 2° L'avortement a une durée analogue à celle de l'accouchement; 3° L'avortement est lent et dure, par exemple, plus de trois jours.

A. — *Avortement instantané.* — « Une femme, dit Cazeaux, glisse en descendant un escalier et tombe sur le siège; elle se relève et ses vêtements sont inondés de sang : un œuf de six semaines a été expulsé avec une grande quantité de sang liquide. Cela peut avoir lieu surtout dans le commencement de la grossesse. » C'est là un fait rare, Charpentier cependant en a observé deux exemples. Dans ces cas, il y a deux symptômes : la sortie de l'œuf et l'hémorrhagie.

B. — *Avortement ayant une durée analogue à celle de l'accouchement.* — Il est assez fréquent, au contraire, de constater que l'avortement présente une durée analogue à celle de l'accouchement. Les deux symptômes principaux sont alors les contractions utérines et l'hémorrhagie.

Dans certains cas, c'est l'hémorrhagie qui domine, les contractions paraissent insignifiantes. L'écoulement sanguin peut être parfois tellement abondant que l'état général de la malade devient grave et qu'il en résulte un véritable danger. — Dans d'autres cas, les contractions utérines sont très intenses, très douloureuses, l'hémorrhagie fait défaut ou l'écoulement sanguin est à peine marqué. — Enfin, parfois les deux symptômes marchent à peu près parallèlement.

Comment peut-on expliquer cette dissociation de l'hémorrhagie et des contractions utérines douloureuses? Il est rationnel de penser que les pertes de sang seront abondantes, si l'œuf est vivant et très vasculaire, surtout lorsque le placenta n'étant pas encore nettement limité, la plupart des villosités choriales restent en activité circulatoire. Au contraire, si l'embryon a succombé depuis longtemps, la circulation utérine s'amoindrit et l'hémorrhagie est faible ou presque nulle, tandis que les contractions, nécessaires pour amener l'expulsion de l'œuf, déterminent d'assez vives douleurs.

C. — *Avortement lent.* — Souvent la marche de l'avortement est lente, et sa durée, par exemple, dépasse trois jours; rien n'est plus commun. Dans un certain nombre de cas, il se passe même une ou plusieurs semaines avant que l'avortement soit complet. Cette lenteur fait le désespoir des médecins qui ne savent bientôt plus comment s'y prendre pour calmer l'anxiété des familles et échapper aux questions et aux conseils dont on les accable.

Il est possible d'expliquer cette marche et cette durée par les dispositions anatomiques de l'utérus et de son contenu à cette époque de la gestation.

D'une part, l'œuf présente de nombreuses adhérences à la paroi utérine : pendant les deux ou trois premiers mois, en effet, les villosités choriales occupent une surface très étendue, car le placenta n'est véritablement limité qu'à la fin du troisième mois. Dautre part, les parois du corps de l'utérus n'étant pas encore très développées, ses contractions sont relativement faibles. De plus, le col n'ayant pas encore subi les modifications et le ramollissement qu'on constate à terme offre une résistance plus considérable. La première raison explique suffisamment les hémorrhagies, la seconde et la troisième, la lenteur de l'expulsion, et, dans certains cas, la rétention de l'arrière-faix.

Dans le cas d'avortement démesurément lent, l'hémorrhagie et les contractions utérines douloureuses constituent encore les deux symptômes principaux. Mais les contractions très irrégulières dans leur intensité et leur marche, se suspendent de temps en temps, de telle sorte que le calme renaît ; puis de nouvelles poussées d'hémorrhagie et de douleurs se manifestent, jusqu'à ce que l'œuf abortif soit enfin expulsé.

Parmi les avortements lents, il faut ranger les deux variétés suivantes : Tantôt l'œuf chassé de la cavité du corps utérin se trouve retenu dans le col ; il existe ce qu'on a désigné sous le nom de grossesse cervicale secondaire. Tantôt l'œuf est expulsé en deux temps : le fœtus est d'abord chassé, mais le placenta est retenu dans la cavité utérine et il est difficile de prévoir combien de temps il y demeurera.

1° — Rokitansky, en 1860, a publié le résultat de deux autopsies curieuses. Sur des femmes qui avaient succombé l'une, âgée de vingt-deux ans, à une péritonite, l'autre âgée dix-sept ans, à une fièvre typhoïde, il a trouvé la cavité du col utérin distendue par un œuf qui paraissait avoir un mois et demi environ. Cet œuf était relié à la muqueuse de la cavité du corps par un pédicule : on pensa que la caduque inter-utéro-placentaire, au lieu de se déchirer, s'était sous l'influence des contractions allongée peu à peu, étirée et qu'elle constituait le pédicule. De nouveaux faits ont été publiés par Schülein en 1878, et ils ont donné lieu à une discussion devant la Société de gynécologie de Berlin. C'est presque exclusivement chez des primipares que cette rétention de l'œuf dans le col a été observée, et elle paraît due à une atrésie de l'orifice externe qui résiste aux contractions du corps utérin. Chez les multipares, des brides cicatricielles pourraient déterminer le même résultat. Le terme de grossesse cervicale secondaire n'est pas du reste, suivant la remarque de Thévenot, très bien approprié à ces faits, car il faudrait admettre que l'œuf continue à se développer dans le col et que la grossesse continue son cours. Il vaudrait mieux, avec Schrœder, employer l'expression d'avortement cervical.

Peut-il exister une grossesse cervicale primitive, comme l'ont prétendu Kepler et Pajusco ? Cela est extrêmement douteux et les faits qu'ils ont rapportés sont très discutables (Marchal, Thévenot). Les rugosités de la muqueuse du col, le développement des sinus utérins ne sont pas absolument probants, parce que toutes ces modifications peuvent se produire à une certaine distance du placenta prævia et sous l'influence de son voisinage. La grossesse cervicale ne sera véritablement prouvée que lorsqu'on aura constaté des cotylédons et des villosités placentaires encore implantés sur la muqueuse du col.

2° — L'avortement démesurément lent se fait très souvent en deux temps : les membranes de l'œuf se rompent, le liquide amniotique s'écoule et l'embryon est expulsé ; mais il y a rétention de l'arrière-faix qui demeure dans la cavité utérine.

Rétention de l'arrière-faix. — Quatre conditions peuvent être rencontrées : 1° le placenta est décollé en totalité ; 2° le placenta est resté complètement adhérent ; 3° le placenta est en partie décollé et en partie adhérent ; 4° le placenta a été expulsé en partie, tandis qu'une de ses portions est restée adhérente à la paroi utérine.

Nous ne croyons pas devoir nous étendre sur les faits absolument exceptionnels dans lesquels le placenta étant sorti, c'est le fœtus qui reste quelque temps dans la cavité utérine. Nous nous bornons à les signaler.

A. — *Le placenta est décollé en totalité.* — Il se trouve alors, en général, engagé dans le col de l'utérus ; parfois sa présence à ce niveau s'accompagne d'hémorrhagies, le plus souvent, au contraire, il n'y a pas d'écoulement sanguin. Dans un certain nombre de cas, si la femme est abandonnée à elle-même, on peut observer de la putréfaction et il survient des symptômes de septicémie ; si, au contraire, on a recours aux toilettes et aux injections vaginales antiseptiques faites avec soin, il n'apparaît aucun phénomène d'infection.

Le placenta totalement décollé et engagé dans le col, peut être expulsé en une seule fois, d'un bloc ; ou bien sa sortie se fait en plusieurs fois, par morceaux, par petites masses ; ou bien enfin son élimination est graduelle, insensible : si on pratique alors de temps en temps le toucher vaginal, on constate que la portion du placenta qui fait saillie hors du col, dans la partie supérieure du vagin, ou qui est accessible dans la cavité cervicale, diminue peu à peu chaque jour. Les petites parcelles de placenta qui se détachent sont entraînées dans les excrétions vaginales et dans le liquide des injections où l'on en retrouve des traces, sous forme de grumeaux, de granulations grisâtres ou noirâtres.

B. — *Le placenta est resté complètement adhérent.* — Dans ces circonstances, l'organe demeure en totalité dans la cavité utérine. Après l'expulsion de l'embryon, le col se reforme, reprend ses caractères ordinaires tout en étant en général plus mou : au bout de 4, 5, 10, 15, 30 jours, *plusieurs mois même*, il s'ouvre de nouveau pour laisser passer le placenta.

a. — On a dit que, dans certains cas, il pouvait y avoir putréfaction et septicémie : cela paraît douteux et il est permis de supposer que la partie du placenta qui s'est putréfiée était non pas adhérente, mais décollée.

b. — Il n'est pas rare de voir le placenta demeurer adhérent pendant un temps plus ou moins long sans qu'aucune hémorrhagie survienne. Puis, un jour ou l'autre il se décolle, est éliminé, et on le trouve frais et rosé comme si le fœtus n'avait pas été expulsé depuis longtemps. Ce décollement et cette sortie du placenta peuvent ne s'accompagner que d'un léger écoulement sanguin, parfois, au contraire, il y a une hémorrhagie plus ou moins grave. C'est non pas seulement au bout de plusieurs jours, mais encore des semaines et même des mois après l'expulsion du fœtus que cette sortie d'un placenta admirablement conservé peut avoir lieu : des exemples assez nombreux et absolument indiscutables en ont été publiés. On a même été jusqu'à dire que le placenta ainsi retenu dans la cavité utérine continuait à vivre, à augmenter de volume, à se développer; le fait est peu probable, car la circulation fœto-placentaire n'existant plus, la circulation utéro-placentaire doit être considérablement réduite, sinon totalement supprimée. Il est plus facile d'admettre, pour expliquer cet état, une sorte de vie obscure, se maintenant par imbibition, comme cela a lieu pour les organes ou les tissus dépourvus de vaisseaux.

c. — Dans certains cas, le placenta, au moment où il est expulsé, est au contraire petit, flétri, ratatiné ; il a diminué d'épaisseur et ressemble à une galette aplatie. Sa coloration est d'un blanc grisâtre, il a subi des métamorphoses régressives, la dégénérescence graisseuse. Nous avons déjà fait allusion à ces modifications (Voyez p. 370). Dans la grossesse gémellaire lorsqu'un des fœtus succombe dans les premiers mois, la portion de placenta qui lui correspond n'est généralement expulsée qu'à terme avec le fœtus demeuré vivant; quelquefois cependant la grossesse est interrompue par un avortement.

d. — Quelques auteurs ayant observé des faits dans lesquels on n'avait pu trouver aucune trace de l'élimination du placenta, ont pensé qu'il y avait eu *absorption* de cet organe dans la cavité utérine. Cette absorption admise sans conteste par quelques écrivains a été l'objet de nombreuses critiques. On a d'abord fait remarquer combien les erreurs étaient faciles : le placenta éliminé pendant l'avortement peut, en effet, passer inaperçu au milieu du sang et des caillots ; plus tard, quand il y a des hémorrhagies secondaires, il peut de la même façon, échapper à l'attention du médecin. Dans certains cas, il se trouve éliminé par la femme sans qu'elle s'en doute : elle éprouve des envies de pousser, pense qu'elle a besoin d'aller à la garde-robe et la délivrance s'accomplit ainsi sans qu'on retrouve aucune trace de l'organe.

On a fait observer avec raison que, si le placenta reste longtemps dans l'utérus, ses tissus peuvent subir des modifications comparables à celles qu'on observe dans la grossesse extra-utérine. Dans celle-ci, en effet, longtemps après la mort du fœtus, on ne retrouve du placenta que des noyaux qui font une légère saillie sur la paroi du kyste; les tissus sont tombés en déliquium et il ne reste plus que la charpente fibreuse de l'organe. Si l'on admet que dans l'avortement, l'arrière-faix puisse subir des modifications analogues et une destruction aussi lente, il est vraisemblable que la plus grande partie du placenta et des membranes sera éliminée insensiblement, sous la forme d'un détritus qui se mélangera aux lochies et tombera dans le vagin après avoir traversé le col utérin resté perméable.

C. — *Le placenta est en partie décollé et en partie adhérent.* — C'est là une disposition fréquente qui offre de nombreuses variétés, suivant que la partie décollée et celle qui est restée adhérente sont plus ou moins étendues.

Tantôt le placenta ne tient plus à l'utérus que par un pédicule, comme s'il s'agissait d'un polype; tantôt, au contraire, il est décollé en un seul point et c'est habituellement sur son bord, tandis qu'il demeure adhérent par une large surface. Ces différents états peuvent persister pendant plusieurs jours et ils se manifestent habituellement par des hémorrhagies répétées. On le comprend facilement, car la partie décollée, étant à chaque instant poussée par les contractions utérines qui tendent à l'éliminer, exerce des tiraillements sur la partie restée adhérente, déchire ainsi quelques vaisseaux sanguins et produit, par conséquent, une hémorrhagie qui s'arrête habituellement quand le décollement est complet.

D. — *Le placenta a été expulsé en partie, tandis qu'une de ses portions est restée adhérente à la paroi utérine.* — La portion du placenta demeurée adhérente peut être assez considérable et ne donner lieu à aucun symptôme jusqu'au moment où elle est éliminée. En se détachant, elle est parfois la source d'hémorrhagies soit intermittentes, soit continues, hémorrhagies qui sont plus ou moins abondantes. On observe la même complication, bien que plus rarement, quand des membranes séjournent dans la cavité utérine.

La partie du placenta qui est restée dans la matrice n'est au contraire dans certains cas que très peu volumineuse; elle peut adhérer très fortement à la paroi utérine et séjourner pendant plusieurs mois dans l'intérieur de l'organe. J. Matthews Duncan a encore publié récemment deux faits de ce genre : pour l'un, l'avortement avait eu lieu sept mois, pour l'autre, huit mois auparavant, et les pertes sanguines avaient très gravement compromis l'existence des deux malades. Le col ayant été dilaté, on trouva dans l'utérus de petites portions du placenta; on eut beaucoup de peine à extraire l'une d'elles qui était très adhérente. Ces tumeurs forment comme de véritables polypes placentaires qui doivent être bien distingués des polypes fibrineux formés simplement par des coagula.

On pourrait rapprocher de ces faits ceux qui ont été publiés par Küstner et par Veit: à la suite de l'avortement des premiers mois, alors que le placenta n'est pas encore distinct, des villosités restent parfois adhérentes à la paroi utérine et donnent lieu par leur présence à des hémorrhagies persistantes. La curette, en ramenant des portions de tissu, permet d'établir le diagnostic. Le grattage aurait été de plus, un moyen de traitement efficace dans ces cas.

Mais ces deux dernières catégories de faits appartiennent bien plutôt au domaine de la gynécologie qu'à celui de l'obstétrique proprement dite. Nous avons tenu à les signaler, mais nous ne nous y arrêterons pas davantage.

§ 6. — Suites de couches.

Les *lochies* sont peu abondantes après l'avortement des premiers mois, elles le sont davantage si la grossesse est plus avancée; à un écoulement sanguin et séro-sanguin succède bientôt un écoulement séreux et séro-purulent.

Si l'expulsion de l'embryon ou du fœtus ayant eu lieu, les annexes sont restées dans la cavité utérine, il n'est pas rare qu'elles soient éliminées peu à peu dans les jours qui suivent. On voit alors sortir par les organes génitaux externes, soit des lambeaux membraneux, soit des détritus grisâtres qui font des taches sur les linges et qu'on trouve dans le liquide des injections. Leur sortie s'accompagne d'une odeur très fétide lorsqu'il y a putréfaction et par conséquent menace de septicémie.

L'involution utérine a lieu, en général, plus rapidement qu'après l'accouchement à terme, à moins bien entendu que l'avortement ne soit pas complet, ou que les malades ne conservent pas un repos suffisant. L'involution est lente, au contraire, lorsque la durée de l'avortement est très prolongée et qu'il reste des débris de l'œuf dans la cavité utérine.

La *sécrétion lactée* a généralement lieu après l'expulsion de l'œuf, surtout chez les multipares et lorsque la grossesse est avancée, quand, par exemple, elle a dépassé le troisième mois. On peut cependant la noter beaucoup plus tôt ; Budin l'a observée chez une jeune femme primipare qui avait un retard de vingt jours seulement dans sa menstruation. Quelquefois, nous l'avons déjà dit (Voyez Tome II, p. 378) la montée du lait a lieu au moment où le fœtus succombe dans la cavité utérine, et elle se manifeste de nouveau après l'expulsion de l'œuf.

§ 7. — Complications.

En étudiant la marche, la durée et les terminaisons, nous avons déjà indiqué les principales complications de l'avortement. Nous devons revenir sur ce sujet avec plus de détails.

A. — *Hémorrhagies.* — Modérées dans un grand nombre de cas, les hémorrhagies peuvent, au contraire, être abondantes et devenir même très inquiétantes. On les observe aux différentes périodes de l'avortement : soit au début, quand sous l'influence des contractions, l'œuf se détache des parois utérines ; soit après l'expulsion du fœtus et avant la sortie parfois tardive de l'arrière-faix ; soit enfin au moment de la délivrance ou après elle.

Toutes ces hémorrhagies sont tantôt continues, avec ou sans exacerbations, tantôt intermittentes et se produisant à des moments indéterminés et souvent séparés les uns des autres par plusieurs heures ou plusieurs jours. Elles sont dites *externes* ou *internes,* suivant que le sang s'échappe au dehors ou s'accumule dans les organes génitaux.

Quand le sang arrive à l'extérieur à mesure qu'il sort des vaisseaux, il est liquide et s'écoule sous forme de nappe ou de flots successifs. Quand, au contraire, il séjourne quelque temps dans les voies génitales, il s'y coagule et ce n'est que par instants qu'il fait irruption hors de la vulve ; il y a dans ce cas une véritable débâcle sanguine.

Les caillots ainsi expulsés sont de volume variable, quelquefois aussi gros qu'une tête de fœtus. Ils sont habituellement de couleur violacée ou noirâtre, mais souvent ils présentent par places des amas fibrineux d'apparence bizarre, dont l'aspect est si trompeur qu'après un examen superficiel on pourrait les prendre pour l'œuf lui-même. C'est même une erreur qui est commise assez fréquemment.

En général, l'hémorrhagie s'arrête après l'expulsion du placenta, aussi quand elle continue dans ces conditions, on doit supposer que des débris membraneux sont restés dans la cavité utérine. Enfin, nous avons montré précédemment qu'un écoulement sanguin pouvait persister pendant des semaines et même pendant de longs mois, lorsque de petites portions de placenta étaient demeurées adhérentes (p. 493).

Les hémorrhagies qui se produisent pendant l'avortement, quand elles sont abondantes, répétées et surtout rapides, déterminent les accidents généraux qu'on observe dans toutes les hémorrhagies graves : les tissus se décolorent, les extrémités se refroidissent, le pouls devient fréquent et petit, la bouche est sèche et la soif vive, il survient de l'agitation, de l'anxiété, des bourdonnements d'oreille, des troubles de la vue, des syncopes, et celles-ci sont parfois mortelles. Mais la résistance des femmes est très différente suivant les sujets : chez telle malade, par exemple, la vie sera menacée par une perte de sang qui aurait à peine affaibli une autre femme. Il faut tenir grand compte de ces différences de résistance quand il s'agit d'établir le pronostic.

B. — *Septicémie*. — Le premier symptôme qui doit faire craindre l'apparition de la septicémie, est l'odeur fétide des lochies : cette odeur est tellement forte parfois, elle imprègne tellement le doigt qui a pratiqué le toucher vaginal qu'il est très difficile de s'en débarrasser, même avec des lavages répétés. En même temps un écoulement grisâtre ou noirâtre tache les linges. Dans le liquide des injections, on trouve des détritus de même couleur en quantité plus ou moins abondante. Bientôt la fièvre se déclare, le pouls s'accélère, la température s'élève, des malaises, des sensations de froid et quelquefois même des frissons violents se manifestent. Si on ne fait rien, les symptômes s'aggravent, la fièvre s'accentue, la diarrhée apparaît, la langue se dessèche, devient râpeuse, noirâtre, le délire survient. La malade est alors dans un état inquiétant qui pourra se terminer par la mort. Celle-ci est quelquefois rapide, mais elle n'arrive ordinairement qu'au bout d'un temps assez long. Dans certains cas heureux, au contraire, la malade résiste, l'arrière-faix est éliminé, les symptômes s'amendent jusqu'à la guérison.

La septicémie est donc une complication grave quand elle est abandonnée à elle-même, tandis qu'avec des soins appropriés et donnés dès le début on obtient en général assez rapidement sa disparition.

C. — *Hémorrhagies et septicémie combinées.* — Chez quelques femmes, les deux accidents se combinent : aux phénomènes de septicémie viennent s'ajouter des hémorrhagies ; ces dernières peuvent être dues à un décollement des annexes du fœtus, ou être favorisées par l'altération du sang que produit l'infection.

D. — *Inflammation des annexes de l'utérus.* — A la suite des accidents d'infection, comme dans les cas où il y a eu une intervention sans que toutes les précautions antiseptiques aient été prises, des phénomènes inflammatoires peuvent subvenir du côté des annexes de l'utérus ; de là des phlegmons pelviens, des pelvi-péritonites, etc.

E. — *Tétanos.* — Nous ne citerons que pour mémoire cette complication relativement très rare qui a été étudiée par Wiltshire, Lardier, Collongues, Bennington, Jaccoud, etc. Sur 41 cas de tétanos puerpéral relevés par Bennington, 21 fois il était apparu à la suite de l'avortement ; dans la plupart des cas, il y avait eu des signes d'infection. Wiltshire avait déjà exprimé l'opinion que la rétention d'un morceau de placenta agissait de deux façons : 1° par sa simple présence comme corps étranger ; 2° par une sorte d'empoisonnement analogue à celui que produit la strychnine. Sur les 41 cas relevés par Bennington, 37 fois la malade a succombé.

§ 8. — Diagnostic.

Le diagnostic de l'avortement présente souvent de grandes difficultés. Il doit porter sur plusieurs points : 1° Y a-t-il réellement menace d'avortement ? 2° Quand il y a menace d'avortement, celui-ci est-il inévitable ou peut-on espérer l'arrêter ? 3° Lorsque des symptômes d'avortement se sont produits, cet avortement est-il fait, est-il complet ? 4° Quelle est la cause de l'avortement ?

A. — *Y a-t-il réellement menace d'avortement ?* — La première question qu'on doit se poser en pareille circonstance, c'est de savoir si la femme est enceinte. Rappelons qu'un des meilleurs signes de la grossesse au début est, chez une personne habituellement bien réglée, la suppression de la menstruation. Cependant, il est des femmes qui, bien qu'enceintes, continuent à perdre du sang, très rarement il est vrai, avec une certaine régularité comme si les règles persistaient, quelquefois au contraire, très irrégulièrement. Il faut donc chercher d'autres signes de grossesse. Mais nous avons déjà beaucoup insisté sur ce diagnostic et nous renvoyons le lecteur à ce que nous avons dit ailleurs (Voyez Tome I, p. 535).

Nour appellerons seulement l'attention sur l'importance des signes fournis par l'aspect du sang et l'état du col. Le sang est-il liquide et le col fermé, l'existence de la grossesse est très douteuse. Celle-ci est, au contraire, probable lorsque le col est entr'ouvert et livre passage à des caillots d'un certain volume.

Si on a des raisons de croire que la femme est réellement enceinte, l'apparition de douleurs abdominales ne doit pas nécessairement faire conclure à une menace d'avortement. D'autres causes que des contractions utérines peuvent en effet amener des douleurs abdominales ; nous ne croyons pas devoir revenir sur ce point. — Quant aux écoulements sanguins du début de la gestation, nous avons vu qu'ils pouvaient avoir diverses origines et que parfois même ils se continuaient pendant plusieurs mois sans qu'il y eut interruption de la grossesse (Voy. Tome II, p. 255). — Cela dit, il n'en reste pas moins vrai que des douleurs, coïncidant avec une métrorrhagie, constituent une menace réelle d'avortement. On fera donc bien de se tenir sur la réserve et la défensive.

B. — *Quand il y a menace d'avortement, celui-ci est-il inévitable ?* — La grossesse étant certaine, si des symptômes d'avortement se manifestent, celui-ci doit-il être considéré comme inévitable, ou reste-t-il, au contraire, quelques chances de l'arrêter? Il est souvent bien difficile de répondre à cette question.

Dans bon nombre de cas, l'avortement quoique très probable n'est pas absolument inévitable. Mais il n'en est plus de même lorsque les membranes sont rompues et lorsque le fœtus est mort, car dans ces deux conditions l'expulsion prématurée de l'œuf aura lieu presque fatalement.

Si les membranes sont rompues, des contractions utérines surviennent en général assez rapidement et le produit de conception est expulsé : cependant, il n'est pas extrêmement rare, que l'avortement n'ait lieu qu'au bout de plusieurs jours ou même de quelques semaines. Dans ces circonstances, comment savoir si les membranes sont intactes ou rompues, comment faire pour ne pas confondre l'écoulement véritable du liquide amniotique avec l'hydrorrhée déciduale? La question est souvent embarrassante, et nous n'avons rien à ajouter à ce que nous avons écrit précédemment (Voyez Tome II, p. 323).

Lorsque le fœtus est mort, son expulsion a généralement lieu, tantôt au bout de quelques jours, tantôt après un temps plus long. La disparition des troubles sympathiques de la grossesse, la cessation des mouvements actifs du fœtus dont on n'entend plus les bruits du cœur, la diminution progressive du volume de l'utérus, les sensations particulières qu'on perçoit au palper et au toucher (Voyez Tome II, p. 323), tels sont les principaux signes qui indiquent que le produit de conception a succombé.

Mais lorsque les membranes sont intactes et que le fœtus reste vivant, si la malade perd du sang en quantité notable et assez rapidement pour faire supposer que le placenta est décollé, si des contractions douloureuses se manifestent en même temps et si des modifications accentuées se produisent du côté du col, qu'arrivera-t-il ? Il est probable que l'avortement aura lieu, sans qu'on puisse cependant l'affirmer, même si l'orifice utérin s'est dilaté d'une façon notable ; même si des caillots ont été expulsés en grande quantité ; même si la femme a perdu des lambeaux de caduque.

a. — Chez une femme menacée d'avortement, l'orifice utérin s'est ouvert, il a un ou deux centimètres de diamètre, le doigt qui pratique le toucher constate la présence de l'œuf et parcourt une petite portion de sa surface, les membranes intactes, résistantes, tendues pendant la contraction peuvent être même distinguées d'un caillot dont les parois sont plus molles et plus friables ; on croit donc que l'avortement va avoir lieu. Cependant, sous l'influence du repos et d'un traitement approprié, on voit parfois les contractions utérines cesser ; l'orifice utérin se resserre, ses bords deviennent plus épais, le col se reconstitue, l'écoulement sanguin s'arrête et la grossesse continue son cours : il y a eu *rétrocession* du travail. Ces faits, bien que rares, n'en ont pas moins été très nettement observés.

b. On peut voir survenir chez certaines femmes enceintes des hémorrhagies avec expulsion de caillots, hémorrhagies parfois si abondantes que les malades et souvent même les médecins sont convaincus que l'avortement a eu lieu.

A la suite de ces hémorrhagies, on observe parfois la sortie par les organes génitaux de matières solides, grumeleuses, semblables à du marc de café coloré en rouge; ces matières, peu odorantes en général, sont cependant quelquefois fétides; elles sortent mêlées à de la sérosité roussâtre. Tantôt c'est pendant les jours qui suivent immédiatement l'avortement que cet écoulement a lieu; tantôt, au contraire, c'est seulement alors que l'hémorrhagie a cessé depuis huit à dix jours.

Ces faits s'expliquent par l'accumulation d'une certaine quantité de sang entre l'œuf et les parois utérines. Au moment de l'accouchement, on ne retrouve rien sur les membranes, si tout a été expulsé, il existe seulement des caillots d'un blanc grisâtre au niveau du point où le placenta a été décollé. Si, au contraire, le sang coagulé n'a pas été totalement chassé, on voit après la délivrance les membranes tapissées, sur une zone de quelques centimètres de largeur, par des lames de fibrine dont la décoloration et la minceur indiquent l'ancienneté : elles sont la trace persistante de l'hémorrhagie qui a eu lieu pendant les premiers mois de la grossesse.

Enfin, dans quelques faits exceptionnels, une hémorrhagie se produit et quand on pratique le toucher, on constate que le segment inférieur de l'utérus est occupé par une masse dont le volume et la consistance font penser à la possibilité d'une insertion vicieuse du placenta sur le col, tandis qu'il deviendra plus tard évident que cette masse était formée par du sang coagulé retenu en grande quantité dans l'utérus.

c. — Des morceaux de caduque utérine peuvent même être expulsés pendant la grossesse, sans que pour cela l'avortement soit fatal. Playfair en a rapporté, en 1877, un exemple remarquable. Chez la femme d'un sergent des gardes deux périodes menstruelles avaient manqué, et depuis elle ressentait des douleurs vives dans le bassin. Au toucher, on trouvait le col derrière le pubis, son orifice était dirigé en arrière et en bas. Du côté gauche et à travers le cul-de-sac postérieur, on constatait l'existence d'une tuméfaction arrondie, un peu nodulaire, qui semblait se continuer avec l'utérus. Il existait d'autres signes de grossesse. Ces conditions firent penser qu'il existait une grossesse extra-utérine peu avancée et Braxton Hicks partagea cette opinion. On résolut d'ouvrir le sac avec le couteau galvano-caustique comme l'avait fait G. Thomas (de New-York) dans des circonstances analogues. Avant d'opérer cependant, on voulut vérifier le diagnostic en pratiquant le cathétérisme de l'utérus. La sonde fut introduite jusqu'à une profondeur de plusieurs pouces : il fut dès lors évident qu'il s'agissait d'un utérus gravide en état de rétroversion. Le lendemain la malade, qui avait gardé le lit, expulsa quatre ou cinq morceaux de caduque; chacun d'eux avait environ les dimensions d'une pièce de deux francs. La grossesse continua néanmoins son cours. Des faits analogues ont été observés par Charpentier et Doléris.

C. — *Lorsque des symptômes d'avortement se sont produits cet avortement est-il fait, est-il complet ?* — Pendant les premières semaines d'une grossesse, les symptômes en sont si obscurs que le diagnostic de l'avortement est très difficile à établir d'une manière précise, car l'œuf est si petit qu'il est expulsé sans qu'on y prenne garde et souvent il aura été jeté avec quelques caillots. Quelquefois, cependant, on parvient à recueillir quelques débris sanguinolents. Ces débris sont-ils formés par de simples caillots désagrégés ou par de petits fragments d'un œuf abortif ? Nous avons souvent été appelés en pareille occurrence à formuler une opinion, et nous déclarons que l'examen macroscopique le plus attentif expose à l'erreur. Rien n'est plus facile que de prendre un petit caillot fibrineux pour des villosités ou *vice versâ*, tant la ressemblance est grande entre celui-là et celles-ci.. Il n'y a qu'un bon moyen de diagnostic, c'est l'emploi du microscope. Cet instrument nous a rendu dans ces circonstances de véritables services. De plus, on interrogera les malades avec le plus grand soin : la disparition de tous les troubles fonctionnels, qu'on observe habituellement pendant la gestation, doit faire redouter un avortement, tandis que la persistance de ces troubles, des vomissements en particulier, plaide en faveur de la continuation de la grossesse.

Lorsque le médecin est appelé près d'une femme qui, après avoir présenté des signes de grossesse, a eu des contractions utérines douloureuses et a perdu du sang et des caillots, si le col est mou mais fermé, si, ce qui est habituel, le corps de l'utérus est encore gros, il est bien difficile d'affirmer que l'avortement est fait. Le meilleur moyen serait de pouvoir examiner tous les caillots qui ont été rendus. Malheureusement il est rare qu'ils n'aient pas été jetés, du moins en partie, et le diagnostic doit être suspendu. Tant qu'on n'aura pas eu sous les yeux l'œuf abortif, on devra rester sur une grande réserve en recommandant aux personnes qui entourent la malade de garder dorénavant tout ce qui sera expulsé. Toutefois, au bout de quelque temps, lorsqu'on constate que tous les phénomènes réflexes ont disparu et que l'utérus diminue progressivement de volume, lorsque surtout on assiste au retour régulier de la menstruation, il devient évident que l'avortement a eu lieu.

Et cependant, il peut arriver que le fœtus ayant succombé, l'œuf flétri séjourne pendant plusieurs jours, plusieurs semaines et même plusieurs mois dans la cavité utérine, sans que sa présence soit soupçonnée. Velpeau, Mc Clintock, J. Matthews Duncan, etc., ont publié des faits de ce genre qui peuvent être particulièrement intéressants au point de vue médico-légal. En voici un exemple emprunté à Mc Clintock : Une dame se marie en mars, ses règles continuent jusqu'en juin. En septembre, son mari est obligé de partir pour un long voyage, il la quitte en la considérant comme enceinte de trois mois environ. Le 4 novembre, puis le 2 décembre, il se fait par les organes génitaux un léger écoulement de sang, on pense que les règles sont revenues. Elles ne reparaissent plus qu'au milieu du mois de mars suivant : il s'était donc écoulé neuf mois depuis la cessation des véritables règles. A ce moment, un produit de conception est expulsé, et il n'offre que les dimensions d'un embryon de deux mois et demi environ; le mari et sa famille auraient donc pu avoir des soupçons sur la conduite de cette jeune femme. Mc Clintock estime à ce propos que le médecin, consulté sur l'âge du produit de la conception, fera bien de répondre après avoir constaté l'état de l'œuf qu' « au moment où la vitalité a cessé, l'embryon était âgé d'environ..... ». Ces faits de retard dans l'expulsion de l'œuf mort, auxquels les anglais ont donné le nom de *missed abortion*, ne sont pas très fréquents : il est exceptionnel, en outre, que la rétention persiste au delà de l'époque qui aurait marqué le terme de la grossesse normale, cependant on en a cité quelques exemples.

L'avortement a eu lieu, on en possède des preuves certaines, cet avortement est-il complet ? L'embryon a été chassé, en est-il de même de ses annexes ? Il est souvent impossible de se prononcer au premier abord, en voyant des caillots de formes variées, bizarres, au milieu desquels on rencontre des saillies qui ressemblent, à s'y méprendre, à des parties d'arrière-faix. Il faut alors dissocier ces caillots avec soin pour reconnaître les pseudo-membranes qui ne sont constituées que par de la fibrine, et surtout les mettre sous l'eau, ce qui permet de constater le chevelu spécial aux villosités choriales. Le microscope viendra aussi apporter son contingent au diagnostic.

On devra surtout procéder avec le plus grand soin à l'examen des malades. Si l'utérus reste volumineux et le col béant, il est à présumer que l'avortement n'est pas complet. Au contraire, lorsque l'utérus s'atrophie rapidement et lorsque son col se referme, il est très probable que l'œuf a été expulsé en entier.

D. — *Quelle est la cause de l'avortement ?* — Il ne faut jamais manquer de rechercher quels sont les motifs qui ont amené la cessation de la grossesse. La connaissance de la cause peut, en effet, rendre de grands services, soit pour le traitement de la menace actuelle d'avortement, soit pour empêcher les grossesses ultérieures de se terminer avant que le fœtus soit viable. Nous ne pouvons que renvoyer le lecteur à tout ce que nous avons dit en étudiant l'étiologie.

<h3 align="center">§ 9. — Pronostic.</h3>

Le pronostic est évidemment fatal pour le produit de conception, puisqu'il a déjà succombé ou qu'il est expulsé à une époque où il n'est pas viable. Mais quel est le pronostic de l'avortement pour la mère ? Il paraît assez difficile de l'établir d'une façon précise, parce que les statistiques publiées jusqu'ici sont presque toujours trop peu explicites.

On admet, en général, que l'avortement des premières semaines ne présente aucune gravité, qu'il en est de même pour l'avortement en bloc ou pour l'avortement dans lequel l'expulsion du placenta suit de près, de quelques heures par exemple, la sortie du produit de conception. Rappelons, cependant, que l'écoulement sanguin peut être assez abondant pendant l'avortement pour faire courir quelques risques à la femme. Budin ayant relevé les avortements faits dans son service de la Charité du mois de mai 1883 au mois de mai 1886, a, sur 57 cas, noté quatre fois une hémorrhagie pendant le travail. Sur 153 cas observés à la Maternité, de juillet 1883 à juillet 1886, neuf fois il y a eu pendant l'avortement un écoulement sanguin assez considérable pour attirer l'attention. L'hémorrhagie a donc été assez notable 13 fois sur 210 cas, c'est-à-dire dans 6 0/0 des faits.

Le pronostic serait au contraire grave pour la mère au troisième et au quatrième mois quand l'avortement a lieu en deux temps, c'est-à-dire quand il s'écoule plus de six heures par exemple, entre l'expulsion du fœtus et celle du placenta, et qu'il y a rétention de l'arrière-faix. En laissant de côté les inflammations péri-utérines et le tétanos qui ont même été considérés comme des formes d'infection, les deux principales complications qui peuvent survenir sont, nous l'avons vu, l'hémorrhagie et la septicémie. On a beaucoup insisté dans ces dernières années sur ces deux complications, on paraît les avoir considérées comme très fréquentes et, on en a tiré des conclusions importantes pour le traitement.

Dans quelle proportion ces complications sont-elles donc observées ? Dans les 57 cas relevés à la Charité, 35 fois (61,4 0/0), l'œuf fut expulsé entier où la délivrance survint moins de six heures après la sortie du fœtus ; 22 fois (38,6 0/0) il y eut rétention du placenta. Les 153 observations de la Maternité se divisent ainsi : 129 fois (84,3 0/0), il y eut délivrance immédiate et 24 fois (15,6 0/0) délivrance tardive.

Dans les 22 cas de rétention du placenta suivis à la Charité, on s'est gardé soigneusement d'intervenir, on s'est contenté de maintenir les femmes autant que possible en état d'asepsie, en ayant recours aux toilettes et aux injections avec une solution de sublimé à 1 sur 2.000. Voici ce qui a été noté : Pas une seule fois il n'y a eu hémorrhagie au moment de l'expulsion de l'arrière-faix. Trois femmes avaient de la fièvre quand elles ont été apportées à l'hôpital ; chez deux d'entre elles, l'embryon était déjà expulsé, chez la troisième, il y avait 40° au moment de la sortie du fœtus, quelques heures après l'admission de la mère ; les symptômes de septicémie ont, dans ces faits, rapidement disparu sous l'action du traitement antiseptique.

Pour les 24 cas de rétention du placenta observés à la Maternité, il n'y a eu que deux fois une légère hémorrhagie. En ce qui concerne la septicémie, 21 fois il n'est survenu aucun incident, les suites de couches ont été normales ; trois femmes ont présenté les particularités suivantes : Une femme chez laquelle le placenta était resté sept jours dans la cavité utérine a eu quelques phénomènes d'infection qui ont cédé rapidement aux injections intra-utérines de liqueur de van Swieten ; une autre, victime d'un avortement criminel, est entrée à l'hôpital avec de la fièvre, guérit vite et quitta la Maternité onze jours après son avortement. Enfin, chez une malade atteinte de bronchite et de fièvre lors de son admission, le placenta fut expulsé totalement au bout de soixante heures. Il y eut des lochies fétides qui disparurent rapidement avec les injections intra-utérines, mais la fièvre et la toux qui existaient au moment de l'entrée persistèrent, s'accrurent et on constata l'existence d'une pneumonie à laquelle la femme succomba quatorze jours après qu'elle avait avorté.

La rétention des membranes seules, le fœtus et le placenta étant sortis, donne rarement lieu à des hémorrhagies et à des phénomènes d'infection ; une seule femme, dans la statistique de la Charité, a présenté quelques légers symptômes de septicémie à la suite du séjour prolongé des membranes dans l'utérus.

Si donc on a eu recours aux précautions antiseptiques qu'il est bien simple de mettre en pratique, on voit que le pronostic de l'avortement ne doit pas être plus grave que celui de l'accouchement à terme, puisqu'à la Charité pas une femme sur 57 n'a succombé, et qu'à la Maternité il n'y a eu qu'un seul décès sur un total de 153 avortements, et encore est-il très douteux qu'on puisse attribuer ce décès à la septicémie.

§ 10. — Traitement.

Nous étudierons successivement : 1° le traitement préventif ; 2° la conduite à tenir quand il y a des menaces d'avortement ; 3° la conduite à tenir lorsque l'avortement est inévitable ; 4° la conduite à tenir lorsque l'embryon ayant été expulsé le placenta est resté dans la cavité utérine ; 5° le traitement des complications.

Traitement préventif. — Pour éviter l'avortement les femmes devront se conformer rigoureusement aux règles hygiéniques que nous avons précédemment tracées, notamment en ce qui concerne les voyages et les rapprochements sexuels (Voyez Tome I, p. 572). — D'aillleurs le traitement préventif de l'avortement variera évidemment avec les causes qui peuvent amener la mort ou l'expulsion de l'œuf avant que le fœtus soit viable. Quelques femmes étant prédisposées aux congestions utérines au moment qui correspond à l'époque présumée des règles, on leur recommandera le repos dans la position horizontale pendant une semaine chaque mois, à l'époque ci-dessus indiquée. On sera plus sévère encore pour celles qui ont déjà fait plusieurs fausses couches sans cause appréciable et pour lesquelles on en est réduit à dire que l'utérus est *irritable*. On exigera d'elles qu'elles restent au lit pendant plusieurs mois consécutifs. Nous avons soigné plusieurs femmes qui n'ont jamais pu mener une grossesse à bien quand elles ne gardaient pas le lit pendant toute la durée de la gestation. En voici un exemple : Une du Chili, ayant fait plusieurs fausses couches dont il avait été impossible de soupçonner la cause, vint à Paris dans l'espoir qu'on parviendrait à empêcher l'avortement de se reproduire. Elle devint enceinte et nous exigeâmes d'elle qu'elle ne sortirait pas de son lit. Elle obéit ; mais lorsqu'elle fut grosse de 7 mois environ, l'enterrement d'un grand personnage politique passant devant l'appartement qu'elle habitait, elle ne résista pas à la tentation d'essayer de voir le cortège et fit, très prudemment d'ailleurs, quatre ou cinq pas dans sa chambre pour se rapprocher de la fenêtre et regarder dans la rue. Un accouchement prématuré fut la conséquence de cette curiosité ; l'enfant fut placé dans une couveuse par le médecin de cette dame, et heureusement on réussit à l'élever.

Si l'état général de la femme est mauvais et paraît être une cause d'avortement, il faut s'efforcer de l'améliorer avant que la conception ait lieu : c'est
ainsi, par exemple, que les femmes très lymphatiques auront plus de chances
d'arriver à terme après un séjour aux bains de mer ou dans une station d'eaux
minérales chlorurées sodiques. Dans les cas de syphilis, le mercure et l'iodure de potassium administrés à l'un des époux ou aux deux époux avant la
fécondation, ou bien encore à la mère pendant la grossesse, pourront rendre
de grands services (Voy. Tome II, p. 43). L'iodure de potassium a réussi à Tarnier dans un certain nombre de cas où l'on ne pouvait cependant relever aucune
trace d'infection syphilitique avérée. Dans l'empoisonnement saturnin, dans
l'intoxication par le sulfure de carbone, la mère ou les deux parents devront,
s'ils veulent avoir des enfants, cesser leur profession (Voyez Tome II, p. 32).

La saignée du bras, jadis très employée chez les femmes enceintes, alors
même qu'elles étaient bien portantes, est aujourd'hui presque complètement
abandonnée. Malgré le discrédit dans lequel la phlébotomie est tombée, peut-
on du moins y avoir recours dans le traitement des hémorrhagies, comme on
le faisait si souvent autrefois? Tout dépend, à notre avis, de la cause probable
de l'hémorrhagie. Si la femme est pléthorique, si on soupçonne chez elle une
congestion utérine, la saignée est rationnellement indiquée. C'est guidés par
ces indications que nous y avons eu recours quelquefois avec de réels avantages. En voici un exemple tout récent : Une dame avait fait plusieurs fausses
couches, et celles-ci paraissaient dues à des hémorrhagies qui s'étaient mani-
festées de mois en mois, à peu près aux époques où les règles auraient
apparu, si la grossesse ne s'était pas produite. L'un de nous, appelé en consultation près de cette malade, conseilla à son médecin, lorsqu'une nouvelle
grossesse aurait lieu, de pratiquer chaque mois une saignée de 200 grammes,
deux ou trois jours avant le retour présumé de l'hémorrhagie. Ce conseil fut
suivi, et cette dame vient d'accoucher à huit mois et demi d'un enfant vivant.

Dans le fait précédent, la saignée fut pratiquée à titre de traitement préventif; mais elle peut aussi être employée comme traitement curatif, lorsqu'il
se produit une légère hémorrhagie dont on croit trouver la cause dans la
pléthore ou la congestion utérine. Elle sera, au contraire, formellement con-
tre-indiquée toute les fois que l'hémorrhagie sera abondante et que les malades
auront déjà perdu une notable quantité de sang.

Conduite à tenir lorsqu'il y a des menaces d'avortement. — Lorsqu'il existe des menaces d'avortement, douleurs lombaires, écoulement sanguin, modifications du col, etc., il faut immédiatement ordonner aux malades
le repos absolu au lit. Une diète spéciale sera prescrite : on conseillera une
nourriture légère composée d'aliments très facilement digestibles ; on recommandera aussi les aliments froids. On aura, de plus, recours aux opiacés ou
au chloral pour amener la cessation des contractions utérines.

Le laudanum administré en lavement rend de grands services. Quinze,
vingt ou vingt-cinq gouttes sont mises dans une cuillerée ou deux d'eau
tiède : on remplit de ce mélange une petite seringue en verre dont le bout
olivaire ou mieux arrondi peut être facilement introduit dans l'anus. Lors-

que le sphincter est dépassé, on pousse dans le rectum ce liquide que la malade conserve facilement. On peut renouveler ce petit lavement au bout d'une heure ou même plusieurs fois dans la journée. On a insisté avec raison sur la tolérance remarquable des femmes enceintes pour le laudanum ; nous en avons, en effet, vu quelques-unes qui supportaient facilement 100 à 200 gouttes dans les vingt-quatre heures sans présenter le moindre phénomène d'empoisonnement. Nous avons même pu, dans un cas où cette médication a été suivie de succès, aller jusqu'à 300 gouttes, la malade n'a accusé que des démangeaisons, des picotements de la peau et un très léger engourdissement général. Même donné à cette dose le laudanum n'a aucune influence fâcheuse sur le fœtus. On fera bien cependant de surveiller avec soin l'emploi du laudanum et de tâter la susceptibilité de chaque femme.

Le laudanum rend de très grands services, on ne doit donc pas hésiter à l'employer, même lorsque l'avortement paraît assez avancé, que l'orifice utérin est entr'ouvert (Voyez plus haut, p. 497). Cependant, comme il n'agit pas toujours très rapidement, on peut avoir recours à la morphine. Une injection sous-cutanée d'un centigramme de chlorhydrate de morphine paraît avoir une action plus rapide, plus immédiate ; on la renouvellera, si cela est nécessaire, au bout de deux heures ou même d'une heure ; mais souvent il suffit, la première alerte étant passée, les contractions utérines étant plus éloignées et moins intenses, d'administrer alors du laudanum de la façon que nous avons indiquée.

Les opiacés amènent généralement de la constipation, il est donc indispensable de surveiller les évacuations alvines pendant les jours qui suivent, car l'accumulation de matières fécales dans le rectum pourrait, en déterminant de la congestion du petit bassin, ramener des menaces d'avortement.

Le chloral a été quelquefois conseillé : deux ou trois grammes de cette substance sont dissous dans un peu d'eau et battus avec un jaune d'œuf ; on ajoute ensuite 60 à 80 grammes de lait. Un lavement simple est d'abord administré ; quand il a été rejeté, on donne le lavement de chloral qui doit être conservé. L'action de cette substance paraît être moins sûre que celle des opiacés.

Conduite à tenir lorsque l'avortement est inévitable. — Nous avons dit que l'avortement pouvait être considéré comme inévitable toutes les fois que le fœtus avait succombé ou que les membranes étaient rompues. Si le fœtus est mort, il faut attendre patiemment l'arrivée des contractions utérines qui amènent l'expulsion de l'œuf, on ne doit rien faire pour les provoquer. On se gardera bien surtout de déchirer les membranes si elles sont intactes, car on aurait presque fatalement, par la suite, un avortement en deux temps, ce qui favoriserait la rétention de l'arrière-faix.

Si les membranes sont rompues, on se bornera également à attendre ; mais, grâce aux toilettes et aux injections vaginales, on maintiendra la femme dans un état absolument aseptique : les solutions de sublimé à 1 sur 3.000, d'acide phénique à 2 pour 100, d'acide borique à 4 pour 100, etc., pourront être employées.

On ne cherchera donc pas à retarder l'expulsion de l'œuf. Nous ferons cependant une réserve pour les cas où, le fœtus étant vivant, les membranes se rompent à la fin du sixième mois, sur les limites, par conséquent, de la viabilité. Il serait très important pour l'enfant que, malgré l'écoulement du liquide amniotique, la grossesse pût continuer quelques jours et surtout pendant une, deux ou trois semaines. Budin a vu récemment, avec Ch. Maygrier, un cas de ce genre dans lequel il est vrai, il s'agissait non d'avortement, mais d'accouchement prématuré (Voyez p. 328). Pour obéir à cette indication, on aurait recours à l'immobilité, aux opiacés, au chloral, etc.

Conduite à tenir lorsque le fœtus ayant été expulsé, le placenta est resté dans la cavité utérine. — La conduite à tenir dans ces cas est, à notre époque, très discutée. Un certain nombre d'accoucheurs, croyant que des hémorrhagies et des phénomènes de septicémie surviennent fréquemment comme conséquences de la rétention du placenta dans la cavité utérine, donnent le conseil d'intervenir toujours lorsqu'au bout de quelques heures l'arrière-faix n'a pas suivi le produit de conception.

Les procédés qui ont été recommandés sont nombreux et variés. Certains médecins introduisent le doigt dans l'utérus et cherchent à décoller, à fragmenter, à enlever le placenta ; d'autres font pénétrer des pinces mousses, des pinces à faux germes avec lesquelles ils s'efforcent d'extraire de leur mieux l'arrièrefaix ; il en est qui emploient la curette, soit une curette mousse, soit une curette coupante. P. Mundé, par exemple, ne fait usage que de la curette mousse et encore recommande-t-il « d'éviter l'emploi d'une force qui pourrait blesser la femme ». Mais la curette à bords tranchants a ses partisans : on gratte, on racle les parois de la cavité utérine et on entraîne au dehors les débris de l'œuf ; on doit toujours, bien entendu, prendre les précautions antiseptiques les plus sévères. Dans ces derniers temps, Doléris a conseillé d'ajouter au raclage des parois utérines qu'il pratique avec une curette large et mousse, l'emploi de l'écouvillon. « L'écouvillon, dit-il, est une tige métallique souple, terminée par un bout garni, sur une longueur de 8 à 12 centimètres, de crins solides qui forment une sorte de cylindre hérissé de mille pointes ou dents, capables d'entamer un tissu peu résistant ou de racler très complètement la paroi utérine. Je ne saurais mieux comparer cet instrument qu'à ceux qui servent à débourrer les pipes, ou à ceux dont les sommeliers usent aussi pour nettoyer les bouteilles encrassées. Ces écouvillons sont de volume, de force et de longueur variés ; la souplesse ou la résistance des crins varie également. On les fait pénétrer par un mouvement de vrille dans l'utérus, et par un mouvement identique en divers sens, on détache. L'on entraîne tous les débris détachés, grands ou petits, tous les lambeaux adhérents, toutes les parcelles décomposées qui tapissent la paroi musculaire. » Dans certains cas, l'emploi de l'écouvillon suffirait, sans qu'il fût nécessaire d'avoir préalablement recours au raclage.

Mais il n'est pas toujours facile d'opérer dans l'utérus, dont les dimensions sont peu considérables au début de la grossesse, et dont le canal cervical n'est guère perméable : on peut être obligé de pratiquer la dilatation soit avec le doigt, soit avec des dilatateurs métalliques, soit avec l'éponge préparée, la laminaire, le tupelo. Pour mieux agir même, quelques accoucheurs saisissent le col avec des pinces de Museux et l'abaissent jusqu'à la vulve. En un mot, il faudrait par tous les moyens, et ces moyens varient suivant les cas et avec le tempérament des opérateurs, arriver à entraîner l'arrière-faix hors de la cavité utérine.

Une telle conduite est-elle vraiment rationnelle et nécessaire? Il nous semble que, pour la faire accepter, il faudrait d'abord démontrer deux choses : 1° que la rétention du placenta dans l'avortement est réellement une source d'accidents fréquents ; 2° que toutes les manœuvres digitales et instrumentales auxquelles on a recours n'offrent aucun danger.

1° Les statistiques nous manquent pour savoir ce qui se passait autrefois ou ce qui se passe encore aujourd'hui quand on ne prend aucun soin de propreté, quand on n'a pas recours aux précautions antiseptiques; mais nous avons vu que sur 22 cas observés à la Charité, dans lesquels il y avait eu rétention du placenta après l'expulsion du fœtus, pas une seule fois il n'est survenu d'hémorrhagie au moment de l'expulsion de l'arrière-faix, et chez trois femmes apportées à l'hôpital avec de la fièvre, les symptômes de septicémie ont disparu rapidement grâce aux injections antiseptiques.

A la Maternité, il y eut 24 cas de rétention, deux femmes (dont une apportée malade du dehors) ont eu des phénomènes d'infection : elles ont guéri sans difficulté ; la troisième, qui avait de la fièvre et qui toussait lors de son entrée, mourut de pneumonie quatorze jours après son avortement.

Donc, si on évite toute intervention intempestive et si on a recours aux antiseptiques, l'avortement incomplet, abandonné à lui-même ne donne que très rarement lieu aux complications qui paraissent aujourd'hui si redoutées.

2° Toutes les manœuvres digitales et instrumentales auxquelles on se livre sont elles complètement inoffensives? Nous ne saurions trop engager ceux que cette question intéresse à lire avec soin les observations qui ont été publiées jusqu'à ce jour. Ils y verront que le doigt est en général insuffisant, qu'il ne réussit pas toujours à détacher le placenta et à l'entraîner au dehors. Les pinces sont difficiles à manier dans l'intérieur de l'utérus, et souvent elles y laissent des débris de l'arrière-faix.

Quant aux curettes, et surtout aux curettes coupantes, on leur a adressé maints reproches fondés sur des faits. Elles semblent impuissantes à détacher les débris du placenta lorsqu'ils se trouvent dans une des cornes de l'utérus (P. Mundé) ; malgré un grattage attentif, on a laissé des portions de délivre dans l'intérieur de la matrice (Skjelderup, Doléris); une fois même, bien qu'on eût raclé, lavé, cautérisé avec le perchlorure de fer, on ne fut pas peu surpris de voir le lendemain sortir « un fœtus sans jambes, long de 6 à 7 centimètres qui, malgré l'emploi de la curette coupante, était demeuré dans la cavité utérine sans avoir donné lieu à aucun symptôme » (J. Moses); la curette agit donc à l'aveugle. Elle est de plus dangereuse, car en sectionnant la muqueuse saine, elle ouvre des portes à l'infection (J. Veit) et surtout elle amène des hémorrhagies qu'il est parfois difficile d'arrêter (J. Moses). Enfin, quand on est obligé d'avoir recours à la dilatation, celle-ci n'est pas toujours inoffensive :

Schwarz (de Halle) a rapporté deux cas de déchirure considérable du col, et l'une d'elles s'étendait jusque dans le ligament large.

Grâce à l'emploi de la méthode antiseptique, les résultats n'ont pas été aussi mauvais qu'on pourrait le croire ; cependant on voit qu'avec ces interventions préventives faites pour mettre les femmes à l'abri de la septicémie et d'une hémorrhagie possibles, les pertes de sang abondantes ne sont pas rares : dans une des observations publiées par Moses, les cautérisations avec du perchlorure de fer n'ont pas suffi pour arrêter l'hémorrhagie. La malade a eu du collapsus, il a fallu tamponner. Toutes les femmes d'autre part n'ont pas échappé à la septicémie, il y a eu des endométrites (Moses), des phlegmons pelviens graves (Fehling 3 cas), des décès (Fehling, Cosentino, etc.).

Ainsi donc, d'une part, contrairement à l'opinion admise par certains auteurs, la rétention des annexes du fœtus dans l'avortement n'est que rarement le point de départ de complications, si on a recours aux antiseptiques. D'autre part, les diverses méthodes d'intervention qui ont été conseillées et mises en pratique sont les unes insuffisantes, les autres dangereuses. En conséquence, nous ne voyons nullement qu'il soit nécessaire d'intervenir lorsque l'embryon ayant été expulsé, le placenta reste dans la cavité utérine. On se bornera à faire deux ou trois fois par jour des toilettes et des injections vaginales antiseptiques, et l'arrière-faix sera éliminé spontanément. S'il survenait quelque complication, il serait toujours temps d'intervenir. C'est cette méthode qui a été suivie à la Maternité et à la Charité et qui nous a donné les résultats que nous avons signalés.

Est-ce à dire que nous proscrivions absolument, de parti pris, toute intervention active. Ce serait aller au delà de notre pensée, car en clinique il est bien rare qu'on puisse raisonnablement poser des lois absolues. Ce que nous avons voulu établir, c'est que l'expectation, l'antisepsie aidant, est presque toujours suivie de succès et qu'elle est préférable à une intervention quelle qu'elle soit. Ce n'est qu'à titre d'exception très rare que nous accepterions cette intervention. Quelles sont donc les indications qui pourraient nous engager à nous départir de notre pratique habituelle ?

Lorsque la masse placentaire est engagée dans le col et fait saillie dans le vagin, tout semble si bien préparé pour une extraction facile, que les jeunes médecins sont toujours tentés d'intervenir ; mais il ne faut pas se laisser aller à cette tentation. Qu'arrivera-t-il en effet ? C'est qu'on accrocherait la partie saillante dans le vagin et que, celle-ci ne distendant plus l'orifice utérin, le col se refermerait et emprisonnerait dans l'utérus le reste du placenta. Paul Dubois, dans ces cas, insistait beaucoup sur les dangers des tentatives d'extraction et sur les avantages de l'expectation ; aussi disait-il souvent à ses élèves qu'il fallait considérer la sortie partielle du placenta au travers du col, comme la promesse que tout l'arrière-faix serait bientôt expulsé. Cependant, si la plus grande partie du placenta fait saillie dans le vagin et s'y immobilise pendant plusieurs jours, sans sortir complètement du col, ainsi que nous l'avons observé dans quelques cas, on peut raisonnablement songer à enlever ce placenta, surtout si des symptômes de septicémie viennent à apparaître. Dans ce cas, on pourra donc faire des tentatives prudentes d'extraction manuelle, de préférence à l'emploi des instruments, mais si l'on rencontre des difficultés il faut s'arrêter, car en employant trop de force, on arracherait les parties saillantes, et, pour les raisons que nous avons dites, le reste de la masse placentaire serait bientôt enfermé dans l'utérus, et la situation serait aggravée. Il est bien entendu qu'ici, il n'est pas question de ces faits assez communs dans lesquels tout le placenta sorti de la matrice est retenu dans le vagin, car, alors, il n'est guère besoin de le dire, il y a toujours avantage à l'extraire avec deux doigts recourbés en forme de crochet.

Traitement des complications. — Les deux principales complications sont l'hémorrhagie et la septicémie.

A. — *Hémorrhagies*. — L'hémorrhagie peut être observée : 1° soit pendant le travail, alors que l'œuf est intact ; 2° soit quand l'avortement est incomplet, c'est-à-dire quand l'œuf a été rompu, que le fœtus a été expulsé et que ses annexes sont restées dans la cavité utérine.

1° *De l'hémorrhagie quand l'œuf est intact*. — Si l'écoulement sanguin est peu considérable, les moyens habituellement employés suffiront : citons au premier rang le repos dans la situation horizontale, les épaules appuyant non sur l'oreiller mais sur le plan du lit, et le siège étant un peu élevé. On sait aujourd'hui qu'on peut enrayer les hémorrhagies utérines en employant soit l'eau froide, soit l'eau chaude : de là le conseil de mettre sur l'abdomen des compresses froides et de faire des injections vaginales froides ou glacées ; de là aussi l'emploi des injections vaginales très chaudes avec une solution antiseptique portée à la température de 48 ou 50 degrés centigrades. Les opiacés, morphine, laudanum, etc., très souvent employés en Angleterre, paraissent aussi réussir contre les hémorrhagies dans l'avortement ; peut-être leur action est-elle due à ce qu'ils amènent la diminution ou la cessation des contractions utérines. On surveillera aussi le rectum, car son état de plénitude suffit souvent à déterminer l'apparition de contractions utérines.

Si l'hémorrhagie est abondante, on a conseillé d'avoir recours soit au seigle ergoté, soit à la rupture des membranes, soit au tamponnement.

Le seigle ergoté est de tous les médicaments celui qui est le plus souvent employé. S'il agit, ce doit être, non pas sur les fibres musculaires de l'utérus peu développées encore à cette époque, mais principalement sur l'appareil vasculaire lui-même. Dans un nombre considérable de cas, les accoucheurs sont appelés par des confrères qui ont administré du seigle ergoté ou des préparations dérivées de cette sublance : malgré cela, des hémorrhagies très abondantes persistent. Le seigle ergoté nous paraît donc n'avoir qu'une action discutable et il a l'inconvénient de donner une sécurité trompeuse.

La rupture des membranes ne doit pas être pratiquée : elle expose, en effet, à l'expulsion de l'œuf en deux temps et à ses inconvénients.

Le tamponnement est le moyen par excellence, le seul qui soit véritablement efficace : et nous parlons du tamponnement pratiqué avec de l'ouate ou de la charpie. Les vessies de caoutchouc ont une action beaucoup moins sûre : Schwarz déclare que le colpeurynter n'offre que des inconvénients, il ne l'emploie plus depuis plusieurs années.

On a reproché au tampon d'exciter les contractions utérines et de rendre l'avortement presque inévitable, mais quand on l'emploie contre les pertes graves, mieux vaut l'avortement que le risque de la mort de la mère par hémorrhagie. On aura soin bien entendu, de faire d'abord un lavage antiseptique de la cavité vaginale et de n'employer, pour faire le tamponnement, que des substances aseptiques qui, pour plus de sûreté, auront au préalable séjourné dans des solutions de sublimé, d'acide phénique, etc.

Le tampon agit en opposant une barrière à l'écoulement sanguin, et en déterminant la formation de caillots. Quelquefois, il agit encore en favorisant l'avortement; quand on l'enlève, on trouve alors l'œuf derrière lui.

On laisse le tampon en place de douze à vingt-quatre heures au maximum; au bout de ce temps, on le retire. Si l'hémorrhagie est arrêtée et si l'œuf n'a pas été chassé, on se contente de faire des lavages antiseptiques et on attend. Si de nouvelles hémorrhagies survenaient, on aurait recours au même moyen.

2º *De l'hémorrhagie quand l'œuf est rompu.* — Dans ces cas, lorsque l'hémorrhagie survient, le placenta se trouve décollé soit en totalité, soit en partie. Il se peut, qu'au toucher, le doigt n'arrive sur rien ou qu'au contraire, il atteigne le placenta plus ou moins détaché, plus ou moins libre et flottant dans la cavité utérine. Quelle conduite doit-on tenir dans ces faits ?

Ce que nous avons dit précédemment du seigle ergoté, de l'eau froide et de l'eau chaude, est applicable aux hémorrhagies survenant après la rupture de l'œuf.

De plus, ici, on a tenté d'obtenir par expression la sortie de l'œuf et pour cela on a eu recours à la méthode conseillée par Hœning. Deux doigts sont introduits dans le vagin et ils appuient, soit par le cul-de-sac antérieur, soit par le cul-de-sac postérieur, sur le corps utérin qui est en antéversion ou en rétroversion. L'autre main est appliquée sur la paroi abdominale qu'elle déprime pour arriver de son côté jusqu'sur l'utérus qui se trouve ainsi solidement saisi et comprimé : l'œuf, sous l'action de cette manœuvre, descendrait dans le col et glisserait de suite dans le vagin.

Si le placenta est en très grande partie engagé à travers l'orifice utérin, nous avons vu plus haut qu'il valait mieux ne pas l'arracher; en général alors il fait tampon et l'hémorrhagie s'arrête bientôt.

Mais il est des cas qui sont plus embarrassants et, dirions-nous volontiers, plus tentants et plus perfides. Une hémorrhagie grave existe, le médecin pratique le toucher, son doigt pénètre assez facilement dans la cavité utérine et il trouve le placenta décollé en partie, en partie adhérent au fond de l'organe; la portion qui est libre flotte comme un battant de cloche et il semble qu'avec le doigt on va parvenir très aisément à détacher la portion adhérente. On l'essaie donc, mais c'est en vain; la masse placentaire fuit sous la pression du doigt qui ne parvient pas à l'entraîner, et l'hémorrhagie continue. On introduit des pinces, car il semble que si on saisit le placenta il sera facilement amené au dehors, mais on n'arrive à enlever que des portions de l'organe, et l'hémorrhagie continue toujours, si bien que, pendant toutes ces manœuvres, la femme succombe entre les mains même du médecin. Nous en avons vu des exemples.

Dans ces cas, ce qu'il y a de mieux à faire, c'est d'avoir tout de suite recours au tamponnement. L'usage de la curette nous paraît peu rationnel puisque, nous l'avons dit, il a souvent donné lieu à des hémorrhagies qui ont elles-mêmes nécessité l'emploi du tampon. Un tamponnement bien fait arrête l'écoulement sanguin, et quand après douze ou vingt-quatre heures on enlèvera du vagin toutes les boulettes d'ouate ou de charpie qui y auront été introduites, on trouvera, en général, derrière elles le placenta dont le décollement se sera achevé et qui aura été expulsé de l'utérus sous l'influence des contractions de ce dernier organe.

Quant aux craintes qui ont été formulées que le tampon pourrait favoriser l'accumulation du sang dans la cavité utérine et une hémorrhagie interne, elles sont, à cette époque de la grossesse, absolument exagérées.

A cette règle générale de conduite, nous proposerons cependant une exception. Lorsqu'une femme avorte au cinquième ou au sixième mois, il se peut qu'aussitôt après la sortie du fœtus une hémorrhagie survienne. Les dimensions de l'utérus, qui est largement ouvert, permettront parfois d'agir comme dans l'accouchement à terme et de pratiquer la délivrance artificielle.

Enfin, nous avons vu que, dans certains cas où l'avortement était considéré comme totalement terminé, un écoulement pouvait persister pendant plusieurs mois, dû tantôt à de petites portions de placenta restées adhérentes, à des sortes de polypes placentaires, tantôt à la présence de villosités choriales demeurées implantées dans la muqueuse utérine, lorsqu'il s'agissait d'un avortement des premiers mois. Chez une femme qui avait avorté depuis huit mois, Matthews Duncan réussit, après avoir dilaté le col, à détacher le morceau de placenta avec le doigt. La curette a donné de bons résultats à J. Veit dans la seconde variété de faits. Mais, ainsi que nous l'avons déjà dit, ces observations sortent du domaine de l'obstétrique, dont elles ne relèvent que par leur origine, et elles rentrent dans celui de la gynécologie.

B. — *Septicémie.* — S'il existe des phénomènes de septicémie, soit parce qu'on n'a pris aucune précaution antiseptique, soit parce que des tentatives infructueuses ont été faites pour extraire l'arrière-faix, ce qui en général favorise beaucoup l'apparition des accidents, quelle conduite doit-on tenir?

Le placenta peut être accessible au toucher, ou au contraire se trouver emprisonné dans la cavité utérine. Faut-il introduire le doigt ou des instruments? Faut-il, au besoin, pratiquer la dilatation artificielle, l'écouvillonnage, le grattage avec des curettes mousses ou coupantes? On comprend facilement qu'un certain nombre d'accoucheurs aient le désir d'intervenir : ils veulent enlever au plus vite et à tout prix le corps du délit, la source de l'infection.

Mais toutes les objections que nous avons faites plus haut aux différents procédés opératoires persistent ; il s'en faut, en outre, que toutes les femmes atteintes d'empoisonnement septique et traitées de la sorte aient guéri. Voici, pour notre compte, comment nous procédons.

S'il existe des phénomènes de septicémie au début, nous faisons pratiquer des injections vaginales antiseptiques très fréquentes, toutes les deux heures et même toutes les heures en commençant. Elles suffisent le plus souvent et les accidents cessent totalement. On continue les injections antiseptiques en les renouvelant moins souvent, et le placenta sort, soit en bloc, soit par élimination insensible.

Si, lorsqu'on est appelé, les symptômes d'infection sont plus graves, ou si les accidents ne cèdent pas rapidement aux injections vaginales sérieusement faites, on doit recourir aux injections antiseptiques intra-utérines ; on emploiera la solution de sublimé à 1 sur 3.000, la solution d'acide phénique à 2 pour 100, etc. Le liquide pourra être porté à la température de 48° à 50° centigrades, lorsqu'il existera en même temps un écoulement sanguin. Il faut, en pratiquant ces injections intra-utérines, veiller à ce qu'aucun obstacle ne s'oppose à la sortie du liquide ; cette sortie nous paraît assurée avec la sonde à canal en forme de fer à cheval de Budin, qu'elle soit en métal ou en celluloïde. Nous l'avons employée à plusieurs reprises avec un succès complet. Les injections intra-utérines sont renouvelées plus ou moins fréquemment suivant l'état de la femme ; dans les intervalles de temps où elles sont faites, on continue les injections vaginales.

En agissant de la sorte, on rend probablement aseptique la cavité utérine, et on obtient ce résultat assez rapidement, car les lochies cessent d'être fétides et la fièvre tombe. Serait-il possible, du reste, d'expliquer autrement certains faits qui ont été rapportés où, après l'emploi de la curette et des antiseptiques, des débris de placenta, des débris de fœtus restés dans la cavité utérine ont été expulsés plus tard spontanément sans avoir donné lieu à aucun phénomène d'infection ?

Le traitement général ne sera pas négligé ; l'emploi du sulfate de quinine, des alcooliques à l'intérieur sous différentes formes (eau-de-vie, vin de Bourgogne, vin d'Espagne, Champagne, etc., suivant les cas), une nourriture appropriée : lait, potages, jus de viande, aliments solides même, rendront de grands services.

En terminant, nous répéterons encore que dans l'avortement, malgré tous les conseils d'intervention qui ont été donnés, il faut savoir attendre patiemment. Dans les cas simples, on se borne à faire de l'antisepsie. Dans les cas graves, le tamponnement réussit contre les hémorrhagies, les injections antiseptiques contre l'infection. Si l'antisepsie vaginale, si l'antisepsie utérine sont bien faites, elles suffisent sans qu'on soit obligé d'avoir recours aux interventions manuelles et instrumentales, qui ne sont pas inoffensifs et sont loin d'être infaillibles.

Avec l'expectation et l'antisepsie rigoureusement faite, sans aucune tentative d'extraction manuelle ou instrumentale, les cas de mort seront extrêmement rares : nous ne craignons pas de l'affirmer avec force, tant est grande notre expérience personnelle sur ce sujet, expérience de l'hôpital et de la pratique civile. Ajoutons que cette méthode, expectation et antisepsie, peut être facilement mise en pratique par tous les médecins et toutes les sages-femmes, ce qui n'est pas un médiocre avantage.

CHAPITRE XXII

ACCOUCHEMENT PRÉMATURÉ SPONTANÉ

Bibliographie. — DE LA MOTTE. Traité complet des accouchements naturels, T. 1, p. 312, 1765. — DENUCÉ. Journal de Médecine de Bordeaux, décembre 1857, et note sur quelques faits de pratique chirurgicale. Broch. in-8°. Bordeaux, 1857, p. 38-40. — GUÉNIOT. Gazette des hôpitaux, 22 et 29 octobre 1872. — CLEMENTOWSKY. Jahrb. für Pædiatrik, Bd. I, p. 30, 1873, cité par CREDÉ. — CAZZANI. Annali di Ostetricia, octobre 1881, p. 577. — WINCKEL. Centralbl. für Gyn., 1882, p. 1, 19 et 38. — AUVARD. Archives de Tocologie, octobre 1883, p. 577. — CREDÉ. Arch. für Gyn., Bd. XXIV, p. 128, 1884. — J. EROESS. Zeitschr. für Heilkunde, Bd. V, p. 317 — 382, et Centr. für Gyn., 1885, n° 10, p. 151. — TARNIER. Bull. Acad. de méd., 21 juillet 1885, p. 944.

Quand la grossesse est interrompue dans son cours à partir du sixième mois, on dit qu'il y a accouchement prématuré. Nous ne nous occuperons, ici, que des cas où cet accouchement se produit spontanément ou accidentellement, car nous aurons à revenir sur l'accouchement prématuré artificiel à propos des opérations obstétricales.

Les causes de l'accouchement prématuré sont extrêmement nombreuses, et on pourrait les diviser comme celles de l'avortement. Pour ne pas tomber dans des redites inutiles, nous renvoyons le lecteur à ce que nous avons écrit sur ce sujet (Voyez p. 475 à p. 480) et nous nous bornerons à insister sur quelques-unes de ces causes. C'est ainsi que les rapprochements sexuels, en particulier, sont une source fréquente d'accouchement accidentel. D'autre part, l'hydramnios, l'insertion vicieuse du placenta, l'éclampsie produisent bien plus souvent l'accouchement avant terme que l'avortement.

Chez certaines femmes, l'accouchement prématuré est une sorte d'habitude ; elles accouchent toujours avant le terme normal de la gestation et à la même époque, d'enfants vivants et bien portants, sans que rien permette d'expliquer cette anomalie. Parfois cependant, il existe chez elles une prédisposition héréditaire évidente ; c'est là un fait qui avait déjà été remarqué par les anciens accoucheurs, et De la Motte a rapporté l'observation d'une dame qui eut deux accouchements consécutifs à sept mois, et dont les filles accouchèrent de même à sept mois.

La répétition de l'accouchement prématuré peut encore être due à une autre cause : la mort habituelle du fœtus, dont nous avons déjà parlé (Voyez p. 363).

Le diagnostic de l'accouchement prématuré ne présente aucune difficulté. Les phénomènes du travail se déclarent et se traduisent, comme à terme, par des contractions douloureuses, intermittentes, par l'effacement du col, la dilatation de l'orifice utérin, la formation de la poche des eaux, etc. La délivrance et les suites de couches n'offrent non plus rien de spécial.

La conduite à tenir variera suivant la cause qui a déterminé le travail. Parfois, en effet, l'accouchement prématuré est un événement heureux en ce qu'il vient terminer une grossesse compliquée d'accidents graves qui mettaient la santé de la mère en péril. Il est évident qu'en pareil cas on ne devra rien tenter pour s'opposer à une solution aussi favorable. Nous avons déjà indiqué le traitement que comportent les cas où l'accouchement prématuré est lié à la mort habituelle du fœtus (Voyez p. 363).

Mais, en dehors de ces faits tout particuliers, dès que des menaces d'accouchement prématuré surviennent, il faut essayer d'enrayer la marche du travail, tant que la poche des eaux est intacte et que l'enfant reste vivant. On emploiera, à cet effet, les mêmes moyens que pour l'avortement (Voyez Traitement de l'avortement), c'est-à-dire le repos, les lavements de laudanum ou de chloral, les injections de morphine, etc. Ajoutons que Laferla et Cazzani disent avoir obtenu de bons résultats de l'emploi de l'asa fœtida chez des femmes qui accouchaient prématurément à chacune de leurs grossesses. Le médicament à été prescrit de la façon suivante :

        Gomme résine d'asa fœtida pulvérisée .... 6 gr.
        Sirop simple. .... 6 gr.
        Faire 60 pilules.

Une pilule contient donc 10 centigrammes d'asa fœtida. On doit commencer par en donner deux chaque jour, et on augmente progressivement d'une pilule tous les deux ou trois jours. Cazzani cite 33 succès sur 37 cas traités par cette méthode.

Cependant on ne réussit pas toujours à empêcher l'expulsion prématurée du fœtus, et les enfants naissent alors dans un état de faiblesse congénitale qui réclame des soins particuliers.

Faiblesse congénitale. — La faiblesse congénitale est facilement reconnaissable à certains caractères. Un des plus importants est l'infériorité du poids de l'enfant né avant terme quand on le compare à celui du fœtus venu à terme. A la fin du neuvième mois de la vie intra-utérine, le produit de conception pèse en moyenne de 3.000 à 3.500 grammes (Voyez Tome I, p. 401) ; s'il est né avant cette époque, son poids est d'autant moins élevé que la gestation était moins avancée. Lorsque le fœtus oscille entre 1.000 et 2.500 grammes, il y a en général faiblesse congénitale.

Mais pour apprécier la vitalité d'un nouveau-né, on ne doit pas uniquement se baser sur son poids. En effet, certains enfants, bien que peu âgés, peuvent avoir un poids notable, et cependant leurs organes sont incomplètement développés ; ils respirent et s'alimentent mal. D'autres enfants, au contraire, restés plus longtemps dans la cavité utérine, ont un poids égal ou même moindre, mais leurs organes étant plus développés, ils respirent et digèrent mieux. La connaissance de l'âge des enfants nés avant terme est donc d'un grand intérêt, et l'on devra toujours chercher à l'établir avec le plus grand soin.

L'enfant atteint de faiblesse congénitale présente, en outre, dit Guéniot, « certains caractères extérieurs qui ne trompent guère un œil exercé et qui permettent d'établir le diagnostic, même avant d'avoir pratiqué la pesée. Chez ces enfants, en effet, les organes sont encore inachevés et les fonctions incomplètes ; tout le corps est grêle. La peau molle et délicate, est d'un rouge vif, uniforme ; sa transparence laisse voir parfois les vaisseaux sanguins qui la sillonnent. Les cris, sans vigueur, sont d'ordinaire aigus et monotones ; on dirait un piaulement de jeune poussin. La respiration est faible, peu sensible ; le thorax, pour ainsi dire immobile, ne présente que très imparfaitement ces alternatives d'élévation et d'affaissement qui la rendent si manifeste chez l'enfant robuste ». L'inertie des muscles extérieurs est frappante : « c'est à peine s'ils se contractent, et les mouvements des membres sont à la fois rares et sans vigueur. L'enfant plongé dans une sorte de torpeur, n'a même pas la force de téter. Les muscles de la paroi buccale, ceux de la langue et du voile du palais semblent insuffisants pour opérer la succion ; la déglutition elle-même est souvent languissante, fait singulièrement grave, puisque la continuation de la vie n'est possible que par l'accomplissement régulier de cet acte physiologique. »

Une hygiène bien conduite peut seule permettre de combattre les funestes effets de la faiblesse congénitale, et cette hygiène doit surtout consister dans l'emploi de la chaleur et dans une alimentation bien dirigée.

L'action de l'air extérieur et les variations de la température sont éminemment dangereuses pour les enfants petits et chétifs, nés avant terme ; aussi doit-on s'efforcer de les maintenir dans une atmosphère aussi chaude et aussi égale que possible. « Il ne suffit pas, dit encore Guéniot, que l'enfant ne soit jamais refroidi ; il faut plus, il est nécessaire que constamment il ait chaud ; que la main, au contact de ses pieds, de ses jambes, de son nez, etc. éprouve une sensation de chaleur comparable à celle que détermine un bain tiède. Le nouveau-né atteint de faiblesse congénitale doit être, en un mot, pour ainsi dire couvé, pénétré de chaleur. C'est à cette condition seulement que la circulation, la respiration et toutes les grandes fonctions peuvent s'exercer dans son frêle organisme. »

Les moyens employés depuis longtemps pour mettre les enfants atteints de faiblesse congénitale dans les conditions les plus favorables à leur développement, sont les suivants : On enveloppe leurs membres et leur tronc d'une couche d'ouate, puis on les emmaillote ; on met également une feuille de coton tout autour de leur tête, sous le bonnet. Dans le berceau, on place deux ou trois boules d'eau chaude, qu'on renouvelle fréquemment, on en mettra par exemple une de chaque côté du corps et l'autre au niveau des pieds. Au moment du change, on réchauffe les enfants devant un feu de bois clair.

Enfin dans certains cas, on les a placés dans une chambre dont la température était maintenue d'une façon constante à 25 degrés centigrades ; mais on comprend combien, en pratique, ce procédé présente de difficultés.

S'ils sont très chétifs, on essaye d'activer leur circulation à l'aide du massage. Dans ce but, on frictionne et on pétrit légèrement les parties charnues des membres et du tronc et l'on fait mouvoir doucement les articulations avec la main enduite d'huile chaude. Ces manipulations sont pratiquées pendant cinq minutes environ ; on les répète deux ou trois fois dans les 24 heures.

L'emploi de bains chauds dans lesquels on aura mis deux ou trois litres de vin, les frictions sur tout le corps avec de l'eau-de-vie, du vin aromatique, de l'alcoolat de lavande, etc. rendent aussi des grands services.

Quant à l'alimentation des enfants nés avant terme, voici comment on la règle ordinairement. L'enfant mis au sein est nourri avec le lait de sa mère ou celui d'une nourrice de choix. On doit bien savoir qu'il peut exécuter des mouvements de succion sans avaler en réalité. Pour s'assurer qu'il s'est véritablement alimenté et pour apprécier la quantité de lait qu'il a prise, on le pèse avant et après la tetée. S'il est très faible et n'exécute pas de mouvements de succion suffisants, on lui fait couler du lait dans la bouche ou on l'alimente à la cuiller. Pour que la digestion puisse s'opérer facilement, l'enfant ne doit ingérer qu'une petite quantité de lait à chaque repas, et ces repas sont renouvelés environ toutes les deux heures et parfois même toutes les heures, du moins dans la journée.

Berceau incubateur. Couveuses. — Telles étaient les méthodes employées jusqu'à ces dernières années pour l'élevage des enfants nés avant terme et en état de faiblesse congénitale. Mais il faut bien dire que, malgré les services qu'elles ont rendus, elles restaient insuffisantes dans un grand nombre de cas. Tarnier a cherché à les perfectionner. C'est ainsi qu'il a été conduit à l'emploi de la couveuse pour maintenir les enfants nouveau-nés dans un air chaud à température constante et à celui du gavage pour assurer l'alimentation.

En décembre 1857, le professeur Denucé (de Bordeaux) écrivait ce qui suit : « Ayant eu, il y a quelque temps, l'occasion de donner des soins à un enfant venu au monde vers le sixième mois de la vie fœtale, je me vis en présence de deux indications : nourrir l'enfant, entretenir sa chaleur. Pour remplir la seconde, j'eus l'idée de faire exécuter un berceau dans lequel il fut possible d'entretenir une chaleur constante et d'un degré voulu. Je fis faire ce berceau en zinc, à double fond et à doubles parois. Qu'on suppose, par exemple, deux baignoires, l'une un peu plus petite, la seconde placée dans la première et séparée d'elle par un intervalle vide dans lequel il est possible de mettre de l'eau. Ces deux baignoires sont entièrement unies par leur bord supérieur, ce qui complète la cavité close dans laquelle l'eau peut être reçue. Un entonnoir est placé sur le bord supérieur du berceau, un robinet d'évacuation près du bord inférieur.

« Les couches et les langes sont disposés dans le berceau ; le berceau lui-même, pour éviter la déperdition de la chaleur, est enveloppé d'une couverture de laine. On met de l'eau chaude dans l'appareil. Dès lors, à l'aide du thermomètre que l'on place dans le berceau, et en se servant de la facilité que l'on a d'ajouter et de retirer de l'eau, on peut établir et entretenir le degré de température que l'on veut avoir dans l'intérieur du berceau. Du reste, avec la précaution que j'ai mentionnée d'envelopper le berceau de laïne, la déperdition de chaleur est peu de chose, et dans le cas où j'ai employé cet appareil, il suffisait toutes les six heures de retirer un demi-litre environ d'eau et de le remplacer par un demi-litre d'eau bouillante. A l'aide de cet appareil, je suis parvenu à conserver pendant dix-sept jours cet enfant, sans qu'on ait pu constater jusqu'à son dernier moment le moindre refroidissement dans la température de son corps. » (Denucé).

Credé a publié en 1884 la description d'une baignoire absolument semblable dont il déclare faire usage depuis plus de vingt ans ; toutefois les premières observations qu'il rapporte datent de 1866. Un appareil du même genre était également employé à l'Hôpital des Enfants assistés de Moscou.

Tarnier a pensé que le berceau incubateur était insuffisant et il a fait construire une couveuse analogue à celle qu'on emploie pour obtenir artificiellement l'éclosion des œufs. Cette couveuse a été installée à la Maternité en 1880.

En voici la description sommaire, que nous empruntons au mémoire d'Auvard : Une large boîte en bois, cubique, à parois épaisses, repose sur un piédestal. Elle est divisée en deux compartiments, l'un inférieur, qui contient un réservoir à eau chaude, l'autre supérieur, où repose l'enfant (Fig. 58). Ce dernier compartiment a un couvercle formé de deux glaces de verre superposées et mobiles, à travers lesquelles on peut s'assurer de l'état du nou-

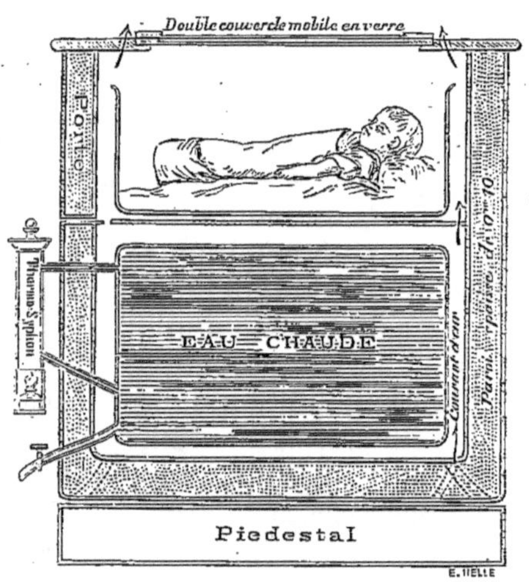

Fig. 58 — Couveuse de Tarnier.

veau-né et de la température qu'indique un thermomètre placé à l'intérieur ; il présente, en outre, sur une de ses parois latérales une porte par laquelle on peut retirer le berceau de l'enfant. Des orifices établissant une communication suffisante avec l'air extérieur sont ménagés dans chacun des compartiments, qui communiquent l'un avec l'autre par d'autres ouvertures.

Le jeu de l'appareil est très simple : « L'air pénétrant entre le piédestal et la boîte par les solutions de continuité qui existent à ce niveau, monte le long des parois du réservoir d'eau chaude, arrive échauffé dans le compartiment supérieur où il séjourne un temps variable, et, enfin, s'échappe par un des orifices que nous venons de mentionner. » Un thermo-siphon est adapté au réservoir, et la chaleur est fournie par une lampe qu'on ne doit allumer que deux ou trois fois en 24 heures, en la laissant brûler seulement 2 heures chaque fois ; on doit éteindre cette lampe aussitôt que le thermomètre indique dans le compartiment supérieur une température inférieure de 2º à celle qu'on veut obtenir, car la température continue à s'élever encore de 2º environ.

La température qu'on doit maintenir dans l'appareil est en moyenne, d'après Tarnier, de 32º. Toutefois, on peut la faire varier de 30 à 37º centigrades : elle doit être d'autant plus élevée que l'enfant est plus faible.

Afin d'éviter les dangers qui résultent pour les enfants d'une température trop haute, par suite d'un défaut de surveillance, Budin a fait adapter à la couveuse de la Charité un régulateur Regnard. La température peut être ainsi maintenue constante, et si elle vient à s'élever un peu trop, on est immédiatement prévenu par un avertisseur électrique.

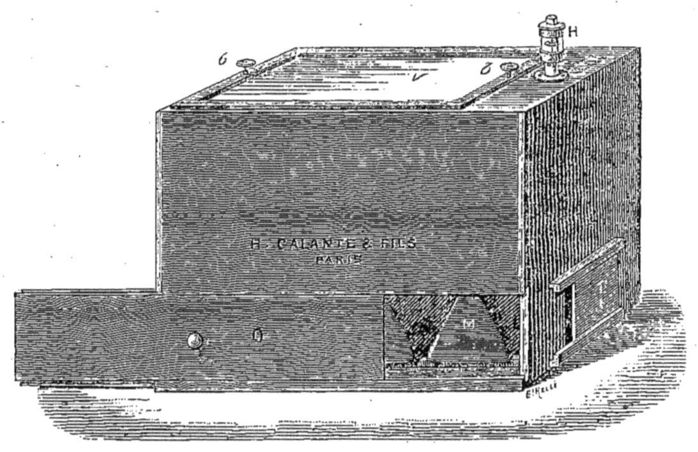

Fig. 59. — Couveuse de Tarnier. Petit modèle.

La couveuse précédente est d'un grand volume et d'un prix élevé. Utile dans les maternités, car elle peut contenir plusieurs enfants, elle n'est ni facile à manier, ni propre à la clientèle privée. C'est pourquoi Tarnier a imaginé une couveuse plus petite, d'un chauffage facile et d'un transport aisé. L'appareil est très simple et peut être fabriqué en très peu de temps et à peu de frais par n'importe quel menuisier. Voici comment Auvard décrit le modèle construit par Galante, sur les indications de Tarnier. « La couveuse est représentée par les trois figures ci-jointes : elle se compose d'une caisse en bois, longue de 65 centimètres, large de 36 centimètres, haute de 50 centimètres (dimensions extérieures), l'épaisseur des parois étant de 25 millimètres.

« L'intérieur de la caisse est divisé en deux parties par une cloison horizontale incomplète (Fig. 60. P) située à environ 15 centimètres de la paroi inférieure.

« Dans l'étage inférieur, destiné à recevoir des boules d'eau chaude en

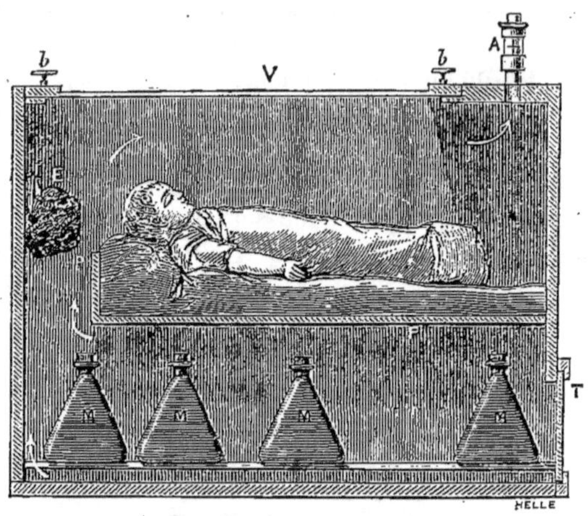

FIG. 60. — Couveuse de Tarnier. Petit modèle.

grès, connues à Paris sous le nom de moines, sont pratiquées deux ouvertures, l'une latérale (Fig. 60, O), occupant toute la longueur de la paroi, fermée par une porte à coulisse et pouvant à volonté se tirer dans les deux sens : c'est la voie d'introduction des boules. L'autre, percée à une des extrémités de la boîte (Fig. 59 et 60, T), obturée par une porte incomplète, c'est-à-dire moins grande que l'orifice qu'elle recouvre, de manière à permettre toujours le passage d'une certaine quantité d'air.

« L'étage supérieur, disposé pour recevoir l'enfant, garni de coussins à cet effet, s'ouvre en haut par un couvercle vitré (Fig. 59 et 60, V) dont la fermeture est aussi complète que possible ; deux boutons b b permettent de l'enlever facilement. Sur la paroi supérieure se trouve un orifice de sortie auquel est fixé, si on veut, un tube muni à son intérieur d'une petite hélice très mobile et pouvant tourner sous l'influence d'un faible courant d'air (Fig. 59, H).

« Dans l'ouverture qui fait communiquer les deux compartiments, on place une éponge imbibée d'eau simple pour humidifier l'air, et aussi un thermomètre destiné à marquer la température de l'appareil.

« Le chauffage se fait au moyen de boules en grès ou moines, dont un

modèle est représenté dans la figure 61 ; elles ont une longueur de 20 centimètres et une capacité d'un demi-litre. La couveuse peut contenir cinq
moines, mais quatre suffisent ordinairement pour maintenir la chaleur nécessaire, c'est-à-dire variant entre 31 et 32°, la température extérieure de la
chambre étant de 16 à 18°.

« Pour chauffer la couveuse, on procède de la façon suivante ; on commence par mettre trois boules remplies d'eau bouillante dans l'appareil ; au
bout d'une demi-heure elle a atteint le degré voulu, et on peut y placer l'enfant. Si à ce moment, la température tend à s'élever au-dessus de 32°, on
ouvre légèrement le couvercle en verre pendant quelques instants.

« Au bout de deux heures, on met une quatrième boule, et à partir de ce
moment, toutes les heures et demie ou deux heures, il faut changer le contenu d'une des boules, celle qui est la moins chaude, et avoir soin d'y faire
verser de l'eau bouillante.

« L'air pénétrant par la petite trappe décrite plus haut, s'échauffe au contact des boules, et, devenant ainsi plus léger, monte dans l'étage supérieur,
s'imprégnant au passage de vapeur d'eau au contact de l'éponge (Fig. 60, E)

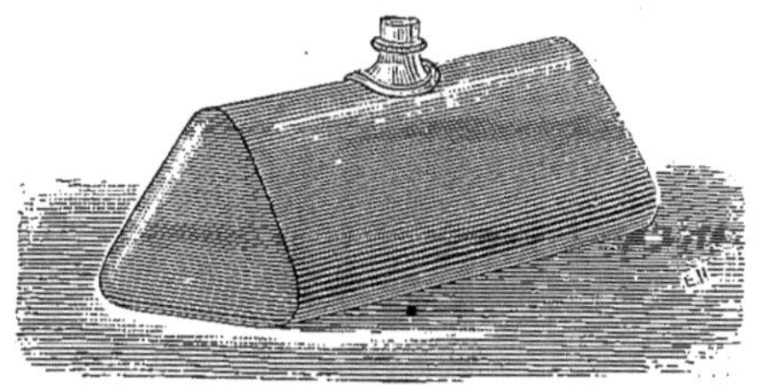

FIG. 61. — Vase en grès contenant l'eau chaude.

qu'on aura soin de conserver humide. Cet air vient ensuite entourer l'enfant,
dont il balaye pour ainsi dire toute la surface, et s'échappe par l'orifice de
sortie placé à l'extrémité opposée, en imprimant à l'hélice un mouvement
de rotation, preuve palpable de l'existence du courant d'air, qui est indispensable au bon fonctionnement de l'appareil. »

Disons quelques mots des soins particuliers que réclame l'enfant placé
dans une couveuse. D'abord, faut-il l'emmailloter? Cela nous paraît préférable ; on constate, en effet, que sous les vêtements et sous les langes, la
température est plus élevée de deux ou trois degrés que celle de l'air de la
couveuse : elle est par exemple de 32 ou 33°, quand le thermomètre placé
dans l'appareil marque 30° centigrades. Toutes les heures ou toutes les deux
heures, suivant les cas, on retire pendant quelques instants l'enfant de la
couveuse afin de l'alimenter et de le changer. Il ne doit rester exposé à l'air
de la chambre que le temps strictement nécessaire.

L'action bienfaisante qu'exerce le séjour dans la couveuse sur les enfants
nés avant terme, est prouvée par les excellents résultats obtenus à la

Maternité, dans d'autres hôpitaux et en ville, par toutes les personnes qui en ont surveillé avec soin l'emploi. Ajoutons que les enfants atteints de sclérème, d'œdème, de cyanose, etc., sont placés avec grand avantage dans la couveuse, où il suffit quelquefois de les laisser vingt-quatre heures pour amener leur résurrection. L'action de la couveuse dans le traitement du sclérème est en particulier très remarquable; l'œdème des nouveau-nés disparaît avec une rapidité surprenante quand on les fait séjourner dans cet appareil. De 1877 à 1880, avant la couveuse, 181 enfants moururent à la Maternité avec du sclérème; de 1882 à 1885, avec la couveuse, 9 seulement succombèrent en présentant les signes de cette affection.

Depuis qu'on se sert du berceau incubateur et de la couveuse, Winckel a préconisé l'emploi de bains chauds prolongés ; nous ne faisons que les signaler, car s'ils peuvent rendre des services, ils n'entreront que bien difficilement dans la pratique courante.

Quels sont les résultats fournis par la couveuse? Voici les statistiques de la Maternité qui ont été données par Tarnier dans son cours du semestre d'été fait à la Faculté de médecine, en 1886.

POIDS DES ENFANTS	NOMBRE DES ENFANTS MIS DANS LA COUVEUSE	NOMBRE DES ENFANTS QUI ONT VÉCU	NOMBRE DES ENFANTS QUI ONT SUCCOMBÉ	MORTALITÉ POUR 100
De 1.000 à 1.500	40	12	28	70
De 1.501 à 2.000	131	96	35	26,7
De 2.001 à 2.050	112	101	11	9,8

A la Maternité, avant l'introduction de la couveuse, les enfants d'un poids inférieur à 2.000 grammes élevés à l'air libre mouraient dans une proportion de 66 pour 100 (Auvard). Depuis l'emploi de la couveuse, cette proportion est de 3,66 pour 100.

Credé a publié les résultats qu'il a obtenus avec le berceau incubateur ou baignoire à doubles parois dont il a fait usage ; voici ses chiffres :

POIDS DES ENFANTS	NOMBRE DES ENFANTS MIS DANS LE BERCEAU INCUBATEUR	NOMBRE DES ENFANTS QUI ONT VÉCU	NOMBRE DES ENFANTS QUI ONT SUCCOMBÉ	MORTALITÉ POUR 100
De 1.000 à 1.500	24	4	20	83,3
De 1.501 à 2.000	115	73	42	36,5
De 2.001 à 2.500	476	422	54	11,3

On voit, en comparant les deux tableaux, combien les résultats obtenus avec la couveuse de Tarnier sont supérieurs à ceux fournis par le berceau incubateur. Au lieu de 83,3 pour 100 de mortalité pour les enfants pesant moins de 1.500 grammes, Tarnier n'a eu que 70 pour 100 ; au lieu d'une mortalité de 36,5 pour 100 pour les enfants pesant entre 1.500 et 2.000 grammes, Tarnier n'a eu qu'une mortalité de 26,7 pour 100. Et dans chacune de ces deux catégories le nombre des observations prises à la Maternité est plus considérable.

En prenant dans les relevés de Credé le total des chiffres qui se rapportent aux enfants d'un poids inférieur à 2.000 grammes, on trouve 62 morts sur 139 enfants, c'est-à-dire une mortalité de 44,6 pour 100, résultat toujours moins favorable que celui donné par la couveuse.

Enfin, de 2.001 à 2.500 grammes, les résultats obtenus par Tarnier sont encore supérieurs à ceux de Credé ; ajoutons, cependant, qu'à la Maternité on met rarement dans la couveuse les enfants qui pèsent plus de 2.000 grammes ; on ne le fait que s'ils ne se développent pas régulièrement ou deviennent souffrants.

Le dernier modèle de couveuse que nous avons décrit est très facile à transporter ; son usage se répand de plus en plus dans la clientèle privée où nous avons, dans beaucoup de cas, recueilli d'excellents résultats de son emploi. Ajoutons que certains services d'accouchements des hôpitaux possédant plusieurs couveuses, les sages-femmes de l'Assistance publique et même des personnes de la ville y apportent maintenant des enfants nés avant terme qu'on désespère de pouvoir sauver par les moyens ordinaires.

Alimentation et gavage.—Une autre question d'une très haute importance est celle qui a trait à l'alimentation des enfants (Voyez Tome I, p. 848 à 919), et celle-ci étant difficile à bien conduire chez un enfant né avant terme, nous devons dire quelles sont les précautions et les soins particuliers qu'elle réclame.

Les recherches entreprises depuis longtemps par Tarnier sur ce sujet l'ont conduit à adopter une méthode dont il a donné communication à l'Académie de médecine, le 21 juillet 1885.

Voici comment il conseille de procéder. Dès le premier jour, on essayera de mettre les enfants au sein de leur mère ou d'une nourrice ; s'ils sont trop faibles ou refusent de teter, on pourra leur faire couler du lait dans la bouche, et celui de femme, donné pur, sans aucun coupage, est préférable à tous les autres. Quand le lait de femme fera défaut, on le remplacera par du lait d'ânesse, non bouilli, que l'on coupera par moitié avec de l'eau sucrée à raison de cinq grammes de sucre pour 100 grammes d'eau. Si on n'avait à sa disposition ni lait de femme, ni lait d'ânesse, on y suppléerait tant bien que mal par un mélange (Voyez Tome I, p. 911) fait avec un quart de lait de vache et trois quarts d'eau sucrée dans la proportion que nous avons indiquée plus haut. Mais ici, le lait de vache bouilli vaut mieux, à ce qu'il nous a semblé, que le lait cru, et celui que l'on fait cuire au bain-marie, en vase clos, serait même préférable à celui qui a bouilli à l'air libre. Voici donc comment il faudrait procéder : on verserait le mélange de lait de vache et d'eau sucrée dans un vase appelé *marmite américaine*, et on mettrait le tout dans un bain-marie d'eau bouillante, où on le laisserait pendant une demi-heure. Dès que la marmite serait retirée de l'eau bouillante, on décanterait le liquide afin de ne pas lui laisser prendre un goût métallique.

Quel que soit le lait employé, on le donne à l'enfant avec une petite cuiller. Quand l'enfant est très petit, 8 grammes de liquide suffisent pour un repas, mais cette quantité sera portée de 10 à 15 grammes si l'enfant est moins chétif. Les repas seront au moins de 12 en 24 heures.

Il arrive souvent que l'enfant né avant terme boit fort mal et rejette en grande partie le lait qu'on lui présente : l'alimentation est insuffisante, l'enfant dépérit et diminue rapidement de poids. C'est dans ces circonstances que Tarnier a pratiqué le gavage dont il a obtenu les plus heureux résultats, mais qu'il n'emploie que pour les enfants qui ne peuvent ni teter, ni boire (1).

Gavage. — « L'appareil de gavage pour les enfants se compose tout simplement d'une sonde uréthrale en caoutchouc rouge (n° 14 ou 16 de la filière Charrière). Au bout de cette sonde on ajuste une cupule en verre qu'on trouve chez tous les fabricants d'instruments de chirurgie et chez tous les herboristes, où elle est vendue sous le nom de *bout de sein artificiel* du docteur Bailly. — Avec ce petit appareil que chacun peut improviser, rien n'est plus aisé que de gaver un enfant : Celui-ci étant placé sur les genoux de la personne qui va procéder au gavage, la tête légèrement soulevée, la sonde est mouillée, puis introduite jusqu'à la base de la langue, et l'enfant, par des mouvements instinctifs de déglutition, la fait pénétrer jusqu'à l'entrée de l'œsophage ; on pousse alors doucement la sonde pour lui faire parcourir toute la longueur de l'œsophage, où elle chemine très facilement. Après un trajet de 15 centimètres environ, y compris la bouche et l'œsophage, l'extrémité de cette sonde arrive dans l'estomac ; on verse alors le liquide alimentaire dans la cupule ; bientôt celui-ci, par sa pesanteur, pénètre dans l'estomac et la cupule se vide ainsi que la sonde qui lui fait suite. Après quelques instants on retire la sonde, mais il faut le faire par un mouvement rapide car, si l'on procédait lentement, le liquide alimentaire suivrait la sonde et serait rejeté par régurgitation.

« Le nombre de repas et la quantité de lait ingéré doivent varier avec l'âge et les forces de l'enfant, aussi bien au début que pendant le cours de l'allaitement par le gavage. On peut formuler, en règle générale, que les repas seront d'autant plus nombreux que la quantité de lait ingérée à chaque gavage sera plus petite et que l'enfant sera plus jeune et plus faible. Huit grammes de lait toutes les heures suffisent pour un gavage lorsque l'enfant est très petit et qu'il est né loin du terme de la grossesse » (Tarnier).

Avec l'appareil décrit plus haut, quand on pince la sonde entre deux doigts,

---

(1) Que les enfants soient alimentés à la cuiller ou gavés, qu'on emploie pour cela le lait de femme ou le lait d'ânesse coupé avec de l'eau sucrée, il n'est pas rare que ces enfants digèrent mal ou soient pris de diarrhée. Dans ce cas, Tarnier a essayé de faire usage de lait d'ânesse coupé par moitié avec du bouillon de viande que l'on donne soit à la cuiller, soit par le gavage, en même quantité et aussi souvent que s'il s'agissait de lait de femme ou de lait d'ânesse coupé. Jusqu'ici ces essais ont été encourageants, mais il est encore impossible de se prononcer définitivement sur la valeur réelle de cette alimentation.

afin d'empêcher l'écoulement du lait, et qu'on fait tomber ce liquide dans la cupule, celle-ci contient environ 8 grammes de lait lorsqu'elle est remplie jusqu'au point où elle s'évase brusquement. Quant à l'aliment qu'on doit choisir pour le gavage des enfants, Tarnier pense que le lait de femme est préférable. La nourrice, en pressant sur son sein, peut faire couler directement son lait dans la capsule de verre. A défaut de lait de femme on emploierait du lait d'ânesse ou même, au pis aller, du lait de vache que l'on couperait comme nous l'avons dit.

« Avec des gavages trop copieux, il se produit un phénomène très curieux : l'enfant augmente rapidement de volume et de poids ; mais cette augmentation est due à un œdème considérable de tout le corps de l'enfant. Comme cet œdème disparaît avec une alimentation plus modérée, on peut l'expliquer par une *hypernutrition*. Mais si, au lieu de diminuer la quantité du liquide alimentaire, on la maintenait, et surtout si on l'augmentait, on ne tarderait pas à observer des indigestions, et les enfants succomberaient avec de la gastrite et de l'entérite : là est le danger le plus grand. Pour réussir, il faut que le lait soit ingéré en petite quantité à chaque repas, sauf à multiplier les repas » (Tarnier).

Quand le gavage est bien dirigé, voici ce qu'on observe ordinairement. Le lait introduit dans l'estomac n'est pas vomi ; les enfants le digèrent bien ; leurs garde-robes sont jaunes, et ils augmentent de poids.

Lorsque le nouveau-né semble être un peu plus fort, on alterne le gavage avec l'allaitement au sein (gavage mixte).

Quand l'enfant né avant terme est devenu assez fort pour teter, pour peu qu'il faiblisse et que sa nutrition reste en souffrance, il devient utile, indépendamment des tetées, de le gaver encore trois ou quatre fois par jour ; c'est ce que Tarnier appelle le *gavage de renfort*, parce qu'il entretient chez l'enfant la vigueur nécessaire pour bien teter et bien digérer.

Avec ces différentes combinaisons on peut arriver progressivement à la suppression du gavage, sauf à y revenir à la moindre apparition d'un trouble des fonctions digestives.

Quoique la question du gavage soit, pour ainsi dire, encore à l'étude, on peut considérer, d'après les résultats favorables obtenus à la Maternité et par quelques accoucheurs des hôpitaux dans leurs services, que cette méthode d'allaitement est nettement indiquée chez l'enfant né avant terme, faible ou chétif, lorsqu'il n'a pas la sensation de la faim ou qu'il manque de forces pour la satisfaire.

De même que chez l'adulte, l'aliment introduit artificiellement dans l'estomac du nouveau-né y est, non seulement toléré, mais facilement digéré.

C'est grâce à l'emploi de ces deux moyens, la couveuse et le gavage, que plusieurs accoucheurs sont parvenus, dans ces dernières années, à élever des enfants qui n'avaient pas plus de six mois ou de six mois et quelques jours de vie intra-utérine. Ainsi se trouve justifiée cette opinion que nous avons déjà émise (Voyez p. 474) : l'époque de la viabilité au point de vue clinique arrive à se confondre avec l'époque de la viabilité légale.

CHAPITRE XXIII

GROSSESSE EXTRA-UTÉRINE

Bibliographie. — MAURICEAU. Traité des maladies des femmes grosses, T. I, p. 12. 7ᵉ édit., 1740. — LEVRET. L'Art des accouchements, 1766, p. 45. — LAUGIER. Journ. de méd. de chir., etc., T. XLI, p. 156, 1774. — CLARKE. Philadelphia Museum, 1806, vol. II, p. 292, cité par Parry. — J. L. BAUDELOCQUE. L'Art des accouchements, T. II, p. 439, 1815. — BRESCHET. Mémoire sur une nouvelle gross. extra-utér., 1826. — VEL-PEAU. Traité d'accouchements, T. I, p. 213, 1835. — A. BAUDELOCQUE. Arch. génér. de médecine. nov. 1825, p. 410. — GUILLEMOT. Arch. génér. de médec., T. XXVIII, p. 233, 1832. — DEZEIMERIS. Journ. des Connaiss. méd.-chirurg., janv. 1837. T. IV. — PUCHELT. Observ. de STEIN : Comment. de tum. in pelvi partum imped., p. 172, 1840. — JACQUEMIER. Manuel des accouchements, T. I, p. 367, 1846. — KIWISCH. Klin. Vortræge, III. Aufl., Bd. II, p. 237, Prag, 1852. — OULMONT. In MOREAU. Th. d'agrégat. Paris, 1853. — BECK. Illustr. med. Z., Bd. II, p. 192, 1852. — BACHETTI. Gaz. méd. ital. feder. Toscana, 1853, vol. III, n° 18, p. 137. — — VIRCHOW. Gesammelte Abhandl., 1856, p. 790 à 812. — HECKER. Monatsschr. f. Geb., Bd. XIII, p. 81, 1859. — HUTCHINSON. Médic. Times a. Gaz., août 1860, p. 56, 77, 105 et 132 : et Lancet, 1873, t. II, p. 71, 19 juillet. — LECLUYSE. Bullet. acad. roy. méd. Belg., 3ᵉ série, T. III, p. 363, 1861. — WALTER. Monatssch. f. Geb., Bd. XVIII, p. 171, sept. 1861. — JOULIN. Th. d'agrégat. Paris, 1863. — BRESLAU. Monatsschr. f. Geb., Bd. XXI, p. 119, 1863. — HUGENBERGER. Analysé in Monatssch. f. Geburts., Bd. XXII, p. 228, 1863. — HAYDON. Obstet. Transactions, vol. V, p. 280, 1864. — FRIEDREICH. Virchow's Archiv., Bd. XXIX, p. 312, 1864. — WAGNER. Archiv der Heilkunde, p. 174. 1865. — BAART DE LA FAILLE. Anal. in Schmidt's Jahrbuch., Bd. CXXXVIII, p. 190. — BRAXTON HICKS. Obstetric. Transact., vol. IX, p. 57. 1868. — SALE. New-Orleans Journ. of méd., oct. 1870, p. 731, et Amer. journ of obstet, vol. IV, p. 655. — HENNIGSEN. Archiv f. Gynæk., Bd. I, p. 335. 1870. — CAZEAUX et TARNIER. Traité d'accouchements, 8ᵉ Edit. p. 587, 1870. — SPIEGELBERG. Arch. f. Gyn., Bd. I, p. 406 ; Idem. Bd. XIII, p. 73, 1878 et Lehrb. d. Geb., p. 308 à 327, 1878. — ARGLES. The Lancet, 16 sept. 1871. — KELLER. Des grossesses extra-utérines. Th. de Paris, 1872. — COURTY. Maladies de l'utérus, 2ᵉ édition, p. 1142, 1872. — MEADOWS. Obstet. Transactions, vol. XIII, p. 271 et vol. XIV, p. 309, 1873. — BÉHIER. Gazette hebdomad., n° 30 et 36, 1873. — DUGUET. Ann. de gynéc., avril et mai 1874. — R. BARNES. Traité des maladies des femmes, 1876, p. 365. — BANDL. Wiener med. Wochensch., n° 32, 1874 et Die Krankheiten der Tuben, etc., in Deutsche Chir. von, Billroth, Lief. 59, p. 41 à 96, 1886. — DUBOUÉ. Archives de tocolog., p. 648, 1874. — PAJOT. Annales de gynéc., T. I, p. 212 à 216, 1874. — DEPAUL. Archives de tocologie 1874-1875. — LAWSON TAIT. Lond. obstet. Transact., vol. XV, p. 135, 1874 ; British med. journ., 28 juin 1884, p. 1250 et 16 août 1884, p. 317 ; 18 avril 1885, p. 778 ; 19 décemb. 1885, et Traité des maladies des ovaires, traduct. A. Olivier, p. 100 à 117, 1886. — COHEN. Deutsche Klinik, 1874, p. 148. — FOURRIER. Bullet. génér. de thérapeut., p. 213 et 271, 15 sept. 1874. — FÉRÉOL. Union médicale, 4 déc 1875, p. 836. — NOEGGERATH. Americ. Journal of obstetrics, mai 1875, vol. VIII, p. 134. — H. CHIARI. Wiener med. Presse, 1876, Bd. XVII, H. 33, p. 1092 — J.-S. PARRY. Extra-uterine Pregnancy (Bibliographie), 1876. — G. THOMAS. Amer. Journ. of obstet., oct. 1876, vol. X, p. 737 ; Americ. Gynecol. Transact., p 219, 1883 et p. 161, 1884. — GALABIN. Obstet. Transact., T. XVII, p. 82, 1876. — HENNIG. Die Krankheiten der Eileiter und die Tubenschwangerschaft. Stuttgart, 1876. — CONRAD et LANGHANS. Arch. f. Gynæk., Bd. IX, p. 337, 1876. — COHNSTEIN. Arch. f. Gynæk., Bd. XII, p. 357, 1877. — LÉO-POLD. Arch. f. Gynæk., Bd. X, p. 248, 1876 ; Bd. XIII, p. 355 ; Bd. XIX, p. 210, 1884.

— Mossé. Bullet. de la société anat., 9 fév. 1878, p. 119. — O'Hara. Americ. Journ. of obstet., 1878, p. 525. — Dumontpallier et De Sinéty. Ann de gynécol., T. IX, janv. 1878. — Tarnowsky. Petersb. med. Wochensch., n° 39, p 325, 1878.— Puech. Ann. de gynéc., T. X, p. 1, 1878, et T. XII, p. 16 ; Gaz. obstet., 5 nov. 1879, p. 322. — Bernutz. Gaz. obstét., 20 janv. et 5 fév. 1879. — Fraenkel. Arch. f. Gyn., Bd. XIV, p. 197, 1879 et Breslauer Ærtze Zeitsch, n° 7, 1882 ; Volkmann's Sammlung, n° 217, 1882. — Ahlfeld. Centralb. f. Gyn., n° 2, 1879. — Kuechenmeister. Cent. f. Gyn., n° 22, p. 505, 1880 et Arch. f. Gynæck., Bd. XVII, p. 153, 1881. — Wilson. Americ. Journ. of obstet., oct. 1880, p. 821. — Litzmann. Arch. f. Gynæck., Bd. XVIII, 1881, p. 1 et Bd. XIX, p. 96, 1882. — Deschamps. Thèse de Paris, 1880. — Lusk. Amer. Journ. of obstet. p. 329, 1881, et traduct. Doléris, 1885. p. 387. — Kaltenbach. Arch. f. Gynæck., Bd. XVIII, p. 473, 1881. — A. Martin. Berlin. Klin. Wochensch., n° 51 et 52, 1881. — Browne. Amer. Gynecol. Transact., vol VI, 1882 et Ann. de Gynéc., janvier 1883, p. 48. — Werth. Arch. f. Gynæck., Bd. XIX, p. 98, 1882 ; Idem, Bd XXIV, p. 329-334. — Chevallier. Archiv. de tocolog., 1882, p. 173. — Grœdel. Archiv. f. Gyn., Bd. XIX, p. 233, 1882. — Hayem et Giraudeau. Archiv. de tocologie, août, 1882. — Brouardel in Thèse de Chayé. — Chayé. Thèse de Paris, 1882. — Sappey. Acad. des Sc., 27 août 1883 et Union médic., 11 sept. 1883. — Freund. Centr. f. Gyn., p. 675, 1883 et Edinb. med. Journal, vol. XXIX, 1883, p. 243-251, 397-405, 521-530. — Schuhl. Thèse de Nancy, 1883. — L.-H. Petit. Annales de gynécol., fév. 1883, p. 104. — Garrigues. Americ. Gynecolog. Transact., vol. VII, p. 184, 1883. — Maere. Grossesse tubaire. Extrait des Ann. de la Soc. de méd. de Gand, broch. 40 p., 1883. — Teuffel. Arch. f. Gynæck., Bd. XXII, p. 52, 1883. — I. Sarraute. Th. de Paris, 1884. — J. Veit. Die Eileiterschwangerschaft, Broch. 66 p., Stuttgart, 1884. — Schroeder. Lehrb. der Geburts., 8e édit., p. 414-440, 1884. — Rennert. Arch. f. Gyn., Bd. XXIV, p. 266. 1884. — Pinard. Acad. de médec., 19 fév. 1884, Arch de tocologie, 1884, p. 260 et Dict. encyclop. des sc. méd., art. Gross. extra-utérine, 1886. — Maschka. Wiener med. Wochensch., n° 42, p. 1279, 1885. — Negri. Annali di ostet., p. 127, 1885. — Braithwaite. Obstet. Transact., 1886, vol. XXVIII, p. 33. — Maygrier. Terminaisons et Traitement de la grossesse extra-utérine (Bibliographie). Th. de concours. Paris. 1886. — P. Mundé. Appendix to Cazeaux and Tarnier's System of midwifery, p. 1165, 1886. — T. Wyder. Arch. f. Gynæck., Bd. XXVIII. p. 325, 1886.

Toutes les fois que l'œuf fécondé s'implante et se développe en dehors de la cavité de la matrice, il y a grossesse extra-utérine.

La connaissance de la grossesse extra-utérine est, dans l'histoire de l'obstétrique, de date relativement récente ; c'est seulement depuis qu'on a des données exactes sur l'ovulation et la fécondation qu'elle a pu être comprise. Elle a été, dans ce siècle et surtout dans ces dernières années, l'objet d'un très grand nombre de travaux. L'anatomie pathologique macroscopique et microscopique a été maintenant faite avec soin dans beaucoup de cas ; on est arrivé ainsi à bien comprendre l'enchaînement des symptômes, à mieux préciser le diagnostic et le pronostic ; il en est résulté qu'un traitement rationnel a pu être conseillé et appliqué. Les progrès réalisés en chirurgie abdominale, grâce à l'antisepsie, ont permis, non seulement d'intervenir efficacement en maintes circonstances, mais encore d'élucider certains points demeurés obscurs. Nous nous efforcerons, sans entrer dans la discussion minutieuse et détaillée de tous les faits, de résumer aussi brièvement que possible l'ensemble des connaissances acquises.

Aujourd'hui tous les auteurs sont à peu près d'accord pour reconnaître trois espèces principales de grossesse extra-utérine, suivant que l'œuf occupe la trompe, l'ovaire ou la cavité abdominale. Ces trois espèces sont appelées : grossesse *tubaire*, grossesse *ovarique* et grossesse *abdominale*.

Quand, dans la grossesse tubaire, l'œuf se développe dans la partie moyenne de la trompe, on a la grossesse *tubaire proprement dite* ; s'il se trouve dans la partie de la trompe qui chemine à travers la paroi utérine, la grossesse est appelée *interstitielle* ; s'il occupe au contraire la portion externe de la trompe et fait saillie dans le péritoine par le pavillon, la grossesse est dite *tubo-abdominale*.

La grossesse ovarique comprend deux variétés ; elle peut siéger exclusivement dans l'intérieur d'une vésicule de de Graaf, ou se développer à la fois à l'intérieur et à l'extérieur de cette vésicule : La première variété est la grossesse *ovarique interne* et la seconde la grossesse *ovarique externe*.

Dans la grossesse abdominale, l'œuf peut s'être dès le début implanté sur la séreuse péritonéale, c'est la grossesse *abdominale primitive* ; dans d'autres cas au contraire, il a d'abord occupé la trompe ou l'ovaire, et c'est à la suite d'une rupture que le fœtus a passé dans la cavité du péritoine : c'est la grossesse *abdominale secondaire*.

Nous résumons dans le tableau suivant les différentes espèces de grossesse extra-utérine ainsi que les variétés dont nous admettons l'existence avec la plupart des auteurs contemporains.

I. — Grossesse tubaire......
  Grossesse tubaire proprement dite.
  Grossesse interstitielle.
  Grossesse tubo-abdominale.

II. — Grossesse ovarique....
  Grossesse ovarique interne.
  Grossesse ovarique externe.

III. — Grossesse abdominale.
  Grossesse abdominale primitive.
  Grossesse abdominale secondaire.

ARTICLE PREMIER

ANATOMIE ET PHYSIOLOGIE PATHOLOGIQUES

Nous passerons successivement en revue ce qu'on observe dans chacune des espèces et des variétés de grossesse extra-utérine, ainsi que les modifications anatomiques consécutives à la mort du fœtus.

§ 1. — Anatomie et physiologie pathologiques de la grossesse tubaire.

Ainsi qu'on peut le voir dans le tableau précédent, la grossesse tubaire comprend trois variétés, suivant qu'elle est tubaire proprement dite, interstitielle, tubo-abdominale.

Grossesse tubaire proprement dite. — Lorsque l'œuf occupe la partie moyenne de la trompe, la muqueuse s'hypertrophie au niveau du point où il s'insère, et se développe comme le fait la muqueuse utérine dans la grossesse normale ; il y aurait donc dans la trompe une disposition de la muqueuse qui rappellerait celle de la caduque directe et de la sérotine. Dans quelques cas cependant, la muqueuse de la trompe conserverait, en dehors du point d'implantation de l'œuf, sa structure habituelle (Wyder), il n'existerait alors qu'une caduque sérotine. On n'a jamais rien constaté nettement qui pût faire admettre l'existence d'une caduque ovulaire ou réfléchie.

En dehors de la muqueuse, les faisceaux musculaires, qui constituent la couche moyenne de la trompe, s'écartent au fur et à mesure que la grossesse se développe ; quelquefois même au bout d'un certain temps, par suite de l'écartement considérable de ces fibres, on voit l'œuf faire de véritables hernies. Quand la distension de la trompe a lieu au niveau de son bord inférieur, le kyste fœtal se développe entre les feuillets du ligament large.

La séreuse péritonéale subit des modifications qui lui permettent de suivre le développement de la trompe. Quant aux vaisseaux qui aboutissent à la région sur laquelle l'ovule s'est fixé, il s'hypertrophient considérablement, se dilatent comme les vaisseaux utérins dans la grossesse normale, et une circulation très active s'établit.

L'œuf lui-même présente sa structure ordinaire, ses villosités pénètrent dans la muqueuse et arrivent ainsi jusqu'au voisinage de la tunique musculaire ; Léopold les a même vues s'avancer entre les faisceaux de cette dernière. Sur une certaine étendue de la surface de l'œuf, les villosités continuant à se développer forment le placenta ; sur le reste de sa périphérie, elles s'atrophient.

L'utérus subit aussi quelques modifications. Il est d'abord déplacé, le plus souvent latéralement, au début tout au moins ; plus tard il est refoulé en avant si le kyste fœtal descend dans le cul-de-sac de Douglas. Sa forme est conservée, mais ses dimensions augmentent ; sa muqueuse s'hypertrophie, il se produit une caduque à laquelle on a trouvé la même structure qu'à la caduque de la grossesse normale. Cette caduque se détache quelquefois par lambeaux ou en masse pendant la gestation, principalement quand l'œuf meurt ou quand il y a rupture de la trompe ; quelquefois même cette séparation de la caduque utérine a lieu alors qu'aucun de ces deux événements n'est survenu et que la grossesse extra-utérine continue son cours.

La grossesse tubaire proprement dite a une marche qui varie suivant les cas ; on peut observer : 1° la mort du fœtus, 2° la rupture de la trompe, 3° le développement jusqu'à terme du kyste fœtal.

1° *Mort du fœtus.* — Le produit de la conception peut succomber, soit parce que les villosités ne rencontrent pas des conditions favorables à leur développement et que la nutrition de l'œuf est imparfaite, soit parce qu'au niveau du point d'insertion du placenta, il se fait de petites hémorrhagies qui décollent celui-ci sur une étendue plus ou moins grande. Si le fœtus succombe de bonne heure, sa résorption peut être totale ; si au contraire il meurt à un âge plus avancé, des phénomènes particuliers d'enkystement se produisent (Voyez plus loin, p. 536). J. Veit pense que la mort du fœtus dans les premiers mois de la grossesse tubaire n'est pas un accident très rare.

2° *Rupture de la trompe.* — La trompe peut se déchirer du côté du péritoine, ou entre les feuillets du ligament large.

Si la rupture a lieu à la surface de la séreuse (Fig. 62), le sang s'écoule dans la cavité péritonéale. Cet accident, étant donné l'abondance de l'hémorrhagie, peut être mortel soit rapidement, soit au bout de quelques jours. Chez certaines femmes, il y a d'abord de petites déchirures, puis une rupture plus considérable qui amène la mort. C'est habituellement entre la huitième et la douzième semaine (Maygrier) que cette complication est observée, elle peut cependant survenir soit plus tôt, soit à une époque plus tardive. Dans les cas de rupture de la trompe qu'il a étudiés au Musée de Vienne, Bandl a vu qu'une fois l'œuf avait le volume d'une noisette, une autre fois le volume d'un œuf de pigeon, trois autres fois le volume d'un œuf de poule et une fois enfin le volume d'un œuf d'oie.

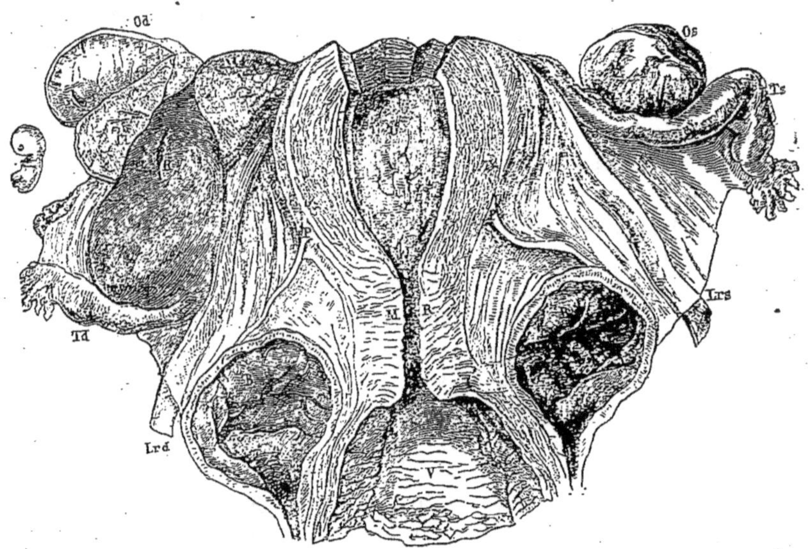

FIG. 62. — Grossesse tubaire vers la fin du deuxième mois (Bandl).

Td, Trompe droite. — R, Rupture de la trompe. — Ts, Trompe gauche.— Od, Ovaire droit. — Cl, Corps jaune. — Os, Ovaire gauche. — Lrd, Ligament rond du côté droit. — Lrs, Ligament rond du côté gauche. — U, Utérus. — P, P, Péritoine. — B, B, Vessie. — V, Vagin.

La rupture de la trompe peut être suivie d'une hémorrhagie qui n'est pas mortelle : l'embryon et du sang s'accumulent dans la cavité péritonéale; l'épanchement sanguin n'est d'abord pas limité, il se trouve libre dans la séreuse comme le liquide de l'ascite : puis il donne lieu par sa présence à des phénomènes d'irritation ; des fausses membranes, des adhérences péritonéales se produisent : il y a hématocèle. Le fœtus ayant succombé, la mère peut guérir. Schrœder dit que le sang se résorbe parfois rapidement ; à l'autopsie d'une femme morte de rupture dans un cas de grossesse tubaire, il a vu les vaisseaux lymphatiques qui sortent de la cavité abdominale remplis de sang rouge.

Lorsqu'il y a rupture de la trompe, l'embryon tombe dans la cavité péritonéale, il est possible que le placenta reste adhérent ; si le fœtus continue à vivre, on a alors une grossesse abdominale secondaire.

La trompe peut encore se rompre, non plus dans la cavité abdominale, mais entre les deux feuillets du ligament large ; il se forme alors un hématome sous-péritonéal. Les parois de ce ligament offrant une certaine résistance, l'hémorrhagie s'arrête, l'embryon succombe, la tumeur se résorbe progressivement et la femme guérit ; ces faits sont probablement plus fréquents qu'on ne l'imagine, et nous croyons, sans pouvoir l'affirmer, avoir vu quelques exemples de ce mode de terminaison. Quelquefois cependant, de nouvelles hémorrhagies se font dans le ligament large après la mort du fœtus, ce qui détermine l'apparition de nouveaux accidents : douleurs, symptômes d'hémorrhagie interne, etc. (J. Veit).

3° *Développement jusqu'à terme du kyste fœtal contenu dans la trompe.* — On a nié pendant longtemps que la trompe puisse, sans se rompre, permettre à la grossesse d'arriver jusqu'à terme ; mais aujourd'hui on en a publié des exemples indiscutables et qui résistent à toute critique, car le kyste se trouvait enveloppé partout par les fibres musculaires de la trompe. J. Veit en reconnaît onze observations authentiques, on peut en ajouter deux autres : l'une est due à Hutchinson, l'autre à Schrœder qui l'a constatée en faisant la laparotomie.

Au terme de la grossesse, des phénomènes singuliers auxquels on a donné le nom de symptômes de faux travail se déclarent, le fœtus succombe, et demeure emprisonné dans son kyste. Le produit de la conception subit alors une série de modifications que nous étudierons plus loin.

Grossesse interstitielle. — Lorsque l'œuf se développe dans la portion interne ou utérine de la trompe, la grossesse est appelée interstitielle. La muqueuse tubaire, dans ces cas, présente les mêmes modifications que dans la grossesse tubaire proprement dite ; les fibres musculaires se trouvent repoussées de dedans en dehors et les villosités s'insinuent entre elles, quelquefois même, d'après Léopold, les villosités refoulent les parois des sinus sur lesquelles elles s'appliquent.

La muqueuse de l'utérus forme une caduque et le corps de l'organe est augmenté de volume. Dans la grossesse extra-utérine, l'hypertrophie de la matrice est, en général, d'autant plus marquée que l'œuf se développe plus près d'elle ; elle atteindrait donc son maximum dans le cas de grossesse interstitielle.

Quatorze fois sur vingt, d'après Parry, la grossesse interstitielle se terminerait par rupture avant la fin du troisième mois (Fig. 63) ; cependant, dans certains cas, les fibres musculaires de la trompe et celles de l'utérus se laissent refouler et la grossesse peut arriver jusqu'au cinquième, au sixième, au huitième mois et même jusqu'à terme.

L'œuf peut siéger dans la portion utérine de la trompe, mais en dehors de l'orifice qui s'ouvre dans la cavité de la matrice, cet orifice restant fermé; la grossesse est alors dite *tubo-interstitielle.* L'œuf peut, au contraire, se trouver développé dans la portion utérine de la trompe et faire en partie saillie dans la cavité utérine elle-même; la grossesse est alors appelée *utéro-interstitielle* (Klebs.)

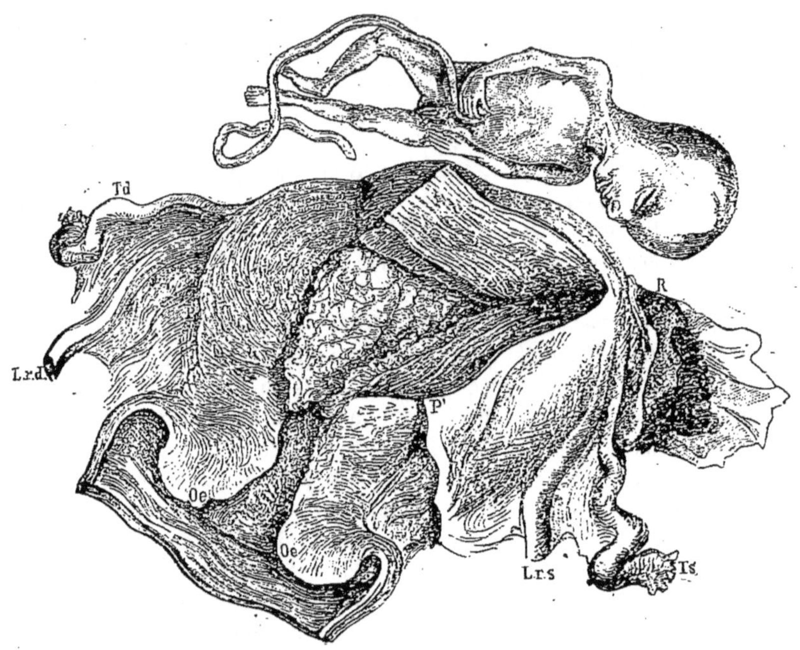

FIG. 63. — Grossesse interstitielle de quatre mois (Bandl).

Td, Trompe droite. — Ts, Trompe gauche. — R, Rupture. — Lrd, Ligament rond du côté droit. — Lrs, Ligament rond du côté gauche. — Oe, Oe, Orifice interne du col utérin. — P, P', Péritoine.

Ces dispositions anatomiques permettent d'expliquer quelques faits qui paraissent singuliers au premier abord. On comprend, par exemple, les hémorrhagies utérines abondantes qui peuvent se produire à l'extérieur soit pendant le cours de la grossesse interstitielle, comme dans un fait de Léopold, soit au moment de la rupture du kyste; on comprend que, dans certains cas, tout l'œuf, fœtus et arrière-faix, descende dans la cavité utérine et soit entraîné au dehors (Laugier, voyez p. 546); on comprend encore que le placenta puisse être expulsé par les organes génitaux externes, alors que le fœtus tombe dans l'abdomen par suite d'une rupture, ou que le fœtus sorte au dehors tandis que le placenta tombe dans le péritoine. Dans un fait plus bizarre encore, publié récemment par Maschka, le corps du fœtus s'était séparé en deux parties, l'une avait été expulsée, l'autre avait passé dans l'abdomen. Il s'agissait d'une jeune fille qui mourut rapidement et chez laquelle on soupçonna un avortement criminel : à l'autopsie, on trouva une grossesse interstitielle qui, dans la dix-huitième semaine, s'était rompue à la fois du côté de la cavité utérine et du côté de la cavité abdominale. Le placenta et la tête du fœtus avec une partie des vertèbres cervicales se trouvaient dans l'abdomen ; des recherches ultérieures firent retrouver le tronc du fœtus dans la chambre de la jeune fille.

Grossesse tubo-abdominale. — Lorsque l'œuf s'est développé dans la portion externe de la trompe, il y a grossesse tubo-abdominale. D'un côté, cet œuf distend les parois du canal tubaire qui le recouvrent et avec lesquelles il présente les mêmes rapports anatomiques que dans le cas de grossesse tubaire proprement dite ; de l'autre, il est libre sur la partie de sa surface qui se trouve en rapport avec la cavité abdominale. Mais en se développant, il détermine des phénomènes d'irritation, des poussées de péritonite et la formation de fausses membranes du côté du pavillon et des organes qui sont en rapport avec lui. La trompe elle-même se dilate, ses parois s'amincissent, quelquefois il se produit de petites déchirures à sa surface et en ces points aussi de fausses membranes. Avec l'augmentation de volume de l'œuf, de nouvelles déchirures surviennent encore, du sang s'épanche entre les fausses membranes et il y a de nouvelles poussées de péritonite. L'œuf se trouve ainsi enveloppé dans une véritable capsule secondaire, et les organes voisins, ligament large, épiploon, intestin, vessie, utérus, etc., contribuent à la formation de la partie la plus externe de la capsule. La grossesse continuant toujours, les mêmes phénomènes se reproduisent sous l'influence du même processus, et la vaste poche qui forme le kyste arrive à se trouver en rapport avec les organes les plus éloignés, les reins, la rate, le foie, etc.

Quand le kyste s'applique sur l'ovaire, si cet organe en s'étalant contribue à former une partie de la paroi, on dit qu'il y a grossesse *tubo-ovarique*. Il peut arriver qu'on ne retrouve que des débris de l'ovaire et même que, dans certains cas, on ne puisse plus constater aucune trace de sa présence.

On comprend que, dans la variété tubo-abdominale, la grossesse puisse arriver à terme ; cependant il s'en faut qu'il en soit constamment ainsi. Sur quatre pièces appartenant au Musée de Vienne, Bandl a vu que, si deux fois la grossesse avait atteint le neuvième mois, la rupture s'était néanmoins produite une fois au quatrième et une fois au cinquième.

§ 2. — Anatomie et physiologie pathologiques de la grossesse ovarique.

La grossesse ovarique, longtemps discutée et niée, doit désormais être admise, car un certain nombre de faits qui en ont été rapportés ne laissent aucune prise au doute. Schrœder, d'accord avec Keller, déclare même qu'elle est beaucoup plus fréquente qu'on ne le dit. La grossesse ovarique pourrait être reconnue anatomiquement aux caractères suivants : on ne retrouve pas l'ovaire avec sa forme normale, mais le kyste fœtal est rattaché à l'utérus par le ligament de l'ovaire ; on constate la présence du tissu ovarien étalé sur les parois du kyste ; enfin la trompe ne semble pas prendre part à la formation du sac (Puech, Cohnstein).

L'opinion émise autrefois que l'ovule pouvait être fécondé dans l'intérieur même de la vésicule de de Graaf restée intacte, et que les spermatozoaires pénétraient à travers les parois de cette vésicule, n'est plus acceptée aujourd'hui.

Il y a toujours rupture de la vésicule, mais deux choses peuvent survenir : ou bien la vésicule de de Graaf demeure ouverte une fois que l'œuf a été fécondé dans son intérieur ; ou bien elle se referme après la fécondation, et les bords de la déchirure se réunissent par cicatrisation.

Dans le premier cas, l'œuf prend son point d'implantation dans l'intérieur de la vésicule, mais en se développant il pénètre peu à peu dans la cavité péritonéale, et comme il augmente beaucoup de volume, la presque totalité du kyste fœtal finit par devenir intra-péritonéale, tandis que le point de départ, y compris le siège du placenta, reste dans l'ovaire et est extra-péritonéal. Telle est la grossesse *ovarique externe.*

Dans la deuxième variété qui est encore discutée, la vésicule de de Graaf s'étant refermée après la fécondation, l'œuf se développerait comme le fait un kyste de l'ovaire, mais avec une rapidité plus grande : c'est la grossesse *ovarique interne.* La tumeur peut ne présenter aucune adhérence ; mais, en général, il y a irritation des organes voisins, il se produit des fausses membranes et des adhérences soit avec la face postérieure de la matrice, soit avec un grand nombre d'autres viscères.

L'utérus subit dans la grossesse ovarique des modifications analogues à celles que nous avons décrites à propos de la grossesse tubaire. Il est refoulé de côté, en arrière, ou, ce qui est plus habituel, en avant ; il augmente de volume et il se forme une caduque dans son intérieur.

Le kyste fœtal de la grossesse ovarique peut se rompre dans les premiers mois de la gestation, mais il peut aussi atteindre le neuvième mois sans se déchirer. Si la mère succombe le plus souvent aux suites de la rupture, parfois cependant elle survit et le fœtus lui-même, tombé dans la cavité péritonéale, continue à se développer (Walter) : il y a alors grossesse abdominale secondaire.

A terme, comme dans la grossesse tubaire, si le produit de conception est vivant, on a des phénomènes de faux travail, le fœtus meurt et subit ultérieurement une série de modifications sur lesquelles nous reviendrons.

§ 3. — Anatomie et physiologie pathologiques de la grossesse abdominale.

Il existe, avons-nous dit, deux variétés de grossesse abdominale, la grossesse abdominale primitive et la grossesse abdominale secondaire.

Les grossesses extra-utérines dans des sacs herniaires sont extrêmement rares, aussi ne les citerons-nous que pour mémoire.

Grossesse abdominale primitive. — La grossesse abdominale est primitive lorsque l'œuf fécondé et tombé dans la séreuse se greffe à sa surface et continue à vivre et à se développer. Dans les quelques faits qui ont été étudiés, il existait au niveau du point d'implantation de l'œuf et du placenta un peu d'hypertrophie du tissu conjonctif sous-séreux ; le péritoine ne paraissait pas avoir subi d'autres modifications. Il n'y a donc rien là qui puisse rappeler l'existence d'une caduque, ainsi que cela a lieu dans la grossesse tubaire ; mais il se produit dans les viscères en contact avec l'œuf une vascularisation considérable, les villosités choriales se mettent en rapport avec les vaisseaux hypertrophiés, dilatés et arrivent ainsi à former de véritables sinus sanguins.

L'utérus peut être déplacé, et il est plus ou moins augmenté de volume suivant que le kyste fœtal est éloigné ou qu'il se trouve en contact avec lui.

Dans quelques cas rares, l'œuf se développe librement dans la cavité séreuse sans déterminer aucun phénomène d'irritation, sans qu'il se forme aucune fausse membrane. On en a publié plusieurs observations dans lesquelles, à l'ouverture de l'abdomen, le fœtus à terme ou arrivé près du terme ne présentait d'autre enveloppe que ses membranes minces et transparentes, c'est-à-dire le chorion et l'amnios.

Mais le plus souvent il n'en est pas ainsi : il survient des phénomènes inflammatoires, des fausses membranes se produisent et entourent l'œuf. Celui-ci continuant à s'accroître, les parois du kyste fœtal se fissurent, de là de nouvelles causes d'irritation et la formation de nouvelles fausses membranes. Les parois du sac arrivent ainsi à présenter parfois une très grande épaisseur. Elles adhèrent aux organes pelviens, si la grossesse s'est développée d'abord dans le petit bassin, puis elles se trouvent en contact avec les organes abdominaux, intestin grêle, épiploon, etc., quelquefois même avec des organes éloignés, reins, foie, etc. La rupture complète du kyste peut survenir pendant la grossesse et être suivie de mort, Parry en a relevé deux observations ; mais le plus souvent le fœtus se développe jusqu'à terme et succombe à cette époque.

Grossesse abdominale secondaire. — Lorsqu'après la rupture de la trompe ou de l'ovaire, le fœtus tombe dans l'abdomen et y séjourne, il y a grossesse abdominale secondaire.

Un œuf très jeune encore et primitivement implanté dans la trompe ou

dans l'ovaire, pourrait-il, après la rupture de ces organes, se déplacer en
entier et aller se transplanter sur le péritoine et s'y développer ? Le fait n'est
guère admissible avec ce que nous savons aujourd'hui du mode de développement de l'œuf humain et aucune observation ne tend à le faire supposer.

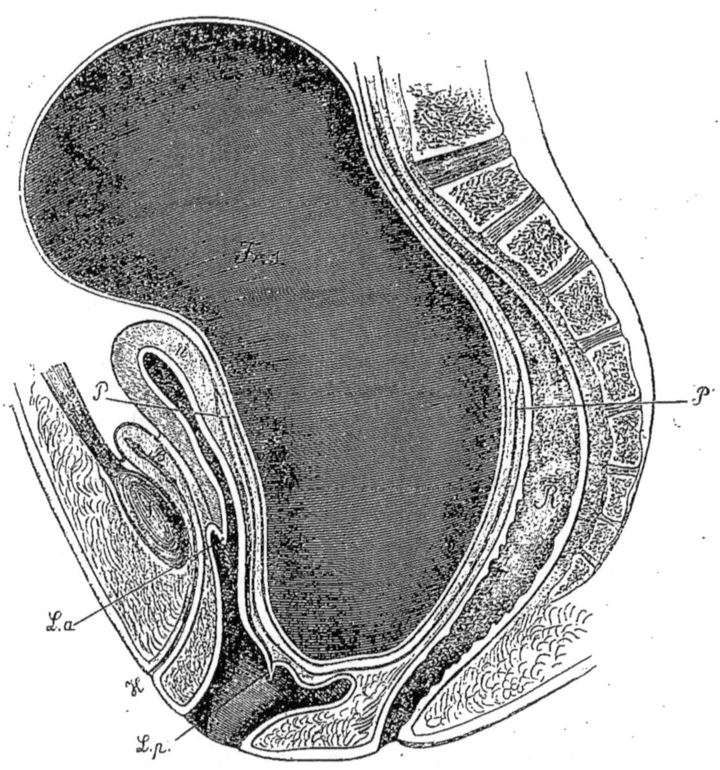

Fig. 64. — Figure schématique représentant une grossesse extra-utérine de sept
mois environ (Bandl).

Fr. s, Sac fœtal. — U, Utérus. — P, Péritoine. — B, Vessie. — La, Lèvre antérieure du col.
— Lp, Lèvre postérieure du col. — H, Urèthre. — R, Rectum.

Mais si, après la rupture, le placenta reste adhérent, le fœtus peut continuer à vivre, et quelque extraordinaires que soient les faits publiés ils n'en
paraissent pas moins indiscutables. Parmi eux nous signalerons l'observation
de Patuna, citée par Cazeaux, celle de Walter, celle de Bandl. Dans le cas rapporté par ce dernier auteur, chez une femme multipare, examinée à plusieurs
reprises, on avait porté le diagnostic grossesse extra-utérine. L'enfant était
vivant et arrivé à terme. La malade refusa la gastrotomie ; des phénomènes
de faux travail avec élimination de caduque et des symptômes de péritonite
étant survenus, elle succomba. On pratiqua immédiatement la laparotomie,

l'enfant qui pesait 3.800 grammes fut extrait vivant, mais il ne fit que trois inspirations et mourut. Le lendemain, à l'autopsie de la mère, on trouva dans la cavité abdominale 2.500 grammes environ de sérosité trouble, nulle part on ne put découvrir de membranes fœtales. Il existait cependant une poche qui enveloppait de tous côtés le fœtus; mais les parois de cette poche étaient formées par des fausses membranes épaisses de 4 à 5 millimètres environ et qui recouvraient les parois abdominales antérieure, postérieure et latérales, l'intestin grêle, le côlon ascendant, le côlon descendant, etc. De la surface interne de la poche, partaient un certain nombre de brides les unes épaisses, les autres minces, qui se rendaient d'une paroi à l'autre. Une masse, qui comprenait le placenta dans son épaisseur, reposait en partie sur la fosse iliaque interne et pénétrait dans le petit bassin du côté droit. Des vaisseaux très dilatés ayant le volume d'une plume de corbeau, se rendaient des parties voisines à ce placenta. Le cordon ombilical, parti du fœtus, décrivait une anse autour de l'utérus et pénétrait par un orifice circulaire, qui avait un centimètre et demi de diamètre, dans une cavité dont les parois étaient lisses : c'était la surface fœtale du placenta qui limitait cette cavité dans laquelle on pouvait faire pénétrer profondément le doigt. En dehors de l'ouverture, autour du cordon, faisaient saillie des membranes ovulaires ridées, d'une couleur jaune brun et datant des premiers mois de la grossesse. L'œuf s'était développé primitivement dans la partie externe de la trompe qui s'était rompue aux environs du quatrième mois.

Les faits de ce genre constituent des raretés ; le plus habituellement quand le kyste se rompt, quand les membranes se déchirent, le fœtus succombe et il est le siège de modifications que nous allons exposer.

§ 4. — Modifications anatomiques consécutives à la mort du fœtus.

Lorsque le fœtus succombe soit dans les premiers temps de la grossesse, soit à une époque plus avancée de la gestation, que se passe-t-il ?

Si la mort du produit de conception a lieu dans les premiers temps de la grossesse, la tumeur formée par l'œuf, au lieu de continuer à se développer, revient sur elle-même, il y a dissolution du fœtus qui est totalement résorbé : on n'en trouve plus trace au bout d'un certain temps. On constate simultanément, du côté de la mère, la cessation des phénomènes d'irritation, la diminution de la tumeur et finalement sa disparition. Ces faits ont été reproduits expérimentalement par Léopold qui a introduit dans le péritoine d'un animal de très jeunes fœtus de lapins : leurs tissus ont été vite envahis par les corpuscules blancs du sang et résorbés sans qu'il en restât aucune trace.

Si la grossesse est plus avancée, le liquide amniotique se résorbe, les parois du kyste formées par les enveloppes de l'œuf et par les fausses membranes s'appliquent sur le fœtus qui lui-même se flétrit et se conserve pendant un certain temps.

Peu à peu les parties molles subissent la dégénérescence graisseuse et il se forme une bouillie épaisse, composée de graisse, de cholestérine, de sels de chaux, de pigment, etc. Cette bouillie se résorbe, de telle sorte qu'au bout de quelque temps il ne reste plus du fœtus que les os et une certaine quantité de sels de chaux ; la paroi épaisse qui l'enveloppait est revenue sur elle-même, s'est infiltrée progressivement et s'est transformée en une coque calcaire. On a ainsi une masse dure, semblable à une véritable pierre qui a été désignée sous le nom de lithopædion.

Dans certains cas plus rares, dont des exemples ont été rapportés par Wagner, Virchow, H. Chiari, Sappey, etc., l'aspect était totalement différent. Il existait bien une paroi calcaire qui, comme dans le lithopædion, enveloppait partout le fœtus, mais ce dernier avait conservé d'une façon remarquable l'aspect qu'il présente normalement. Toutes les parties du corps, tête, cou, tronc, membres, organes génitaux, etc., étaient parfaitement reconnaissables et se trouvaient disposées dans l'attitude habituelle. Le cordon se rendait au placenta et le fœtus était entouré partout par les membranes. La peau du fœtus adhérait à l'amnios en beaucoup de points et même par places sur une assez grande étendue ; les enveloppes de l'œuf elles-mêmes se confondaient avec les fausses membranes de tissu conjonctif très épaisses et infiltrées de sels calcaires qui formaient la paroi externe de la tumeur. Sauf le cerveau, qui n'était plus représenté que par une bouillie rougeâtre, les différents organes pouvaient être facilement reconnus. Les os et les cartilages avaient leur consistance habituelle ; au microscope, on retrouvait dans les poumons les alvéoles, les bronches, les vaisseaux, etc.; dans les reins, les glomérules et certaines parties des canalicules ; dans le cœur et dans la langue, les faisceaux musculaires ; dans la peau, les glandes sébacées et les follicules pileux. L'analyse histologique ne pouvait cependant aller beaucoup plus loin ; au milieu des tissus on trouvait des granulations graisseuses, des sels calcaires et du pigment.

Léopold pense que dans le premier cas, les membranes de l'œuf ayant été déchirées, et le fœtus étant pour ainsi dire à nu dans la cavité kystique, les conditions nouvelles dans lesquelles il se trouve favorisent la résorption de ses parties molles. En jetant, en effet, dans le ventre d'un animal un fœtus de lapin plus âgé que celui de l'expérience rapportée ci-dessus, Léopold a vu qu'il s'enveloppait d'une capsule membraneuse et se conservait pendant quelque temps : peu à peu les globules blancs pénètrent dans ses tissus, partout où ils trouvent une porte d'entrée, et déterminent la résorption lente des parties molles, de telle sorte qu'il ne reste plus qu'un amas formé par des os ; il y a définitivement enkystement du petit squelette.

Dans le deuxième cas, lorsque le fœtus demeure bien conservé, ces phénomènes ne se produiraient pas parce que ayant séjourné dans les membranes de l'œuf demeurées intactes, le fœtus serait pour ainsi dire protégé par elles.

Le kyste fœtal peut donc demeurer pendant de longues années dans la cavité abdominale sans donner lieu à aucune modification de la santé générale de la femme, à aucune inflammation de la poche ou des tissus qui l'entourent. La rétention a pu durer jusqu'à cinquante-six et jusqu'à cinquante-sept ans (Sappey, Kuchenmeister). Mais il n'en est pas toujours ainsi, il n'est pas rare, au contraire, de voir des accidents survenir, soit immédiatement après la mort du fœtus, soit au bout de quelques mois, soit même quand de nombreuses années se sont écoulées, alors qu'il existe depuis bien longtemps un lithopædion.

La cause de ces accidents est, en général, la putréfaction. Le fœtus mort étant contenu dans la cavité utérine, on ne la voit jamais arriver si les membranes restent intactes (Voyez p. 370); dans la grossesse extra-utérine, au contraire, la décomposition du produit de conception survient dans un assez grand nombre de cas. Le voisinage immédiat ou presque immédiat de l'intestin et des matières fermentescibles qu'il renferme a été invoqué pour expliquer cette différence.

A côté des phénomènes de septicémie qui peuvent à eux seuls déterminer la mort, il faut citer l'inflammation de la séreuse péritonéale. Tantôt la péritonite est aiguë, tantôt elle est subaiguë, tantôt elle est chronique. Si la péritonite est généralisée ou très étendue, la femme peut succomber; quand elle est au contraire limitée, la guérison peut survenir.

L'inflammation est souvent suivie d'ulcération de la paroi du kyste fœtal qui se rompt dans la cavité péritonéale; cette complication qui est mortelle est absolument exceptionnelle.

Si des adhérences se sont produites entre le kyste et les parois de l'abdomen ou entre le kyste et les organes qui l'avoisinent, l'ouverture de la poche enflammée est généralement suivie de la sortie du pus au dehors. Tantôt cette ouverture se fait à travers la paroi abdominale antérieure, soit au niveau de l'ombilic, soit en un autre point, mais en général sur la ligne médiane; tantôt au contraire elle a lieu dans un des organes creux de l'abdomen, l'intestin, le vagin, la vessie. La rupture se serait même produite bien qu'exceptionnellement dans l'estomac ou l'utérus (Galabin).

Le kyste fœtal peut encore s'ouvrir simultanément dans plusieurs organes, dans le vagin et le rectum par exemple, ou dans le vagin et la vessie, ou encore dans l'intestin et le vagin, de sorte que, pour cette dernière variété, le kyste étant placé entre l'intestin et le vagin, il se produit suivant le terme employé par L.-H. Petit, une fistule intestino-kysto-vaginale.

Par ces ouvertures fistuleuses il s'échappe du pus, des parties molles tombées en détritus, des os plus ou moins volumineux; quelquefois tout le squelette a pu se trouver ainsi éliminé, soit en une seule masse lorsque le fœtus n'était pas volumineux, soit peu à peu lorsqu'il était plus avancé en âge; ce dernier mode est de beaucoup le plus fréquent. La malade, pendant cette élimination, peut succomber à des phénomènes de septicémie lente; d'autrefois, au contraire, sa santé générale est à peine altérée. Si la poche kystique arrive à se débarrasser de tout son contenu, la guérison est la règle.

ARTICLE II

SYMPTOMES. — MARCHE. — TERMINAISONS.

On peut, au point de vue clinique, distinguer trois périodes dans la grossesse extra-utérine. La première comprend les quatre ou cinq premiers mois de la grossesse, alors qu'il n'existe encore aucun signe qui permette d'affirmer d'une façon absolue que la femme est enceinte; la seconde va depuis le moment où il existe des signes de certitude jusqu'à la mort du fœtus; la troisième période s'applique à la rétention du fœtus mort. En décrivant l'anatomie et la physiologie pathologiques de la grossesse extra-utérine, nous avons dû la suivre dans son évolution et de la sorte indiquer sa marche et ses différents modes de terminaison. De même, dans l'étude des symptômes aux différentes périodes, la marche et la terminaison de la grossesse extra-utérine se trouveront naturellement exposées.

§ 1. — Symptômes de la première période. — Du début de la grossesse au moment où il existe des signes de certitude.

Nous passerons successivement en revue : 1° Les symptômes ordinaires de la grossesse extra-utérine pendant les quatre ou cinq premiers mois; 2° les symptômes qui apparaissent quand le kyste fœtal se rompt; 3° les signes qui indiquent que le produit de conception a succombé pendant cette première période.

1° Symptômes pendant les quatre ou cinq premiers mois de la grossesse. — Chez un certain nombre de femmes la grossesse extra-utérine ne se manifeste pendant les premiers mois par aucun symptôme. Evidemment, on observe les signes d'une grossesse au début, la suppression des règles, les modifications des seins, les troubles sympathiques du côté du tube digestif, du système nerveux, etc.; les femmes, surtout quand ce sont des multipares, se croient enceintes, mais rien ne permet de supposer qu'il y a une grossesse anormale.

Cependant, il n'en est pas toujours ainsi. Les règles, par exemple, ont pu persister sans subir de modifications, mais ce fait est exceptionnel; souvent après avoir été supprimées elles reparaissent au bout de six semaines, de deux mois, de trois mois; dans certains cas, l'écoulement sanguin n'a aucune régularité; il peut être modéré mais persistant, cependant il y a parfois de véritables hémorrhagies et dans un fait de Léopold on a dû pratiquer à plusieurs reprises le tamponnement pendant la grossesse.

Des douleurs surviennent qui siègent soit au niveau du petit bassin, soit dans un des côtés de l'abdomen ; parfois modérées, elles sont souvent assez vives et mettent la femme dans l'impossibilité de marcher ; elles peuvent s'accompagner de nausées, de vomissements et d'un léger état fébrile, il y a comme de petites poussées de péritonite. Cependant Parry fait remarquer que bien souvent, chez des femmes qui avaient présenté ces douleurs et qui ont succombé à une rupture, on n'a trouvé à l'autopsie aucune trace d'inflammation de la séreuse péritonéale. Il croit donc que les douleurs sont dues à des contractions du kyste fœtal, mais on sait avec quelle facilité certaines femmes, quand elles ont une affection abdominale, éprouvent des douleurs auxquelles on a donné le nom de péritonisme.

A ces deux symptômes, les écoulements sanguins et les douleurs, s'en ajoutent parfois d'autres. Freund a signalé des coliques intestinales et de la diarrhée qui sont la conséquence de l'irritation de l'intestin dans les cas où le kyste fœtal s'insère à la surface de ce dernier. Quand la tumeur se développe dans le petit bassin, il peut en résulter des phénomènes de compression ; soit du côté du rectum, il y a une constipation plus ou moins opiniâtre et les malades ne peuvent plus aller naturellement à la garde-robe ; soit du côté de l'urèthre, de la vessie et des uretères, de là des difficultés de la miction, de la rétention d'urine et même dans certains cas de l'anurie et des convulsions.

On observe aussi quelquefois une expulsion de la caduque en masse ou par morceaux, expulsion qui, s'accompagnant souvent de douleurs et d'écoulement sanguin, fait croire aux malades, aux sages-femmes et même aux médecins à l'existence d'un avortement.

La palpation peut ne pas fournir beaucoup de renseignements au début, surtout si le kyste fœtal se développe dans l'excavation pelvienne ; mais plus tard on sent au-dessus du pubis une tumeur médiane ou déviée vers l'un des côtés qui peut être prise pour l'utérus gravide. En général, cependant, sa forme est moins régulière, elle est très sensible, douloureuse même à la pression ; si par un examen attentif et continué avec ménagement pendant quelque temps, on cherche à y déterminer l'apparition de contractions, on n'en voit jamais survenir.

La percussion confirme habituellement les renseignements fournis par la palpation, en montrant qu'il existe une matité plus étendue d'un côté que de l'autre.

A l'auscultation, surtout vers le quatrième mois, on pourra dans quelques cas entendre un bruit de souffle.

Au toucher vaginal, le col et le corps de l'utérus n'occupent pas en général leur place normale ; tantôt ils sont déviés d'un côté, tantôt ils sont repoussés en avant et en haut, derrière et au-dessus de la symphyse pubienne ; très rarement ils sont refoulés en arrière. Le corps de l'utérus est légèrement augmenté de volume, mais cette augmentation n'est pas en rapport avec l'âge de la grossesse.

Sur les parties latérales de la matrice, on trouve parfois une tumeur qui lui est plus ou moins adhérente, ou qui fait corps avec elle; dans certains cas cependant, la tumeur est moins exactement appliquée contre l'utérus et jouit d'une mobilité qui lui est propre. D'autres fois, c'est en arrière et au-dessous de l'utérus, dans le cul-de-sac de Douglas, que siège la tumeur; on a même, quoique rarement, constaté une paroi assez épaisse et, à son niveau, l'existence de battements vasculaires. Dans quelques cas, au contraire, on trouve que la paroi qui correspond au cul-de-sac de Douglas est très mince et, si la grossesse approche du quatrième mois, on sent dans la tumeur des parties solides au milieu d'un liquide; le ballottement a pu aussi être nettement perçu.

Si on combine le palper abdominal et le toucher vaginal, on arrivera à mieux percevoir le volume, la forme, la situation de l'utérus et de la tumeur, les rapports qu'ils ont entre eux et avec les organes voisins.

Le toucher rectal rend aussi quelquefois des services; il permet de mieux explorer la surface postérieure de la tumeur quand elle occupe le cul-de-sac de Douglas, il aide à distinguer le corps de l'utérus quand il se trouve refoulé en arrière.

Si l'examen de l'utérus et celui de la tumeur sont pratiqués à différents intervalles, on pourra constater que la matrice ne change pour ainsi dire pas de volume, tandis que les dimensions de la tumeur augmentent progressivement.

On a proposé d'introduire une sonde dans la cavité de l'utérus afin d'arriver, à l'aide des dimensions obtenues, à reconnaître s'il est ou non en état de vacuité. Le cathétérisme utérin ne donne parfois que des renseignements insuffisants; dans un cas de Bailly, par exemple, la sonde n'ayant pénétré qu'à huit centimètres de profondeur, on crut à une grossesse extra-utérine alors qu'il y avait une rétroversion de l'utérus gravide. De plus, le cathétérisme n'est pas sans inconvénient, il peut, quoique cela n'arrive pas fatalement, rompre les membranes s'il y a grossesse utérine et provoquer l'avortement. Les tissus de la matrice se trouvent ramollis et on a quelquefois perforé les parois de cet organe; enfin on a vu la rupture du sac fœtal extra-utérin se produire à la suite d'un cathétérisme.

Au lieu d'introduire une sonde dans la cavité utérine, on pourrait, comme l'a pratiqué Tarnier à une époque plus avancée de la grossesse, y faire pénétrer le doigt. On reconnaîtrait alors si un œuf existe dans la matrice ou si cet organe est vide. Mais le toucher intra-utérin présente quelques-uns des inconvénients du cathétérisme, et on n'y aura recours que dans les cas où les accidents sont si menaçants et si graves qu'il faut à tout prix intervenir. Le toucher intra-utérin confirmera ou infirmera un diagnostic qu'il était absolument nécessaire de préciser.

Étant donné la sensibilité que présente la malade, la tension des parois abdominales qui en résulte et les douleurs vives qui accompagnent toute tentative d'examen, on a proposé de recourir à l'anesthésie. Elle rend, en effet, l'exploration beaucoup plus facile, mais des vomissements peuvent lui succéder qui ne sont pas toujours sans danger.

On se rappellera enfin que dans tous les cas, qu'on ait ou non recours aux anesthésiques, il faut procéder avec les plus grands ménagements : le kyste fœtal peut se rompre à la suite d'une exploration un peu prolongée, Wyder en a rapporté tout récemment un exemple.

2° *Symptômes de la rupture du kyste fœtal.* — Chez une femme qui paraissait avoir une grossesse normale ou chez laquelle plusieurs des symptômes décrits ci-dessus avaient déjà attiré l'attention, on voit survenir tout à coup une douleur abdominale violente ; il lui semble même parfois que quelque chose s'est déchiré en elle : sa figure est d'une pâleur extrême, sa peau est froide, recouverte d'une sueur glacée, son pouls est presque imperceptible ; elle a des faiblesses, des syncopes répétées, quelquefois même du délire et des convulsions. Il existe en un mot tous les symptômes d'une hémorrhagie interne grave. Parfois le volume de l'abdomen paraît augmenté ; à la percussion pratiquée doucement on constate qu'il existe une certaine matité analogue à celle de l'ascite, on a même pu trouver la fluctuation. Le toucher ne donne, en général, aucun renseignement nouveau.

La mort peut être presque instantanée, mais, en général, la malade survit au moins pendant quelques heures ou pendant quelques jours. Dans ces cas, on a parfois cru à un empoisonnement ou à un avortement criminel : des autopsies médico-légales ont été faites dans ces circonstances (Parry, Brouardel, Maschka, etc.). Si un écoulement sanguin par les organes génitaux n'avait pas précédé la rupture, il la suit alors assez rapidement, des lambeaux de caduque peuvent être expulsés mélangés à des caillots ou à du sang liquide, et au toucher on trouve que le col devenu souple se laisse plus ou moins pénétrer par le doigt. Du côté de l'abdomen, il y a du tympanisme et une sensibilité exagérée, en même temps le pouls est fréquent, la température s'élève et les femmes meurent au bout de quelques jours. On croit en général, dit Parry, qu'elles ont succombé à des phénomènes de péritonite généralisée, et cependant l'autopsie a montré que, dans un grand nombre de cas, il n'existait aucune trace d'inflammation de la séreuse. Cette observation a une certaine importance au point de vue de la conduite à tenir.

La rupture du kyste fœtal a quelquefois lieu dans l'épaisseur du ligament large ; l'épanchement se trouve alors limité. Outre les symptômes généraux d'une hémorrhagie interne, on constate au toucher qu'il existe sur les côtés de l'excavation une tumeur volumineuse qui se confond avec les bords de l'utérus et s'étend entre cet organe et les parois latérales du bassin.

D'autres fois l'épanchement se trouve encore limité, mais secondairement, car il se forme des fausses membranes qui enkystent le sang et une hématocèle rétro-utérine se produit avec tous ses caractères.

Une péritonite aiguë généralisée ou une péritonite subaiguë et chronique peuvent faire succomber la malade : quelquefois il y a des hémorrhagies qui se reproduisent et une série de poussées péritonitiques se succèdent. Les épanchements sanguins dans le petit bassin peuvent encore amener la mort par un autre mécanisme : ils déterminent par compression soit une obstruction intestinale, soit l'obstruction des uretères, l'anurie et des convulsions urémiques.

Parfois, au contraire, la malade guérit : si le fœtus n'a pas succombé, il continue à se développer et il se produit une grossesse abdominale secondaire ; mais ces faits sont rares.

Le plus habituellement, l'embryon meurt, il s'enkyste, et se trouve suivant l'âge de la grossesse complètement ou incomplètement résorbé. Il est certain qu'on a pu mettre en doute l'exactitude du diagnostic dans quelques cas de grossesse extra-utérine qui ont été considérés comme ayant guéri après la rupture du kyste ; cependant plusieurs ont été observés de telle manière qu'ils laissent peu de prise à la critique. L'examen anatomique est du reste venu quelquefois confirmer ultérieurement l'opinion qui avait été émise. Mossé, par exemple, a publié l'histoire d'une femme chez laquelle on crut à une grossesse extra-utérine avec rupture du kyste ; quatre mois plus tard elle mourut de pneumonie, et l'autopsie prouva qu'il y avait bien eu rupture de la trompe, sortie hors du kyste d'un fœtus de quatre à cinq mois et hémorrhagie dans la cavité péritonéale.

3º Signes qui indiquent que le produit de conception a succombé pendant la première moitié de la grossesse. — Pendant les premiers mois de la grossesse le fœtus peut mourir, soit parce qu'il se trouve dans des conditions défavorables à son développement, soit parce qu'il se fait de petites hémorrhagies entre la placenta et la paroi du kyste, soit parce qu'il y a rupture et hématocèle, comme nous l'avons vu ci-dessus. Sans revenir sur ce dernier point, voyons ce qu'on observe dans les autres cas.

Chez une femme qui avait des signes de grossesse anormale, on voit survenir un écoulement sanguin plus ou moins continu, des morceaux de caduque sont expulsés ou même la caduque est rejetée en masse, en même temps les troubles sympathiques de la grossesse disparaissent, les douleurs qui existent à l'hypogastre ou au niveau d'une fosse iliaque diminuent et finissent par s'évanouir. Sur un des côtés de l'utérus ou en arrière, très rarement en avant, se trouve une tumeur qui au lieu d'avoir des parois élastiques, rénitentes, est au contraire assez dure, inégale et revient progressivement sur elle-même. En présence de cet ensemble de symptômes, il y a lieu de penser que le produit de conception d'une grossesse extra-utérine a succombé et que la femme guérit.

§ 2. — Symptômes de la deuxième période. — Du moment où il existe des signes de certitude jusqu'au terme de la grossesse.

La seconde période comprend les symptômes observés depuis le moment où il existe des signes qui permettent d'affirmer que la femme est enceinte jusqu'à la mort du fœtus. Chez un certain nombre de malades, le produit de conception succombe lorsque des symptômes surviennent qui pourraient faire croire que l'accouchement va avoir lieu; nous aurons donc à décrire les signes du faux travail.

Dans la grossesse extra-utérine qui a dépassé le cinquième mois, les symptômes généraux et les phénomènes sympathiques que nous avons décrits ci-dessus persistent. Bien que chez certaines femmes la grossesse continue comme si elle était normale et sans que des douleurs abdominales soient observées, ce fait est très rare; en général au contraire des douleurs surviennent qui peuvent être extrêmement vives, aiguës, lancinantes, avec des intervalles de rémission; certaines malades ont une sensibilité telle qu'elles ne peuvent supporter sur l'abdomen la couverture de leur lit: parfois, ce sont les mouvements actifs du fœtus qui réveillent les douleurs, elles ont même été tellement atroces qu'elles arrachaient des cris aux malades et leur faisaient endurer un vériritable supplice. Parfois, le pouls s'accélère, la température s'élève d'un ou de deux degrés, l'état général est mauvais : il y a des poussées successives de péritonite partielle. Ainsi que l'a indiqué Freund, on observe dans certains cas des coliques intestinales et de la diarrhée si le kyste s'insère sur l'intestin. Comme dans les premiers mois de la grossesse, il peut y avoir des phénomènes de compression au niveau de la vessie et du rectum; on a même vu la compression des vaisseaux déterminer de l'œdème de l'un ou des deux membres inférieurs.

L'examen du ventre attire en général l'attention : la peau de l'abdomen est soulevée, non par une tumeur ovoïde, régulière à grand axe dirigé de haut en bas, située sur la ligne médiane et rappelant la forme de l'utérus gravide, mais au contraire par une tumeur irrégulière dans son contour, parfois bosselée, déviée d'un côté, à grand axe dirigé transversalement.

La palpation permet de mieux limiter les contours de cette tumeur, et la percussion, par la matité qu'elle détermine, complète les renseignements obtenus sur son siège et sur son étendue. Cette tumeur est en général fixe, elle ne peut être déplacée; dans quelques cas, cependant, elle est aussi mobile que le serait l'utérus gravide.

Si l'on cherche à sentir le fœtus, on peut trouver deux ordres de caractères absolument différents. Dans certains cas, en effet, il semble être immédiatement sous la main dont il n'est séparé que par l'épaisseur de la paroi abdominale, il présente une mobilité très grande et on peut distinguer nettement ses diverses parties. Mais il faut bien le savoir, les faits de ce genre sont très rares; ce sont ceux dans lesquels le fœtus se trouve uniquement enveloppé dans ses membranes, sans qu'il y ait eu aucune irritation à la surface des organes abdominaux, par conséquent sans formation de kyste fœtal.

Le plus habituellement, nous l'avons vu, il est survenu des poussées de péritonite et le fœtus se trouve enveloppé dans une coque assez épaisse, quelquefois même très épaisse de fausses membranes qui gêne l'exploration; aussi les renseignements que donne le palper sont-ils beaucoup moins nets. On devra cependant chercher, comme dans la grossesse utérine, à trouver le ballottement abdominal, à sentir les mouvements actifs du fœtus et, quand la grossesse est plus avancée, à définir quelle est exactement la situation de ce dernier dans la cavité abdominale. A aucun moment, pendant ces explorations, on n'arrivera à percevoir l'existence de contractions.

A l'auscultation, on peut entendre les bruits du cœur fœtal et même ceux qui sont dus aux mouvements actifs : on pourra aussi constater l'existence d'un bruit de souffle. Depaul pensait que, l'utérus s'étant hypertrophié, c'était à son niveau qu'existait le bruit de souffle, mais on l'a entendu au niveau du kyste lui-même et cette constatation n'est nullement en désaccord avec la théorie du mode de production que nous avons admise (Voyez Tome I, p. 504). Les vaisseaux maternels, en effet, augmentent considérablement de calibre au niveau et au voisinage du placenta, et le sang traverse des canaux dont le calibre devient supérieur au tronc qui leur a donné naissance.

Au toucher vaginal, on trouve que le col utérin est ramolli, mais ce ramollissement est peu considérable et nullement en harmonie avec l'âge de la grossesse. Le col est dévié, tantôt à droite, tantôt à gauche ; le plus souvent il est reporté en haut et en avant, au-dessus de la symphyse pubienne ; rarement il est en arrière, en rapport avec la face antérieure du sacrum.

Le doigt constate l'existence d'une tumeur assez volumineuse qui déprime en général le cul-de-sac postérieur du vagin, exceptionnellement le cul-de-sac antérieur ; un sillon se trouve entre le col de l'utérus et la tumeur. Les parois accessibles de cette dernière offrent des caractères très variables ; tantôt elles sont peu épaisses ou même très minces, on peut alors percevoir le ballottement fœtal ; si l'enfant a son siège engagé dans l'excavation, on constatera parfois des mouvements actifs au niveau de ses membres inférieurs ; si c'est au contraire la tête qui plonge dans le bassin, on la reconnaît à sa forme, à sa régularité, à sa dureté osseuse ; on a même, dans quelques cas exceptionnels, senti les sutures et les fontanelles.

D'autres fois, au contraire, on ne trouve pas de parties fœtales, mais une masse épaisse, molle, plus ou moins dépressible ; autour d'elle on sent des battements artériels qui indiquent qu'une circulation très active existe à ce niveau ; ces caractères permettent de supposer que le placenta est inséré dans l'excavation pelvienne. Comme nous le dirons plus loin, l'existence de ces symptômes a eu une grande valeur pour décider entre différents modes d'intervention (Voyez p. 565).

Le palper abdominal et le toucher vaginal combinés permettront de mieux préciser encore les symptômes obtenus ; on constatera que la tumeur abdominale et la tumeur pelvienne se confondent en une seule ; on sentira le fœtus ; on arrivera même quelquefois à trouver le corps de l'utérus formant sur une des faces du kyste fœtal une petite masse plus ou moins nettement distincte.

Le toucher rectal fournira aussi dans certains cas quelques renseignements utiles, soit parce qu'il permettra de sentir des petites parties fœtales lorsque le produit de conception siège dans le cul-de-sac de Douglas, soit parce qu'il permettra de reconnaître le corps de l'utérus, lorsque cet organe se trouvera repoussé en arrière par la tumeur.

On a proposé d'avoir recours au cathétérisme vésical ; Duboué a insisté sur cette exploration parce que la vessie suivant, en général, les déplacements et les déviations du corps de l'utérus, un changement dans sa situation aurait une certaine importance. Noeggerath avait recommandé le toucher vésical, mais l'incontinence d'urine qui succède souvent à l'introduction du doigt dans l'urèthre a fait abandonner ce procédé.

Nous ne reviendrons pas sur l'introduction d'une sonde ou du doigt dans la cavité utérine ; ce que nous avons dit à propos de l'emploi de ces moyens pendant la première période trouve encore ici son application ; il en est de même pour l'emploi des anesthésiques (Voyez p. 540).

Du faux travail. — En général, lorsque l'enfant est vivant et que la grossesse extra-utérine est arrivée à terme, on voit survenir des symptômes analogues à ceux qui indiquent le travail de la parturition, symptômes tels qu'on a cru parfois que les femmes allaient véritablement accoucher ; ce n'est que par une exploration attentive et par le toucher qu'on a rectifié l'erreur.

En effet, des douleurs abdominales apparaissent absolument semblables par leur caractère, par leurs intermittences à celles de l'accouchement. Ces douleurs s'accompagnent, en général, d'un suintement sanguinolent, au milieu duquel on trouve parfois des lambeaux de caduque ; dans quelques cas, l'hémorrhagie est au contraire abondante. La main mise sur l'abdomen ne sent pas la tumeur se contracter alors que les douleurs surviennent. Au toucher, on constate des modifications notables du côté du col qui devient perméable, s'entrouvre et permet l'introduction d'un ou de deux doigts dans la cavité utérine ; on peut ainsi s'assurer que la matrice est en état de vacuité.

Le fœtus succombe, en général, au bout d'un certain nombre d'heures, quelquefois même assez vite ; sa mort peut être précédée de mouvements actifs, nombreux et rapides, comme convulsifs, qui réveillent des douleurs vives chez la mère ; les bruits du cœur se ralentissent, deviennent plus sourds et finissent par disparaître.

Les symptômes du faux travail sont généralement observés quand la grossesse est arrivée à terme, parfois cependant, ils surviennent prématurément, à la fin du septième ou du huitième mois. Il est exceptionnel que le terme de la gestation soit dépassé.

La durée du faux travail varie considérablement : comme dans l'accouchement à terme, elle est souvent de huit à vingt-quatre heures, parfois cependant elle est beaucoup plus longue, elle a même été de cinq jours, de sept jours et davantage. Des faits ont été signalés dans lesquels le faux travail s'était répété, soit au bout d'un mois, soit après six semaines ; on l'a même vu revenir huit fois chez la même femme dans un intervalle de trois années.

On s'est demandé quelle pouvait être la cause de ces singuliers symptômes. Dans un cas rapporté par Meadows, Scott a pratiqué la laparotomie pendant le faux travail : une fois l'abdomen ouvert, il a constaté que l'utérus se contractait à intervalles réguliers comme dans l'accouchement à terme. Ce sont donc ces contractions qui détermineraient l'apparition des douleurs, le décollement des morceaux de caduque, l'écoulement sanguin et les modifications du col.

Quand les symptômes du faux travail ont disparu et que le fœtus a succombé, on peut voir survenir des phénomènes analogues à ceux des suites de couches ; les seins augmentent de volume, la montée du lait a lieu, parfois même il se fait par les organes génitaux un écoulement qui offre les caractères d'un écoulement lochial peu abondant.

La rupture du kyste peut être observée, bien que très exceptionnellement, pendant le faux travail. Dans un fait de Clarke, que rapporte Parry, les eaux s'étaient écoulées par l'orifice anal et on sentait au toucher rectal le cuir chevelu et la tête. Toute la main ayant été introduite dans le rectum, les doigts furent placés dans la bouche et un fœtus de sept mois fut entraîné au dehors. Plusieurs exemples de rupture dans le vagin ont été signalés : dans l'un d'eux on se préparait à pratiquer la gastrotomie lorsque le vagin se déchira ; le fœtus fut expulsé spontanément.

Il existe des faits plus curieux encore, ce sont ceux de grossesse interstitielle dans lesquels le fœtus passa dans la cavité utérine. Le plus ancien est celui que Laugier observa en 1772 sur sa propre femme. Les douleurs duraient depuis six jours et l'accouchement ne se faisait pas ; une hémorrhagie grave étant survenue, Laugier se décida à intervenir. La main introduite dans l'utérus sentit une poche des eaux qui faisait saillie dans la cavité de cet organe par l'orifice tubaire du côté droit ; un membre inférieur y descendait et était saisi au niveau du genou par l'orifice de la trompe, on ne sentait donc que le pied et la jambe. La poche des eaux fut rompue et un nouvel examen confirma les renseignements obtenus par le premier. Des tractions exercées sur le pied et sur la jambe entraînèrent peu à peu le fœtus ; mais comme à un moment donné le tronc ne descendait plus, on introduisit de nouveau la main et on vit que la trompe s'était contractée sur la tête de l'enfant. On réussit à terminer l'accouchement ; une hémorrhagie mit dans l'obligation d'aller chercher le placenta. Une observation analogue a été publiée par Widney. Ces faits singuliers s'expliquent par les particularités anatomiques de la grossesse interstitielle sur lesquelles nous avons appelé l'attention (Voyez p. 530).

§ 3. — Symptômes de la troisième période. — (Après la mort du fœtus.)

Lorsque le produit de la conception a succombé, le kyste fœtal peut subir simplement des modifications de régression sans qu'il y ait aucun accident ; dans certains cas, au contraire, des complications plus ou moins graves surviennent.

Habituellement, après la mort du fœtus, les troubles sympathiques de la grossesse n'existent plus, les douleurs abdominales diminuent beaucoup d'intensité et finissent même par disparaître ; la menstruation se fait régulièrement, la santé générale se rétablit.

Il est rare que le ventre demeure stationnaire et surtout que ses dimensions s'accroissent ; au contraire, il diminue de volume ; il y a, en un mot, une série de phénomènes de régression.

Au palper, on peut trouver les divers symptômes que nous avons décrits en parlant du fœtus mort, mollesse, dépressibilité du produit de conception, etc. (Voyez p. 372). On ne constate plus de mouvements actifs, ni de ballottement. A l'auscultation, on n'entend plus les bruits du cœur fœtal. Au toucher, le col redevient ferme, résistant ; près de l'utérus, soit sur un des côtés, soit en avant, soit ce qui est de beaucoup le cas le plus habituel, en arrière dans le cul-de-sac de Douglas, on trouve une tumeur formée par le kyste fœtal. Le toucher vaginal et le palper abdominal combinés, ainsi que le toucher rectal permettront d'apprécier ses caractères, la minceur ou l'épaississement de ses parois, ses inégalités, etc.; on a même pu sentir peu de temps après la mort du fœtus, la crépitation produite par le chevauchement des os du crâne (Pinard).

Si on examine la femme à divers intervalles, on constate en général que la tumeur diminue, et que parfois même elle devient plus nettement séparable du corps de l'utérus.

Mais les choses ne se passent pas toujours ainsi : les accidents sont loin d'être exceptionnels après la mort du fœtus et ils se présentent sous des formes très variées. Le plus habituellement, on observe la péritonite, la septicémie, la suppuration sans ouverture ou avec ouverture du kyste fœtal. D'autres complications sont beaucoup plus rares ; parmi elles nous citerons une forme particulière de cachexie décrite par Jacquemier, l'obstruction intestinale et certains phénomènes dus à la présence d'un lithopædion ancien.

La péritonite est quelquefois aiguë ; si elle se généralise, elle amène rapidement la mort. Plus habituellement, elle est subaiguë ou chronique et des fausses membranes se produisent : ou la guérison survient, ou au contraire les malades succombent, soit lentement à la généralisation de la maladie, soit à une nouvelle poussée aiguë.

Le kyste peut suppurer : on observe alors de la fièvre, des douleurs et tous les phénomènes d'une septicémie grave qui emporte souvent les malades.

Lorsque le kyste suppure, ses parois s'ulcèrent quelquefois : alors, tantôt il s'ouvre à l'extérieur, tantôt dans la cavité péritonéale, ce qui est absolument exceptionnel, tantôt dans un des organes creux de la cavité pelvi-abdominale : le rectum, le vagin, la vessie, l'intestin grêle, l'estomac, l'utérus ; tantôt même il communique simultanément avec plusieurs de ces organes.

Dans ces cas d'ouverture du kyste, on a d'abord tous les symptômes généraux de la suppuration : pouls fréquent, élévation de la température, frissons, sueurs, amaigrissement, douleurs au niveau de la tumeur, etc. Si c'est au niveau de la paroi abdominale que le kyste suppuré fait saillie, on voit se former une petite tumeur qui s'abcède et par l'orifice s'échappent du pus qui a une odeur très fétide, des lambeaux de parties molles, du placenta et des os. Si le kyste s'est ouvert dans un des organes creux, le pus, les débris osseux pourront sortir par l'anus, par la vulve, par l'urèthre. Cette élimination des parties molles et surtout des os, quand elle vient s'ajouter aux symptômes généraux, constitue un symptôme pathognomonique.

A côté de ces complications qui sont les plus fréquentes, il y en a d'autres, avons-nous dit, qui sont plus rares. Pour Jacquemier, dans quelques cas, et parfois longtemps après la mort du fœtus, les femmes succombent à un épuisement des forces, à une sorte de cachexie : à l'autopsie, on ne trouve ni hémorrhagie, ni péritonite, ni suppuration ou rupture du kyste.

On a vu le kyste fœtal déterminer, même au bout de dix et seize années, la mort de la mère par obstruction intestinale.

Enfin, chez quelques femmes qui portent depuis longtemps un lithopædion sans en ressentir le moindre inconvénient, il survient parfois de la gêne, de la pesanteur, des douleurs qui peuvent même être telles que les malades demandent une intervention chirurgicale.

ARTICLE III

DIAGNOSTIC

Le diagnostic de la grossesse extra-utérine est en général très difficile, car les symptômes de cette affection varient pour ainsi dire à chaque moment de son évolution; il repose surtout sur un ensemble de caractères et non sur un signe spécial : il est donc important d'examiner avec soin les malades et de recueillir le plus de renséignements possibles. On a confondu la grossesse extra-utérine avec un très grand nombre d'affections : se livrer à la discussion oe tous les cas qui ont été publiés, serait vouloir passer en revue presque toute la pathologie abdominale. L'étude détaillée que nous avons faite des symptômes et de l'anatomie pathologique nous permettra de n'insister que sur les points principaux.

§ 1. — Diagnostic pendant la première période.

Rappelons que pendant les premiers mois, avant qu'on puisse avoir des signes de certitude de grossesse, on constate toute une série de symptômes qui font croire que la femme est enceinte ; de plus, il peut y avoir des écoulements sanguins, des douleurs plus ou moins vives ; le volume de l'utérus n'est pas en rapport avec l'âge de la gestation ; il y a, à côté de cet organe, une tumeur dans laquelle on a quelquefois constaté le ballottement.

On a confondu la grossesse extra-utérine avec les fibromes de la matrice, l'hydropisie des trompes, la pyosalpyngite, les kystes de l'ovaire au début, l'abcès de la cavité de Retzius, le phlegmon péri-utérin, la pelvi-péritonite, l'hématocèle peri-utérine. Mais si, dans toutes ces affections, il y a certains caractères locaux qui peuvent faire penser à l'existence d'une grossesse extra-utérine, on sera bientôt amené à abandonner cette idée, parce qu'on sera frappé de l'absence de toute la série des signes dont l'ensemble caractérise habituellement une grossesse à ses débuts (suppression plus ou moins complète des règles, modifications des seins, troubles sympathiques, tels que nausées, vomissements, envies insolites de dormir, etc.). On pourrait peut-être faire une exception pour certaines variétés d'hématocèles, mais ce sont précisément celles qui sont le résultat d'un kyste fœtal et qui, par conséquent, rentrent dans l'étude de la grossesse extra-utérine dont elles constituent un des modes de terminaison.

Dans une autre catégorie de faits, il s'agit, au contraire, d'une grossesse extra-utérine réelle, mais celle-ci est méconnue, et l'on s'imagine être en présence soit d'une grossesse normale, soit d'un avortement, soit encore d'une rétroversion de l'utérus gravide ou d'une grossesse dans la corne rudimentaire d'un utérus bicorne.

Les signes de grossesse au début, un écoulement sanguin par les organes génitaux, l'expulsion de la caduque seule ou mêlée à du sang ou à des caillots, ont très souvent fait penser qu'il y avait eu grossesse utérine et avortement, tandis qu'il existait une grossesse extra-utérine qui continuait son cours. Mais dans ce cas, une enquête minutieuse prouvera, d'une part, que les parties expulsées n'ont été qu'imparfaitement examinées ; tandis que l'observation attentive de la malade montrera, d'autre part, que la grossesse persiste et que le kyste fœtal se développe.

L'élimination de lambeaux de caduque a quelquefois fait croire à l'existence d'une grossesse extra-utérine, tandis qu'il existait une véritable grossesse utérine qui continuait à se développer. Nous avons étudié ces faits au point de vue du diagnostic avec l'avortement (Voyez p. 498).

Nous avons déjà insisté sur le diagnostic de la grossesse extra-utérine avec la rétroversion de l'utérus gravide : tantôt on a cru à une rétroversion alors qu'il y avait une grossesse extra-utérine, tantôt, au contraire, on a cru à une grossesse extra-utérine tandis qu'en réalité il y avait rétroversion (Voyez p. 239 et 240). Ajoutons que l'exploration du kyste fœtal ne permettra jamais de percevoir des contractions à son niveau, tandis qu'elles peuvent être parfois constatées à l'examen bimanuel dans la rétroversion (Voyez p. 232).

Le diagnostic de la grossesse extra-utérine avec une grossesse développée dans une corne d'utérus bicorne est presque impossible sur la femme vivante ; il est même parfois très délicat sur le cadavre. Nous avons vu comment on pouvait, par la situation du ligament rond, distinguer la grossesse tubaire proprement dite d'une grossesse siégeant dans une corne utérine (Voyez p. 202) : ce ligament est en dehors du kyste fœtal, quand l'œuf s'est déve-

loppé dans une corne utérine; il est au contraire à sa partie interne quand il
y a une grossesse tubaire.

Mais si, au lieu d'une grossesse tubaire proprement dite, il existe une grossesse interstitielle, la situation du ligament rond est la même dans les deux
cas, c'est-à-dire en dehors du sac fœtal. Schrœder et Carl Ruge ont cherché
à préciser le diagnostic anatomique de ces faits. En examinant les deux

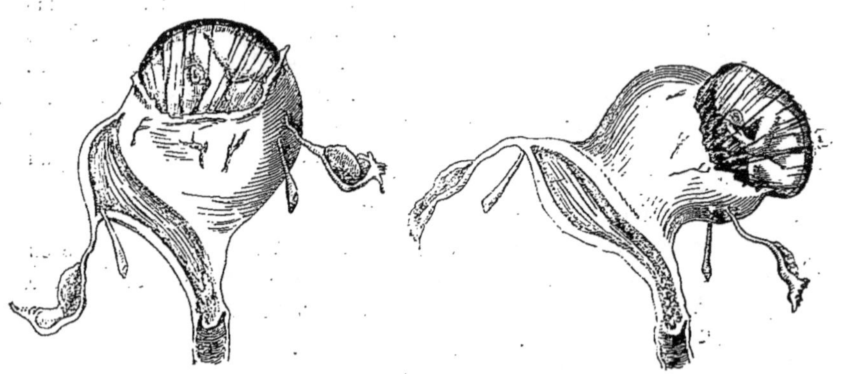

FIG. 65. — Grossesse extra-utérine interstitielle (Schrœder et C. Ruge).

FIG. 66. — Grossesse dans une corne
d'utérus bicorne (Schrœder et C. Ruge).

figures qu'ils ont données (Fig. 65 et Fig. 66), on voit que, dans la grossesse
interstitielle, le fond de l'utérus se développe en masse et que les annexes,
trompes et ligaments ronds des deux côtés, partent de cette masse totale et
unique. Quand, au contraire, la grossesse occupe une corne d'un utérus
bicorne, il y a deux masses utérines séparées par une ensellure plus ou
moins accusée, et les annexes (trompe et ligament rond) du côté non gravide partent de l'extrémité supérieure de la corne utérine qui se termine en
fuseau.

Nous ne reviendrons pas sur le diagnostic de la rupture, ni sur celui de la
mort du fœtus dont nous avons exposé en détail tous les symptômes.

Quant au diagnostic de la variété de grossesse extra-utérine, il ne saurait
être établi d'une façon certaine. Si la tumeur siège sur l'un des côtés de
l'utérus, on pensera à une grossesse tubaire ou à une grossesse ovarique, car
la grossesse abdominale occupera surtout le cul-de-sac de Douglas; mais la
grossesse tubaire et la grossesse ovarique y descendent aussi lorsqu'elles
atteignent un certain degré de développement. De la Faille a cité comme
signe indiquant une grossesse interstitielle, une douleur très vive ressentie
par la femme quand on appuie légèrement sur la partie de l'utérus où est
développée la grossesse.

§ 2. — Diagnostic pendant la deuxième période.

Dans cette période il existe des symptômes qui permettent d'affirmer que la femme est enceinte et que le fœtus est vivant ; il n'y a donc plus qu'un seul diagnostic à faire : la grossesse est-elle utérine ou est-elle extra-utérine?

L'erreur la plus généralement commise et sur laquelle beaucoup d'auteurs, Pajot, Parry, Bandl, etc. ont insisté, est la suivante : chez certaines femmes dont la grossesse est normale, les parois abdominales et les parois utérines sont parfois si minces qu'on sent pour ainsi dire le fœtus sous la main, on croit donc volontiers à l'existence d'une grossesse extra-utérine; mais nous l'avons vu, il est rare que le fœtus n'ait pas produit une irritation de voisinage et qu'il ne soit pas enveloppé par de fausses membranes qui forment parfois une coque très épaisse. Il faut donc, de prime abord, se méfier beaucoup, un examen attentif permettra du reste souvent de constater, après un palper un peu prolongé, l'existence de contractions qui sont caractéristiques ; les parois utérines durcissent et ne laissent plus sentir le fœtus (Voyez Tome I, p. 482).

Lorsque l'enfant étant vivant, dans la deuxième moitié de la grossesse, il y a des douleurs, des pertes de sang, et d'autres symptômes qui font soupçonner que la gestation est extra-utérine, l'irrégularité de forme de la tumeur, son défaut de mobilité, les inégalités qu'elle présente à sa surface auront une certaine importance. Au toucher, le col est légèrement ramolli, mais beaucoup moins qu'il devrait l'être, étant donné l'âge de la grossesse (Pajot). De plus, à l'examen combiné, si on déprime avec le doigt les culs-de-sac du vagin, on ne parvient pas à sentir au-dessus du col tout le segment inférieur de l'utérus dilaté, on peut au contraire trouver le corps peu développé et repoussé du côté opposé à celui où se trouve la tumeur.

Dans la seconde période, comme dans la grossesse extra-utérine des premiers mois, le toucher intra-utérin permettrait évidemment d'arriver au diagnostic; nous avons dit quels inconvénients il présentait, on ne doit donc y avoir recours que si des accidents graves existent et s'il est nécessaire d'avoir un diagnostic absolument certain avant d'intervenir.

Autrefois, on disait : toute grossesse extra-utérine qui a dépassé le cinquième mois est une grossesse abdominale ; mais il est démontré aujourd'hui, que la grossesse tubaire et la grossesse ovarique peuvent aller à terme; cette proposition n'est donc plus exacte. Il en résulte que le diagnostic de la variété de grossesse extra-utérine est presque impossible dans la seconde période.

Le diagnostic du faux travail n'offre, en général, pas beaucoup de difficultés : un examen attentif permettra d'autant mieux de reconnaître le siège anormal de l'œuf que le col s'ouvre et laisse à ce moment pénétrer facilement le doigt dans la cavité utérine. Au moment du faux travail, quelques médecins ont cru à l'existence d'une rupture de l'utérus : nous n'insisterons pas sur cette erreur, qui peut être facilement évitée.

§ 3. — Diagnostic pendant la troisième période, c'est-à-dire après la mort du fœtus.

Lorsqu'il y a rétention du fœtus mort, le diagnostic est encore difficile à établir, et cependant il serait parfois très utile de pouvoir le faire, soit pour décider une intervention, soit pour disculper certaines femmes qui sont, il en existe des exemples, accusées d'avoir fait disparaître leur enfant.

On a confondu la grossesse extra-utérine parvenue à la troisième période avec des tumeurs fibreuses ou fibro-kystiques de l'utérus, avec des tumeurs de l'ovaire (tumeurs liquides, tumeurs solides et surtout kystes dermoïdes) avec des cancers du corps de la matrice, de l'épiploon, du mésentère, du foie, etc.

Pour arriver au diagnostic, c'est encore sur l'ensemble des symptômes fournis par les commémoratifs et sur l'examen local qu'il faudra s'appuyer. A une certaine époque, la femme a eu la conviction qu'elle était enceinte, sa grossesse a généralement été anormale, pénible, il y a eu des phénomènes de faux travail, des lambeaux de caduque ont été expulsés, puis du lait est venu dans les seins et tous les signes de la grossesse ont disparu. On constate dans l'abdomen, la présence d'une tumeur solide en général, quelquefois liquide et solide, située en arrière ou sur les côtés de l'utérus, tumeur qui a été plus considérable et qui est revenue progressivement sur elle-même. Il faut néanmoins que le médecin se tienne sur la réserve relativement aux récits qui lui sont faits d'événements déjà éloignés, car plusieurs opérateurs ont été induits en erreur ; aussi Lawson Tait a-t-il dit avec raison, qu'il ne fallait ajouter que peu de confiance aux assertions de la malade, quand elles n'étaient pas en harmonie avec les symptômes observés.

Si des accidents surviennent et nécessitent une intervention, c'est souvent en pratiquant la laparotomie que le diagnostic arrive à être fixé.

Si, au contraire, il y a suppuration du kyste fœtal avec ouverture fistuleuse et sortie de pus et d'os de fœtus, soit à travers la paroi abdominale, soit par les orifices naturels, anus, vulve, urèthre, le diagnostic ne saurait plus être douteux. Au premier abord, on pourrait peut-être penser à un kyste dermoïde suppuré, mais la forme et les dimensions des os sont suffisamment caractéristiques.

ARTICLE IV

COMPLICATIONS DE LA GROSSESSE EXTRA-UTÉRINE

La grossesse extra-utérine, au lieu d'être simple, peut être compliquée de diverses manières. On n'a que très rarement constaté l'existence d'une véritable grossesse gémellaire extra-utérine, c'est-à-dire la présence de deux œufs dans le kyste fœtal extra-utérin, mais il existe parfois d'autres complications qui méritent d'être étudiées. Nous dirons quelques mots des cas dans lesquels il y a en même temps : 1° grossesse extra-utérine récente et grossesse utérine ; 2° grossesse extra-utérine ancienne et grossesse utérine ; 3° grossesse extra-utérine ancienne et grossesse extra-utérine récente ; 4° grossesse extra-utérine compliquée d'hydramnios.

1° *Grossesse extra-utérine récente et grossesse utérine.* — Il peut y avoir simultanément grossesse extra-utérine récente et grossesse utérine. Qu'arrivera-t-il dans ces cas ? Tantôt la femme accouche normalement et spontanément d'un enfant qui était contenu dans l'utérus et on s'aperçoit alors qu'il en existe un autre également vivant dans un kyste fœtal ; on a même pratiqué la laparotomie dans des faits de ce genre (Wilson). Tantôt on a constaté l'existence d'une grossesse extra-utérine et on a fait la laparotomie parce que le kyste menaçait de se rompre : un enfant vivant ayant été extrait, on s'aperçut que l'utérus contenait un autre fœtus. L'hystérotomie donna un second enfant bien portant (Sale).

En général, les deux fœtus utérin et extra-utérin sont du même âge ; cependant la fécondation peut avoir lieu à des époques différentes. Dans un fait publié par Argles, un œuf de deux mois environ avait été expulsé quelques jours seulement après la mort d'un fœtus extra-utérin âgé de sept mois, ainsi que l'autopsie le démontra ultérieurement.

Lorsqu'un fœtus existe dans l'utérus et un autre en dehors de cet organe, la grossesse utérine peut aller jusqu'à terme et l'accouchement se faire spontanément ; mais il n'en est pas toujours ainsi, il y a quelquefois avortement ou accouchement prématuré. Quant à la grossesse extra-utérine, elle n'offre, en général, rien de spécial ; suivant la variété à laquelle elle appartient et suivant le siège qu'elle occupe, elle peut se terminer par une rupture dans les premiers mois, ou, au contraire, continuer à se développer. Les chiffres de mortalité donnés par Parry et par Browne sont à peu près les mêmes que ceux de la grossesse extra-utérine simple.

2° *Grossesse extra-utérine ancienne et grossesse utérine.* — Lorsqu'il existe chez une femme une grossesse extra-utérine ancienne, une nouvelle gestation peut survenir et se développer en lieu normal. Schuhl a réuni 55 observations de ce genre : 36 femmes n'étaient redevenues enceintes qu'une fois, les autres deux, trois, quatre, cinq et même six fois, ce qui donnait un total de 89 grossesses. La grossesse utérine qui complique ainsi une grossesse extra-utérine ancienne, peut suivre une marche régulière ; cependant on a eu l'occasion d'observer des accidents graves du côté du système respiratoire et digestif ; chez une malade d'Hennigsen la dypsnée fut même telle qu'on provoqua l'avortement.

L'avortement et l'accouchement prématuré spontané ne sont pas rares dans ces cas, Schuhl en a relevé 18 observations (13 avortements, 5 accouchements prématurés). Si la grossesse arrive à terme, l'accouchement est le plus souvent normal à moins que la tumeur formée par le kyste fœtal occupe l'excavation pelvienne au-dessus de laquelle on ne peut réussir à la refouler. On a été obligé, pour terminer l'accouchement, d'avoir recours au forceps, à l'embryotomie (Puchelt) et même à l'opération césarienne (Hugenberger). Il faut bien savoir que, chez ces femmes, l'inflammation du kyste et la péritonite ne sont pas très rares pendant la puerpéralité. Schuhl arrive, en résumé, à cette conclusion : si on ne tient compte que des cas où le résultat peut être considéré comme bien connu, 9 femmes sur 39 ont succombé lorsqu'une ou plusieurs grossesses utérines sont survenues alors qu'il existait une grossesse extra-utérine ancienne. Cette complication n'est donc pas sans gravité.

3° *Grossesse extra-utérine ancienne compliquée d'une grossesse extra-utérine récente.* — La production de grossesses extra-utérines répétées chez une même femme est loin d'être impossible ; pour Schuhl même « le nombre des grossesses de ce genre relativement considérable (il en a réuni 7 cas), si on le compare à celui des grossesses extra-utérines anciennes compliquées de grossesses utérines, semble indiquer que les femmes qui ont eu une première grossesse extra-utérine sont prédisposées à avoir des grossesses ultérieures de même nature ». Dans un fait d'Oulmont, la grossesse, comme l'a montré l'autopsie, aurait été chaque fois une grossesse tubaire ; le premier kyste fœtal avait occupé la trompe gauche, le second qui se développa plus tard dans la trompe droite se rompit et amena la mort. Dans une observation de Haydon, c'est dans la même trompe que l'œuf s'était implanté chaque fois.

Dans ces faits de grossesse extra-utérine répétée, la femme est exposée aux mêmes complications que s'il s'agissait d'une grossesse extra-utérine récente.

4° *Grossesse extra-utérine compliquée d'hydramnios.* — L'hydramnios est une complication très rare de la grossesse extra-utérine : plusieurs exemples en ont été rapportés, par Depaul, par Hutchinson et par Teuffel. Dans l'observation de Depaul, il s'agissait d'une grossesse extra-utérine récente qu'on prit pour une grossesse utérine compliquée d'hydramnios. La femme ayant de graves accidents de suffocation, Depaul résolut de provoquer l'accouchement : une sonde fut introduite dans la cavité utérine, le liquide amniotique s'écoula en grande quantité, mais la femme n'accoucha pas et succomba. A l'autopsie, on

constata qu'il s'agissait d'une grossesse extra-utérine compliquée d'hydramnios : la sonde traversant le tissu utérin avait pénétré dans l'intérieur du
kyste fœtal. On comprend combien le diagnostic était difficile dans ces
circonstances : il existait des signes de grossesse récente non douteuse, ceux
de l'hydramnios grave s'y ajoutaient et masquaient ainsi les caractères de la
grossesse extra-utérine.

Hutchinson a ponctionné une tumeur qu'il prit pour un kyste ovarique : la
malade succomba à la suite de la ponction. L'examen nécroscopique fit voir
qu'il s'agissait d'une grossesse tubaire avec hydramnios. Le fœtus arrivé à
terme avait succombé depuis huit mois.

Dans le fait de Teuffel il s'agissait, au contraire, d'une grossesse extra-
utérine ancienne, on crut à un kyste paraovarien et on ponctionna à deux
reprises. Des accidents éclatèrent qui emportèrent la malade dix jours après
la seconde ponction. L'autopsie montra qu'il s'agissait d'une grossesse extra-
utérine ancienne compliquée d'hydramnios, le liquide ne s'était pas résorbé
après la mort du produit de conception. Le fœtus, qui avait vécu jusqu'à
terme, était placé transversalement dans le fond du sac et se trouvait dans
un état de macération très avancée, quelques os même s'étaient séparés et
étaient tombés dans le liquide. Toute la face interne du sac était unie, sauf en
un point où on voyait quelques noyaux saillants qui correspondaient probablement au placenta. L'observation de la malade recueillie avec soin montra que,
deux années auparavant, elle avait eu tous les signes d'une grossesse et même
d'une grossesse extra-utérine, l'erreur aurait donc probablement pu être
évitée. Dans le liquide extrait par la ponction, l'examen microscopique
démontra très nettement la présence de fibres musculaires striées ; cette
particularité aurait, suivant Teuffel, une certaine importance et faciliterait
peut-être le diagnostic dans l'avenir.

ARTICLE V

CAUSES ET FRÉQUENCE

Causes. — Les causes qui ont été invoquées pour expliquer le mode de
production de la grossesse extra-utérine sont nombreuses, mais elles sont
loin d'être toutes également acceptables. Parmi ces causes : les unes se
rattachent au phénomène de la migration des ovules ; les autres sont la conséquence d'une modification dans l'état normal des trompes ; d'autres enfin
tiennent à un état particulier de l'utérus.

A. — *Causes se rattachant au phénomène de la migration des ovules.* —
Lorsque la vésicule de de Graaf se rompt, l'ovule, pour plusieurs auteurs,

se trouve lancé avec une certaine force (Voyez Tome I, p. 134). Si la déchirure de la vésicule est petite et si le suintement qui doit entraîner l'ovule vers la trompe est peu abondant, ce dernier reste dans l'intérieur de la vésicule de de Graaf où les spermatozoïdes peuvent venir le féconder. Ainsi serait produite la grossesse ovarique.

Si des inflammations du péritoine ont existé, les courants admis par quelques auteurs à la surface de la séreuse peuvent ne plus se produire, l'ovule sorti de l'ovaire ne pénétrerait plus dans la trompe et tomberait dans la cavité péritonéale, bien qu'il se trouve dans des conditions peu favorables à son développement quand il est en contact avec cette séreuse, ce développement surviendrait néanmoins dans certains cas et on aurait une grossesse extra-utérine abdominale. On expliquerait ainsi comment certaines femmes qui ont eu des accidents péri-utérins restent stériles pendant de longues années et ont, quand elles deviennent enceintes, une grossesse extra-utérine.

Les pelvi-péritonites peuvent encore agir autrement; elles déplacent parfois la trompe considérablement et entraînent son pavillon loin de l'ovaire.

Beaucoup d'auteurs, surtout parmi les anciens, ont invoqué les émotions vives éprouvées par la femme pendant le coït, la peur, par exemple. La trompe cesserait alors d'être en contact avec l'ovaire : mais on sait aujourd'hui qu'un certain intervalle s'écoule entre l'insémination et la fécondation proprement dite.

B. — *Causes résultant d'une modification de l'état normal des trompes.* — Depuis le travail de G. Richard sur l'existence de pavillons accessoires s'insérant au niveau du tiers externe du corps de la trompe, on admet que cette disposition anatomique prédispose à la grossesse extra-utérine. L'œuf fécondé, après avoir pénétré dans le canal tubaire, pourrait glisser à travers un de ces orifices supplémentaires, tomber dans le péritoine et se greffer sur lui.

D'autres fois l'ovule fécondé et arrivé dans le canal tubaire ne peut descendre jusque dans la cavité utérine. Tantôt, en effet, la trompe déviée par des adhérences péritonéales anciennes est allongée, aplatie, ou présente des angles et des coudes ; tantôt des tumeurs abdominales, des tumeurs ovariques ou autres la compriment, tantôt des tumeurs fibreuses développées dans l'utérus amènent une atrésie ou une oblitération de la portion interne du canal tubaire. Les spermatozoïdes passent dans ces cas par la trompe du côté opposé; il y a migration intra-péritonéale du sperme (Voyez p. 201). L'œuf fécondé se fixe alors sur la muqueuse tubaire et il en résulte une grossesse extra-utérine.

On a beaucoup discuté, dans ces dernières années, le rôle joué par certains polypes qui, à l'autopsie de femmes mortes de grossesse extra-utérine, ont été trouvés dans la trompe. En supposant qu'on admette comme justes les critiques faites aux cas de Breslau, de Léopold et même à celui de Beck, et qu'on regarde les polypes comme formés par l'hypertrophie de la muqueuse tubaire sous l'influence de la grossesse extra-utérine elle-même, il n'est pas douteux que, dans l'observation récemment publiée par Wyder, l'une des tumeurs trouvées à l'autopsie était d'origine ancienne et pouvait être considérée comme la cause de la grossesse extra-utérine.

Enfin on a invoqué, comme capable d'amener une grossesse extra-utérine interstitielle, une disposition anatomique décrite par Baudelocque neveu : chez une femme morte à l'âge de cinquante-trois ans sans avoir jamais eu de grossesse, on voyait la trompe droite se bifurquer à 7 millimètres de son orifice interne et fournir un canal qui, après avoir cheminé dans l'épaisseur du tissu utérin, venait s'ouvrir au niveau de l'orifice supérieur du col. Dulaurens, au rapport de Mauriceau, avait déjà remarqué plusieurs fois que la trompe, en arrivant à l'angle de l'utérus, se séparait en deux canaux : l'un s'ouvrant dans le fond de la cavité utérine, l'autre allant se terminer près de l'orifice interne du col. Madame Boivin aurait vu des faits dans lesquels il existait un canal bifurqué semblable à celui que Baudelocque neveu a décrit (Cazeaux). Ingleby a expliqué par l'existence de ce canal la répétition de l'insertion vicieuse du placenta chez deux femmes. Cazeaux enfin semble le considérer comme l'analogue des canaux de Gartner qu'on retrouve dans certaines espèces animales. On comprend facilement que si un œuf fécondé s'engage dans cette bifurcation de la trompe et s'y développe, il en résultera une grossesse interstitielle.

C. — *Causes qui tiennent à un état particulier de l'utérus.* — Lécluyse a rapporté un fait singulier ; il s'agissait d'une femme chez laquelle on avait pratiqué l'opération césarienne pour un rétrécissement du bassin et qui mourut à la suite d'une laparotomie faite pour une grossesse abdominale. On trouva qu'au niveau de la cicatrice due à la section césarienne, il persistait un orifice long de quatre centimètres qui faisait communiquer la cavité utérine et la séreuse, il est donc possible que l'œuf fécondé ait quitté la cavité utérine par cette ouverture et se soit développé dans l'abdomen.

Kœberlé a publié une observation d'un autre genre : chez une femme atteinte de tumeur fibreuse, il avait enlevé l'utérus ; une petite fistule persista au niveau du col et permit la fécondation. La grossesse, pendant laquelle la femme succomba, était nécessairement une grossesse extra-utérine. Bandl a vu un cas où l'utérus en état d'inversion avait été enlevé et où, quatre semaines après l'opération, il persistait une ouverture fistuleuse ; une grossesse extra-utérine pouvait évidemment se produire dans l'avenir.

Fréquence de la grossesse extra-utérine, de ses variétés et de ses complications. — La fréquence de la grossesse extra-utérine est très difficile à établir. Sur environ soixante mille femmes qui, dans l'espace de sept années, ont passé par les trois cliniques d'accouchement et de gynécologie de Vienne, on n'a pris l'observation ou fait l'autopsie que de cinq cas de grossesse extra-utérine (Bandl). Mais beaucoup de femmes atteintes de grossesse extra-utérine peuvent guérir et échapper à l'attention du médecin, beaucoup meurent rapidement sans qu'on ait soupçonné le diagnostic et pu les transporter à l'hôpital. En présence du grand nombre de faits publiés de tous les côtés dans ces dernières années, il est probable que la grossesse extra-

utérine n'est pas aussi rare que les chiffres de Bandl pourraient le faire supposer.

Parry a cherché à établir la fréquence relative des différentes variétés de
grossesse extra-utérine. Dans les 500 cas qu'il a rassemblés, 230 fois le siége
était douteux, 27 fois la grossesse était ovarique, 29 fois elle était abdominale et 214 fois il existait une grossesse tubaire. Cette dernière se divisait
elle-même de la façon suivante : 31 grossesses interstitielles, 34 grossesses
tubo-abdominales et 149 cas de grossesse tubaire proprement dite. Ainsi
que Parry lui-même le fait remarquer, ces chiffres n'ont que peu de valeur,
et nous manquons de données suffisantes pour fixer la fréquence relative des
diverses variétés de grossesse extra-utérine.

La même remarque peut malheureusement s'appliquer à la fréquence dés
différents modes de terminaison. On ne possède aucun chiffre sur le nombre
de cas dans lesquels le fœtus peut mourir au début de la grossesse et la
tumeur se résorber peu à peu sans déterminer d'accidents graves.

Parry sur 500 faits a relevé 174 observations de rupture, elles se divisent
ainsi : 147 grossesses tubaires, 15 grossesses ovariques et 2 grossesses abdominales ; dans 10 cas le siège était douteux. Parmi les 147 faits de grossesse
tubaire, il y en avait 117 de grossesse tubaire proprement dite. Maygrier est
arrivé à un résultat analogue : il a recherché les cas de rupture publiés depuis
le travail de Parry, c'est-à-dire depuis 1876, il en a trouvé 56 ; 51 fois la
grossesse était tubaire et 5 fois elle était ovarique.

On ne possède que peu de statistiques sur ce qui se passe quand il y a
rétention du fœtus mort et que les choses sont abandonnées à elles-mêmes.
Hutchinson cependant a rassemblé 102 faits de grossesse extra-utérine dans
lesquelles le fœtus avait atteint son plein développement ; dans 73 cas on
n'intervint en aucune façon : 21 fois le kyste demeura sans complications jusqu'à la fin de la vie, 13 fois la femme mourut sans avoir éliminé spontanément le produit de son kyste ou sans avoir été opérée, 16 fois il y eut élimination à travers la paroi abdominale, et 23 fois évacuation par le vagin ou le
rectum.

Quand le kyste fœtal suppure et qu'il se produit une fistule, le plus habituellement l'ouverture a lieu dans l'intestin, dans un quart des cas, suivant
Maygrier ; elle se fait fréquemment aussi à travers la paroi abdominale, dans
un cinquième des cas pour le même auteur. L'ouverture dans le vagin ou la
vessie n'arriverait que 7 à 8 fois pour 100. L'élimination par les voies multiples est relativement rare ; quant aux ouvertures dans l'estomac, dans l'u-
térus et dans le péritoine, elles sont absolument exceptionnelles.

ARTICLE VI

PRONOSTIC

Le pronostic de la grossesse extra-utérine est très grave pour la mère et pour le produit de conception. Le pronostic est presque fatal pour l'enfant, il peut, en effet, succomber dans les premiers mois de la grossesse, pendant la seconde moitié de la gestation ou à terme. Les cas où il a été extrait vivant par la laparotomie et où il a continué à vivre, sont très peu nombreux (Voyez p. 564).

Quant à la mère, exposée à la rupture qui est si souvent mortelle, aux poussées de péritonite et à tous les accidents si graves de la rétention du fœtus mort, accidents qui peuvent survenir même quand un lithopædion s'est formé depuis longtemps, elle succombe dans un grand nombre de cas de grossesse extra-utérine : en effet, sur 500 cas relevés par Parry, 499 fois le sort de la femme était indiqué; 336 fois elle avait succombé, et 163 fois elle avait guéri, ce qui donne une mortalité générale de 67,2 pour 100.

Des différentes variétés de grossesse extra-utérine, la grossesse tubaire paraît avoir le pronostic le plus grave au début de la grossesse, car c'est elle qui fournit le plus grand nombre de ruptures; Schrœder affirme cependant qu'on a beaucoup trop exagéré ses dangers. La grossesse abdominale serait la moins grave.

La statistique d'Hutchinson montre que dans 73 cas de rétention de fœtus mort où l'on n'intervint pas, 18 femmes succombèrent et 55 furent sauvées; ce qui donne pour la guérison spontanée, une moyenne de 75,3 pour 100.

Quand il y a suppuration et ouverture fistuleuse, le siége de cette ouverture n'est pas indifférent. L'élimination à travers la paroi abdominale est celle qui donne les résultats les plus favorables, puis viendrait l'ouverture dans la vessie, et l'expulsion par le vagin ou par l'intestin qui ont donné de moins bons résultats. Maygrier fait cependant remarquer qu'il a relevé, depuis 1876, 18 cas d'élimination par le rectum et qu'une seule des femmes a succombé. Le pronostic est bien plus grave quand le kyste se rompt dans le péritoine, ou lorsqu'il se produit des ouvertures fistuleuses multiples.

ARTICLE VII

TRAITEMENT

On doit encore suivre dans l'exposé du traitement de la grossesse extra-utérine les trois périodes que nous avons distinguées pour l'étude des symptômes et du diagnostic.

§ 1. — Traitement pendant la première période. — Du début de la grossesse au moment où il y a des signes de certitude.

Quelle que soit la variété de grossesse extra-utérine qui existe, nous avons vu que son pronostic était très grave, soit dans les premiers mois de la gestation, soit à une époque plus avancée et se rapprochant du terme, soit même quand le fœtus a succombé et qu'il s'est formé un lithopædion. Aussi a-t-on conseillé de ne pas laisser évoluer la grossesse extra-utérine et autant que possible, d'arrêter son développement dès le début.

Mais le diagnostic est souvent difficile à établir et demande, pour être fixé, qu'on observe les malades avec grand soin pendant quelque temps. Comme des accidents peuvent alors survenir, nous indiquerons quelles précautions doivent être prises pour tâcher qu'ils n'éclatent point pendant cette première période : c'est le traitement palliatif.

Une fois le diagnostic fait, divers moyens ont été conseillés : ou bien on détermine la mort du produit de conception, le kyste fœtal étant laissé en place, ou bien on extrait le fœtus et quelquefois même on extirpe le sac fœtal tout entier : c'est le traitement curatif.

Enfin, avant qu'on ait pu établir définitivement le diagnostic de grossesse extra-utérine, ou même avant qu'aucun symptôme ait pu faire penser à cette affection, des complications surviennent ; telles sont la péritonite et la rupture du kyste fœtal. Ces complications devant être combattues, nous consacrerons à leur traitement un alinéa spécial.

Traitement palliatif. — Les douleurs abdominales et les pertes de sang seront traitées par le repos au lit, le laudanum en lavement ou sur la paroi abdominale, les injections sous-cutanées de morphine, le chloral, etc. On surveillera avec soin la miction et les garde-robes : s'il y avait rétention d'urine, le cathétérisme serait pratiqué avec les précautions antiseptiques les plus sévères; contre la constipation on emploierait les lavements ou les purgatifs légers.

De grandes précautions doivent être prises pour éviter, autant que possible, de favoriser les poussées de péritonite et surtout la rupture du kyste fœtal : la malade évitera toute fatigue, tout effort, tout traumatisme, la situation horizontale sera même conseillée dans un certain nombre de cas. Les examens seront pratiqués avec les plus grands ménagements, car on les a vus amener la rupture du kyste fœtal et la mort. Enfin, on ne négligera pas le traitement général et on soutiendra les forces de la malade par un régime approprié.

Traitement curatif. — Deux ordres de moyens absolument différents ont été employés : ou l'on cherche à déterminer la mort du produit de conception laissé en place; ou l'on extirpe le fœtus et quelquefois même le sac fœtal tout entier.

1° *Moyens médicaux.* — Nous ne dirons rien de l'abstinence et des purgatifs qui ont été conseillés par Ritgen, des saignées répétées et abondantes, de l'emploi de la strychnine à dose légèrement toxique pour la mère (R. Barnes), des injections sous-cutanées d'ergotine, des frictions mercurielles, de l'administration de l'iodure de potassium, de la compression de la tumeur (Malin), etc. Ces procédés n'ont aucune efficacité.

Parmi les moyens qui ont une valeur réelle, nous citerons : la ponction simple du kyste, la ponction avec injection de substances toxiques et l'emploi de l'électricité.

2° *Ponction du kyste fœtal.* — On a pensé qu'une simple ponction du kyste suivie de l'évacuation du liquide amniotique suffirait pour déterminer la mort du fœtus. Cette ponction a été pratiquée soit à travers la paroi abdominale, soit par le vagin, soit par le rectum. Ch. Maygrier a relevé douze observations dans lesquelles on a eu recours à ce procédé. Quatre fois les femmes ont guéri, huit fois elles ont succombé soit à la péritonite, soit à des hémorrhagies. Le chiffre de la mortalité, après cette opération, est donc d'environ 66 pour 100. Ajoutons que, malgré la ponction, l'écoulement de 20 grammes environ de liquide amniotique et une hémorrhagie, on a vu la grossesse continuer son cours et arriver à terme (Frænkel).

3° *Ponction avec injection de substances toxiques.* — En 1863, dans une thèse d'agrégation, Joulin proposa de pénétrer avec un trocart capillaire dans l'intérieur du kyste et de faire avec la seringue de Pravaz une injection d'un centigramme d'atropine délayée dans quelques gouttes d'eau. Cette opération a été pratiquée par Friedreich (2 fois), Kœberlé, Cohen et Rennert : la substance employée fut la morphine; en général, on répéta plusieurs fois l'injection. Dans tous les cas, la mort du fœtus a été obtenue et toutes les femmes ont guéri. On a mis en doute l'exactitude du diagnostic; cependant il est certain que l'injection de morphine peut amener la mort du produit de conception. En effet, dans un cas qu'il a vu avec le D\u02b3 Fourrier (de Compiègne), Tarnier a fait trois injections d'un centigramme de chlorhydrate de morphine et a réussi à tuer le fœtus. Le diagnostic qui, du reste, n'était pas douteux, fut malheureusement confirmé, car des accidents étant survenus après la mort de l'enfant, la laparotomie fut pratiquée et la malade succomba. Peut-être l'intervention a-t-elle été suivie d'insuccès dans ce cas, parce que le développement du fœtus était trop avancé.

4º *Emploi de l'électricité.* — En 1853, Bachetti, sur les conseils de Burci, a eu recours à l'électricité pour tuer le fœtus dans un cas de grossesse extra-utérine ; c'est l'électro-puncture qui fut employée, une seule séance suffit. Duchesne (de Boulogne) aurait, d'après Bernutz, condamné ce procédé particulier, les aiguilles pouvant désorganiser les tissus. C'est la faradisation qui est généralement mise en usage, les courants continus ont été aussi employés. Un pôle étant appliqué au voisinage de l'œuf, sur la muqueuse vaginale ou la muqueuse rectale, l'autre est maintenu sur la paroi abdominale, à cinq ou six centimètres au-dessus du ligament de Poupart. On fait passer le courant pendant cinq à dix minutes et on en augmente progressivement la force en se laissant guider par la sensibilité de la malade. On continue le traitement pendant une ou deux semaines jusqu'à ce que le retrait de la tumeur ne laisse aucun doute sur l'efficacité de l'action galvanique. Quatre à cinq séances suffisent en général. Ce procédé a été surtout employé aux Etats-Unis dans ces dernières années ; Garrigues étudiant et critiquant les faits publiés arrive à un total de huit cas qui ne lui semblent pas laisser prise à la discussion. Tous se sont terminés par la guérison et il n'est jamais survenu d'accidents.

Dans la grossesse interstitielle ou dans la grossesse tubaire, l'électricité, par les contractions qu'elle détermine, serait-elle capable d'amener la descente de l'œuf dans la cavité utérine et son expulsion ? Il est permis de se demander si le diagnostic avait toujours été exactement fait dans les quelques cas de ce genre qui ont été publiés, et si on n'a pas cru à l'existence d'une grossesse extra-utérine alors qu'en réalité il y avait une grossesse développée en lieu normal ou dans une corne utérine.

5º *Gastrotomie. Extirpation du kyste fœtal.* — La gastrotomie et l'extirpation du sac fœtal tout entier ont été conseillées lorsqu'il n'existe pas de complications. C'est dans les cas de grossesse tubaire et de grossesse ovarique que cette intervention a été recommandée ; elle ne saurait guère s'appliquer à la grossesse abdominale. J. Veit qui s'est fait le défenseur de cette méthode y a eu deux fois recours avec succès ; le diagnostic n'avait pu être précisé que dans l'un des cas. En agissant ainsi, on supprime toutes les chances de complication qui sont nombreuses, en particulier les chances de rupture ; mais en présence de l'incertitude habituelle du diagnostic, l'emploi d'un procédé beaucoup moins dangereux, électricité ou injection d'une substance toxique, nous paraît de beaucoup préférable.

6º *Elytrotomie.* — Au lieu de la gastrotomie, l'élytrotomie a été conseillée ; elle a été pratiquée une fois avec l'anse galvano-caustique (G. Thomas) et une fois avec le thermo-cautère (O'Hara) ; dans les deux cas, le placenta fut intéressé, ce qui se comprend à cette époque de la grossesse où le volume du placenta est si considérable relativement au volume total de l'œuf ; il y eut chaque fois une hémorrhagie grave, l'une des malades succomba, l'autre ne fut sauvée qu'à grand'peine. L'élytrotomie ne paraît donc pas devoir être conseillée dans la grossesse extra-utérine des premiers mois.

Traitement des complications. — Les deux principales complications de la grosessse extra-utérine à cette période sont la péritonite et la rupture du kyste.

Nous ne dirons qu'un mot du traitement des poussées de péritonite; le repos absolu au lit, l'emploi de la glace, celui des opiacés, du chloral, etc. seront indiqués. De plus, suivant les symptômes, on aura recours à divers autres moyens : aux boissons glacées ou gazeuses s'il y a des vomissements, aux injections sous-cutanées d'éther et aux alcooliques s'il y a des syncopes ou un état anémique très marqué.

Dans les cas de rupture, lorsqu'il existe des symptômes d'hémorrhagie interne et que les jours de la femme sont mis en danger, doit-on se borner à prescrire un traitement palliatif ou doit-on recourir à la laparotomie? Keller affirme « qu'il n'y a qu'un seul remède, un seul qui soit logique, et, quelque terrible qu'il paraisse lui-même, il doit être tenté, car les dangers que court la malade sont plus terribles et plus certains encore. Il faut arrêter l'hémorrhagie, extraire le corps du délit et faire la toilette du péritoine. Or, pour arriver à ce résultat, il n'y a que la gastrotomie. » L'élytrotomie, pour les raisons que nous avons indiquées ci-dessus, ne saurait être recommandée. Velpeau, Kiwitch, Kœberlé, Parry, Lusk, Lawson Tait, etc., se sont prononcés pour la gastrotomie.

Toutefois, d'autres auteurs sont d'un avis opposé. Depaul, en particulier, a montré de combien de difficultés le diagnostic était entouré et combien, par conséquent, il pouvait être légitime d'hésiter à employer un moyen aussi radical. La gastrotomie commencée, il ne serait pas facile, suivant lui, de trouver les points qui donnent du sang : l'enlèvement du sac serait une opération délicate et d'autant plus dangereuse que la femme est plus affaiblie.

Et cependant Lawson Tait a obtenu par la laparotomie des succès si remarquables qu'ils appellent vivement l'attention. Toutes les fois que les symptômes graves présentés par une malade indiquent la rupture d'un kyste fœtal, il pratique la laparotomie. Il est intervenu vingt et une fois dans ces circonstances et vingt fois il y a eu guérison; toujours il a trouvé la trompe rompue. Il a extrait rapidement les diverses parties de l'œuf et les caillots qui se trouvaient dans la cavité abdominale, il a enlevé les trompes après avoir jeté sur elles une ligature au voisinage de l'utérus, a fait avec soin la toilette du péritoine et a refermé l'abdomen. Si on constatait que l'épanchement sanguin s'est fait dans l'épaisseur du ligament large, au-dessous du péritoine, le manuel opératoire serait un peu modifié: on suturerait les parois de la poche aux lèvres de la plaie abdominale et on mettrait un tube à drainage en verre.

La laparotomie a donné des résultats d'autant meilleurs que, si l'on n'intervient pas, la mort de la mère est extrêmement fréquente. Lawson Tait fait de plus remarquer qu'en cas d'erreur l'intervention se bornerait à une simple incision exploratrice.

§ 2. — Traitement pendant la deuxième période. — Du moment où il existe des signes de certitude jusqu'au terme de la grossesse.

Pendant la seconde période de la grossesse, le fœtus peut être vivant ou il peut avoir succombé. S'il est mort, nous verrons plus loin, en étudiant le traitement de la troisième période, quelle conduite on doit tenir. S'il est vivant, faut-il pratiquer la *laparotomie* afin d'essayer de sauver à la fois la mère et le produit de conception, ou doit-on au contraire attendre et laisser le fœtus mourir ?

Les auteurs sont depuis longtemps partagés sur ce point ; tandis que les uns, invoquant la bénignité de la gastrotomie faite après la mort du fœtus, déclarent qu'on ne doit pas intervenir, les autres sont favorables à l'opération. Il est certain qu'étant donnés les progrès réalisés en chirurgie abdominale, il paraît légitime au premier abord d'avoir recours à la laparotomie et elle a été pratiquée un certain nombre de fois ; mais si on réunit toutes les observations publiées, ainsi que cela a été fait par Litzmann et par Maygrier, on voit que sur 17 cas rassemblés par ce dernier auteur, 15 fois la mère a succombé, ce qui donne une mortalité d'environ 88 pour 100. Dix fois la femme est morte d'hémorrhagie. « Le principal danger de ces gastrotomies, dit Maygrier, est l'hémorrhagie qui peut se produire : 1° au moment de l'incision, parce que le placenta adhérant en avant, est intéressé quand on fait l'ouverture du kyste ; 2° pendant le cours de l'opération, le plus souvent par suite du décollement ou de la déchirure du placenta ; 3° au moment de l'extraction du délivre, quand on essaie de la pratiquer ; 4° enfin, pendant les jours qui suivent l'opération, alors que se produit le décollement spontané des fragments placentaires. »

Quant aux enfants, tous ont respiré, mais neuf sont morts dans les cinquante premières heures, et on n'a pas toujours indiqué quel avait été le sort des huit autres. Aussi Maygrier dit-il avec raison : « Les résultats donnés par la gastrotomie faite pendant la vie du fœtus sont déplorables ; or, quelque triste qu'il soit de renoncer à sauver un enfant, le salut de la mère doit passer avant tout, et s'il est avéré que la laparotomie pratiquée après la mort de l'enfant fait courir moins de risques à la femme, il nous semble impossible de ne pas prendre ce fait en sérieuse considération ».

Si, malgré tout, on se décidait à intervenir, à quel moment devrait-on opérer ? Kiwisch et Keller ont conseillé de laisser le fœtus arriver jusqu'à terme et d'attendre le moment du faux travail pour pratiquer la gastrotomie. Velpeau et Depaul ont, au contraire, recommandé d'opérer plus tôt, au huitième mois, par exemple, ou au commencement du neuvième, la viabilité de l'enfant se trouvant suffisamment assurée à cette époque. En suivant le conseil de Kiwisch et de Keller, on se place dans les conditions d'une opération de nécessité, on peut être surpris et obligé d'opérer à l'improviste dans de mauvaises conditions ; en suivant celui de Velpeau et de Depaul, on fait au contraire une opération de choix. Ce n'est pas tout, au moment du faux travail, la mort du fœtus survient souvent très rapidement. Pour ces diverses raisons, il est préférable de ne pas laisser la grossesse aller complètement à terme.

L'*élytrotomie* pourra-t-elle être pratiquée dans les cas où l'enfant est vivant ? Pour qu'on soit autorisé à y avoir recours, il faut que le kyste plonge profondément dans l'excavation, que le fœtus se présente par une de ses extrémités céphalique ou pelvienne, et qu'il soit avéré que le placenta n'est pas en rapport avec le segment inférieur de la tumeur et ne se trouvera pas sectionné. Aux difficultés de l'opération s'ajouteront celles du passage du fœtus à travers la filière pelvienne, car il devra être extrait soit par les pieds, soit par une application du forceps. Aussi cette opération a-t-elle été peu pratiquée, Maygrier en a réuni quatre observations : deux femmes et deux enfants on succombé ; la mortalité a donc été de 50 pour 100.

Quand on s'est décidé à laisser le fœtus mourir sans intervenir, on devra au moment du *faux travail* prendre quelques précautions que nous allons indiquer. La femme sera mise alors dans son lit et conservera le repos absolu ; on lui recommandera d'éviter tout effort d'expulsion et on s'efforcera de calmer les douleurs soit avec des lavements de laudanum ou de chloral, soit avec des injections sous-cutanées de morphine. La malade restera ensuite au lit, pendant un certain temps, jusqu'à ce que le calme soit totalement rétabli.

§ 3. — Traitement pendant la troisième période. — Après la mort du fœtus.

Lorsque le fœtus est mort, soit dans les derniers mois de la grossesse, soit à terme, deux variétés de faits peuvent se présenter : ou le kyste fœtal ne donne lieu à aucune complication, ou des accidents surviennent.

1° *Il n'existe pas de complications.* — S'il n'y a pas de complications, tous les auteurs sont aujourd'hui d'accord pour attendre ; si on voulait pratiquer de suite la laparotomie, avant que le placenta n'ait subi des modifications dans sa circulation, on serait exposé aux mêmes dangers d'hémorrhagie qu'après la laparotomie pratiquée quand le fœtus est vivant. Ce n'est qu'au bout de quatre ou cinq mois, d'après Litzmann, qu'on peut opérer sans craindre de voir survenir une hémorrhagie.

Mais après cette époque, doit-on intervenir, ou doit-on au contraire abandonner la tumeur à elle-même ? Pour se prononcer sur cette question, des éléments statistiques de deux ordres seraient nécessaires : il faudrait d'une part savoir quelle est la mortalité quand la grossesse extra-utérine se trouve abandonnée à elle-même, et d'autre part quelle est la mortalité quand on pratique la gastrotomie.

Parry, a trouvé que, dans 188 cas publiés et qui avaient été abandonnés à la nature, 99 femmes avaient succombé, ce qui donne une mortalité de 52,65 pour 100; mais, si les faits graves ont été facilement rapportés, il est probable que ceux de guérison spontanée l'ont été beaucoup moins, surtout parce qu'ils ont souvent échappé aux médecins dont ils n'avaient pas attiré l'attention. Hutchinson, nous l'avons dit, a trouvé que sur 73 cas de rétention du fœtus mort où on n'intervint pas, 18 femmes ont succombé, ce qui donne une mortalité de 24,7 pour 100.

On a essayé, d'autre part, de fixer la mortalité de la gastrotomie. Maygrier a réuni 70 cas où l'opération a été pratiquée pendant la rétention du fœtus mort, 45 femmes ont survécu; la mortalité est donc de 35,7 pour 100.

Aussi, n'est-il pas surprenant que la question reste encore en suspens : tandis que les uns, en présence des complications dont est menacée, même jusqu'à un âge avancé, toute femme qui porte un kyste fœtal, se prononcent pour la laparotomie, d'autres, étant donné que la mort peut résulter souvent de l'opération, préfèrent rester dans l'expectation. En présence des chiffres d'Hutchinson, nous inclinerions vers cette dernière conduite.

Si, pour des raisons diverses, on se décidait à intervenir, on aurait encore à hésiter entre la gastrotomie et à l'élytrotomie. Lorsqu'on pratique la *gastrotomie*, on peut avoir recours à divers procédés.

a. — En général, après avoir ouvert le ventre, on fixe, autant que possible, les parois du kyste à celles de l'abdomen et on enlève le fœtus; on évite de décoller le placenta, bien que les risques d'hémorrhagie soient moins considérables que si on avait opéré peu de temps après la mort du fœtus. Le drainage et les lavages antiseptiques permettront d'éviter ou de combattre avec efficacité les accidents de septicémie jusqu'à ce que le placenta soit éliminé.

b. — Dans un cas qui lui paraissait favorable pour un autre procédé opératoire, A. Martin a suivi la conduite suivante: après avoir ouvert l'abdomen, il fit passer deux drains par le vagin et acquit la conviction qu'ils permettraient de pratiquer facilement le lavage de la cavité kystique; il réséqua ensuite les parois du kyste fœtal et les sutura l'une contre l'autre à la partie supérieure. Il fit de la sorte un sac complètement fermé du côté de l'abdomen et qui présentait en bas une ouverture libre. Il nettoya ensuite avec soin la séreuse péritonéale. La guérison eut lieu sans réaction.

c. — Negri eut recours à une autre méthode. Ayant pratiqué la laparotomie huit mois après la mort du produit de conception, il parvint à extraire un fœtus sec, dur, adhérent en quelques points aux parois du sac ; le cordon suivit, mais non le placenta. Après avoir nettoyé avec soin, il ferma complètement la plaie abdominale ; la guérison fut rapide, il n'y eut pas de fièvre et la femme quitta son lit le treizième jour. Lorsqu'elle sortit de l'hôpital, on pratiqua le palper abdominal et le toucher vaginal combinés, et on trouva dans l'abdomen un corps gros comme une pomme, mobile, non sensible, que l'auteur pensa être le placenta. Un cas analogue, dans lequel après la gastrotomie le placenta ne sortit jamais, et où la guérison survint rapidement, a été plus récemment publié par Braithwaite. Quel est l'avenir de cette méthode opératoire qui, renfermant le placenta dans l'abdomen, supprime tous les dangers qui peuvent accompagner sa putréfaction et son élimination ? C'est ce que de nouveaux faits permettront seuls d'apprécier.

d. — Si on se trouve, en pratiquant la gastrotomie, en présence d'un de ces faits de grossesse tubaire dans lesquels la trompe ne s'est pas rompue ou dans lesquels on parvient à isoler sans trop de difficultés les parois d u kyste des organes qui l'avoisinent, on pourrait, comme l'a recommandé Litzmann, enlever en totalité le sac fœtal et son contenu. Maygrier a relevé sept faits où on avait procédé de la sorte ; toutes les femmes ont guéri.

L'élytrotomie ou vaginotomie conseillée par Baudelocque a été pratiquée dans un certain nombre de cas : on peut la préférer à la gastrotomie lorsque le kyste pénètre profondément dans l'excavation, et surtout si les parties molles forment sur le fœtus une paroi mince au niveau de laquelle on ne trouve aucune trace du placenta. Toutes les précautions antiseptiques ayant été prises, on incise le kyste avec le bistouri ou le thermocautère, on extrait le fœtus en totalité, sauf quand certaines de ses parties sont adhérentes, on laisse le placenta en place, à moins qu'il ne se détache spontanément et, à l'aide de lavages assez fréquemment répétés, on maintient la cavité du kyste et du vagin dans un état d'antisepsie complète. Maygrier a réuni 12 cas où on avait eu recours à l'élytrotomie, 7 femmes ont guéri, 5 ont succombé, ce qui donne une mortalité de 41,6 pour 100.

2° Il existe des complications. — Lorsque pendant la rétention du fœtus mort des accidents surviennent, ils peuvent être de deux ordres : ou bien il y a des phénomènes de septicémie sans que le kyste s'ouvre au dehors, ou bien la poche se rompt et le contenu du sac s'échappe par un ou plusieurs trajets fistuleux.

Dans les cas de septicémie sans ouverture du sac, on ne doit pas hésiter, si on veut sauver la femme, à pratiquer soit la *gastrotomie*, soit l'*élytrotomie ;* on préférera l'une ou l'autre de ces opérations, en basant son choix sur les considérations que nous avons indiquées plus haut.

Toutes les fois au contraire, que des fistules se produisent, on devra s'efforcer d'aider la nature dans les efforts qu'elle fait pour éliminer le contenu du kyste fœtal. Si l'ouverture est accessible, il sera, en général, nécessaire de l'agrandir, soit en la dilatant, soit en pratiquant quelques incisions peu étendues, puis on extraira les débris du fœtus, ce qui exigera souvent plusieurs séances. On peut procéder ainsi quand le kyste s'ouvre à travers la paroi abdominale, dans le rectum ou dans le vagin. Quand le kyste communique avec la vessie, la dilatation de l'urèthre, la taille uréthrale et la cystotomie vaginale ont été pratiquées. On a eu recours aussi à la laparotomie et cette dernière opération paraît être la seule possible quand le kyste s'est ouvert dans l'intestin grêle. Il est évident qu'on ne saurait indiquer à l'avance la conduite à tenir pour chacun des cas, elle pourra varier suivant les conditions particulières dans lesquels se trouveront les malades.

CHAPITRE XXIV

MORT DE LA FEMME ENCEINTE

Bibliographie. — RIGAUDEAUX. Journal des Savants, p. 84, janvier 1749. — GAYET. Th. de
de Paris, 1807, n° 66, p. 8. — FODÉRÉ. Traité de méd. légale, T. I. p. 290, 291, et T. II,
p. 11, Paris, 1813. — MAIZIER. De partu post matris mortem spontaneo, Berlin, 1835.
— CASPER. Vierteljahrschrift für gerichtliche Medicin, Bd. X, p. 193-212, 1856. — DEPAUL.
Bulletin Acad. méd., T. XXVI, p. 517 et 706, 1861. — LEMARIEY. Gazette des hôpitaux,
1861, p. 86. — EUG. VIARDIN. Th. de Paris, 1864, n° 121, p. 16. — J.-Y. SIMPSON. Edinb.
med. Journ., n° 135, p. 269, sept. 1866. — WILSON, SIDEY. Idem. idem. — SCHATZ. Arch.
für Gyn., Bd. II, p. 301, 1871. — BARELLA. Bull. Acad. Belg., 1873, p. 115. — AVELING.
Transact. of the obstet. Soc. of London, vol. XIV, p. 240, 1873. — REIMANN. Arch. für
Gyn., Bd. XI, p. 215, 1877. — E. HUBERT. Traité d'accouchement, T. II, p. 160, 1878.
— HUBHARDT. New-York med. Journ., juillet, 1879. — STORCH. Centr. für Gyn , p. 609,
1879. — MAYGRIER. Progrès médical, p. 49, 1879. — SCHWING. Centr. für Gyn , p. 291,
1880. — SCHENK. Centr. für Gyn., p. 165, 1881. — DUTERTRE. Th. de Paris, 1882. —
SPIEGELBERG. Lehrb. der Geb., p. 269, 1882. — HEINRICIUS. Centr. für Gyn., n° 1, 1883.
— SCHRŒDER. Lehrb. der Geburtsh., 8° édit., p. 486. 1884. — R. et F. BARNES. Traité
théor. et clin. d'obstétrique (trad. Cordes), p. 664, 1886. — DEW. Ann. de Gyn., t. XXVI,
p. 228, 1886.

On peut dire d'une façon générale que, chez la femme, les causes de mort
sont plus nombreuses pendant la grossesse qu'en dehors de cet état. Les
modifications profondes imprimées à l'organisme par la fécondation créent,
en effet, certaines prédispositions morbides. De plus, nous savons que les
maladies déjà existantes subissent souvent, pendant la grossesse, une aggravation notable. Dans ces conditions, la mort peut survenir, tantôt lente,
tantôt subite.

La mort lente termine des affections de plus ou moins longue durée pour la
description desquelles nous renvoyons le lecteur aux différents chapitres relatifs aux maladies de la femme enceinte.

Les causes de la mort subite sont nombreuses. Nous ne reviendrons pas sur
les faits qui relèvent de la pathologie de la grossesse, tels que les accidents
gravido-cardiaques à marche foudroyante, etc. Nous indiquerons seulement
ici quelques cas particuliers où la mort arrive subitement chez des femmes
enceintes bien portantes ou paraissant telles. C'est ainsi que des ruptures
viscérales ou vasculaires se produisent parfois pendant la gestation et amènent
une issue brusquement fatale ; il en est de même pendant la grossesse extra-
utérine (Voyez p. 541).

Sans parler des ruptures de l'utérus que nous étudierons plus tard (Voyez
Dystocie), nous devons attirer l'attention sur les déchirures de la rate qui paraissent n'être pas extrêmement rares chez les femmes enceintes. Simpson,

Wilson, Sidey, Hubhardt, Schwing, etc., ont rapporté des faits de ce genre survenus soit pendant la grossesse, soit au moment du travail, ou peu après l'accouchement. A l'autopsie, on trouve ordinairement une rate énorme, plus ou moins largement déchirée, et un épanchement considérable de sang dans l'abdomen. Schwing admet que presque toujours, dans ces cas, la rate était déjà malade et volumineuse (impaludisme, leucocythémie, fièvre typhoïde, etc.); l'exagération nutritive imprimée par la grossesse à cet organe le prédispose à la rupture; qu'un traumatisme ou qu'un effort survienne alors, la rate se rompt et la mort subite en est la conséquence.

D'autres fois, la déchirure porte sur le cœur ou les gros vaisseaux; Heinricius a signalé un cas de rupture de l'aorte à un centimètre au-dessus des valvules sigmoïdes, et Dew la déchirure de l'artère sphénique pendant le travail.

Maygrier a rapporté une observation d'hémorrhagie foudroyante par rupture d'une veine intra-abdominale énormément dilatée, chez une femme enceinte de huit mois et demi.

Barnes a vu une femme succomber à la rupture d'un kyste hydatique qui siégeait dans la paroi de l'aorte et qui s'ouvrit dans le péricarde.

On a encore vu la mort subite survenir à la suite d'une syncope, sans que l'autopsie, restée négative, ait permis d'en découvrir la cause. Toutefois ce dernier genre de mort a été observé surtout chez les femmes récemment accouchées; il en est de même d'une série d'accidents, tels que le shock, les embolies, la paralysie du cœur, l'introduction de l'air dans les sinus, etc. Tous les auteurs, qui ont traité de la mort subite dans l'état puerpéral, ont en effet englobé dans une description commune les faits qui appartiennent à la grossesse et ceux qui surviennent pendant les suites de couches.

Accouchement spontané post mortem. — La sortie de l'enfant hors des organes génitaux peut quelquefois avoir lieu spontanément après la mort de la mère. Reimann, réunissant les observations éparses dans la science, a trouvé ainsi soixante-quatre cas d'accouchements spontanés *post mortem:* six fois seulement l'enfant naquit vivant. Plus récemment Schenk a rapporté quatre faits analogues; dans deux, l'enfant vécut.

La cause qui préside à ces accouchements (Voyez Tome I, p. 576) a été diversement interprétée. Certains auteurs, parmi lesquels Maizier, Casper, Depaul, font jouer un rôle capital à la pression exercée par les gaz de la putré-faction sur l'utérus et son contenu; toutefois Depaul fait aussi intervenir la rétractilité utérine. D'autres, Fodéré, Aveling, etc. admettent, au contraire, que la contraction utérine continue à s'exercer un certain temps et agit seule pour expulser l'enfant. Reimann pense qu'il ne faut pas admettre une cause exclusive à ces naissances posthumes. En effet, dans certains cas, l'expulsion de l'enfant peut avoir lieu assez longtemps après la mort de la mère, pour que la putréfaction se soit produite, et pour qu'on invoque alors, avec raison, la pression gazeuse comme cause de l'accouchement; si, au contraire, l'ac-couchement se fait peu après la cessation de la vie, on ne peut guère admettre d'autre influence que celle de l'utérus lui-même, dont l'activité persisterait un certain temps

Survie de l'enfant. — Lorsqu'une femme enceinte a succombé, le fœtus encore enfermé dans la cavité utérine peut-il lui survivre? La réponse n'est pas douteuse d'après les faits qui précèdent et les preuves de la survie possible de l'enfant sont nombreuses.

Les expériences de Haller (1) reprises par Buffon (2) ne laissent aucun doute sur la solution de cette question étudiée chez les animaux. Des chiennes ayant été plongées jusqu'au cou dans un baquet d'eau, au moment où elles mettaient bas, on a vu les petits naître sous l'eau et y vivre pendant une demi-heure sans respirer, c'est-à-dire dans des conditions à peu près semblables à celles où ils se seraient trouvés si leur mère avait été tuée avant la parturition. Legallois (3) a fait des expériences analogues en asphyxiant des lapines au terme de la gestation, et il put constater que les petits survivaient à une immersion prolongée pendant une durée de 16 à 24 minutes.

En est-il de même dans l'espèce humaine? Le doute n'est pas permis, car indépendamment de quelques exemples d'accouchement spontané *post mortem* avec survie de l'enfant (Voyez plus haut), la science a enregistré un grand nombre d'observations d'opérations césariennes *post mortem* dans lesquelles le produit de conception avait été retiré vivant de la cavité utérine (Voyez Opération césarienne). Rappelons enfin ce que nous avons dit de ces fœtus de 4 mois qui ne respiraient pas et dont la vie se prolongeait lorsqu'ils étaient plongés au fond d'une cuvette d'eau chaude. (Voyez Avortement, p. 485.)

Mais la question la plus importante est celle de savoir pendant combien de temps un fœtus peut survivre à sa mère. De nombreuses discussions ont eu lieu sur ce sujet, et les opinions les plus contradictoires ont été soutenues. Pour de Kergaradec, l'enfant pourrait survivre 24 heures; pour Depaul, au contraire, toutes les observations dans lesquelles l'enfant aurait survécu pendant plus d'une heure ne méritent aucune confiance.

Parmi les observations de longue survie, deux surtout méritent qu'on les analyse : ce sont celles de Lemariey et de Gayet.

Lemariey est appelé près d'une femme qui avait été prise d'éclampsie à une heure du matin. Il arrive chez elle à neuf heures et demie et on lui dit qu'elle avait succombé depuis deux heures. Après s'être assuré de la réalité de la mort, il ausculte l'abdomen, entend les battements du cœur fœtal, fait l'opération césarienne et retire de l'utérus un enfant vivant qui meurt au bout de 40 minutes.

Voici maintenant le résumé de l'observation de Gayet : Il s'agit d'une femme qui succomba à une pneumonie. Le mari vint, dès la pointe du jour, le prier de se rendre à une demi-lieue de là, pour sauver l'enfant qu'elle portait dans son sein. Arrivé sur les lieux, il apprit par les assistants que la femme était morte à une heure du matin : il jugea l'opération césarienne

---

(1) HALLER. Élém. physiol., T. III, p. 314, Lausanne, 1766.

(2) BUFFON. Histoire natur., T. II, p. 447. Édit. de l'Imprimerie royale.

(3) LEGALLOIS. Expériences physiologiques tendant à faire connaître le temps durant lequel les animaux, etc., etc. In-4, Paris, 1835.

inutile. Mais Durocher, son maître, auquel il raconta l'histoire, l'ayant blâmé de sa timidité, il retourna à la maison de la femme M...., et pratiqua l'opération césarienne : il était alors onze heures (dix heures après la mort de la femme). Il retira de l'utérus un gros garçon dont le cœur battait, et qui, à la suite des soins qu'on lui prodigua, jeta bientôt des cris; il mourut quinze heures après l'opération.

Ces deux observations sont-elles à l'abri de toute critique? Assurément non, parce qu'il ne manque pas dans les recueils scientifiques de récits d'opérations césariennes entreprises chez des femmes que l'on croyait mortes et qui se sont réveillées sous le bistouri. On pourra donc toujours dire que dans les faits de Lemariey et de Gayet les femmes avaient succombé peu de temps avant l'opération, bien qu'on ait cru de bonne foi que leur mort était arrivée beaucoup plus tôt.

Il existe néanmoins des faits absolument irréfutables; nous en rapporterons trois.

Pendant la Commune de Paris, une nuit les Fédérés tirèrent plusieurs coups de fusil dans la direction de la Maternité. En faisant sa ronde, une surveillante de cet hôpital trouva, morte dans son lit, une femme enceinte arrivée presque au terme de sa grossesse. Une balle avait fracturé la base du crâne et pénétré dans le cerveau. Dès que la surveillante eut fait sa triste découverte, l'alarme fut donnée et Tarnier, qui était à la Maternité, monta à la salle où se trouvait le cadavre et se disposa à pratiquer l'opération césarienne. Mais les Fédérés, qui occupaient les maisons voisines, voyant des lumières s'agiter dans la salle de l'hôpital, dirigèrent leurs coups de fusil dans cette direction; pour ne pas leur servir de point de mire, on fut obligé d'éteindre les lumières et d'emporter le cadavre dans un amphithéâtre où l'on était à l'abri des balles. L'opération césarienne fut alors pratiquée et Tarnier retira de l'utérus un enfant vivant qui, malheureusement, succomba quelques jours plus tard. Dans cette observation, combien de temps s'était-il écoulé entre la mort de la femme et l'opération? Peut-être trois quarts d'heure, peut-être plus d'une heure; il est impossible de le préciser. Toujours est-il qu'il y eut au moins vingt minutes d'intervalle entre le moment où la surveillante s'aperçut de la mort de cette femme et celui où on fit l'extraction du fœtus.

Voici maintenant le résumé d'une observation publiée dans la Thèse inaugurale d'Eugène Viardin : Le 17 août 1848, une femme enceinte tomba d'une fenêtre située à plus de dix mètres au-dessus du sol et vint s'abattre sur le pavé de la rue. La mort fut instantanée. On courut chercher le docteur Viardin père qui assistait une femme en couches à plus d'un kilomètre de distance. Il se hâte, constate la mort de cette femme dont le crâne était ouvert assez largement au niveau de la bosse pariétale droite, pour laisser voir à nu le cerveau dilacéré et les méninges déchirées. Le docteur Viardin sent les mouvements, entend les battements du cœur du fœtus, et trente minutes au moins après la mort de la mère il fait l'opération césarienne en présence des docteurs Hervey et Rogès. L'enfant ne respirant pas, on l'insuffla de bouche à bouche et au bout de 25 minutes il poussa des vagissements. « Peu à peu il respira plus librement, et confiant désormais sur son sort, après l'avoir tiré de son sépulcre maternel, je pus, comme dit Ambroise Paré, le confier à Dieu et aux femmes. » Il mourut d'une fièvre typhoïde, le 7 mai 1861, à l'âge de treize ans.

Le fait suivant est plus intéressant encore et démontre que l'enfant peut être vivant *deux heures* après la mort de la mère. « Le 24 novembre 1868, près de Zodoigne une pauvre femme, enceinte de huit mois, fut atteinte, au moment où elle traversait la voie ferrée, par une locomotive lancée à toute vapeur. Elle eut la tête fracassée et les deux jambes coupées. Des passants relevèrent les restes inanimés de cette malheureuse et la transportèrent dans la maison la plus proche ; il était six heures du soir. Notre confrère, M. Darte, arriva deux heures après l'accident, pratiqua l'opération césarienne et eut le bonheur d'extraire du cadavre un enfant vivant » (Eugène Hubert).

Il est d'ailleurs probable que dans la survie du fœtus, il faut tenir compte de la cause qui a déterminé la mort de la mère (Voyez Tome I, p. 427 à 428). Lorsqu'elle succombe après une longue maladie, l'enfant a moins de chances de survie que si la mort était survenue brusquement chez une femme bien portante.

Quelle conduite doit-on tenir en présence d'une femme qui vient de mourir et dont l'enfant est vivant ou supposé tel ? Deux méthodes se trouvent en présence : l'opération césarienne *post mortem* et l'accouchement par les voies naturelles. Nous ne voulons point entrer dans la discussion approfondie de ces deux méthodes ; nous en décrirons plus tard les indications précises et le mode opératoire (Voyez Opérations). Nous nous bornerons à dire ici que l'opération césarienne s'adressera surtout aux cas où il y aura absence complète de travail, et où la résistance du col utérin sera trop grande pour être vaincue rapidement et sans de graves lésions. Au contraire, lorsque le col sera souple et dilatable, ou dilaté dans une certaine étendue, on devra s'efforcer d'extraire l'enfant aussi vite que possible par une application de forceps ou par la version.

TABLE DES MATIÈRES

DU DEUXIÈME VOLUME

HUITIÈME SECTION

PATHOLOGIE DE LA GROSSESSE

TABLE ALPHABÉTIQUE

DU DEUXIÈME VOLUME

(PATHOLOGIE DE LA GROSSESSE)